清·陳夢雷 等編

古今圖書集成

醫部全録

（點校本）

第一册

醫經註釋 上

（卷一——卷四六）

人民衛生出版社

圖書在版編目(CIP)數據

古今圖書集成醫部全録. 第1册，醫經注釋. 上/(清)陳夢雷等編. —北京：人民衛生出版社，1988.10(2006.11重印)

ISBN 978-7-117-00502-9

Ⅰ. 古… Ⅱ. 陳… Ⅲ. ①中國醫藥學-古籍-匯編 ②醫經-注釋 Ⅳ. R2-52

中國版本圖書館CIP數據核字(2006)第133991號

古今圖書集成醫部全録(點校本)

第 一 册

醫經注釋(上)

(卷一—卷四六)

編　　者：清・陳夢雷等
出版發行：人民衛生出版社（中繼綫 010-59780011）
地　　址：北京市朝陽區潘家園南里19號
郵　　編：100021
E - mail：pmph @ pmph. com
購書熱綫：010-67605754　010-65264830
010-59787586　010-59787592
印　　刷：三河市宏達印刷有限公司
經　　銷：新華書店
開　　本：787×1092　1/16　**印張**：57.25
字　　數：910千字
版　　次：1988年3月第1版　2023年12月第1版第15次印刷
標準書號：ISBN 978-7-117-00502-9/R・503
定　　價：81.30元

内容提要

本書是《古今圖書集成醫部全録》的《醫經註釋》部份（原書卷次一—七〇卷）。在這一部份内，包括《黄帝内經素問》、《靈樞經》、《扁鵲難經》三部醫經的註釋。

關於《黄帝内經素問》的註釋，採用的是唐・王冰，明・馬蒔，清・張志聰等註文。王、馬、張三家都是有名的註家，而且三家合註，過去並無單行本發行，所以只能在本書中看到，這是值得一提的。

關於《靈樞經》的註釋，採用的是馬蒔、張志聰二家註文。馬、張合註的《靈樞經》是明清以來，有名的醫經註釋，頗受讀者歡迎。

關於《扁鵲難經》的註釋，採用的是元・滑壽的註文，也就是《難經本義》一書的内容。這本書也是醫學上有名的著作，同樣，也爲廣大讀者所歡迎。

由於以上三種醫經是研究中醫的必讀書，所以醫經註釋這一部份對於學習和研究中醫基本理論很有參考價值。

本書（《醫經註釋》）分爲上下兩册，這是上册，内容爲《黄帝素問》註釋。

出版者的話

在浩如烟海的古醫籍中，保存了中國醫藥學精湛的理論和豐富的臨證經驗。爲繼承發揚祖國醫藥學遺産，過去，我社影印、排印出版了一批古醫籍，以應急需。根據中共中央和國務院關於加强古籍整理的指示精神，以及衛生部一九八二年製定的《中醫古籍整理出版規劃》的要求，今後，我社將經過中醫專家、學者和研究人員在最佳版本基礎上對古醫籍進行整理，有計劃、有系統地陸續出版，以滿足廣大讀者和中醫藥人員的需要。

這次中醫古籍整理出版，力求保持原書原貌，並注意吸收中醫文史研究的新發現、新考證；有些醫籍經過整理後，在一定程度上可反映出當代學術研究的水平。然而，歷代中醫古籍所涉及的内容是極其廣博的，所跨越的年代也是極其久遠的。由於歷史條件所限，有些醫籍夾雜一些不當之説，或迷信色彩，或現代科學尚不能解釋的内容等，希望讀者以辯證唯物主義的觀點加以分析，正確對待，認真研究，從中吸取精華，以推動中醫學術的進一步發展。

本書卷帙浩大，爲便於讀者選購起見，特就原書内容性質，釐爲八個部分：

（一）、醫經註釋（卷一—七〇）
（二）、脈法、外診法（卷七一—九二）
（三）、臟腑身形（卷九三—二一六）
（四）、諸疾（卷二一七—三五八）
（五）、外科（卷三五九—三八〇）
（六）、婦科（卷三八一—四〇〇）
（七）、兒科（卷四〇一—五〇〇）
（八）、總論、列傳、藝文、記事、雜録、外编（卷五〇一—五二〇）

人民衛生出版社
一九八五年九月

點校説明

《古今圖書集成》係清·陳夢雷等編，初刊於雍正四年（公元一七二六年）。《醫部全録》是《古今圖書集成》的一部分（原隸《博物彙編·藝術典》下）。

本書集我國歷代醫學著作之大成，爲我國最大的一部醫學類書。自《黄帝内經》以下，至清初爲止，廣引博收，輯精臻要，所收文獻共約一百二十餘種，均標明出處，以備查考，是從事中醫文獻學工作者不可缺少的一部參考書。書中所收内容，從醫經注釋、診斷、治療、各科疾病的基礎理論，到有關醫學的藝文、記事及名醫傳等極爲浩博豐富。全書醫理翔實，切合臨床，理、法、方、藥俱備，對於系統地學習、研究中醫基礎理論和臨床各科，均有很高的參考價值。

本書早於一九五九年人民衛生出版社據雍正銅活字版排印出版，頗受讀者歡迎。但當時由於歷史條件的關係，對於原書中某些内容，如《太素脈訣》等作了删節。兹根據衛生部關於整理中醫古籍的指示精神，保持中醫古籍原貌以便學習研究。在這次點校時，除恢復了原書的全部内容外，並再一次進行了核校和必要的他校、理校工作，補入了一九五九年排印本删去的内容，改正了原書中的脱簡、訛文以及其他一些誤謬之處，使本書的質量又有了新的提高。

點校具體項目如下：

一、一九五九年排印時所删除的内容，據中華書局本全部補足，以保持本書之原貌。

二、原書中脱、衍、訛、倒等字詞，均據校補、删、改、正，出註説明。

三、原書各家註文與原著有所出入而文義自通者，不予補改，亦不加註説明。

四、一九五九年排印本，由於排印關係，某些經文、註文混排處，均予以校正。

五、一九五九年排印本標點不當處，且有損文義者，予以改正。

六、原書中的錯别字、異體字、俗體字，如内—肉、澀—濇、响—煦等，盡量予以統一改正。

本書在孟德海同志主持下，由李鴻濤同志負責進行全書的整理點校工作。許孔璋同志曾承擔部分點校任務。參加各分册工作的人員還有吳華强、胡國俊、夏名霞、夏學傳、張傑、章慧琴、楊勻保、鄧大學、趙經梅、戴真光等同志。工作中承蒙人民衛生出版社大力支持和帮助，謹此誌謝。

這次點校整理，雖然作了努力，但由於我們水平有限，加以時間緊迫，錯漏之處在所難免，敬請讀者不吝指正。

點校者　一九八七年一月

本書引用醫學書目

黄帝素問　靈樞經　黄帝
難經　扁鵲
傷寒論　金匱要略　張機
中藏經　華佗
脈經　脈訣　王叔和
甲乙經　皇甫謐
褚氏遺書　褚澄
千金方　孫思邈
黄帝内經註　王氷
指迷論　小兒藥證直訣　錢乙
三因方　陳言
活人書　朱肱
本事方　許叔微
本草衍義　寇宗奭
婦人大全良方　外科精要　陳白時
濟生方　嚴用和
直指方　楊士瀛
小兒衛生總微方論　佚名

脈訣　崔嘉彦
活法機要　張元素
河間六書　劉完素
儒門事親　張從正
瘡瘍全書　竇漢卿
明理論　成無己
東垣十書　珍珠囊指掌　李杲
丹溪心法　格致餘論　局方發揮
平治會粹　幼科全書　朱震亨
得效方　危亦林
湯液本草　此事難知　醫壘元戎
斑論萃英　王好古
衛生寶鑑　羅天益
外科精義　齊德之
元機啓微　倪維德
難經本義　診家樞要　十四經發揮　滑壽
醫門羣辨論　呂復
溯洄集　王履

痘疹方論　陳文中
證治要訣　戴思恭
婦人秘科　廣嗣紀要　育嬰家秘
片玉心書　幼科發揮　片玉痘疹
痘疹心法　萬全
醫學正傳　虞摶
醫學綱目　樓英
明醫雜著　王綸
古今醫鑑　龔信
萬病回春　龔廷賢
診家正眼　醫宗必讀　李中梓
薛氏醫案　薛己
運氣易覽　汪機
本草綱目　脈學　奇經八脈考　李時珍
本草經疏　繆希雍
醫貫　趙獻可
古今醫統　痘疹泄秘　徐春甫
證治準繩　王肯堂
醫林集要　王璽

景岳全書　張介賓
素問註　靈樞註　馬蒔
醫學入門　李梴
傷寒六書　傷寒全生集　陶華
醫學準繩六要　張三錫
三才圖繪　王圻
醫方考　身經通考　吳崑
圖書編　章潢
運氣占候補遺　邵弁
體用彙編　太素脈訣　彭用光
身經通考　李濼
醫門法律　寓意草　喻昌
六氣標本論　汪宦
奇效方　方賢
外科正宗　陳實功
醫説　續醫説　張子充〔一〕
醫學集成　傅滋
嵩崖尊生書　景日昣
本草集方　年希堯

注〔一〕張子充　按《醫説》爲宋·張杲撰，張子充爲張杲之伯祖；《續醫説》爲明·俞弁撰。

幼幼近編	陳治
活幼精要	董鳳翀
博濟稀痘方論	郭子章
痘科類編釋意	翟良
痘疹方論	蔡維藩
嬰童百問	魯嗣伯
痘疹論	聶久吾
痘科纂要	馬之騏
保嬰金鏡録　保嬰撮要	薛氏
痘疹心傳必效良方	沈氏
素問集註　靈樞集註	張志聰
石室秘録	陳士鐸
東醫寶鑑	許浚

古今圖書集成醫部全録　總目

目録

古今圖書集成醫部全録卷一

黄帝素問

馬蒔曰：《素問》者，黄帝與岐伯、鬼臾區、伯高、少師、少俞、雷公六臣平素問答之書，即本紀所謂咨於岐伯而作《内經》者是也。此書出於岐伯者多，故本紀不及諸臣耳。帝以人之生也，負陰而抱陽，食味而被色，寒暑盪之於外，喜怒攻之於内，夭昏凶札，君民代有，乃上窮下際，察五氣，立五運，洞性命，紀陰陽，咨於岐伯而作《素問》八十一篇，而復有《靈樞》八十一篇。書中止以天師夫子尊岐伯，而鬼臾區諸臣不與焉。至雷公則自名曰小子細子，黄帝亦有訓之之語，意者所造未及諸臣，而年亦最少歟。且其曰公，曰伯，曰師，似皆以爵稱之。即如寳命全形論有曰天子，曰君王，移精變氣論、五常政大論、《靈樞》官能篇皆稱曰聖王，著至教論、疏五過論有封君侯王，《靈樞》根結篇有王公大人等稱，則其爲爵無疑也。至於鬼臾區、少俞、伯高，皆諸臣名耳，後世謂出於韓諸公子之手，或謂秦儒所作，是皆泥於爵號文字，而未繹全書者。今詳考六節藏象論、天元紀大論、五運行大論、六微旨大論、氣交變大論、五常政大論、六元正紀大論、至真要大論等篇，則論天道曆法萬象，人身經絡脈體，人事治法，辭古理微，非子書中有能偶及雷同者，真唯天神至聖始能作也。愚意上天以仁愛斯民爲心，而伐命惟病，治病惟書，然元默無言，故挺生神聖以代之言，蚤出此書，以救萬古民命耳。況六書制自伏羲，醫藥始於神農，自伏羲以至黄帝千有餘年，其文字制作明甚，外紀本紀俱載黄帝紀官奉禮，明曆作樂，制爲衮冕舟車，畫野分州，經土設井，播百穀，制城郭，凡爵號文字，時已咸備；歷金天高陽高辛諸氏，又經三百四十餘年，始迄陶唐，則諸凡制作，人知唐虞爲盛，而不知肇自羲黄，其所由來者漸也。至春秋時，秦越人發爲《難經》，誤難三焦營衛，關格晦冥。後學晉皇甫謐次《甲乙經》多出《靈樞》，義未闡明。唐寳應年間，啓元子王冰有註，隨句解釋，逢疑闕默，章節不分，前後混淆。元·滑伯仁《讀素問鈔》類有未盡，所因皆王註。惟宋嘉祐年間，勑高保衡等較正，深有裨於王氏，但仍分二十四卷，甚失神聖之義。按班固《藝文志》曰：《黄帝内經》十八卷，《素問》九卷，《靈樞》九卷，乃其數焉。又按《素問》離合真邪論，黄帝曰：夫九鍼九篇，夫子乃因而九之，九九八十一篇，以起黄鐘數焉。大都神聖經典，以九爲數，而九九重之，各有八十一篇，愚今析爲九卷者，一本之神聖遺意耳。竊慨聖凡分殊，古今世異，愚不自揣而僭釋者，痛後世概闇此書而蠡測之，以圖萬一之小補云耳。知我罪我，希避云乎哉！

上古天真論篇第一

馬蒔曰：内言上古之人，在上者自然知道，在下者從教以合於道，皆能度百歲乃去。惟真人壽同天地，正以其全天真故也，故名篇。篇内凡言道者五，乃全天真之本也。後篇倣此。

張志聰曰：天真，天乙始生之真元也。首四篇論調精神氣，血所生之來謂之精，故首論精；兩精相搏謂之神，故次論神；氣乃精水中之生陽，故後論氣。

昔在黄帝生而神靈，弱而能言，幼而徇齊，長而敦敏，成而登天。徇，徐倫切。齊，莊皆切。長，上聲。

馬蒔曰：此總述黄帝始末之辭。按《史記》黄帝姓公孫名軒轅，有熊國君之子，母曰附寶，之祁野，見大電繞北斗樞星，感而懷孕，二十四月而生帝於軒轅之丘，因名軒轅。《易》曰，陰陽不測之謂神。靈者，隨感而能應也。蓋未合能言之時，而黄帝即言，所以爲神異也。

迺問於天師曰：余聞上古之人，春秋皆度百歲，而動作不衰，今時之人，年半百而動作皆衰者，時世異耶？人將失之耶？

馬蒔曰：天乃至尊無對之稱，而稱之爲師，又曰天師，帝之尊岐伯者如此。《尚書》洪範篇以百二十歲爲壽，則越百歲矣。

岐伯對曰：上古之人，其知道者，法於陰陽，和於術數，食飲有節，起居有常，不妄作勞，故能形與神俱，而盡終其天年，度百歲乃去。

王冰曰：知道，謂知修養之道也。夫陰陽者，天地之常道，術數者，保生之大倫，故修養者，必謹先之。四時調神大論曰：陰陽四時者，萬物之終始，死生之本，逆之則災害生，從之則苛疾不起，是謂得道。食飲者，充虚之滋味，起居者，動止之綱紀，故修養者謹而行之。廣成子曰：必静必清，無勞汝形，無摇汝精，乃可以長生。故聖人先之也。

馬蒔曰：此言上古之人，所以春秋皆度百歲而動作不衰者，非但以其時世之異，實出於人事之得也。術數者，修養之法則也，上古之人，爲聖人而在上者，能知此大道而修之，法天地之陰陽，調人事之術數，飲食則有節，起居則有常，而不妄作勞，故有此形，則有此神，而盡終其天年，越百歲乃去也。《靈樞》天年篇云：血氣已和，營衛已通，五臟已成，神氣舍心，魂魄畢具，乃成爲人。卽形與神俱之義。

張志聰曰：陰陽天地四時五行，六氣也。術數者，調養精氣神之法也。《靈樞》決氣篇曰：上焦開發，宣五穀味，熏膚，充身，澤毛，若霧露之溉，是謂氣。飲食有節，養其氣也。生氣通天論曰：起居如驚，神氣乃浮。起居有常，養其神也。煩勞則張，精絶。不妄作勞，養其精也。夫神氣去，形獨居，人乃死。能調養其神氣，故能與形俱存，而盡終其天年。

今時之人不然也，以酒爲漿，以妄爲常，醉以入房，以欲竭其精，以耗散其真，不知持滿，不時御神，務快其心，逆於生樂，起居無節，故半百而衰也。樂，音洛。

王冰曰：今人不然，謂動之死地，離於道也。以酒爲漿，溺於飲也。以妄爲常，寡於信也。醉以入房，過於色也。樂色不節則精竭，輕用不止則真散，是以聖人愛精重施，髓滿骨堅。不知持滿，不時御神，言輕用而縱欲也。愛精保神，如持盈滿之器，不愼而動，則傾竭天真，苟快於心欲之用，則逆養生之樂矣。夫甚愛而不能救，議道而以爲未然者，伐生之大患也。半百而衰者，亦耗散而致是也。夫道者不可斯須離也，離於道，則壽不能終盡於天年矣。

馬蒔曰：此言今時之人，年半百而動作皆衰者，非但以其時世之異，實由於人事之失也。彼則以酒爲漿，異於上古之人飲食有節者矣。以妄爲常，異於上古之人不妄作勞者矣。醉以入房，以情欲而竭其精，以竭精而耗散其真，當精滿之時，不知持之。吾形有神，不時時御之，務快其心而悖夫養生之樂，其起居則無節，又異於上古之人起居有常者矣。所以年半百而衰，不能如上古之人，春秋皆度百歲而動作不衰也。

張志聰曰：酒能傷脾，脾氣傷則不能宣五穀味，而生氣傷矣。以妄爲常，傷其神矣。醉以入房，傷其精矣。真者，元真之氣也。不知持滿，不愼謹也。不時御神，不能四時調御其神也。心藏神，務快其心，喪其神守矣。樂則氣緩，而更逆之，傷其氣矣。起居無節，耗其精矣。言今時之人，惟務快樂，不能積精全神，是以半百而衰也。

夫上古聖人之敎下也，皆謂之虛邪賊風，避之有時，恬惔虛無，真氣從之，精神内守，病安從來？是以志閒而少欲，心安而不懼，形勞而不倦。氣從以順，各從其欲，皆得所願。故美其食，任其服，樂其俗，高下不相慕，其民故曰朴。是以嗜欲不能勞其目，淫邪不能惑其心，愚智賢不肖不懼於物，故合於道。所以能年皆度百歲而動作不衰者，以其德全不危也。恬，音甜。惔、淡同。樂，音洛。

王冰曰：邪乘虛入，是謂虛邪。竊害中和，謂之賊風。《靈樞經》曰：邪氣不得其虛，不能獨傷人，明人虛乃邪勝之也。恬惔虛無，静也。法道清静，精氣内持，故其氣邪不能爲害。内機息故少欲，外紛静故心安，然情欲兩亡，是非一貫，起居皆適，故不倦也。志不貪，故所欲皆順。心易足，故所願必從。以不異求，故無難得也。美其食，順精粗也。任其服，隨美惡也。樂其俗，去傾慕也。高下不相慕，至無求也。是所謂心足也。不恣於欲，是則朴同。目不妄視，故嗜欲不能勞。心與元同，故淫邪不能惑。不懼於物，則情計兩亡，不爲謀府，冥心一視，勝負俱捐，故心志保安，合同於道。德全不危者，不涉於危，故德全也。莊子曰：執道者德全，德全者形全，形全者聖人之道也。又曰：無爲而性命不全者，未之有也。

馬蒔曰：此言上古聖人教下有法，而在下者從之，故皆能度百歲而不衰也。上文言上古聖人自然知道，故能度百歲乃去矣。其所以教下者，有曰，太一居九宫之日，有虛邪賊風，當避之有時，如《靈樞》九宫八風篇云：凡從其所居之鄉來，爲實風，主生長養萬物。從其衝後來，爲虛風，傷人者也，主殺主害者，謹候虛風而避之。故聖人日避虛邪之道，如避矢石然。又能恬惔而静，虛無而空，則真氣自順，精神内守，病何從來？是以志閒而少欲，心安而不懼，形雖勞而不倦，氣隨以順，各從其欲，皆慰所願，故爲下者能率從此教而不悖也。有所食，則以爲美而不求過味。有所服，則任用之而不求其華。與風俗相安相樂而不相疑忌，高者不陵下，下者不援上，而不出位以相慕，其民誠曰朴。是以嗜欲不能勞斯民之目，淫邪不能惑斯民之心，雖有愚智賢不肖之異，而皆能不懼於外物，故與在上聖人所知之道亦相合焉，所以能年皆度百歲而動作不衰者，正以其德全而不危也。蓋修道而有得於心，則德全矣。危者即動作之衰也。

張志聰曰：虛無，不爲物欲所蔽也。言上古之人，得聖人之教化，内修養生之道，外避賊害之邪，所以年皆度百歲而動作不衰。恬惔無爲，是以志閒而少欲矣，精神内守，是以心安而不懼，形勞而不倦矣，真氣從之，是以氣從以順矣。五方之民，衣食居處，各從其欲，是以皆得所願也。上古之人，無貴賤賢愚，皆全德不危，故不外懼於物，而合於養生之道焉。全而不危者，不爲物欲所傷也。

帝曰：人年老而無子者，材力盡耶？將天數然也？

馬蒔曰：天數，凡人所禀於天之數也。觀下文所對，則係於材力可知矣。蓋年老則無子，豈盡關於天數也？

張志聰曰：陰陽者，萬物之終始也，此復論男女陰陽氣血，有始有終，有盛有衰，各有自然之天數也。

岐伯曰：女子七歲腎氣盛，齒更髮長；二七而天癸至，任脈通，太衝脈盛，月事以時下，故有子；三七腎氣平均，故真牙生而長極；四七筋骨堅，髮長極，身體盛壯；五七陽明脈衰，面始焦，髮始墮；六七三陽脈衰於上，面皆焦，髮始白；七七任脈虛，太衝脈衰少，天癸竭，地道不通，故形壞而無子也。更，平聲。任，如林反。

王冰曰：老陽之數極於九，少陽之數次於七，女子爲少陰之氣，故以少陽數偶之。明陰陽氣和乃能生成其形體，故七歲腎氣盛，齒更，髮長。任脈衝脈，皆奇經脈也，腎氣全盛，衝任流通，經血漸盈，應時而下，天真之氣降與之從事，故云天癸也。然衝爲血海，任主胞胎，二者相資，故能有子。所以謂之月事者，平和之氣，常以三旬而一見也。故愆期者，謂之有病。真牙，謂牙之最後生者，腎氣平而真牙生者，表牙齒爲骨之餘也。女子天癸之數，七七而終，年居四七材力之半，故身體盛壯，長極於斯。陽明之脈氣榮于面，故其衰也，髮墮面焦。《靈樞經》曰：足陽明之脈，起於鼻交頞中，下循鼻外，入上齒中，還出俠口，環脣，下交承漿，却循頤後下廉，出大迎，循頰車上耳前，過客主人，循髮際至額顱。手陽明之脈，上頸貫頰，入下齒中，還出俠口，故面焦髮墮也。三陽之脈盡上於頭，故三陽衰則面皆焦，髮始白，所以衰者，婦人之生也，有餘於氣，不足於血，以其經水數泄脱之故。經水絶止，是爲地道不通，衝任衰微，故云形壞無子。

馬蒔曰：此與下節言男女之年老無子者，由於材力之盡，非皆天數使然，而此一節，則先以女言之也。女子先天之氣，方父母交媾之時，陽氣不勝其陰，則爲女。陰中有陽，其卦象坎，惟陽精藴蓄於內，至七歲乃少陽之數其腎氣始盛。仙經云：先生左腎則爲男，先生右腎則爲女，蓋指始妊時言也。故女子七歲曰腎氣始盛，男子八歲曰腎氣實，皆從腎始也。腎主骨，齒亦屬骨，故齒齔更生。髮爲血餘，故髮亦漸長。二七則天癸自至，天癸者，陰精也。蓋腎屬水，癸亦屬水，由先天之氣，蓄極而生，故謂陰精爲天癸也。任主胞胎，衝爲血海，今二脈俱通，月事應時而下。每月有事，故曰月事，以其有常故，又曰月經。按血海之血，雖曰既行而空，至七日後而漸滿，如月之盈虧相似然。當知血之有餘，以十二經皆然，故始得以行耳，非特血海之滿也。嘗論三才之道，惟陰陽而已。天之陰有餘，故月滿而散彩；地之陰有餘，故爲潮而溢；人之陰有餘，故女子有月事之下。今二七而精血盈盛如此，其有子也宜矣。三七腎氣平均，故牙之最後生者，名曰真牙，由此而生，且長極矣。四七肝主筋、腎主骨者，皆堅，髮長極，身體壯盛。五七陽明脈衰，面始焦，髮始墮，女子大體有餘於陰，不足於陽，故其衰也，自足陽明始。蓋以胃爲六腑之長，其脈上行於頭，故面焦髮墮也。六七則手之三陽從手走頭，足之三陽從頭走足者，皆衰於上，故面皆焦，髮始白。七七任脈虚，太衝脈衰少，天癸已竭，應前天癸至而言。地道者，坤也，不通者，月事止也，應前月事以時下而言。至是而形體衰壞，不能有子矣。

張志聰曰：七爲少陽之數，女本陰體而得陽數者，陰中有陽也。人之初生，先從腎始。女子七歲腎氣方盛，故齒更髮長也。按陰陽之道，孤陽不生，獨陰不長，陰中有陽，陽中有陰，是以天一生水，地二生火，離爲女，坎爲男，皆陰陽互換之道，故女得陽數而男得陰數也。天癸，天一所生之癸水也。衝任二脈，並起於少腹之内胞中，循腹上行，爲經血之海。女子主育胞胎，夫月爲陰，女爲陰，月一月而一周天，有盈有虧，故女子二七亦一月而經水應時下洩也。虧即復生，故於初生之時，男女構精，當爲有子，虚則易受故也。腎氣者，腎臟所生之氣也。氣生於精，故先天癸至而後腎氣平。腎氣足故真牙生，真牙者，盡根牙也。腎生骨髓，髓生肝，肝生筋，母子之相生也。血氣盛則充膚熱肉，是以身體盛壯。五七乃面焦髮墮，夫氣爲陽，血脈爲陰，故女子先衰於脈，而男子先衰於氣也。再按足陽明之脈，並衝任俠臍上行，衝任脈虚而陽明脈亦虚矣。地道，下部之脈道也。三部九候論曰：下部地，足少陰也。癸水藏于腎，七七天癸竭，是足少陰下部之脈道不通，衝任虚，是以形衰而無子也。

丈夫八歲腎氣實，髮長齒更；二八腎氣盛，天癸至，精氣溢瀉，陰陽和，故能有子；三八腎氣平均，筋力勁强，故真牙生而長極；四八筋骨隆盛，肌肉滿壯；五八腎氣衰，髮墮齒槁；六八陽氣衰竭於上，面焦，髮鬢頒白；七八肝氣衰，筋不能動，天癸竭，精少，腎氣衰，形體皆極；八八則齒髮去。腎者主水，受五臟六腑之精而藏之，故五臟盛乃能瀉。今五臟皆衰，筋骨解墮，天癸盡矣，故髮鬢白，身體重，行步不正而無子耳。頒、斑同。解、懈同。

王冰曰：老陰之數極于十，少陰之數次於八，男子爲少陽之氣，故以少陰數合之。《易》繫辭曰：天九地十，則其數也。男女有陰陽之質不同，天癸則精血之形亦異。陰静海滿而去血，陽動應合而泄精，二者通和，故能有子。三八以其好用，故云勁强。丈夫天癸，八八而終，四八亦材之半也。腎主於骨，齒爲骨餘，腎氣既衰，精無所養，故令髮墮，齒復乾枯。陽氣，亦陽明之氣也。《靈樞經》曰：足陽明之脈，起於鼻交頞中，下循鼻外，入上齒中，還出俠口，環脣下交承漿，却循頤後下廉，出大迎，循頰車上耳前，過客主人，循髮際至額顱，故衰於上則面焦髮鬢白也。肝氣養筋，肝衰故筋不能動，腎氣養骨，腎衰故形體疲極，天癸已竭，故精少也。匪惟材力衰謝，固當天數使然。八八則陽氣竭，精氣衰，故齒髮不堅，離形骸矣。五臟六腑，精氣淫溢而滲灌於腎，腎臟乃受而藏之。何以明之？《靈樞經》曰：五臟主藏精，藏精者不可傷，由是則五臟各有精，隨用而灌注於腎，此乃腎爲都會關司之所，非腎一臟而獨有精，故曰五臟盛，乃能瀉也。五臟皆衰云者，所謂物壯則老，謂之天道者也。

馬蒔曰：此則以男言之也。男子先天之氣，方父母交媾之時，陰氣不勝其陽，則成男。陽中有陰，其卦象離，惟陰精蘊蓄於內至八歲乃少陰之數，其腎氣始實，髮長齒更。二八腎氣已盛，天癸始至，天癸者，陽精也，蓋男女之精皆主腎水，故皆可稱爲天癸也。惟精氣溢瀉，故陰陽之精已和，而遂能有子矣。三八腎氣平均，筋骨勁强，故真牙生而長極。四八筋骨隆盛，肌肉滿壯。五八腎氣始衰，髮墮齒槁，男子大體有餘於陽，不足於陰，故其衰也，自足少陰始。六八陽氣衰竭於上，面皆焦，髮鬢頒白，七八肝氣已衰，筋不能動，天癸竭，精已少，腎臟衰，形體皆極。八八則精血俱衰，齒髮皆去。夫腎者屬水，主受五臟六腑之精而藏之，五臟盛乃能瀉。今五臟皆衰，筋骨懈惰，天癸盡矣，故髮鬢白，身體重，行步不正而無子耳。然則男女之老而無子者，皆由於材力之盡，非由於天數之適值也。若少而無子者，則謂之天數斯可矣。

張志聰曰：八爲少陰之數，男本陽體而得陰數者，陽中有陰也。《靈樞經》曰：衝脈任脈，皆起胞中，上循腹裏，爲經絡之海，其浮而外者，循腹右上行，會於咽喉，別而絡脣口。血氣盛則充膚熱肉，血獨盛則淡滲皮膚，生毫毛，今婦人之生，有餘於氣，不足於血，以其數脱血也，衝任之脈，不榮脣口，故鬚不生焉。故男子天癸溢於衝任，充膚熱肉而生髭鬚，女子天癸溢於衝任，充膚熱肉爲經行而妊子。男子二八精氣滿溢，陰陽和合，瀉洩其精，故能有子。三八則真牙生，而筋骨所長以至於極。四居八數之半，故盛之極也。五八腎爲生氣之原，男子衰於氣根，氣衰而髮墮齒槁。六八標陽漸竭矣，平脈篇曰：寸口脈遲而緩，緩則陽氣長，其色鮮，其顔光，其聲商，毛髮長，陽氣衰，故顔色焦而髮鬢白也。七八肝氣衰，肝本腎生，腎氣衰故及於肝，肝主筋，肝氣衰故筋不能運動，腎主骨，筋骨皆衰故形體疲極。八八則數終衰極，故不惟頒白枯槁而更脱落矣。夫先天癸水，必藉後天津液所資益也。腎者主水，言腎臓之主藏精水也。受五臓六腑之精而藏之者。受後天水穀之精也。蓋五味入胃，各歸所喜，津液各走其道，腎爲水臓，受五穀之精而藏之。腎之精液，入心化赤而爲血，流溢於衝任爲經血之海，養肌肉，生毫毛，所謂流溢於中布散於外者是也。故曰天癸者，天一所生之精也。是以男子天癸至而精氣溢瀉，腎之精，化赤爲血，溢於衝任，生髭鬚，女子天癸至而月事以時下，故精血皆謂之天癸也。按經云：榮血之道，内穀爲寳，穀入於胃，乃傳之肺，流溢於中，布散於外，專精者行於經隧，常榮無已。男子八八，女子七七，天地之數終而天癸絶，然行於經隧之榮血未竭也，是以老年之人，能飲食而脾胃健者，尚能筋骨堅强，氣血猶盛，此篇論天癸絶而筋骨衰，其後天水穀之精，又不可執一而論也。再按女子過七七而經淋不絶者，此係行於經隧之血，反從衝任而下，是以面黄肌瘦，骨懥筋柔，當知經隧之血，行於脈中，衝任之血，兼滲脈外。

帝曰：有其年已老而有子者，何也？岐伯曰：此其天壽過度，氣脈常通，而腎氣有餘也。此雖有子，男不過盡八八，女不過盡七七，而天地之精氣皆竭矣。

王冰曰：帝言年已老而有子，似非天癸之數，伯謂爲所禀天真之氣，本自有餘也，雖老而生子，子壽亦不能過天癸之數。

馬蒔曰：此言年老而有子者，正以其天壽過度，氣脈常通，而腎氣有餘也。夫曰年老有子，則雖八八已後，亦能有子也，然此等之人，雖或有子，大略天地間之爲男者不過八八之數，爲女者不過七七之數，而天地所禀之精氣皆竭矣。能如此等之有子者，不亦少乎？精氣者，天癸也。

張志聰曰：此復申明天地陰陽之數，止盡終於七七八八也。天壽過度，先天所秉之精氣盛也，氣脈常通，後天之地道尚通也，是以腎氣有餘而有子。此雖有子，然天地之精氣，盡竭于七八之數者也。

帝曰：夫道者年皆百數，能有子乎？岐伯曰：夫道者能却老而全形，身年雖壽，能生子也。

馬蒔曰：上文言年老者不能生子，又有年老而有子者，皆主平人而言，帝遂以修道而年皆百數者，問其能生子否，蓋承第三節第五節之在上在下者而言也。伯言上古之世，其在上者知道，在下者合道，皆能却老而全形，非若平人之年老而形體皆極者，此其身年雖過百歲，亦能生子也。

張志聰曰：此承上文而言，惟修道者能出於天地陰陽之數也。

黃帝曰：余聞上古有真人者，提挈天地，把握陰陽，呼吸精氣，獨立守神，肌肉若一，故能壽敝天地，無有終時，此其道生。

王冰曰：真人，謂成道之人也。夫真人之身，隱見莫測。其爲小也，入於無間；其爲大也，徧於空境。其變化也，出入天地，內外莫見，迹順至真，以表道成之證。凡如此者，故能提挈天地，把握陰陽也。真人心合於氣，氣合於神，神合於無，故呼吸精氣，獨立守神，肌膚若冰雪，綽約如處子，體同於道，壽與道同，故能無有終時，而壽盡天地也。惟至道生乃能如是。

馬蒔曰：此下四節，帝述其素所聞者而言之也。帝言上古之世，有等曰真人者，不待於修，而此真渾然全具，故謂之真人也。天地陰陽，真人與之合一，故能提挈天地，把握陰陽。呼吸己之精氣，一如天地之默運也。獨立守神，一如天地之存主也。無少無老，肌肉若一。天地此無極，則真人亦此無極，相與同敝，無有終時。蓋道不變，故天地亦不變。真人之有道如此，其生同天地也宜矣。

張志聰曰：上古真人者，言所生之來，自然合道，而能全其天真之人也。天真完固，故能斡旋造化，燮理陰陽，吐納精氣，與道獨存，　全形，是以肌膚若冰雪，綽約如處子，壽過天地，無有終極之時。此由道之所生，故無爲而道自合也。

中古之時，有至人者，淳德全道，和於陰陽，調於四時，去世離俗，積精全神，游行天地之間，視聽八達之外。此蓋益其壽命而强者也，亦歸於真人。

王冰曰：全其至道，故曰至人。然至人以此淳朴之德，全彼妙用之道。和謂同和，調謂調適，言至人動静必適中於四時生長收藏之令，參同於陰陽寒暑升降之宜，心遠世紛，身離俗染，故能積精而復全神，遊行天地，視聽八達，神全故也。庚桑楚曰：神全之人，不慮而　，不謀而當，精照無外，志凝宇宙，若天地然。又曰：體合於心，心合於氣，氣合於神，神合於無，其有介然之有唯然之音，雖遠際八荒之外，近在眉睫之內，來於我者，吾必盡知之，夫如是者神全，故所以能矣。此所以同歸於真人之道。

馬蒔曰：中古有至人者，至極之人也。淳德全道者，其德淳而不漓，則道自全矣。和於陰陽，調於四時，去世離俗，志異於人也。積精全神，亦獨立守神之意也，惟神既全，則形自固，遊行天地之間，視聽八達之外，此蓋益其壽命而身自强固，所以遊行視聽者，以此亦與真人同歸耳。

張志聰曰：中古至人者，謂有爲以入道，而能全所生之天真者也。天真雖洩，復能修德全道，積精養神，故令神氣充塞於天地之間，耳目聰明於八達之外，此蓋從修煉保固得來，亦能復完天真，而同歸大道。夫真人者，得先天之真者也；至人者，得後天之氣者也。其趣則一，故亦歸於真人。

其次有聖人者，處天地之和，從八風之理，適嗜欲於世俗之間，無恚嗔之心，行不欲離於世，被服章，舉不欲觀於俗，外不勞形於事，內無思想之患，以恬愉爲務，以自得爲功，形體不敝，精神不散，亦可以百數。

恚，於桂切。愉，音俞。

王冰曰：與天地合其德，與日月合其明，與四時合其序，與鬼神合其吉凶，故曰聖人。所以處天地之淳和，順八風之正理者，欲其養正，避彼虚邪，其志深於道，故適於嗜欲，心全廣愛，故不有恚嗔，是以常德不離，殁身不殆。至於舉事行止，雖常在時俗之間，然其見爲則與時俗有異爾。何者？貴法道之清静也。爲無爲，事無事，是以內無思想，外不勞形，法道清静，適性而動，故悦而自得也。外不勞形，內無思想，故形體不敝，精神保全，神守不離，故年登百數，此蓋全性之所致爾。庚桑楚曰：聖人之於聲色滋味也，利於性則取之，害於性則捐之，此全性之道也。

馬蒔曰：上言至人，與真人同歸，則夫上者。下此而有聖人，又下此而有賢人，故皆曰其次。言中古有聖人者，處天地之和，順八風之理，有所嗜欲，與世俗相安，而無恚嗔之心，行同於世，服同於時，以道而同也。舉動不觀於俗，以道而異也。外不勞形於事，內無妄想之患，以恬惔愉悦爲要務，以悠然自得爲己功，故形體不敝，精神不散，其壽亦可以百數也。此猶第三節言上古之知道者耳。上文言至人遊行天地之間，視聽八達之外，而聖人不然，故不及至人者以此。

張志聰曰：至人真人者，去世離俗，修道全真，無妻室之愛，無嗜欲之情，所謂遊方之外，高出人類者也。聖人者，處天地之內，順八方之理，教以人倫，法於制度，黻冕於朝堂之上，不欲離於世俗章服，無爲而治，不勞其形，隨機而應，不役其神，此治世之聖人也，亦可以優游泮奂而長享百年矣。如五帝、三皇、周公、孔子，壽不越百歲而靈明真性，與太虚同體，萬劫常存。

其次有賢人者，法則天地，象似日月，辨列星辰，逆從陰陽，分别四時，將從上古，合同與道，亦可使益壽而有極時。

王冰曰：次聖人者，謂之賢人，然自强不息，精了百端，不慮而通，發謀必當，志同於天地，心燭於洞幽，故云法則天地，象似日月也。辨列者，謂定内外星官座位之所，與天三百六十五度遠近之分次也。逆從陰陽者，謂以六甲等法，逆順數而推步吉凶之徵兆也。《陰陽書》曰：人中甲子，從甲子起，以乙丑爲次，順數之。地下甲子，從甲戌起，以癸酉爲次，逆數之。此之謂逆從也。分别四時者，謂分其氣序也。春温和，夏暑熱，秋清凉，冬凛冽，此四時之氣序也。將從上古，合同於道，謂如上古知道之人，法於陰陽，和於術數，飲食有節，起居有常，不妄作勞也。上古知道之人，年度百歲而去，故可使益壽而有極時也。

馬蒔曰：下此有賢人者，法則象似，皆仰稽之意。法天地日月自然之運，辨列星辰之位，逆順以推陰陽之數，分别四時之氣序，蓋占天道以盡人事也。此猶第五節言上古之敎下者，合同於道，故曰將從上古合同於道也。亦可使益其壽，而比之至人，聖人，則有所終極焉耳。

張志聰曰：賢人者，處塵俗之内，鮮拘蔽之習，取法天地，如日月之光明，推測象緯，順逆二氣，序别四時，將與上古天真之聖，同合於道，亦可使益壽而至於壽敝天地之極，此修道之賢人，而由人以合天，超凡以至聖者也。此帝勉人修爲，而不得以凡庸自棄。故移精變氣章曰：去故就新，乃得真人。

四氣調神大論篇第二

馬蒔曰：此篇應是岐伯所言，發前篇修道未盡之意，篇内以春夏秋冬四時異氣，當有善養生長收藏之道，及聖人春夏養陽，秋冬養陰，皆調神之要道也，故名篇，凡言道者也。

張志聰曰：神藏於五臟，故宜四氣調之。脾不主時，旺於四季月。

春三月，此謂發陳，天地俱生，萬物以榮。夜臥早起，廣步於庭，被髮緩形，以使志生，生而勿殺，予而勿奪，賞而勿罰，此春氣之應養生之道也。逆之則傷肝，夏爲寒變，奉長者少。以，已同。長，上聲，後同。

王冰曰：春陽上升，氣潛發散，生育庶物，陳其姿容，故曰發陳也。所謂春三月者，皆因節候而命之，夏秋冬亦然。天氣温，地氣發，温發相合，故萬物滋榮。温氣生，寒氣散，故夜臥早起，廣步於庭也。被髮緩形者，法象也，春氣發生於萬物之首，故被髮緩形，以使志意發生也。勿殺勿奪勿罰者，春氣發生，施無求報，故養生者，必順於時也。此春氣之應養生之道者，所謂因時之序也。

當春陽布發生之令，而養生者，必謹奉天時也。逆，謂反行秋令也，肝象木，王於春，故行秋令則肝氣傷。夏火王而木廢，故病生於夏。然四時之氣，春生夏長，逆春傷肝，故少氣以奉於夏長之令也。

馬蒔曰：此以下四節，言當隨時善養也。正二三月，春之三月也。陽氣已生，最能發生而敷陳之，故氣象謂之發陳也。當是之時，天地以生物爲德，萬物榮茂。吾人於此，當有善養之術。其臥則夜，其起則早，以陽氣正舒也，起而廣步於庭，以布夜臥之氣，被髮而無所束，緩形而無所拘，使志意於此而發生。其待物也，當生則生之而勿之殺，當與則與之而勿之奪，當賞則賞之而勿之罰。凡若此者，蓋以春時主生，皆以應夫春氣而盡養生之道也。否則春屬木，肝亦屬木，逆春氣則傷肝木，而肝木不能生心火，至夏之時，有寒變之病。寒變者，水來侮火，爲寒所變也，豈不少氣以迎心臟欲長之氣哉？奉之爲言迎也。

張志聰曰：春陽上升，發育萬物，啓故從新，故曰發陳。天地之氣俱主生發，而萬物亦以生榮，夜臥早起，發生氣也。緩步所以運動生陽之氣，東方風木之氣，直上巔頂。被髮者，疏達肝木之氣也，舉動舒徐，以應春和之氣。志者，五臟之志也。志意者，所以御精神，收魂魄，適寒温，和喜怒者也，是以四時皆當順其志焉。勿殺，勿奪，勿罰，皆所以養生發之德也，故君子啓蟄不殺，方長不折。四時之令，春生夏長，秋收冬藏，此春氣以應養生之道。逆，謂逆其生發之氣也。肝屬木，王於春，春生之氣逆則傷肝，肝傷則至夏爲寒變之病，因奉長者少故也。蓋木傷而不能生火，故於夏月火令之時，反變而爲寒病。

夏三月，此謂蕃秀，天地氣交，萬物華實。夜臥早起，無厭於日，使志無怒，使華英成秀，使氣得泄，若所愛在外，此夏氣之應養長之道也。逆之則傷心，秋爲痎瘧，奉收者少，冬至重病。重，平聲。

王冰曰：陽自春生，至夏洪盛，物生以長，故蕃秀也。天地氣交，萬物華實，舉夏至也。脈要精微論曰，夏至四十五日，陰氣微上，陽氣微下，由是則天地氣交也。然陽氣施化，陰氣結成，成化相合，故萬物華實也。夜臥早起，無厭於日，使志無怒者，何也？緩陽氣則物化，寬志意則氣泄，物化則華英成秀，氣泄則膚腠宣通，時令發揚，故所愛亦順陽而在外也。當夏氣揚蕃秀之令，而養生者，必敬順天時也。逆，謂反行冬令也。心象火，王於夏，故行冬令則心氣傷。秋金王而火廢，故病發於秋而爲痎瘧也。然四時之氣，秋收冬藏，逆夏傷心，故少氣以奉於秋收之令也。冬水勝火，故重病於冬至之時也。

馬蒔曰：四五六月，夏之三月也，陽氣已盛，物蕃且秀，故氣象謂之蕃秀也。當是之時，天地氣交，萬物有得陰氣而斂，華英成實者，正以陽化氣而陰成形也。吾人於此，當有善養之術，其臥則夜，其起則早，與春同也。起早而無厭於日，蓋夏日晝行之度，較夜最永，人所易厭也。其持己也，使此志無怒，其愛草木也，使華英成秀。曰草木，則凡物可知矣。無怒則氣易鬱，又必使此氣得泄，若有所愛於外而無所鬱。凡若此者，以夏氣主長，皆以應夫夏氣而盡養長之道也。否則夏屬火，心亦屬火，逆夏氣則傷心火，心火不能生長夏之脾土，脾土不能生秋時之肺金，至秋之時，有痎瘧之病，正以心屬火，暑亦屬火，心衰則暑感，故夏傷於暑，秋必痎瘧也，豈不少氣以迎肺臟欲收之氣哉？然不特秋時爲病也，肺金不能生腎水，則冬爲重病者有矣。

張志聰曰：陽氣浮長，故爲茂盛而華秀也。天地氣交，陽氣施化，陰氣結成，成化相合，故萬物華實也。夜臥早起，養長之氣也。無厭於長日，氣不宜惰也。長夏火土用事，怒則肝氣易逆，脾土易傷，故使志無怒，而使華英成秀。華者，心之華，言神氣也。夏氣浮長，故欲其疏洩，氣泄則膚腠宣通，時氣疎暢，有若好樂之在外也。凡此應夏氣者，所以養長氣之道也。心屬火，王於夏，逆夏長之氣則傷心矣。心傷至秋爲痎瘧，因奉收者少故也。蓋夏之陽氣浮長於外，至秋而收斂於內，夏失其長，秋何以收？至秋時陰氣上升，下焦所出之陰，與上焦所逆之陽，陰陽相搏，而爲寒熱之陰瘧也。夫陽氣發原於下焦陰臟，春生於上，夏長於外，秋收於內，冬藏於下，今夏逆於上，秋無以收，收機有礙，則冬無所藏，陽不歸原，是根氣已損，至冬時寒水當令，無陽熱温配，故冬時爲病，甚危險也。有云：逆夏氣則暑氣傷心，至秋成痎瘧，此亦邪氣伏藏於上，與陽氣不收之義相同。但四時皆論臟氣自逆，而不涉外淫之邪，是不當獨以夏時爲暑病也。

秋三月，此謂容平，天氣以急，地氣以明。早臥早起，與雞俱興，使志安甯，以緩秋刑，收斂神氣，使秋氣平，無外其志，使肺氣清。此秋氣之應養收之道也。逆之則傷肺，冬爲飧泄，奉藏者少。以、已同。

王冰曰：萬物夏長，華實已成，容狀至秋平而定也。天氣以急，風聲切也，地氣以明，物色變也。懼中寒露，故早臥，欲使安甯，故早起。志氣躁則不慎其動，不慎其動則助秋刑急，順殺伐生，故使志安甯，緩秋刑也。神蕩則欲熾，欲熾則傷和氣，和氣既傷，則秋氣不平調也，故收斂神氣，使秋氣平也。無外其志，使肺氣清，亦順秋氣之收斂，而養生者必謹奉天時也。逆，謂反行夏令也。肺象金，王於秋，故行夏令則氣傷。冬水王而金廢，故病發於冬。飧泄者，食不化而泄出也。逆秋傷肺，故少氣以奉於冬藏之令也。

馬蒔曰：七八九月，秋之三月也，陰氣已上，萬物之容，至此平定，故氣象謂之容平。天氣以燥而急，地氣以燥而明，吾人於此，當有善養之術。其臥則早，較春夏異，懼中寒露也。其起亦早，與雞俱興，較春夏尤早也。使此志安寧而不妄動，使秋刑緩用而不妄殺。蓋用刑不緩，志仍不甯也，必收歛神氣，使秋氣之在吾身者和平也。無外馳其志，使肺氣之藏吾内者清淨也。凡若此者，蓋以秋時主收，皆以應夫秋氣，而盡養收之道也。否則秋主金，肺亦屬金，逆秋氣則傷肺金，肺金不能生冬時之腎水，而至冬之時，有飧泄之病。正以肺爲陽明燥金，脾土惡濕喜燥，肺金既衰不能生水，腎水又衰不能攝水，而脾土又不能制水，故脾濕而飧泄自生也，豈不少氣以迎腎臓欲藏之氣哉？

張志聰曰：容平，萬物皆盛實而平定也。寒氣上升，故天氣以急，陽氣下降，故地氣以明。雞鳴早而出塒晏，與雞俱興，與春夏之早起少遲，所以養秋收之氣也。陽和日退，陰寒日生，故使神志安甯，以避肅殺之氣。收斂神氣，無外其志，皆所以順秋收之氣，而使肺金清淨也。凡此應秋氣者，所以養收氣之道也。肺屬金，王於秋，逆秋收之氣則傷肺矣。肺傷至冬爲飧泄之病，因奉藏者少故也。蓋秋收而後冬藏，陽藏於陰，而爲中焦釜底之燃，以腐化水穀，秋失其收，則奉藏者少，至冬寒水用事，陽氣下虚，則水穀不化而爲飧泄矣。

冬三月，此謂閉藏，水冰地坼，無擾乎陽。早臥晚起，必待日光，使志若伏若匿，若有私意，若已有得，去寒就温，無泄皮膚，使氣亟奪。此冬氣之應養藏之道也。逆之則傷腎，春爲痿厥，奉生者少。坼、拆同。亟，音器。

王冰曰：冬三月，草木凋，蟄蟲俯，地户閉塞，陽氣伏藏，水冰地坼，故宜周密，不欲煩擾也。早臥晚起，必待日光，避於寒也。使志若伏若匿，若有私意，若已有得，皆謂不欲妄出於外，觸冒寒氣也。去寒就温，言居深室也。《靈樞經》曰：冬日在骨，蟄蟲周密，君子居室。無泄皮膚，謂勿汗也。汗則陽氣發泄，陽氣發泄則數爲寒氣所迫奪也。當冬氣正養藏之令，而養生者必謹奉天時也。逆，謂反行夏令也。腎象水，王於冬，故行夏令則腎氣傷。春木王而水廢，故病發於春也。逆冬傷腎，故少氣以奉於春生之令。

馬蒔曰：十月、十一、十二月，冬之三月也，陽氣已伏，萬物潛藏，故氣象謂之閉藏也。當此之時，水以寒而冰，地以寒而坼，君子居室，如蟄蟲之周密，無擾亂衛氣可也。其臥則早，與秋同也。其起則晚，必待日光與秋異也。使其志若有所伏匿然。若有私意，若已有得，皆無擾乎陽之意也。去寒以就温，無泄皮膚之汗，而使陽氣之數奪。凡若此者，蓋冬時主藏，皆以應夫冬氣而盡養藏之道也。否則冬主水，腎亦主水，逆冬氣則傷腎水腎水不能生肝木，而至春之時，有痿厥之病。正以肝主筋，筋之不能舉者爲痿，春木王水廢，則陽氣上逆而爲厥，厥之爲言逆也，豈不少氣以迎肝臟欲生之氣哉？

張志聰曰：萬物收藏閉塞而成冬也。陽氣收藏，故不可煩擾以泄陽氣。早臥晚起，順養閉藏之氣，必待日光，避寒邪也。若伏若匿，使志無外也。若有私意，若已有得，神氣内藏也。夫腎藏志，心藏神，用三若字者，言冬令雖主閉藏，而心腎之氣，時相交合，故曰私者，心有所私得也。去寒就温，養標陽也。膚腠者，陽氣之所主也。夫陽氣根於至陰，發於膚表，外不固密，則裏氣亟起以外應，故無泄皮膚之陽，而使急奪其根氣也。此言冬令雖主深藏，而標陽更宜固密。凡此應冬氣者，所以養藏氣之道也。腎屬水，王於冬，逆冬藏之氣則傷腎，腎氣傷，至春爲痿厥之病，因奉生者少故也。蓋肝木生於冬水，主春生之氣而養筋，筋失其養則爲痿，生氣下逆則爲厥。

天氣，清淨光明者也。藏德不止，故不下也。天明則日月不明，邪害空竅。陽氣者閉塞，地氣者冒明。雲霧不精，則上應白露不下，交通不表，萬物命故不施，不施則名木多死。惡氣不發，風雨不節，白露不下，則菀藁不榮。賊風數至，暴雨數起，天地四時不相保，與道相失，則未央絶滅。惟聖人從之，故身無奇病，萬物不失，生氣不竭。塞，入聲。菀，於遠切。藁、槁同。數，音朔，下同。

王冰曰：言天明不竭，以清淨故，致人之壽延長，亦由順動而得，故言天氣以示人也。四時成序，七曜周行，天不形言，是藏德也。德隱則應用不屈，故不下也。老子曰：上德不德。言天至尊高，德猶見隱也，況全生之道而不順天乎？天所以藏德者，爲其欲隱大明，故大明見則小明滅，故大明之德不可不藏，天若自明，則日月之明隱矣，喻人之真氣亦不可泄露，當清淨法道以保天真，苟離於道則虚邪入於空竅也。陽謂天氣，亦風熱也；地氣謂濕，亦雲霧也。風熱之害人，則九竅閉塞，霧濕之爲病，則掩翳精明，取類者，在天則日月不光，在人則兩目藏曜也。《靈樞經》曰：天有日月，人有眼目。霧者雲之類，露者雨之類，夫陽盛則地不上應，陰虚則天不下交，故雲霧不化精微之氣，上應於天而爲白露不下之咎矣。陰陽應象大論曰：地氣上爲雲，天氣下爲雨，雨出地氣，雲出天氣，明二氣交合，乃成雨露。方盛衰論曰：至陰虚，天氣絶，至陽盛，地氣不足。明氣不相召，亦不能交合也。夫雲霧不化其精微，雨露不霑於原澤，是爲天氣不降，地氣不騰，變化之道既虧，生育之原斯泯，故萬物之命，無禀而生，然其死者，則名木先應，故云名木多死也。表，謂表陳其狀也。《易》繫辭曰：天地絪緼，萬物化醇。然不表交通，則爲否也。《易》曰：天地不交，否。惡，謂害氣也。發，謂散發也。節，謂節度也。菀，謂蘊積也。藁，謂枯藁也。言害氣伏藏而不散發，風雨無度，折傷復多，藁木蘊積，春不榮也。豈惟其物獨遇是而有之哉！人離於道，亦有之矣。故不順四時之和，數犯八風之害，與道相失，則天真之氣，未期久遠而致滅亡也。道非遠於心，人心遠於道，惟聖人心合於道，故壽命無窮。從，謂順四時之令也。然四時之令不可逆也，逆之則五臟内傷而他疾起。

馬蒔曰：上文言人當順四時之氣，此言天地有升降之妙，唯聖人從之，故病却而壽永也。言上天之氣至清淨，至光明，似可亢之以自高矣，然唯藏此德而不止，萬古有下降之妙，故雖降而實未之下，其尊仍在焉。設使天道自專其清淨光明，則日月無以借之生明矣，猶人之邪氣塞害空竅，而空竅不通也。蓋天氣者，陽氣也，陽氣不降，轉爲閉塞，故地道亦不升，適與天氣昏冒，而天無以開之也。所以應之於上者，雲霧不精，白露不下，應之於下者，交通不能表萬物之命，以施生生之理，正以其不能交通也。凡有名之木亦多死者，不甯唯是，乖惡之氣不能發散，風雨不能有節，白露不能下降，而菀槁之物不能榮茂。凡若此者，皆以天地不交通耳。當是之時，賊風數至，暴雨數起，雖天地四時不能相保如平常矣。爲吾人者，失前四氣調神之道，陰陽升降，俱乖其度，猶之天地不交也。則身多奇病，萬事多失，生氣已竭，至未半之時而絶滅矣。唯聖人能順天道，處天地之和，從八風之理，法於陰陽，和於術數，所以身無奇病，萬物得所，其生生之氣不竭，而亦可以百數也。

張志聰曰：上節論順四時之氣，而調養其神。然四時順序，先由天氣之和，如天地不和，則四時之氣亦不正矣，故以下復論天地之氣焉。上天之氣，至清淨光明，然明德惟藏而健運不息者也。夫天氣下降，地氣上升，斯成地天之泰，惟其運用不止，故不必下而后謂之下也。蓋言天氣布於六合九州，化生萬物，而體位仍尊高也。天氣至光明者也，明德藏隱，故晝明者日焉，夜明者月焉。若不藏而彰著於外，是天明而日月不明矣。天德不藏，則虚其清淨高明之體，而邪乘虚以害之。故曰：天運當以日光明，陽因而上衛外者也。如人之陽不固密於上，不衛護於外，則邪走空竅而爲害矣。此言天包乎地，陽抱於陰，然當藏隱固密，而不宜外張下泄者也。天德惟藏，而無運用不息之機，則地氣上乘，而昏冒其光明矣。上言虚其藏德之體，此言失其不止之機，地氣升而爲雲爲霧，天氣降而爲雨爲露，雲霧不精，是地氣不升也，地氣不升，則天氣不降，是以上應白露不下。上言天氣閉塞，此言地氣伏藏，天地不交而爲否矣。天地之氣，雖上下交通，而不表彰於六合九州之外，則萬物之命不能受其施化矣。不施則名木多死，蓋木爲萬物之始生也。上言不交通於上下，此言不運用於四方。惡氣，忿怒之氣也，脈要精微論曰：彼秋之忿，成冬之怒。惡氣不發，則失其勁肅嚴凜之令矣。風雨不節，則失其温和明曜之政矣。白露不下，則無溽蒸濕澤之濡矣。四時失序，雖茂木嘉禾，而亦不能榮秀也。上言天地之氣不施，則名木多死，此言四時之氣不應，則草木不榮。蓋天地之氣不和，而四時之氣亦不正矣。按歲運四時之氣，大暑、立秋、處暑、白露，乃太陰濕土主氣。蓋濕熱之氣上蒸，而後清凉之露下降。故曰：惡氣不發者，言秋冬之令不時也；風雨不節者，言春夏之氣不正也；白露不下者，言長夏之氣不化也。賊風數至，陽氣不正而太過也。暴雨數起，陰氣不正而偏勝也。此總結上文，而言天地四時不相保其陰陽和平，而又失其修養之道，則未久而有絶滅之患矣。惟聖人能順天地四時之不和，而修養其神氣，故無奇暴之害。夫萬物有自然之生氣，雖遇不正之陰陽，而不至於絶滅，惟人爲嗜欲所傷，更逆其時則死。聖人内修養生之道，外順不正之時，與萬物不失其自然，而生氣不絶也。

朱濟公曰：此即與萬物浮沉於生長之義，此言萬物之有生氣，後言萬物之有根本。

逆春氣則少陽不生，肝氣内變；逆夏氣則太陽不長，心氣内洞；逆秋氣則太陰不收，肺氣焦滿；逆冬氣則少陰不藏，腎氣獨沉。長，上聲。

王冰曰：生謂動出也，陽氣不出，内鬱於肝，則肝氣混擾，變而傷矣。長謂外茂也。洞謂中空也，陽不外茂，内薄於心，燠熱内消，故心中空也。收謂收斂，焦謂上焦也。太陰行氣，主化上焦，故肺氣不收，上焦滿也。沉謂沉伏也，少陰之氣，内通於腎，故少陰不伏，腎氣獨沉。

馬蒔曰：此承首四節而言四時之氣，不可以有逆者，正以其當時而病，不必奉氣而病也。吾謂逆之則傷肝，夏爲寒變者，何哉？蓋不能盡養生之道，以逆此春氣，則少陽不生。少陽者，足少陽膽經也。膽爲甲木，肝爲乙木，肝與膽爲表裏，今少陽不生，則肝氣内變，其肝尚不能自免於病矣，復有何氣以迎心經欲長之氣，而無寒變之病耶？吾謂逆之則傷心，秋爲痎瘧者，何哉？蓋不能盡養長之道，以逆此夏氣，則太陽不長。太陽者，手太陽小腸經也。小腸屬丙火，心屬丁火，心與小腸爲表裏，今太陽不長，則心氣内洞。内洞者，空而無氣也。其心尚不能自免於病矣，復有何氣以迎肺金，欲收之氣，而無痎瘧之病耶？吾謂逆之則傷肺，冬爲飧泄者，何哉？蓋不能盡養收之道，以迎此秋氣，則肺屬手太陰經者也。太陰不能收，而肺氣枯焦脹滿尚不能自免於病矣，復有何氣以迎腎經欲藏之氣，而無飧泄之病耶？吾謂逆之則傷腎，春爲痿厥者，何哉？蓋不能盡養藏之道，以逆此冬氣，則腎屬足少陰經者也。少陰不能藏，而腎氣已獨沉，尚不能自免於病矣，復有何氣以迎肝經欲生之氣，而無痿厥之病耶？然春夏以表言，秋冬以裏言，以春夏屬陽，秋冬屬陰也。

張志聰曰：此論陰陽之氣，隨時出入，逆則四時所主之臟，自病於内也。少陽主春生之氣，春氣逆則少陽不生，致肝氣鬱而内變矣。太陽主夏長之氣，太陽不長，則心氣虚而内洞矣。太陰主秋收之氣，太陰不收，則肺葉熱焦而脹滿矣。少陰主冬藏之氣，少陰不藏，則腎氣虚而獨沉矣。首論所奉者少，而所生之臟受病，此論四時之氣逆，而四時所主之臟氣，亦自病焉。朱濟公曰：少陽主厥陰中見之化，故少陽不生而肝氣内變。心爲陽中之太陽，故太陽不長而心氣内虚。

夫四時陰陽者，萬物之根本也。所以聖人春夏養陽，秋冬養陰，以從其根，故與萬物浮沉於生長之門。逆其根，則伐其本，壞其真矣。故陰陽四時者，萬物之終始也，死生之本也，逆之則災害生，從之則苛疾不起，是謂得道。道者，聖人行之，愚者佩之。從陰陽則生，逆之則死。從之則治，逆之則亂，反順爲逆，是謂内格。

王冰曰：時序運行，陰陽變化，天地合氣，生育萬物，故萬物之根，悉歸於此。陽氣根於陰，陰氣根於陽，無陰則陽無以生，無陽則陰無以化。全陰則陽氣不極，全陽則陰氣不窮。春食凉，夏食寒，以養於陽，秋食温，冬食熱，以養於陰。滋苗者必固其根，伐下者必枯其上，故以斯調節，從順其根，二氣常存。蓋由根固百刻，曉暮食亦宜然。故聖人所以身無奇病，生氣不竭者，以順其根也。逆其根則伐其本，壞其真，是則失四時陰陽之道也。得道，謂得養生之道，聖人心合於道，故勤而行之，愚者性守於迷，故佩服而已。内格，謂内性格拒於天道也。

馬蒔曰：此承第五節，而申言聖人盡善養之道。彼不善養者，失之也。夫萬物生於春，長於夏，收於秋，藏於冬，則此四時陰陽者，萬物之根本也。所以聖人於春夏而有養生養長之道者，養陽氣也，秋冬而有養收養藏之道者，養陰氣也，正以順其根耳，故與萬物浮沉於生長之門。若逆其根，則伐本壞真矣。故知陰陽四時者，既爲萬物之根本，則是萬物之所成始成終爲死爲生之根本，逆之則災害自生，如上文寒變、痎瘧、飧泄、痿厥、内變、内洞、焦滿、獨沉之類，順之則苛重之疾不起，而無上文寒變痎瘧等病，是謂得養生之道者矣。是道也，唯聖人爲能行之，彼愚人則當佩之。蓋以從陰陽則生，不但苛疾不起也。逆陰陽則死，不但災害自生也。順陰陽則此身之氣治，治則必能有生也。逆陰陽則此身之氣亂，亂則必至於死也。若果不能順而反之以爲逆，則吾身之陽不能入，陰不能出，而在外者，格拒於內矣，其災害死亡之至，良有故哉。

張志聰曰：四時陰陽之氣，生長收藏，化育萬物，故爲萬物之根本。春夏之時，陽盛於外而虛於內，秋冬之時，陽盛於外而虛於內，故聖人春夏養陽，秋冬養陰，以從其根而培養也。萬物有此根而後能生長，聖人知培養其根本，故能與萬物同歸於生長之門。根者如樹之有根，本者如樹之有幹，真者如草木之有性命也，逆春氣則少陽不生，逆夏氣則太陽不長，所謂逆其根矣。逆春氣則奉長者少，逆夏氣則奉收者少，所謂逆其根則伐其本矣。逆之則災害生，逆之則死，是謂壞其真矣。故天地之陰陽四時化生萬物，有始有終，有生有死，如逆之則災害生，從之則苛疾不起，是謂得陰陽順逆之道矣。然不能出於死生之數，惟聖人能修行其道，積精全神，而使壽敝天地，無有終時，愚者止於佩服，而不能修爲，是知而不能行者，不可謂得道之聖賢也。夫天地四時之陰陽，有順逆死生之道，而吾身中之陰陽，亦有順逆死生之道焉。蓋天地之陰陽，不外乎四時五行，而吾身之陰陽，亦不外乎五行六氣，是以順之則生，逆之則死。所謂順之者，陰陽相合，五氣相生。東方肝木而生南方心火，火生脾土，土生肺金，金生腎水，水生肝木，五臟相通，移皆有次，若反順爲逆，是謂內格。內格者，格拒其五臟相生之氣而反逆行也。楊君舉問曰：上言秋冬之時，陰主收藏，此復言秋冬之時，陰盛於外，陰陽之道有二義與？曰：天爲陽，地爲陰，天包乎地之外，地居於天之中，陰陽二氣，皆從地而出，復收藏於地中，故曰：未出地者，名曰陰中之陰；已出地者，名曰陰中之陽。所謂陰主收藏者，收藏所出之陽氣也。朱濟公曰：陰陽出入，故謂之門。

是故聖人不治已病治未病，不治已亂治未亂，此之謂也。夫病已成而後藥之，亂已成而後治之，譬猶渴而穿井，鬭而鑄錐，不亦晚乎！

王冰曰：治未病，治未亂，知之至也，渴而穿井，鬭而鑄錐，知不及時也，備禦虛邪，事符握虎，噬而後藥，雖悔何爲。

馬蒔曰：此承上節而引言以戒之也。昔有言聖人不治已病治未病，不治已亂治未亂，此正所謂聖人預養生長收藏之氣，不待寒變、痎瘧、飧泄、痿厥等病已生而始治之也。凡病則氣亂，未病則氣治，病成而藥，亂成而治，譬猶渴而穿井，鬭而鑄錐，其渴必不能濟，而鬭必不能禦也，信晚已哉。

張志聰曰：《金匱玉函》曰，上工治未病，何也？師曰：夫治未病者，見肝之病，知肝傳脾，當先實脾，蓋不使脾受逆氣，而使肝氣仍復順行於心，是反逆爲順，反亂爲治也。若五臟之氣已亂，而五臟之病已成，然後治之，是猶渴而穿井，戰而鑄兵，無濟於事是猶渴而穿井，戰而鑄兵，無濟於事矣。

按此篇以天地之陰陽四時，順養吾身中之陰陽五臟，蓋五臟以應五行四時之氣者也。玉機論曰：五臟相通，移皆有次，五臟有病，則各傳其所勝。故所謂從者，四時五臟之氣，相生而順行也。逆者五臟四時之氣，相勝而逆行也。

古今圖書集成醫部全録卷二

黄帝素問

生氣通天論篇第三

馬蒔曰：《靈樞》營衛生會篇言宗氣積於上焦，營氣出於中焦，衛氣出於下焦。蓋積陽爲天，積陰爲地，人禀天地之氣而生，亦有陰陽二氣，陽氣者，衛氣也，由下焦之氣陰中有陽者，從中焦之氣以升於上焦，而生此陽氣，故謂衛氣出於下焦，又謂濁者爲衛是也。目張則氣上行於頭，出於足太陽膀胱經睛明穴，而晝行於手足六陽經，夜行於手足六陰經，如本篇所謂陽氣者一日而主外等語是也。惟其不隨宗氣同行於經隧之中，而自行於各經皮膚分肉之間，故又謂之衛行脈外者是也。陰氣者，營氣也。由中焦之氣，陽中有陰者，隨上焦之氣以降於下焦，而生此陰氣，故謂之營氣出於中焦，又謂清者爲營是也。但陰氣精專，而必隨宗氣以同行於經隧之中，始於手太陰肺經太淵穴，而行於手陽明大腸經，足陽明胃經，足太陰脾經，手少陰心經，手太陽小腸經，足太陽膀胱經，足少陰腎經，手厥陰心胞絡經，手少陽三焦經，足少陽膽經，足厥陰肝經，而又始於手太陰肺經，故營衛生會篇謂之太陰主內，又謂之營行脈中者是也。即本篇有營氣不從之營氣是也。惟此篇營氣之營字，正與《靈樞》營氣之營字同，其餘《素問》營字，俱書榮字，蓋古營榮互書，大義當以營字爲是。蓋陰氣在內，如將軍之守營，陽氣在外，如士卒之衛外。本篇有云：陽氣者精則養神，柔則養筋。痺論有云：陰氣者静則神藏，躁則消亡。此神聖論營衛二氣至精之義也。然二氣均爲人之所重，而本篇所重，在人衛氣，但人之衛氣，本於天之陽氣，惟人得此陽氣以有生，故曰生氣通天。惟聖人全此陽氣，而苛疾不起，常人則反是焉。《靈樞》禁服篇云：審察衛氣，爲百病母者。信哉。本篇凡言陽氣者七，諄諄示人以當全此陽氣也。要之，陽氣一全，則營氣自從矣。大義當以《靈樞》營衛生會篇、衛氣行篇參看爲的。

黄帝曰：夫自古通天者，生之本，本於陰陽。天地之間，六合之内，其氣九州、九竅、五臟、十二節，皆通乎天氣。其生五，其氣三，數犯此者，則邪氣傷人，此壽命之本也。蒼天之氣清淨，則志意治，順之則陽氣固。雖有賊邪，弗能害也。此因時之序。故聖人傳精神，服天氣而通神明，失之則内閉九竅，外壅肌肉，衛氣散解。此謂自傷，氣之削也。數，音朔。

王冰曰：外布九州而内應九竅，故云九州九竅也。五臟，謂五神臟也。五神臟者，肝藏魂，心藏神，脾藏意，肺藏魄，腎藏志，而此成形矣。十二節者，十二氣也，天之十二節氣，人之十二經脈，而外應之，咸同天紀，故云皆通乎天氣也。十二經脈者，謂手三陰三陽，足三陰三陽也。人生之所運爲，則内依五氣以立，然其鎮塞天地之内，則氣應三元以成。三，謂天氣、地氣、運氣也。犯，謂邪氣觸犯於生氣也。邪氣數犯，則生氣傾危，故保養天真以爲壽命之本也。《靈樞經》曰：血氣者人之神，不可不謹養，此之謂也。春爲蒼天發生之主也。陽氣者，天氣也。陰陽應象大論曰：清陽爲天，則其義也，本天全神全之，理全則形亦全矣，因天四時之氣序，故賊邪之氣，弗能害也。夫精神可傳，惟聖人得道者乃能爾，久服天真之氣，則妙用自通於神明也。失，謂逆蒼天清淨之理也。然衛氣者，合天之陽氣也，上篇曰陽氣者閉塞，謂陽氣之病人，則竅爲閉塞也。《靈樞經》曰：衛氣者所以温分肉而充皮膚，肥腠理而司開闔。故失其度則内閉九竅，外壅肌肉。以衛不營運，故言散解也。夫逆蒼天之氣，違清淨之理，使正真之氣，如削去之者，非天降之，人自爲之耳。

馬蒔曰：此帝言人氣通乎天氣，惟聖人全此天氣，以固壽命之本，而衆人則失之也。夫自古通天者，生人之本也。天以陰陽生萬物，而人之生也本於陰陽，故天地之間，六合之内，其氣之在地者曰九州，氣之在人者曰九竅，陽竅在頭者七：耳二，目二，鼻二，口一；陰竅之在下者二，前陰後陰也。曰五臟，心、肝、脾、肺、腎也。曰十二節，手有三陰三陽經，足有三陰三陽經也。皆以通乎天氣者也。其所以生者五，金木水火土也。所以爲氣者三，天氣、地氣、運氣也。苟數犯邪氣，則邪氣傷人，故不使邪氣傷人者，乃壽命之本也。蓋蒼天之氣，至清淨者也，吾能法天地之清淨，則志意自治，陽氣自固，當是之時，雖有賊邪，弗能害也。此因時之序，所以弗能害耳。惟聖人知之，隨四時以運此身之精氣，服蒼天之陽氣以通天氣之神明，彼常人則失之，所以内閉九竅，外壅肌肉，而衛氣已散解，此之謂自傷，陽氣之所以削也。

張志聰曰：凡人有生，受氣於天，故通乎天者，乃所生之本。天以陰陽五行，化生萬物，故生之本，本乎陰陽也。是以天地之間，六合之内，其地氣之九州，人氣之九竅、五臟、十二節，皆通乎天氣。十二節者，骨節也，兩手兩足各三大節，合小節之交，共三百六十五會。《靈樞經》曰：地有九州，人有九竅；天有五音，人有五臟；歲有十二月，人有十二節；歲有三百六十五日，人有三百六十五節；地有十二經水，人有十二經脈。人十二節，乃神氣之所遊行，故應天之歲月。十二脈，乃血液之所流注，故應地之經水。九竅乃臟氣之所出入，五臟乃陰陽二氣之所舍藏，故皆通乎天氣。此篇論陰陽二氣與天氣相通，故曰地之九州，人之五臟。天爲陽，是以先論陽而後論陰也。天之十干化生地之五行，故曰其生五。地之五行，上應三陰三陽之氣，故曰其氣三。三陰者，寒、燥、濕也。三陽者，風、火、暑也。如不能調養，而數犯此三陰三陽之氣者，則邪氣傷人而爲病矣。夫人禀五行之氣而生，犯此五行之氣而死，有如水之所以載舟而亦能覆舟，故曰，此壽命之本也。生氣通乎天，是以蒼天之氣清淨，則人之志意亦治。人能順此清淨之氣，而吾身之陽氣外固，雖有賊邪，勿能爲害，此因四時之序而能調養者也。故聖人傳運其精神，餐服蒼天之清氣，以通吾之神明。逆蒼天清淨之氣，則九竅内閉，肌肉外壅衛外之陽氣散解，此不能順天之氣而自傷，以致氣之消削。蓋人氣通乎天，逆天氣則人氣亦逆矣。

朱濟公曰：天一生水氣，乃坎中之滿也。曰自古者，言自上古天真所生之氣也。本乎陰陽者，天真之有陰有陽也。

陽氣者，若天與日，失其所則折壽而不彰。故天運當以日光明，是故陽因而上，衛外者也。因於寒，欲如運樞，起居如驚，神氣乃浮。因於暑，汗煩則喘喝，静則多言，體若燔炭，汗出而散。因於濕，首如裹。濕熱不攘，大筋緛短，小筋弛長，緛短爲拘，弛長爲痿。因於氣爲腫，四維相代，陽氣乃竭。緛，音軟。

王冰曰：此明前陽氣之用也。言人之有陽，若天之有日，天失其所則日不明，人失其所則陽不固，日不明則天境暝昧，陽不固則人壽夭折。天運當以日光明，言人之生，固宜藉其陽氣也。陽因而上衛外者，正明陽氣運行之部分，輔衛人身之正用也。欲如運樞，謂内動也。起居如驚，謂暴卒也。言因天之寒，當深居周密，如樞紐之内動，不當煩擾筋骨，使陽氣發泄於皮膚，而傷於寒毒也。若起居暴卒，馳騁荒佚，則神氣浮越，無所綏寧矣。脈要精微論曰：冬日在骨，蟄蟲周密，君子居室。四氣調神大論曰：冬三月，此謂閉藏，水冰地坼，無擾乎陽。又曰：使志若伏若匿，若有私意，若已有得，去寒就温，無泄皮膚，使氣亟奪。此之謂也。不能静慎，傷於寒毒，至夏而變暑病也。煩謂煩躁，静謂安静，喝謂大呵出聲也。言病因於暑，則當汗泄不爲發表，邪熱内攻，中外俱熱，故煩躁喘數，大呵而出其聲也。若不煩躁，内熱外凉，瘀熱攻中，故多言而不次也。體若燔炭之炎熱者，何以救之？必以汗出，乃熱氣施散，此重明可汗之理也。表熱爲病當汗泄之，反濕其首，若濕物裹之，望除其熱，熱氣不釋，兼濕内攻，大筋受熱則縮而短，小筋得濕則引而長，縮短故拘攣而不伸，引長故痿弱而無力。攘，除也。緛，縮也。弛，引也。素常氣疾，濕熱加之，氣濕熱争故爲腫也。然邪氣漸盛，正氣侵微，筋骨血肉，互相代負，故云四維相代也。致邪代正，氣不宣通，衛無所從，便至衰弱，故言陽氣乃竭也。衛者，陽氣也。

馬蒔曰：此言陽氣所以衛外，而陽氣不固者，則四時必傷於邪氣而爲病也。夫所謂陽氣者，衛氣也。人有此陽氣，猶天之有日也。日得天之明而能久照，陽氣必不失其所而能久壽，若失其所而不能衛外，必折夭而不彰。失其所者，衛氣衰弱而不能衛外也。故天運當有此日以爲之光明，人當有此陽氣以爲之衛外。是故陽氣因而上行於皮膚分肉之間，所以衛外者也。惟陽氣不固，故凡四時之邪氣，皆從之而傷矣。所謂不能因時之序者是也。是故因於冬之嚴寒者，當深居周密，凡有意欲，心有所運而身不妄動，如運樞以開闔其户，户不太勞，若起居卒暴，有所驚駭，則神氣浮露，無復中存矣。因於夏之暑氣者，其體必有汗，或煩躁而動，則爲喘喝，或不煩躁而静，則亦不免於多言。暑證者，熱證也。故合動静而皆不能静者，如此一身之熱如燔炭然，必從而汗之，則邪從汗散矣。因於濕氣之所感者，凡人之有濕，有内濕，有外濕，外濕足先受之，内濕者，多飲酒漿湩酪所致也，其血氣熏蒸，上行如霧，首如有所包裹，而昏且重矣。惟濕蒸爲熱，而不能除却，大筋受濕侵熱蒸，則軟而短，小筋受濕侵熱蒸，則懈弛而長，軟短故手足拘攣而不伸，弛長故手足痿弱而無力矣。因於氣證所致者，凡怒則傷肝，肝氣有餘，來侮脾土，脾土不能制水，水氣泛溢於四肢，而爲腫脹之疾，其手足先後而腫，此四維之所以相代也。四維者，四肢也，斯時也，上文所謂内閉九竅，外壅肌肉，衛氣散解者是也，其陽氣豈不竭盡矣乎？

張志聰曰：上節言順蒼天之氣，以養吾身之陽，此復言人之陽氣，又當如天與日焉，若失其所居之位，所運之機，則短折其壽而不能彰著矣。夫天氣清淨光明者也，然明德惟藏而健運不息，故天運當以日光明，天之藏德不下，故人之陽氣亦因而居上，天之交通表彰於六合九州之外，故人之陽氣所以衛外者也。夫陽氣生於至陰，由樞轉而外出風寒之邪，皆始傷皮毛氣分，是故因於寒，而吾身之陽氣，當如運樞以外應。陽氣司表，邪客在門，故起居如驚，而神氣乃浮出以應之。神氣，神臟之陽氣也。天之陽邪，傷人陽氣，氣傷外弛，故汗出也。氣分之邪，熱盛則迫及所生，心主脈，故心煩。肺乃心之蓋，故煩則喘喝也。如不煩而静此邪仍在氣分，而氣傷神氣虚，故多言也。脈要精微論曰：言而微，終日乃復言者，此奪氣也。天之陽邪，傷人陽氣，兩陽相搏，故體若燔炭，陽熱之邪，得吾身之陰液而解，故汗出乃散也。按《傷寒論》曰：病常自汗出者，此衛氣不和也。復發其汗，榮衛和則愈。故因於暑而汗出者，暑傷陽而衛氣不和也。汗出而散者，得榮衛和而汗出乃解也。陽氣者，若天與日，因而上者也。傷於濕者，下先受之。陰病者，下行極而上，陰濕之邪，上干陽氣而冒明，故首如裹也。濕傷陽氣，則因陽而化熱矣。陽氣者，柔則養筋，陽氣傷而不能榮養於筋，故大筋緛短，小筋弛長，蓋大筋連於骨節之內，故鬱熱而緛短，小筋絡於骨肉之外，故因濕而弛長，短則縮急而爲拘攣，長則放縱而爲痿棄，此言寒暑濕邪，傷人陽氣者如此。如因外淫之邪，有傷於氣，則爲腫矣。陰陽別論曰：結陽者腫四肢。蓋陽氣傷而不能運行，則榮血泣而爲腫矣。四肢爲諸陽之本，氣爲邪傷，是以四肢之陽，交相代謝，而陽氣乃竭也。此總結上文而言。

莫仲超曰：按傷寒始傷皮毛氣分，得陽氣以化熱，熱雖盛不死，此能運樞而外應者也。如太陽病發熱頭疼，脈反沉，當救其裏，此神氣不能運浮於外，故急用乾薑、附子，以救在裏之陽氣而外出焉。夫在天陰寒之邪，藉吾身之陽氣以對待，故因於寒者，欲其陽氣如此而出，所謂陽因而上衛外者也。

朱濟公曰：四維，四時也。至真要論曰：謹按四維，斥候皆歸，其終可見，其始可知。蓋手足三陽之氣，旺於四時，有盛有衰，如四時之代謝，故曰四維相代也。又問曰：六淫之邪，止言三氣者，何也？曰：六氣生於五行，暑熱總屬於火，陽氣與衛氣各有分別，風傷衛而兼傷陽，故另提曰風客淫氣。經曰：燥勝則乾。燥淫之邪，傷人血液而不傷氣。

陽氣者，煩勞則張，精絶，辟積於夏，使人煎厥，目盲不可以視，耳閉不可以聽，潰潰乎若壞都，汩汩乎不可止。汩，古没反。

王冰曰：此又誡起居暴卒，煩擾陽和也。然煩擾陽和，勞疲筋骨，動傷神氣，耗竭天真，則筋脈䐜脹，精氣竭絶，既傷腎氣，又損膀胱，故當於夏時，使人煎迫而氣逆。厥，謂氣逆也。按脈解云：所謂少氣善怒者，陽氣不治，陽氣不治，則陽氣不得出，肝氣當治而未得，故善怒，善怒者名曰煎厥，既且傷腎，又竭膀胱，腎經內屬於耳中，膀胱脈生於目眥，故目盲所視，耳閉厥聽，大矣哉斯乃房之患也。既盲目視，又閉耳聽，則志意心神，筋骨腸胃，潰潰乎若壞都，汩汩乎煩悶而不可止也。

馬蒔曰：此又言陽氣不固者，夏時有煎厥之證，不特病暑而已。陽氣者貴於清淨，若煩勞而不清淨，則勞爾形，摇爾精，神氣張弛於外，精氣竭絶於中，惟春秋冬時，尚有可以强支者，及延積於夏，暑熱令行，使人煎迫而厥逆矣。何以見之？目盲耳聾，視聽皆廢。潰潰乎若都之壞也，真汩汩乎不可止者。都，所以防水。潰潰，壞貌。汩汩，流貌。蓋言疾勢不可遏也。

張志聰曰：此言煩勞而傷其陽氣也。按《金匱要略》云：勞之爲病，其脈大，手足煩，春夏劇，秋冬瘥，陰寒精自出，酸削不能行。蓋陰陽之要，陽密乃固，煩勞則陽氣外張，陰不得陽之温固，則精自出而絶於內矣。秋冬之陽氣，內而收藏，夏則陽氣張浮於外，故益虛而煎厥也。精氣虛，故目盲不可以視，耳閉不可以聽也。膀胱者，州都之官，精液藏焉，而又屬太陽之腑，太陽爲諸陽主氣，陽氣傷則壞其腑矣。潰，漏也，言其州都之壞，而不能藏精。汩，流貌，言其陰寒，精出而不可止也。

陽氣者，大怒則形氣絶，而血菀於上，使人薄厥。有傷於筋，縱其若不容。汗出偏沮，使人偏枯。汗出見濕，乃生痤疿。膏粱之變，足生大丁，受如持虛。勞汗當風，寒薄爲皶，鬱乃痤。菀，音鬱。沮，子魚切。痤，作和反。疿，方味反。丁、疔同。皶，織加反。

王冰曰：此又誡喜怒不節，過用病生也。然怒則傷肝，甚則氣絶，大怒則氣逆而陽不下行，陽逆故血積於心胷之內矣。上，謂心胷也。然陰陽相薄，氣血奔并，因薄厥生，故名薄厥。舉痛論曰：怒則氣逆，甚則嘔血。《靈樞經》曰：盛怒而不止則傷志。陰陽應象大論曰：喜怒傷氣。由此則怒盛氣逆，血積於心胷之內矣。怒而過用，氣或迫筋，筋絡內傷，機關縱緩，形容痿廢，若不維持。夫人之身常偏汗出而濕潤者，久久偏枯，半身不隨，陽氣發泄，寒水制之，熱怫內餘，鬱於皮里，甚爲痤癤，微作疿瘡，疿，風癮也。不忍之人，汗出淋洗，則結爲痤疿。膏粱之人，內多滯熱，皮厚肉密，故內變爲丁矣。外濕既侵，中熱相感，如持虛器，受此邪毒，故曰受如持虛。所以丁生於足者，四肢爲諸陽之本也，以其甚虛於下，邪毒襲虛故爾。時月寒涼，形勞汗發，淒風外薄，膚腠居寒，脂液遂凝，稸於元府，依空滲涸，皶刺長於皮中，形如米，或如針，久者上黑長一分，餘色白黄，而瘦於元府中，俗曰粉刺，解表已。元府謂汗空也。痤謂色赤䐜憤，內蘊血膿，形小而大如酸棗，或如豌豆，此皆陽氣內鬱所爲，待軟而攻之，大甚焫出之。

馬蒔曰：此又言陽氣不固者，有爲厥，爲脹，爲偏枯，爲痤疿，爲大丁，爲皶痤諸證也。陽氣者貴於清淨，若大怒而不清淨，則形氣經絡，阻絶不通，而血積於心胷之間其氣有升而無降，使人依薄下上而厥逆矣。然而血不榮筋，筋將受傷，縱緩無策，胷膈䐜脹，真若有不能容物者矣。所謂鼓脹而有粗筋見於腹者是也。又人當汗出之時，或左或右，一偏阻塞而無汗，則無汗之半體，他日必有偏枯之患，所謂半身不隨者是也。又人當汗出之時，元府未閉，乃受水濕，則陽氣方泄，寒水制之，熱鬱皮內，濕邪凝結，遂爲痤疿。

又人有嗜用膏粱美味者，肥厚内熱，其變饒生大丁。足之爲言饒也，非手足之足，蓋中熱既甚，邪熱易侵，如持空虚之器以受彼物者矣。又人於勞苦汗出之時，當風取凉，使寒氣薄於元府之中，始則爲皶，鬱久則爲痤，較皶則稍大矣。凡若此者，皆陽氣不固使然也。

張志聰曰：此因怒而傷其陽氣也。陽氣者通會於皮膚腠理之間，大怒則氣上逆，而形中之氣，絶其旋轉之機矣。血隨氣行而菀於上，此爲血氣並逆，而使人迫厥也。陽氣者柔主養筋，血脈者所以濡筋骨利關節者也。陽氣傷而血逆於上，則有傷於筋矣。筋傷而弛縱，則四體有若不容我所用也。前節論外因而傷其陽氣，此因勞傷大怒而亦傷其陽氣焉。夫陽氣者，外衛於皮膚，充塞於四體，若天氣之運用於六合九州之外，而爲陰之固也。如汗出而止半身沮濕者，是陽氣虚而不能充身偏澤，必有偏枯之患矣。如汗出見濕，濕熱鬱於皮膚之間，則生痤疿矣。味厚傷形，氣傷於味，形氣傷則肌腠虚矣，膏粱所變之熱毒，逆於肉理，而多生大丁。蓋膚腠虚而熱毒乘之，有如持虚器而受之也。勞汗當風，寒濕薄於皮膚之間，則爲皶爲痤矣。夫皶與痤疿，乃血滯於膚表之輕證，蓋言陽氣外衛於皮膚之間，爲邪所薄，則淡滲於皮毛之血而爲病矣。故曰汗出偏沮，使人偏枯者，言陽氣之若天與日，宜普遍於九州也。乃生痤疿，寒薄爲皶者，言陽氣之外衛而在於皮毛之間也。膏粱之變，足生大丁者，言陽氣之通會於腠理也。

朱濟公曰：經云：微者衛氣疎，疎則其膚空。又曰：腠理者，三焦通會元真之處。夫形食味，形氣虚，則膏粱之味毒乘之，故曰受如持虚。

陽氣者，精則養神，柔則養筋。開闔不得，寒氣從之，乃生大僂。陷脈爲瘻，留連肉腠。俞氣化薄，傳爲善畏，及爲驚駭。營氣不從，逆於肉理，乃生癰腫。魄汗未盡，形弱而氣爍，穴俞以閉，發爲風瘧。故風者，百病之始也。清淨則肉腠閉拒。雖有大風苛毒，弗之能害。此因時之序也。故病久則傳化，上下不幷，良醫弗爲。故陽蓄積病死，而陽氣當隔，隔者當瀉，不亟正治，粗乃敗之。僂，盧侯反。瘻，力鬭反。俞，音舒。亟，音棘。

王冰曰：此又明陽氣之運養也。然陽氣者，内化精微，養於神氣，外爲柔耎，以固於筋，動静失宜，則生諸疾。開謂皮腠發泄，闔謂元府閉封，然開闔失宜，爲寒所襲，内深筋絡，結固虚寒，則筋絡拘緛，形容僂俯矣。《靈樞經》曰：寒則筋急。此其類也。陷脈，謂寒氣陷缺其脈也。積寒留舍，經血稽凝，久瘀内攻，結於肉理，故發爲瘍瘻。肉腠相連，若寒中於背俞之氣，變化入深，而薄於臟腑者，則善爲恐畏，及發爲驚駭也。營逆則血鬱，血鬱則熱聚爲膿，故爲癰腫也。《正理論》云：熱之所過，則爲癰腫是也。汗出未止，形弱氣消，風寒薄之，穴俞隨閉，熱藏不出，以至於秋，秋陽復收，兩熱相合，故令振慄，寒熱相移，以所起爲風，故名風瘧也。金匱真言論曰：夏暑汗不出者，秋成風瘧，蓋論從風而爲是也。夫嗜欲不能勞其目，淫邪不能惑其心，不妄作勞，是爲清淨，以其清淨，故能肉腠閉，皮膚密，真正内拒，虚邪不侵。然大風苛毒，不必常求於人，蓋由人之冒犯爾。故清淨則肉腠閉，陽氣拒，大風苛毒，弗能害之。清淨者，但因循四時氣序，養生調節之宜，不妄作勞，起居有度，則生氣不竭，永保康寧。并，謂氣交通也。然病之深久，變化相傳，上下不通，陰陽否隔，雖醫良法妙，亦何以爲之？陰陽應象大論曰：夫善用鍼者，從陰引陽，從陽引陰，以右治左，以左治右，若是氣相格拒，故良醫弗可爲也。三陽蓄積，怫結不通，不急瀉之，亦病而死。何者？蓄積不已，亦上下不并矣。何以驗之？隔塞不便，則其證也。若不急瀉，粗工輕侮，必見敗亡也。陰陽别論曰：三陽結謂之隔。又曰：剛與剛，陽氣破散，陰氣乃消亡。淖則剛柔不和，經氣乃絶。

馬蒔曰：此又言陽氣不固者，有爲僂、爲瘻、爲善畏、爲驚駭、爲癰腫、爲風瘧、爲隔諸證也。陽氣者，内化精微，養人之神，外則柔和，養人之筋，惟開闔失宜，則陽氣擾亂，無以養神，柔者腠理不密，寒氣客之，筋絡拘急，形容傴僂矣。又如陽氣不固，邪氣入陷脈中，則發爲鼠瘻之類。凡肉之所會，名曰肉腠者，皆留聚而連結焉，且各經皆有俞穴，邪氣變化依薄，傳爲善畏及爲驚駭之疾。畏主心腎言，駭主肝言，蓋以正虚邪盛，故不足之證如此。唯陽氣不固，則營氣者陰氣也，營氣不能與衛氣相順，而衛氣逆於各經分肉之間，亦生癰腫之疾。肺經内主藏魄，外主皮膚，故所出之汗，亦可謂之魄汗也。方其魄汗未盡，穴俞未閉，形體弱而氣消爍，乃外感風寒，致穴俞已閉，當發爲風瘧之疾也。瘧論言瘧之爲證，非獨至秋有之，四時皆能成瘧也。故知風者百病之始，非獨瘧也。必陽氣清淨，則内焉志意自治外焉肉腠閉拒，雖有大風苛毒，弗之能害，此乃因時之序，凡上文諸病無由而作矣。惟人不能清淨，又不能因時之序，故諸病日久，傳遞變化，上不升，下不降，而不能相併以爲和，雖有良醫，弗能爲也。惟此陽氣者，不能衛外，徒爾蓄積於内，其病久久當死，斯時也，且當成隔，隔者，乖隔不通之謂也。隔者當瀉，若不急瀉，以正治之，此粗工之所以敗也。

張志聰曰：承上文而言陽氣者，内養五臟之神，出而榮養筋骨，匪則通會於肌腠，外衛於皮毛，蓋有開有闔，有出有入者也。本經曰：五味入口，藏於腸胃，味有所藏，以養五氣，氣和而生，津液相成，神乃自生。陽氣者，水穀之精也，故先養於五臟之神。柔者少陽初生之氣也，初出之微陽而榮養於筋，是以少陽之主筋也。開者一日而主外，闔者暮而收引也，如失其開闔之機，則寒氣從而内薄矣。背爲陽，陽虛則寒邪痹閉於背，而形體爲之俯僂，《金匱》所謂痹俠背行是也。如陽虛不能爲榮血之衛，邪陷於脈中而爲瘻，留連於肉腠之間，《金匱》所謂馬刀俠癭是也。如經俞之氣化虛薄，則傳入於內，而干及臟神矣。心主脈，神傷則恐懼自失，肝主血，故其病發驚駭也。《金匱要略》云：經絡受邪，入臟腑，爲內所因，邪入於經俞，故內干臟氣也。如邪逆於肉理氣分，而陰陽不和，則生癰腫。經曰：陽氣有餘，營氣不行，乃發爲癰，陰陽不通，兩熱相搏，乃化爲膿。此言陽氣不固，致邪薄於所養之筋而爲瘻，內及於所養之神而爲驚，爲畏，重陽氣之外衛也。若表氣與邪氣並陷於肌腠之間，則爲瘧也。夫肺主皮毛，魄汗未盡，表邪未去也。形弱，肌腠虛也，腠理空疎，則表陽邪氣同陷於其間，寒邪在表，則隨陽而化熱，故氣爍也。邪雖陷於肌腠，而表氣不入於經，是以穴俞以閉。風瘧，但熱不寒之瘧也。夫表氣者，太陽之氣也。肌腠者，三焦通會元真之處也。而寒暑始傷於皮毛，風邪直透於肌腠，風者善行而數變，入於肌腠則及經脈，或爲熱中，或爲寒中，或爲偏枯，或成積聚，或入腑而生，或干臟而死，邪氣淫泆，不可勝論，故曰：風者，百病之始也。人能順蒼天清淨之氣，而調攝其元神，則肉腠固密，雖有大風苛毒，勿之能害，此因四時之序而能順養者也。夫肌腠之氣，乃五臟之元真，故宜順四時五行之氣而調養。《要略》云：若使五臟元真通暢，人即安和，不使形體有衰，病則無由入其腠理。前節論寒暑濕邪，傷其表陽，故無煩勞而傷其陽，此論風邪直傷於肌腠，又當固密其元真也。病久者，邪留而不去也。傳者，始傷皮毛，留而不去，則入於肌腠，留而不去，則入於經脈衝俞，留而不去，則入於募原臟腑。化者，或化而爲寒，或化而爲熱，或化而爲燥結，或化而爲濕瀉，蓋天有六淫之邪，而吾身有六氣之化也。久而傳化，則上下陰陽不相交并，雖有良工，勿能爲已。故病在陽分，而蓄積至死者，以其病久而傳化也。故病在陽分，而良工當亟助陽氣，以隔拒其邪，勿使其傳化，隔者當瀉却其邪，勿使其留而不去，若不急用此正治之法，粗工之敗事也。

故陽氣者，一日而主外，平旦人氣生，日中而陽氣隆，日西而陽氣已虛，氣門乃閉。是故暮而收拒，無擾筋骨，無見霧露，反此三時，形乃困薄。

王冰曰：夫氣皆自少而之壯，積暖以成炎，炎極又凉，物之理也。故陽氣平曉生，日中盛，日西而已減也。氣門，謂元府也。所以發泄經脈營衛之氣，故謂之氣門也。暮而收拒，無擾筋骨，無見霧露，皆所以順陽氣也。陽出則出，陽藏則藏，暮則陽氣衰，內行陰分，故宜收斂以拒虛邪，擾筋骨則逆陽精耗，見霧露則寒濕俱侵，故順此三時，乃天真久遠也。

馬蒔曰：此言陽氣在人，當開闔得宜以順之也。陽氣者，一日而主外。人氣即衛氣，按《靈樞》衛氣行篇伯高曰：衛氣之行，一日一夜五十周於身，晝日行於陽二十五周，即手足六陽經，夜行於陰二十五周，即手足六陰經。平旦陰盡，陽氣出於目，目張則氣上行於頭，循睛明穴下足太陽膀胱經，手太陽小腸經，足少陽膽經，手少陽三焦經，足陽明胃經，手陽明大腸經。所謂一日而主外者如此。夜則行足少陰腎經，注手少陰心經，手太陰肺經，足厥陰肝經，足太陰脾經，亦如陽行之二十五度而復合於目，所謂平旦人氣生者，即上行於頭，復合於目之謂也。至日中而陽氣隆，日西而陽氣已虛，氣門乃閉，惟暮時陽氣已衰，宜收斂陽氣以拒虛邪，無煩擾筋骨，無見霧露，蓋至暮時屬陰，故所當收斂者如此。若不能如暮時之收斂，而復如平旦日中日西之所爲，則陽氣不得清淨，而形無所衛，未免困窘而衰薄矣。

張志聰曰：總結上文而言陽氣之有開有闔，然又重其衛外而爲固也。《靈樞經》云：春生夏長，秋收冬藏，是氣之常也，人亦應之。以一日分爲四時，朝則爲春，日中爲夏，日入爲秋，夜半爲冬。朝則人氣始生，故旦慧，日中人氣長，長則勝邪，夕則人氣始衰，夜半人氣入藏，是故暮而收斂其氣，隔拒其邪。無擾筋骨，無煩勞也，無見霧露，宜清淨也，若反此而欲如三時之動作，則形體乃爲邪所困薄矣。三時，平旦日中日西也。

岐伯曰：陰者，藏精而起亟也；陽者，衛外而爲固也。陰不勝其陽，則脈流薄疾，並乃狂；陽不勝其陰，則五臟氣争，九竅不通。是以聖人陳陰陽，筋脈和同，骨髓堅固，氣血皆從。如是則内外調和，邪不能害，耳目聰明，氣立如故。

王冰曰：陰者藏精而起亟，陽者衛外而爲固，言在人之用也。亟，數也，薄疾，謂極虛而急數也。并，謂盛實也。狂，謂狂走或妄攀登也。陽并於四肢則狂，陽明脈解曰：四肢者，諸陽之本也，陽盛則四肢實，實則能登高而歌也。熱盛於身，故棄衣欲走也。夫如是者，皆爲陰不勝其陽也。九竅者，内屬於臟，外設爲官，故五臟氣爭則九竅不通也。言九竅，謂前陰後陰不通，兼言上七竅也。若兼則目爲肝之官，口爲脾之官，耳爲腎之官，舌爲心之官，舌非通竅也。金匱真言論曰：南方赤色，入通於心，開竅於耳，北方黑色，入通於腎，開竅於二陰故也。循陰陽法，近養生道，則筋脈骨髓，各得其宜，故氣皆能順時和氣也。邪氣不剋，故真氣獨立而如常。若失聖人之道，則致疾於身。

馬蒔曰：此伯承上文陽氣主外之義，遂言營衛相須爲用，而偏勝者病，惟聖人則善調之也。言營氣者即陰氣也。營氣藏五臟之精隨宗氣以運行於經脈之中，而外與衛氣相表裏，衛氣有所應於外，營氣即隨之而起矣，夫是之謂起亟也。陽氣者，衛氣也。衛氣不隨宗氣而行，而自行於各經皮膚分肉之間，乃所以衛營氣之外而爲固，亦與營氣爲表裏也。苟使營氣不足，衛氣有餘，是陰不勝其陽也，則脈氣之流行者薄疾。薄爲依薄，疾爲急疾，甚則并而爲狂，正以陽氣有餘，故發之而爲熱證者如此。又使衛氣不足，營氣有餘，是陽不勝其陰也，則五臟在内，其氣與陽氣爭拒，九竅自不通矣，正以陰氣有餘，故發之而爲寒證者如此。是以爲聖人者，陳示營衛臟腑，分爲陰陽，出入表裏，使在内爲筋，在中爲脈，在内爲骨髓者，和同堅固，氣血各順，如是則内外調和，邪不能害，其耳聰目明，營衛如常，尚何偏勝之爲病哉？

張志聰曰：生之本，本於陰陽。陽生於陰也，故帝先論陽，而伯復論其陰焉。陰者主藏精，而陰中之氣，亟起以外應。陽者，主衛外而爲陰之固也。氣爲陽，血脈爲陰，陽盛而陰不能勝之，則脈行急迫也，陽盛則狂，蓋盛則自亦爲病，故曰并乃狂。五臟爲陰，九竅爲水注之氣，乃精氣所注之門户，如陰盛而陽不能勝之，則五臟之氣，交爭於内，而九竅爲之不通。蓋五臟之氣，出而爲陽，在内爲陰也。夫臟爲陰，精血爲陰，氣爲陽，九竅爲陽，内爲陰，外爲陽。五臟，主藏精者也。膀胱者，州都之官，精液藏焉。表陽之氣，生於膀胱之精水，肌腠之氣，乃五臟之元真，是陽氣生於陰精也。故曰，生之本，本於陰陽。陰者，藏精而起亟也。下經云：陽予之正，陰爲之主，蓋陽氣出而衛外，内則歸陰，一晝一夜，有開有闔，如四時寒暑之往來，是爲陰陽之和平也。陽氣養筋，陰氣注脈，少陽主骨，少陰主髓，氣爲陽，血爲陰，聖人能敷陳其陰陽，和平則筋脈骨髓血氣皆和順堅固矣。内爲陰，外爲陽，如是則外内之陰陽調和，而邪勿能害，精氣注於耳，血氣注於目，邪不外淫，則陰氣内固，是能耳目聰明，氣立如故也。本經曰：根於中者命曰神機，根於外者命曰氣立。又曰：出入廢則神機化滅，升降息則氣立孤危。惟聖人敷陳其陰陽，使升降出入，外内調和，是以氣立如故。

風客淫氣，精乃亡，邪傷肝也。因而飽食，筋脈横解，腸澼爲痔；因而大飲，則氣逆；因而强力，腎氣乃傷，高骨乃壞。凡陰陽之要，陽密乃固。兩者不和，若春無秋，若冬無夏。因而和之，是謂聖度。故陽强不能密，陰氣乃絶。陰平陽祕，精神乃治。陰陽離決，精氣乃絶。澼，普擊反。

王冰曰：自此以下四科，並謂失聖人之道也。風氣應肝，故風淫精亡，則傷肝也。全元起云：淫氣者，陰陽之亂氣，因其相亂，而風客之則傷精，傷精則邪入於肝也。甚飽則腸胃横滿，腸胃滿則筋脈解而不屬，故腸澼而爲痔也。痹論曰：飲食自倍，腸胃乃傷，此傷之信也。飲多則肺布葉舉，故氣逆而上奔也。强力，謂强力入房也。高骨，謂腰高之骨也。然强力入房則精耗，精耗則腎傷，腎傷則髓氣内枯，故高骨壞而不用也。聖人交會則不如此，要在於陰陽閉密而不妄泄爾。密不妄泄，乃生氣强固而能久長，此聖人之道也。兩，謂陰陽，和，謂和合，即交會也。言絶陰陽和合之道者，如天四時，有春無秋，有冬無夏也。所以然者，絶廢於生成也。故聖人不絶和合之道，但貴於閉密以守，固天真法也，因而和之。因陽氣盛發，中外相應，賈勇有餘，乃相交合，則聖人交會之制度也。陽自强而不能閉密，則陰泄瀉而精氣竭絶矣。陰陽和平，陽氣閉密，則精神之用日益治也。若陰不和平，陽不閉密，强用施瀉，損耗天真，二氣分離，經絡決憊，則精氣不化，乃絶流通也。

馬蒔曰：此言病有傷肝者，不慎則爲腸病，爲肺病，爲腎病，遂因腎傷之義，而示人以陰陽交會之要也。風者百病之長，風來客之，侵淫以亂營衛之氣，則風薄而熱起，熱盛而水乾，水乾而腎氣不營，故精氣乃亡。然邪之所傷，何臟爲始？以風氣通於肝，故邪傷肝經爲始耳。唯風氣入肝，以致腎精乃亡，則凡飲食起居，皆當慎矣。苟因所食太飽，至於腸胃填滿，筋脈横解而不屬，其腸日當澼積，漸出肛門而爲痔，蓋以人之腸胃筋脈有度，故不可多食者如此。又因所飲亦多，則上文風客淫氣，腎肝已傷，由是氣逆於上，不能下行，而欬嗽喘急者有矣。蓋肺爲五臟華蓋，故飲多而肺布葉舉，其爲疾者如此。腎者作强之官，因而過於强力，則腎氣乃傷，精髓内枯，腰高之骨，從茲而壞矣。余曾見有傷腎經者，已成弱證，其腰間命門穴上，有骨高起寸餘。何以見腎氣不可傷也。凡陰陽交媾，必有要法，唯陽氣祕密而不妄用，則精自固而不至於傷矣。正以陰陽不和，若有春無秋，有冬無夏，必因而和之，是謂聖人之度數耳。故陽氣專以强力爲事，而不能祕密，則彼陰氣與此相絶，而兩者不和，必彼之陰氣得其平和，而此之陽氣知所秘密，則精神乃治。何也？蓋以陰陽相離而決散，致吾之精神乃絶故耳。

張志聰曰：此復申明陽者衛外而爲陰之固也。風爲陽邪，客於膚表，則淫傷於氣矣。陽氣傷則陰寒精自出矣。風木之邪，内通肝氣，肝主藏血，肝氣受邪，則傷其血矣。此言陽爲陰藏精血之固。夫肝主血而主筋，食氣入胃，散精於肝，淫氣於筋，邪傷肝而復飽食，不能淫散其食氣，而筋脈横解於下矣。食氣留滯，則濕熱之氣，澼積於陽明大腸而爲痔。蓋腸胃相通，入胃之食，不能上淫，則反下泆矣。夫飲入於胃，脾爲輸轉，肺氣通調，肺主周身之氣，氣爲邪傷而復大飲，則水津不能四布，而氣反逆矣。夫精已亡而復强用其力，是更傷其腎氣矣。腰者腎之府，高骨壞而不能動揺，腎將憊矣。此言外淫之邪，傷人陽氣，復因飲食勞傷，而更傷其陰也。陰陽之要，陽密乃固，此總結上文之義，而歸重於陽。蓋陽密則邪不外淫，而精不内亡矣。無煩勞，則陽不外張而精不内絶矣。陰陽和平，而後能升降出入，如兩者不和，有若乎惟生升而無收降，惟閉藏而無浮長矣，故必因而和之，是謂聖人調養之法度。此復結陽氣之有開有闔，惟聖人能陳陰陽，而内外調和也。陽强，邪客於陽而陽氣盛也，陽病而不能爲陰之固密，則陰氣乃絶於内矣。此復結風客淫氣，精乃亡也。調養精氣神者，當先平祕其陰陽，惟聖人能敷陳其陰陽之和平也。

張二中曰：《丹書》云：一陰一陽謂之道，偏陰偏陽謂之疾。故聖人和合陰陽之道，以平四時之氣者也。

因於露風，乃生寒熱。是以春傷於風，邪氣流連，乃爲洞泄。夏傷於暑，秋爲痎瘧。秋傷於濕，上逆而欬，發爲痿厥。冬傷於寒，春必病温。四時之氣，更傷五臟。

王冰曰：因於露體，觸冒風邪，風氣外侵，陽氣内拒，風陽相薄，故寒熱由生。風氣通肝，春肝木王，木勝脾土，故洞泄生也。夏熱已甚，秋陽復收，陽熱相攻，則爲痎瘧。濕，謂地濕氣也，秋濕既勝，冬水復王，水來乘肺，故欬逆病生。濕氣内攻於臟腑則欬逆，外散於筋脈則痿弱也。陰陽應象大論曰：地之濕氣，感則害皮肉筋脈，故濕氣之資，發爲痿厥。厥，謂逆氣也。冬寒且凝，春陽氣發，寒不爲釋，陽怫於中，寒怫相持，故爲温病。寒暑温凉，遞相勝負，故四時之氣，更傷五臟之和也。

馬蒔曰：此言四時傷於邪者之爲諸病，亦由上文陽氣不固，而不能因時之序所致也。上文言魄汗未盡，形弱而氣爍，穴俞已閉，發爲風瘧，又言風客淫氣者，精乃亡，邪傷肝也，皆感於風邪而有寒熱之意矣。此又言因於露風者，正如上文暮而不能收拒，擾筋骨見霧露之謂。故感於寒而熱從生焉，正寒熱爲之往來也。然不能因時之序者，隨四時而有其病。是以春傷於風，風氣通於肝，肝邪有餘，來侮脾土，故邪氣留連而爲洞泄之證。夏傷於暑，不能發散，至秋當爲痎瘧之證，蓋心屬少陰君火，暑亦屬火，故暑能傷心。上文言體若燔炭，汗出而散，惟其不能發散，則熱邪内藴，至秋濕氣相蒸，而爲寒熱往來之痎瘧矣。痎瘧者，瘧之總稱也。秋傷於濕，當上逆而爲欬嗽及爲痿厥之證；蓋秋時濕氣方行，從而感之，則濕蒸而爲熱。熱者，火也，火乘肺金，故欬嗽自不能已也。上文言因於濕者，小筋弛長，而弛長爲痿，大筋緛短，而緛短爲拘。太陰陽明篇岐伯曰：濕者下先受之。《靈樞》小鍼解曰：清氣在下，言清濕地氣之中人也，必從足始。故筋脈因濕而弛長則爲痿，人足從濕而上蒸則爲厥者，良有自也。四時調神論以冬時失養藏之道者，春爲痿厥，蓋彼以腎水不能生肝木，故春時有痿厥之病，主正氣不足而言。此以濕氣傷筋爲痿，氣從濕升爲厥，主邪氣有餘而言，病名雖同，而致病則異，故彼之病在春，而此之病在秋冬也。冬傷於寒者，至春必爲温病，蓋冬時嚴寒中之即病者，謂之傷寒，其有傷於寒而不即病者，至春陽氣發生，邪從内作，故爲温病之證。夫曰温者，寒非純寒而有熱，熱非純熱而有寒，正以前此而冬則爲寒，後此而夏則爲熱，則此春時乃爲温病也。何也？正以四時之氣，更傷五臟，故其爲諸病者如此。

張志聰曰：露，陰邪也。風，陽邪也。寒，陰病也。熱，陽病也。言陰陽不能固密，則在天陰陽之邪，傷吾身之陰陽而爲寒熱病矣。是以有傷四時之陽邪而爲陰病者，傷四時之陰邪而爲陽病者，皆吾身中之陰陽上下出入而變化者也。夫喉主天氣，咽主地氣，陽受風氣，陰受濕氣，傷於風者，上先受之，傷於濕者，下先受之，陽病者，上行極而下，是以春傷於風，乃爲洞泄，陰病者，下行極而上，是以秋傷於濕，上逆而欬，此陰陽上下之相乘也。夏傷於暑，暑汗不泄，炎氣伏藏，秋時陰氣外出，於熱相遇，發爲痎瘧，冬傷於寒，邪不即發，寒氣伏藏，春時陽氣外出，邪隨氣而化熱，發爲温病，此陰陽出入之氣化也。夫風爲陽邪，洞泄陰病也。濕爲陰邪，欬逆陽病也。暑爲陽邪，痎瘧陰病也。寒爲陰邪，温病陽病也。此皆人身中之陰陽氣化也。天有陰陽之邪，人有陰陽之氣，有病天之陰陽而爲寒熱者，有感人之氣化而爲陰病陽病者，邪正陰陽，變化不測，陰陽二氣，可不和平而秘密與？經曰：地之濕氣，感則害人皮肉筋骨。上逆而欬，病陰陽之氣也。發爲痿厥，病有形之筋骨也。四時之氣，風寒暑濕也，言四時之邪，匪只病陰陽之氣化，而更傷五臟之有形，蓋病久則傳化也。楊君舉問曰：秋主燥氣，而曰秋傷於濕者，何也？曰：長夏濕土主氣，是以四之氣，大暑、立秋、處暑、白露，乃太陰所主，然六淫之邪，正風寒暑濕，傷人陽氣也。

陰之所生，本在五味，陰之五宫，傷在五味。是故味過於酸，肝氣以津，脾氣乃絶；味過於鹹，大骨氣勞，短肌，心氣抑；味過於甘，心氣喘滿，色黑，腎氣不衡；味過於苦，脾氣不濡，胃氣乃厚；味過於辛，筋脈沮弛，精神乃央。是故謹和五味，骨正筋柔，氣血以流，腠理以密。如是則氣骨以精，謹道如法，長有天命。

王冰曰：所謂陰者，五神臟也。宫者，五神之舍也。言五臟所生，本資於五味，五味宣化，各湊於本宫，雖因五味以生，亦因五味以損，正爲好而過節，乃見傷也。酸多食之令人癃，小便不利，則肝多津液，津液内溢則肝葉舉，肝葉舉則脾經之氣絶而不行，水制土也。鹹多食之令人肌膚縮短，又令心氣抑滯而不行，何者？鹹走血也。大骨氣勞，鹹歸腎也。甘多食之，令人心悶，甘性滯緩，故令氣喘滿而腎不平，土抑水也。苦性堅燥，又養脾胃，故脾氣不濡，胃氣强厚。辛性潤澤，散養於筋，故令筋緩脈潤，精神長久何者？辛補肝也。臟氣法時論曰：肝欲散，急食辛以散之，用辛補之。謹和五味，骨正筋柔，氣血以流，腠理以密。是所謂修養天真之至道也。

馬蒔曰：此言五味能傷五臟，而善養者慎之也。陰陽應象大論岐伯曰：酸生肝，苦生心，甘生脾，辛生肺，鹹生腎。則陰之所生，本在五味。陰者，五臟皆屬陰。手太陰肺，手少陰心，足太陰脾，足少陰腎，足厥陰肝，然陰之五宮，所傷亦在五味。陰陽應象大論岐伯曰：酸傷筋，苦傷氣，甘傷肉，辛傷皮毛，鹹傷血。蓋五味過節，則五臟亦傷於五味也。其曰傷氣血者，夫諸氣皆屬於肺，而苦本入心，何乃傷之？正以火來乘金，傷己之所勝也。諸血皆屬於心，而鹹本入腎，何乃傷之？正以水來乘火，亦傷己之所勝也。則五味信能傷五宮矣。是故酸所以傷肝也，味過於酸，則肝氣津淫而木盛土虧，脾氣從茲而絶矣。鹹所以生腎也，味過於鹹，則大骨者，即上節之所謂高骨也。腎氣反傷，大骨氣勞，水邪剋火，令人肌肉短縮，心氣抑滯矣。甘所以生肉也，味過於甘，則脾邪有餘，子來乘母，從前來者爲實邪，而心氣喘滿，且土往剋水，傳其所勝，黑色外見，腎氣不得其平矣。苦所以生心也，味過於苦，則苦反傷心，母邪乘子，火氣爍土，脾氣不能濡澤，胃氣乃反加厚，以邪氣有餘，則胃厚也。蓋人之脾胃，必有二層，心氣太過，土氣亦有餘，故胃乃作脹而反厚，不能納受水穀，宜用清火收斂，如芩連烏梅之類，今人不識此證，以爲飲食不進者，多是胃氣已弱，仍用參朮等類，則胃邪益增，飲食反減，愈補愈脹，病終不愈矣。脈要精微論曰：胃脈實則脹，虚則泄。所謂脹者，正胃氣乃厚之謂也，須於胃脈之實者驗之，若真虚則宜補耳。辛所以生肺也，味過於辛，金邪剋木，筋脈沮弛，精神至半而廢矣。是故人能謹和五味而調之，庶乎長有天命也。

張志聰曰：神氣生於陰精，五臟之精，生於五味，故首論氣而末論味。六節臟象論曰：五味入口，藏於腸胃，味有所藏，以養五氣，氣和而生，津液相成，神乃自生。本神篇曰：五臟主藏精者也，不可傷，傷則失守而陰虚，陰虚則無氣，無氣則死矣。是以謹和五味，長有天命，蓋精神氣血，皆由五味之所資生而資養者也。傷在五味者，味有所偏勝也。酸味入肝，若過於酸，則肝多津液，津溢於肝，則脾氣乃絶其轉輸矣。過食鹹則傷腎，故骨氣勞傷，水邪盛則侮土，故肌肉短縮，水上凌心，故心氣抑鬱也。味過於甘，則土氣實矣，土實則心氣不能傳之於子，故喘滿也。腎主水，其色黑，土亢則傷腎，故色黑而腎氣不平，陽明絡屬心，子母之氣相通也。

五味入胃，苦先入心，味過於苦，則母氣盛而胃氣强，胃强則與脾陰相絶矣。脾不爲胃轉輸其津液，而脾氣不濡矣。脾不轉輸，故胃氣乃厚，金氣偏盛，則肝氣受傷，故筋脈弛懈也。辛甚則燥，津液不能相成，而精神乃受其殃也。腎主藏精而主骨，肝主藏血而主筋，夫風客淫氣，則邪傷肝而精乃亡，謹和五味，則骨正筋柔，而腠理以密，是陽氣生於陰精，而爲陰之外衛。故曰，陰者藏精而起亟也，陽者衛外而爲固也。知陰陽外内之道，無煩勞以傷其陽，節五味以養其陰，謹能調養如法，則陰陽和平而長有天命矣。

金匱真言論篇第四

馬蒔曰：金匱者，藏書之器也。真言者，至真之言也，故名篇。

張志聰曰：此篇論經脈之道，乃上帝之所貴。藏之心意，非其人弗教，非其真弗受，乃金匱中之真言，不知道者，不易得也。

黄帝問曰：天有八風，經有五風，何謂？岐伯對曰：八風發邪，以爲經風，觸五臟，邪氣發病。所謂得四時之勝者，春勝長夏，長夏勝冬，冬勝夏，夏勝秋，秋勝春，所謂四時之勝也。

王冰曰：經謂經脈，所以流通營衛血氣者也。原其所起，則謂八風發邪，經脈受之，則循經而觸於五臟，以邪干正，故發病也。四時之相勝者，不謂八風中人則病，謂隨其不勝則發病也。勝，謂制剋也。

馬蒔曰：此言八風能傷五臟，凡以傷其所勝者而已。八風者，按《靈樞》九宫八風篇，有大弱風、謀風、剛風、折風、大剛風、凶風、嬰兒風、弱風也。五風者，按《素問》風論，有肝風、心風、脾風、肺風、腎風也。夫天之有八風，則人之所傷，在此八風也，而復有五風之謂，豈八風之外，復有五風乎？殊不知五風者，即八風之所傷也，特所傷臟異而名亦殊耳。八風發其邪氣，以入干五臟之經，風觸五臟，邪氣發病，若是者，凡以勝所不勝，故不勝者受病。試以四時之勝者言之：春勝長夏，長夏勝冬，冬勝夏，夏勝秋，秋勝春也。彼五臟受八風之病者，亦以其相勝故耳。如九宫八風篇之所傷者是也。

張志聰曰：八風，八方之風。經，謂五臟之經俞。五風，五經之風也。上章論陽氣，此章論經脈，故首提曰：經有五風。末結曰，善爲脈者，八風發邪，謂八方不正之邪風，發而爲五經之風，觸人五臟，則邪氣在内而發病也。蓋言在天則爲八方之風，在人則爲五經五臟之風矣。所謂得四時之勝者，如春時之西南風，長夏之北風，冬之南風，夏之西風，秋之東風，此得四時所勝之氣，而不爲風所觸，蓋五臟因時而旺，能勝其所不勝也。言八風發邪者，發所勝之風，而剋賊所不勝之時也。言得四時之勝者，得四時所勝之氣，而能勝所不勝之邪風也，以上皆論四時不正之風氣。

東風生於春，病在肝，俞在頸項；南風生於夏，病在心，俞在胷脅；西風生於秋，病在肺，俞在肩背；北風生於冬，病在腎，俞在腰股；中央爲土，病在脾，俞在脊。故春氣者，病在頭；夏氣者，病在臟；秋氣者，病在肩背；冬氣者，病在四肢。故春善病鼽衄，仲夏善病胷脅，長夏善病洞泄寒中，秋善病風瘧，冬善病痺厥。故冬不按蹻，春不鼽衄，春不病頸項，仲夏不病胷脅，長夏不病洞泄寒中，秋不病風瘧，冬不病痺厥，飧泄而汗出也。夫精者，身之本也。故藏於精者，春不病温。夏暑汗不出者，秋成風瘧。此平人脈法也。

王冰曰：春氣發榮於萬物之上，故肝俞在頸項。曆忌日甲乙不治頸，此之謂也。心少陰脈，循胷出脅，故俞在胷脅焉。肺處上焦，背爲胷府，肩背相次，故俞在肩背焉。腰爲腎府，股接次之，以氣相連，故兼言也。以脊應土，言居中爾。春氣謂肝氣，病在頭，各隨其臟氣之所應也。夏氣病在臟者，心之應也。秋氣病在肩背者，肺之應也。冬氣病在四肢者，四肢氣少，寒毒善傷，隨所受邪，則爲病處。春善病鼽衄者，以氣在頭也。仲夏善病胷脅者，心之脈，循胷脅故也。長夏善病洞泄寒中者，土主於中，是爲倉廩糟粕水穀，故爲洞泄寒中也。秋善病風瘧者，以涼折暑，乃爲是病。生氣通天論曰：魄汗未盡，形弱而氣爍，穴俞以閉，發爲風瘧，此謂以涼折暑之義也。冬善病痺厥者，血象於水，寒則水凝，以氣薄流，故爲痺厥。按謂按摩，蹻謂如蹻捷者之舉動手足，是所謂導引也。然擾動筋骨則陽氣不藏，春陽氣上升，重熱熏肺，肺通於鼻，病則形之，故冬不按蹻，春不鼽衄。鼽謂鼻中水出，衄謂鼻中血出。春不病頸項五句，并爲冬不按蹻之所致也。精者，身之本也，故藏於精者，春不病温，此正謂冬不按蹻，則精氣伏藏，以陽不妄升，故春無温病。夏暑汗不出者，秋成風瘧，此正謂以風涼之氣折暑汗也。此平人脈法，謂平病人之脈法也。

馬蒔曰，此言五臟隨時爲病，然必冬藏其精，而四時不爲病也。春主甲乙木，其位東，故東風生於春。陰陽應象大論謂在天爲風，在臟爲肝，故人之受病，當在於肝。凡外而頸項之所，乃甲乙木氣之所主也，則俞穴之在頸項者，其病從之而外應矣。夏主丙丁火，其位南，故南風生於夏。陰陽應象大論謂在天爲熱，在臟爲心，故人之受病當在於心。凡外而胷脅之所，乃丙丁火氣之所主也，則俞穴之在胷脅者，其病從之而外應矣。秋主庚辛金，其位西，故西風生於秋。陰陽應象大論謂在天爲燥，在臟爲肺，故人之受病，當在於肺。凡外而肩背之所，乃肺之所繫也，則俞穴之在肩背者，其病從之而外應矣。冬主壬癸水，其位北，故北風生於冬。陰陽應象大論謂在天爲寒，在臟爲腎，故人之受病，當在於腎。凡外而腰股之所，乃腎之部分也，則俞穴之在腰股者，其病從之而外應矣。中央屬戊己土，故脾屬土，當病在脾。脊者，體之中也，則俞穴之在脊者，其病從之而外應矣。由是觀之，則春氣者病在頭，頸項即頭也。夏氣者，病在臟，外爲膺脅而内爲臟也。秋氣者病在肩背，冬氣者病在四肢，上文言腰股而此言四肢者，以四肢爲末，如木之枝得寒而凋，故不但腰股爲病，而四肢亦受病也。其病維何？春氣所升，善病鼽衄，蓋内有鼽衄爲病，而外有頭與頸項爲病也。據下文既云，春不鼽衄，又云，春不病頸項，分明以内外爲分，故此解宜然。仲夏善病在膺脅，以心之脈循膺脅也。長夏善病洞泄寒中，以土主於中，脾氣衰也。秋善病風瘧，以涼氣折暑，故病如是也。冬善病痹厥，蓋以冬氣者病在腰股，又在四肢，故痹病厥病從之而生矣。然不翕聚則不能發散，不專一則不能直遂，故必冬時宜藏，而後春夏秋冬，不能爲病。生所意欲，當如運樞以轉户，户動而樞不動也。使起居如驚，斯神氣浮散於外矣。生氣通天論云：因於寒，欲如運樞，起居如驚，神氣乃浮。正言冬時宜藏，故有冬而按蹻，則不能藏精，神氣浮散，而春夏秋冬各有其病，故冬不按蹻，則春夏秋之病如上文者皆少矣。何也？精者，身之本也，冬不按蹻以藏其精，故春不病温，不特不病鼽衄，及不病頸項已也。且精之在内者不可出，而邪之在外者不可入，彼秋病風瘧者，雖由冬不藏精而然，亦由夏時暑汗不出所致也。此皆因時爲病，脈亦宜知，乃平病人之脈法也，可不合病脈而觀之哉？

張志聰曰：此言四時正氣，而亦能爲五臟經俞作病也。五運行論曰：東方生風，風生木，木生肝。蓋人禀五行，因風氣而生長，風氣雖能生萬物，亦能害萬物，如水能浮舟，亦能覆舟，故先言風氣之傷五臟，而後言五臟之氣，禀於五方正氣而生也。俞者，經氣所注也，首言八風發邪以爲經風，觸五臟發病者，言天之陽邪始傷陽氣，由氣而經由經而臟也。此言東風生於春，病在肝，俞在頸項者，言臟氣實則病氣，臟氣虛則病臟，故下文反復申明之。所謂氣者，言四時五臟之氣，而爲病也。肝俞在頸項，而春病在頭者，春氣生升，陽氣在上也。故病在氣者，病在頭，病在經者，別下項也。故下文之有病在氣者，有病在經者，有病在臟者，有病鼽衄之在上者，有病洞泄之在内者，有病風瘧之在外内出入者，分別臟氣經俞之有虛實也。夏時陽氣發越在外，臟氣内虛，故風氣乘虛而内薄，秋氣降收，不能主持於皮膚肌腠之間，故風氣入於俞也。四肢爲諸陽之本，冬氣内藏，陽虛於外，故病在四肢也。以上論四時五臟之氣，以下三故字，皆頂上文東風生於春等文而言也。善病者，言五臟之經俞在外，風傷肌腠，則易入於經也。鼽衄，頭面之經證也。春氣在頭，故善病鼽衄，仲夏善病胷脅，心之經俞在胷脅也。夏時陽氣在外，裏氣虛寒，長夏濕土主氣，風入於經俞，即內薄而爲洞泄，風木乘虛而勝土也。脾爲陰中之至陰，不能化熱而爲寒中也。秋時陽氣內收，陰氣外出。瘧論云：風氣留其處，瘧氣隨經絡。風入於經，即欲內薄，經脈之陰氣外出，邪正相持，故成風瘧也。此言經絡受邪，在外則爲鼽衄痹厥，在內則爲洞泄寒中，在外內之間，邪正相搏，則爲風瘧。四肢爲諸陽之本，冬時陽氣下藏，經氣外虛，風入於經，故手足痹厥也。《金匱要略》曰：但臂不遂者名曰痹。厥者，手足逆冷也。以上論經絡爲病也，復申明陽氣者衛外，而爲經俞之固也。按蹻者，按摩導引陽氣之通暢於四肢也，冬時陽氣伏藏，若引導其四出，則無以奉春生夏長之氣，故鼽衄頭頸之經病矣。春病在頭，邪熱迫於經，則爲鼽衄，別出下項，則爲頸項之病矣。《靈樞經》曰：是主心，所生病者胷脅痛；是主脾，所生病者溏泄；是主肺，所生病者肩背痛。所生者，經脈爲病也。又曰：病在陽者名曰風，病在陰者名曰痹，痹者風入於經俞也。此復言陽氣固密者，四時無經俞之病也。復曰飧泄而汗出者，言人能藏養元真之氣，必不使邪傷經脈，病在內而爲飧泄，亦不使邪傷陽氣，病在外而汗出，甚言陽氣之不可傷也。夫神氣血脈皆生於精，故精乃生身之本，能藏其精，則血氣內固，邪不外侵，故春不溫病，夏不浮長，則暑氣伏藏，至秋成風瘧，陰陽開闔，生長收藏，此平人之脈法也。夫血脈生於陰精，此篇論經脈之道，故曰精者身之本，曰此平人之脈法。

朱濟公問曰：止言胷脅而無所見之證者，何也？曰：上下三節，反復辨論臟氣經俞之有外內出入，故曰有病在頭者，有病在臟者，有病在肩背胷脅者，而皆不言病。至於鼽衄洞泄諸證，言病在經而在頭者，則有鼽衄之證，在經而在腹者，則爲洞泄寒中，然總不重在論病。

故曰：陰中有陰，陽中有陽。平旦至日中，天之陽，陽中之陽也。日中至黄昏，天之陽，陽中之陰也。合夜至雞鳴，天之陰，陰中之陰也。雞鳴至平旦，天之陰，陰中之陽也。故人亦應之。夫言人之陰陽，則外爲陽，內爲陰；言人身之陰陽，則背爲陽，腹爲陰；言人身之臟腑中陰陽，則臟者爲陰，腑者爲陽。肝、心、脾、肺、腎五臟皆爲陰，膽、胃、大腸、小腸、膀胱、三焦六腑皆爲陽。所以欲知陰中之陰，陽中之陽者，何也？爲冬病在陰，夏病在陽；春病在陰，秋病在陽。皆視其所在爲施鍼石也。故背爲陽，陽中之陽，心也；背爲陽，陽中之陰，肺也；腹爲陰，陰中之陰，腎也；腹爲陰，陰中之陽，肝也；腹爲陰，陰中之至陰，脾也。此皆陰陽表裏内外雌雄相輸應也。故以應天之陰陽也。

王冰曰：陰中有陰，陽中有陽，言其初起與其王也。臟謂五神臟，腑謂六化腑，《靈樞經》曰：三焦者，上合於手心主。又曰：足三焦者，太陽之別名也。《正理論》曰：三焦者，有名無形，上合於手心主，下合右腎主，謁道諸氣名，爲使者也。心爲陽臟，位處上焦，以陽居陽，故謂陽中之陽也。肺爲陰臟，位處上焦，以陰居陽，故謂陽中之陰也。腎爲陰臟，位處下焦，以陰居陰，故謂陰中之陰也。肝爲陽臟，位處中焦，以陽居陰，故謂陰中之陽也。脾爲陰臟，位處中焦，以太陰居陰，故謂陰中之至陰也。以其氣象參合，故能上應於天。

馬蒔曰：此言天有陰陽，而人身與病皆應之也。平旦至日中，屬天之陽，然由日之升而至於中天，乃陽中之陽也。日中至黄昏，屬天之陽，然由日之晏而至於日入，乃陽中之陰也。合夜至雞鳴，屬天之陰也，然時正沉晦，乃陰中之陰也。雞鳴至平旦，屬天之陰，然時已近曉，陰中之陽也，故人亦應之。夫以人身之内外分陰陽，則在外爲陽，在内爲陰；以人身之前後分陰陽，則在背爲陽，在腹爲陰；以人身之臟腑分陰陽，則在臟爲陰，在腑爲陽，蓋以肝、心、脾、肺、腎五臟皆爲陰，膽、胃、大腸、小腸、膀胱、三焦六腑皆爲陽。所以欲知陰中之有陰，陽中之有陽者，何也？爲冬者陰也，而冬病在陰經，故當知陰中之有陰也。夏者陽也，而夏病在陽經，故當知陽中之有陽也。春則去冬未遠，其病猶在於陰經，秋則去夏未遠，其病猶在於陽經，各視其病之所在爲施鍼石耳。用藥亦然。故背爲陽，心肺居鬲上，附於背爲陽，然心爲牡臟，爲陽中之陽，肺爲牝臟，爲陽中之陰。腹爲陰，脾肝腎皆居鬲下，脾居大腹之中，腎肝居小腹之中，皆附於腹，故皆爲陰，然腎爲牝臟，爲陰中之陰，肝爲牡臟，爲陰中之陽，脾爲牝臟，爲陰中之至陰，此皆陰陽表裏内外雌雄相輸應也。故以人之陰陽，而應天之陰陽者如此。唯能知人之陰陽，斯可以知病矣。

張志聰曰：陰中有陰者，陰氣在内也。陽中有陽者，陽氣在外也。此陰陽開闔外内之道也。雞鳴至平旦，陽氣始生，應春升之氣，故爲陰中之陽。平旦至日中，陽氣正隆，應夏長之氣，故爲陽中之陽。日中至黄昏，陽氣始衰，應秋收之氣，故爲陽中之陰。合夜至雞鳴，陽氣在内，應冬藏之氣，故爲陰中之陰。故曰一日之中，亦有四時，人之陰陽出入，一日之中，而亦有四時也。故平人之脈法而亦應之。下則論經脈之道，經脈内連臟腑，外絡形身，陰陽出入，外内循環，是以四時之生長收藏，以應平人脈法，人之形身臟腑，以應天之陰陽。夫人之始生也，負陽而抱陰，是以背爲陽，腹爲陰，督脈循於背，總督一身之陽，任脈循於腹，統任一身之陰也。夫外爲陽，而有腹背之陰陽者，陽中有陰陽也。內爲陰，而有臟腑之陰陽者，陰中有陰陽也。經脈生於地之五行，而上應天之六氣，故凡論經脈先配合五臟五行，而後論及於六腑。冬病在腎，腎爲陰中之陰，故冬病在陰。夏病在心，心爲陽中之陽，故夏病在陽。春病在肝，肝爲陰中之陽，故春病在陰。秋病在肺，肺爲陽中之陰，故秋病在陽。鍼石所以治經脈者也，故當知陰中之陰，陽中之陽，皆視其五臟之經俞所在而施治之。雌雄，臟腑也。輸應，交相授受也。蓋臟腑之經脈，互相連絡，表裏外內，循環無端，與天之晝夜四時，出入相應，故以應天之陰陽。

帝曰：五臟應四時，各有收受乎？岐伯曰：有。東方青色，入通於肝，開竅於目，藏精於肝，其病發驚駭。其味酸，其類草木，其畜雞，其穀麥，其應四時上爲歲星，是以春氣在頭也。其音角，其數八，是以知病之在筋也，其臭臊。

王冰曰：精謂精氣也。陽升之方，以目爲用，故開竅於目。病發驚駭，象木屈伸有摇動也。其味酸，其類草木性柔脆而曲直也。知病之在筋，以木之堅柔類筋氣也。

馬蒔曰：此以下五節，言五臟上應四時而各有所收受也。如曰精曰病曰味之類，皆其所收受者。東方甲乙木，其色青，吾人之肝屬木，故內入通於肝，而外開竅於目，正以目爲肝之外候也，其精則仍藏之於肝耳。木精之氣，其神魂，所謂精者魂也。肝藏魂，病象木而有屈伸，故發爲驚駭。陰陽應象大論曰：木生酸，酸生肝，故曰味酸。肝性柔而能曲直，故其類爲草木也。《易》曰：巽爲雞，木主巽，故其畜雞。麥爲五穀之長，故肝之爲穀曰麥。木之精氣上爲歲星，故應四時之星，當爲歲星也。歲星十二年而一周天，春氣上升，故其應在頭。其在五音則爲角，蓋以角者木音也。其數八，《易》曰：天三生木，地八成之。肝主筋，是以知病之在筋也。其在五臭則爲臊，蓋氣因木變則爲臊也。肝之所收受者如此。

張志聰曰：帝言：人之五臟，應天之陰陽四時，而五臟亦能收五方之氣色，受四時之陰陽乎？岐伯曰：有。天之五方氣色，入通於臟，以養五臟之精，肝之精氣開竅於目，而復通乎天氣，是天氣通乎人，而人氣通乎天也。其陰精藏於本臟。本神篇曰：五臟，主藏精者也。春氣上升，春風在上，春病在頭者，同氣相感也，與別臟之因氣虛而病者不同，故曰春氣在頭而不言病。夫五音五數，應天之氣也，皮肉筋骨，應地之有形也，以天之應而病有形之筋骨者，天之陽氣，通乎五臟之陰也。是以東方文義，與下文少有差別者，言天地陰陽之氣，互相交感也。其下四方，言天地之氣色通乎臟，而病五臟之氣，地之五味五行五穀五畜，以應皮肉脈骨之有形，此皆陰陽變換之道。

南方赤色，入通於心，開竅於耳，藏精於心，故病在五臟。其味苦，其類火，其畜羊，其穀黍，其應四時，上爲熒惑星，是以知病之在脈也。其音徵，其數七，其臭焦。

王冰曰：舌爲心之官，當言於舌，舌用非竅，故云耳也。繆刺論曰：手少陰之絡，會於耳中。病在五臟，以夏氣在臟也。知病之在脈，以火之躁動，類於脈氣也。

馬蒔曰：南方丙丁火，其色赤，吾人之心屬火，故内入通於心，而外開竅於耳。陰陽應象大論曰：心在竅爲舌，腎在竅爲耳。而此又以耳爲心之竅，可見心之爲竅，不但在舌，而又在耳也，其精則仍藏之於心耳。火精之氣，其神神，所謂精者神也。心爲五臟之君主，故心有病，五臟應之。陰陽應象大論曰：火生苦，苦生心，故曰其味苦。心屬火而上炎，故曰其類火。五常政大論曰：其畜馬。而此曰羊者，意以午未皆屬南方耳。黍色赤，故曰其穀黍。南方火星曰熒惑，其應四時之星，當爲熒惑也。熒惑星七百四十日一周天。心主血脈，是以知病之在脈也。其在五音則爲徵，以徵者火音也。其數七，地二生火，天七成之。凡物火變則爲焦，故其臭焦，心之所收者如此。

張志聰曰：心屬火，受南方之赤色，入通於心而養精於内也。邪氣臟腑篇曰：十二經脈，三百六十五絡，其氣血皆上於面而走空竅，其别氣走於耳而爲聽。别氣者，心主之氣也。此篇以心氣開竅於耳，腎氣開竅於二陰者，謂五臟之氣，通於九竅。九竅五臟，皆通乎天氣也。五臟者，病五臟之氣也。上文曰，夏氣者病在臟，五臟六腑心爲之主，故心氣病，而及於五臟之氣也。曰故者，言天之氣色通於臟，而爲病亦在氣也。心主脈，故病在脈，地之五味五行羊畜黍穀，以應病之在脈也。

中央黄色，入通於脾，開竅於口，藏精於脾，故病在舌本。其味甘，其類土，其畜牛，其穀稷，其應四時，上爲鎮星，是以知病之在肉也。其音宫，其數五，其臭香。

王冰曰：脾爲化穀，口主迎糧，故開竅於口。知病之在肉，以土之柔厚類肉氣也。

馬蒔曰：中央戊己土，其色黄，吾人之脾屬土，故内入通於脾，而外則開竅於口，其精則仍藏之於脾耳。蓋土精之氣，其神意，所謂精者意也。脾之脈上連於舌本，故病在舌本。土爰稼穡，稼穡作甘，故其味甘。脾性安靜而統貫四臟，故曰其類土，土旺四季而丑。牛色黃，故其畜牛。稷之色黃，而其味甘，故其穀稷。土之精氣，上爲鎮星，故脾應四時，當爲鎮星也。鎮星二十八年一周天。脾在體爲肉，是以知病之在肉也。宮者土之音，故其音宮。天以五生土，而地以十成之，故其數五。凡物因土變則爲香，故其臭香。脾之所收受者如此。

張志聰曰：《靈樞經》曰：脾者主爲衛使之迎糧，視脣舌好惡以知吉凶，是脾氣之通於舌也。宮，土音也，五音以宮爲主，五土之生數也。土居五位之中，故獨主於生數。

西方白色，入通於肺，開竅於鼻，藏精於肺，故病在背，其味辛，其類金，其畜馬，其穀稻，其應四時，上爲太白星，是以知病之在皮毛也。其音商，其數九，其臭腥。

王冰曰：知病之在皮毛，以金之堅密類皮毛也。

馬蒔曰：西方庚辛金，其色白，吾人之肺屬金，故内入通於肺，而外則開竅於鼻，肺主氣，鼻通氣，故開竅於鼻，其精則仍藏之於肺耳。蓋金精之氣，其神魄，所謂精者魄也。肺在胷中，懸於背，背爲胷中之腑，故病在背。陰陽應象大論曰：金生辛，辛生肺。故其味辛。肺主聲而堅勁，故其類金。《易》以乾爲金，乾爲馬，故其畜馬。稻之性堅而色白，故其穀稻。金之精氣，上爲太白星，故上應四時之星，當爲太白星也。太白星三百六十五日一周天。肺主身之皮毛，是以知病之在皮毛也，時至秋而肅殺，故在音則爲商，地以四生金，而天以九成之，故其數九。凡氣受金變則爲腥，故其臭腥，肺之所收受者如此。

北方黑色，入通於腎，開竅於二陰，藏精於腎，故病在谿，其味鹹，其類水，其畜彘，其穀豆，其應四時，上爲辰星，是以知病之在骨也。其音羽，其數六，其臭腐。

王冰曰：腎藏精，陰泄注，故開竅於二陰也。其類水，性潤下而滲灌。水之精氣，上爲辰星，三百六十五日一周天。知病之在骨，以腎主幽暗，骨體内藏，以類相同，故病居骨也。

馬蒔曰：北方壬癸水，其色黑，吾人之腎屬水，故内入通於腎，而外開竅於二陰。二陰者，前陰後陰也，以二陰居下，腎主水，實主之，其精則仍藏之於腎耳。水精之氣，其神志，所謂精者志也。氣穴論曰：肉之大會爲谷，肉之小會爲谿。水之流注在谿，故病在谿。陰陽應象大論曰：水性鹹，鹹生腎。故其味鹹。腎主水而性潤，故其類水。《易》曰：坎爲豕。腎之所屬在坎，故其畜彘。豆主黑色，故其穀豆。本草以豆之黑色者入藥。水之精氣，上爲辰星，故上應四時之星，當爲辰星也。腎主骨，是以知病之在骨也。羽者水之音，故其音羽。天以一生水，而地以六成之，故其數六。凡物因水變則爲朽腐之氣，故其臭腐。腎之所收受者如此。

張志聰曰：夫臟真藏於内，而五臟之氣發於外，見於色，是以五方之色，入通於臟，以養五臟之精，而臟氣復外通於九竅，其真精藏於内也。下經云：谿穀屬骨，皆有所起。谿乃小分之肉，連於筋骨之間。是腎主骨而谿乃骨氣所生之分肉也。下經云：肝生筋，心生血，脾生肉，肺生皮毛，腎生骨。是筋骨皮肉五臟之所生而爲病也。上經云：春氣者病在頭，夏氣者病在臟，秋氣者病在肩背，冬氣者病在四肢。是頭臟肩背谿骨，乃臟氣之爲病也。

故善爲脈者，謹察五臟六腑，一逆一從，陰陽表裏雌雄之紀，藏之心意，合心於精，非其人勿教，非其真勿授，是爲得道。

王冰曰：心合精微則深知通變，隨其所能而與之，是謂得師資教授之道也。《靈樞經》曰：明目者可使視色；聰耳者可使聽音；捷疾辭語者可使論語；徐而安静，手巧而心審諦者，可使行鍼艾理血氣而調諸逆順，察陰陽而兼諸方論；緩節柔筋而心和調者，可使導引行氣；疾毒言語輕人者，可使唾癰呪病；爪苦手毒爲事善傷者，可使按積抑痹。由是則各得其能，方乃可行，其名乃彰。故曰，非其人勿教，非其真勿授也。

馬蒔曰：此結上文而言善脈者之必察臟腑也。反四時者爲逆，順四時者爲從，善爲脈者，必察臟腑之逆從，及陰陽表裏雌雄相應之紀，藏之心意之中，合於精微之内，彼非可教則不輕教，此非真言則不輕授，是謂得正道之傳者矣。

張志聰曰：此總結經脈之道，生於五臟，連於六腑，外合於五方五行。陰陽六氣，表裏循環，有順有逆。善爲脈者藏之心意，合於精神，得之於心，應之於手，不可以言語相傳，故曰非其真勿授，是謂得脈之道者也。蓋色脈者上帝之所貴也，故非學道之人勿教，非真誠之人勿傳，至真之言，猶藏之金匱，而庸人不易得也。以上四篇，論精神氣血，然神氣血脈皆本於天乙之真精，故論神則曰，逆其根則伐其本，壞其真，論氣則曰，自古通天者生之本，論血脈則曰，精者身之本，此平人之脈法也。

古今圖書集成醫部全録卷三

黄帝素問

陰陽應象大論篇第五上

馬蒔曰：此篇以天地之陰陽，萬物之陰陽，合於人身之陰陽，其象相應，故名篇。其義無窮，學者當熟翫之。

張志聰曰：此篇言天地水火，四時五行，寒熱氣味，合人之臟腑形身，清濁氣血，表裏上下，成象成形者，莫不合乎陰陽之道。至於診脈察色，治療鍼砭，亦皆取法於陰陽，故曰陰陽應象大論。

黄帝曰：陰陽者，天地之道也，萬物之綱紀，變化之父母，生殺之本始，神明之府也。

王冰曰：道，謂變化生成之道也。老子曰：萬物負陰而抱陽，衝氣以爲和。《易》繫辭曰：一陰一陽之謂道。即此之謂也。萬物之綱紀，滋生之用也。陽與之正氣以生，陰爲之主持以立，故謂萬物之綱紀也。陰陽離合論曰：陽與之正，陰爲之主。則此謂也。變化之父母，異類之用也。生殺之本始，寒暑之用也。萬物假陽氣温而生，因陰氣寒而死，故知生殺本始，是陰陽之所運爲也。府，宫府也。言所以生殺變化之多端者何哉？以神明居其中也。下文曰，天地之動静，神明爲之綱紀，故《易》繫辭曰：陰陽不測之謂神，亦謂居其中也。

馬蒔曰：此言陰陽盡天地之道，而萬物賴之以爲主也。帝言自太極分而爲陰陽，陰陽分而爲五行，故五行一陰陽，陰陽一太極，則是陰陽者，所以代太極而總五行者也。天地之道，盡於是矣。萬物得是陰陽而統之爲綱，散之爲紀。天元紀大論曰：物生謂之化，物極謂之變。萬物得是陰陽而或變或化，皆以是爲父母焉。萬物得是陰陽而或生或殺，皆以之爲本爲始焉。然所以爲變化生殺之端者，實有神明居其中耳。

張志聰曰：道者陰陽之理，太極静而生陰，動而生陽，天生於動，地生於静，故陰陽爲天地之道，總之曰綱，周之曰紀。萬物得是陰陽而統之爲綱，散之爲紀。《易》曰：在天成象，在地成形，變化見矣。朱子曰：變者化之漸，化者變之成。陰可變爲陽，陽可化爲陰，變化之道，由陰陽之所生，故謂之父母。天以陽生陰長，地以陽殺陰藏，神化天之五氣，地之五行，以生萬物，故爲神明之府。

治病必求於本。故積陽爲天，積陰爲地。陰靜陽躁，陽生陰長，陽殺陰藏，陽化氣，陰成形。寒極生熱，熱極生寒。寒氣生濁，熱氣生清。清氣在下，則生飧泄；濁氣在上，則生䐜脹。此陰陽反作，病之逆從也。

王冰曰：本謂陰陽與萬類生殺變化，而與人身同相參合，故治病之道，必先求其本。積陽爲天，積陰爲地，言陰陽爲天地之道者，亦皆以此。陰靜陽躁，言應物類運用之標格也。陽生陰長，陽殺陰藏，明前天地殺生之殊用也。神農曰：天以陽生陰長，地以陽殺陰藏。陽化氣，陰成形，明前萬物滋生之綱紀也。寒極生熱，熱極生寒，明前之大體也。寒氣生濁，熱氣生清，言正氣也。熱氣在下則穀不化，故飧泄，寒氣在上則氣不散，故䐜脹。何者？以陰靜而陽躁也。反，謂反覆，作，謂作務，反覆作務則病如是。

馬蒔曰：由上文觀之，則陰陽者萬物之本也，人身有是陰陽，而有病亦以陰陽爲本，凡治病者，必求於本可也。試以天地以陰陽爲本，而推及人身之有病者觀之，故天位乎上，乃陽氣之所積也。地位乎下，乃陰氣之所積也。地之陰主靜而有常，天之陽主躁而不息，然天雖主陽，而陽中有陰，故其於萬物之生長也，陽生之，而陰長之，地雖主陰，而陰中有陽，故其於萬物之殺藏也，陽殺之，而陰藏之。殺者肅殺之殺，非殺戮之謂也。故陽化萬物之氣，而吾人之氣，由陽化之，陰成萬物之形，而吾人之形，由陰成之。是以吾人有寒，寒極則生而爲熱，如今傷寒而反爲熱證者，此其一端也。吾人有熱，熱極則生而爲寒，如今內熱已極而反生寒慄者，此其一端也。寒氣主陰，陰主下凝而不散，故濁氣生焉。熱氣主陽，陽主上升而不凝，故清氣生焉。清氣主陽，宜在上，今反在下，則生飧泄，蓋有降而無升也。濁氣主陰，宜在下，今反在上，則生䐜脹，蓋有升而無降也。此其陰陽相反而作此病，病之所以爲逆也。反是則爲從矣。故曰治病必求於本，正以人身之有病，無非陰陽以爲之本也。按自陽化氣以下，即當著人身説者，觀下清氣濁氣之爲在下在上生病，口氣緊頂，則陽化氣四句，不得泛説。

張志聰曰：本者，本於陰陽也。人之臟腑氣血，表裏上下，皆本乎陰陽；而外淫之風寒暑濕，四時五行，亦總屬陰陽之二氣；至於治病之氣味，用鍼之左右，診别脈色，引越高下，皆不出乎陰陽之理，故曰治病必求於本，謂求其病之本於陽邪，或本於陰邪也；

求其病之在陽分、陰分、氣分、血分也；審其湯藥之宜用氣之升、味之降、温之補、苦之洩也。此篇論治道當取法乎陰陽，故首提曰治病必求於本。後節曰治不法天之紀，用地之理，則災害並至。天地者，陰陽之道也，積陽至高而爲天，積陰至厚而爲地，承上文而言治病者，當法天地陰陽之理。地之陰，主静而有常，天之陽，主動而不息。春夏者，天之陰陽也，故主陽生陰長；秋冬者，地之陰陽也，故主陽殺陰藏。天主生物，地主成物，故陽化萬物之氣，而吾人之氣由陽化之，陰成萬物之形，而吾人之形由陰成之。陰寒陽熱，乃陰陽之正氣，寒極生熱，陰變爲陽也，熱極生寒，陽變爲陰也。邵子曰：動之始則陽生，動之極則陰生，静之始則柔生，静之極則剛生。此《周易》老變而少不變之義。故陰陽之理，極則變生，人之病亦然。如熱甚則發寒，寒甚則反熱。治病之道亦然，如久服苦寒之味則反化火矣。寒氣下凝，故生濁陰，熱氣上散，故生清陽，如清氣當在於上而反下降，故生飧泄，濁氣當在於下而反上凝，故生䐜脹，此吾身之陰陽反作，氣之逆從而爲病也。此論陰陽之體位，各有上下。

故清陽爲天，濁陰爲地，地氣上爲雲，天氣下爲雨，雨出地氣，雲出天氣。故清陽出上竅，濁陰出下竅，清陽發腠理，濁陰走五臟，清陽實四肢，濁陰歸六腑。

王冰曰：陰凝上結，則合而成雲，陽散下流，則注而爲雨，雨從雲以施化，故言雨出地，雲憑氣以交合，故言雲出天，天地之理且然，人身清濁亦如是也。氣本乎天者親上，氣本乎地者親下，各從其類也。上竅謂耳目鼻口，下竅謂前陰後陰。腠理謂滲泄之門，故清陽可以散發；五臟爲包藏之所，故濁陰可以走之。四肢外動，故清陽實之；六腑内化，故濁陰歸之。

馬蒔曰：此亦即天地由陰陽以爲之升降，而及人身之凡屬陰陽者，亦有升降之妙也。故積陽爲天，則陽氣之至清者爲天也。積陰爲地，則陰氣之至濁者爲地也。然地雖在下，而陰中之陽者升，故其上也爲雲。天雖在上，而陽中之陰者降，故其下也爲雨。由雲而後有雨，則雨雖天降，而實本之地氣所升之雲也，故雨出地氣。由雨之降而後有雲之升，則雲雖地升，而實本之天氣所降之雨也，故雲出天氣。夫陰陽升降，唯一氣以爲合一之妙者如此，曷即人身觀之？凡人身之物，有屬清陽者焉，如涕唾氣液之類，則出於上竅，耳目口鼻之爲七竅者，皆清陽之所出也。有屬濁陰者焉，如污穢溺之類，則出於下竅，前陰後陰之爲二竅者，皆濁陰之所出也。凡人身所用之物，亦有屬清陽者焉，如飲食藥物之性，有屬陽之類，據曰發、曰走、曰實、曰歸，知其爲在外之物，惟陽者主升，故發於腠理，以腠理主表爲陽也。亦有屬濁陰者焉，如飲食藥物，有屬陰之類，惟陰者主降，故走於五臟，以五臟主裏爲陰也。凡清陽之物，實於四肢，以四肢爲諸陽之本也。凡濁陰之物，歸於六腑，以六腑受化物而不藏也。人身之有陰陽，其清濁升降之妙，何以異於天地哉？

張志聰曰：此承上文而言陰陽之位，各有上下，而陰陽之氣，上下相交，然後雲行雨施，而化生萬物也。天地之陰陽，與人之陰陽相合，是以一言天地陰陽水火，即言清濁臟腑精形，以天人相間而言也。人之清陽本乎天，而出上竅；人之濁陰本乎地，而出下竅。言人之陰陽，猶雲之升，雨之降，通乎天地之氣也。腠者，三焦通會元真之處，理者，皮膚臟腑之文理。言清陽之氣，通會於腠理，而陰濁之精血，走於五臟。五臟主藏精者也。四肢爲諸陽之本，六腑者傳化物而不藏。此言飲食所生之清陽，充實於四肢，而渾濁者歸於六腑也。夫脾主四肢，又曰手太陰獨受其濁，蓋濁中之清者，由脾之轉輸而充實於四肢，濁中之濁者，歸於六腑也。首言清陽之在上，次言發於外内之腠理，此言充實於四旁。蓋陽氣者，若天與日，位居尊高，而運用于六合九州之外内者也。

水爲陰，火爲陽，陽爲氣，陰爲味。味歸形，形歸氣，氣歸精，精歸化。精食氣，形食味，化生精，氣生形。

王冰曰：水寒而静，故爲陰。火熱而躁，故爲陽。氣惟散布，故陽爲之。味曰從形，故陰爲之。形食味，故味歸形。氣養形，故形歸氣。精食氣，故氣歸精。化生精，故精歸化。氣化則精生，味和則形長，故云食之也。精微之液惟血，化而成形，質之有資氣行營立，故斯二者，各奉生乎。

馬蒔曰：夫陰陽者，萬物之父母，而水火者，實陰陽之徵兆，舉水火而足以盡陰陽矣。故水爲陰，而凡物之成於水者屬陰；火爲陽，而凡物之成於火者屬陽。凡物必有氣，陽成之也，故陽爲氣。凡物必有味，陰成之也，故陰爲味。凡物之味，所以養吾人之形，故味歸於形，正以形體屬陰，而味亦爲陰也。然吾人之形，必歸於吾人之氣，豈非形必資氣而後生乎？此主人身之氣言。凡物之氣，所以養吾人之精，故氣歸於精，正以精屬陽而氣亦屬陽也。然吾人之精，必歸於吾精之化，豈非精必資化而後有乎？所謂氣歸精者，以精能食萬物之氣也。精賴氣而生，猶云食此氣耳。主物之氣言，所謂味歸於形者，以形能食萬物之味也。形賴味而滋，猶云食此味耳。所謂精歸化者，以化生此精也，化爲精之母，故精歸於化耳。所謂形歸氣者，以氣生此形也，氣爲形之父，故形歸於氣耳。指人身之氣言。其曰水爲陰，火爲陽，陽爲氣，陰爲味，表萬物之氣味所由成也。其曰味歸形，形歸氣，言味歸人身之形，而形又歸於人身之氣，皆根第一味字而言也。其曰氣歸精，精歸化，言氣歸人身之精，而精又歸於人身之化，皆根第一氣字而言也。此指萬物之氣言。其曰精食氣者，明上文氣歸精也。其曰形食味者，明上文味歸形也。其曰化生精者，明上文精歸化也。其曰氣生形者，明上文形歸氣也。指人身之氣言。末四句，明上文中四句也。其曰陽爲氣，氣歸精，精食氣，三氣字，指萬物之氣也。其曰形歸氣，氣生形，二氣字，指人身自有之氣也。後世不明此節之義者，凡以其氣字混看耳。

張志聰曰：水性潤下，故爲陰；火性炎上，故爲陽。清陽上升，故爲氣；濁陰下降，故爲味。蓋以水火而徵兆氣味之陰陽也。陰爲味，陰成形，地食人以五味以養此形，故味歸形。陽化氣，諸陽之氣，通會於皮膚肌腠之間，以生此形，故形歸氣。陽氣生於陰精，故氣歸於精。水穀之精氣，以化生此精，故精歸化。水穀之精氣，以生此精，故精食氣。五味入胃以養此形，故形食味。水穀之精氣以化生此精，諸陽之神氣以生養此形。蓋天食人以五氣，地食人以五味，氣味化生此精氣，以生養此形也。

味傷形，氣傷精，精化爲氣，氣傷於味。

王冰曰：味傷形，氣傷精，過其節也。精承化養則食氣，精若化生則不食氣，精血内結鬱爲穢腐，攻胃則五味倨然不得入也。女人重身，精化百日，皆傷於味也。

馬蒔曰：此言過者，反有所傷，而亦互有所傷也。夫味歸形，而形食味，則凡物之味，固所以養形也，然味或太過，適所以傷此形耳。氣歸精，而精食氣，則凡物之氣，固所以養精也，然氣或太過，適所以傷此精耳。指萬物之氣言。上文言味能傷形，則萬物有味必有氣，其氣豈不傷精？又嘗互以推之，化生精者，不自化也，其始由氣以化之，然精歸於化，則既而精必化爲氣，蓋不但氣之能生形，而形歸於氣也。正以精氣形三者，相須以有成耳。然則凡物之味，既能傷人之形，獨不能傷人之氣乎？故曰精化爲氣，氣傷於味。又嘗由此推之，彼人之氣能生形，而形又歸於人之氣，則凡物之氣，既能傷人之精，獨不能傷人之形乎？

張志聰曰：夫形食味，精食氣，如飲食之氣味太過，則反傷其精形矣。精爲元氣之本，氣乃精之化也。形食味而味歸形，味傷形則及於氣矣。此節論飲食之陰陽氣味，以生精氣之陰陽而養此形。

陰味出下竅，陽氣出上竅。味厚者爲陰，薄爲陰之陽。氣厚者爲陽，薄爲陽之陰。味厚則泄，薄則通。氣薄則發泄，厚則發熱。壯火之氣衰，少火之氣壯。壯火食氣，氣食少火。壯火散氣，少火生氣。

王冰曰：味有質，故下流於便瀉之竅。氣無形，故上出於呼吸之門。火之壯者，壯已必衰。火之少者，少已則壯。氣散壯火，故云壯火食氣。少火滋氣，故云氣食少火。以壯火食氣，故氣得壯火則散，以少火益氣，故氣得少火則生。人之陽氣，壯少亦然。

馬蒔曰：此言凡物之氣味有厚薄，而人身之氣所由以盛衰也。凡物之有味者屬陰，而人身之下竅亦屬陰，故味出於下竅。凡物之有氣者屬陽，而人身之上竅亦屬陽，故氣出於上竅。然味之大體固爲陰，而其陰中亦有陽。故味之厚者爲純陰，而味之薄者乃爲陰中之陽也。氣之大體固爲陽，而其陽中亦有陰，故氣之厚者爲純陽，而氣之薄者乃爲陽中之陰也。惟味之厚者爲純陰，所以用之則泄瀉其物於下，如大黄氣大寒，味極厚，爲陰中之陰，主於泄瀉是也。味之薄者爲陰中之陽，所以用之則流通不至於泄瀉也，如木通澤瀉，爲陰中之陽，主於流通是也。氣之薄者爲陽中之陰，所以用之則發其汗於上，如麻黄爲氣之薄者，陽也，升也，故能發表出汗。氣之厚者爲純陽，所以用之則發熱不止於發汗也，如用附子則大熱之類。若是者何也？蓋以氣味太厚者，火之壯也，用壯火之品，則吾人之氣不能當之而反衰矣。如用烏附之類，而吾人之氣不能勝之，故發熱。氣味之温者，火之少也，用少火之品，則吾人之氣，漸爾生旺而益壯矣。如用參歸之類，而氣血漸旺者是也。何以壯火之氣衰也？正以壯火能食吾人之氣，故壯火之氣自衰耳。何以少火之氣壯也？正以吾人之氣，能食少火，故少火之氣漸壯耳。惟壯火爲能食人之氣，此壯火所以能散吾人之氣也。食則必散，散則必衰，故曰壯火之氣衰。惟吾人之氣爲能食少火之氣，此少火所以能生吾人之氣也。食則必生，生則必壯，故曰少火之氣壯。按此節前三氣字，主凡物之氣言，後六氣字，主人身之氣言。

張志聰曰：此節論氣味之陰陽升降。夫氣爲陽，火爲陽，合而言之，氣即火也，少陽三焦之氣，生於命門，遊行於外內，合於包絡而爲相火，然即少陽初生之氣也。歸於上焦而主納，歸於中焦而主化，納化水穀之精微，而生此精以養此形，故承上文而言五味太過，則有傷於氣，而陰火太過，亦有傷於氣矣。蓋氣生於精，而精之所生，由氣之所化，形食其味，而味之入胃，亦由氣化以養此形，是氣之不可有傷者也。故曰：壯火之氣衰，少火之氣壯。蓋陽亢則火壯而生氣反衰，陽和則火平而氣壯盛矣。如火壯於內則食氣，氣盛於內則食火，食猶入也，言火壯則氣併於火，氣盛則火歸於氣，氣火之合一也。如火壯於外則散氣，火平於外則生氣，故曰相火爲元氣之賊，欲養此精氣形者，又當平息其火焉。

王子芳曰：壯火之氣，少火之氣，是氣即火之氣也。

氣味辛甘發散爲陽，酸苦涌泄爲陰。陰勝則陽病，陽勝則陰病。陽勝則熱，陰勝則寒。重寒則熱，重熱則寒。寒傷形，熱傷氣。氣傷痛，形傷腫。故先痛而後腫者，氣傷形也；先腫而後痛者，形傷氣也。重平聲。

王冰曰：非惟氣味分正陰陽，然辛甘酸苦之中，復有陰陽之殊氣爾。何者？辛散甘緩，故發散爲陽，酸收苦泄，故湧泄爲陰。勝則不病，不勝則病。陽勝則熱，陰勝則寒者，是則太過而致也。重寒則熱，重熱則寒者，物極則反，亦猶壯火之氣衰，少火之氣壯也。寒則衛氣不利，故傷形；熱則營氣内消，故傷氣，雖陰成形，陽化氣，一過其節，則形氣被傷。氣傷則熱結於肉分，故痛；形傷則寒薄於皮腠，故腫。先氣證而病形，故曰氣傷形；先形證而病氣，故曰形傷氣。

馬蒔曰：此申言氣味太過者，必有所傷，而又推言形氣受傷於寒熱者，有各病互病之機也。夫凡物之氣，大體爲陽；凡物之味，大體爲陰。然而氣主發散者固爲陽，其味之辛甘者亦爲陽，味主酸苦者固爲陰，其氣之湧泄者亦爲陰，正以氣之陽中有陰，味之陰中有陽也。故用酸苦涌泄之品，至于太過，則陰勝矣。陰承上文物類而言，陰勝則吾人之陽分不能敵陰，而陽分斯病也。陽主人身陽分言，凡人身之屬陽分，與手足六陽經皆是。用辛甘發散之品，至於太過則陽勝矣。陽承上文物類言，陽勝則吾人之陰分不能敵陽，而陰分斯病也。陰主人身陰分言，凡人身之屬陰分與手足六陰經皆是。所謂陽勝則陰病者，何也？蓋以陽勝則太熱，彼陰分安得而不病乎？所謂陰勝則陽病者，何也？蓋以陰勝則大寒，彼陽分安得而不病乎？然陰勝雖寒，而寒之又寒，是重寒也，寒久則熱生。如今冬感於寒，是重寒也，而至春爲温，至夏爲熱，非重寒則熱乎？陽勝雖熱，而熱之又熱，是重熱也，熱久則寒生。如今病熱極者而反生寒慄之類。不惟是也，凡天時物類之寒熱，皆能致吾人之病，故寒者能傷吾人之形，正以寒爲陰，而形亦屬陰，寒則氣收而形斯傷矣。熱者能傷吾人之氣，正以熱爲陽，而氣亦屬陽，熱則氣散而氣斯病矣。夫惟熱之傷氣也，則氣之傷者，其痛生焉，所謂諸痛皆屬於火者是也。夫惟寒之傷形也，則形之傷者，其腫生焉，所謂寒則堅凝而腫斯作也。然其爲腫爲痛，復有相因之機，先有是痛而後發腫者，蓋以氣先受傷，而形亦受傷，謂之氣傷形也。先有是腫而後爲痛者，蓋以形先受傷，而氣亦受傷，謂之形傷氣也。形非氣不充，氣非形不生，形氣相爲依附，而病之相因者又如此。

張志聰曰：言氣味固分陰陽，而味中復有陰陽之别。辛走氣而性散，甘乃中央之味，而能灌溉四旁，故辛甘主發散爲陽也。苦主泄下而又炎上作苦，酸主收降而又屬春生之木，味皆能上涌而下泄，故酸苦涌泄爲陰也。苦化火，酸化木，久服酸苦之味，則反有木火之熱化矣。辛化金，甘化土，久服辛甘之味，則反有陰濕之寒化矣。所謂久而增氣，物化之常也，氣增而久，夭之由也。陽化氣，陰成形。寒則陰甚，故傷形；熱則陽盛，故傷氣。氣無形，故痛；陰有形，故腫也。夫形歸氣而氣生形，陰陽形氣之相合也，故氣傷則傳及於形，形傷則病及於氣矣。以上論氣味陰陽寒熱偏勝之爲病。

風勝則動，熱勝則腫，燥勝則乾，寒勝則浮，濕勝則濡瀉。

王冰曰：風勝則庶物皆摇故爲動，熱勝則陽氣内鬱，故洪腫暴作，甚則榮氣逆於肉理，聚爲癰膿之腫。燥勝則津液竭涸，故皮膚燥乾，寒勝則陰氣結於元府，元府閉密，陽氣内攻，故爲浮。濕勝則内攻於脾胃，脾胃受濕則水穀不分，水穀相和，故大腸傳道而注瀉也。以濕内盛而瀉，故謂之濡瀉。

馬蒔曰：此因上文言寒熱之所傷者，而又悉推之也。天有六氣，不但寒熱已也。故風氣勝者，吾人之體從之而動焉，如振掉摇動之類皆是也。熱氣勝者，吾人之體從之而腫焉，凡癰腫之類皆是也。上文言熱傷氣，氣傷痛，而此止言腫者，未有腫而不痛也。但此乃癰腫之腫，與上文形傷腫之腫有不同耳。彼所謂腫，乃寒氣之所傷者，即下文之所謂浮也。燥氣勝者，吾人之體從之而乾焉，如津液枯涸，皮膚燥澀之類是也。寒氣勝者，吾人之體從之而浮焉，即上文之寒傷形而形傷腫者是也。濕氣勝者，吾人之體從之而濡瀉焉，脾胃惡濕喜燥，而濕氣太過，則土不勝水，而濡瀉之病作矣，甚則水閉胕腫。蓋濡瀉者病之未甚也，唯土不勝水，則不能下輸膀胱，而内則爲水閉，及水氣泛溢四肢，而外則爲胕腫，較之濡瀉，爲尤甚焉。

張志聰曰：此以下論天之四時五行，人之五臟五氣，外感六淫，内傷五志，亦有陰陽寒熱之爲病也。風性動摇，故風勝則動。熱氣傷陰，故熱勝則腫。燥傷津液，故燥勝則乾，寒氣傷陽，故神氣乃浮也。濕淫所勝，則脾土受傷，而爲濡瀉之病矣。風熱，天之陽氣也，寒燥濕，天之陰氣也，乃四時五行之陰陽偏勝而爲病也。

天有四時五行，以生長收藏，以生寒暑燥濕風；人有五臟，化五氣，以生喜怒悲憂恐。故喜怒傷氣，寒暑傷形，暴怒傷陰，暴喜傷陽。厥氣上行，滿脈去形。喜怒不節，寒暑過度，生乃不固。故重陰必陽，重陽必陰。故曰冬傷於寒，春必病温；春傷於風，夏生飧泄；夏傷於暑，秋必痎瘧；秋傷於濕，冬生欬嗽。

王冰曰：四時之氣，土雖寄王，原其所主，則濕屬中央，故云五行以生寒暑燥濕風五氣也。五氣，謂喜怒悲憂恐，然是五氣，更傷五臟之和氣矣。喜怒之所生，皆生於氣，故云喜怒傷氣。寒暑之所勝，皆傷於形，故云寒暑傷形。近取舉凡則如斯矣。細而言者，則熱傷於氣，寒傷於形，怒則氣上，喜則氣下，故暴卒氣上則傷陰，暴卒氣下則傷陽。厥，氣逆也，逆氣上行，滿於經絡，則神氣浮越，去離形骸矣。《靈樞經》曰：智者之養生也，必順四時而適寒暑，和喜怒而安居處，然喜怒不恆，寒暑過度，天真之氣，何可長久？重陰必陽，重陽必陰，言傷寒傷暑亦如是。夫傷於四時之氣，皆能爲病，以傷寒爲毒者，最爲殺厲之氣，中而卽病，故曰傷寒，不卽病者，寒毒藏於肌膚至春變爲温病，至夏變爲暑病，故養生者，必慎傷於邪也。風中於表則内應於肝，肝氣乘脾，故飧泄。生氣通天論云：春傷於風，邪氣留連，乃爲洞泄。夏暑已甚，秋熱復壯，兩熱相攻，故爲痎瘧。秋濕既多，冬水復王，水濕相得，肺氣又衰，故冬寒甚則爲嗽。

馬蒔曰：此承上文言六氣所傷，而合内傷外感者以悉推之也。夫寒暑燥濕風，皆能有所傷矣，然是寒暑燥濕風，乃天之所生也，天有春夏秋冬之四時，金木水火土之五行，以生長收藏，而寒暑燥濕風之六氣從茲而生焉。蓋春屬木主生，而風之所以生也。夏屬火主長，而暑之所以生也。長夏屬土主化，而濕之所以生也。秋屬金主收，而燥之所以生也。冬屬水主藏，而寒之所以生也。人有肝心脾肺腎之五臟，以化五臟之氣，而喜怒悲憂恐之五志，從茲而生焉。蓋肝在志爲怒，心在志爲喜，脾在志爲思，肺在志爲憂，腎在志爲恐也。故喜怒之所生者，皆生於吾人之節，則喜怒不節，遂能傷吾人之氣也，舉喜怒而凡思憂恐可知矣。如怒傷肝，喜傷心，思傷脾，憂傷肺，恐傷腎者是也。寒暑之所勝者，皆勝於形，則寒暑能傷吾人之形也，舉寒暑而凡燥濕風可推矣。如上文風勝則動五句是也。上文言寒傷形，熱傷氣，而此皆言傷形者，蓋彼乃析而言之，以寒形屬陰，熱氣屬陽，此乃統而言之，則形可以兼氣也。不惟是也，暴怒者，猝暴而怒也，肝在志爲怒，舉痛論言怒則氣上，則暴怒者氣皆幷於上，而營氣不能下生矣。暴喜者，猝暴而喜也，心在志爲喜，舉痛論言喜則氣緩，則暴喜者氣爲之緩，無所主持，而衛氣不能外達矣。正以怒之過者，氣必厥逆上行，而其喜之過者，脈必因暴而滿，均足以有傷也。故知喜怒不節，寒暑過度者，其生乃不固耳。何以見寒暑不可過度也？蓋時之屬陰者，而復感於寒，則重陰必陽，熱證乃作。時之屬陽者，而復感於熱，則重陽必陰，寒病乃生。試觀冬傷於寒，寒毒藏於肌膚，至春當爲温病。春傷於風，風氣通於肝，肝邪有餘，來侮脾土，留連至夏，當爲飧泄之證。夏傷於暑，暑汗不出，至秋凉風相薄，而爲寒熱往來之瘧。秋傷於濕，則濕蒸而爲熱，熱者火也，火乘肺金而至冬，寒與熱搏，當爲欬嗽之證。故卽春夏之病，則重陽必陰之義可識矣；卽秋冬之病，則重陰必陽之義可識矣。

張志聰曰：天之十干，化生地之五行；地之五行，上呈天之六氣。故在地爲水，在天爲寒；在地爲火，在天爲暑；在地爲金，在天爲燥；在地爲土，在天爲濕；在地爲木，在天爲風。天有四時五行之生長收藏，而化生陰陽之六氣也。此言天之四時五行，成象成形者，而應乎陰陽也。化五氣者，化五行之氣也，以五氣而生五臟之志也。此言人之五臟，化生五氣五志，有形無形者，而應乎陰陽也。喜怒由内發，故傷陰陽之氣。外淫之邪，由皮毛而入於肌絡臟腑，故寒暑傷形。多陽者多喜，多陰者多怒，喜屬陽而怒屬陰也。是以卒暴而怒，則有傷於陰矣；卒暴而喜，則有傷於陽矣。陰陽之氣，厥逆上行，則五臟之氣，滿於脈而離脱於真臟之形矣。此言寒暑傷在外形，身之陰陽；喜怒傷於内臟，氣之陰陽也。若喜怒不恆，寒暑過度，則表裏陰陽俱損，生何可以固久乎？此總結上章之意也。又言天有四時之寒暑，人有五氣之陰陽，合而論之，在天陰陽之邪，又由吾人之陰陽氣化也。是以受天之陰邪而必陽，受陽邪而必陰。秋冬，時之陰也；寒濕，氣之陰也。冬傷寒，秋傷濕，謂之重陰。冬傷寒而春必温，秋傷濕而冬欬嗽，乃重陰而變陽病也。春夏，時之陽也；風暑，氣之陽也。春傷風而夏傷暑，謂之重陽。春傷風而飧泄，夏傷暑而秋病痎瘧，乃重陽而變陰病也。夫寒邪伏藏，春時陽氣外出，化寒而爲温熱也。暑氣伏藏，秋時陰氣外出，化熱而爲陰瘧也。此天之陰陽，又由吾身之陰陽而變化也。傷於風者，上先受之，傷於濕者，下先受之。陽病者，上行極而下，故變爲飧泄之陰病矣。陰病者，下行極而上，故變爲欬嗽之陽證矣。此四時之陰陽，又由吾身之陰陽而升降也。王子芳曰：四時之氣，總屬寒暑之往來，五志内傷，亦歸重於陰陽之二氣，故下文曰暴怒傷陰，暴喜傷陽。本神篇曰：順四時而適寒暑，和喜怒而安居處。是以五行五氣論陰陽可也，以寒暑喜怒論陰陽亦可也。若膠執文字，以論陰陽則固矣。此篇論天之四時五行，合人之五臟五氣，是以有言天節，有言人節，有分而論者，有合而論者，故曰者引生氣篇之文以證明之也。

帝曰：余聞上古聖人，論理人形，列别臟腑，端絡經脈，會通六合，各從其經。氣穴所發，各有處名。谿谷屬骨，皆有所起。分部逆從，各有條理。四時陰陽，盡有經紀。外内之應，皆有表裏。其信然乎？

王冰曰：六合，謂十二經脈之合也。《靈樞經》曰：太陰陽明爲一合，少陰太陽爲一合，厥陰少陽爲一合，手足之脈各三，則爲六合也。手厥陰則心包絡脈也。氣穴論曰：肉之大會爲谷，肉之小會爲谿。肉分之間，谿谷之會，以行榮衛，以會大氣。屬骨者，爲骨相連屬處。表裏者，諸陽經脈皆爲表，諸陰經脈皆爲裏。

馬蒔曰：帝問上古聖人，人有形體則論理之，如《靈樞》骨度、脈度等篇；人有臟腑則列別之，如《靈樞經》水、腸胃、海論等篇；人有經脈則端絡之，如《靈樞》經脈等篇；脈有六合則會通之，如《靈樞》經別篇。有六合使之各從其經。凡氣穴所發，各有其處，且有其名，如本經有氣穴論；凡谿谷屬骨，皆有所起，如本經有氣穴論、氣府論、骨空論等篇；分部逆從，各有條理，如本經有皮部論等篇；四時陰陽，盡有經紀，如本篇下節所云；外內之應，皆有表裏，如本經血氣形志論，有太陰與陽明爲表裏之謂。

張志聰曰：帝言人之臟腑形身，與天之四時陰陽外內相應，惟上古聖人，能論理人形，與天地參合，是以岐伯論天之五方、五氣、五色、五音，地之五行，五味，以應人之五體、五臟、五竅、五志也。六合，謂十二經脈之合也。足太陽與足少陰爲一合，足少陽與足厥陰爲二合，足陽明與足太陰爲三合，手太陽與手少陰爲四合，手少陽與手厥陰爲五合，手陽明與手太陰爲六合者，各從其經正而相通也。氣穴者，經氣所注之穴，有三百六十五穴，以應一歲，而各有定處，各有定名也。谿谷者，大小之分肉，連於骨而生起也。分部者，皮之分部也。皮部中之浮絡，分三陰三陽，有順有逆，各有條理也。言天地之四時陰陽，盡有經緯紀綱，應人形之外內，皆有表有裏也。

岐伯對曰：東方生風，風生木，木生酸，酸生肝，肝生筋，筋生心。肝主目，其在天爲元，在人爲道，在地爲化。化生五味，道生智，元生神。神在天爲風，在地爲木，在體爲筋，在臟爲肝，在色爲蒼，在音爲角，在聲爲呼，在變動爲握，在竅爲目，在味爲酸，在志爲怒。怒傷肝，悲勝怒，風傷筋，燥勝風，酸傷筋，辛勝酸。

王冰曰：陽氣上騰，散而爲風。風者，天之號令。風爲教始，故生自東方。風鼓木榮，則風生木。凡物之味酸者，皆木氣之所生。凡味之酸者，皆先生長於肝。肝生筋，肝之精氣生養筋也。木生火，然肝之木氣內養筋已乃生心也。主目者，目見日明，類齊同也。元謂天色高遠，尚未盛明。道謂道化，以道而化，人則歸從。化謂造化，庶類時育，皆造化者也。萬物生，五味具，皆變化爲母而使生成也。智從正化而有，故曰道生智。元冥之內，神處其中，故曰元生神。夫飛揚鼓坼，風之用也，然發而周遠，無所不通，信乎神化而能爾。柔軟曲直，木之性也。在體爲筋，束絡連綴而爲力也。在臟爲肝，其神魂也。道經義曰：魂居肝，魂靜則至道不亂。蒼謂薄青色，象木色也。角謂木音，調而直也。呼謂叫呼，亦謂之嘯。握所以牵就。目所以司見形色。酸可用收斂。怒所以禁非。雖志爲怒，甚則自傷。悲則肺金并於肝木，故勝怒也。宣明五氣篇曰：精氣并於肺則悲，風勝則筋絡拘急。燥爲金氣，故勝木。風酸傷筋，過節也。辛金味，故勝木酸。

馬蒔曰：此五節，伯詳五臟之通於三才者而對之。見上古聖人所以如上節所云者，以其盡三才之道也。東方主春，陽氣上升，故東方生風。風鼓則木榮，故風生木。木之性曲直作酸，故木生酸。人身之肝屬木，木性屬酸，故酸生肝，諸筋者皆屬於肝，故肝生筋。木主生火，故筋生心。目者肝之竅，故肝主目。又嘗即天地人而統言之，不過一理焉耳。其在天也爲元，元者冥漠之稱；其在人也爲道，道者共由之理；其在地也爲化，化者造物之能。惟地有是化，則品物形而五味生；惟人有是道，則大道彰而明智生；惟天有是元，則元工若而至神生，此可見三才惟一理也。又嘗即前所言者而極推之，其在天五氣爲風，在地五形爲木，在人五體爲筋，在五臟爲肝。在五色爲蒼，在五音爲角，在五聲爲呼，在五變爲握，在五竅爲目，在五味爲酸，在五志爲怒，名雖萬殊，理無二致，皆屬之於木而已。然本臟之太過者，反有所傷，而惟本臟之所不勝者，爲能制之也。故在志爲怒，怒太過則傷肝，惟肺金主悲，爲能勝怒；在天爲風，風氣通於肝則傷筋，惟西方燥金，爲能勝風；在味爲酸，酸太過則傷筋，惟西方味辛，爲能勝酸。此皆金能克木，故制其所勝如此。

張志聰曰：風乃東方春生之氣，故主生風。寅卯屬木，春氣之所生也。地之五行，生陰之五味，故木生酸。陰之所生，本在五味，故酸生肝。此言内之五臟，外之筋骨皮肉，皆收受四時五行之氣味而相生，故曰外内之應皆有表裏也。肝之精氣生筋，筋之精氣生心，内之五臟，合五行之氣，而自相資生也。肝氣通於目，肝和則目能辨五色，故目爲肝所主。又言在天之五方五氣，在人之五臟五體，在地之五味五行，皆陰陽變化之爲用也。陰陽變化之道，其在天爲元。元，幽遠也。元生神，神者陰陽不測之謂。是以在天爲六氣，而在地爲五行也。其在人爲道。道者，陰陽五行不易之理也。道生智。智者，五臟之神志魂魄，因思慮而處物，是以人之五臟，生五神，化五志也。其在地爲化。物生謂之化，化生萬物，而五味之美不可勝極也。按天元紀論曰：陰陽不測謂之神。神在天爲風，在地爲木；在天爲熱，在地爲火；在天爲濕，在地爲土；在天爲燥，在地爲金；在天爲寒，在地爲水。故在天爲氣，在地成形，形氣相感而化生萬物矣。此陰陽不測之變化，是以在天則爲風、爲熱、爲濕、爲燥、爲寒，在地則爲木、爲火、爲土、爲金、爲水，在體則爲筋、爲脈、爲肉、爲皮毛、爲骨，在臟則爲肝、爲心、爲脾、爲肺、爲腎，在聲則爲呼、爲笑、爲歌、爲哭、爲呻，在變動則爲握、爲憂、爲噦、爲欬、爲慄，在竅則爲目、爲舌、爲口、爲鼻、爲耳，在色則爲蒼黄赤白黑，在味則爲酸苦甘辛鹹，在音則爲宮商角徵羽，在志則爲喜怒憂思恐，此皆陰陽應象之神化也。蒼，薄青色，東方木色也。角爲木音，和而長也。在志爲怒，故發聲爲呼，變動臟氣，變動於經俞也。握者拘急之象，筋之證也。目者，肝之官也。酸者，木之味也。肝者將軍之官，故其志在怒，用志太過，則反傷其體，故怒傷肝。悲爲肺志，以情勝情也。風傷筋，是能生我者，亦所能害我也。燥屬西方之金氣，四時五行之氣，有相生而有相制也。酸傷筋，是能養我者，亦能傷我也。辛爲金味，故能勝酸。金勝木也。

南方生熱，熱生火，火生苦，苦生心，心生血，血生脾。心主舌，其在天爲熱，在地爲火，在體爲脈，在臟爲心，在色爲赤，在音爲徵，在聲爲笑，在變動爲憂，在竅爲舌，在味爲苦，在志爲喜。喜傷心，恐勝喜，熱傷氣，寒勝熱，苦傷氣，鹹勝苦。

王冰曰：陽氣炎燥，故生熱。鑽燧改火，惟熱是生，故熱生火。凡物之味苦者，皆火氣之所生，故火生苦。凡味之苦者，皆先生長於心，故苦生心。心生血者，心之精氣生養血也。內養血已，乃生脾土。心別是非，舌以言事，故主舌。在天爲熱者，暄暑熾燠，熱之用也。在地爲火者，炎上翕絶，火之性也。在體爲脈者，通行榮衛，而養血也。其神心。道經義曰：神處心，神守則血氣流通。赤象火色，徵謂火音，和而美也。憂可以成務，楊上善云：心之憂在心變動，肺之憂在肺之志。是則肺主於秋，憂爲正也。心主於夏，變而生憂也。舌所以司辨五味也，金匱真言論曰：南方赤色，入通於心，開竅於耳。尋其爲竅，則舌義便乖，以其主味，故云舌也。苦可用燥泄，喜所以和樂。雖志爲喜，甚則自傷。恐則腎水幷於心火，故勝喜也。宣明五氣篇曰：精氣幷於腎則恐，熱勝則喘息促急。寒爲水氣，故勝火熱。苦傷氣，以火生也。鹹水味，故勝火苦。林億曰：詳此篇論所傷之旨，其例有三：東方云，風傷筋，酸傷筋；中央云，濕傷肉，甘傷肉，是自傷者也。南方云，熱傷氣；北方云，寒傷血，鹹傷血，是傷己所勝者也。西方云，熱傷皮毛，是被勝傷己。辛傷皮毛，是自傷者也。凡此五方所傷，有此三例不同也。

馬蒔曰：南方主夏，陽氣炎蒸，故生熱。熱極則生火，火性炎上，其味作苦，故火主苦。人心屬火，火性屬苦，故苦生心。諸血者皆屬於心，故心生血。脾屬土，火生土，故血生脾。舌爲心之苗，故心主舌。此缺在天爲元六句者，緣天地人之大義，盡於上節，餘四節不必重言也。又嘗即前所言者而極推之，其在天五氣爲熱，在地五行爲火，在人五體爲脈，在五臟爲心，在五色爲赤，在五音爲徵，在五聲爲笑，在五變爲憂，在五竅爲舌，在五味爲苦，在五志爲喜，名雖萬殊，理無二致，皆屬之於火而已。然本臟之太過者，反有所傷，而惟本臟之所不勝者爲能制之也。故在志爲喜，喜太過者則傷心，惟腎志爲恐，爲能勝喜。在天爲熱，熱勝則傷氣，惟北方之寒，爲能勝熱。在味爲苦，苦太過則傷氣，惟北方之鹹，爲能勝苦。此皆水能剋火，故制其所勝者如此。

張志聰曰：南方主夏令，故生熱。夫火生熱，今以在天之熱而生火，正陰陽不測之變化。炎上作苦，火生苦味也。苦，心之味也，味爲陰，臟亦陰，故味生臟。血乃中焦之汁，奉心神而化赤，故血者神氣也。血生脾，乃由本臟之所生，而生及相生之臟。心氣通於舌，心和則能知五味，故舌乃心之主。風寒暑濕燥火，天之陰陽也，水火土金水火，地之陰陽也。人有五臟，化五氣以生喜怒悲憂恐，人之陰陽也。在天成象，在地成形，人則參天兩地者也。先言體而後言臟者，人禀天地之生氣，自外而内也。赤，南方之火色。徵爲火音，和而美也。心志喜，故發聲爲笑。心獨無俞，故變動在志。心氣并於肺則憂。舌者，心之官也。苦，火之味也。心中和樂則喜，過於喜則心志自傷。恐爲腎志，水勝火也。熱則氣泄，故熱傷氣。寒勝熱者，有亢害則有承制，陰陽五行之自然也。苦乃火味，故亦傷氣，鹹爲水味，故勝苦。

中央生濕，濕生土，土生甘，甘生脾，脾生肉，肉生肺，脾生口。其在天爲濕，在地爲土，在體爲肉，在臟爲脾，在色爲黄，在音爲宫，在聲爲歌，在變動爲噦，在竅爲口，在味爲甘，在志爲思。思傷脾，怒勝思，濕傷肉，風勝濕，甘傷肉，酸勝甘。

王冰曰：陽氣盛薄，陰氣固升，升薄相合，故生濕也。《易》義曰：陽上薄陰，陰能固之，然後蒸而爲雨，明濕生於固，陰之氣也。土濕則固，明濕生也。楊上善云：四陽二陰，合而爲濕，蒸腐萬物成土也。土生甘，謂凡物之味甘者，皆土氣之所生。甘生脾，謂凡味之甘者，皆先生長於脾。脾生肉，脾之精氣生養肉也。内養肉已，乃生肺金。脾受水穀，口納五味，故主口。在天爲濕，霧露雲雨，濕之用也。在地爲土，安静稼穡，土之用也。在體爲肉，復裹筋骨，充其形也。在臟爲脾，其神意也。道經義曰：意託脾，意寧則志無散越。黄象土色，宫謂土音，大而和也。噦謂噦噫，胃寒所生。楊上善云：噦，氣忤也。口所以司納水穀，甘可用寬緩也。思所以知遠也。雖志爲思，甚則自傷，怒則不思，勝可知矣。脾主肉而惡濕，故濕勝則肉傷。風爲木氣，故勝土。濕甘傷肉，亦過節也。酸木味，故勝土甘。

馬蒔曰：中央主長夏，長夏者，六月建未之月也。四陽盡見，二陰已生，陽上薄陰，陰能固之，蒸而爲雨，其濕遂生。濕氣熏蒸，濁者下凝，故濕生土。土氣衝和，故土生甘。五臟唯脾屬土，甘味主之，故甘生脾。脾之所屬者肉，故脾生肉。肺屬金，土生金，故肉生肺。脾化水穀，口實納之，則口爲脾竅，故脾主口。又即前所言者而極推之，其在天五氣爲濕，在地五行爲土，在人五體爲肉，在五臟爲脾，在五色爲黄，在五音爲宫，在五聲爲歌，在五變爲噦，在五竅爲口，在五味爲甘，在五志爲思，名雖萬殊，理無二致，皆屬之於土而已。然本臟之太過者，反有所傷，而唯本臟之所不勝者爲能制之也。故在志爲思，思太過者則傷脾，惟肝木主怒，爲能勝思。在天爲濕，濕太過者則傷肉，惟東方之風，爲能勝濕。在味爲甘，甘太過者則傷肉，唯木味之酸，爲能勝甘。此皆木能剋土，故制其所勝者如此。

張志聰曰：中央主土而灌溉四旁，故生濕。濕生土者，在天爲氣，在地成形，以氣而生形也。土主稼穡，稼穡作甘，地食人以五味，甘先入脾，故主生脾。脾之精氣，主生肌肉，肉生肺，謂五行之相生者，以所生之氣而相生也。脾氣通於口，脾和則能知穀味，故脾主口。人之形身臟腑，由五行五氣而生，五氣五行又歸於神化。黄，中央土色也。宫爲土音，大而和也。脾志思，思而得之，則發聲爲歌。氣逆於肺胃之間，則爲噦。胃之上，肺之下，脾之分也，故脾氣變動則爲噦。脾者主爲衛，使之迎糧，故脾竅在口。甘，土之味也，因志而存變謂之思。脾主運用，故所志在思。思傷脾者，五臟化五氣，以生五志，用志則傷氣，氣傷則臟傷。怒爲肝志，故能勝思。脾主肉而惡濕，故濕勝則傷肉。風乃木氣，故勝土濕。甘傷肉，味傷形也。酸乃木味，故勝土之甘。

西方生燥，燥生金，金生辛，辛生肺，肺生皮毛，皮毛生腎，肺主鼻。其在天爲燥，在地爲金，在體爲皮毛，在臟爲肺，在色爲白，在音爲商，在聲爲哭，在變動爲欬，在竅爲鼻，在味爲辛，在志爲憂。憂傷肺，喜勝憂，熱傷皮毛，寒勝熱，辛傷皮毛，苦勝辛。

王冰曰：天氣急切，故生燥金，燥有聲則生金。物之味辛者，皆金氣之所生，而味之辛者，皆先生長於肺，故曰金生辛，辛生肺也。肺之精氣，生養皮毛，養皮毛已，乃生腎水。肺藏氣，鼻通息，故主鼻。在天爲燥，輕急勁强，燥之用也。堅勁從革，金之性也。在體爲皮毛，包藏膚腠，扞其邪也。在臟爲肺，其神魄也。魄在肺，魄安則德修壽延。白象金色。商謂金聲，輕而勁也。欬所以利咽喉，鼻所以司呼吸，辛可用散潤。憂，深慮也。雖在志爲憂，過則損也。喜則心火并於肺金，故勝憂。熱從火生，能耗津液，故傷皮毛。寒勝熱，陰制陽也。辛傷皮毛，過而招損。苦爲火味，故勝金辛。

馬蒔曰：西方主秋，秋氣急切，故西方生燥金。燥則有聲，故燥生金。金之性從革作辛，凡物之味辛者，皆金氣之所生，故金生辛。人之五臟，惟肺屬金，故辛生肺。肺主身之皮毛，故肺生皮毛。腎主水，金實生之，故皮毛生腎。肺主氣，鼻通氣，故肺主鼻。又嘗即前所言者而極推之，其在天五氣爲燥，在地五行爲金，在人五體爲皮毛，在五臟爲肺，在五色爲白，在五音爲商，在五變爲欬，在五竅爲鼻，在五味爲辛，在五志爲憂，名雖萬殊，理無二致，皆屬之於金而已。然本臟之太過者，反有所傷，而惟本臟之所不勝者，爲能勝之也。故在志爲憂，憂之過者則傷肺，惟心火之喜，爲能勝憂在天爲燥，燥之過者則熱，熱傷皮毛，惟北方之寒，爲能勝熱。在味爲辛，辛之過者，則傷皮毛，惟火味之苦，爲能勝辛。此皆火能剋金，故制其所勝者如此。

張志聰曰：西方主秋金之令，故其氣生燥。燥生金，因氣而生形。金生辛，因形而成味。辛生肺，因味而生臟。肺生皮毛，因臟而生形也。肺氣主於皮毛，因金氣而生腎。肺氣通於鼻，肺和則鼻能知香臭，故肺主開竅在鼻。在天爲氣，在地成形，此爲燥爲金之有異也。形氣相感而化生萬物，人爲萬物之靈，在體爲皮毛，在臟爲肺者，感天地之形氣而化生也。白，肺金之色也。商，西方之音，輕而勁也。肺志在悲，故發聲爲哭。臟氣變動，則及於喉而爲欬，鼻者肺之竅，辛者金之味也。精氣并於肺則憂，過則損也。喜則氣散，故能勝憂鬱。秋令燥熱，反傷皮毛，嚴肅之令復，則炎爍之氣消，故寒勝熱。氣主皮毛，辛散氣，故傷皮毛。火味勝金，故苦勝辛。

北方生寒，寒生水，水生鹹，鹹生腎，腎生骨髓，髓生肝，腎主耳。其在天爲寒，在地爲水，在體爲骨，在臟爲腎，在色爲黑，在音爲羽，在聲爲呻，在變動爲慄，在竅爲耳，在味爲鹹，在志爲恐。恐傷腎，思勝恐，寒傷血，燥勝寒，鹹傷血，甘勝鹹。

王冰曰：陰氣凝冽，故生寒。寒氣盛凝，變爲水。物之味鹹者，皆水氣之所生，凡味之鹹者，皆生長於腎，故曰水生鹹，鹹生腎。腎之精氣，生養骨髓，養骨髓已，乃生肝木。腎屬北方，位居幽暗，聲入故主耳。在天爲寒，凝清慘冽，寒之用也。在地爲水，清潔潤下，水之用也。在體爲骨，端直貞幹，以立身也。在臟爲腎，其神志也。腎藏志，志營則骨髓滿實。黑象水色，羽謂水音，沉而深也。呻，吟聲也。慄，謂戰慄，甚寒大恐而悉有之。耳，所以司聽五音。鹹可用柔軟。恐所以懼惡，恐而不已，則内感於腎，故傷腎也。《靈樞經》曰：恐懼而不解，則傷精，明感腎也。思深慮遠，則見事源，故勝恐，寒則血凝，傷可知也。燥從熱生，故勝寒也。食鹹而渴則傷血。甘土味，故勝水鹹。

馬蒔曰：北方主冬，冬時陰氣凝冽，故北方生寒。寒則水氣濡潤，故寒生水。水性潤下作鹹，凡物之味鹹者，皆水氣之所生，故水生鹹。腎主水，鹹性屬水，故鹹生腎。腎主身之骨髓，故腎生骨髓。肝主木，水生之，故髓生肝。腎屬北方，位居幽隱，聲入則通，故腎主耳。又嘗即前所言者而極推之，其在天五氣爲寒，在地五行爲水，在人五體爲骨，在五臟爲腎，在五色爲黑，在五音爲羽，在五聲爲呻，在五變爲慄，在五竅爲耳，在五味爲鹹，爲五志爲恐，名雖萬殊，理無二致，皆屬之於水而已。然本臟之太過者，反有所傷，而唯本臟之所不勝者爲能制之也。故在志爲恐，恐之過者則傷腎，惟脾土之思爲能勝恐；在天爲寒，寒之過者則傷血，惟燥從熱生者爲能勝寒；在味爲鹹，鹹之過者則傷血，惟五味之甘爲能勝鹹。此皆土能剋水，故制其所勝者如此。

張志聰曰：北方主水，故生寒也。寒生水者，形生氣而氣生形也。水味鹹，故鹹生於水，而味之鹹者主生養腎，腎之精氣，生長骨髓，腎之精髓，復生肝木，言五臟之相生由天之五氣，地之五味之所生也。腎氣通於耳，腎和則耳能聞五音，故腎氣所主在耳。五方生五氣，五氣生五行，五行生五味，五味生五體五臟者，言人本天地之形氣而生成也。其在天爲寒，在地爲水，在體爲骨，在臟爲腎者，言天地人之成象成形，皆本於陰陽不測之變化也。爲黑爲羽者，色聲有陰陽也。呻者，伸也。腎氣在下，故聲欲太息而伸出之。慄，戰慄貌，寒水之氣變也。腎開竅於耳，鹹水之味也。腎藏志，而爲作强之官，故慮事而時懷惕厲，恐懼而不解則傷精。思慮深則處事精詳，故勝恐。寒甚則血凝泣，故傷血。燥主秋熱之令，故能勝寒。鹹走血，過食鹹則傷血矣。甘爲土味，故能勝鹹。王子芳問曰：風傷筋，濕傷肉，以本氣而傷本體也。在心則曰熱傷氣，在腎則曰寒傷血者，何也？曰：氣爲陽，血爲陰；火爲陽，水爲陰。心主火而爲熱，腎主水而爲寒，是以熱傷氣而寒傷血者，同氣相感也。下文曰：陰陽者，血氣之男女也。水火者，陰陽之徵兆也。心腎爲水火陰陽之主宰，故所論雖與別臟不同，而亦是本氣自傷之意也。莫子晉問曰：五方註釋，曷多不同？曰：陰陽之道，變化無窮，是以五方之經文，亦少有差別，愚故引經註經，各盡其義，學者引而伸之，總不外乎陰陽之大道也。

故曰：天地者，萬物之上下也；陰陽者，血氣之男女也；左右者，陰陽之道路也；水火者，陰陽之徵兆也；陰陽者，萬物之能始也。故曰：陰在内，陽之守也；陽在外，陰之使也。

王冰曰：觀其復載，而萬物之上下可見矣。夫陰主血，陽主氣；陰主女，陽主男。故曰：陰陽者血氣之男女。陰陽間氣，左右循環，故左右爲陰陽之道路。使觀水火之氣，則陰陽徵兆可知矣。萬物之能始，謂能爲變化生成之元始也。陰静，故爲陽之鎮守；陽動，故爲陰之役使。

馬蒔曰：夫由上文四時五方之所生所屬所傷所勝者之類觀之，亦不外乎天地陰陽五行之妙而已，故此節首以故曰承之。上下者，每歲司天爲天，在泉爲地，而爲萬物之上下也。萬物生於陽，成於陰，而自人言之，血爲陰，氣爲陽。故男爲陽，而不專有氣且有血，陽中有陰也；女爲陰，而不專有血且有氣，陰中有陽也。則陰陽在人，即有血有氣之男女也，而萬物可類推矣。言水火之寒熱，彰信陰陽之先兆也。又言陰陽者，萬物之所以成其始也，而能成其終也可推矣。夫天地陰陽之妙如此，自人身而言之，有陰氣焉，乃所謂營氣也；有陽氣焉，乃所謂衛氣也。營氣者由中焦之氣，陽中有陰者，隨上焦之氣，以降於下焦而生此陰氣，故謂之曰營氣。《靈樞》營衛生會篇所謂營氣出於中焦，又曰清者爲營是也。然陰性精專，必隨宗氣以同行於經隧之中，故曰陰在内，所以爲陽之守也。陽氣者，由下焦之氣，陰中有陽者，隨中焦之氣，以升於上焦而生此陽氣，故謂之曰衛氣。《靈樞》營衛生會篇所謂衛氣出於下焦，又曰濁者爲衛是也。然陽性慓悍，不隨宗氣行，而自行於各經皮膚分肉之間，故曰陽在外，所以爲陰之使也。其升降之妙，無非天地陰陽之理，故人身陰陽之氣，其符合者如此。

張志聰曰：天覆於上，地載於下，天地位而萬物化生於其間也。陰陽之道，其在人則爲男爲女，在體則爲氣爲血，在天地六合東南爲左，西北爲右。陰陽二氣，於上下四旁，晝夜環轉，而人之陰陽，亦同天地之氣，晝夜循環，故左右爲陰陽之道路。天一生水，地二生火。火爲陽，水爲陰。水火有形，故爲陰陽之徵兆。乾知大始，坤以簡能，而生萬物，故曰萬物之能始也。陰静於内，陽動於外，陰陽動静而萬物化生。上文論天地陰陽之氣，運用於上下四旁，此復言陰陽之氣，又有外内之所主也。在天地，則天包乎地之外；其在人，則陽爲陰之衛也。

古今圖書集成醫部全録卷四

黄帝素問

陰陽應象大論篇第五下

帝曰：法陰陽奈何？岐伯曰：陽勝則身熱，腠理閉，喘粗，爲之俛仰，汗不出而熱，齒乾以煩寃，腹滿死，能冬不能夏。陰勝則身寒，汗出身常清，數慄而寒，寒則厥，厥則腹滿死，能夏不能冬。此陰陽更勝之變，病之形能也。爲，去聲。俛，同俯。乾，音干。寃，烏員切。能，音耐。數，音朔。

王冰曰：陽勝故能冬，熱盛故不能夏。厥謂厥逆。陰勝故能夏，寒甚故不能冬。

馬蒔曰：夫人身之陰陽，有同于天地之陰陽，則人之善養者，當法天地之陰陽也。蓋營衛和平，斯無偏勝之病，若營氣不足，衛氣有餘，則陽勝。陽勝則身熱，熱則腠理閉，喘息粗，氣不得平，故身俛仰。腠理閉，故汗不出而熱。陽明熱盛，故齒乾。熱内蒸，故煩寃，至腹滿而死。蓋熱極成脹也。冬則寒盛，夏則熱盛，今陽勝而諸熱皆盛，所以耐冬不耐夏也。若營氣有餘，衛氣不足，則陰勝，陰勝則身冷而腠理開，開則冷汗出，身常清冷，數慄而寒，寒則厥而腹滿死，蓋寒極亦能成脹也。夏則熱盛，冬則寒盛，今陰勝而諸寒皆盛，所以耐夏不耐冬也。

張志聰曰：此帝欲明天地陰陽之氣，而爲調治之法也。陽勝乃火熱用事，故身熱。熱在表則腠理閉，熱在裏則喘粗。陰勝在腹則爲之俯，陽勝在背則爲之仰。陽勝於周身，則汗不出而熱也。腎主精液，齒乾精液竭矣。心主血液，煩寃，血液枯矣。腹滿，中焦之生氣絶矣。此陽熱偏勝之死證。然能苟延於冬，而不能幸免於夏，蓋言人之陰陽，又配合天地四時之陰陽而爲生死也。陰勝則陽虚，故汗出，陰寒在表則身常清，在裏則數慄而寒也。四肢爲諸陽之本，表裏俱寒則四支厥冷，四肢厥冷則腹虚滿矣。乃陰寒偏勝之死證。得夏月之陽熱，尚可救其陰寒，此陰陽之變，能爲形身作病也。

高士宗曰：按以下岐伯所答如陽勝則身熱，陰勝則身寒，乃陰陽偏勝之爲害也。如能知七損八益，是能調養吾身中之陰陽損益，而不能爲邪所傷也。如人之右耳目不如左明，左手足不如右强，乃法象天地四方之盛虚也。如賢人上配天以養頭，下象地以養足，中傍人事以養五臟，乃取法天地以養人也。如天氣通於肺，地氣通於嗌，風氣通於肝，雷氣通於心，是天地之氣而應象於人。如暴氣象雷，逆氣象陽，是人之氣而應象於天地也。如善用鍼者，從陰引陽，從陽引陰，是取法陰陽之道，而爲用鍼之法。如善診者，察色按脉，先别陰陽，是取法陰陽之理而爲診視之法也。如高者因而越之，其下者引而竭之，陽病治陰，陰病治陽，是審别陰陽而爲救治之法也。此篇論天地陰陽五方五行之氣，以應人之形身臟腑，至於診治調養，亦皆取法乎陰陽，故曰陰陽應象大論。

帝曰：調此二者奈何？岐伯曰：能知七損八益，則二者可調。不知用此，則早衰之節也。年四十而陰氣自半也，起居衰矣；年五十體重，耳目不聰明矣；年六十陰痿，氣大衰，九竅不利，下虚上實，涕泣俱出矣。故曰知之則强，不知則老，故同出而名異耳。智者察同，愚者察異。愚者不足，智者有餘。有餘則耳目聰明，身體輕强，老者復壯，壯者益治。是以聖人爲無爲之事，樂恬惔之能，從欲快志於虚無之守，故壽命無窮，與天地終。此聖人之治身也。

王冰曰：調謂順天癸性，而治身之血氣精氣也。用謂房色，女子以七七爲天癸之終，丈夫以八八爲天癸之極，然知八可益，知七可損，則各隨氣分修養天真，終其天年以度百歲。内耗故陰減，中乾故氣力始衰。《靈樞經》曰：人年四十，腠理始疏，榮華稍落，髮斑白。由此節言之，亦起居衰於欲也。五十衰之漸，六十則衰之甚矣。知謂知七損八益，全形保性之道。同謂同於好欲，異謂異其老壯之名。智者察同欲之間而能性道，愚者察形容别異，方乃效之。自性則道益有餘，方效則治生不足，何也？先行故有餘，後學故不足也。夫保性全形，蓋由知道之所致，故曰：道者不可斯須離，可離非道，此之謂也。聖人不爲無益以害有益，不爲害性而順性，故壽命長遠，與天地終。庚桑楚曰：聖人之於聲色滋味也，利於性則取之，害於性則損之，此全性之道。

馬蒔曰：帝問陰陽偏勝者病，何以調之？伯言營衛者，即人身之陰陽，營衛不足，當以人身同類之陰陽益之。故能知七損八益，則陰陽偏勝者，可以調和。蓋女子以二七爲天癸之始，男子以二八爲天癸之始，惟于七者損之，八者益之，即生氣通天論所謂凡陰陽之要，陽密乃固是也。則吾之衛氣不至於衰，而彼之陰氣有以助吾之營氣，二者可調矣。苟不知用此，則是早衰之節耳。何也？人年四十以至六十，年以漸而高，則體以漸而病，故曰能早知七損八益之法，則身體自强，不知此者，年已徒老。故陰陽之要，人所同然，而或强或老，其名則異，正以智者察同，方其未老而圖之，故智者則有餘，而耳目聰明，身體輕强，老者復壯，壯者益治矣。彼愚者察異，必待已老而圖之，故愚者不足，而不及智者遠矣。然此乃調陰陽偏勝之術耳，惟聖人則不然。無爲之事則爲之，恬惔之能則樂之，守其虚無，而從欲快志於其中，故壽命無窮，與天地終，此乃聖人之治身也，固不至於陰陽偏勝，而亦無假於七損八益之知者矣。

張志聰曰：女子以七爲紀，男子以八爲紀。七損八益者，言陽常有餘而陰常不足也。然陽氣生於陰精，知陰精之不足而無使其虧損，則二者可調，不知陰陽相生之道，而用此調養之法，則年未半百而早衰矣。男子以八爲期，故四十而居半。陰氣，腎氣精氣也。陰氣漸虚，則起居倦矣。經曰：腎虚、肝虚、脾虚，皆令人體重煩寃。又曰：液脱者，骨肉屈伸不利。年五十而精液血液皆虚，是以體重而不輕便也。精氣虚而不能并於上，則耳目不聰明矣。人年六十，已逾七八之期，天癸竭腎氣大衰，而陰事痿矣。九竅爲水注之氣，精水竭而精氣衰，則九竅爲之不利也。精竭於下，水泛於上，而涕泣俱出矣。解精微論曰：精神去，目涕泣出。苟知七損八益，而能固守其精，則陰陽俱益，而筋骨壯强，不知陰陽所生之原，以欲竭其精，以耗散其真，至半百而衰老矣。同出而名異者，謂神氣生於陰精，故同出於天乙之真，而有精氣神三者之異名耳。智者省察其陰陽同出與天真，不妄作勞，則陽完而陰亦内固矣。精神内守，則陰盛而氣亦外强，知陰陽之交相生固，則精氣常爲有餘。愚者止知名之有異，如煩勞則陽氣外張，而不知精亦内絶，如逆之傷腎，則春陽之氣亦無所資生，不知陽爲陰之固，陰爲陽之根，而精氣恆不足矣。若有餘則陽氣充而耳目聰明，精血足而身體强健，精神完固，能却老而全形，壯者益充滿而平治也。雖然，治世之聖人，與逸世之真人，至人不同，壽僅可以百數，然亦有修身之道，壽命無窮，與天地終始。行所無事，則外不勞形，内無思想，恬惔虚無，則精神内守，真氣從之，其知道者，亦歸於真人。

王子芳曰：調此二者，重在七損，故曰陰氣自半，曰體重，曰陰痿。夫起居動作爲陽，耳目九竅爲陽，曰起居衰矣，曰耳目不聰明，九竅不利，自陰虚而衰及於陽也。

天不足西北，故西北方陰也，而人右耳目不如左明也。地不滿東南，故東南方陽也，而人左手足不如右强也。帝曰：何以然？岐伯曰：東方陽也，陽者其精并於上，并於上則上明而下虚，故使耳目聰明，而手足不便也。西方陰也，陰者其精并於下，并於下則下盛而上虚，故其耳目不聰明，而手足便也。故俱感於邪，其在上則右甚，在下則左甚，此天地陰陽所不能全也，故邪居之。

王冰曰：在上故法天，在下故法地。夫陰陽之應天地，猶水之在器也，器圓則水圓，器曲則水曲，人之血氣亦如是，故隨不足則邪氣留居之。

馬蒔曰：此言人身之形體，無非象乎天地，始如上文所謂法陰陽者有由也。人以耳目爲上體也，凡右耳目不如左耳目之聰明者，何也？亦以頭象乎天而已。蓋天位乎上，其形體東南雖滿，而西北不足，故西北方陰也。左耳目屬東南爲陽，右耳目屬西北爲陰，今天不足西北，宜乎人之右耳目不如左耳目之聰明也。人以手足爲下體也，凡左手足不如右手足之强者何也？亦以身象乎地而已。蓋地位乎下，西北雖滿而東南不滿，故東南方陽也。右手足屬西北爲陰，左手足屬東南爲陽，今地不滿東南，宜乎人之左手足不如右手足之强也。然此乃天地陰陽之氣使然耳。東方者陽也，陽者其精氣上升而并於上，并於上則人稟天地之氣者，上明而下虚，故天足東南，左耳目宜聰明也，地不滿東南，左手足宜不便也。西方者陰也，陰者其精氣下降而并於下，并於下則人稟天地之氣者，下盛而上虚，故天不足西北，右耳目宜不聰明也，地滿西北，右手足宜便也。故使在上之頭在下之手足者，俱感於邪，其在上者，則右耳目之病甚，以天不足西北也，其在下者，則左手足之病甚，以地不滿東南也。凡曰甚者，以天地之陰陽所不能全也，故邪居之者爲尤甚耳。由此觀之，則人之形體無非與天地相參也，其所以法陰陽者如此。

張志聰曰：此言天地陰陽之所不能全，惟其陰陽精氣運行，故能生長收藏，化生萬物。其在人亦當配天地以養頭足，勿使邪氣居之。天不足西北者，陽中之陰不足也，故西北方陰也。而人之右耳目不如左明也，左爲陽而右爲陰，陰不足於上也。地不滿東南者，陰中之陽不足也，故東南方陽也。而人左手足不如右强也，右爲陰而左爲陽，陽不足於下也。天有精，地有形，東方陽也，其精氣上升而并於上，并於上則上盛而下虚，故使人之耳目聰明而手足不便也。西方陰也，其精氣下降而并於下，并於下則下盛而上虚，故其人之耳目不聰明而手足便也。此以天地之左右而言也。以人之形身論之，其在上則右虚，在下則左虚，是天地陰陽之所不能全，而人身亦有左右之不足也。上文言天地左右之上下，此言人身上下之左右。

王子芳曰：上篇論陽氣生於陰精，此復言天有精，而精氣上下交并，是陰精又生於天也。

故天有精，地有形，天有八紀，地有五里，故能爲萬物之父母。清陽上天，濁陰歸地，是故天地之動靜，神明爲之綱紀，故能以生長收藏，終而復始。惟賢人上配天以養頭，下象地以養足，中傍人事以養五臟。天氣通於肺，地氣通於嗌，風氣通於肝，雷氣通於心，谷氣通於脾，雨氣通於腎。六經爲川，腸胃爲海，九竅爲水注之氣。以天地爲之陰陽，陽之汗，以天地之雨名之；陽之氣，以天地之疾風名之。暴氣象雷，逆氣象陽。故治不法天之紀，不用地之理，則災害至矣。裏，當作理。嗌，音益。

王冰曰：陽爲天，降精氣以施化；陰爲地，布和氣以成形。五行爲生育之井里，八風爲變化之綱紀，八紀謂八節之紀，五里謂五行化育之里。陽天化氣，陰地成形，五里運行，八風鼓坼，收藏生長，無替時宜，夫如是故能爲萬物變化之父母也。所以能爲萬物之父母者，何以有是清濁之升降也？清陽上天，濁陰歸地，然其動静誰所主司？蓋由神明之綱紀爾。上文曰，神明之府，此之謂也。生長收藏，終而復始，神明之運，乃能如是，頭員故配天，足方故象地，人事更易，五臟遞遷，故從而養也。肺居高，故天氣通；嗌次下，故地氣通。風生木，故通肝；雷象火之有聲，故通心；谷空虛，脾受納，故通谷；腎主水，故通雨氣；六經流注不息，故通川；腸胃受納，故通海也。《靈樞經》曰：胃爲水穀之海是也。清明者，象水之内明；流注者，象水之流注。以人事配象，則近指天地以爲陰陽，汗泄於皮腠者，是陽氣之發泄爾，然其取類於天地之間，則雲騰雨降而相似也。故曰，陽之汗，以天地之雨名之。陽氣發散，疾風飛揚，故以應之。暴氣鼓擊，雷霆震驚，故以象之。逆氣陵上，陽氣亦然，故象陽。背天之紀，違地之理，則大紀反作，五氣更傷，真氣既傷，則災害之至可知矣。

馬蒔曰：此承上文而極言之，見人之一身，無非象乎天地，而人之治身者，當法天地也。故在上爲天，其氣至精，在下爲地，其體成形，天有八節之紀，地有五行之理，故天以精，地以形，形氣相感而化生萬物，所以爲萬物之父母。其清陽則上於天，其濁陰則歸於地，陰陽升降，即天地之動静也，是故天地之動静，有神明存焉，以爲之綱紀，即首章所謂神明之府者是也。故能以生長收藏乎萬物，終而復始，循環無端也。惟賢人者，以頭象乎天也，乃上配天以養其頭；以足象乎地也，乃下象地以養其足；以五臟在人身之中也，乃中傍人事而修之以養五臟。通三才以善養其身，非賢人不能也。然人所同與天地者，不啻惟是。人之五臟，上通於喉嚨，其氣至清，吾人之聲音，從此而發。《靈樞》憂恚無言篇少師曰：喉嚨者，氣之所以上下者也。俗云氣喉是也。此喉在前，通於五臟，凡聲音之出入，有會厭以爲之開闔，若飲食入於咽喉者，經此而過，亦賴會厭以爲之遮閉，唯肺爲五臟之華蓋，而上天之氣至清者也，乃於吾肺而相通焉。人之六腑，上通於咽喉，咽喉者即嗌也，吾人之飲食，從此而入。《靈樞》憂恚無言篇少師曰：咽喉者，水穀之道路也。俗云食喉是也。名曰嗌。此喉在後，通於六腑，唯咽喉爲水穀之道路，而地氣至濁者也，乃於此嗌而相通焉。足厥陰肝經，屬木，上文曰，風生木，木生酸，酸生肝。又曰，在天爲風，在地爲木，在臟爲肝。此天之風氣所以通於肝也。雷爲火，心亦屬火，雷主有聲，而心之聲爲笑，亦主有聲，此天之雷氣所以通於心也。谷至空虚。脾能運化其所納，此地之谷氣，所以能通於脾也。雨爲水，腎亦主水，此天之雨氣，所以通於腎也。手有三陽三陰經，足有三陽三陰經，各有六經也。手之陽經，自手走頭，陰經自腹走手，足之陽經，自頭走足，陰經自足走腹，如川之流，脈絡貫通，此六經之所以爲川也。胃爲倉廩之官，凡物從此而藏，猶海之藏垢納汙，小腸爲受盛之官，大腸爲傳道之官，此腸胃之所以爲海也。頭有七陽竅，下有二陰竅，人身止有此九竅耳，有此九竅，則氣從此洩，猶水之流注而不閉也。又以天地之陰陽，爲吾身之陰陽而論之，人之有汗，乃陽氣之發泄，是即陽之汗也。陽氣者，衛氣也。其可名以天地之雨乎？人有陽氣，發散通達，其可名以天地之疾風乎？張子《正蒙》云：陽在外者不得入，則周旋不舍而爲風，人有暴戾之氣，鼓擊有聲，其可以象天之雷乎？《正蒙》曰：陽在内者不得出，則奮擊而爲雷霆。人有逆氣，其氣必上，天之陽氣，上積而升，其可以象天之陽乎？夫人之一身，通於天地者如此，故凡治身者，當法天之紀，用地之理可也，否則災害至矣。

張志聰曰：天有所生之精，地有所成之形，天有八方之綱紀，地有五行之道理，其精氣交通於九州八方之外，故能爲萬物生長之父母，又非止於上下之交并而已。然天地之體位，雖有東西南北之不足，而神明爲之綱紀，故能以生長收藏，終而復始，化生萬物。神明者，生五氣化五行者也，惟賢人上配天以養耳目之聰明，下象地以養腰以下之不足，節五味，適五志，以養五臟之大和，雖有賊邪而勿能居之矣。此篇曰聖人，曰賢人，謂惟聖賢能法則天地，逆從陰陽，恬惔虚無，精神内守，可使益壽無有終極之時，而皆歸於真人也。夫肺臟屬乎乾金，位居至高，而主周身之氣，故與天氣相通，此復言非唯頭之上竅通乎天，從腰以下以象地，而五臟六腑九竅六經，皆與天地之氣相通，惟賢人能法天之紀，用地之理，以治身，故災害不能及也。嗌乃胃腑之門，主受濕濁之氣以入胃，故與地氣相通。太陰陽明篇曰：喉主天氣，嗌主地氣。風生木，木生肝，外内之氣相通也。雷，火之發聲也，心爲火臟，氣相感召，故與心相通。脾爲土臟，而主司轉運。谷氣，山谷之通氣也，故與脾氣相通。腎爲水臟，雨氣寒水之氣也，故通腎。六經，手足三陰三陽之經脈也，外內環轉，如川流之不息，故爲川。腸胃受盛水穀，如海之無所不容，又胃爲水穀之海，而外合海水，腸爲受盛之官，故皆爲海。精氣通上竅，濁水出下竅，故曰九竅爲水注之氣。陰陽者，天地之道也，以天地之道，通吾身之陰陽，汗出於陰液，由陽氣之宣發，故曰陽加於陰謂之汗。雨乃地之陰濕，亦由天氣之所化施，故可方人之汗。風出於地之隧谷，陽氣發於裏陰，以疾風名之者，言陽氣之行身有道，無少逆滯者也。氣暴如雷火之發，氣逆如陽熱之勝，此復言陽氣之如風行於上下四旁，無暴無逆也。是故人之陰陽，通乎天地者也。夫天有八紀，地有五里，苟爲治而不取法天地之陰陽，則災害至矣。

故邪風之至，疾如風雨。故善治者治皮毛，其次治肌膚，其次治筋脈，其次治六腑，其次治五臟。治五臟者，半死半生也。故天之邪氣，感則害人五臟；水穀之寒熱，感則害於六腑；地之濕氣，感則害皮肉筋脈。

王冰曰：至謂至於身形。治皮毛，止於萌也。治肌膚，救其已生。治筋脈，攻其已病。治六腑，治其已甚。治五臟，治其已成。神農曰：病勢已成，可謂半愈。然初成者獲愈，固久者伐形。故治五臟者，半死半生也。其四時之氣，八正之風，皆天邪也。金匱真言論曰：八風發邪以爲經風，觸五臟，邪氣發病。故天之邪氣，感則害人五臟。熱傷胃及膀胱，寒傷腸及膽氣，故感則害於六腑。濕氣勝則榮衛之氣不行，故感則害於皮肉筋脈。

馬蒔曰：此承上文而言，善治邪者，圖之貴早，正以天地之邪各有所害，而不得不治之也。故邪風之至於人身也，猶之風雨之速，即上古天真論之虛邪賊風，風論云風者善行而數變也。其至由皮毛而入肌膚，入筋脈，入六腑，入五臟，其行甚速也。善治者，方其入皮毛時，即從皮毛而治之；其次者，則從肌膚而治之；又其次者，則從筋脈而治之；又其次者，則從六腑而治之；又其次者，則從五臟而治之。但治五臟者，邪已入深，猝難爲力，誠半死而半生也。上文言天氣通於肺，肺爲五臟之華蓋，言肺則五臟皆通矣，故天之邪氣，感則害人五臟，凡風寒暑濕燥火皆是也。上文言地氣通於嗌，由嗌而入，乃六腑也，故水穀之寒熱，感則害人六腑，蓋水穀雖所以養生，而凡寒熱之非時失宜，皆足以傷人也。太陰陽明論岐伯曰：濕者下先受之。《靈樞》邪氣臟腑病形篇岐伯曰：身半以下者，濕中之也。又小鍼解云：清氣在下者，言清濕地氣之中人也，必從足始。故地之濕氣，感則害人皮肉筋脈。夫邪之傷人也不同，其行爲至速者無異，人可以治之不早也哉？

張志聰曰：天之邪氣，始傷皮毛，由皮毛而至肌肉筋脈，由筋脈而入於臟腑，故如風雨之驟至，而易入於內也。獨言風者，風爲百病之長，而能開發皮腠。夫陽氣者，衛外而爲固也。天之陽邪，始傷皮毛氣分，故善治者，助陽氣以宣散其邪，不使内入於陰也。邪在皮毛，留而不去，則入於肌膚矣，肌膚尚屬外之氣分，亦可使邪從外解，故其治之次也。邪在肌膚，留而不去，則入於經絡矣，經脈内連臟腑，外絡形身，善治者知邪入於經，即從經而外解，不使内干臟腑，此爲治之法，又其次也。治六腑者，《金匱要略曰》，經絡受邪入臟腑，爲内所因，邪入於經，留而勿治，則入於裏矣，故止可從腑而解。治五臟者，五臟之脈屬臟絡腑，六腑之脈屬腑絡臟，臟腑經氣，連絡相通，邪入於内，而又不從腑解，則干及於臟矣。邪在五臟經氣之間，尚可救治而生，如干臟則死矣，故曰半死半生也。夫皮膚氣分爲陽，經絡血分爲陰，外爲陽，内爲陰，腑爲陽，臟爲陰，邪在陽分爲易治，邪在陰分爲難治，此論爲治之道，當取法乎陰陽也。天之邪氣，由形表而入於裏陰，故感則害人五臟，水穀入胃，寒温不適，飲食不節，而病生於腸胃，故感則害人六腑。清濕地氣之中人也，必從足始，故感則害人皮肉筋脈。夫臟爲陰，腑爲陽，筋脈血分爲陰，皮肉氣分爲陽，天地之邪，有陰有陽，水穀之氣，有熱有寒，而病人之形身臟腑，亦有陰陽之别也。

故善用鍼者，從陰引陽，從陽引陰，以右治左，以左治右，以我知彼，以表知裏，以觀過與不及之理，見微得過，用之不殆。

王冰曰：凡此皆深明用鍼之法也。

馬蒔曰：此言善鍼者之有法也。上文言由皮毛而漸入臟腑，則在外爲表，在内爲裏，在表爲陽，在裏爲陰。善用鍼者，知陽病必行於陰也，故從陰以引之而出于陽，知陰病必行於陽也，故從陽以引之而入於陰。《難經》六十七難曰：五臟募皆在陰，而俞在陽者何謂也？然。陰病行陽，陽病行陰，故令募在陰，俞在陽。此乃指背腹爲陰陽，特一端耳，然鍼法之從陰引陽，從陽引陰，不止於此。《靈樞》終始、禁服、四時氣篇人迎脈盛爲陽經病，則瀉陽補陰；氣口脈盛爲陰經病，則瀉陰補陽。補瀉施而陰陽和，亦從陰引陽，從陽引陰法也。凡人身經絡，左與右同，我與彼同，表與裏同，故以右治左，以左治右，以我知彼，以表知裏，如繆刺論以邪之入於經者爲巨刺，流溢於大絡而生奇病者爲繆刺。繆刺者，以左取右，以右取左。其所謂大絡者，十五絡也；巨刺者，正刺也；繆刺者，與經脈異處也。凡病之邪氣盛，則實者失之太過；正氣奪，則虚者失之不及。當觀過與不及之理，所見精微，而知其病在何經，則施以用鍼之法，庶不至於危殆矣。

張志聰曰：此言用鍼者，當取法乎陰陽也。夫陰陽氣血外内左右交相貫通，故善用鍼者，從陰而引陽分之邪，從陽而引陰分之氣，病在左者取之右，病在右者取之左，以我之神，得彼之情，以表之證，知裏之病，觀邪正虛實之理而補瀉之，見病之微萌，而得其過之所在，以此法用之，而不至於危殆矣。

善診者察色按脈，先別陰陽。審清濁，而知部分；視喘息，聽音聲，而知所苦；觀權衡規矩，而知病所主；按尺寸，觀浮沉滑濇，而知病所生。以治無過，以診則不失矣。

王冰曰：別於陽者，則知病處，別於陰者，則知死生之期。清濁謂察色之青赤黃白黑。部分謂臟腑之位，可佔候處。聽音聲，謂聽聲之宫商角徵羽。視喘息，謂候呼吸之長短也。權也者，所以察中外；衡也者，所以定高卑；規也者，所以表柔虛；矩也者，所以明强盛。故善診之用必備見焉。所主者，謂應四時之氣所主生病之在高下中外也。浮脈者，浮於手下也。沉脈者，按之乃得也。滑脈者，往來易。濇脈者，往來難。故審尺寸，觀浮沉，而知病之所生以治之也。有過無過，皆以診之，則所主治無誤失也。

馬蒔曰：此言善診者之有法也。診，視驗也，必察其色，以色者神之所形也。按其脈，以脈者血之府也。先別其病之或在陰經，或在陽經，復審其面之氣色清濁，而知其病之在部分者何經。如《靈樞》五色篇黃帝曰：庭者首面也，闕上者咽喉也，闕中者肺也，下極者心也，直下者肝也，肝左者膽也，下者脾也，方上者胃也，中央者大腸也，挾大腸者腎也，當腎者臍也，面王以上者小腸也，面王以下者膀胱子處也，顴者肩也，顴後者臂也，臂下者手也，目内眥上者膺乳也，挾繩而上者背也，循牙車以下者股也，中央者膝也，膝以下者脛也，當脛以下者足也，巨分者股裏也，巨屈者膝臏也，此五臟六腑肢節之部也。沉濁爲内，浮澤爲外，黃赤爲風，青黑爲痛，白爲寒，黃而膏潤爲膿，赤甚者爲血，痛甚爲攣，寒甚爲皮不仁。視其喘息，聽其音聲，而知其病候之所苦者何經，如肝聲呼，音應角，調而直，音聲相應則無病，角亂則病在肝；心聲笑，音應徵，和而長，音聲相應則無病，徵亂則病在心；脾聲歌，音應宫，大而和，音聲相應則無病，宫亂則病在脾；肺聲哭，音應商，輕而勁，音聲相應則無病，商亂則病在肺；腎聲呻，音應羽，沉而深，音聲相應則無病，羽亂則病在腎也。觀權衡規矩而知病時之所主者何經，如脈要精微論云：春應中規，言陽氣柔軟如規之圓也。夏應中矩，言陽氣强盛如矩之方也。秋應中衡，言陰升陽降，高下必平。冬應中權，言陽氣居下，如權之重也。按其尺寸，觀脈之浮沉滑濇，而知病脈之所生以治者何經，如平人氣象論言：欲知寸口太過與不及，以診諸病。《靈樞》論疾診尺篇可以診尺知病之類。然此乃有病之人也。及無病者而皆診以知之，則不至於有所失矣。

張志聰曰：夫色爲陽，血爲陰，然色有陰陽，而脈有陰陽，故善診者，察色按脈，當先審别其陰陽也。夫色有清明，有濁暗，五色之見於面也，各有部分，審清濁則知病之從來，知部分則知病之所在。《金匱要略》曰：息摇肩者心中堅，息引心中上氣者欬，息張口短氣者肺痿唾沫。又曰：吸而微數，其病在中焦，實也，當下之則愈，虚者不治。在上焦者其吸促，在下焦者其吸遠，此皆難治。呼吸動摇振振者不治。又曰：病人語聲寂然喜驚呼者，骨節間病。語聲喑喑然不徹者，心膈間病。語聲啾啾然細而長者，頭中病。平脈篇曰：病人欠者，無病也；脈之而呻者，病也。言遲者，風也；摇頭者，裏痛也。裏實護腹，如懷卵物者，心痛也。此以望聞而知其病之所苦也。觀權衡規矩而知病所主者，觀四時所應之脈，而知病之所主爲何臟也。按尺寸而知病所生以治者，寸主在上爲陽，尺主在下爲陰，浮爲在表爲陽，沉爲在裏爲陰，滑主氣爲陽，濇主血爲陰，審脈之上下表裏氣血，而知病之生於陰生於陽，而以法治之也。夫診有五過。診無差誤，則治之不失矣。

故曰：病之始起也，可刺而已，其盛可待衰而已。故因其輕而揚之，因其重而減之，因其衰而彰之。

王冰曰：可刺，以輕微也。若病盛取之，毁傷真氣，故其盛者，必可待衰。夫輕者發揚則邪去，重者節減而去之，或因病氣衰攻令邪去，則真氣堅固，血色彰明。

馬蒔曰：此言善治者之有序也。方知病之始起也，其邪未盛，可即刺之，而病自已。其邪盛者，可待其勢之既衰以刺之，而病亦已。夫病之始起而刺之即已，所謂因其病勢之輕而發揚之耳。如下文，其在皮者汗而發之，及其盛而必待其衰，所謂因其病勢之重而漸減之也。至於末後，則病勢既衰，當因其邪氣之衰，而使正氣之彰，斯則初中末三治之法，所謂初則發攻，中則調和，末則收補者是也。治病者可不知哉？然本節雖言用鍼，而用藥之理，亦不外是也。

張志聰曰：此以下言治病者，亦當取法乎陰陽也。夫鍼石所以治外者也，病之始起，尚在於外，故可刺而已。其病盛者，勿去其鍼，待其衰而後已。言始起在外，在陽，盛則在裏，在陰也。病之始起，則輕而淺，久則重而深，故因其輕而發揚之，因其重而少減之，因其病勢少衰而彰逐之，蓋病之盛者不可急逆。經曰：微者逆之，盛者從之，避其來鋭，擊其惰歸。此之謂也。

形不足者，温之以氣；精不足者，補之以味。

王冰曰：氣謂衛氣，味謂五臟之味也。《靈樞經》曰：衛氣者，所以温分肉而充皮膚，肥腠理而司開闔，故衛氣温則形分足矣。上古天真論曰：腎者主水，受五臟六腑之精而藏之，故五臟盛乃能瀉。由此則精不足者，補五臟之味也。

馬蒔曰：此言用藥者之不偏也。上文曰味歸形，形食味，則形不足者，當温之以味也而玆曰温之以氣。上文曰氣歸精，精食氣，則精不足者，當補之以氣也，而玆曰補之以味。正以上文又曰味傷於形，則傷於味者，亦能傷形也。而味不可以無氣，故戒之曰，形不足者當温之以氣，毋專用味焉可也。所謂獨陰不生者是也，如用陰味之藥，必兼以陽氣之藥。上文又曰，氣傷精，則偏於氣者，亦能傷精也，而氣不可以無味。故戒之曰，精不足者當補之以味，毋專用氣焉可也。所謂孤陽不成者是也。如用陽氣之藥，必兼以陰味之藥。王註以氣爲衛氣者非。蓋温之以氣，以衛氣爲解，則補之以味，豈人身亦有味乎？然氣爲陽，故曰温。味爲陰，故曰補。神聖之立身有法也如是。

張志聰曰：形謂形體肌肉，精謂五臟之陰精。夫形歸氣，氣生形，温熱氣勝者，主補陽氣，故形不足者，當温之以氣。五臟，主藏精者也，五味入口，各歸所喜，津液各走其道，故五味以補五臟之精。《靈樞經》曰：諸部脈小者，血氣皆少，其陰陽形氣俱不足，勿以鍼，而當調以甘和之藥可也。是不足者，不可妄用其鍼，當温補其氣味。

其高者，因而越之；其下者，引而竭之；中滿者，瀉之於內；其有邪者，漬形以爲汗；其在皮者，汗而發之；其慓悍者，按而收之；其實者，散而瀉之。審其陰陽，以別柔剛，陽病治陰，陰病治陽，定其血氣，各守其鄉。血實宜決之，氣虛宜掣引之。漬，資賜切。慓，必遥切。悍，音汗。

王冰曰：越謂越揚也，引謂泄引也，內謂腹內，邪謂氣邪之氣。風中於表，則汗而發之，皮在外，故汗發泄。其氣候疾利者，則按而收斂之。實則散瀉者，陽實則發散，陰實則宣瀉也。陰曰柔，陽曰剛，所謂從陰引陽，從陽引陰，以右治左，以左治右者也。鄉謂本經之氣位，決謂決破其血，掣讀爲導，導引則氣行條暢也。

馬蒔曰：此舉治病之法也。掣當作掣。病之在高者，因而越之，謂吐之使上越也，病之在下者，引而竭之，謂疏之使下竭也。如濕在下，宜利小便之義。中滿者，瀉之於內，謂蓄積有餘，腹中脹滿，當從而瀉之也。如《靈樞》脹論謂：五臟六腑皆有脹，而言無問虛實，工在疾瀉。但今之醫工，不敢言瀉，而病人恐瀉，致使中滿之疾，綿延日久，經絡閉塞而死。噫！與其瀉遲而死，孰若瀉早而愈？故《靈樞》疾瀉之旨深哉！其有邪者，當從而汗之，而其汗頗多，其形似漬也。蓋以邪之在皮者，當汗而發之耳。即上文所謂善治者治皮毛是也。其慓悍者，謂邪氣慓悍疾利，既按摩以散之，而復有以收之，使正氣不散也。其有實者，謂有形如積塊之類，當散而瀉之，蓋上文之中滿未必有形也。而此爲痞滿之類。審其病之在陰在陽，以別其邪之爲柔爲剛。《難經》十難以五臟之邪相干爲剛，以六腑之邪相干爲柔。蓋陽經爲腑，邪始感故爲柔；陰經爲臟，邪入深故爲剛。然陽病必行於陰，故陽病治陰，則從陰以引於陽，而陽病可去。陰病必行於陽，故陰病治陽，則從陽以引於陰，而陰病可去。凡六經血氣，或血多氣少，或血少氣多，或氣血皆少，或氣血皆多，各守其鄉，其血實者宜疏決之，謂破去其血，如決水之義，其氣虛者，宜掣引之，謂導引其氣，使至於條暢。如此則治病之法盡矣。

張志聰曰：人有三部，在上爲陽，在下爲陰。病在胸膈之上者，因其上而發越之；其在胷腹之下者，因其下而引去之；其在中者，宜從内而瀉洩之。此言病之有上下陰陽而治之有法也。漬，浸也。古者用湯液浸漬取汗，以去其邪，此言有邪之在表也。邪在皮毛，取汗而發散之。氣之慓利者，宜按摩而收引。陽實者宜散之，陰實者宜瀉之。此言病之有表裏陰陽，而治之亦有法也。陰陽者，天之道也；剛柔者，地之道也；參合天地之氣者，人之道也。如感天之陽邪，則當治人之陰氣，陰氣盛而陽熱之邪自解矣。如感天之陰邪，則當治人之陽氣，陽氣盛而陰寒之邪自散矣，此邪正陰陽之各有對待而善治者之有法也。如邪在氣分，則當守其陰血，而勿使邪入於陰；如邪在血分，則當守其陽氣，而勿使陰邪傷陽。定其血分氣分之邪，而各守其部署。蓋陽邪傷氣，陰邪傷血，氣血内守則邪不敢妄侵，此即上文對待之意也。經曰：邪之所凑，其正必虛。實者邪氣實，而虛者正氣虛也。血實者決之使行，氣虛者掣之使升，蓋陽氣發原於下也。上節言各守其陰陽氣血，使邪之不敢妄傳，此復言邪在血分，而血實者宜行血以驅邪，邪在氣分，而氣虛者宜提掣陽氣以助正，此又邪正對待之一法也。按此篇論天地人之陰陽相應，而鍼石診治，亦皆法乎陰陽。故曰，天地者，萬物之上下也，陰陽者，血氣之男女也。蓋陰陽之在人爲男爲女，在身爲氣爲血，故末結其氣血焉。

古今圖書集成醫部全録卷五

黄帝素問

陰陽離合論篇第六

馬蒔曰：陰陽者，陰經陽經也。其義論離合之數，故名篇，此與《靈樞》根結篇相爲表裏。

黄帝問曰：余聞天爲陽，地爲陰；日爲陽，月爲陰。大小月三百六十日成一歲，人亦應之。今三陰三陽，不應陰陽，其故何也。岐伯對曰：陰陽者，數之可十，推之可百；數之可千，推之可萬；萬之大不可勝數，然其要一也。三數字，俱上聲。

王冰曰：人以四時五行運於内，故應天。其要一，謂離合也。陰陽雖不可勝數，然其要妙以離合推步，悉可知之。

馬蒔曰：此言天地陰陽之數無窮，而人身必應之也。帝問天爲陽，地爲陰，而一歲之中，日象陽，月象陰，月有大小，積至三百六十日以成一歲，而人亦應之，今人手有三陰三陽，足有三陰三陽，亦當與天地之陰陽相應，而兹有不應者，何也？伯言天地之陰陽，數爲至賾，其始也，數之可十，推之則可百；其既也，數之可千，推之則可萬；至千萬之大，有不可勝數，然數之不可勝數者離也，析而言之也。其數之萬而千，百而十者合也，統而言之也。其爲要則一也，豈有人之三陰三陽，而不應天地之陰陽也哉？

張志聰曰：按此篇論三陰三陽之氣，皆出於地之陰，出則爲陽，合則歸陰，與天地定位日月呈象之陰陽不同，故帝設此問，而名曰陰陽離合論也。陰陽繫日月論曰：天爲陽，地爲陰，日爲陽，月爲陰。其合之於人，腰以上爲天，腰以下爲地，故足之十二經脈，以應十二月。月生於水，故在下者爲陰。手之十指以應十日。日主火，故在上者爲陽。曰大小月三百六十日成一歲，人亦應之，與日月論文義相同。夫陰陽者，有名而無形，不可勝數，然其要道歸於一也。《易》曰一陰一陽之謂道。

莫子晉曰：天地定位，日月運行，寒暑往來，陰陽出入，總歸於太極一炁之所生。

天覆地載，萬物方生，未出地者命曰陰處，名曰陰中之陰。則出地者命曰陰中之陽。陽予之正，陰爲之主。故生因春，長因夏，收因秋，藏因冬。失常則天地四塞。陰陽之變，其在人者，亦數之可數。塞，入聲。末數字，上聲。

王冰曰：處陰之中，故曰陰處。形未動出，是則爲陰。以陰居陰，故曰陰中之陰。形動出者，是則爲陽。以陽居陰，故曰陰中之陽。陽施正氣，萬物方生，陰爲主持，羣形乃立。春夏爲陽，故生長，秋冬爲陰，故收藏。若失其常道，則春不生，夏不長，秋不收，冬不藏。夫如是則四時之氣閉塞，陰陽之氣無所運行矣。天地陰陽雖不可勝數，在於人形之用者，則數可知之。

馬蒔曰：此承上文而言萬物之生，必本於陰陽，遂推人身之陰陽，亦數之有可數也。天覆乎上，而其氣下降，地載於下，而其氣上升，則萬物在其中者，於是乎生長收藏也。方其未出地者，地之下爲陰，處於陰之中，命曰陰處，又名曰陰中之陰；及其出於地而生者，地之上爲陽，似當命曰陽處，然亦不離乎陰也，命曰陰中之陽。陽施正氣而萬物以生，陰爲主持而羣形乃立，故生長收藏，因於四時，而未始失其常也。使四時之氣失其常，則天地之氣爲之四塞，此乃陰陽之變，不可勝數，而其在於人，則數之可數，豈有三陰三陽，而不應天地之陰陽者乎？

張志聰曰：天覆地載，萬物方生，言有天地然後萬物生焉。然天地之化育萬物，由四時之陰陽出入，而能生長收藏，爲萬物之終始。未出地者命曰陰處，言處於陰中，而爲陰中之陰，則出地者爲陽，其名曰陰中之陽，言從陰中所出而爲陽也。向明處曰正，予，我也，言在地之氣，乃陰中之陰，故陰爲之主，以我所主之氣，而向明處欲出者爲陽，故曰：陽，予之正也。如聖人南面而立，前曰廣明，乃室之向明處也；後曰太衝，乃陰爲之主也。是以三陽皆根起於陰。生長收藏者，地之陰陽也，春夏秋冬者，天之陰陽也。此復言地氣之出入，又因天氣之四時，而爲之生長收藏，此天地陰陽離合之常理，失常則天地四時之氣皆閉塞矣。夫天有陰陽，地有陰陽，三陰三陽之氣，雖出於地，而又當與天之陰陽相交，天地之陰陽，數之可十可百，推之可千可萬。陰陽之變，其在人者，亦不可勝數也。如人之身半以上爲陽，身半以下爲陰，手之十指爲陽，足之十二經脈爲陰，背爲陽，腹爲陰，左爲陽，右爲陰，外爲陽，內爲陰，腑爲陽，臟爲陰，與三陰三陽相應也。

帝曰：願聞三陰三陽之離合也。岐伯曰：聖人南面而立，前曰廣明，後曰太衝。太衝之地，名曰少陰；少陰之上，名曰太陽。太陽根起於至陰，結於命門，名曰陰中之陽。中身而上，名曰廣明；廣明之下，名曰太陰；

太陰之前，名曰陽明，陽明根起於厲兌，名曰陰中之陽。厥陰之表，名曰少陽，少陽根起於竅陰，名曰陰中之少陽。是故三陽之離合也，太陽爲開，陽明爲闔，少陽爲樞。三經者不得相失也，搏而勿浮，命曰一陽。

王冰曰：南方丙丁，火位主之。陽氣盛明，故曰大明。嚮明治物，故聖人南面而立。《易》曰：相見乎離，蓋謂此也。然在人身中，則心臟在南，故謂前曰廣明；衝脈在北，故謂後曰太衝。然太衝者，腎脈與衝脈，合而盛大，故曰太衝，太衝之地，名曰少陰，此正明兩脈相合而爲表裏也。少陰之上名曰太陽者，腎臟爲陰，膀胱腑爲陽，陰氣在下，陽氣在上，此爲一合之經氣也。《靈樞經》曰：足少陰之脈者，腎脈也，起於小指之下，斜趨足心。又曰：足太陽之脈者，膀胱脈也，循京骨至小指外側。由此故少陰之上名太陽也。至陰，穴名，在足小指外側。命門者，藏精光照之所，則兩目也。太陽之脈，起於目，而下至於足，故根於指端，結於目也。又曰：命門者，目也。以太陽居少陰之地，故曰陰中之陽。夫天爲陽，地爲陰，腰以上爲天，腰以下爲地，分身之旨，則中身之上，屬於廣明，廣明之下屬太陰，又心廣明。臟下則太陰脾臟也。胃爲陽明脈，行在脾脈之前，脾爲太陰脾，行於胃脈之外。又曰：足太陰之脈者，脾脈也，起於大指之端，循指内側白肉際，過核骨後上内踝前廉上腨内循胻骨之後。足陽明之脈者，胃脈也，下膝三寸而別以下入中指外間。故太陰之前名陽明也。厲兌，穴名，在足大指次指之端，以陽明居太陰之前，故曰陰中之陽。膽少陽脈行肝脈之分外，肝厥陰脈行膽脈之位内。又曰：足厥陰之脈者，肝脈也，起於足大指聚毛之際，上循足跗上廉。足少陽之脈者，膽脈也，循足跗上出小指次指之端。故厥陰之表名少陽也。厥陰，穴名，在足小指次指之端，以少陽居厥陰之表，故曰陰中之少陽。離謂別離應用，合謂配合於陰，別離則正位乎三陽，配合則表裏而爲臟腑矣。開闔樞者，言三陽之氣，多少不等，動用殊也。夫開者，所以司動靜之基。闔者，所以執禁固之權；樞者，所以主動轉之微。由斯殊氣之用，故此三變之也。若三經之至搏擊於手，而無輕重之異，則止可謂一陽之氣，無復有三陽差降之爲用也。

馬蒔曰：此言足三陽經有離合之數也。帝問人身有三陰經，有三陽經，分之而爲各經，合之而爲表裏，其離合何如？伯以足之三陽言之，其曰聖人南面而立者，蓋對君而言也。然雖曰聖人，而衆人形體亦猶是耳。在前者名曰廣明，廣明者心也，心位南方，火位主之，陽氣盛明，故曰廣明。前者，上也；廣者，大也；上，南方也。人之形體，以心胷爲前爲南，以腰腎爲後爲北，衝脈在後，名曰太衝者，腎脈與衝脈，合而盛大，故曰太衝。骨空論云：衝脈者，起於氣衝。則此所謂太衝者，正此衝脈也。按上古天真論亦稱曰：

太衝蓋尊之之辭，非足厥陰肝經之太衝穴也。太衝之地，名曰少陰，少陰者，腎也。少陰之上，名曰太陽，太陽者，膀胱也。太陽經脈之行，其根起於足小指外側之至陰，結於命門。《靈樞》根結篇岐伯曰，太陽根於至陰，結於命門。命門者，目也，即所謂睛明穴也。故太陽名曰陰中之陽，蓋言爲足少陰經之陽經也。夫然則足之太陽，與足少陰爲表裏也可知矣。上文曰，前曰廣明，是中身而上，名曰廣明，然廣明之下，名曰太陰，太陰者，脾也。太陰之前，名曰陽明，陽明者，胃也。胃脈行腹中任脈之旁，計在三行，而脾脈行在胃脈之旁，計在四行，則太陰之前名曰陽明者可推也。不惟經脈爲然，其胃之形體居中，脾居右旁，其前後亦猶是也。陽明經脈之行，其根起於足次指端之厲兑，名曰陰中之陽，蓋言爲足太陰經之陽經也。《靈樞》根結篇岐伯曰：陽明起於厲兑，結于顙大。顙大者，鉗耳也。鉗耳者，頭維穴也。夫然則足之陽明，與足太陰相爲表裏也可知矣。厥陰者，肝也。厥陰之表名曰少陽，少陽者膽也。少陽經脈之行，其根起於足四指端之竅陰，名曰陰中之少陽，蓋言爲足厥陰經之陽經也。《靈樞》根結篇岐伯曰：少陽根於竅陰，結於窻籠，窻籠者，耳中也。耳中者，聽宮也。是故三陽經之離合也，其離有太陽、陽明、少陽之分，然太陽者三陽也，爲陽之表，其義曰開。陽明者二陽也，爲陽之中，其義曰闔。少陽者，一陽也。爲陽之裏，其義曰樞。非樞則無所立，非闔則無所入，非開則無所出，誠離之不能以無合也，此三陽經之所以不得相失也。其脈搏擊於手，脈宜主浮，然勿至太浮，彼此相似方爲一體，雖有三陽之分，而不得有三陽之異，其實名之曰一陽也。一陽者，脈之皆爲陽也，所謂三陽之離合者如此。

張志聰曰：離則爲三陰三陽，合則爲一陰一陽。南面者人君聽治之位，故曰聖人，然人皆面南而背北，左東而右西，以聖人而推及於萬民也。南面爲陽，故曰廣明。背北爲陰，故曰太衝。太衝乃陰血之原，位處下焦，上循背裏，是以三陰以太衝爲主。太衝所起之地，爲足少陰之處，少陰與太陽合，陽出於陰，故在陰之上。太陽經脈之根，起於至陰。《靈樞》根結篇曰：太陽結於命門，命門者目也；陽明結於顙大，顙大者鉗耳也；少陽結於窻籠，窻籠者耳中也。太陰結於太倉，少陰結於廉泉，厥陰結於玉英。身半以上，天氣主之；身半以下，地氣主之。陽出於陰，從下而上，故中身而上名曰廣明。先以前面爲陽，此復以中身而上爲陽。太陰主中土，而爲陰中之至陰，故位居廣明之下。太陽與陽明合，並主中土，故位居太陰之前。厲兑乃足陽明經脈之所起，太陽之氣在上，故曰少陰之上。兩陽合明曰陽明，在二陽之間而居中土，故曰太陰之前。厥陰處陰之極，陰極於裏，則生表出之陽，故曰厥陰之表。蓋以前爲陽，上爲陽，表爲陽也。曰上、曰前、曰表者，言三陽之氣也。曰至陰、厲兑、竅陰者，言三陽之經脈也。手足十二經脈，主三陰三陽之氣，在經脈則分爲三陰三陽，在氣相摶，命曰一陰一陽耳。厥陰乃少陽，主初生之氣，故名陰中之少陽。三陽之氣，皆出於陰，故曰陰中之陽，而止論足之三經也。陰陽之氣，分而爲三陰三陽，故有開闔樞也。太陽者，巨陽也，爲盛陽之氣，故主開；陽明合於二陽之間，故主闔；少陽乃初出之氣，故主樞。開闔者，如户之扉，樞者，扉之轉柱也，舍樞不能開闔，舍開闔不能轉樞。是以三經者不得相失也。開主外出，闔主内入，樞主外内之間，若摶於中而勿浮，則合而爲一陽矣。

帝曰：願聞三陰。岐伯曰：外者爲陽，内者爲陰。然則中爲陰，其衝在下，名曰太陰。太陰根起於隱白，名曰陰中之陰。太陰之後名曰少陰，少陰根起於涌泉，名曰陰中之少陰。少陰之前名曰厥陰，厥陰根起於大敦，陰之絶陽，名曰陰之絶陰。是故三陰之離合也，太陰爲開，厥陰爲闔，少陰爲樞。三經者不得相失也，摶而勿沉，名曰一陰。

王冰曰：外者爲陽，内者爲陰，言三陽爲外運之離合，三陰爲内用之離合也。衝脈在脾之下，故言其衝在下。《靈樞經》曰：衝脈者，與足少陰之絡，皆起於腎下，上行者過於胞中。由此衝脈之上，太陰位也。隱白，穴名，在足大指端，以太陰居陰，故曰陰中之陰。少陰者，臟位及經脈之次也。太陰，脾也。少陰，腎也。脾臟之下，近後則腎之位也。又曰：足太陰之脈，起於大指之端，循指内側及上内踝前廉上腨，内循䯒骨後，足少陰之脈，起於小指之下，斜趨足心，出於然骨之下，循内踝之後以上腨内。由此則太陰之下，名少陰也。涌泉，穴名，在足心下，踡指宛宛中。厥陰，亦臟位及經脈之次也。少陰，腎也。厥陰，肝也。腎臟之前，上則肝之位也。又曰：足少陰脈循内踝之後，上腨内廉，足厥陰脈，循足跗上廉，去内踝一寸，上踝八寸，交出太陰之後上膕内。由此故少陰之前，名厥陰也。大敦，穴名，在足大指之端，三毛之中也。兩陰相合，故曰陰之絶陽。厥，盡也，陰氣至此而盡，故名曰陰之絶陰。開闔樞者，亦氣之不等也。林億曰：開折則倉廩無所輸，隔洞者取之太陰。闔折則氣弛而善悲，悲者取之厥陰。樞折則脈有所結而不通，不通者取之少陰。沉，言殊見也，陽浮亦然。若經氣應至無沉浮之異，則悉可謂一陰之氣，非復有三陰差降之殊用也。

馬蒔曰：此言足三陰經有離合之數也。言在外者爲陽經，則在内者爲陰經。然則人身之中半當爲陰經，其衝脈則在下，而居衝脈之上者脾也，脾者名曰太陰。太陰經脈之行，其根起於足大指内側之隱白，結於太倉，名曰陰中之陰，蓋言爲陰經中之太陰也。夫然，則太陰爲足陽明之陰經也可知矣。脾之下爲腎，故太陰之後名曰少陰，少陰者腎也。少陰經脈之行，其根起於足之涌泉，結於廉泉，名曰陰中之少陰，蓋言爲陰經中之少陰也。夫然，則少陰爲足太陽之陰經也可知矣。腎之前，近上則爲肝，故少陰之前名曰厥陰，厥陰者肝也。厥陰經脈之行，其根起於足大指端之大敦穴，結於玉英，玉英即任脈經玉堂穴，乃陰經中之絶陽。絶陽者純陰也，名曰陰之絶陰。絶陰者，盡陰也，所謂厥者盡也。夫然，則厥陰爲少陽少陰經也可知矣，是故三陰經之離合也，其離者有太陰、少陰、厥陰之分。然太陰者三陰也，爲陰之外，其義爲開；厥陰者一陰也，爲陰之盡，其義爲闔；少陰者二陰也，爲陰之中，其義爲樞。非樞則無所主，非闔則無所入，非開則無所出，誠離之不能以無合也，此三陰經之所以不得相失也。其脈搏擊於手，脈宜主沉，然勿至太沉，彼此相似，方爲一體，雖有三陰之分，而不得有三陰之異，其實名之曰一陰也。一陰者，脈之皆爲陰也，所謂三陰之離合者如此。

張志聰曰：陽氣出而主外，陰氣升而主内，陰陽二氣，皆出于下，陰氣出而在内，是以中爲陰，其所出之太衝在下，而衝之上名曰太陰。衝脈爲十二經脈之原，故三陰三陽，皆以太衝爲主。太陰根起於隱白，故爲陰中之至陰。中爲陰，故曰後，曰前，言陰氣出於下，而並處於裏之中也。少陰乃一陰初生之氣，故爲陰中之少陰。少陰主水，厥陰主水生之木，故在少陰之前。大敦，足厥陰肝經所出之井穴，陰在下，故論足之三陰也。十一月一陽初生，厥陰主十月，爲陽之盡，故曰陰之絶陽。兩陰交盡名曰厥陰，故爲陰之絶陰。太陰者，三陰也，爲陰之盛，故主開。厥陰爲兩陰之交盡，故主闔。少陰爲一陰之初生，故主樞。陰氣從下而出在内之中搏，聚而勿沉，命爲一陰也。陽氣主浮，故曰勿浮；陰氣主沉，故曰勿沉。蓋三陽之氣，開闔於形身之外内；三陰之氣，開闔於内之前後。故曰陽在外，陰之使也；陰在内，陽之守也。

陰陽䨏䨏，積傳爲一周，氣裏形表而爲相成也。䨏作衝。

王冰曰：䨏䨏，言氣之往來也。積，謂積脈之動也。傳，謂陰陽之氣流傳也。夫脈氣往來，動而不止，積其所動，氣血循環，應水下二刻而一周於身，故曰積傳爲一周也。然榮衛之氣，因息游布，周流形表，拒捍虚邪，中外主司，互相成立，故言氣裏形表而爲相成也。

馬蒔曰：此承上文而言陰陽雖有離合，然必䨏䨏往來，始自手太陰肺，行手陽明大腸，足陽明胃，足太陰脾，手太陽小腸，手少陰心，足太陽膀胱，足少陰腎，手厥陰心包絡，手少陽三焦，足少陽膽，足厥陰肝。積傳至於水下二刻爲一周身，水下百刻爲五十周於身，其脈氣則行於裏，其形體則表於外，而陰陽離合之際，實有相成之妙，尚何人之陰陽，有不合於天地之陰陽哉？

張志聰曰：陰氣積於內，陽氣傳於外，日出而陽氣始生，日中而陽氣隆，日晡而陽氣衰，日入而陽氣內歸於陰，一晝夜而爲之一周。陰氣開闔於裏，陽氣出入於形表，而爲陰陽離合之相成也。

陰陽別論篇第七

馬蒔曰：此言陰經陽經及陰脈陽脈，皆當知所分別，故名篇。

黄帝問曰：人有四經十二從，何謂？岐伯對曰：四經應四時，十二從應十二月，十二月應十二脈。

王冰曰：經謂經脈，從謂順從，春脈弦，夏脈洪，秋脈，冬脈沉，謂四時之經脈也。從謂天氣順行十二辰之分，故應十二月也。十二月謂春建寅卯辰，夏建巳午未，秋建申酉戌，冬建亥子丑之月也。十二脈謂手三陰三陽，足三陰三陽之脈也，以氣數相應，故參合之。

馬蒔曰：此即前篇人有陰陽合於天地之陰陽之意也。四經者，肝心肺腎爲四經，而不言脾者，寄旺於四經之中也。十二從者，手有三陰三陽，足有三陰三陽，而十二經脈之行，相順而不悖也。伯言四經應春夏秋冬之四時，十二從應十二月，蓋以十二月正應十二脈也。應十二月者，春建寅卯辰，夏建巳午未，秋建申酉戌，冬建亥子丑。應十二脈者，春應肝膽，夏應心與小腸，秋應肺與大腸，冬應腎與膀胱，而辰戌丑未之月，則合四經而兼之脾與胃也。

張志聰曰：四經者，春脈鉤，夏脈弦，秋脈毛，冬脈石，四時之經脈，以應四時之氣也。十二從者，手足三陰三陽之氣，從手太陰順行至足厥陰也。應十二月者，手太陰應正月寅，手陽明應二月卯，足陽明應三月辰，足太陰應四月巳，手少陰應五月午，手太陽應六月未，足膀胱應七月申，足少陰應八月酉，手厥陰應九月戌，手少陽應十月亥，足少陽應十一月子，足厥陰應十二月丑。十二脈者，六腑六臟之經脈也，三陰三陽之氣，以應歲之十二月，十二月復應有形之十二脈也。此篇論分別陰陽以知死生，故曰陰陽別論。

脈有陰陽，知陽者知陰，知陰者知陽。凡陽有五，五五二十五陽。所謂陰者真臟也，見則爲敗，敗必死也。所謂陽者，胃脘之陽也。別於陽者，知病處也；別於陰者，知死生之期。三陽在頭，三陰在手，所謂一也。別於陽者，知病忌時；別於陰者，知死生之期。謹熟陰陽，無與衆謀。

王冰曰：五陽謂五臟之陽氣也。五臟應時，各形一脈，一脈之内，包總五臟之陽，五五相乘，故二十五陽也。五臟爲陰，故曰，陰者真臟也。見者，謂肝脈至中外急，如循刀刃責責然，如按琴瑟弦；心脈至堅而搏，如循薏苡子累累然；肺脈至大而虚，如以毛羽中人膚；腎脈至搏而絶，如以指彈石辟辟然；脾脈至弱，而乍數乍踈。夫如是脈見者皆爲臟敗神去，故必死也。胃脘之陽，謂人迎之氣也，察其氣脈動静大小，與脈口應否也。胃爲水穀之海，故候其氣而知病處。人迎在結喉兩旁，脈動應手，其脈之動常左小而右大，左小常以候臟，右大常以候腑。夫陽者衛外而爲固，然外邪所中，别於陽則知病處。陰者藏神而内守，若考真正成敗，别於陰則知病者死生之期。頭爲人迎，手爲氣口，兩者相應，俱往俱來，若引繩小大齊等者，名曰平人，此所謂一也。氣口在手魚際之後一寸，人迎在結喉兩旁一寸五分，皆可以候臟腑之氣，誠能識氣定期，故知病忌，審明成敗，故知死生之期。謹量氣候，精熟陰陽，病忌之准可知，生死之疑自決，正行無惑，何用衆謀議也。

馬蒔曰：此言合。經分陰陽，乃診脈者，當别其陰陽也。言脈分陰陽諸經，知陽經者當知陰經，知陰經者當知陽經，正以陰陽離合相爲表裏也。如《靈樞》經脈篇診肺脈之盛者，則寸口大三倍於人迎；診大腸之盛者，則人迎大三倍於寸口；診肺脈之虚者，則寸口反小於人迎；診大腸之虚者，則人迎反小於寸口之類。凡陽經有五，正以一腑之中，包藏五腑之脈，故五五有二十五陽。由此推之，則一臟之中，包藏五臟之脈，亦五五有二十五陰。所謂陰經者，五臟之真脈也。真臟來現，其臟已敗，敗者必至於死也。所謂陽經者，乃胃脘之陽也。蓋胃爲五臟六腑之大主，雖有五五二十五陽之異，而實不外乎胃脈之見耳，必吉者爲有胃氣，而凶則無胃氣也。人惟分别陽經，有病者，則知其生病之處，分别陰經，有病者，則知其生死之期，即陰陽應象論所謂其次治六腑者，未必至死，而其次治五臟者，誠半死半生也。故生死之期可決耳。然知之似有不同。陰陽本無二致，即如手之三陽，自足走頭，手之三陰，自胷走手，表裏無間，一而已矣。故能分别陽經者，不但知病之處，抑亦知病所忌之時。分别陰經者，真可以知生死之期。謹熟此分别陰陽之法，無與衆人謀之，而爲其所惑也。此節陰陽，言陰經陽經。

張志聰曰：十二經脈，乃臟腑陰陽配合，故知陽者可以知陰，知陰者可以知陽，能知陰陽，可别死生。夫胃脘之陽，資養五臟，五臟相生而各有五，是以五五二十五陽也。此以胃氣臟真，而分别其陰陽也。五臟爲陰，臟者藏也，神藏而不外見者也，如無陽和之胃氣，而真臟之脈見，見則臟氣爲敗，敗必死也。所謂二十五陽者，乃胃脘所生之陽氣也。胃脘者中焦之分，主化水穀之精氣，以資養五臟者也。夫四時之脈，春弦、夏洪，秋浮、冬沉，長夏和緩。五臟之脈，肝弦、心洪、脾緩、肺濇、腎沉。如春時之肝脈微弦而長，心脈微弦而洪，脾脈微弦而緩，肺脈微弦而濇，腎脈微弦而沉。夏時之肝脈微洪而弦，心脈微洪而大，脾脈微洪而緩，肺脈微洪而濇，腎脈微洪而沉。四時五臟，皆得微和之胃氣，故爲二十五陽也。能別陽和，胃氣，則一有不和。便可知病處。能別真臟之陰脈，則知肝脈至者期十八日死，心脈至者九日死也。此論真臟爲陰，胃氣爲陽，與上下文論經脈之陰陽不同也。三陽在頭，三陰在手，此復論十二經脈之陰陽也。手足三陽之脈，手走頭而頭走足，故曰三陽在頭，手足三陰之脈，足走腹而腹走手，故曰三陰在手也。十二經脈，雖有手足陰陽之分，然皆一以貫通，手太陰肺脈交于手陽明大腸，大腸交足陽明胃，胃交足太陰脾，脾交手少陰心，心交手太陽小腸，小腸交足太陽膀胱，膀胱交足少陰腎，腎交手厥陰心包絡，包絡交手少陽三焦，三焦交足少陽膽，膽交足厥陰肝，肝復交于手太陰肺，故所謂一也。能別於陽之脈證者，知一陽二陽三陽之發病，及陽結之爲病也。至於三陽搏鼓，三日死；二陽俱搏，十日死。別於陽者，知所病之證及死忌時也。別於陰之脈者，知一陰二陰三陰之發病，及肝之心，心之肺，以至於陰搏之死證，此論別手足三陰三陽之脈證也。所謂陰陽者，胃脘之陽，真臟之陰，手足之三陽，手足之三陰也。言審別陰陽之脈，謹熟之於心，應之於手，無與衆相謀論也。此總結上文之意。

所謂陰陽者：去者爲陰，至者爲陽；靜者爲陰，動者爲陽；遲者爲陰，數者爲陽。數。音朔。

王冰曰：凡此言脈動之中也。

馬蒔曰：此言脈體分陰陽，亦診脈者所當知也。凡脈有去來，故即去至而陰陽分；脈有動靜，故即動靜而陰陽分；脈有遲速，故即遲速而陰陽分。其法有如此者。以此而別陰經陽經之病，則臟腑表裏，衆不能惑，凡病處忌時死生之期昭然矣。此節陰陽，言陰脈陽脈也。

張志聰曰：此審別十二經脈之陰陽也。夫臟爲陰，腑爲陽，手足之陰陽，乃六臟六腑之經脈，故當以脈之來去動靜遲數而分別其陰陽。

凡持真脈之臟脈者，肝至懸絶急，十八日死；心至懸絶，九日死；肺至懸絶，十二日死；腎至懸絶，七日死；脾至懸絶，四日死。

王冰曰：真脈之臟脈者，謂真臟之脈也。十八日，金木成數之餘也。九日者，水火生成數之餘也。十二日者，金火生成數之餘也。七日者，水土生數之餘也。四日者，木生數之餘也。故平人氣象論曰：肺見庚辛死，心見壬癸死，肝見丙丁死，腎見戊己死，脾見甲乙死者以此。如是者皆至所期，不勝而死也。何者？以不勝尅賊之氣也。

馬蒔曰：上文言陰者真臟也，見則爲敗，敗必死矣，又言别於陰者，知死生之期，此遂以五臟真脈見者，而決其死期也。平人氣象論曰：肝見庚辛死，心見壬癸死，肺見丙丁死，腎見戊己死，脾見甲乙死，蓋以五行之相尅，爲期至所不勝而死也。今凡真臟脈來見者，肝脈至於懸絶，肝屬木，自甲乙日而數之，至庚辛日爲一八，又至庚辛日爲十，共十八日當死。心脈至於懸絶，心屬火，自丙丁日而數之，至壬癸日爲八，今曰九日者，亦八日之盡，交九日也，當死。肺脈至於懸絶，肺屬金，自庚辛日而數之，至八日爲丙丁，又至丙丁日爲十八日，當死。今曰十二日者，自庚辛而數之，乃庚辛見庚辛也。腎脈至於懸絶，腎屬水，自壬癸日而數之，至戊己日爲七日，當死。脾脈至於懸絶，脾屬土，自戊己日而數之，至甲乙爲八日，今曰四日，除戊己日至甲日也，當死。

張志聰曰：此審别真臟胃脘之陰陽也。懸絶者，真臟孤懸將絶，無胃氣之陽和也。急者，肝死脈來急益，勁如張弓弦也。六節臟象論曰：天以六六爲節，地以九九制會，計人亦有三百六十五節，以爲天地久矣。此氣之數也。木生於地，故死於九九之數，肺主天氣，絶於六六之期，水火本於先天，故死於生成之數，脾土寄於四季，故絶於四日之周，五臟死期，總合大衍之數。按王氏皆以天地生成之數論之，馬氏論天干之五行相尅，其間多有不合。夫臟腑具五行之氣，各有陰陽剛柔不同，不必執一而論。是以下，陰陽相搏，亦止少陰太陽死於天地生成之數，餘皆不合也。此節論真臟脈見之死期，與後節陰陽相搏之死期，又少有異同也。

曰二陽之病發心脾，有不得隱曲，女子不月。其傳爲風消，其傳爲息賁者，死不治。賁同奔。

王冰曰：二陽，謂陽明大腸及胃之脈也。隱曲，謂隱蔽委曲之事也。夫腸胃發病，心脾受之，心受之則血不流，脾受之則味不化。血不流，故女子不月；味不化，則男子少精。是以隱蔽委曲之事不能爲也。陰陽應象大論曰：精不足者補之以味。由是則味不化而精氣少也。奇病論曰：胞胎者繫於腎。又評熱病論曰：月事不來者胞脈閉。胞脈者屬於心而絡於胞中，今氣上迫肺心，氣不得下通，故月事不來，則其義也。又上古天真論曰：女子二七天癸至，任脈通，太衝脈盛，月事以時下。丈夫二八天癸至，精氣溢瀉。由此則在女子爲不月，在男子爲少精。不治，言其深久者也。胃病深久，傳入於脾，故爲風熱以消削大腸，甚則傳入於肺爲喘息而上賁。然腸胃脾肺，兼及於心，三臟二腑，互相剋薄，故死不治。

馬蒔曰：上文言別於陽者知病處也，別於陽者知病忌時，故此下三節乃言陽經之病，而此一節則舉二陽之病言之也。夫二陽者，足陽明胃經也，爲倉廩之官，主納水穀，而乃不能納受者，何也？此病由心脾所發耳。正以女子有不得隱曲之事，鬱之於心，故心不能生血，血不能養脾，始焉胃有所受，脾不能運化，而繼則胃漸不能納受矣。故知胃病發於心脾也。由是則水穀衰少，無以化精微之氣，而血脈遂枯，月事不能時下矣。《靈樞》營衛生會篇云：中焦泌糟粕，蒸津液，化其精微，上注於肺脈，化而爲血，以奉生身。今血既不化，月事何由而下？由是則血枯氣鬱而熱生，熱極則風生，而肌肉自爾消爍矣，故謂之風消也。由是則火乘肺金，而喘息上賁，痰嗽靡寧矣，此乃肺積之息賁，乃喘息而賁。若是則心主血，肺主氣，脾爲五臟之原，胃爲六腑之海者，無不受病，而欲生也得乎？故決之曰，死不治也。王注謂腸胃爲病，心脾受之，何以知心脾受腸胃之病？又以心血不流，爲女子不月；脾味不化，爲男子少精。豈女子無關於脾，而男子無關於心乎？況此節專爲女子而發，未及論男子少精之義，學者當詳推之。

張志聰曰：此審別三陰三陽之發病也。二陽者，足陽明胃經也。夫人之精血，由胃腑水穀之所資生，脾主爲胃行其精液者也。二陽病，則中焦之汁竭，無以奉心神而化赤，則血虛矣。水穀之精，脾無轉輸於五臟，則腎無所藏而精虛矣。男子無精，有不得爲隱曲之事，在女子無血，則月事不得以時下矣。此病本於二陽而發於心脾也。精血兩虛，則熱盛而生風，風熱交熾，則津液愈消竭矣。火熱爍金，而傳爲喘急息肩者，死不治，蓋胃乃津液之生原，肺乃津液之化原也。按陰陽離合論止論足之三陰三陽，此章亦先論足經，至末章曰三陰俱搏，三陽俱搏，是兼手經而言，故曰俱也。

曰三陽爲病，發寒熱，下爲癰腫及爲痿厥腨痟。其傳爲索澤，其傳爲頹疝。腨，音善。痟，音淵。

王冰曰：三陽，謂太陽小腸及膀胱之脈也。小腸之脈起於手，循臂繞肩膊上頭。膀胱之脈，從頭別下背貫臀入膕中循腨。故在上爲病則發寒熱，在下爲病則爲癰腫腨痟，及爲痿厥。痟，痠疼也。痿，無力也。厥，足冷，即氣逆也。熱甚則精血枯涸，故皮膚潤澤之氣，皆散盡也。然陽氣下墜陰脈上争，上争則寒多，下墜則筋緩，故睾垂縱緩，内作頹疝。

馬蒔曰：此舉三陽之病以言之也。三陽者，足太陽膀胱經也。膀胱之脈，從巔入絡腦，還出別下項，故在上有邪，爲病則發寒熱，在下有邪，爲病則爲癰腫及爲痿爲厥爲腨痟也。及其傳也，熱甚則精血枯涸，故皮膚潤澤之氣皆散盡矣。又其傳也，陽氣下墜，陰脈上争，上争則寒多，下墜則筋緩，故睾垂縱緩，内作頹疝。

張志聰曰：三陽者，太陽之爲病也。太陽之氣主表，邪之中人始於皮毛，邪正相搏，發爲寒熱之病矣。太陽主開，病則開闔不得，邪氣從之，逆於肉理，乃生癰腫。太陽爲諸陽主氣而主筋，筋傷則爲痿，氣傷則爲厥也。腨，膕股也。此皆太陽筋脈之爲病也。太陽之氣主表，而經脈發原於下，是以始病寒熱之在上在表，而漸爲癰腫痿厥頹疝之在内在下也。太陽之經氣，生於膀胱，膀胱者，主藏津液，氣化則出，太陽之氣，病熱於表，傳入於裏，則水津枯索而澤竭矣。頹疝，小腹控卵腫痛，所謂膀胱疝也。蓋始病標而及本，始病氣而及經與筋也。

曰一陽發病，少氣，善欬，善泄。其傳爲心掣，其傳爲膈。

王冰曰：一陽，謂少陽膽及三焦之脈也。膽氣乘胃，故善泄。三焦内病，故少氣。陽上熏肺，故善欬。何也？心火内應也。膈氣乘心，心熱故陽氣内掣。三焦内結，中熱故膈塞不便。

馬蒔曰：此舉一陽之病言之也。一陽者，足少陽膽經也。一陽爲陽之初生，今已發病則氣少。少陽本有相火，火盛則乘肺，故善欬。肝木來侮土，故善泄。木盛則火衰，心氣不足，故其傳也，其心必掣，不能自甯。又其傳也，則木盛土衰，如《靈樞》上膈篇所謂食飲入而還出者是也。其病主爲膈。

張志聰曰：一陽者，少陽之氣病也。少陽主初生之氣，病則生氣少矣。足少陽相火主氣，氣少則火壯矣。火爍金，故善欬。木火之邪，賊傷中土，故善泄也。飲食入胃，濁氣歸心脾，胃受傷而爲泄，故心虚而掣痛矣。《靈樞經》云：脾脈微急爲膈中。又曰：飲食不下，膈塞不通，邪在胃脘。此皆少陽之木邪干土，亦始病氣，而後及經與腑也。

二陽一陰發病，主驚駭背痛，善噫善欠，名曰風厥。

王冰曰：一陰謂厥陰心主及肝之脈也。心主之脈，起於胸中，出屬心。經云：膺背肩胛間痛。又在氣爲噫，故背痛善噫，心氣不足，則腎氣乘之。肝主驚駭，故驚駭善欠。夫肝氣爲風，腎氣陵逆，既風又厥，故名曰風厥。

馬蒔曰：此舉二陽一陰之病以言之也。二陽者，胃也。一陰者，肝也。金匱真言論謂肝經爲病發驚駭，《靈樞》經脈篇謂胃病聞木聲則惕然而驚。二經之病，胃自頭以行於足，肝自足走腹，皆無與於背者，而此曰背痛，意者陰病必行於陽也。噫，氣轉也，又曰，飽出息也。脈解篇所謂上走心爲噫者，陰盛而上走於陽明，陽明絡屬心，故上走心爲噫也。欠，氣相引也。《靈樞》經脈篇言胃脈爲病有數欠，又按宣明五氣論《靈樞》九鍼論皆曰，腎爲欠，今曰善欠者，胃之病也。若此者，必併四病而兼有之病。名曰風厥，蓋外感於風，肝實主之，胃氣不能升降，而厥乃生耳。

張志聰曰：二陽一陰者，陽明厥陰之爲病也。東方肝木，其病發驚駭，足陽明之脈病，聞木音則惕然而驚，背爲陽，厥陰主春陽肝木，故引背痛也。邪氣客於胃，厥逆從上下散，復出於胃，故爲噫也。欠者，氣引而上也，胃是動病，善伸數欠，此厥陰風木厥逆之爲病也。風木爲病，干及胃土，故名風厥。

二陰一陽發病，善脹，心滿，善氣。

王冰曰：二陰，謂少陰心腎之脈也。腎膽同逆，三焦不行，氣稸於上，故心滿，下虛上盛，故氣泄出也。

馬蒔曰：此舉二陰一陽之病以言之也。二陰者，腎經也；一陽者，膽經也。膽邪有餘，來侮脾土，故善脹。腎邪有餘，來乘心火，故心滿。膽氣有餘，故善氣。宣明五氣論云膽爲怒者是也。

張志聰曰：二陰一陽者，少陰少陽也。少陽之氣，生於腎臟水中，經云腎氣實則脹，三焦病者，腹氣滿，小腹尤堅，此腎氣與生陽並逆，故善脹。心腎之氣，不能相交，故心滿善氣也。善氣者，太息也，心系急則氣道約。故太息以伸出之，此三焦氣也。夫一陽之氣病，故伸引於三焦。

三陽三陰發病，爲偏枯痿易，四肢不舉。

王冰曰：三陰不足則發偏枯，三陽有餘則爲痿易，易謂變易常用，而痿弱無力也。

馬蒔曰：此舉三陽三陰之病以言之也。三陽者，膀胱經也，三陰者，脾經也，膀胱之脈，自頭背下行於足，而脾脈主於四支，故二經不足，發爲偏枯，及爲痿易，與四支不舉。痿易者，左右變易爲痿也。

張志聰曰：三陽三陰者，太陽太陰之爲病也。偏枯者半身不遂，痿易者委棄而不能如常之動作也。太陽爲諸陽主氣而主筋，陽氣虛則爲偏枯，陽虛而不能養筋則爲痿，脾屬四支，故不舉也。此水腑爲病而逆乘脾土也。

鼓一陽曰鉤，鼓一陰曰毛，鼓陽勝急曰弦，鼓陽至而絕曰石，陰陽相過曰溜王冰曰：何以知陰陽之病脈耶？一陽鼓動，脈見鉤也。何以然？一陽謂三焦，心脈之腑，然一陽鼓動者，則鉤脈當之，鉤脈則心脈也，此言正見者也。一陰，厥陰肝木氣也，毛，肺金脈也，金來鼓木，其脈則毛，金氣内乘，木陽尚勝，急而内見，脈則爲弦也。若陽氣至而急脈名曰弦，屬肝，陽氣至而或如斷絶脈，名曰石，屬腎，陰陽之氣相過，無能勝負，則脈如水溜也。

馬蒔曰：此舉五臟之脈體言之也。一陽者微陽也，指下鼓動一陽，而脈即來盛去衰者曰鉤，乃微鉤也，心之脈也。一陰者微陰也，指下鼓動一陰，而脈來輕虚以浮者曰毛，乃微毛也，肺之脈也。鼓動陽脈，而其勢勝急不至於太急者曰弦，乃微弦也，肝之脈也。鼓動陽脈，而陽脈似絶曰石，乃微石也，腎之脈也。陰陽二脈相過，無能勝負，正平和之脈，其名曰溜，如水之緩流也，脾之脈也。此曰陰陽以脈體言，就其浮沉大小之間，以意而得之者也。

張志聰曰：此論四經之脈以應四時也。一陽之氣初升，故其脈如弦之端，直以應春生之氣也。一陰之氣初升，故其脈如毛之輕柔，以應秋陰之氣也。陽氣正盛，故其脈來盛去悠，如鉤之急，以應夏熱之氣也。至者爲陽，陽氣伏藏，故脈雖鼓至而斷絶，以應冬藏之氣也。溜，滑也，陰陽相遇，其脈則滑，長夏之時，陽氣微下，陰氣微上，陰陽相過，故脈滑也。此言人有四經以應四時之氣也。按張註，鉤當作弦，弦當作鉤。

陰争於内，陽擾於外，魄汗未藏，四逆而起，起則熏肺，使人喘鳴。陰之所生，和本曰和，是故剛與剛，陽氣破散，陰氣乃消亡。淖則剛柔不和，經氣乃絶。

王冰曰：若金鼓不已，陽氣大勝，兩氣相持，内争外擾，則流汗不止，手足反寒，甚則陽氣内燔，流汗不藏，則熱攻於肺，故起則熏肺，使人喘鳴也。陰謂五神臟也，言五臟之所以能生，而全天真和氣者，以各得自從其和性而安静爾。苟乖所適，則爲他氣序乘，百端之病，由斯而起，奉生之道，可不慎哉！剛謂陽也，言陽氣内蒸，外爲流汗，灼而不已，則陽勝，故陽盛則不能久存而日散。陽已破敗，陰不獨存，故陽氣破散，陰氣亦消亡，此乃争勝招敗矣。血淖者陽常勝，視人之血淖者，宜謹和其氣，常使流通，若不能深思寡欲，使氣序乖違，陽爲重陽，内燔臟腑則死，雖欲待生，其能久乎？

馬蒔曰：此言營衛二氣，貴於和不貴於偏勝，而和則陰陽之氣生，偏則陰陽之氣滅，所以經氣從是而絶也。陰氣者營氣也，陰在内，爲陽之守。陽氣者衛氣也，陽在外，爲陰之使。苟陰氣偏勝而争於内，或陽氣偏勝而擾於外，則偏勝者爲剛而不能柔，肺經内主藏魄，外主皮毛，魄汗外泄，未能閉藏，燥極熱生，熱極寒生，四肢厥逆而起，起則熏肺，肺因氣迫，喘鳴交作，蓋肺爲五臟之華蓋，而肺經若此，餘經之病至矣。殊不知陰之所生和則曰和，不和所以爲争爲擾而爲剛也。是故剛與剛，則陽氣不能勝陰，而從是破散，或陰氣不能勝陽，而從是消亡。所謂剛與剛者，氣血俱淖之謂也。淖則剛柔不和，諸經之氣，以漸而絶矣。此節陰陽言營衛二氣也。

張志聰曰：内爲陰，外爲陽，臟爲陰，腑爲陽。承上文而言人之經氣陰陽相貫，外内循環，如陰不得陽氣以和之，則陰争於内矣，陽不得陰氣以和之，則陽擾於外矣。汗者，血之液也。魄汗，肺之汗也。夫經氣歸於肺，肺朝百脈輸精於皮毛，皮毛汗出而精血仍藏於陰，如魄汗未藏，是奪汗而傷其精血矣。臟真高於肺，主行營衛陰陽，肺臟之陰液外洩，則四臟之陰並逆而起，起則上熏於肺，而使人喘急喉鳴，蓋五藏主藏精者也。精化而爲血，血化而爲汗，百脈雖朝於肺，而五臟相通，移皆有次，四逆而起，則失其次序旋轉之機矣。此言陰和於陽，而陰液不宜外洩者也。夫外脈爲陽，腑脈爲陽，然皆本於五臟五行而生，故曰陰之所生也。陰之所生之陽脈，與所本之陰脈相和，而始名曰和。蓋陽予之正，陰爲之主，既有所出，當有所入，是故剛與剛則陽散而陰亡矣。此言陽和於陰而後謂之和也。剛與剛，是陽不與陰和矣。陽不歸陰，則陽氣破散，陽氣外散，而孤陰亦内亡矣。淖，和也，陰與陰和而剛柔不和，則陰無所生之陽矣。孤陰不生，則經氣乃絶，經氣已絶，不過三日四日而死也。此言柔與柔而生氣絶也。高士宗曰：陰争於内，陽擾於外，言陰陽之氣不和，則爲陽結陰結之病。若夫剛與剛，是陽傳於陽，陰傳於陰，乃陰陽相絶之死候也。

死陰之屬，不過三日而死；生陽之屬，不過四日而死。所謂生陽死陰者，肝之心謂之生陽，心之肺謂之死陰，肺之腎謂之重陰，腎之脾謂之辟陰，死不治。辟，音闢。

王冰曰：死陰不過三日而死者，火乘金也。生陽不過四日而死者，木乘火也。肝之心母來親子，故曰生陽，匪惟以木生火，亦自陽氣主生爾，陰主刑殺，心之肺火，復乘金，金得火亡，故云死。肺之腎，亦母子也，以俱爲陰氣，故曰重陰。土氣辟併，水乃可升，土併水升，故云辟陰。

馬蒔曰：此言臟病相傳者，有生死之分也。本經屬陰，而以剋我者來剋之，謂之死陰，如下文火乘肺金之謂。凡死陰之屬，其病不過三日而死。本經屬陽，而以生我者來生之，謂之生陽，如木來乘火之謂。凡生陽之屬，其病不過四日而死。所謂生陽死陰者，如肝之心謂之生陽，木來生火也。心之肺謂之死陰，火來剋金也。不但是也，腎屬足少陰，肺屬手太陰，以肺乘腎，乃母來乘子，陰以乘陰，謂之重陰，病日深矣。脾屬足太陰，腎屬足少陰，乃乘所不勝，陰以侮陰，謂之辟陰，病日危矣。皆死陰之屬之義也，故謂之曰死不治也。

張志聰曰：五臟相剋而傳謂之死陰，相生而傳謂之生陽。如肝之心，心之脾，脾之肺，肺之腎，皆謂之生陽。如心之肺，肺之肝之類，皆謂之死陰也。以陽臟相生而傳，故不過四日之偶數而死；以陰臟相剋而傳，故不過三日之奇數而死也。夫肝脈傳肺，肺傳大腸，大腸傳胃，胃傳脾，脾傳心，心傳小腸，小腸傳膀胱，膀胱傳腎，腎傳心包絡，包絡傳三焦，三焦傳膽，膽傳肝，一臟一腑，一雌一雄，陰陽相間，循環無端，如肝之心，心之肺，肺之腎，腎之脾，此皆經氣絶而死不治者也。肺之腎，亦生陽之屬，因肺腎爲牝臟，以陰傳陰，故名重陰。辟，偏辟也。以水臟而反傳所不勝之脾土，故謂之辟陰。此皆不治之死候也。莫子晉曰：三日者不過天地之生數，四日者不能盡五行之數終。

結陽者，腫四肢。結陰者，便血一升，再結二升，三結三升。陰陽結斜，多陰少陽曰石水，少腹腫。二陽結謂之消，三陽結謂之膈，三陰結謂之水，一陰一陽結謂之喉痹。

王冰曰：結陽者腫四肢，以四肢爲諸陽之本，結陰者便血一升，陰主血也。二盛謂之再結，三盛謂之三結。陰陽結斜，所謂失法也。二陽結，謂胃及大腸俱熱結也，腸胃藏熱，則喜消水穀。三陽結，謂小腸膀胱熱結也，小腸結熱則血脈燥，膀胱熱則津液涸，故膈塞而不便瀉。三陰結謂脾肺之脈俱寒結也，脾肺寒結則氣化爲水。一陰謂心主之脈，一陽謂三焦之脈也，三焦心主脈並絡喉，氣熱内結，故爲喉痹。

馬蒔曰：此歷舉各經之結者，其病有爲腫、爲便血、爲石水、爲消、爲膈、爲水、爲喉痹諸證也。結者，氣血不疏暢也，非結脈之結。若是結脈，則下一結二結三結。何以診之？王註以二盛爲再結，三盛爲三結，則盛脈非可以言結。凡手足陽經爲腑，主表，陽經結者，四肢必腫，蓋四肢爲諸陽之本也。凡手足陰經爲臟，主裏，陰經結者必主便血。蓋營氣屬陰，營氣化血以奉生身，惟陰經既結，則心必瘀稸，而初結則一升，再結則二升，三結則三升，結以漸而加，則血以漸而多矣。陰經陽經爲邪所結，陰氣多而陽氣少，即陰盛陽虚也，則陽不能入之陰，而内之所聚者爲石水，其少腹則必腫也。石者有形，水者有水與聲，蓋積聚之類也。二陽者，足陽明胃也，胃中熱盛，津液枯涸，水穀即消，謂之曰消。三陽者，手太陽小腸經足太陽膀胱經也，心主血而小腸與心爲表裏者，爲受盛之官，膀胱爲州都之官，津液所藏，今小腸熱結則血脈燥，膀胱熱結則津液涸，故膈塞而不便。至真要大論論少陰之復有膈腸不便者是也。三陰者，手太陰肺經足太陰脾經也，肺爲邪結則不能生腎水，而腎水虚弱，泛溢四肢，脾爲邪結則不能勝水氣，而水氣汎溢，周身浮腫，故水證從是而作焉。一陰者，手厥陰心包絡之脈也；一陽者，手少陽三焦之脈也。二脈並絡於喉，氣熱内結，故爲喉痹。

張志聰曰：此言陰陽之氣不和，自結而爲病也。四肢爲諸陽之本，氣歸形，氣結故形腫也。此概三陽而言也。陰氣結於内而不得流行，則血亦留聚而下洩矣，一陰結便血一升，二陰並結便血二升，三陰俱結便血三升，此概三陰而言也。辨脈篇曰：脈有陽結陰結者，何以别之？答曰：其脈浮而數，能食不大便者，名曰陽結也。其脈沉而遲，不能食，身體重大，便反鞕，名曰陰結也。蓋欲審别陰陽之氣結者，當以脈之去至動静，浮沉遲數，以分陰陽以證之。腫四肢，知三陽並結；便血三升，知三陰並結也。以證之消，知結在二陽，當以二陽之法治之，證之膈，知結在三陽，當以三陽之法治之可也。結斜者，偏結於陰陽之間也。夫外爲陽，内爲陰，胃爲陽，腎爲陰，此結於形身之内，臟腑之外，胃腎空廓之間而爲腫也。石水，腎水也，腎者胃之關，關門不利，故聚水而從其類也。此多偏於腎臟，故爲多陰少陽而少腹腫也。二陽，陽明胃氣也，消，消渴也，蓋陽明氣結，則水穀之津液不生，以致消渴而爲病也。按《靈樞》以五臟之脈微爲消癉，蓋水穀之津液不資，則五臟之精氣俱微弱矣。三陽，太陽也，太陽爲諸陽主氣，太陽之氣生於膀胱。從内膈而出於胷脅，從胷脅而達於膚表，陽氣結則膈氣不通内，膈之前當胃脘賁門之處，膈氣逆，則飲食亦膈塞而不下矣。三陰，太陰脾土也，脾爲轉運之官，脾氣結則入胃之水液不行而爲水逆矣。一陰一陽者，厥陰少陽也。厥陰風木主氣，而得少陽之火化，風火氣結，則金氣受傷，是以喉痛而爲痹也。痹者，痛也，閉也。

陰搏陽别，謂之有子。陰陽虚，腸澼，死。陽加於陰謂之汗。陰虚陽搏謂之崩。

王冰曰：陰，謂尺中也。搏，謂搏觸於手也。尺脈搏結，與寸口殊别，陽氣挺然，則爲有姙之兆。何者？陰中有别陽也。澼，陰也，然胃氣不留，腸開勿禁，陰中不廪，是真氣竭絶，故死。陽在下，陰在上，陽氣上搏，陰能固之，則蒸而爲汗。陰脈不足，陽脈盛搏，則内崩而血流下也。

馬蒔曰：此舉尺寸之脈，而爲有子，爲腸澼，爲有汗，爲崩諸證也。陰搏者，尺爲陰，其脈搏擊於手也。陽别者，寸爲陽，言尺脈搏擊於指，而與寸脈不同也。此則有子之脈，即《脈訣》之所謂尺脈不止真胎婦者是也。陰陽　者，尺寸俱虚也，腸澼者，脾氣不化，澼積腸内，氣血日耗，所以至於死也。尺寸俱虚者爲死，蓋沉小緩而無神也。陽加於陰者，亦指尺寸而言也，寸主動，尺主静，尺部而見陽脈，乃陽加於陰，則陰虚火盛，其汗自泄。平人氣象論云：尺濇脈滑，謂之多汗者是也。陰虚陽搏者，亦指尺寸而言也，尺脈既虚，陰血已損，寸脈搏擊，虚火愈熾，謂之曰崩，蓋火逼而血妄行也。此則指女子而言耳。夫婦人血崩之證，其血從胞絡宫而來，血久下行爲熟路，則本宫血乏，其十二經之血，皆從兹而滲漏。然胞絡宫則繫於腎，而上通於心，故此證實關於心腎兩經，宜有陰虚陽搏之脈。痿論云：悲哀太甚則胞絡絶，胞絡絶則陽氣内動，發則心下崩，數溲血也。惟李東垣《試効録》用十二經引經之藥，使血歸於十二經，然後用黑藥以止之。若徒用黑藥，而不先服領血歸經之藥，其病難愈。

張志聰曰：此以下論脈也。陰搏者，尺脈滑利而搏擊應手也。陽别者，與寸口之陽似乎别出而不相貫，此當主有姙。蓋有諸内而是以尺脈滑利如珠也。陰陽指尺寸而言。腸澼，澼積下利也。夫榮衛氣血，皆由水穀之所資生，胃爲受納之腑，腸爲傳導之官，陰陽兩虚，而又失其所生之本，故無望其生機矣。此言陰陽由腸胃水穀之所生也。汗乃陰液，由陽氣之宣發，而後能充身澤毛，若動數之陽脈加於尺部，是謂之汗。當知汗乃陽氣之加於陰液，而脈亦陽脈之加於陰部也。陰虚陽搏謂之崩，陰虚陽盛則迫血妄行也。

三陰俱搏，二十日夜半死。二陰俱搏，十三日夕時死。一陰俱搏，十日死。三陰俱搏且鼓，三日死。三陰三陽俱搏，心腹滿發盡，不得隱曲，五日死。二陽俱搏，其病温，死不治，不過十日死。

王冰曰：二十日者，脾肺成數之餘也，搏謂伏鼓異於常候，陰氣盛極，故夜半死。十三日者，心腎之成數也，陰氣未極，故死在夕時。十日者，肝心生成之數也。三日者，陽氣速急也。五日者，兼陰氣也。隱曲謂便瀉。十日者，腸胃之正數也。

馬蒔曰：此舉各經之脈異於常者，而決其死期也。三陰者，手太陰肺經足太陰脾經也。二脈搏擊於手，異於常候，計其死期，當二十日夜半死。二十日者，天五生土，而地以十成之，其成數計十。地四生金，而天以九成之，其成數計九。據二經成數之餘，當死於二十日，而夜半死者，陰病死於陰也。二陰者，手少陰心經足少陰腎經也，二脈搏擊於手，異於常候，計其死期當十三日夕時死。十三日者，地二生火，而天以七成之，其成數計七。天一生水，而地以六成之，其成數計六，七六十三故也。曰夕時者，少陰之時候也。一陰者，手厥陰心包絡經、足厥陰肝經也，二脈搏擊於手，異於常候，計其死期，當十日死。十日者，天三生木而地以八成之，地二生火而天以七成之，肝取生數而心則成數，共十日也。三陽者，手太陽小腸經、足太陽膀胱經也，二脈搏擊於手而鼓，異於常候，計其死期當在三日。三日者，天一生水，地二生火，計三日也。三陰者，手太陰肺經、足太陰脾經；三陽者，手太陽小腸經、足太陽膀胱經。四經之脈，俱搏擊於手，異於常候，心腹䐜滿，至於發盡而不得隱曲，大小便爲之不利也，計其死期，當在五日。五日者，土中央之候，病經多而死期速也。二陽者，手陽明大腸經、足陽明胃經也，二脈搏擊於手，異於常候，其病熱溫，當死不治，不過十日死。十日者，地四生金，天五生土，止九日，而十則九日之餘也。

張志聰曰：三陰者，太陰也。俱搏者，脾肺二部，俱搏擊應手而無陽和之氣也。二者偶之始，十者陰之終，夜半者陰盡而一陽初生之時。太陰者，至陰也，以至陰之氣而絶無生陽，故死於陰極之數也。二陰者，少陰也。俱搏者，心腎二部俱搏擊應手也。少陰主水火陰陽之氣。天一生水，地六成之；地二生火，天七成之。十三日者成數之終也。夕時者，日之終也。以水火之陰臟，故死於成數而終於日終也。一陰者，厥陰也。俱搏者，肝與心主二部，俱搏擊應手也。十日者，陰之終也，厥陰者，陰之盡也，以陰盡之氣，而死於陰數之終也。三陽者，太陽也。鼓動也，俱搏且鼓者，手足太陽之脈，俱搏擊而且鼓動，陽極而絶無陰之和也。太陽與少陰爲表裏，並主水火之氣，天一生水，地二生火，以水火之陽腑，故死於天地之生數也。蓋天爲陽，地爲陰，天主生，地主成，故太陽死於生數，而少陰死於成數也。三陰三陽者，五行之氣也，陰陽二氣，俱搏擊而不和，故盡五行之數終而死也。心滿，陽搏於上也，不得隱曲，陰搏於下也，腹居身半之中，陰陽相交者也，腹發盡者，陽盡發於上，陰盡發於下，而無陰陽中見之和也。此言上下陰陽之病，下文言寒熱陰陽之病。二陽者，陽明也。俱搏者，手足陽明俱搏擊也。病温者，病寒熱也。夫人之陰陽，由陽明水穀之所資生，二陽俱搏，則絶其陰陽所生之原矣。陰不得陽則病寒，陽不得陰則病熱，陰陽俱絶，不治之死證也。九乃陽之終，十乃陰之盡，不過十日者，死於陰陽之交盡也。上節言三陽在頭，三陰在手，所謂一也，陰陽二氣，不能一以貫通，而自相搏擊，其爲病死也若此。此言胃脘之陽，以生養陰陽五臟，二陽俱搏，則陰陽並絶，其病死也如此，故未獨表出其病證焉。

董帷園曰：陰結陽結者，論陰陽之氣結，剛與剛者，言腑脈傳腑，臟脈傳臟也。陰搏陽搏者，言十二經脈之陰陽不和也。按張註心腹滿發盡，當作心滿腹發盡。

古今圖書集成醫部全録卷六

黄帝素問

靈蘭秘典論篇第八

馬蒔曰：末有藏靈蘭之室等語，故名篇。

黄帝問曰：願聞十二臟之相使，貴賤何如？岐伯曰：悉乎哉問也，請遂言之。心者君主之官也，神明出焉。肺者相傅之官，治節出焉。肝者將軍之官，謀慮出焉。膽者中正之官，決斷出焉。膻中者臣使之官，喜樂出焉。脾胃者倉廩之官，五味出焉。大腸者傳道之官，變化出焉。小腸者受盛之官，化物出焉。腎者作强之官，伎巧出焉。三焦者決瀆之官，水道出焉。膀胱者州都之官，津液藏焉，氣化則能出矣。凡此十二官者，不得相失也。故主明則下安，以此養生則壽，殁世不殆，以爲天下則大昌。主不明則十二官危，使道閉塞而不通，形乃大傷，以此養生則殃，以爲天下者，其宗大危，戒之戒之！相使並去聲。樂，入聲。道導同。伎音技。

王冰曰：心者任治於物，故爲君主之官；清静棲靈，故曰神明出焉。若肺之位居高非君，故官爲相傅；主行榮衛，故治節由之。肝則勇而能斷，故曰將軍；潛發未萌，故謀慮出焉。膽則剛正果決，故官爲中正；直而不疑，故決斷出焉。膻中者在胸中兩乳間，爲氣之海，然心主爲君，以敷宣教令，膻中主氣以分布陰陽，氣和志適，則喜樂由生，陰陽分布，故官爲臣使。脾胃則包容五穀，是爲倉廩之官；榮養四旁，故云五味出焉。傳道謂傳不潔之道，變化謂變化物之形，故大腸爲傳道之官，變化出焉。小腸承奉胃司，受盛糟粕，受已復化，傳入大腸，故云受盛之官，化物出焉。腎者强於作用，故曰作强；造化形容，故云伎巧；在女則當其伎巧，在男則正曰作强。三焦引導陰陽，開通閉塞，故官司決瀆，水道出焉。膀胱位當孤府，故謂州都；居下内空，故藏津液；若得氣海之氣施化，則溲便注泄，氣海之氣不及，則閉隱不通，故曰氣化則能出矣。若十二官之職失，則災害至，故不得相失。主謂君主，心之官也。夫主賢明則刑賞一，刑賞一則吏奉法，吏奉法則民不獲罪於枉濫矣，故主明則天下安也。夫心内明則銓善惡，銓善惡則察安危，察安危則身不夭傷於非道矣，故以此養生則壽，殁世不至於危殆矣。然施之於養生，殁世不殆，施之於君主，天下獲安，以其爲天下主，則國祚昌盛矣。使道，謂神氣行使之道也。夫心不明則邪正一，邪正一則損益不分，損益不分則動之凶咎，陷身於羸瘠矣，故形乃大傷，以此養生則殃也。夫主不明則委於左右，委於左右則權勢妄行，權勢妄行則吏不得奉法，吏不得奉法則人民失所，而皆受枉曲矣。且人爲邦本，本固邦寧，本不獲安，國將何有？宗廟之立，安有不至於傾危乎？故曰，戒之戒之者，言當深懼也。

馬蒔曰：此言十二臟相使之貴賤，而遂歸重於心也。十二臟者，不分臟腑而皆謂之臟也。據下文所答，内以心爲一臟，而未及心包絡一臟，蓋以心爲主而統之也。其膻中爲一臟，以膻中爲氣之海，乃宗氣所積，故亦得以臟稱也。帝問諸臟相使之貴賤者，即諸臟而較其輕重耳。伯言心者君主之官，乃五臟六腑之大主也，至虛至靈，具衆理而應萬事，神明從此出焉。肺與心皆居膈上，經脈會於太淵，死生決於外陰，故肺爲相傅之官，佐君行令，凡爲治之節度，從是而出焉。刺禁論以父母比心肺，乃曰膈肓之上，中有父母，而此規以君相比心肺，其尊同矣。肝屬木，木主發生，故爲將軍之官，而謀慮所出，猶運籌於帷幄之中也。膽爲肝之腑，謀慮貴於得中，故爲中正之官，而決斷所出，猶決勝於千里之外也。宗氣會於上焦之膻中，穴主行脈氣於諸經而分布陰陽，爲君主之臣使，樂趣君令，喜樂出焉。脾胃屬土，納受運化，乃倉廩之官，而所受之五味，從是出焉。大腸居小腸之下，小腸之受盛者，賴以傳導，而凡物之變化者，從是出焉。小腸居胃之下，脾之運化者，賴以受盛，而凡物之所化者，從是出焉。五臟在人，惟腎爲能作强，而男女搆精，人物化生，伎巧從是而出，王註所謂在男則當其作强，在女則當其伎巧是也。血氣形志論謂少陽與心主爲表裏者，言三焦與心包絡爲表裏也。居於右腎之中，謂太陽與少陰爲表裏者，言膀胱與腎爲表裏也，居於左腎之中。又《靈樞》本臟篇謂腎合三焦膀胱，言右腎合三焦，左腎合膀胱，故三焦在下部之右，爲決瀆之官，水道所出，膀胱在下部之左，爲州都之官，津液所藏。然是三焦膀胱者，必得氣海之氣施化，則溲便泄注，氣海之氣不及，則隱閉不通，故曰氣化則能出矣。凡此十二官者，上下相使，彼此相濟，不得相失也。故十二官之中，唯心爲君主，君主不病則百體自寧，猶人主明則下民自安也。以人身而言，用此法以養生，心泰而體寧，必有壽而終身不殆。以人主而言，用此法以治世，君明而下安，必大昌而天下盛治。否則心主不明，則十二官危，凡各經轉輸之路，皆閉塞而不通，其形乃大傷矣，以此養生則受殃，以此治世則宗危，可不知所戒哉！

張志聰曰：六臟藏神，六腑藏物，六臟六腑皆謂之臟，故云十二臟也。相使者，六臟六腑相爲傳使也。受清者貴，受濁者賤，五臟之中，惟足太陰獨受其濁，故曰脾胃者倉廪之官。上章論手足三陰三陽之經脈，陰陽相間而傳，然所本於六臟六腑，故帝復問臟腑之相使貴賤，而伯稱其詳悉焉。心者位居南面，靈應萬機，故爲君主之官；清静虚靈而主藏神，故神明出焉。肺者位高近君，猶之宰輔，主行榮衛陰陽，故治節由之。肝氣急而志怒，故爲將軍之官；主春生之氣，潛發未萌，故謀慮出焉。膽秉剛果之氣，故爲中正之官；有膽量則有果斷，故決斷出焉。膻中者心主之宫城，心主包絡位居膻中，而代君行令，故爲臣使之官；心志喜，心主代君宣布，故喜樂出焉。脾胃運納五穀，故爲倉廪之官；五味入胃脾爲轉輸，以養五臟氣，故五味出焉。大腸居小腸之下，小腸之受盛者，賴以傳道濟泌別汁，變化糟粕從是出焉。小腸居胃之下，胃之運化者，賴以受盛，而凡物之所化者，從是出焉。腎藏志，志立則强於作用，能作用於内，則伎巧施於外矣。三焦下俞出於委陽，並太陽之正，入絡膀胱約下焦，實則閉癃，虚則遺溺；三焦主氣，氣化則水行，故爲決瀆之官也。膀胱爲水，腑乃水液都會之處，故爲州都之官；水穀入胃，濟泌別汁，循下焦而滲入膀胱，故爲津液之所藏，氣化則水液運行而下出矣。凡此十二官者，經脈相通，剛柔相應，失則災害至矣。夫五臟六腑，心爲之主，君主神明，則十二官各安其職，以此養生則壽終身，而不致危殆，蓋心正則身修也。以此而及於治國平天下，未有不大昌者矣。心者離也，離也者明也，心爲一身之主，即我之神明，心主不明，則十二官皆不安矣。心主包絡爲臣使之官，代君行令而主脈。脈者血脈也，血者神氣也，神明昏亂則血脈凝泣而使道閉塞矣。血氣者，充膚熱肉，滲皮膚，生毫毛，濡筋骨，利關節者也。血脈不通，而形乃大傷矣。故以此養生則殃折不壽，在治天下則其宗大危，正心明德之道，豈不重可戒哉？此言心爲一身之主，主明即可以養生，推而大之，可以治國平天下，如心不明，即此身亦不可保矣。

王子芳曰：血者神氣也，心藏神，心主脈，故十二臟腑經脈，皆以心爲主。

至道在微，變化無窮，孰知其原？窘乎哉！消者瞿瞿，孰知其要？閔閔之當，孰者爲良？恍惚之數，生於毫氂，毫氂之數，起於度量，千之萬之，可以益大，推之大之，其形乃制。黄帝曰：善哉！餘聞精光之道，大聖之業，而宣明大道，非齋戒擇吉日不敢受也。黄帝乃擇吉日良兆，而藏靈蘭之室以傳保焉。瞿，音據。

王冰曰：孰知其原，言孰知至道之用也。小之則微妙而細無不通，大之則廣遠而變化無窮，然其淵原誰所知察窘要也，瞿瞿，勤勤也，人身之要者道也，然以消息異同，求諸物理，而欲以此知變化之原本者，雖瞿瞿勤勤以求明悟，然其要妙誰得知乎？既未得知，轉成深遠，閔閔元妙，復不知誰者爲善。知要妙者，元妙深遠固不以理求而可得。近取諸身，則十二官粗可探尋而爲治身之道爾。恍惚者，謂似有似無也。似有似無，而毫氂之數生其中。夫毫氂雖小，積而不已，命數乘之，則起至於尺度斗量之繩準，千之萬之亦可增益，而至載之大數推引其大則應通人形之制度也，齋卜以藏祕之至也。

馬蒔曰：此言十二官之道，乃至道也。微妙而難測，變化而無窮，孰知其原之所在耶？彼不知此養生之法者，有消而無長，瞿瞿然驚顧，擬而議之，窘迫哉！此消者瞿瞿也。孰知其有要耶？不知其要，所以不知其原也。閔閔者，《説文》以爲病與傷痛也，唯不知其要，則閔閔然獨當其病，孰知何法爲善耶？且是十二官之數，恍惚者無形也，毫氂從此而生，毫氂者至小也，度量從此而起，顧推之而千，又推之而萬，可以益大。唯心爲君主之官，有以制此形耳。帝乃深贊此書，而藏之靈蘭之室，故此篇曰靈蘭祕典論者，良有故也。

張志聰曰：承上文而言修身養生，以及於爲天下之至道，始在於微。蓋心之變化無窮，苟正其心，在養生則壽，爲天下則昌，其心不正，在此身則殃，爲天下則殆。當知壽夭治亂之機，在此心一念之發萌，而人莫知其原也。窘乎哉者，嘆其至道之難明而窘極也。消者，消息其道之微。瞿瞿，驚顧貌。視其道之要妙，而孰能知之也。閔，憂也。憂其理之切當，而孰者爲良也。恍惚，謂心神之萌動，生於毫氂之間。度量，長短輕重也。言毫氂之間，而有邪正明昧之分，以至於千之萬之不可勝極也。制，正也。以毫氂之誠意，推而大之，其形乃正，言其心正而後形正也。精光之道，言正心明德之道也。大聖之業者，能正心修身以及於治國平天下也。齋戒者，誠意滌慮也。擇吉者，從善避惡也。靈蘭之室，心之宫也，乃擇其良善而藏之於心以傳保者，保於無窮，流於無極，守而勿失也。

吴氏曰：靈臺蘭室，黄帝藏書之所。秘典，秘密典籍也。

六節臟象論篇第九

馬蒔曰：篇内首問六六之節，後又問臟象何如，故名篇。

黄帝問曰：余聞天以六六之節，以成一歲，人以九九制會，計人亦有三百六十五節以爲天地久矣，不知其所謂也？岐伯對曰：昭乎哉問也！請遂言之。夫六六之節，九九制會者，所以正天之度，氣之數也。天度者，所以制日月之行也。氣數者，所以紀化生之用也。天爲陽，地爲陰；日爲陽，月爲陰。行有分紀，周有道理，日行一度，月行十三度而有奇焉。故大小月三百六十五日而成歲，積氣餘而盈閏矣。立端於始，表正於中，推餘於終，而天度畢矣。帝曰：余已聞天度矣，願聞氣數何以合之？岐伯曰：天以六六爲節，地以九九制會，天有十日，日六竟而周甲，甲六復而終歲三百六十日，法也。夫自古通天者生之本，本於陰陽，其氣九州九竅，皆通乎天氣。故其生五，其氣三；三而成天，三而成地，三而成人；三而三之，合則爲九；九分爲九野，九野爲九臟。故形臟四，神臟五，合爲九臟以應之也。

王冰曰：六六之節，謂六竟於六甲之日，以成一歲之節，限九九制會，謂九周於九野之數，以制人形之會通也。言人之三百六十五節，以應天之六六之節，六竟若復以九九爲紀法，則兩歲大半，乃曰一周，不知其法真原安謂也。六六之節，天之度也。九九制會，氣之數也。所謂氣數者，生成之氣也。周天之分，凡三百六十五度四分度之一，以十二節氣均之，則歲有三百六十日而終兼之，小月日又不足其數矣，是以六十四氣而常置閏焉。何者？以其積差分故也。天地之生育，本阯於陰陽，人神之運爲，始終於九氣，然九之爲用，豈不大哉？《律書》曰：黄鐘之律，管長九寸，冬至之日，氣應灰飛。由此則萬物之生，咸因於九氣矣。古之九寸，即今之七寸三分，大小不同，以其先秬黍之制而有異也。制謂準度，紀謂綱紀。準日月之行度者，所以明日月之行遲速也。紀化生之爲用者，所以彰氣至而斯應也。氣應無差，則生成之理不替，遲速以度，而大小之月生焉。故日異長短，月移寒暑，收藏生長，無失時宜也。日行遲，故晝夜行天之一度，而三百六十五日一周天，而猶有度之奇分矣。月行速，故晝夜行天之十三度餘，而二十九日一周天也。言有奇者，謂十三度外，復行十九度分之七，故云月行十三度而有奇也。《禮義》及漢《律曆志》云：二十八宿及諸星，皆從東而循天西行，日月及五星皆從西而循天東行。今太史説云，並循天而東行，從東而西轉也。諸曆家説月一日至四日，月行最疾，日夜行十四度餘；自五日至八日，行次疾，日夜行十三度餘；自九日至十九日，其行遲，日夜行十二度餘；二十日至二十二日行又小疾，日夜行十三度餘；二十四日至晦日，行又大疾，日夜行十四度餘。今太史説月行之率不如此矣。月行有十五日前疾，有十五日後遲者；有十五日前遲，有十五日後疾者。大率一月四分之，而皆有遲疾遲速之度，固無常準矣。雖爾終以二十七日月行一周天，凡行三百六十一度，二十九日日行二十九度，月行三百八十七度，少七度而不及日也。至三十日，日復遷，計率至十三分日之八，月方及日矣，此大盡之月也。大率其計率至十三分日之半者，亦大盡法也。其計率至十三分日之五之六而及日者，小盡之月也。故云大小月，三百六十五日而成歲也。正言之者，三百六十五日四分日之一乃一歲，法以奇不成日，故舉大以言之。若通以大小爲法，則歲止有三百五十四日，歲少十一日餘矣。取月所少之辰，加歲外餘之日，故從閏後三十二日而盈閏焉。《尚書》曰：期三百有六旬有六日，以閏月定四時成歲。則其義也。積餘盈閏者，蓋以月之大小，不盡天度故也。正，斗建也。中，月半也。推，退位也。言立首氣於初節之日，示斗建於月半之辰，退餘閏於相望之後，是以閏之前則氣不及月，閏之後則月不及氣，故常月之制，建初立中，閏月之紀，無初無中，縱曆有之，皆他節氣也。故曆無云某候閏某月節閏某月中也，推終之義斷可知乎。故曰，立端於始，表正於中，推餘於終也。由斯推日成閏，故能令天度畢焉。十日，謂甲乙丙丁戊己庚辛壬癸之日也。十者天地之至數，《易》繫辭曰，天九地十，則其義也。六十日而周甲子之數，甲子六周而復始，則終一歲之日，是三百六十日之歲法，非天度之數也。此蓋十二月各三十日者，若除小月，其日又差也。通天謂元氣，即天真也。然形假地生，命惟天賦，故奉生之氣，通繫於天，禀於陰陽而爲根本也。寶命全形論曰：人生於地，懸命於天，天地合氣，命之曰人。四氣調神大論曰：陰陽四時者，萬物之終始也，死生之本也。又曰：逆其根則伐其本，壞其真矣。此其義也。九州，謂冀、兖、青、徐、揚、荆，豫、梁、雍也。然地列九州，人施九竅，精神往復，氣與參同，故曰九州九竅也。《靈樞經》曰：地有九州，人有九竅。則其義也。先言其氣者，謂天真之氣，常繫屬於中也。天氣不絶，真靈内屬，行藏動静，悉與天通，故曰皆通乎天氣也。形之所存，假五行而運用，徵其本始，後三氣以生成，故云其生五，其氣三也。氣之三者，亦副三元，非唯人獨由三氣以生，天地之道亦如是矣，故《易》乾坤諸卦，皆必三焉。九野者，應九臟而爲義也。形臟四者，一頭角，二耳目，三口齒，四胷中也。形分爲臟，故以名焉。神臟五者，一肝、二心、三脾、四肺、五腎也。神藏於内，故以名焉。所謂神臟者，肝藏魂，心藏神，肺藏魄，腎藏志，合則爲九臟爾。

馬蒔曰：此詳言六六九九之會也。按六微旨大論帝曰：願聞天道六六之節盛衰何也？岐伯曰：上下有位，左右有紀，故少陽之右，陽明治之；陽明之右，太陽治之；太陽之右，厥陰治之；厥陰之右，少陰治之；少陰之右，太陰治之；太陰之右，少陽治之。此所謂氣之標，蓋南面而待之也。故曰，因天之序，盛衰之時，移光定位，正立而待之，此之謂也。蓋言天道六六之節盛衰者，天之三陰三陽，右旋天外，更治歲政，每歲各一盛衰，至六歲周遍，通得盛衰之數六六也。上下有位，左右有紀者，謂每歲陰陽盛衰之位，上下謂司天在泉二位也，左右 謂司天之左間右間也。在泉之左間右間爲四紀也。凡天右旋之陰陽，臨司天之位者，其天之政盛，至三之氣始布，臨在泉之位者，其地之氣盛，至終之氣始布，而上下二位，有二節陰陽盛衰也。臨司天之左間者，其氣至四之氣盛，右間者，其氣至二之氣盛。臨在泉之左間者，其氣至初之氣盛，右間者，其氣至二之氣盛，而左右四紀，有四節陰陽盛衰也。故此六節陰陽，每歲各一盛衰，而數得六；寅申歲，少陽旋來司天，治之爲初六少陽之右；卯酉歲，陽明旋來司天，治之爲六二陽明之右；辰戌歲，太陽旋來司天，治之爲六三太陽之右；巳亥歲，厥陰旋來司天，治之爲六四厥陰之右；子午歲，少陰旋來司天，治之爲六五少陰之右；丑未歲，太陰旋來司天，治之爲六六太陰之右。周而復始，於少陽治之，故曰六六之節盛衰也。本篇帝問所重在六六之節，不及盛衰與標本之義。其所謂九九制會者，即下文自古通天者生之本，至合爲五臟以應之也。凡此六六之節，九九之會，所以正天之度，而天之有度，正所以制日月之行也，亦所以正氣之數，而氣之有數，正所以紀化生之用也。何以見天度制日月之行也？天本屬陽，地本屬陰，日爲陽之精，故爲陽；月爲陰之精，故爲陰。其行也，各有分紀；其周也，各有道理。蓋天自西而東轉，其日月五星，循天從東而西轉，日則晝夜行天之一度，月則晝夜行天之十三度有奇者，謂復行一度之中，作十九分，分之得七，大率月行疾速，終以二十七日月行一周天，是將十三度及十九分之七數總之，則二十九日，計行天三百八十七度有奇，計月行疾之數，比日行遲之數，則二十九日日方行天二十九度，月已先行一周天三百六十五度外，又行天之二十二度，反少七度，而不及日也。陰陽家説謂日月之行，自有前後遲速不等，固無常準，則有大小月盡之異也。本三百六十五日四分度之一，即二十五刻當爲一歲，自除歲外之異，則有三百六十日，又除小月所少之日六日，止有三百五十四日而成一歲，通少十一日二十五刻，乃盈閏爲十二月之制，則有立之之歲氣，乃三候之至，月半示斗建之方，乃十二辰之方也。閏月之紀，則無立氣，建方皆他氣，但依曆以八節見之，推其所餘乃成閏，天度畢矣。按天體至圓，周圍三百六十五度四分度之一，繞地左旋，常一日一周而過一度。日麗天而少遲，故日行一日，亦繞地一周，而較天爲不及一度，積三百六十五日九百四十分日之二百三十五而與天會，是一歲日行之數也。月麗天而尤遲，一日常不及天十三度十九分度之七，積二十九日九百四十分日之四百九十九而與日會，十二會得全日三百四十八餘分之積義五千九百八十八，如日法九百四十而一得六，不盡三百四十八，通計得日三百五十四九百四十分日之三百四十八，是一歲月行之數也。歲有十二月，月有三十日。三百六十者，一歲之常數也，故日與天會而多五日九百四十分日之二百三十五者，爲氣盈，月與日會而少五日九百四十分日之五百九十二者爲朔虚，合氣盈朔虛而閏生焉。故一歲閏率，則十日九百四十分日之八百二十七；三歲一閏，則三十二日九百四十分日之六百單一；五歲再閏，則五十四日九百四十分日之二百七十五；十有九歲七閏，則氣朔分齊，是爲一章也。故三年而不置閏，則春之一月入於夏，而時漸不定矣；子之一月入於丑，而歲漸不成矣。積之之久，至於三失閏，則春皆入夏，而時全不定矣；十二失閏，子皆入丑，歲全不成矣。其名實差戾，寒暑反易，農桑庶務，皆失其時，故必以此餘日置閏於其間，然後四時不差而歲功得成，以此信治百官，而衆功皆廣也。立端於始，步曆者以冬至日爲歲首也。表正於中，舉中氣以正月也。推餘於終，月有餘日，則歸之於終積而爲閏也。何以見氣數紀化生之用也？蓋天以六六爲節，地以九九制會。天有十日　謂甲乙丙丁戊己庚辛壬癸之日也。六十日而周甲子之數，甲子六周而復始，則終一歲之日，是三百六十日之歲法，非天度之數也。此則十二月各三十日，若除小月，其日又差矣。故有此天度，則自然有此氣數，而日異長短，月移寒暑，生長收藏，無失其宜矣。何以見地之與人皆九九制會也？夫自古通天者生之本，以人皆本於天地之陰陽而生也，故在地爲九州，在人爲九竅，皆本之於天氣。其所以生者五，金木水火土也；其所以爲氣者三，天氣、地氣、運氣也。非獨人由三氣以生，天地之道亦然，故天地人之道，三而三之則爲九，以地則有九野，故人則有九臟，曰頭角，曰耳目，曰口齒，曰胷中，此形臟計有其四；曰肝，曰心，曰脾，曰肺，曰腎，此神臟計有其五。合爲九臟，正所以應九野也。

張志聰曰：天以六六之節者，十干主天，六十日甲子一周而爲一節，六六三百六十日以成一歲也。人以九九制會者，人之九竅九臟，以會合生五氣三之數也。《靈樞經》曰：歲有三百六十五日，人有三百六十五節。言人亦有六六之節，以應天六六之數也。按下文曰，地以九九制會，蓋人有九竅九臟，地有九州九野，以會三而成天，三而成地，三而成人，故先言人以九九制會，而後言地以九九制會也。此篇乃論歲運之總綱，天之十干，成六六之節，以應一歲，而天之十干，化生地之五行，地之五行，上呈天之六氣。五運行論內云：帝曰，寒暑燥濕風火，在人合之，奈何？伯曰：東方生風，風生木，木生酸，酸生肝。是在天之六氣，在地之五行五味，而又化生人之五臟也。然人之五臟，地之五行，皆由天之十干所化，故曰六節臟象論也。夫人之五臟，又化生六氣，六氣者，即末章之所謂人迎一盛，病在少陽，二盛病在太陽是也。蓋人之五臟，應地之五行，食地之五味。人之六氣，復應天之六氣，氣亢害而無承制，則爲病矣。夫先以九九制會，以應六六之節者，言地有九州，人有九竅，天有六節，而皆合乎生五氣三之數。夫六六之節，所以正天之度，蓋歲有三百六十五日，而天有三百六十五度也。九九制會，所以紀氣之數也。制，度也，天度者，周天三百六十五度，日，日行一度，一歲而一周天。月，日行十三度，一月而一周天。蓋以天之度數，以紀日月之行也。氣數者，生五氣三之數也。化者陰陽之化，在天而成六六，在地在人而成九九，皆陰陽氣化之爲用也。行有分紀者，謂日月之行，有分野紀度。周有道理者，謂日月之周天，有南道北道之理路也。按曆法周天三百六十五度四分度之一，左旋於地，一晝一夜，則其行一周而又過一度。日月皆右行於天，一晝一夜，則日行一度，月行十三度十九分度之七，故曰有奇也。故日一歲而一周天，月二十九日有奇而一周天，以二十九日有奇，故有大月小月也。每歲朔虚五日有奇，故止三百五十四日，又氣盈五日有奇，合氣盈朔虚而閏生焉。故每歲連閏，共計三百六十五日有奇也。漢《曆志》云：日月五星，從西而循天東行，天道從東西行一晝一夜，日月隨天西轉一周，如蟻行磨上，磨轉一回，而日往東行止一度，月從西而東行十三度，故月行疾，而一月與日一會而一周天，是以每歲冬至夏至，日行有南道北道之分，每月上弦下弦，而月有南道北道之分也。此復申明天度以紀日月之行也。立端，豎端正之木以正天表也。上古樹八尺之臬，度其日出入之影以正東西，參日中之影與極星以正南北，以周天三百六十五度之餘四分度之一，推日月行度之有奇氣盈五日之有餘朔虚五日之有餘，推而算之，以終一歲之數，以終天道之周，而天度畢矣。氣數何以合者？此帝復以九九之數，以合六六之數而爲問也。首言人之九九，以應天之六六，此言地之九九，以應天之六六也。夫十干主天，故曰天有十日，此言天以六六爲節而成一歲也。陰陽者，五行所生之三氣也。是以地之九州，人之九竅，皆通乎天氣，蓋天有此三氣，地有此三氣，人有此三氣也。此言地之九九，人之九九，而通乎天之六六者，皆本於陰陽。生五者，天之十干，化生地之五行也。氣三者，五行所生三陰三陽之氣也。承上文而言，以五行所生之三氣，而後能合六六九九之數也。以此三氣三而三之，以成天之六氣，地之六氣，人之六氣也。天之六氣者，以冬至後得甲子少陽王，復得甲子陽明王，復得甲子太陽王，復得甲子厥陰王，復得甲子少陰王，復得甲子太陰王，所謂天以六六之節以成一歲也。地之六氣者，顯明之右，君火之位也。君火之右，退行一步，相火治之；復行一步，土氣治之；復行一步，金氣治之；復行一步，水氣治之；復行一步，木氣治之；復行一步，君火治之，此地理之應六節氣位也。人之六氣者，臟腑三陰三陽之氣也。是以人迎一盛病在少陽，二盛病在太陽，三盛病在陽明；寸口一盛病在厥陰，二盛病在少陰，三盛病在太陰。所謂亢則害，承乃制，害則敗亂生化大病也。再以天地人之六氣，三而三之，合則爲九九，九九分爲地之九野，人之九臟，蓋以九州配九竅，九野配九臟，故曰九野爲九臟也。以地之九州通乎天氣，天之三氣分爲九野，是地以九九制會，而合天之六六也。以人之九竅通乎天氣，天之三氣分爲九臟，是人以九九制會，而合天之六六也。脹論曰：胷腹，腸胃之郭也。膻中者，心主之宮城也。蓋以九野在内九州在八方之外，九臟在内，九竅在形身之外，故曰九野爲九臟也。以九野之草生五色，普遍於九州八荒，是五色之變，不可勝視矣。五氣五味藏於心肺腸胃，外使九竅之五色修明，音聲能彰，此五味之美，不可勝極矣。是人之九竅，與天氣相通，而九臟之又與地氣相通也。形臟者，藏有形之物也。神臟者，藏五臟之神也。藏有形之物者，胃與大腸小腸膀胱也。藏五臟之神者，心藏神、肝藏魂、脾藏意、肺藏魄、腎藏志也。蓋五味入口，藏於腸胃，津液藏於膀胱，以養五臟之神氣，故以形臟神臟合而爲九臟，以配地之九野九州也。按臟腑各六，止五臟藏神。腸胃膀胱受盛水穀，膽乃奇恆之腑，不藏有形。三焦雖主決瀆，乃無形之氣，而亦不藏有形者也。故以九臟在内以應九野，九竅在外以應九州，而王氏諸賢，妄以頭角耳目爲形臟，即三部九候論之所謂天以候頭角之氣者，候足太陽膀胱之氣也；地以候口齒之氣者，候足陽明胃腑之氣也；小腸之脈至目銳眥却入耳中人以候耳目之氣者，候手太陽小腸之氣也。豈可以頭角耳目爲形臟乎？

帝曰：餘已聞六六九九之會也，夫子言積氣盈閏，願聞何謂氣？請夫子發蒙解惑焉！岐伯曰：此上帝所秘，先師傳之也。帝曰：請遂言之！岐伯曰：五日謂之候，三候謂之氣，六氣謂之時，四時謂之歲，而各從其主治焉。五運相襲，而皆治之，終期之日，周而復始，時立氣布，如環無端，候亦同法。故曰，不知年之所加，氣之盛衰，虛實之所起，不可以爲工矣。

王冰曰：上帝，謂上古帝君也。先師，岐伯祖之師僦貸季，上古理色脈者。候者，日行天之五度，則五日也，三候正十五日也。六氣凡九十日，正三月也。設其多之矣，故十八候爲六氣，六氣謂之時也。四時凡三百六十日，故曰四時謂之歲也。各從主治，謂一歲之日，各歸從五行之氣，而爲之主治者也。五運，謂五行之氣，應天之運而主化者也。五行之氣，如父子相承，主統一周之日，常如是無已，周而復始也。時謂立春之前，當至時也。氣謂當王之脈氣也。春前氣至，脈氣亦至，故曰時立氣布也。候亦同法，即日行五度之候也。言一候之日，亦五氣相生，而直之差則病矣。工，謂工於修養者也，言必明於此，乃可横行天下矣。

馬蒔曰：此言積氣盈閏之法也。五日謂之候，三候謂之氣。如立春之初五日，東風解凍；次五日，蟄蟲始振；後五日，魚陟負冰，合三候而謂之一氣也。六氣謂之時，則六氣計有三月，而謂之春。四時謂之歲，計春夏秋冬之四時，而謂之一歲。各有其時，則五行各從其所主而主治之也。五運相襲，而皆治之，終期之日，周而復始，時立氣布，如環無端。其所候者，每年同法，故必知年之加臨，氣有盛衰，病有虚實，而始可以稱上工矣。

張志聰曰：三五十五日爲一氣，每一氣盈二十一刻有奇，合氣盈朔虚而生閏，故曰積氣盈閏也。此以下論五運之主歲主時，各有太過不及，故復設此問，上帝貴道而秘密，師所以傳教者也。上帝者，天帝也，蓋天不言而四時代序，惟師能闡明而傳道之也。《月令》曰：立春節初五日，東風解凍；次五日，蟄蟲始振；後五日，魚陟負冰。故五日謂之候，候物氣之生長變化也。三五十五日而成一氣，六氣九十日而爲一時，四時合二十四氣而成一歲，以四時之氣，而各從其主治焉。甲己之歲，土運主之；乙庚之歲，金運主之；丙辛之歲，水運主之；丁壬之歲，木運主之；戊癸之歲，火運主之。以五行之相生沿襲，而各主一歲，一歲之中所主之氣，而皆治之。終期年之三百六十日，五歲一周而復始也。時立氣布者，一歲之中，又分立五運所主之時，而分布五行之氣，五氣相傳，而如環無端，其候環轉之氣，亦如五歲沿襲之法同也。此論五運之主歲也。每歲有六氣之加臨，五運之太過不及，氣有盛衰，則虚實之乘侮勝復所由起也。歲氣之盛虚，主民病之生死，故不知氣運者，不可爲良工也。

帝曰：五運之始，如環無端，其太過不及何如？岐伯曰：五氣更立，各有所勝，盛虚之變，此其常也。帝曰：平氣何如？岐伯曰：無過者也。帝曰：太過不及奈何？岐伯曰：在經有也。

王冰曰：在經有者，言玉機真臟論篇已具言五氣平和太過不及之旨也。

馬蒔曰：此言五運之有平氣，有太過，有不及也。按氣交變大論帝以五運之化太過爲問，而伯以歲木太過，歲火太過，歲土太過，歲金太過，歲水太過，各有天時，民病應星爲答。又以不及爲問，而伯以歲木不及，歲火不及，歲土不及，歲金不及，歲水不及，各有天時民病爲答。又按五常政大論，帝以平氣不及太過爲問，而伯以木曰敷和，火曰升明，土曰備化，金曰審平，水曰静順爲平氣，木曰委和，火曰伏明，土曰卑監，金曰從革，水曰涸流爲不及，木曰發生，火曰赫曦，土曰敦阜，金曰堅成，水曰流衍爲太過，故謂之曰在經有也。

張志聰曰：五運之始，始於甲己化土，土生金，金生水，水生木，木生火，火復生土，五歲而右遷，如環無端。五行所主之歲，而各有太過不及。五運之氣，五歲更立。太過之年，則勝己所勝，而侮所不勝；不及之年，則爲己所不勝而勝之，己所勝而侮之，故各有所勝也。所勝之氣，不務其德，則反虛其本位，而復受其乘侮，此盛虛之變，理之常也。無太過不及之歲，是爲平氣。故曰無過者，謂不愆常候也。此篇乃歲運之提綱，後天元紀、五運行、六微旨、氣交變、五常政、至真要諸篇，詳論天地有淫勝鬱復之變，生物有草木昆蟲之眚，民病有胷脅腹背之災，故曰在經有也。

帝曰：何謂所勝？岐伯曰：春勝長夏，長夏勝冬，冬勝夏，夏勝秋，秋勝春，所謂得五行時之勝，各以氣命其臟。帝曰：何以知其勝？岐伯曰：求其至也，皆歸始春。未至而至，此謂太過，則薄所不勝而乘所勝也，命曰氣淫不分，邪僻內生，工不能禁。至而不至，此謂不及，則所勝妄行，而所生受病，所不勝薄之也，命曰氣迫。所謂求其至者，氣至之時也。謹候其時，氣可與期，失時反候，五治不分，邪僻內生，工不能禁也。

王冰曰：春應木，木勝土，長夏應土，土勝水，冬應水，水勝火，夏應火，火勝金，秋應金，金勝木，常如是矣。四時之中，加之長夏，故謂得五行時之勝也。所謂長夏者，六月也，用生於火，長在夏中，既長而王，故曰長夏也。以氣命臟者，春之木內合肝，長夏土內合脾，冬之水內合腎，夏之火內合心，秋之金內合肺，故曰各以氣命其臟也。始春，謂立春之日也，春爲四時之長，故候氣皆歸於立春前之日也。凡氣之至，皆謂在春前十五日，乃候之初也。未至而至，謂所直之氣，未應至而先期至也。先期而至，是氣有餘，故曰太過。至而不至，謂所直之氣，應至不至而後期至。後期而至，是氣不足，故曰不及。太過則薄所不勝而乘所勝，不及則所勝妄行，而所生受病，所不勝薄之者。凡五行之氣，我剋者爲所勝，剋我者爲所不勝，生我者爲所生。假令肝木有餘，是肺金不足，金不制木，故木太過，木氣既餘，則反薄肺金，而乘於脾土矣。故曰，太過則薄所不勝而乘所勝也。此皆五臟之氣，內相淫併爲疾，故命曰氣淫也。餘太過例同之。又如肝木氣少，不能制土，土氣無畏而遂妄行，水被土陵，故云所勝妄行而所生受病也。肝木之氣不平，肺金之氣自薄，故曰所不勝薄也。然木氣不平，土金交薄，相迫爲疾，故曰氣迫也，餘不及例皆同。時，謂氣至時也。候其年，則始於立春之日；候其氣，則始於四氣定期；候其日，則隨於候日。故曰謹候其時，氣可與期也。反，謂反背也。五治，謂五行所治，主統一歲之氣也。然不分五治，謬引八邪，天真氣運，向未該通，人病之由，安能精達？故曰工不能禁也。

馬蒔曰：此明勝之爲義，不分太過不及，而皆有所勝也。所謂勝者，即五行相剋之謂。如春屬木，夏屬火，長夏屬土，秋屬金，冬屬水，故春勝長夏，木剋土也，長夏勝冬，土剋水也，冬勝夏，水剋火也，夏勝秋，秋剋金也，秋勝春，金剋木也。此乃五行以時相勝，而在人則以氣命其臟，肝勝脾，脾勝腎，腎勝心，心勝肺，肺勝肝者是已。然欲知其勝之爲候，則在於立春前十五日，乃候之初也，斯時氣候未當至而先至者，是氣有餘，故曰太過則薄所不勝而乘所勝。假令肝木有餘，則肺金不足，金不剋木，故木太過，木氣有餘，則反薄肺金，而乘於脾土矣，故曰太過則薄所不勝而乘所勝也。此皆五臟之氣，内相淫併爲疾，故曰氣淫也。氣候應至不至，而後期始至，是氣不足，故曰不及則所勝妄行，而所生受病，所不勝薄之。又如肝木氣少不能制土，土氣無畏而遂妄行，水被土陵，故云所勝妄行，而心亦受病也。肝木之氣不平，肺金之氣薄之，故曰所不勝薄之。然木氣不平，土金交薄，相迫爲疾，故曰氣迫。何也？蓋我剋者爲所勝，剋我者爲所不勝，生我者爲所生耳。故必謹候其氣至之時，凡候其年則始於立春之日，候其氣則始於四氣定期，候其日則隨於候日，故曰謹候其時，氣可與期也。若失時反候，而五行所治主統一歲之氣者，不能分之，則邪僻内生，醫工不能禁之矣。

張志聰曰：此言五運之所勝也。春應木，木勝土，長夏應土，土勝水，冬應水，水勝火，夏應火，火勝金，秋應金，金勝木，所謂得五行之主時而爲勝也。春木合肝，夏火合心，長夏土合脾，秋金合肺，冬水合腎，各以四時五行之氣以名其臟焉。然歲運之氣至，有太過不及，而皆歸始於春，蓋春爲氣之始也。六元正紀論曰：運太過則其至先，運不及則其至後。此天之道，氣之常也。運非有餘，非不足，是謂正歲，其至當其時也。是以春未至而天氣温和，此爲至先，運之太過也。主歲之氣太過，則薄己所不勝之氣，而乘侮己所勝之氣也。至真要論曰：氣至謂之至，氣分謂之分，至則氣同，分則氣異。所謂天地之正紀也。如所主歲運之氣，惟太過淫勝而不分，則民之邪僻内生，雖有良工不能禁也。《下經》曰，太過者暴，不及者徐。暴者爲病甚，徐者爲病持。是以太過之歲，如木淫不政，衡陽絶者死不治；歲火太過，太淵絶者死不治。故不及之氣，止云所生受病，而不致於工不能禁也。若春已至而天未温和，是至而不至，此謂氣之不及也。主歲之運氣不及，則所勝之氣妄行，而所生受病，所不勝薄之也。如歲木不及，則己所勝之土氣妄行，而所生我之水氣受病矣。木火之氣虚，則己所不勝之金氣，薄而侮之，名曰氣迫，謂主氣不及而所勝所不勝之氣，交相逼迫也。復申明氣淫不分之義，所謂求其至者，求其四時之氣，應至而至之時也。謹候其春夏秋冬之時，則春時之氣，可期而温；夏時之氣，可期而熱；秋時之氣，可期而凉；冬時之氣，可期而寒。失時反候，而五行所主之時氣不分，以致邪僻内生，而工不能禁也。

帝曰：有不襲乎？岐伯曰：蒼天之氣，不得無常也，氣之不襲，是謂非常，非常則變矣。帝曰：非常而變奈何？岐伯曰：變至則病，所勝則微，所不勝則甚，因而重感於邪，則死矣。故非其時則微，當其時則甚也。

王冰曰：不襲，言五行之氣有不相承襲者。變，謂變易天常也。蒼天布氣，尚不越於五行，人在氣中，豈不應於天道？四時之氣亂，不順天常，故有病死之徵矣。假令木直之年，有火氣至，後二歲病矣；土氣至，後三歲病矣；金氣至，後四歲病矣；水氣至，後五歲病矣。真氣不足，復重感邪，真氣內微，故重感於邪則死也。假令非主直年而氣相干者，宜爲微病，不必內傷於神臟，故非其時則微而且持也。若當所直之歲，則易中邪氣，故當其直時則病疾甚也。諸氣當其王者，皆必受邪，故曰非其時則微，當其時則甚也。通評虛實論曰：非其時則生，當其時則死。當謂正直之年也。

馬蒔曰：此言五運之氣有不襲者，乃所以爲變，而民病之微甚，生死係之也。按六元正紀大論云：陰陽之氣，各有多少，故曰三陰三陽也。形有盛衰，謂五行之治，各有太過不及也。故其始也，有餘而往，不足隨之；不足而往，有餘從之。知迎知隨，氣可與期。若餘已復餘，少已復少，則天地之氣變常，而苛疾至矣。假如木令太過，木剋脾土，然肺金足以制之，是因所勝而病微也。若肺金不足以制之，而脾土爲肝之所不勝，其病當甚矣。但所不勝者，其病既甚，而又重感於邪，則必死耳。故非其所勝之時，則病必微，當其所勝之時，則病必甚也。

張志聰曰：襲，承襲也。木承水而王於春，火承木而王於夏，土承火而王於長夏，金承土而王於秋，水承金而王於冬，五運之氣，交相沿襲而主治也。夫蒼天之氣，四時代序，自有經常，然五運之氣，有德化政令變異災眚之不同，設有不襲，是謂反常而變易矣，變易則爲民病之災眚矣。五運相襲，氣之常也，反常則爲變易矣，變常之氣至，則爲民病矣。如春木主時，其變爲驟注，是主氣爲風木，變氣爲濕土，變氣爲主氣之所勝，而民病則微；如變爲肅殺，是主氣爲風木，變氣爲燥金，變氣爲主氣之所不勝，而民病則甚，因而重感於邪則死矣。故變易之氣，至非其剋我之時，爲病則微；當其剋我之時，爲病則甚。

帝曰：善。余聞氣合而有形，因變以正名，天地之運，陰陽之化，其于萬物，孰少孰多，可得聞乎？岐伯曰：悉哉問也！天至廣不可度，地至大不可量，大神靈問，請陳其方。草生五色，五色之變，不可勝視。草生五味，五味之美，不可勝極。嗜欲不同，各有所通。天食人以五氣，地食人以五味。五氣入鼻，藏於心肺，上使五色修明，音聲能彰。五味入口，藏於腸胃，胃有所藏，以養五氣，氣和而生，津液相成，神乃自生。

王冰曰：夫天地廣大，不可度量，而得之造化元微，豈可以人心而遍悉？大神靈問，讚聖深明，舉大説凡，粗言綱紀，故曰請陳其方。五色五味之變，不可極竅者，言物生之衆，禀化各殊，目視口味，尚無能盡之，況於人心乃能包括耶？嗜欲不同，各有所通者，言色味之衆，雖不可徧盡所由，然人所嗜所欲，則自隨己心之所愛耳。天以五氣食人者，臊氣湊肝，焦氣湊心，香氣湊脾，腥氣湊肺，腐氣湊腎也。地以五味食人者，酸味入肝，苦味入心，甘味入脾，辛味入肺，鹹味入腎也。清陽化氣而上爲天，濁陰成味而下爲地，故天食人以氣，地食人以味也。心榮面色，肺主音聲，故氣藏於心肺，上使五色修潔分明，音聲彰著。氣爲水母，故味藏於腸胃，内養五氣，五氣和化，津液方生，津液與氣相副化成，神氣乃能生而宣化也。

馬蒔曰：此帝以萬物禀氣多少爲問，伯乃大其問，而以天地之氣味養人者概之也。萬物皆有形，必氣合而後成之；萬物皆有名，必因變而正其名。變者，異也。是皆天地之所運，陰陽之所化。但萬物禀此陰陽之氣者，必有多少，可盡得而聞之。伯言天地至爲廣大，難以盡言，其間陰陽所化者，萬物有色，而草之五色，有出於天成者，有出於人爲者，極之而有不可勝視者也。萬物有味，而草之五味，有出於天成者，有出於人爲者，極之而有不可勝美者也。惟人之嗜欲無窮，氣味皆有以通之。故陽爲氣，氣本於天，而上天之五氣，乃天之所以食人者也。故五氣入於鼻以通於五臟，而藏於心肺，遂使五色修明，音聲能彰矣。《靈樞》憂恚無言論云：喉嚨者，氣之所以上下者也。此乃入於鼻，上下於喉嚨，而通於五臟者歟？陰爲味，味本于地，而萬物之五味乃地之所以食人者也。故五味入於口，以通於六腑，而藏於腸胃，遂使味有所藏，以養五氣，則氣和而生，津液相成，神氣乃自生矣。憂恚無言論云：咽喉者，水穀之道路也。此乃入於口，由於咽喉，而通於六腑者歟？孰謂氣味不盡萬物陰陽之妙，而即人又不可以盡萬物禀賦之大耶？吁！非帝不能問，非伯不能答，其一時神聖，聚會於一堂，而講究元理，以救萬古之民命者如此。

張志聰曰：此復言地氣與天氣相合，而後化生萬物之有形也。五常政論曰：氣始而生化，氣散而有形，氣布而蕃育，氣終而象變。然而五味所資，生化有厚薄，成熟有多少，終始不同。蓋在天爲氣，在地成形，形氣相合而化生萬物，物生謂之化，物極謂之變，物變已成而後定名，此皆天地之運，陰陽之化。然生化有厚薄，成熟有多少，故帝設此問焉。所謂太虚寥廓，肇基化元，萬物資始，五運經天，布氣真靈，總統坤元，幽顯既位，寒暑弛張，生生化化，萬物咸章，故曰大神靈問。神靈指天地陰陽而言，言大哉天地陰陽之問也。陳其方，言其略也。草者，五穀五菜概及果木而言也。蓋天三生木，故先言草木而及於昆蟲萬物也。草生五色者，其色爲蒼，其化爲榮，其色爲赤，其化爲茂，其色爲黄，其化爲盈，其色爲白，其化爲斂，其色爲黑，其化爲肅，物極而象變，不可勝視也。草生五味者，其味爲酸，其味爲苦，其味爲甘，其味爲辛，其味爲鹹，以草生之五味，而及於五菜五穀五果五畜之美，不可勝極也。但人之嗜欲不同，而五味各歸所喜，如苦先入心，酸先入肝，五氣入鼻，藏於心肺，五味入口，以養五氣，故各有所通也。五氣，臊焦香腥腐也，在天爲氣，故食人以五氣，在地爲化，化生五味，故食人以五味也。天位居高而包乎地之外，故五氣從外竅而内入於心肺，心肺居上，爲陽也。心榮色而華於面，故使五色修明。肺主聲，故音聲能彰也。地位居下而處乎天之内，故五味藏於腸胃，以養五臟之氣，氣得味養，則陰陽和而相生矣。水穀皆入於口，其味有五，津液各走其道，氣和津成，而五臟之神乃自生矣。

朱濟公曰：神氣爲陽，故曰生；津液爲陰，故曰成。

帝曰：臟象何如？岐伯曰：心者生之本，神之變也。其華在面，其充在血脈，爲陽中之太陽，通於夏氣。肺者氣之本，魄之處也。其華在毛，其充在皮，爲陽中之太陰，通於秋氣。腎者主蟄封藏之本，精之處也。其華在髮，其充在骨，爲陰中之少陰，通於冬氣。肝者罷極之本，魂之居也。其華在爪，其充在筋，以生血氣，其味酸，其色蒼，此爲陽中之少陽，通於春氣。脾、胃、大腸、小腸、三焦、膀胱者，倉廩之本，營之居也，名曰器，能化糟粕，轉味而入出者也。其華在脣四白，其充在肌，其味甘，其色黄，此至陰之類，通於土氣。凡十一臟，取決於膽也。罷，音皮。

王冰曰：象謂所見於外，可閲者也。心者君主之官，神明出焉，然君主者，萬物繫之以興亡，故曰心者生之本，神之變也。火氣炎上，故華在面也。心養血，其主脈，故充在血脈也。心王於夏，氣合太陽，以太陽居夏火之中，故曰陽中之太陽，通於夏氣也。肺藏氣，其神魄，其養皮毛，故曰肺者氣之本，魄之處，華在毛，充在皮也。肺臟爲太陰之氣，主王於秋，晝日爲陽氣所行，位非陰處，以太陰居於陽分，故曰陽中之太陰，通於秋氣也。地户封閉，蟄蟲深藏，腎又主水，受五臟六腑之精而藏之，故曰腎者主蟄封藏之本，精之處也。腦者髓之海，腎主骨髓，髮者腦之所養，故華在髮，充在骨也。以盛陰居冬陰之分，故曰陰中之少陰，通於冬氣也。夫人之運動者，皆筋力之所爲也。肝主筋，其神魂，故曰肝者罷極之本，魂之居也。爪者筋之餘，筋者肝之養，故華在爪，充在筋也。東方爲發生之始，故以生血氣也。陰陽應象大論曰：東方生風，風生木，木生酸，肝合木，故其味酸也。又曰：神在臟爲肝，在色爲蒼，故其色蒼也。以少陽居於陽位而王於春，故曰陽中之少陽，通於春氣也，脾胃大腸小腸三焦膀胱，皆可受盛，轉運不息，故爲倉廪之本，名曰器也。營起於中焦，中焦爲脾胃之位，故云營之居也。然水穀滋味，入於脾胃，脾胃轉化其味，出於三焦膀胱，故曰轉味而入出者也。口爲脾官，脾主肌肉，故曰華在脣四白，充在肌也。四白，謂脣四際之白色肉也。又曰：中央生濕，濕生土，土生甘，脾合土，故其味甘也。又曰：在臟爲脾，在色爲黄，故其色黄也。脾臟土氣，土合至陰，故曰此至陰之類，通於土氣也。金匱真言論曰：陰中之至陰，脾也。十一臟者，上從心臟，下至於膽，爲十一也。然膽者中正剛斷無私偏，故十一臟取決於膽也。

馬蒔曰：此明十一臟象，而總其取決於膽也。夫臟在内而形之於外者可閲，斯之謂臟象也。《靈樞》本神篇帝問德、氣、精、神、魂、魄、心、意、志、思、智、慮，伯言天之在我者德也，地之在我者氣也，德流氣薄而生者也，故生之來謂之精，兩精相搏謂之神，隨神往來者謂之魂，並精而出入者謂之魄，所以任物者謂之心，心有所憶謂之意，意之所存謂之志，因志而存變謂之思，因思而遠慕謂之慮，因慮而處物謂之智。此篇心臟則曰生之本，神之變，肺臟則曰氣之本，魄之處，腎臟則曰精之處，肝臟則曰魂之居，正當以彼義而釋此義也。試以心臟言之：心者爲君主之官，神明出焉，故吾身與萬事萬物之所以生，以之爲本，神明應用，以之變化。面居上，心則華之火炎上也。血脈在中，心則充之，心主血脈也。心肺居於膈上，皆屬陽，而心則爲陽中之陽，當爲陽中之太陽也。自時而言，夏主火，心亦屬火，其通於夏氣乎？以肺臟言之：五臟生成篇云：諸氣者皆屬於肺，故吾身之氣以之爲本，肺藏魄，故魄以之爲處。肺主身之皮毛，故其華在毛，其充在皮。肺與心居於膈上，皆屬陽，而肺爲陽中之陰，當爲陽中之太陰也。自時而言，秋主金，肺亦屬金，其通於秋氣乎？以腎臟言之：腎主冬，冬主閉藏，故腎主蟄封藏之本也。腎者主水，主受五臟六腑之精而藏之，故爲精之處也。腎主骨髓，腦爲髓海，故其華在髮，其充在骨。腎肝居於膈下，皆屬陰而腎爲陰中之陰，當爲陰中之少陰也。蓋肺爲手太陰，故即以太陰名之，而腎爲足少陰，故即以少陰名之耳。冬主水，腎亦屬水，其通於冬氣乎？以肝臟言之：肝主筋，故勞倦罷極，以肝爲本，肺藏魂，故爲魂所居。《靈樞》本臟篇云：肝應爪。故其華在爪。肝主筋，故其充在筋。陰陽應象大論云：木生酸，酸生肝，肝生筋，筋生心，心生血，血生脾，脾生肉，肉生肺，肺生皮毛。又諸氣皆屬於肺，則吾身之血氣，皆由肝而生也。又曰：在味爲酸，在色爲蒼，故其味酸，其色蒼也。東方爲陽生之始，而肝則爲五臟之長，故肝屬陽中之少陽也。春主木，肝亦屬木，其通於春氣乎？

然脾雖屬於五臟，而與胃以膜相連，故此脾胃爲倉廩之官，大腸爲傳導之官，小腸爲受盛之官，三焦爲決瀆之官，膀胱爲州都之官，然六腑皆所以受物，實而不滿者也，故皆可以爲倉廩之本耳。痺論謂營氣者水穀之精氣也。《靈樞》營衛生會篇謂營氣出於中焦，故此六臟者，誠爲營氣之所居，又爲營氣所居之器也。凡所以化糟粕轉味而或入或出者，皆由此六腑耳。陰陽應象大論云：脾主口。故其華在脣四白也。四白者，口脣四際之白色也。又曰：在味爲甘，在色爲黃。故曰，其味甘，其色黃也。脾居中州，爲陰中之至陰，故曰至陰之類通土氣也。靈蘭秘典論云：膽者中正之官，決斷出焉。故凡十一臟，皆取決於膽耳。蓋肝之志爲怒，心之志爲喜，脾之志爲思，肺之志爲憂，腎之志爲恐，其餘六臟，孰非由膽以決斷之者乎？

張志聰曰：象者像也，論臟腑之形像，以應天地之陰陽也。心主血，中焦受氣，取汁化赤而爲血，以奉生身，莫貴於此，故爲生身之本。心藏神而應變萬事，故曰神之變也。十二經脈，三百六十五絡，其氣血皆上於面，心主血脈，故其華在面也。在體爲脈，故其充在血脈。其類火而位居尊高，故爲陽中之太陽，而通於夏氣。夏主火也。肺主氣而藏魄，故爲氣之本，魄之處也。肺主皮毛，故華在毛，充在皮也。臟真居高而屬陰，故爲陽中之太陰，而通於秋氣。秋主肺也。冬令之時，陽氣封閉，蟄蟲深藏，腎主冬藏，故爲蟄封藏之本。蓋蟄乃生動之物，以比生陽之氣，至春一陽初生，而蟄蟲復振矣。腎爲水臟，受五臟之精液而藏之，故爲精之處也。髮乃血之餘，血乃精之化，故其華在髮，腎主骨，故其充在骨也。腎爲陰臟而有坎中之陽，故爲陰中之少陰，而通於冬氣。冬主水也。動作勞甚謂之罷，肝主筋，人之運動皆由於筋力，故爲罷極之本。肝藏魂，故爲魂之居。爪者筋之餘，故其華在爪，其充在筋。肝屬木，位居東方，爲發生之始，故以生血氣。酸者木之味，蒼者木之色，木旺於春，陽氣始生，故爲陽中之少陽，以通於春氣。足太陰獨受水穀之濁，爲轉輸之官，腸胃主受傳水穀，三焦主決瀆水道，膀胱爲水精之腑，故皆爲倉廩之本。脾藏榮，故爲榮之居。器者生化之宇，具升降出入之氣。脾能運化糟粕，轉味而入養五臟，輸出腐穢於二陰，故名之曰器也。四白脣之四際白肉也。口爲脾竅而主肌，故華在脣四白，其充在肌，甘者土之味，黃者土之色也，脾爲陰中之至陰，通於土氣，此指脾而言，以腸胃三焦膀胱，並受傳水穀之精粗，故總爲倉廩之本。受濁者爲陰，故曰至陰之類。五臟六腑，共爲十一臟，膽主甲子，爲五運六氣之首，膽氣升則十一臟腑之氣皆升，故取決於膽也。所謂求其至也，皆歸始春。

故人迎一盛病在少陽，二盛病在太陽，三盛病在陽明，四盛已上爲格陽。寸口一盛病在厥陰，二盛病在少陰，三盛病在太陰，四盛已上爲關陰。人迎與寸口俱盛，四倍已上爲關格。關格之脈羸，不能極於天地之精氣，則死矣。

王冰曰：少陽，膽脈也；太陽，膀胱脈也；陽明，胃脈也。《靈樞經》曰：一盛而躁在手少陽，二盛而躁在手太陽，三盛而躁在手陽明。手少陽，三焦脈也；手太陽，小腸脈也；手陽明，大腸脈也。一盛者，謂人迎之脈，大於寸口一倍也，餘盛同法。四倍已上，陽盛之極，故格拒而食不得入也。此陽脈法也。厥陰，肝脈也；少陰，腎脈也；太陰，脾脈也。又曰：一盛而躁在手厥陰，二盛而躁在手少陰，三盛而躁在手太陰，手厥陰，心包脈也；手少陰，心脈也；手太陰，肺脈也。盛法同陽。四倍已上，陰盛之極，故關閉而溲不得通也。此陰脈法也。俱盛，謂俱大於平常之脈四倍也。物不可以久，盛極則衰敗，故不能極於天地之精氣則死矣。又曰：陰陽俱盛，不得相營。故曰關格。關格者，不得盡期而死，此之謂也。

馬蒔曰：此言關格之脈，而決其爲死也。上文言十一臟之臟象矣，然胃膽小腸大腸三焦膀胱之脈，見於左手寸部人迎，肝心脾肺腎之脈，見於右手寸部氣口，故《靈樞》終始經脈四時氣等篇，皆云人迎一盛病在足少陽，一盛而躁病在手少陽，人迎二盛病在足太陽，二盛而躁病在手太陽，人迎三盛病在足陽明，三盛而躁病在手陽明，人迎四盛，且大且數，名曰溢陽，溢陽爲外格，故此篇名之曰格陽，正以拒六陰於内，而使之不得出耳。王註止言手經而不言足經者，未考諸篇大義故也。又言脈口一盛，病在足厥陰，一盛而躁病在手心主，脈口二盛，病在足少陰，二盛而躁病在手少陰，脈口三盛，病在足太陰，三盛而躁病在手太陰，脈口四盛且大且數者名曰溢陰，溢陰爲内關，故此篇名之曰關陰，正以關六陽在外，而使之不得入耳。王註止引躁脈而不兼手足者非。又云人迎與脈口俱盛四倍以上，則是兩手寸部兼盛之極也，名曰關格。關格者，與之短期，故此篇曰關格之脈羸，不能極於天地之精氣，則死矣。羸與盈同，即俱盛之謂也。

張志聰曰：此論臟腑之六氣，以應天地之六六也。左爲人迎，右爲氣口，蓋陽氣從左而行於右，陰氣從右而行於左，故以人迎以候三陽之氣。故者承上文而言人之臟腑，以應三陰三陽之六氣也。一盛病在少陽，少陽主春升之氣也，太陽主夏，陽明主秋，四盛以上者，言人之陰陽，惟陽太盛，名曰格陽。蓋陽主在外，陽格於外，不得三陰中見之化以和之，此三陽之太過也。寸口，手太陰之兩脈口，以候三陰之氣也。厥陰主乙木，春生之氣，故寸口一盛病在厥陰，二之氣少陰，三之氣太陰。四盛以上者，人之陰陽，惟陰太盛，名曰關陰，蓋陰氣主内，關陰於内，不得三陽中見之化以和之，此三陰之太過也。此論寸口人迎之病脈，以應四時之三陰三陽，即四時之六氣不平，而亦爲三陰三陽之民病也。故六微旨大論曰：至而不至，來氣不及，未至而至，來氣有餘，物生其應也，氣脈其應也。《靈樞經》曰：持其脈口人迎，以知陰陽有餘不足，平與不平，天道畢矣。所謂平人者不病，不病者脈口人迎應四時也。上下相應而俱往來也。上下相應者，脈口與人迎平等，所謂陰中有陽，陽中有陰也。此言天地之陰陽，以應人之臟腑，臟腑之六氣，以應天地之陰陽也。俱四倍已上者，陰陽俱亢極也。極，至也。蓋天有陰陽，地有陰陽，陽盛之下，陰精承之，陰盛之下，陽氣承之，陰陽承制而交相生化者也。人生於天地氣交之中，陰陽和平，是爲無病。如陰陽俱盛而不和，是不能及於天地陰陽精氣之承制，則死矣。此即六微旨之所謂亢則害，承乃制，制則生化，外列盛衰，害則敗亂，生化大病之旨也。

古今圖書集成醫部全録卷七

黄帝素問

五臟生成篇第十

王冰曰：按此篇直記五臟生成之事，而無問答之辭，故不云論，後皆倣此。

馬蒔曰：按篇内以五臟之所主所傷所合，五色之見死見生，五臟所生之外榮，五色當五臟之味，五色當五臟之合，及後半篇能合色脈之義，推之皆本於天地生成，如《易》之所謂天一生水，而地以六成之；地二生火，而天以七成之；天三生木，而地以八成之；地四生金，而天以九成之；天五生土，而地以十成之。五臟之義有如此，故名曰五臟生成篇。

張志聰曰：夫色以應天，脈以應地，天主生，地主成。此篇無問答，而直曰心之合脈，似承上篇天地之陰陽，而復應乎色脈也。

心之合脈也，其榮色也，其主腎也。肺之合皮也，其榮毛也，其主心也。肝之合筋也，其榮爪也，其主肺也。脾之合肉也，其榮唇也，其主肝也。腎之合骨也，其榮髮也，其主脾也。

王冰曰：火氣動躁，脈類齊同，心臟應火，故合脈。火炎上而色赤，故榮美於面而赤色。主謂主與腎相畏也。主腎者，火畏於水，水與爲官，故畏於腎。金氣堅定，皮象亦然，肺臟應金，故合皮。毛附皮革，故外榮。主心者，金畏於火，火與爲官，故主畏於心也。木性曲直，筋體亦然，肝臟應木，故合筋。爪者筋之餘，故外榮。主肺者木畏於金，金與爲官，故主畏於肺也。土性柔厚，肉體亦然，脾臟應土，故合肉。口爲脾之官，故榮於唇。唇謂四際白色之處，非赤色處也。主肝者土畏於木，木與爲官，故主畏於肝也。水性流濕，精氣亦然，骨通精髓，故合骨。腦爲髓海，腎氣主之，故外榮髮。主脾者，水畏於土，土與爲官，故主畏於脾也。

馬蒔曰：此一節舉五臟之所合所榮所主者而言之也。吾身有脈，心則合之；吾身有色，心則榮之。然心屬火，腎屬水，火之所畏者惟水，則心之所主者惟腎也，故曰其主腎也。吾身有皮，肺則合之；吾身有毛，肺則榮之。然肺屬金，心屬火，金之所畏者惟火，則肺之所主者惟心也，故曰其主心也。吾身有筋，肝則合之，吾身有爪，肝則榮之。然肝屬木，肺屬金，木之所畏者惟金，則肝之所主者惟肺也，故曰其主肺也。吾身有肉，脾則合之；吾身有脣，脾則榮之。然脾屬土，肝屬木，土之所畏者惟木，則脾之所主者惟肝也，故曰其主肝也。吾身有骨，腎則合之；吾身有髮，腎則榮之。然腎屬水，脾屬土，水之所畏者惟土，則腎之所主者惟脾也，故曰其主脾也。

張志聰曰：心主血脈，故合於脈。經云：脈出於氣口，色見於明堂。心之華在面，故其榮在色。五臟合五行，各有相生相制，制則生化。心主火而受制於腎水，是腎乃心臟生化之主，故其主腎也。肺主氣，氣主表，故合於皮，《傷寒論》曰：寸口脈緩而遲，緩則陽氣長，其聲商，毛髮長。毛附於皮，氣長則毛榮。髓生肝，肝生筋，故肝所合在筋，爪乃筋之餘，故其榮在爪。脾主中央土，乃倉廩之官，主運化水穀之精，以生養肌肉，故合肉。脾開竅於口，故榮在脣。腎藏精而主髓，故所合在骨。髮乃精血之餘，故其榮在髮。五運行論曰：北方生寒，寒生水，水生鹹，鹹生腎，腎生骨髓，髓生肝，肝生筋，筋生心，心生血，血生脾，脾生肉，肉生肺，肺生皮毛，皮毛生腎。此天一生水而五臟之相生也。六微旨論云：帝曰地理之應六節氣位何如？岐伯曰：相火之下，水氣治之；水位之下，土氣承之；土位之下，風氣承之；風位之下，金氣承之；金位之下，火氣承之；君火之下，陰精承之。亢則害，承乃制，制則生化。故曰心之合脈也，肺之合皮也，言五臟之相生也。其主腎也，其主心也，言五臟之相成也。朱濟公問曰：先心而肺，肺而肝，肝而脾，脾而腎，乃歸重於成與？曰：然。

是故多食鹹，則脈凝泣而色變。多食苦，則皮槁而毛拔。多食辛，則筋急而爪枯。多食酸，則肉胝䐢而脣揭。多食甘，則骨痛而髮落。此五味之所傷也。 泣、濇同。胝，音抵。䐢，音縐。

王冰曰：心合脈，其榮色，鹹益腎，勝於心，心不勝，故脈凝泣而顏色變易也。肺合皮，其榮毛，苦益心，勝於肺，肺不勝，故皮枯槁而毛拔去也。肝合筋，其榮爪，辛益肺，勝於肝，肝不勝，故筋急而爪干枯也。脾合肉，其榮脣，酸益肝，勝於脾，脾不勝，故肉胝䐢而脣皮揭舉也。腎合骨，其榮髮，甘益脾，勝於腎，腎不勝，故骨痛而髮墮落也。夫五味入口，輸於腸胃，而內養五臟，各有所欲，欲則互有所傷。

馬蒔曰：此承上文五臟之所主者，有相剋之義，而此遂以所主之所傷者言之也。心之所主者惟腎，故腎之味，主鹹者也；多食鹹，則心爲腎傷；心之合在脈，脈則凝泣而不通；心之榮在色，色則變常而黧黑矣。肺之所主者惟心，故心之味，主苦者也；多食苦，則肺爲心傷，肺之合在皮，皮則枯槁而不澤；肺之榮在毛，毛則脱落而似拔矣。肝之所主者惟肺，故肺之味，主辛者也。多食辛，則肝爲肺傷；肝之合在筋，筋則緊急而不柔；肝之榮在爪，爪則乾枯而不潤矣。脾之所主者惟肝，故肝之味，主酸者也。多食酸，則脾爲肝傷；脾之合在肉，肉則胝𦛗而憔瘁；脾之榮在脣，脣則揭舉而枯薄矣。腎之所主者惟脾，故脾之味，主甘者也。多食甘，則腎爲脾傷；腎之合在骨，骨則疼痛而不快；腎之榮在髮，髮則漸墮而零落矣。此五味之所傷者如此。

張志聰曰：此承上文而言太過之爲害也。夫五行有相生相制，不可偏廢者也，如制之太過，則又有剋賊之害矣。是故多食鹹，則水味太過而傷心，其脈凝泣而色變矣。多食苦，是火味太過而傷肺，則皮槁而毛落矣。多食辛，是金味太過而傷肝，則筋縮急而爪乾枯矣。多食酸，是木味太過而傷脾，則肉胝𦛗而脣掀揭矣。多食甘，是土味太過而傷腎，則骨痛而髮落矣。五味所以養五臟者也，臟有偏勝，則所不勝之臟受傷，此又承制之不可太過。

故心欲苦，肺欲辛，肝欲酸，脾欲甘，腎欲鹹，此五味之所合也。

王冰曰：苦合火，辛合金，酸合木，甘合土，鹹合水，各隨其欲而歸湊之。

馬蒔曰：此言五臟有所欲之味，乃其所合者也。合者，猶所謂相宜也。陰陽應象大論云：南方生熱，熱生火，火生苦，苦生心。西方生燥，燥生金，金生辛，辛生肺。東方生風，風生木，木生酸，酸生肝，中央生濕，濕生土，土生甘，甘生脾。北方生寒，寒生水，水生鹹，鹹生腎。故心之所欲惟苦，肺之所欲惟辛，肝之所欲惟酸，脾之所欲惟甘，腎之所欲惟鹹。此乃五臟之氣，合於五味，故其所以欲之者如此。

張志聰曰：五味入口，藏於腸胃，以養五臟氣，故五味爲五臟之所欲，無有偏勝，則津液相成，而神自生矣。

五臟之氣，故色見青如草茲者死，黄如枳實者死，黑如炲者死，赤如衃血者死，白如枯骨者死。此五色之見死也。青如翠羽者生，赤如雞冠者生，黄如蟹腹者生，白如豕膏者生，黑如烏羽者生。此五色之見生也。茲，作滋。炲，音台。衃，鋪杯切。

王冰曰：如草茲者，如草初生之青色也；如枳實者，色青黄也；如炲者，如炲煤也；如衃血者，如敗惡凝聚之血色赤黑也；白而枯槁如乾骨之白也。臟敗，故見死色也，三部九候論曰：五臟已敗，其色必夭，夭必死矣。此之謂也。翠羽、雞冠、蟹腹、豕膏、烏羽，此謂光潤也。色雖可愛，若見朦朧尤善矣。

馬蒔曰：此歷舉五臟之五色，而决其爲死生之外見也。五色以黄爲主，黄以明潤爲難。青如草之茲汁，其色青沉；黄如枳實，其色青黄；黑如炲煤，其色純黑；赤如衃血，其色赤黑；白如枯骨，其色乾枯。此皆色不明潤者也，故見之則爲死者如此。青如翠羽，赤如雞冠，黄如蟹腹，白如豕膏，黑如烏羽，此皆色之明潤者也，故見之則爲生者如此。

張志聰曰：五味藏於腸胃，以養五臟之氣，五臟内藏五神，五氣外見五色，此以下論五臟之經氣，而見死生之色，與生於心生於肺之色，各有不同，故首提曰五臟之氣。故者承上文而言五臟之氣受傷，則見五行之敗色矣。茲，蓐蓆也，茲草者，死草之色，青而帶白也。枳實，黄而帶青色也。炲，烟塵也，如炲黑而帶黄也。衃者，敗惡凝聚之血，色赤黑也。枯骨，死白而枯乾也。五色乾枯，而兼有所勝之色，故死。五色正而華彩光潤，故生。

生於心，如以縞裹朱；生於肺，如以縞裹紅；生於肝，如以縞裹紺；生於脾，如以縞裹栝樓實；生於腎，如以縞裹紫。此五臟所生之外榮也。樓，蔞同。

王冰曰：是乃真見生色也。縞，白色。紺，薄青色。榮，美色也。

馬蒔曰：此舉五臟所生之正色，而指其爲外榮也。縞，素練也。彼色之生於心者，如以縞裹朱，此赤之明潤者也；生於肺者，如以縞裹紅，白中有血色，此白之明潤者也；生於肝者，如以縞裹紺，紺者深青揚赤色，此青之明潤者也；生於脾者，如以縞裹栝樓實，此黄之明潤者也；生於腎者，如以縞裹紫，此黑之明潤者也。此乃五臟所生之外榮者如此。脈要精微論曰：赤欲如帛裹朱，不欲如赭；白欲如鵝羽，不欲如鹽；青欲如蒼璧之澤，不欲如藍；黄欲如羅裹雄黄，不欲如黄土；黑欲如重漆，不欲如地蒼，皆以明潤爲貴也。

張志聰曰：此言五臟所生之榮色見於外也。上節言五臟之氣，見五色於外，此復言臟真之榮，隱見于皮膚之間，有若縞裹者也。朱，紅之深也；紅，淡白紅也。栝樓實，紅黄色也；紫，赤黑之間色也。此五行之色而俱兼紅者也。蓋氣主白而榮主紅，如以縞裹者，五臟之氣包於外也。五色之俱兼紅者，五臟之榮隱見於内也。上節言五臟之氣色，此論五臟之血色。　王子芳問曰：氣色有死生，血色無死生耶？曰：外因之病，由氣而經，經而臟；内因之病，由臟而經，經而氣。内外二因，俱傷五臟之氣而後死。是以五色之見死者，五臟之氣絶也。

色味當五臟：白當肺辛，赤當心苦，青當肝酸，黄當脾甘，黑當腎鹹。故白當皮，赤當脈，青當筋，黄當肉，黑當骨。

王冰曰：此言各當其所應，而爲色味，各歸其所養之臟氣也。

馬蒔曰：此以五色五味配五臟也。肺之味在辛，白色當之。心之味在苦，赤色當之。肝之味在酸，青色當之。脾之味在甘，黄色當之。腎之味在鹹，黑色當之。不唯是也，肺之合在皮，白色當之。心之合在脈，赤色當之。肝之合在筋，青色當之。脾之合在肉，黄色當之。腎之合在骨，黑色當之。此所謂色味當五臟也。

張志聰曰：當，承也，值也，謂色味之應五臟者，色外而味内也。故曰白當肺辛，言辛生肺而肺生白也。此復結五臟死生之色，生於五臟之氣，五臟之神氣，生於五味也。肺合皮，心合脈，肝合筋，脾合肉，腎合骨，此言生於心生於肺之色，承五臟之合而見於外也。

諸脈者皆屬於目，諸髓者皆屬於腦，諸筋者皆屬於節，諸血者皆屬於心，諸氣者皆屬於肺。此四肢八谿之朝夕也。

王冰曰：脈者血之府。宣明五氣篇曰：久視傷血。由此明諸脈皆屬於目也。腦爲髓海，故諸髓屬之。而筋氣之堅結者，皆絡於骨節之間。宣明五氣篇曰：久行傷筋。由此明諸筋皆屬於節。血居脈内，屬於心。八正神明論曰：血氣者人之神，然神者心之主。由此故諸血皆屬於心。諸氣屬肺，肺臟主氣故也。谿者，肉之小會名也。八谿，謂肘膝腕也。如是氣血筋脈，互有盛衰，故爲朝夕矣。

馬蒔曰：吾身諸脈，皆屬於目。解精微論曰：心者，五臟之專精也，目者其竅也。《靈樞》大惑論岐伯曰：目者，五臟六腑之精也。《靈樞》口問篇岐伯曰：目者，宗脈之所聚也。脈要精微論曰：脈者血之府。宣明五氣論云：久視傷血。夫心主脈，爲五臟之專精，而目爲之竅，然脈爲血之府，而久視傷血，則傷脈矣。血脈本爲同類，此諸脈皆屬於目也。吾身有髓，皆屬於腦，蓋骨中有髓，非止於腦，而腦爲髓海，故諸髓皆腦屬之也。吾身諸筋，皆屬於節。《靈樞》九鍼十二原篇云：所謂節之交，三百六十五會。又云：所謂節者，神氣之所游行出入也，非皮肉筋骨也。小鍼解云：節之交三百六十五會者，絡脈滲灌諸節者也。蓋骨節曰節，筋則絡於諸節之間。宣明五氣篇云：久行傷筋，則筋屬於節可知矣。吾身諸血，皆屬於心。陰陽應象大論云：心主血。痿論曰：心主身之血脈。則血屬於心可知矣。吾身諸氣，皆屬於肺。《靈樞》本神篇云：肺藏氣。則氣屬於肺可知矣。此四肢八谿，朝夕各有所屬，而流通無間者也。四肢者，手足也；八谿者，手之肘與腕，足之膝與腕也，蓋肉之小會爲谿也。

張志聰曰：五臟六腑之精，十二經脈，皆上注於目，屬於腦後，出於項，故曰諸脈皆屬於目。此節論五臟經氣之所循行，蓋臟而經，經而氣，氣而色也。頭痛巔疾，過在足少陰巨陽，是氣而經，經而臟也。是以此節與頭痛巔疾節，照應五臟之氣節，故人臥血歸於肝節，與赤脈之至節，照應生於心如以縞裹朱節。腦爲精髓之海也。筋生於骨，連絡於骨節之間。血者，神氣也。中焦之汁，五臟之精，奉心神化赤而爲血，故諸血皆屬於心。上焦開發，宣五穀味，熏膚，充身，澤毛，若霧露之溉，是謂氣。五穀入胃，淫精於脈，肺居上焦，朝百脈而輸精於皮毛，故主周身之氣也。四肢，五臟經俞之所出也。八谿，即四肢股肱之肉，五臟元真之所通會也。此言五臟之經血，總屬於心，五臟之氣，總屬於肺，經氣循行於四肢八谿，注於目，會於腦，濡筋骨，利關節，朝夕循行，外內出入，如環無端者也。故善察色者，當知五臟之氣，善診脈者，當以五脈爲始也。

故人臥，血歸於肝。肝受血而能視，足受血而能步，掌受血而能握，指受血而能攝。臥出而風吹之，血凝於膚者爲痹，凝於脈者爲泣，凝於足者爲厥。此三者血行而不得反其空，故爲痹厥也。泣，音濇。空，與孔同。

王冰曰：肝藏血，心行之，人動則血運於諸經，人靜則血歸於肝臟，何者？肝主血海故也。視，言其用也。目爲肝之官，故肝受血而能視。氣行血乃流，故足受血而能行步也。掌受血以當把握之用，指受血以當攝受之用。血氣者人之神，故所以受血者，皆能運用。痹謂痹，泣謂血行不利，厥謂足逆冷。空者血流之道，大經隧也。

馬蒔曰：《靈樞》本臟篇云：肝藏血。然動則運於諸經，靜則歸於肝臟，肝既受血，則肝本藏精於目，遂能視矣。下而爲足，乃足之三陽三陰經也，足既受血，遂能步矣。上而爲掌爲指，乃手之三陽三陰經也，掌與指既已受血，遂能握能攝矣。然血雖充足於人身，而風爲百病之始，若臥出之際，元府未閉，魄汗未藏，爲風所吹，則血凝於膚，當爲痹證。痹論云：以風勝者爲行痹，血凝於脈，當濇滯不通，血凝於足，當爲厥證。厥論分厥有寒熱，陽經勝則爲熱厥，陰經勝則爲寒厥。今風吹血凝而成厥，又當驗陰陽偏勝而分寒熱也。此三者血行而不得反其空穴，故爲痹與厥者如此。不曰濇者，言痹厥皆血凝於脈也。

張志聰曰：此復論血隨衛氣之行於脈外也。夫血乃水穀之精，流溢於中，布散於外，專精者行於經隧，是行於經隧者，經脈之榮血也。流溢於中者，流溢於衝任也。衝任起於胞中，上循背裏爲經絡之海，其浮而外者，循腹右上行，布散於外，滲皮膚，生毫毛，寤則隨衛行於膚表，臥則隨衛内入而歸於肝，是衝任主發源，而肝主受納，是以傷寒熱入血室，而刺肝之期門。故者承上文而言。經脈之血，隨榮氣行於四肢之三陰三陽，晝夜環轉，衝任之血隨衛氣而日行於陽，夜歸於陰也。肝開竅於目，故肝受此血而能視。夫色見於明堂者，五臟之氣色也。五臟所生之外榮者，血色而見於目也。故曰五色之奇脈者，奇經之血色也。夫水穀入胃，津液各走其道。五臟，主藏精者也。五臟之精，化赤而爲血，溢於衝任，歸受於肝，開竅於目，是以五臟所生之色，外榮於目，而肝主色也。夫血者，所以濡筋骨，利關節者也。能步、能握、能攝，言衝任之血，亦循行於四肢，滲於指掌，而無處不到也。《金匱要略》曰：血痹病從何得之？師曰：汗出臥，不時動摇，加被微風，遂得之。汗出者，言衛氣之虚於外也。臥則衛歸於陰，出則血行於外，如被風吹，則血凝於皮膚而爲痹矣。痹者痹閉而不遂也，此言衛氣之留於陰也久，不能爲血之外衛故也。脈者，見於皮膚之絡脈也，衝任之血，溢於皮膚，滲於絡脈，故凝於皮膚則爲痹，凝於絡脈則泣濇而不能流行矣。厥者，逆冷也。夫陰陽氣不相順接則爲厥。下爲陰，血爲陰，如血凝於下，則上下陰陽不相順接，而爲厥矣。此言血隨衛行，而陰陽之不相和者也。空，骨空也。骨空者，節之交三百六十五穴，會絡脈之滲灌諸節者也。血行於皮膚，不得反循於穴會，故爲痹厥也。諸門人起躍曰：榮衛之循行，經旨似乎矛盾，久爲人所疑，今夫子發明之，始知血隨衛氣之日行於陽夜行於陰者，皮膚之血也。陰經行盡，陽經繼之，陽經行盡，陰經繼之者，十二臟腑之經榮也。

人有大谷十二分，小谿三百五十四名，少十二俞，此皆衛氣之所留止，邪氣之所客也。鍼石緣而去之。診病之始，五決爲紀，欲知其始，先建其母。所謂五決者，五脈也。分，去聲。

王冰曰：大經所會，謂之大谷。十二分者，謂十二經脈之部分。小絡所會，謂之小谿。然以三百六十五小絡言之者，除十二俞外，則當三百五十三名，經言三百五十四者，傳寫誤以三爲四也。衛氣滿填以行，邪氣不得居止，衛氣虧缺留止，則爲邪氣所客，故言邪氣所客。夫邪氣所客，衛氣留止，鍼其谿谷，則邪氣夤緣，隨脈而行去也。五決，謂以五臟之脈，爲決生死之綱紀也。母，謂應時之王氣也。先立應時王氣，而後乃求邪正之氣。五脈，五臟脈也。

馬蒔曰：大經所會謂之大谷。十二分者，十二經脈之部分也。小絡所會謂之小谿。穴有三百六十五，除十二俞外，止有三百五十三名耳，其四字誤也。十二俞者，肝俞、心俞、肺俞、脾俞、腎俞、氣海俞、膽俞、胃俞、三焦俞、大腸俞、小腸俞、膀胱俞也。此皆衛氣之所留止，邪氣之所客，宜以鍼石循其部分而去之。且診病之始，當決五臟之脈以爲之紀。故欲知其始，先建其母。母者，五臟相乘之母也，此正所謂病之始也。其所謂五決者，即五臟之脈以決之也。下文正詳言之。

張志聰曰：此言衛氣之行於谿谷也。谿谷者，分肉之交會處也。氣穴論曰：肉之大會爲谷，肉之小會爲谿。分肉之間，谿谷之會，以行榮衛，以會大氣。谿谷三百六十五穴會，以應一歲。人有大谷十二分者，肉之大分處也；小谿三百五十四名者，肉之小分處也。分者，肉分而有紋理也。名，穴名也。蓋肉分之間而有交會，交會之處而有穴名也。谿谷之數，以應一歲者，歲止三百六十日，内朔虛六日，止三百五十四日以應小谿之數也。少十二俞者，言大谷十二分，而有十二俞穴也。氣盈五日，九百四十分，朔虛五日，九百四十分，共計十二日以應十二俞也。以歲之三百五十四日，合氣盈朔虛之十二日，共三百六十五日有奇，以成一歲，故曰期三百有六旬有六日，以閏月定四時而成歲也。衛氣者行於脈外，温分肉，充皮膚，肥腠理，司開闔者也。此腠理分肉之間，皆衛氣之所留止，臥出而風吹之，則血凝而爲痹厥矣。針石緣而去之者，言分肉之間，亦有三百六十五穴也。始者，言邪始在三陰三陽之氣分也。五決者，審別五臟陰陽之經氣以決其病也。欲知其病之始在某經，先分立五臟爲根本，審其邪病某經之氣，某臟之經也。夫五臟之體藏於内，而五臟之經氣行於外，故色見草茲者死，青如翠羽者生，是五臟死生之經氣，發於外而成於色也。診病之始，五決爲紀者，復言邪之始病在氣，氣而經，經而臟也。楊君立問曰：氣穴論云，谿谷三百六十五穴會以應一歲，今則三百六十六矣。曰：歲緣三百六十六日，而少有不足，故合而論之，則曰三百六十五日。今分而論之，則每歲有三百五十四日，而又有氣盈朔虛之十二日也。

是以頭痛巔疾，下虛上實，過在足少陰巨陽，甚則入腎。徇蒙招尤，目瞑耳聾，下實上虛，過在足少陽厥陰，甚則入肝。腹滿䐜脹，支膈胠脅，下厥上冒，過在足太陰陽明。欬嗽上氣，厥在胷中，過在手陽明太陰。心煩頭痛，病在膈中，過在手巨陽少陰。

王冰曰：足少陰，腎脈也。巨陽，膀胱脈也。足少陰之脈，起於小指之下，斜趨足心，出於然谷之下，循内踝之後，別入跟中，以上腨内出膕内廉上股内後廉，貫脊屬腎絡膀胱，其直者從腎上貫肝膈，入肺中，循喉嚨，挾舌本。其支者，從肺出絡心，注胷中。足巨陽之脈，起於目内眥，上額交巔上，其支別者，從巔至耳上角，其直行者，從巔入絡腦，還出別下項，循肩髆内挾脊，抵腰中，入循膂絡腎屬膀胱。然腎虛而不能引巨陽之氣，故頭痛而爲上巔之疾也。經病甚已則入於臟。徇，疾也。蒙，不明也。目暴疾而不明。招，掉也，摇掉不定也。尤，甚也。目疾不明，首掉尤甚，謂暴病也。目瞑耳聾，謂漸病也。足少陽，膽脈也。厥陰，肝脈也。足厥陰之脈，從少腹上挾胃屬肝絡膽，貫膈布脅肋，循喉嚨之後，入頏顙上，出額與督脈會於巔，其支別者，從目系下頬裏。足少陽之脈，起於目鋭眥，上抵頭角下耳，後循腦，入缺盆，其支別者，從耳後入耳中，出走耳前，至目鋭眥，又支別者，別目鋭眥下顴加頬車下頸，合缺盆以下胷中，貫膈絡肝屬膽。今氣不足，故爲是病。胠，謂脅上也。下厥上冒者，謂氣從下逆上而冒於目也。足太陰，脾脈也。陽明，胃脈也。足太陰之脈，自股內前廉入腹，屬脾絡胃，上膈。足陽明之脈，起於鼻交頞中，下循鼻外，入齒環脣，下絡頤頷，出大迎，從喉嚨入缺盆，屬胃絡脾。其直行者，從缺盆下乳內廉下挾齊入氣街中。其支別者，起胃下口循腹裏至氣街中，而合以下髀關，故爲是病。手陽明，大腸脈也。太陰，肺脈也。手陽明之脈，自肩髃前廉上出於柱骨之會，上下入缺盆絡肺，下膈入大腸。手太陰之脈，起於中焦，下絡大腸，還循胃口，上膈屬肺，從肺系横出腋下，故爲咳嗽上氣，厥在胷中也。手巨陽，小腸脈也。手少陰，心脈也。手巨陽之脈，從肩上入缺盆絡心，循咽下膈，抵胃屬小腸，其支別者，從缺盆循頸上頬至目鋭眥。手少陰之脈，起於心中，出屬心系，下膈絡小腸，故心煩頭痛，病在膈中也。

馬蒔曰：此正所謂五決也。但此節止言證以分其經，而下節則兼色與脈以言之耳。巔，頂也。下，足也。上，頭也。過者，病也。凡《内經》以人之有病，如人之有過誤，故稱之曰過。脈要精微論曰：故乃可診有過之脈。此非過與不及之過，亦非經過之過，乃指病而言也。足少陰，腎之脈，屬腎絡膀胱；足太陽，膀胱之脈，屬膀胱絡腎，二經相爲表裏。今頭痛而巔頂有疾者，正以下虚上實，其病在於腎與膀胱也。虚者正氣不足也，實者邪氣有餘也。且經病不已，當入於臟，故甚則入於腎矣。按此篇與熱論稱膀胱爲巨陽，而下文稱小腸亦爲巨陽，蓋二經皆爲太陽，而太陽名爲三陽。陰陽類論曰：三陽爲父。則三陽正所以爲陽之表，宜稱爲巨陽也。足厥陰，肝之脈，屬肝絡膽，足少陽，膽之脈，屬膽絡肝，二經相爲表裏。今目暴疾不明，首掉尤甚，目暗耳聾，皆暴病也。正以下部肝膽之邪有餘，而上部則虚，故爲病若是，其病正係於膽與肝也。且經病不已，當入於臟，故甚則入於肝矣。足太陰，脾之脈，屬脾絡胃；足陽明，胃之脈，屬胃絡脾，二經相爲表裏。今腹滿䐜脹，凡支膈胠脅等所，氣從下上，而上焦昏冒，其病正在脾胃也。手太陰，肺之脈，屬肺絡大腸；手陽明，大腸之脈，屬大腸絡肺，二經相爲表裏。今咳嗽上氣，厥在胷中，其病正在大腸與肺也。手少陰，心之脈，屬心絡小腸；手巨陽，小腸之脈，屬小腸絡心，二經相爲表裏。今心煩頭痛，膈中有病，其病正在小腸與心也。後三段不言甚則入脾入肺入心者，可因腎肝以推之耳。

張志聰曰：少陰巨陽，相爲表裏，陽氣生於水臟水腑之中，而上出於巔頂，實者邪實，虛者正虛，是以頭痛巔疾，乃邪氣實於上，而使正氣虛於下也。蓋邪之中人，始於皮毛氣分，留而不去，則轉入於經，是以過在巨陽少陰之經，而甚則入腎。蓋經絡受邪，則內干臟腑矣。足少陽厥陰經脈，布脅肋而下循足跗，厥陰肝臟，開竅於目，少陽經脈，上出於耳，邪實於下，而經氣不能上通，是以目冥耳聾，正氣虛於上，致動視而昏。冒，搖掉之甚也。此始傷氣而致正虛於上，過在經而復邪實於下也。上節論邪實爲病，此復論正虛爲病，蓋邪之所湊，其正必虛。腹者，脾胃之郛郭也，腹滿䐜脹，邪薄於太陰陽明之氣分支支絡。膈，內膈也，太陰陽明之支絡貫膈，氣分之邪，轉入於經，是以連及支膈胠脅，皆脹滿也。手太陰主氣而主皮毛，邪傷皮毛氣分，則欬嗽而氣上逆矣。手太陰之脈，起於中焦，循胃上膈；手陽明之脈，入缺盆絡肺下膈，屬大腸。邪過在經，是以胷中厥逆也。經曰：心部於表。君火之氣，外受於邪，則心煩於內矣。太陽之氣受邪，則頭痛於上矣。手太陽之脈，循咽下膈，手少陰之脈，出屬心系下膈，絡小腸，病在膈中，是過在手太陽少陰之經矣。此節以審證而知五臟之病。蓋臟腑之經氣，上下內外，各有部分，故曰診病之始，五決爲紀也。診，視也。王子芳曰：五臟之邪，止言甚則入腎入肝，何也？曰：邪入於經，則內干臟腑，然干臟者半死半生，故曰不必動臟，邪入於陰經，其臟氣實則留於腑，此章論五臟三陰三陽之經氣，故曰甚則入腎入肝，如不甚則或溜於經，或溜於腑，是以首提二臟而不盡言之者，欲使後學之不可執一而論也。

夫脈之大小滑濇浮沉，可以指別；五臟之象，可以類推；五臟相音，可以意識；五色微診，可以目察。能合色脈，可以萬全。赤脈之至也，喘而堅，診曰，有積氣在中，時害於食，名曰心痺，得之外疾，思慮而心虛，故邪從之。白脈之至也，喘而浮，上虛下實，驚，有積氣在胷中，喘而虛，名曰肺痺，寒熱，得之醉而使內也。青脈之至也，長而左右彈，有積氣在心下支胠，名曰肝痺，得之寒濕，與疝同法，腰痛，足清，頭痛。黄脈之至也，大而虛，有積氣在腹中，有厥氣，名曰厥疝，女子同法，得之疾使四肢，汗出當風。黑脈之至也，上堅而大，有積氣在小腹與陰，名曰腎痺，得之沐浴清水而臥。相，去聲。

王冰曰：脈小者細小，大者滿大，滑者往來流利，濇者往來蹇難，浮者浮於手下，沉者按之乃得也，如是雖衆狀不同，然手巧心諦，而指可分別也。五臟之象，謂五臟之氣象也，言五臟雖隱而不見，然其氣象性用，猶可以物類推之。何者？肝象木而曲直，心象火而炎上，脾象土而安静，肺象金而剛決，腎象水而潤下。夫如是皆大舉宗兆，其中隨事變化，象法旁通者，可以同類而推之耳。音謂五音，肝音角，心音徵，脾音宫，肺音商，腎音羽，此其常應也。然其互相勝負，聲見否臧，則耳聰心敏者，猶可以意識而知之。色謂顔色也，夫肝色青，心色赤，脾色黄，肺色白，腎色黑，此其常色也，然其氣象交互，微見吉凶，則自明知遠者，可以占視而知之。合色脈者，如色青者其脈弦，色赤者其脈鉤，色黄者其脈代，色白者其脈毛，色黑者其脈堅，此其常色脈也。然其參校異同，斷言成敗，則審而不惑，萬舉萬全。赤脈之至，喘而堅，喘謂脈至如卒喘狀也。心臟居高，病則脈爲喘狀，故心肺二臟而獨言之爾。喘爲心氣不足，堅則病氣有餘。心脈起於心胷之中，故積氣在中，時害於食。積謂病氣積聚，痹謂臟氣不宣行也，若思慮則心虚，故外邪因之而居止矣。白脈之至，喘而浮，喘爲不足，浮者肺虚，肺不足是謂心虚，上虚則下當滿實，以其不足，故善驚而氣積胷中矣。然脈喘而浮，是肺自不足，喘而虚者，是心氣上乘，肺受熱而氣不得營，故名肺痹，而外爲寒熱也，此得之醉而使内也。夫酒味苦燥，内益於心，醉甚入房，故心氣上勝於肺矣。青脈之至，若長而左右彈，是謂弦緊，緊爲寒氣，中濕乃弦，肝主胠脅近於心，故氣積心下及支胠也。夫脈緊爲寒，脈長爲濕，而疝之爲病，亦寒濕所生，故言與疝同法也。寒濕在下，故腰痛也。肝脈者，起於足，上行至頭出額，與督脈會於巔，故病則足冷而頭痛也。清，即冷也。黄脈之至，若脈大則爲氣脈虚，既氣脈虚，故脾氣積於腹中；若腎氣逆上則是厥疝，腎氣不上則但虚而脾氣積也。女子同法，言同其候。風氣通於肝，故汗出當風，則脾氣積滿於腹中。黑脈之至，上堅而大。上謂寸口，腎主下焦，故氣積聚於小腹與陰也。濕氣傷下，自歸於腎，况沐浴而卧，得無病乎？《靈樞經》曰：身半以下，濕之中也。

馬蒔曰：此正合色脈以圖萬全，乃五決之法也。五臟在内，而氣象則見於外，皆五行相生相剋之類也，可以類而推之。人之相與音雖見於外，而五臟主於其中，可以意會而識之。五臟有五色，其診最微，可以目而察之，夫小大滑濇浮沉者，爲脈在於内，曰象，曰相，曰音，曰五色者，總名曰色，在於外，人能合於色脈，可以萬全無失矣。何言之？如診人之色已赤矣，及其脈之至也，涌盛如喘之狀，而按之則甚堅，當診之曰，心脈起於心胷之中，必有積氣在中，時害於食，名曰心痹。斯疾也，得之既有外感，而又思慮而心虚，故積氣之邪，從而成耳。如診人之色已白矣，及其脈之至也，涌盛如喘之狀，而舉指則甚浮，肺居上，故曰上虚，病不在下，故曰下實，且有驚，當稱之曰，有積氣在胷中，其脈喘，當爲虚，名曰肺痹，而外有寒熱，斯疾也，得之醉而使内也。蓋酒味苦燥，内入於心，醉甚入房，故心氣上勝於肺，而爲驚、爲喘、爲虚、爲寒熱者宜也。如診人之色已青矣，及其脈之至也，脈甚弦長，而鼓擊，如彈醫工左右之指，當診之曰，有積氣在心下支胠，名曰肝痹，斯疾也，得之寒濕所致，與疝同法以積之。蓋積於支胠則爲肝痹，積於小腹睾丸則爲疝，正以肝脈者，起於足之大指，上入頏顙，連目系，上出額，與督脈會於巔，故病必腰痛足冷頭痛也。如診人之色已黄矣，及其脈之至也，既大且虚，當診之曰，必有脾經積氣在腹中，宜有厥逆之氣，名曰厥疝，不特男子，而女子亦皆有之，其法相同。斯疾也，得之速使四肢汗出當風，故風氣通肝，而爲積氣與厥氣如此，正以木盛則剋土，故脾色之外見者黄也。如診人之色已黑矣，及其脈之至也，尺脈之上，堅而且大，當診之曰，有積氣在小腹與陰器之中，名曰腎痹，斯疾也，得之沐浴冷水而卧，蓋濕氣傷下，必歸於腎，而腎既受寒，故爲積氣在小腹與陰者如此。凡若此者，皆合色脈以圖萬全，而五決之法盡矣。

張志聰曰：此以診脈察色而知五臟之病也。小者正氣虚，大者邪氣盛，滑主血傷，濇爲少氣，浮爲在外在腑，沉爲在裏在臟，此六者，脈之提綱而可以指别也。五臟在内，而氣象見於外，以五行之理，可類而推之。五臟之相合於五音，發而爲聲，可以意識。視五色之微見可以目内察之。能審色脈之相應，以辨病之死生，則萬全而無失矣。此與上節審證以決五脈之病，又一法也。赤當脈，脈合心，故曰赤脈之至也。喘，急疾也。堅，牢堅也。心脈之至，急而牢堅，主積氣於中，當時害於食。蓋食氣入胃，濁氣歸心，淫精於脈，有積於中，故害於食也。名曰心痹，積氣痹閉於心下也，此得之外淫之邪，因思慮而心虚，故邪氣乘虚而留於内也。經曰：心怵惕思慮則傷神。神傷則心虚矣。此節照應生於心如以縞裹朱節，故曰赤脈之至，白脈之至也。前論五臟之色，生於臟而見於外，此言五臟之病，成於内而見於脈也。頭痛巔疾，過在足少陰巨陽，言六淫之邪生於外也，此言五臟之病成於内也。辨脈篇曰：呼吸者脈之頭也。蓋呼吸急則脈亦急，故以呼吸之喘急，以形容脈之急疾也。肺主氣而虚，故脈浮，病氣而不病血，病上而不病下，故脈上虚而下實也，陽氣虚則善爲驚駭矣。胷中爲氣之海，上注於肺，以司呼吸，邪積於上，則膻中之正氣反虚，故爲虚喘也。臟真高於肺，主行榮衛陰陽，陰陽虚乘則爲往來之寒熱矣。酒者，熟穀之液，其氣慓悍，入於胃中，則胃脹。氣上逆則滿於胷中，醉而使内，則氣上逆，故有積氣在胷中也。入房太過則傷腎，腎爲本，肺爲末，本傷故肺虚也。脈長而彈，弦而急也。弦則爲減諸急爲寒，此得之寒濕而陽氣受傷，故弦急也。心下爲膈，脅下爲胠，内膈下連於兩胠，邪在心下支胠間，故脈左右彈也。清濕地氣之中人也，必從足始，足厥陰之脈，從足上膕入毛中，過陰器，抵小腹，布脅肋，故病證與疝病相同，而腰痛足冷也。厥陰與督脈會於巔，故頭痛也。腹中乃脾土之郛郭，脾屬四肢，土灌四末，四肢汗出當風，則風濕内乘於脾，而爲積氣。蓋風木之邪，内干脾土，濕與陰土同氣相感，故留聚而爲積也。脾氣不能灌溉於四旁，則逆於中而爲厥氣矣，名曰厥疝者，氣逆而痛也。夫男女氣血相同，受病亦屬同法，故於中央土臟，而曰女子同法者，欲類推於四臟也。尺以候腎，黑脈之至，上堅而大者，堅大在上而不沉，乃腎臟有積，故腎脈堅大也。在小腹與陰者，小腹而兼於前陰也。清水，冷水也。腎臟寒水主氣，亦同氣相感也。經云：積生於風雨寒暑清濕喜怒，喜怒不節則傷臟，臟傷則病起於陰。陰既虛矣，則風雨襲陰之虛，病起於上而生積，清濕襲陰之虛，病起於下而成積。夫風雨天之邪也，清濕地之邪也，言五臟之積，由天生而地成也。王子芳曰：清邪中上，濁邪中下。陽受風氣，陰受濕氣。陰病者下行極而上，故頭痛也。

凡相五色之奇脈，面黄目青，面黄目赤，面黄目白，面黄目黑者，皆不死也。面青目赤，面赤目白，面青目黑，面黑目白，面赤目青，皆死也。

王冰曰：奇脈，謂與色不相偶合。凡色見黄，皆爲有胃氣，故不死。無黄色而皆死者，以無胃氣也。五臟以胃氣爲本，故無黄色，皆曰死焉。

馬蒔曰：上文言合色脈以圖萬全，而此又即五色所重者，以決其死生也。人知色脈可以決死生，而相色有訣，亦可以決死生，故謂之曰相五色之奇脈。當知色見於面，而五色以黄爲主，故五色皆有黄色來參，是有胃氣，不死也。若無黄色相參，是無胃氣，必死也。人以胃氣爲本，信哉！

張志聰曰：奇脈，奇經衝任之脈色也。衝任爲經血之海，五臟之血，皆歸於肝，故外榮於目也。面主氣色，目主血色，目之五色而俱見面黄者，五臟之陰，而俱得胃脘之陽也。經云：人無胃氣者死，面無黄色，無胃土之陽矣。面之青黑赤色，皆臟邪乘陽，純陰無陽，故皆死也。夫生於心如以縞裹朱者，論五臟之生色也，察於目者，論五臟病成之色也。

五臟別論篇第十一

馬蒔曰：此乃五臟之另是一論，故名篇。

黄帝問曰：余聞方士或以腦髓爲臟，或以腸胃爲臟，或以爲腑，敢謂更相反，皆自謂是。不知其道，願聞其説。岐伯對曰：腦、髓、骨、脈、膽、女子胞，此六者地氣之所生也，皆藏於陰而象於地，故藏而不瀉，名曰奇恒之腑。夫胃、大腸、小腸、三焦、膀胱，此五者，天氣之所生也，其氣象天，故瀉而不藏，此受五臟濁氣，名曰傳化之腑，此不能久留輸瀉者也。魄門亦爲五臟使，水穀不得久藏。奇，音稽。使，去聲。

王冰曰：方士，謂明悟方術之士也。言互爲臟腑之差異者，經中猶有之矣。靈蘭祕典論以腸胃爲十二臟相使之次。六節臟象論云：十一臟取決於膽。五臟生成篇云：五臟之象可以類推，五臟相音可以意識。此則互相矛盾爾。腦髓爲臟，應在別經。夫腦髓骨脈雖名爲腑，不正與神臟爲表裏，膽與肝合而不同肺腑之傳瀉，胞雖出納，納則受納精氣，出則化出形容，形容之出，謂化極而生，然出納之用，有殊於六腑，上言藏而不瀉，而名曰奇恒之腑，水穀入已糟粕，變化而泄出不能久，久留住於中，但當化已輸瀉，今故去已傳瀉諸化，故名曰傳化之腑。魄門，謂肛門也，內通於肺，故曰魄門，受已化物，則爲五臟之行使，所以水穀亦不得久藏於中也。

馬蒔曰：此節因帝有臟腑之疑而明言之也。帝問心肝脾肺腎爲五臟，而又有腦髓或指之以爲臟，腸胃爲六腑之二，而或者亦指以爲臟，又或以爲腑，其相反如此，而各自謂其是者何也？伯言方士以腦髓爲臟，然腦髓亦可以爲腑，方士以腸胃爲臟，然腸胃終所以爲腑，故腦髓骨脈膽與女子胞，此六者屬陰，乃地氣之所生也，皆所以藏陰而象乎地，蓋藏垢納汙者莫如地，六者主藏而不瀉，此所以象地也。其臟爲奇，無所與偶，而至有恒不變，名曰奇恒之腑。胃大小腸三焦膀胱，此五者屬陽，乃天氣之所生也，蓋天主變化，五者瀉而不能藏，此所以象天也。此則受五臟之濁氣而傳化之，名曰傳化之腑，惟其爲傳化之腑，所以不能久留諸物，有則輸瀉者也。然肺藏魄肛門，上通於大腸，大腸與肺爲表裏，故亦可稱之曰魄門，此魄門者，亦爲五臟之使，水穀下此，亦不能藏者也，較之傳化之腑，何以異哉？

張志聰曰：方士，修煉方術之士。道，理也。大凡藏物者皆可名臟名腑，故皆自以爲是也。按以上十篇，首四篇，論精神氣血，後六篇，論臟腑陰陽，是以此篇中明藏精氣者名臟，傳化物者爲腑，然又有腦髓骨脈膽女子胞，亦所以藏精神氣血者也。修養之士，欲積精全神通元牝，養胎息結靈孕者，不可不知也。腦名泥丸宮，爲上丹田，骨藏髓，脈藏血，諸髓血脈皆會於腦，故腦爲精髓之海。舌下爲華池，有廉泉玉英二竅通於膽液。《黃庭經》曰：玉池清水灌靈根，審能修之可常存。女子，元母也，胞者，養胎息結靈胎者也。《胎息經》曰：胎從伏氣中結，氣從有胎中息結，精育胞，化生身，留胎止精可長生。故曰，腦、髓、骨、脈、膽、女子胞，此六者更當藏密而不可虛瀉者也。地主閉藏而上升，天主化施而下降，言人之臟腑形骸，應象天地陰陽之氣。此六者，與傳化之腑不同，故名曰奇恒之腑。夫臟爲陰，地爲陰，地之濁氣升於天，天受之而復降於下，故名曰傳化之腑。天主化施也，魄門五臟之濁，從此而出，故亦爲五臟之下竅，腸胃之腐穢，從此而瀉出，故曰水穀不得久藏。

所謂五臟者，藏精氣而不瀉也，故滿而不能實；六腑者，傳化物而不藏，故實而不能滿也。所以然者，水穀入口則胃實而腸虛，食下則腸實而胃虛，故曰實而不滿，滿而不實也。

王冰曰：精氣爲滿，水穀爲實，五臟但藏精氣，故滿而不能實，六腑則不藏精氣，但受水穀，故實而不滿也。胃實而腸虛，以水穀未下也；腸實而胃虛，以水穀既下也。

馬蒔曰：此言五臟主於藏精，六腑主於傳物，乃臟腑之的義，所以折方士之謬也。夫謂心肺脾肝腎爲五臟者，正以五臟各有精，藏精氣而不瀉，故雖至於滿而不至於有所實，惟不實則不至於有所瀉也。謂膽胃大小腸三焦膀胱爲六腑者，正以六腑傳化物而不藏，故一至於實而不能有所滿，惟不能滿則不能不有所瀉也。所以實而不能滿者，方其水穀入口之時，上之爲胃者實，而下之爲腸者尚虛，及其食下下脘之後，則下之爲腸者實，而上之爲胃者已虛，故一有所實，則不能有所滿，而必至於瀉也。故曰實而不滿者以此。彼五臟無水穀之出入，特其精微之氣焉耳，故雖至於滿而不至於有所實，自不必有所瀉也。故曰滿而不實者以此。

張志聰曰：按王氏曰：精氣爲滿，水穀爲實，五臟但藏精氣，故滿而不能實，若六腑則水穀充實於內，而不得久留，故實而不能滿。胃實而腸虛，腸實而胃虛，此復申明實而不滿之義，實而不滿，滿而不實，此總結上文兩節之義。

帝曰：氣口何以獨爲五臟主？岐伯曰：胃者水穀之海，六腑之大源也。五味入口，藏於胃以養五臟氣，氣口亦太陰也。是以五臟六腑之氣味，皆出於胃，變見於氣口。故五氣入鼻，藏於心肺，心肺有病，而鼻爲之不利也。見，音現。爲去聲。

王冰曰：氣口，即寸口也，亦謂脈口。以寸口可候氣之盛衰，故云氣口；可以切脈之動靜，故云脈口，皆同取於手魚際之後同身寸之一寸，是則寸口也。夫人有四海，胃爲水穀之海，則其一也，受水穀以榮養四旁，以其當運化之源，故爲六腑之大源也。氣口之所候，脈動者是手太陰脈氣所行，故言氣口亦太陰也。榮氣之道，內穀爲寶，穀入於胃，氣傳於肺，精專者循肺氣行於氣口，故云變見於氣口也。

馬蒔曰：此明氣口之脈獨爲五臟主，遂即五味入口之語，以明五氣入鼻之義焉。氣口者，右手之寸口脈，即手太陰肺經太淵穴也。此篇與經脈別論、《靈樞》五色四時氣篇皆名之曰氣口，《靈樞》終始篇名之曰脈口，皆以脈氣必會於此也。六節臟象論、《靈樞》禁服篇名之曰寸口，以此部即太淵穴，去魚際僅一寸也。其左手寸部，則《内經》諸篇，皆謂之人迎耳。經脈別論謂氣口成寸，以決死生。故帝問氣口何以獨爲五臟主，而可以決脈之動靜，氣之盛衰，人之死生有如是也？伯言脈雖見於氣口，而實本之於脾胃也。胃者，足陽明也。脾者，足太陰也。足陽明爲六腑之先，足太陰爲五臟之本。胃主納受，凡水穀以是爲市，爲六腑之大源。五味入口，藏於胃，而得脾以爲之運化，致五臟之氣，無不藉之以資養，則是脾者足太陰也，肺者手太陰也，其氣本相爲流通，而氣口亦手太陰耳。是以五臟六腑之氣味，皆出於胃，變見於氣口耳。惟脈出於胃，變見於氣口，故凡胃脾有積聚痰物，其氣口必大而滑。凡胃脾之虚者，其氣口脈必虚。蓋穀入於胃，氣傳於肺，而肺於行於氣口，故云變見於氣口也。玉機真臟論云：五臟者，皆禀氣於胃，胃者五臟之本也，臟氣者不能自致於手太陰，必因於胃氣，乃至於手太陰也。蓋言胃而脾可知矣。其與此意互相發歟？然五味入口者如此，彼五氣入鼻者何如？六節臟象論云：天食人以五氣，地食人以五味，五氣入鼻，藏於心肺，上使五色修明，音聲能彰，五味入口，藏於腸胃，味有所藏，以養五氣，氣和而生，津液相成，神乃自生。故五味入口，入於六腑，五氣入鼻，入於五臟，五臟惟心肺居於膈上；受此五氣，故心肺有病而鼻爲之不利矣。然則脾有病者，安能辨其五味哉？

張志聰曰：氣口，手太陰之兩脈口。五臟之氣，皆變見於氣口，故爲五臟主。此論水穀入胃以養五臟，五臟之精氣復榮於脈，以見於氣口也。蓋水穀之清者榮於五臟，水穀之濁者出於六腑。清中之清者，榮於經脈；清中之濁者，復傳化於腸胃膀胱。此論飲食於胃，有氣味清濁上下出入之分，當知奇恒之腑，亦受清中之清者也。水穀入胃，由足太陰脾臟轉輸以灌溉四臟，然水入於胃，又由手太陰肺臟之通調四布。穀入於胃，淫精於脈，肺朝百脈，輸精於皮毛，毛脈合精，行氣於臟腑，是五臟六腑之氣味，皆出於胃，變見于氣口，故曰氣口亦太陰也。言足太陰轉輸水穀之精，而手太陰亦爲胃以養五臟氣，是以五臟之氣，皆見於氣口也。心肺居上爲陽，肺乃心之蓋而主氣，開竅於鼻，故引臟象論而言味歸陰而氣歸陽也。《道書》云：鼻爲天門，口爲地户。

凡治病必察其下，適其脈，觀其志意與其病也。拘於鬼神者，不可與言至德。惡於鍼石者，不可與言至巧。病不許治者，病必不治，治之無功矣。

王冰曰：下謂目下所見可否也。謂適其脈之盈虛，觀量志意之邪正，及病淺深成敗之宜，乃守法以治之也。若志意邪則好祈禱，言至德則事必違，故不可與言至德也。惡於鍼石則巧不得施，故不可與言至巧。心不許人治之，是其必死，强爲治者，功亦不成，故曰治之無功矣。

馬蒔曰：此言凡治病者，當詳其法，擇其人與病也。察其下者，察其下竅通否也。適其脈者，調其脈之大小滑濇浮沉也。人有志意則審觀之，然後與其病之可治與否也。彼拘於鬼神者，專事祈禱，惑於渺茫，與言修身養性之至德，必不見信。惡於鍼石者，謂鍼無益，與言鍼石之至巧，必不肯從。又有病勢危篤，難以輕許者，不可與治，治之有何功哉？

張志聰曰：下，謂腸胃水穀之所出也。玉機論曰：五實死，五虛死。脈盛、皮熱、腹脹、前後不通、悶瞀，此謂五實。脈細、皮寒、氣少、泄利前後、飲食不入，此謂五虛。漿粥入胃，泄注止，則虛者活，身汗得後利，則實者活。又曰：倉廪不藏者，是門户不要也。得守者生，失守者死。是以凡病必察其下二便也。適其脈者，調適其太陰氣口之脈，以決臟腑之氣也。志意者，所以御精神，收魂魄，適寒温，和喜怒者也。故當觀其志意，與其所受之病焉。拘於鬼神者，欲其祝由而愈病也。然祝由之道，移精變氣，以我之神而通神明，有至道存焉。若惟拘於鬼神之事，不可與言至德矣。用鍼石者，有至巧之妙道，故惡於鍼石者，不可與言至巧。既不能藏此精神以通神明，當以鍼石治其外，湯藥治其内矣。若惡於鍼石，不許治以湯藥，治之亦無功矣。然按以上七篇，論陰陽臟腑，而陰陽臟腑之病，必須審證辨脈，治以鍼石醪醴。是以下篇論五方有五治之法，病在外者治以鍼石，病在内者治以醪醴湯液。即欲祝由愈病，亦須移精變氣，而後能通於神明。故此篇末結曰，拘於鬼神者，不可與言至德，惡於鍼石者 不可與言至巧，乃承上起下之文也。

異法方宜論篇第十二

馬蒔曰：治病各法，始於五方，而聖人則之，雜合以治，各得其宜，故名篇。

張志聰曰：治病之法，各有異同，五方之民，居處衣食，受病治療，各有所宜。

黄帝問曰：醫之治病也，一病而治各不同，皆愈，何也？岐伯對曰：地勢使然也。

王冰曰：不同，謂鍼石灸焫毒藥導引按蹻也。地勢，謂法天地生長收藏及高下燥濕之勢也。

馬蒔曰：帝問均一病耳，而或以砭石，或以毒藥，或以灸焫，或以九鍼，或以導引按蹻，治各不同，何其病之皆愈也？伯言四方地勢不同，故所治亦異，不必拘用一法也。

張志聰曰：夫九州八方，皆通於天氣，天有春夏秋冬之四時，地有生長化收藏之五氣，而人亦應之。是以東方主春生之令，而人氣亦發生於外，故宜鍼石以治其外；南方主夏長之令，而人氣更發越於外，故宜微鍼以治其皮毛；西方主秋收之令，人氣亦收藏於內，故宜毒藥以治其內；北方主冬藏之令，而人之陽氣亦沉潛於下，故宜艾焫以起陽氣於至陰；中央濕土主生化之令，而人氣亦守於中，故宜導引按蹻使灌通於四末。此地勢有生長收藏之不同，而治法是亦有別也。

故東方之域，天地之所始生也。魚鹽之地，海濱傍水，其民食魚而嗜鹹，皆安其處，美其食。魚者使人熱中，鹽者勝血，故其民皆黑色疎理，其病皆爲癰瘍，其治宜砭石，故砭石者，亦從東方來。

王冰曰：東方法春氣之方，魚鹽之地，海之利也。水際以隨業近之，豐其利，故居安。恣其味，故食美。魚發瘡，則熱中之信；鹽發渴，則勝血之徵。血弱而熱，故喜爲癰瘍。砭石，謂以石爲鍼也。《山海經》曰：高氏之山有石如玉，可以爲鍼，則砭石也。故砭石東人今用之。

馬蒔曰：此言砭石之所自始也。天地發生之氣，始於東方，故東方之域，天地之所始生也。魚鹽最多，海濱近水，其民食魚而嗜鹹，居此土以爲安，食土味以爲美。然魚性屬火，使人熱中，鹽味至鹹，最能勝血。宣明五氣論云：鹹走血，血病無多食鹹。故熱中則水虧，血勝則陰衰，其民黑色疎理，病爲癰瘍，故東方用砭石以治之。後世用砭石者，自東方來也。

張志聰曰：天地始生之氣，由東方之九野，以及於宇內之九州也。夫五方之生物，所以養生，如偏於嗜食，皆能致病也。地不滿東南，故多傍水，海濱之地，利於魚鹽，傍水故民多食魚，近海故嗜鹹，得魚鹽之利，故居安食美也。魚性屬火，故使人熱中，心主血脈，故鹹勝血也。嗜鹹故色黑血弱，致肉理空疎也。五臟生成篇曰：多食鹹則脈凝泣而色變。《靈樞經》曰：飲食不節，陰氣不足，陽氣有餘，榮氣不行，乃發爲癰。又曰：血泣不通，則衛氣歸之不得復反，故癰腫也。東方之地，人氣發生於外，故其治諸病，宜於砭石也。夫春生之氣從東方，而普及於宇內，故砭石之法，亦從東方而來，以施及於九州也。金西銘曰：首言地勢使然，繼言天地之所始生，地氣通於天也。

西方者，金玉之域，砂石之處，天地之所收引也。其民陵居而多風，水土剛强，其民不衣而褐薦，其民華食而脂肥，故邪不能傷其形體。其病生於內，其治宜毒藥，故毒藥者，亦從西方來。

王冰曰：西方法秋氣之方，引謂牽引，使收斂也。居室如陵故曰陵居。金氣肅殺，故水土剛强。不衣絲綿，故曰不衣。褐，謂毛布。薦，謂細草。華，謂鮮美，酥酪骨肉之類也。以食鮮美，故人體脂肥。水土剛强，飲食脂肥，膚腠閉封，血氣充實，故邪不能傷也。內，謂喜怒悲憂恐及飲食男女之過甚也。能攻其病，則謂之毒藥，以其血氣盛，肌肉堅，飲食華，水土强，故病宜毒藥，方制御之。藥，謂草木蟲魚鳥獸之類皆能除病者也。故毒藥爲西方人方術，今奉之。

馬蒔曰：此言毒藥之所自始也。天地肅殺之氣，盛於西方，故西方者屬金，而金玉生之，砂石産之，天地之所收引也。其民倚高陵以爲居，而耐受乎風，水土得金之氣，甚爲剛强，故斯民衣不用絲綿，而用毛布之褐，細草之薦，食必用鮮華，而體則脂肥，所以外邪不能傷，而內傷之病生，凡七情飲食皆是也，必宜用毒藥以治之。後世之用毒藥者，自西方來也。

張志聰曰：天地降收之氣，從西北而及於東南，其民依山陵而居，故多風。金氣堅肅，故水土剛强。不衣，不事服飾也。飲食華厚，故人多脂肥。水土剛强，膚腠肥厚，是以外邪不能傷其形，惟飲食七情之病生於外也。毒藥，有毒之藥也。五常政論曰：大毒治病，十去其六，常毒治病，十去其七，小毒治病，十去其九。蓋上古以神農之上品無毒者，可以久服長生，而中品下品有毒之藥，以治病攻疾也。邪不外入，病從內生，故宜毒藥治其內。天地秋收之氣，從西以及於九州，故毒藥治病之法，亦從西方來也。

北方者，天地所閉藏之域也。其地高陵居，風寒冰冽，其民樂野處而乳食，臟寒生滿病，其治宜灸焫，故灸焫者，亦從北方來。樂，音洛。焫，音萃。

王冰曰：北方法冬氣之方，野處乳食，又水寒冰冽，故生病於臟寒也。火艾燒灼謂之灸焫，故灸焫北人正行其法。

馬蒔曰：此言灸焫之所自始也。天地嚴凝之氣，盛於北方，故北方者，天地閉藏之域也，其地最高，其居如陵，風寒冰冽，民思避之，故樂於野處，多食獸乳，乳性頗寒，是以人之臟氣亦寒，而中滿之病生。故北方之人，必用灸焫以煖之。後世之用灸焫者，從北方來也。

張志聰曰：西北方陰也，是以閉藏之氣，惟北更甚。地高陵居，西北之勢也。風寒冰冽，陰氣勝也。野處乳食，北人之性也。夫秋收之氣收於內，冬藏之氣直閉藏於至陰之下，是以中上虛寒，而脅腹之間，生脹滿之病矣。艾名冰臺，削冰令圓舉而向日，以艾承其影，則得火。夫陽生於陰，火生於水，艾能得水中之真陽者也。北方陰氣獨盛，陽氣閉藏，用艾焫灸之，能通接元陽於至陰之下，是以灸焫之法，亦從北方而來也。夫人與天地參也，天有寒暑之往來，人有陰陽之出入。經曰：陷下則灸之。即四方之民，陽氣陷藏，亦宜焫艾，故曰艾焫之法，亦從北方來。

董帷園曰：故凡虛寒脹滿之病，治宜溫補啓發元陽，不可誤用寒涼剋伐之劑。

南方者，天地所長養，陽之所盛處也。其地下，水土弱，霧露之所聚也。其民嗜酸而食胕，故其民皆致理而赤色，其病攣痺，其治宜微鍼，故九鍼者，亦從南方來。胕、腐同。

王冰曰：南方法夏氣之方，地下則水流歸之，水多故土弱，而霧露聚。嗜酸而食胕，言其所食不芬香也。酸味收斂，故人皆肉理密致，陽盛之處故色赤。濕氣內滿，熱氣內薄，故筋攣脈痺。微，細小也。細小之鍼，調脈衰盛也，故九鍼南人甚崇之。

馬蒔曰：此言九鍼之所自始也。天地溫厚之氣，在於南方，故南方者，天地所長養，陽氣最盛之處也。地不滿東南，故其地最下，而水土弱，霧露由地而升，惟地下則爲霧露之所聚。其民嗜酸味而食胕，胕者氣之腐者也。酸味收斂，故肉理致密。陽盛之處，故色赤。濕氣內滿，熱氣內薄，故其病爲筋攣濕痺也。南方之人，乃用九鍼以治之。後世之用九鍼者，自南方來也。

張志聰曰：南方主夏長之氣，是以爲陽熱所盛之處，低下則濕，故霧露之所聚。胕如豉、鮓、醯、醢之類，物之腐者也。酸味收斂，故肉理致密；酸乃木味，故外見赤色。多霧露濕氣，故其病攣痺也。南方之氣，浮長於外，故宜微鍼以刺其皮。夫鍼有九式，微鍼者，其鋒微細淺刺之鍼也。金西銘曰：五方之民，舉東方之嗜鹹者，則見本色之黑，南方之嗜酸者，則見所生之赤，蓋色生於味也。夫氣爲陽，味爲陰。東方主春生之氣，而民嗜藏下之鹹，南方主浮長之氣，而民嗜收斂之酸，有若陽鹿之嗜陰龜，潛龍之嗜飛燕，皆出於天性之自然也。

中央者，其地平以濕，天地之所以生萬物也衆。其民食雜而不勞，故其病多痿厥寒熱，其治宜導引按蹻，故導引按蹻者，亦從中央出也。

王冰曰：中央法土德之用，故生物衆。然東方海，南方下，西方北方高，中央之地平以濕，則地形斯異，生病殊焉。其四方輻輳而萬方交歸，故人食紛雜而不勞。濕氣在下，故多病痿弱氣逆及寒熱也。陰陽應象大論曰：地之濕氣，感則害皮肉筋。居近於濕故爾。導引，謂揺筋骨，動支節。按，謂折按皮肉。蹻，謂捷舉手足。導引按蹻，中人用爲養神調氣之正道也。

馬蒔曰：此言導引按蹻之所自始也。東方海，南方下，西北方高，故中央者其地平以濕，土德正王，故天地所以生萬物者至衆。濕氣在下，故民病爲痿爲厥爲寒熱，故治之宜導引按蹻也。後世之用導引按蹻者，亦從中央來也。

張志聰曰：中央，土之位也。地平，土之體也。濕者，土之氣也。化生萬物，土之德也。位居中央而氣溉四方，是以所生萬物之廣衆也。四肢爲諸陽之本，痿痹者，手足之氣逆而痿弱不用也。平脈篇曰：陽脈不足，陰往乘之，則灑淅惡寒。陰脈不足，陽往乘之，則發熱。寒熱者，手足三陰三陽之脈病也。蓋言中土之民，不勞其四體，而氣血不能灌溉於四旁，是以多痿厥寒熱之病矣。導引者，擎手而引欠也。按蹻者，蹻足以按摩也。蓋中央之化氣，不能充達於四旁，故宜導按其四肢以引氣血之流通也。夫中央之化氣，由中而及於四方，故導引按蹻之法，亦從中而四出也。

莫子晉曰：由東南而及於西北，由西北而及於東南，故曰來。由中央而及於四方，故曰出。

故聖人雜合以治，各得其所宜，故治所以異，而病皆愈者，得病之情，知治之大體也。

王冰曰：隨方而用，各得其宜，惟聖人法乃能然矣。治之能達性情，故病皆愈。

馬蒔曰：上文言各法始於五方，而聖人治病，則互用而且合者，此病之所以皆愈也。

張志聰曰：夫天有四時之氣，地有五方之宜，民有居處飲食之殊，治有鍼灸藥餌之異，故聖人或隨天之氣，或合地之宜，或隨人之病，或用鍼灸毒藥，或用導引按摩，雜合以治，各得其宜。所謂病同而異治者，如癰瘍之熱毒盛於外者，治宜鍼砭，毒未盡出者，治宜毒藥，陰毒之内陷者，又宜於艾焫也。又如濕邪之在四肢而病痿厥者，宜於鍼砭，氣血之不能疎通者，宜按蹻導引，所以治異而病皆愈也。得病之情者，知病之因於天時，者因於地氣，或因於人之嗜欲，得病之因情也。或因五方之民，而治以五方之法，或因人氣之生長收藏，而宜於鍼砭艾焫，或宜於毒藥按蹻，是知治之大體，而又不必膠執於東方之治宜砭石，西方之治宜毒藥也。是以聖人雜合以治，而皆得其所宜。再按上古之民，動作以避寒，則陽氣不致陷藏，而無脹滿之病矣。陰居以避暑，則元氣不致外弛，而無攣痹之證矣。形勞而不倦，則氣血得以流通，而無痿厥寒熱之疾矣。是以毒藥不能治其內，鍼石不能治其外，此修養吾身中之精氣，而能勝天地之陰陽者也。

移精變氣論篇第十三

馬蒔曰：篇內有移精變氣，故名之。

黃帝問曰：餘聞古之治病，惟其移精變氣，可祝由而已。今世治病，毒藥治其內，鍼石治其外，或愈或不愈，何也？岐伯對曰：往古人居禽獸之間，動作以避寒，陰居以避暑，內無眷慕之累，外無伸宦之形，此恬憺之世，邪不能深入也。故毒藥不能治其內，鍼石不能治其外，故可移精祝由而已。當今之世不然，憂患緣其內，若形傷其外，又失四時之從，逆寒暑之宜，賊風數至，虛邪朝夕，內至五臟骨髓，外傷空竅肌膚，所以小病必甚，大病必死，故祝由不能已也。帝曰：善。數，音朔。空，上聲。

王冰曰：移謂移易，變謂變改，皆使邪不傷正，精神復强而內守也。生氣通天論曰：聖人傳精神，服天氣。上古天真論曰：精神內守，病安從來。是也。古者巢居穴處，夕隱朝遊禽獸之間，斷可知矣。然動躁陽盛，故身熱足以禦寒，涼氣生寒，故陰居可以避暑矣。夫志捐思想，則內無眷慕之累，心亡願欲，故外無伸宦之形。静保天真，自無邪勝。是以移精變氣，無假毒藥，祝説病由，不勞鍼石而已。當今之世，情慕云爲而動遠於道也。

馬蒔曰：此言上古之人，可以祝由已病，而後世則不能也。往古內無眷慕之累，而後世則憂患緣其內。往古外無伸宦之形，而後世則苦形傷其外。往古動作以避寒，陰居以避暑，故邪不能入。而後世則失四時之順，逆寒暑之宜。故賊風數至，虛邪內生，五臟骨髓，外傷空竅肌膚，所以病之小者甚而大者死也。是以往古不必用毒藥以治其內，鍼石以治其外，而祝説病由，遂能移精變氣而已病也。後世必得毒藥以治其內，鍼石以治其外，乃可以已病，而非祝由之所能施也。其不同者如此。

張志聰曰：移精變氣者，移益其精，傳變其氣也。對神之辭曰祝。由，從也。言通祝於神明，病從而可愈也。按此篇帝曰移精變氣，伯曰得神者昌，失神者亡。言能養其精氣神者，可祝由而愈病。湯藥鍼石亦能治之。如精神散失，雖有靈丹，無能爲已。故有愈有不愈也。伯言往古之人，精神完固，故可祝由而已，蓋以神而後可通神明也。居禽獸之間，不懼於物也。寒暑得宜，四時之氣調矣。無眷慕之累，精得其養矣。無伸宦之形，不勞其神矣。居恬憺之世，志意自適矣。邪不入五臟骨髓，是以毒藥不能治其内，不外傷空竅肌膚，是以鍼石不能治其外也。故可移精變氣以通神明。陰陽不測謂之神，神用無方謂之聖，精氣充足，可通神明，則陰陽和而神氣通暢，又何患邪賊之爲害乎？當今之世不然，心志憂慮則傷神，苦形煩勞則傷精，逆其四時則傷氣。賊風，賊害之風。虚邪，虚鄉不正之氣也。精神内虚，故小病必甚，無正氣以勝邪，故大病必死也。

余欲臨病人，觀死生，決嫌疑，欲知其要，如日月光，可得聞乎？岐伯曰：色脈者，上帝之所貴也，先師之所傳也。上古使僦貸季理色脈而通神明，合之金木水火土，四時八風六合，不離其常，變化相移，以觀其妙，以知其要，欲知其要，則色脈是矣。色以應日，脈以應月，常求其要，則其要也。夫色之變化，以應四時之脈，此上帝之所貴以合於神明也，所以遠死而近生，生道以長，命曰聖王。

王冰曰：上帝，謂上古之帝。先師，謂岐伯祖世之師僦貸季也。先師以色白脈毛，而合金應秋。以色青脈弦而合木應春。以色黑脈石而合水應冬。以色赤脈洪而合火應夏。以色黄脈代而合土應長夏及四季。然以是色脈，下合五行之休王，上副四時之往來。故六合之間，八風鼓坼，不離常候，盡可與期。何者？以見其變化而知之也。所以知四時五行之氣，變化相移之要妙者。何以？色脈故也。脈應月，色應日者，占候之期準也。常求色脈之差忒，是則平人之診要也。能觀色脈之臧否，斯曉死生之徵兆，故能常遠於死而近於生也。夫上帝聞道，勤而行之，生道以長，惟聖王乃能乎？

馬蒔曰：此至末節詳言色脈爲治病之要法也。蓋色之變化最速，可以應日，脈之變化稍常，可以應月，此正治病之要法也。上帝能然，所以遠於死而近於生，稱爲聖王也宜矣。

張志聰曰：嫌疑者，不能決其死生也。色脈之要道，如日月之光明，顯而易識也。色脈之道，上帝之所祕藏，非其人弗教，非其真弗授。八風者，天有八風，在人則有五經之風，謂調理五脈之邪也。上古之師，經理色脈，而通神明，總不外乎天地陰陽四時五行之常理也。色者氣之華，脈乃精之液。變化相移者，移精變氣也。觀其移精變氣，以通神明之妙，欲知其要道，則色脈是矣。蓋言理色脈而通神明，則知精氣之盛衰矣。日月者，天地陰陽之精也。夫色爲陽，脈爲陰，常求其色脈之要，總不外乎陰陽，故知色以應日，脈以應月，則其要在是矣。上言色脈之道，合於五行四時八風六合，而其要又總歸於陰陽，此復言陰陽色脈之相合也。色之變化五色，以應四時之脈，色生於脈也，能貴重色脈以合於神明，所以遠死而近生。生道以長，是謂聖王。聖王者，上古之聖，能修其養生之道，亦歸於真人。

中古之治病，至而治之。湯液十日，以去八風五痹之病。十日不已，治以草蘇草荄之枝。本末爲助，標本已得，邪氣乃服。

王冰曰：八風謂八方之風，五痺謂皮肉筋骨脈之痹。《靈樞經》曰：風從東方來，名曰嬰兒風，其傷人也，外在筋紐，内舍於肝。風從東南方來者，名曰弱風，其傷人也，外在於肌，内舍於胃。風從南方來，名曰大弱風，其傷人也，外在於脈，内舍於心。風從西南來，名曰謀風，其傷人也，外在於肉，内舍於脾。風從西方來，名曰剛風，其傷人也，外在於皮，内舍於肺。風從西北來，名曰折風，其傷人也，外在於手太陽之脈，内舍於小腸。風從北方來，名曰大剛風，其傷人也，外在於骨，内舍於腎。風從東北來，名曰凶風，其傷人也，外在於腋脅，内舍於大腸。林億按痹論曰：風寒濕三氣雜至，合而爲痹，以冬遇此者爲骨痹，以春遇此者爲筋痹，以夏遇此者爲脈痹，以至陰遇此者爲肌痹，以秋遇此者爲皮痹。是所謂八風五痹之病也。草蘇，謂藥煎也。草荄，謂草根也。枝，謂莖也。言以諸藥根苗合成其煎，俾相佐助而以服之。凡藥有用根者，有用莖者，有用枝者，有用華實者，有用根莖枝華實者，湯液不去則盡用之，故云本末爲助也。標本已得邪氣乃服者，言工人與病主療相應，則邪氣率服而隨時順也。湯液醪醴論曰：病爲本，工爲標，標本不得，邪氣不服。此之謂主療不相應也。或謂取標本論，末云鍼也。

馬蒔曰：此言中古以湯液草煎治病也。中古治病，方其病之始至，用湯液十日，以去八風五痹之病，及其十日不已，則治以草蘇草荄之枝，本末爲助，而煎之使服，病爲本，工爲標，標本不得，邪氣不服，蓋有病人而後用醫工，故亦以本標名之。今醫藥合其病情，則標本得而邪氣服矣。此中古治病之得其法者如此。

張志聰曰：此言中古之人，不能移精變氣以通神明，而治以湯藥，亦有法也。病至而治之者，言不如恬惔虚無之世，雖有賊邪，不能爲害，設有病至，而即以湯藥治之。八風者，八方之風，觸五臟邪氣發病，五痹者，五臟之痹也，人之五臟，應地之五行，天之十干，化生五行，是以湯液十日，十干已周而五痹可去矣。十日不已，治以草蘇草荄之枝，本末爲助者，以蘇荄爲本，而旁枝爲末也。

夫五臟有經俞之外榮，有筋脈皮毛骨肉之外合，是五臟爲本，而經俞筋骨爲標也。草生五味以養五臟氣，是以五臟有病，則以蘇荄治之，如邪在經脈之外合者，則以草蘇草荄之枝治之，是以本治本而以末治標也。心肺居上爲陽，而治以草蘇，是本乎上者親上也。肝腎居下爲陰，而治以草荄，是本乎下者親下也。以草之本末爲助，而病之標本已得，又何有邪氣之不服哉？此中古用藥之有法也。

暮世之治病也則不然。治不本四時，不知日月，不審逆從。病形已成，乃欲微鍼治其外，湯液治其內，粗工兇兇，以爲可攻，故病未已，新病復起。

王冰曰：四時之氣，各有所在，不本其處，而即妄攻，是反古也。四時刺逆從論曰：春氣在經脈，夏氣在孫絡，長夏氣在肌肉，秋氣在皮膚，冬氣在骨髓。工當各隨所在，而闢伏其邪耳。不知日月者，謂日有寒温明暗，月有空滿虧盈也。八正神明論曰：凡刺之法，必候日月星辰四時八正之氣，氣定乃刺之。是故天温日明，則人血淖液而衛氣浮，故血易瀉，氣易行。天寒日陰，則人血凝泣而衛氣沉，月始生則血氣始精，衛氣始行。月郭滿則血氣盛，則肉堅。月郭空則肌肉減，經絡虛。衛氣去形獨居，是以因天時而調氣血也。是故天寒無刺，天温無凝，月生無瀉，月滿無補，月郭空無治，是謂得時而調之。因天之序，盛虛之時，移光定位，正立而待之。故曰月生而瀉，是謂藏虛。月滿而補，血氣盈溢，絡有留血，命曰重實。月郭空而治，是謂亂經。陰陽相錯，真邪不別，沉以留止，外虛内亂，淫邪乃起，此之謂也。不審逆從者，謂不審量其病可治與不可治也。追病形已成，乃欲微鍼治外，湯液治內，必至心意粗略，不能精審。凶凶，謂不量事宜之可否也。何以言之？假令饑人形氣羸劣，食令極飽，能不霍乎？豈其與食而爲惡邪？蓋爲失時過節，非病逆，鍼石湯液，失時過節，則其害反增矣。

馬蒔曰：此言後世治病之失也。言後世治病不本四時，不知日月，不審逆從。病形已成，乃欲用微鍼以治其外，湯液以治其內。此粗工者凶凶然，以爲可攻，殊不知舊病未已，而新病又起矣。此後世治病之失其法者如此。

張志聰曰：不本四時，治不法五方五氣也。不知日月，不識陰陽色脈也。不審逆從，不別標本順逆也。上古聖人不治已病，治未病。暮世之治病，已成而後治之，是猶渴而穿井，不亦晚乎？而粗工凶凶，又妄攻之，是故其邪病未去而妄攻之，新病復起，此暮世之工，不審色脈精氣之盛虛，而爲治亦不知標本之法也。

帝曰：願聞要道。岐伯曰：治之要極，無失色脈，用之不惑，治之大則。逆從到行，標本不得，亡神失國，去故就新，乃得真人。帝曰：余聞其要於夫子矣。夫子言不離色脈，此余之所知也。岐伯曰：治之極於一。帝曰：何謂一？岐伯曰：一者因得之。帝曰：奈何？岐伯曰：閉户塞牖，繫之病者，數問其情，以從其意，得神者昌，失神者亡。帝曰：善。到，同倒。數，音朔。

王冰曰：夫色脈之應，昭然不欺，但順用而不亂紀綱，則治病審當之大法也。逆從到行，謂反順爲逆，標本不得，謂工病失宜，以反理到行，所爲非順，豈惟治人而神氣受害，若使之輔佐君王，亦令國祚不保康寧矣。去故，去逆理之人，就新，就明悟之士，乃得至真精曉之人以全已也。一者因得之，言因問而得其神氣也。然後問其所欲，而察其是非。

馬蒔曰：此詳言治法以色脈爲要之極，而其要之一，惟在於得神而已。神者，病者之神氣也。

張志聰曰：色脈者，陰陽之道也。臨病人，觀色脈，知死生而無嫌疑，治之大法，盡於是矣。此復結前節之義也。逆從到行者，失四時之從，逆寒暑之宜也。標本不得者，不知病之標本，而以本末爲助也。言暮世之人，既不能順時調養，又不能治却其邪，是必神亡而形失矣。夫心藏神而爲一身之主，主明則十二官皆安，以爲天下則大昌，神亡則失國矣。上古天真論曰：能形與神俱，而盡終其天年。《道書》曰：神行則氣行，神住即氣住，知神氣可以長生。故此篇獨歸重於神焉。去故，去其故染之病，就新，就其新變化之精神，乃得真人之道，而亦歸於真人。此言暮世之人，能修養其精氣，將從上古合同與道，亦可使益壽而有極時。帝止知要道不離於色脈，伯因帝知其要在色脈，故復曰治之要道，原於至極，總歸一而已矣。一者，神也，得其神則色脈精氣，因其情意而亦得，閉户塞牖，無外其志也，神舍於心，心性之動處是謂情，志意者所以御精神，收魂魄，適寒温，和喜怒，是以無外其志，數問其情，以從其意，則得其神之存亡矣。失神者死，得神者生。首篇論上古真人，呼吸精氣，獨立守神。此篇言往古之人，能移精變氣以通神明，命曰聖王。暮世之人，去故就新，乃得真人，是精神完固，皆可歸於真人。如神氣散失，雖有良工，無能爲已。臨病之士，可不察其色脈神氣，而徒以鍼石湯液爲事乎？

古今圖書集成醫部全録卷八

黄帝素問

湯液醪醴論篇第十四

馬蒔曰：内有湯液醪醴，故名篇。

黄帝問曰：爲五穀湯液及醪醴奈何？岐伯對曰：必以稻米，炊之稻薪。稻米者完，稻薪者堅。帝曰：何以然？岐伯曰：此得天地之和，高下之宜，故能至完，伐取得時，故能至堅也。

王冰曰：液，清液。醪醴，酒之屬。堅，謂資其堅勁。完，謂取其完全。完全則酒清冷，堅勁則氣迅疾而效速。夫稻者生於陰水之精，首戴天陽之氣，二者和合然乃化成，故云得天地之和，而能至完。秋氣勁切，霜露凝結，稻以冬採，故云伐取得時而能至堅。

馬蒔曰：此言爲湯液醪醴者，必有取於稻米稻薪也。蓋稻米生於陰月，成於陽月，得天地之和，高下之宜，故其性至完，稻薪採之以冬，故其性至堅，所以制爲湯液醪醴也。

張志聰曰：此承上章而復問也。五穀，黍、稷、稻、麥、菽五行之穀，以養五臟者也。醪醴，甘旨之酒，熟穀之液也。帝以五穀爲問，是五穀皆可爲湯液醪醴，以養五臟。而伯答以中央之稻米稻薪，蓋謂中穀之液，可以灌養四臟故也。夫天地有四時之陰陽，五方之異域，稻得春生、夏長、秋收、冬藏之氣，具天地陰陽之和者也，爲中央之土，穀得五方高下之宜，故能至完，以養五臟。天地之政令，春生秋殺，稻薪至秋而刈，故伐取得時，金曰堅成，故能至堅也。炊以稻薪者，取丙辛化水之義，以化生五臟之津。上章云：移精變氣以通神明，論神氣生於先天之精也。此章復論精氣又借後天水穀之所資生，蓋五穀之液以養五氣，氣和津成，神乃自生。是以上古之人，能完其天真者，雖有湯液醪醴，爲而勿服，以神全故也。中古之時，道德稍衰，邪氣時至，服之萬全，以稻米之液，能生養精氣神也。暮世之人，止知毒藥攻内，鍼石治外，不知精氣壞弛，其功不立，以神去故也。是以上章曰，移精變氣，得神者昌，此章曰故精自生，巨氣乃平，凡治病必先求其本也。

帝曰：上古聖人，作湯液醪醴，爲而不用，何也？岐伯曰：自古聖人之作湯液醪醴者，以爲備耳。夫上古作湯液，故爲而弗服也，中古之世，道德稍衰，邪氣時至，服之萬全。帝曰：今之世不必已，何也？岐伯曰：當今之世，必齊毒藥攻其中，鑱石鍼艾治其外也。鑱，初銜切。

王冰曰：聖人愍念生靈，先防萌漸，陳其法制以備不虞，蓋聖人不治已病，治未病，故但爲備用而不服也。中古雖道德稍衰，心猶近道，故服用萬全。今之世不必如中古之世，何也？以法殊於往古也。

馬蒔曰：此言上古聖人，制湯液醪醴以爲備，然無邪則不必服。中古則邪氣時生，故服之萬全。後世則邪氣太甚，非毒藥鍼灸以治之不可也。然後世有用醪醴者，入之以藥，而上古之醪醴，乃以五穀成之，其性頗醇，故不能治後世之邪，所謂世代漸遠，而治法漸加也。

張志聰曰：伯言上古聖人之作湯液醪醴者，恐爲邪氣所傷，故以爲備耳。然上古之人，多能完其天真，雖有賊邪，弗之能害，故雖爲而弗服也。天真論曰：夫道者，能却老而全形，所以年度百歲，而動作不衰者，以其德全不危也。言中古之人，道德雖衰，而不致於精神壞弛，故服之萬全。不必已者，不能必其邪已而獲萬全也。齊，疾也。鑱，鋭也。鍼有九式，一曰鑱鍼。言當今之世，只知攻疾而不知調養其正氣也。

帝曰：形弊血盡而功不立者何？岐伯曰：神不使也。帝曰：何謂神不使？岐伯曰：鍼石，道也。精神不進，志意不治，故病不可愈。今精壞神去，榮衛不可復收，何者？嗜欲無窮而憂患不止，精氣弛壞，榮泣衛除，故神去之而病不愈也。泣、濇同。

王冰曰：神不使，言神不能使鍼石之妙用也。何者？志意違背於師示，而精神不進，志意不治，動離於道，耗散天真故爾。夫精神者生之源，榮衛者氣之主，氣主不輔，生源復消，神不內居，病何能愈哉？

馬蒔曰：此承上文而言也。鍼法之不能立功者，以病者之不能有神也。蓋病者嗜欲無窮，而憂患不止，精神志意，精氣榮衛，皆非其故，故其神已去，而病不能愈，安望鍼法之能立功哉？

張志聰曰：經曰：鍼石之道，在皮肉筋脈骨，各有所處。病各有所宜，各不同形，各以任其所宜。弊，止也。形弊者，在皮肉筋骨，刺已止矣。血盡者，在血脈，亦已盡其疎通矣，而不能奏功者，用鍼之工，神不使也。《靈樞經》曰：粗守形，上守神，神乎神，客在門。又曰：神在秋毫，屬意，病者神屬勿去，知病存亡。又曰：凡刺之真必先治神，静意視義，觀適之變，淺深在志，遠近若一，如臨深淵，手如握虎，神無營於衆物。今粗工不知鍼石之道，精神不進，志意不治，故病不可愈也。此申明工不守神也。夫氣生於精，精陽之氣，化水穀之精微，而後生此榮衛，精壞神去故榮衛不可復收。此論榮衛之生於精氣也。或者嗜欲無窮，則壞其精矣，憂患不止，則傷其氣矣，精氣壞弛，則榮血凝泣而衛氣除去矣，故神去而病不愈，此言神由榮衛精氣之所生也。生於精氣者，先天所生之神也。神生於榮衛者，後天穀液之所生也。

帝曰：夫病之始生也，極微極精，必先入結於皮膚，今良工皆稱曰病成，名曰逆，則鍼石不能治，良藥不能及也。今良工皆得其法，守其數，親戚兄弟遠近，音聲日聞於耳，五色日見於目，而病不愈者，亦何暇不早乎？岐伯曰：病爲本，工爲標，標本不得，邪氣不服，此之謂也。

王冰曰：此言醫與病不相得也。然工人或親戚兄弟，該明情，疑勿用，工先備識，不謂知方，鍼艾之妙靡容，藥石之攻匪預，如是則道雖昭著，萬舉萬全，病不許治，欲奚爲療？五臟別論曰：拘於鬼神者，不可與言至德；惡於鍼石者，不可與言至巧。病必不治，治之無功。此皆謂工病不相得，邪氣不賓服也，豈惟鍼艾之有惡哉，藥石亦有之矣。

馬蒔曰：上文言病者之神至於去固不可愈，而此又言始時病工之不得宜，其病至於成也。帝嘆凡病始生，雖極精微，難以測識，然必先入於皮膚，當是之時，何弗之察，至今病成而良工稱之曰病成，又名之曰逆，則鍼石良藥，不能及已。且此良工者，素能得法守數，與病之至親，日逐聞聲見色，亦何不早治而使病之至於斯也。伯言病非遽至於成也，蓋病者爲本，醫工爲標，始時醫工不得病者之情，如本篇嗜欲無窮之謂，病者不得醫工之能，如前篇不本四時等義之謂，所以邪氣不服而病至於成也。由此觀之，則病者不可不預，而醫者不可不先，忽之其始，而徒悔於終，奚益哉？

張志聰曰：此節論湯液治病之當有法也。夫察色聽聲，問其情，從其意，此良工得其法矣。如湯液不得其法，而病亦不愈，故詳設此問焉。帝曰：病之始生，極微極細，必先留結於皮膚，如十日不已，良工皆稱曰病已成，名曰逆，雖鍼石不能治，而良藥不能及也。今良工皆得其審證之法，守其數，問其情，親戚兄弟，或遠或近，繫之病者，可謂從其意，得其情矣。音聲日聞於耳，五色日見於目，可謂察其色，知其聲矣，而病不愈者，亦何暇不早治而使病成乎？伯言病爲本，工爲標，蓋以工之治法爲標也。言不得草蘇草荄，本末爲助之法治之，是以邪氣之不服也。上節論鍼石治病，重在得神，此節論湯液治病，貴在得法，下節論湯液治病，重在調服精氣，此三者良工之不可缺一者也。夫審證辨脈，得病之情，固良工之首務，而治病之湯液，又不可不得其法也。金西銘曰：此之謂也句，乃引標本已得，邪氣乃服而言也。

帝曰：其有不從毫毛而生，五臟陽已竭也。津液充郭，其魄獨居，孤精於內，氣耗於外，形不可與衣相保，此四極急而動中，是氣拒於內，而形施於外，治之奈何？岐伯曰：平治於權衡，去宛陳莝，微動四極，温衣，繆刺其處以復其形。開鬼門，潔净府，精以時服，五陽已布，疏滌五臟，故精自生，形自盛，骨肉相保，巨氣乃平。帝曰：善。以、已同。莝，音剉。

王冰曰：不從毫毛，言生於内也。陰氣内生，陽氣竭也，不得入於腹中，故言五臟陽已竭也。津液者，水也。郭，皮也。陰稸於中，水氣脹滿，上攻於肺，肺氣孤危，魄者肺神，腎爲水，害子不救母，故云其魄獨居也。夫陰精損削於内，陽氣耗減於外，則三焦閉溢，水道不通，水滿皮膚，身體否腫，故云形不可與衣相保也。凡此之類，皆四肢脈數急，而内鼓動於肺中也。動中者，謂氣急而欬也。言如是者，皆水氣格拒於腹膜之内，浮腫施張於身形之外，欲窮標本，其可得乎？四極，四肢也。《靈樞經》曰：陽受氣於四末。平治權衡，謂察脈浮沉也。脈浮爲在表，脈沉爲在裏，在裏者泄之，在外者汗之。去宛陳剉，謂去積久之水物，猶如草莖之不可久留於身中也。微動四極，謂微動四肢，令陽氣漸以宣行，故又曰温衣也。經脈滿則絡脈溢，絡脈溢則繆刺之以調其絡脈，使形容如舊而不腫，故云繆刺其處以復其形也。開鬼門，是啓元府遣氣也。五陽，是五臟之陽氣也。潔淨府，謂瀉膀胱水去也。脈和則五精之氣以時賓服於腎臟也。然五臟之陽漸而宣，布五臟之外氣穢復除也。如是故精髓自生，形肉自盛，臟腑既和，則骨肉之氣更相保抱，大經脈氣乃復平爾。

馬蒔曰：此帝承上文而舉病成一證者問之，伯遂以治法爲對也。陽者，衛氣也。郭，皮膚也，人以皮膚爲郭，猶以外城爲郭也。魄，肺神也。四極，四肢也。平治權衡，察脈之輕重浮沉也。宛，積也。陳莝，陳草也。邪氣之在人身，猶草莝之陳積也。開鬼門，發汗也。潔淨府，利水也。五陽，五臟皆有陽氣也。巨氣，大氣也，即正氣也。帝言病有不從毫毛而生，非由於外，而生於内，五臟陽氣，皆已竭盡，津液充溢皮膚，發爲腫脹，上攻於肺，肺神獨居，是孤精在内，而陽氣耗散於外，形體軟弱，不可與衣相保。四肢脹急，中氣喘促，邪氣入内，以與正氣相拒，腫脹之形施張於外，宜何法治之？伯言當察其脈之浮沉，如權衡然，浮則在表宜汗，沉則在裏宜泄，如去宛積之陳草。又微動四肢以導引之，温煖其衣以流通之，繆刺其處以復其形體。蓋經脈滿則絡脈溢，絡脈溢則繆刺之，以調其經脈，如繆刺論之所云也。開鬼門以發其汗，潔淨府以利其水，庶使五臟之精，漸以時服，五臟之陽，漸以宣布，正以疎滌五臟，故邪氣去而精自生，形自盛，骨肉相保，巨氣乃平也。非由邪氣之去，何以致正氣之復哉？是證也，其《靈樞》水脹論五癃津液篇之所謂水脹歟。

張志聰曰：此節論氣生於精，精由氣化。欲治病者，當究其原，原本既清，則生機自盛，精生氣平，邪氣自服，不可徒以攻疾爲首務也。夫陽氣主於皮毛，不從毫毛而生，五臟陽已竭者，不因外邪傷於表陽，而五臟之元真已竭於内也。肺主氣而外主皮毛，氣化則水津四布，而下輸膀胱，氣耗於外，不能布化水液，是以津液充溢於郛郭，而肺臟之陰魄孤精獨居於内也。水液充於皮膚，則身體腫脹，而不可與衣相保。四肢爲諸陽之本，陽虚於外，是以四極腫急，喘而動中，是氣逆於内，而形腫施於外，爲治之法奈何？必也腐穢去而形復，形復而氣布，氣布而水行，水行而精生，精生而氣平，所謂形歸氣，氣歸精也。平權衡者，平治其脈，即繆刺也。肺朝百脈，輸精於皮毛，毛脈合精而後行氣於臟腑，故先平治其權衡，權衡已平，則氣血和而水津散矣。積者謂之宛，久者謂之陳，腐者謂之莝。夫脾主爲胃，行其津液，灌於四臟，行於四肢，充於肌肉，脾家實則不能行其津液，而下輸膀胱，是以腐穢當去而後形復也。微動四肢，運脾氣也。温衣，煖肺氣也。繆刺，調氣血也。肌肉血脈和調，則腫滿消而復其舊日之形矣。鬼門，毛孔也。開鬼門，發表汗也。潔淨府，瀉膀胱也。鬼門開，則肺竅通而水津布，所謂外竅開則裏竅通，上竅通則下竅洩矣。膀胱者津液之所藏，都府潔淨，則精以時復矣。巨陽爲諸陽主氣，而生於膀胱，精已復則氣自生，而五臟之陽和已布矣。夫腸胃膀胱，受五臟濁氣，名傳化之腑，陳莝去，都府潔，則五臟之濁，得已疎滌矣。夫水穀入胃，津液各走其道，五臟疎滌，故精自生而形自盛矣。精主骨，氣主肉，精氣足則骨肉相保，而巨氣乃平。巨氣者，太陽之氣也。夫膀胱精復而五臟布陽者，太陽爲諸陽主氣也，五臟精生而巨氣乃平者，州都之精，五臟之所生也。此章言上古之聖，能完其先天之真，中古以來，當養其後天之氣，故曰必以稻米，炊以稻薪，蓋後天之精氣，由胃中水穀之所生也。高士宗曰：腹者腸胃之郛郭，足太陰脾土之所主也。津液充郭者，脹滿於腹也。形不可與衣相保，四極急而動中者，腫脹於皮膚四肢也。是以去宛陳莝，消其腹滿也。開鬼門，潔淨府者，行洩皮膚之水也。先治其權衡者，脾土之運輸，必由肺氣之通調也。金西銘曰：四肢者，井滎經俞之所出入，十二經脈，交相貫通，胸中爲氣之海，宗氣積於胸中，出喉嚨以司呼吸，同榮氣行於十二經脈之中，氣行則脈行，氣拒於內則脈泣於外矣。外內氣血，交相拒逆，是以四肢脹急而喘動於中矣。此節爲治脹滿水腫之要法。

玉版論要篇第十五

馬蒔曰：篇內有著之玉版，及至數之要，其末云，論要畢矣，故名篇。

黃帝問曰：余聞揆度奇恒，所指不同，用之奈何？岐伯對曰：揆度者，度病之淺深也。奇恒者，言奇病也。請言道之至數。五色脈變，揆度奇恒，道在於一，神轉不回，回則不轉，乃失其機。至數之要，迫近以微，著之玉版，命曰合玉機。度，入聲。

王冰曰：一謂色脈之應也。知色脈之應，則可以揆度奇恆矣。血氣者，神氣也。八正神明論曰：血氣者人之神，不可不謹養也。夫血氣應順四時，遞遷自王，循環五氣，無相奪倫，是則神轉不回也。回，謂却行也。然血氣隨王，不合却行，却行則反常，反常則回而不轉也。回而不轉，乃失生氣之機矣。何以明之？夫木衰則火王，火衰則土王，土衰則金王，金衰則水王，水衰則木王，終而復始循環，此之謂神轉不回也。若木衰水王，水衰金王，金衰土王，土衰火王，火衰木王，此之謂回而不轉也。然反天常軌，生之何有耶？至數之要，迫近以微，言五色五脈變化之要道，迫近於天常而又微妙也。玉機篇名言，以此回轉之要旨，著之玉版，合同於玉機論文也。

馬蒔曰：此因帝疑經旨之異，而深明其道之一也。五色脈變揆度奇恆，俱古經篇名，揆度者，度病之淺深也。奇恆者，言奇病也。所謂奇者，使奇病不得以四時死也。恆者，得以四時死也。所謂揆者，方切求之也，言切求其脈理也。度者，得其病處以四時度之也。試言道之至數！凡五色脈變揆度奇恆，其經雖異，而其道則歸於一，一者何也？以人之有神也。前篇《移精變氣論》有得神者昌，湯液醪醴論有神去之而病不愈，八正神明論有血氣者人之神，不可不慎養，上古天真論有形與神俱而盡終其天年，則知神者人之主也，有此神而運轉於五臟，必不至於有所回。回者，却行而不能前也。設有所回，必不能運轉矣，此乃自失其機也。是可見機在於神，要在於機，故至數之要，至迫至近，至精至微，吾將此數語而著之玉版，命之曰合玉機。蓋玉機真臟論亦載此數語，故曰合玉機也。

張志聰曰：奇恆者，異於恆常也，言奇恆之道，有色脈陰陽淺深順逆，指示多有不同，將用何法以得其要？伯言脈因度數出入五臟之氣，相生而傳，一以貫通，外内環轉，如逆回則爲病矣，與脈要精微、平人氣象諸論之脈病不同，故曰奇病也。夫脈始於足少陰腎，生於足陽明胃，輸於足太陰脾，故太陰爲之行氣于三陰，灌溉於四臟。至數者，脈因出入之度數也。五色脈變者，五臟之脈變見於色也。一者，神也。神者，五臟血脈之神氣也。蓋脾爲孤臟中央土，以灌四旁，五臟受氣轉而不回者也。如逆傳其所勝，是回則不轉，乃失其相生旋轉之機矣。故曰五臟相通，移皆有次，五臟有病，則各傳其所勝。至數之要，迫近以微，言五臟經氣相通，陰陽並合，至切近而微，故曰診合微之事，追陰陽之變。玉版玉機，二篇名，言脈行至數之要，若版籍之有格有序，故方盛衰論曰：脈事因格。玉機論曰：五臟相通，移皆有次。合玉機者，又如璇璣玉衡之旋轉也。莫子晉問曰：此篇章旨與辨脈篇之趺陽脈浮而濇，少陰脈如經者，平脈篇之寸口脈弱而遲諸節同義與？曰：仲景造《傷寒論》，原本於《靈》、《素》諸經，而更闡發其未盡之旨，子也知此，可予言會悟矣。

容色見上下左右，各在其要。其色見淺者，湯液主治，十日已；其見深者，必齊主治，二十一日已；其見大深者，醪酒主治，百日已；色夭面脱，不治。百日盡已，脈短氣絶，死。病温虚甚，死。色見上下左右，各在其要。上爲逆，下爲從。女子右爲逆，左爲從。男子左爲逆，右爲從。易，重陽死，重陰死。陰陽反他，治在權衡相奪。奇恒事也，揆度事也。齊，作劑。

王冰曰：容色者，他氣也，如肝木部内見赤黄白黑色，皆謂他氣也，餘臟率如此例。所見皆在明堂上下左右，要察去處，故云各在其要。色淺則病輕，故十日乃已，色深則病甚，故必終齊乃已，病深甚，故百日之多，若色見大深，兼之夭惡面肉又脱，不可治也。色不夭，面不脱，治之百日盡可已，使脈短已虚，加之漸絶，真氣將竭，故必死。若甚虚而病温，温氣内涸其精血，亦死。色見於下者，病生之氣也，故從。色見於上者，傷神之兆也，故逆。左爲陽，故男子右爲從而左爲逆。右爲陰，故女子右爲逆而左爲從。若女子色見於左，男子色見於右，是變易也。男子色見於左，是曰重陽，女子色見於右，是曰重陰，氣極則反，故皆死也。權衡相奪，謂陰陽二氣不得高下之宜，是奇於恆常之事，當揆度其氣，隨宜而處療之。

馬蒔曰：上文言五色脈變，合揆度奇恆，而道在於一矣。此節以五色之變者而極言之。凡人容色見於上下左右部者，各在其要處爲宜。其色見淺者，病未深也，用湯液以治之，十日可已。據湯液醪醴論則此湯液者，乃五穀所爲，非如後世之湯藥也。其見深者，病勢深也。必用藥劑以治之，二十一日可已。藥劑者，如移精變氣論治以草莖草荄之枝者是也。其見大深者，病勢深也，必用醪酒以治之，百日可已。醪酒者，入藥於酒中，如腹中論有雞矢醴之謂。其間有顏色沉夭，而面肉已脱者不治，然雖曰不治，期在百日之盡，則其命斯決也。蓋脈短氣絶者必死，病温虚甚者必死，故知其百日盡而必死也。所謂色見上下左右，各在其要者，正以色見於上，病勢方炎，故爲逆，色見於下，病勢已衰，故爲從。《靈樞》五色篇云：其色上行者病益甚，其色下行如雲徹散者病方已。女子色見於右，則女子屬陰，而右亦屬陰，是爲獨陰也，故爲逆。若在於左，則陽以和陰，豈非從乎？男子色見於左，則男子屬陽，而左亦屬陽，是爲獨陽也，故曰逆。若在於右，則陰以和陽，豈非從乎？何也？夫男子色見於左，乃重陽也。故曰死，女子色見於右，乃重陰也，故曰死，此陰陽相反而作此病，治法在於察其脈之浮沉，如權衡然，以相奪之，正奇恆揆度二篇之事也。陰陽應象大論云：陰陽反作，病之逆從也。正此之謂歟。

張志聰曰：容，面也。五過論曰：上經下經，揆度陰陽，奇恆五中，決以明堂，審於終始，可以横行，言奇恆之病，發於五臟之中，而五脈之氣色，外見於明堂之上下左右，各在其淺深順逆之要耳。色見淺，其病亦微，故以湯液治之，而十日可愈。夫奇恆之道，五臟皆禀氣於胃，足太陰爲之轉輸，病則逆回而色見於面，故用湯液治之。蓋以稻米之液，助土氣之資生，十干已周，俾五臟之氣復。色見深，其病亦深矣，故必齊毒藥攻其中。二十者偶數之終，一者生陽之始，以十干而再周復，得甲而化土，五臟爲陰，氣色爲陽，二十一日，五臟之生氣已復轉矣。若色大深，則病更深，醪醴熟穀之液，其氣慓悍，飲酒者，衛氣先行皮膚，先充絡脈，榮衛運行，則所逆之色亦散矣，因色大深，至甲十復而後已也。所謂色者，因五臟之變而見於五色也。色夭面脱不治者，以五臟之氣榮於脈，五經之脈見於色，氣血衰則面色脱而夭然不澤，故至百日，五臟之氣盡而已矣。若脈短氣絶，乃虚脱已極，喪無日矣。上言回則不轉，而見色之淺深，此言氣血虚脱，而爲不治之死證，下言受外淫之邪，而致榮衛内陷也。温病者外感風寒，發爲温熱之病。辨脈篇曰：風則傷衛，寒則傷榮，榮衛内陷，其數先微，蓋榮衛氣機，從内達外，風寒之邪，從外内侵，榮衛受傷，則脈氣反陷，然猶借其根氣盛强，則邪隨正而復出於外，若正氣虚甚，邪惟内侵，邪盛正虚，必死之候也。上言脈氣之從内而外，此論榮衛受邪，反從外而内，即下文所謂八風之勝，終而復始，玉機篇之所謂風寒客於人，從毫毛皮膚傳於五臟是已。色見上下左右者，五色篇曰：其色上行者病益甚，其色下行如雲徹散者，病方已。女爲陰，右亦爲陰，故女子色見於右爲逆，見於左爲從。男爲陽，左亦爲陽，故男子色見於左爲逆，見於右爲從。如男女之左右反易，是爲重陽者死，重陰者死，此言色見上下左右，各有男女順逆之要焉。反他，言男女陰陽之色反逆也。權衡，脈也。相奪者，奪其逆於右者從左，逆於左者從右，蓋色生於脈治，其脈順則色亦順矣。按方盛衰論曰：陽從左，陰從右，蓋男子之血氣從左旋，女子之血氣從右轉，是以男子之色，見於右而從左散者順也。女子之色，見於左而從右散者順也。揆度，度事也，言揆度奇恆者，度脈之事也。方盛衰論曰：度事上下，脈事因格。度事者，度陰陽順逆上下之事也。脈事者，言脈因前後度數出入，而有一定之格也。此承上文而言奇恆脈事也。

搏脈痹躄，寒熱之交，脈孤爲消氣，虚泄爲奪血，孤爲逆，虚爲從。行奇恒之法，以太陰始。行所不勝曰逆，逆則死；行所勝曰從，從則活。八風四時之勝，終而復始，逆行一過，不復可數，論要畢矣。

王冰曰：脈擊搏於手，而病瘴痹及攣躄者，皆寒熱之氣，交合所爲，非邪氣虚實之所生也。夫脈有表無裏，有裏無表，皆曰孤亡之氣，若有表有裏而氣不足者，皆曰虚衰之氣也。孤無所依，故曰逆，虚衰可復，故曰從。凡揆度奇恆之法，先以氣口太陰之脈，定四時之正氣，然後度量奇恒之氣也。若木見金脈，金見火脈，火見水脈，水見土脈，土見木脈，如是皆行所不勝也，故曰逆。賊勝不已，故逆則死。木見水火土脈，火見金土木脈，土見金水火脈，金見土木水脈，水見金火木脈，如是者皆可勝之脈，故曰從，從則無所剋殺傷敗，故從則活也。終而復始者，以不越於五行，故雖相勝，猶循環終而復始也。過謂遍也，然逆行一過，遍於五氣者，不復可數爲平和矣。

馬蒔曰：此節又以五脈之變者而極言之。脈之搏擊於手者，乃曰痹、曰躄、曰寒熱之交，則有此脈來現也。脈之有陰而無陽，有陽而無陰者，孤脈也。有陰而無陽者爲衛氣消，有陽而無陰者爲營氣消，脈之虚者而有泄證，乃爲奪血也。蓋血乃陰類，泄雖非血，而血從此虚，故曰奪血。然孤者爲偏勝，是爲逆；虚者猶可補，是爲從。凡欲行奇恒篇之法，自太陰始，蓋氣口成寸，以決死生，故當於此部而取之。五行之剋我者，爲所不勝也。行所不勝者，是爲逆，逆則死。如木部見金脈，金部見火脈，火部見水脈，水部見土脈，土部見木脈之類。五行之我剋者，曰所勝，行所勝者是爲從，從則活，如木部見土脈，土部見水脈，水部見火脈，火部見金脈，金部見木脈之類是也。故八風四時之勝，或行所不勝，或行所勝，皆終而復始，若逆行一過，則行所不勝，其病必死，不必復數矣。

張志聰曰：此言脈不循度旋轉，而反陰陽相搏，則又爲痹躄寒熱之病矣。但臂不遂者名曰痹，躄乃足之疾也。蓋經脈五俞出於手足，陰陽相貫，上下循行，如反相搏擊，故爲手足痹躄寒熱之病。蓋陰乘於陽則爲寒，陽乘於陰則爲熱，陰陽相搏則爲寒熱之交也。血隨氣行，神氣虚消，則脈不能至於手太陰而脈孤弱矣。此太陰陽明之生氣漸消，乃危殆之逆證也。如經虚下泄，此爲奪血，非生氣消滅，故爲從。辨脈篇曰：趺陽脈浮而濇。故知脾氣不足，胃氣虚也。又曰：趺陽脈不出，脾不上下。身冷膚鞕。此脾胃之氣虚消，而脈不能循經外轉，致有身冷膚鞕之危，所謂逆者此也。又曰：少陰脈反滑而濇者，故知當屎膿也。陽明脈微沉，少陰脈微滑，此爲陰實，其人必股内汗出，陰下濕也。《金匱要略》曰：少陰脈滑而數者，陰中即生瘡，狼牙湯洗之。又曰：胃氣下泄，陰吹而正喧，膏髮煎導之。此皆虚陷之證，治之即愈，所謂順者此也。行奇恒之法，以太陰始者，以五臟皆稟氣於胃，而不得至，經必因於脾乃得稟也。脾爲孤臟中央土，以灌四旁，五臟相通，次序環轉，是行奇恒之法，從太陰始。行所不勝者，五臟相剋而傳，即回則不轉也。行所勝者，五臟相生而傳，即神轉不回也。故曰五臟相通，移皆有次，五臟有病，則各傳其所勝。八風，八方之風也。四時之勝者，春勝長夏，長夏勝冬，冬勝夏，夏勝秋，秋勝春也。終而復始者，言脈之逆行，而亦循度環轉也。前節論本氣虚消之逆傳，此復論八風之邪，四時之勝，以致脈氣逆行，榮衛内陷，而亦循度回轉也。逆行一過，不復可數者，言風寒客於人，始傷皮毛，而内舍於肺，肺傳之肝，肝傳之脾，脾傳之腎，腎傳之心，逆行一過則死矣。不復如順行之循環無端之可數也。夫論奇恒之要，五臟次序，通移而不回，病則回而不轉，以至於外，因八風之邪，四時之勝，逆行環轉，一周不復可數，奇恒之道，盡於此矣。

診要經終論篇第十六

馬蒔曰：前七篇論診脈之要，後六篇論十二經之終，故名篇。

張志聰曰：診要者，診度奇恒之要；經終者，六經之氣已終。蓋奇恒之道，論五臟之三陰，陰陽合并而成六，是其生五，其終六也。

黄帝問曰：診要何如？岐伯對曰：正月二月，天氣始方，地氣始發，人氣在肝。三月四月，天氣正方，地

氣定發，人氣在脾。五月六月，天氣盛，地氣高，人氣在頭。七月八月，陰氣始殺，人氣在肺。九月十月，陰氣始冰，地氣始閉，人氣在心。十一月十二月，冰復，地氣合，人氣在腎。

王冰曰：方，正也，言天地氣正發生其萬物也。木治東方王七十二日，猶當三月節後一十二日，是木之用事，以月而取，則正月二月，人氣在肝。三月四月，天氣正方，以陽氣明盛地氣定發，爲萬物華而欲實也，然季終土寄而王，土又生於丙，故人氣在脾。五月六月，天陽赫盛，地焰高升，故言天氣盛，地氣高，火性炎上，故人氣在頭也。七月三陰支生，八月陰始肅，故云陰氣始殺也。然陰氣肅殺，類合於金，肺氣象金，故人氣在肺也。九月十月，陰氣始凝，地氣始閉，隨陽而入，故人氣在心。十一月十二月，陽氣深伏，故氣在腎也。夫氣之變也，故發生於木，長茂於土，盛高而上，肅殺於金，避寒於火，伏藏於水，斯皆隨順陽氣之升沉也。

馬蒔曰：此舉天氣地氣人氣而言之，見人氣所在，乃診家之至要也。正二月者，寅卯月也，月建屬木，木治東方，天氣始正，地氣始發，人氣在肝，以肝屬東方木也。三四月者，辰巳月也，月建屬土，與火治東南方，天氣正方，地氣之發者已定，人氣在脾，以脾屬土，而土又生火也。五六月者，午未月也，月建屬火，火治南方，天氣已盛，地氣已高，人氣在頭，頭屬南方火也。七八月者，申酉月也，月建屬金，金治西方，天地之陽氣已下，陰氣已上，始皆肅殺，人氣在肺，以肺屬西方金也。九十月者，戌亥月也，月建屬水，陰氣始冰，地氣始閉，人氣在心，陽氣入藏也。十一二月者，子丑月也，月建屬水，水治北方，水已復凝，地氣已合，人氣在腎，以腎屬北方水也。善診者，當以是爲法矣。

張志聰曰：此承上章而復問也。伯言春者天氣始開，地氣始泄，而人氣在肝，肝主東方寅卯木也。夫奇恒之勢，乃六十首，蓋以六十日而氣在一臟爲首，五臟相通，而次序旋轉者也。三月四月，天地之氣正盛，而人氣在脾，辰巳二月，足太陰陽明之所主也。五月六月，生長之氣，從地而升，故肝而脾，脾而直上於巔頂也。歲六甲而以五月六月在頭者，止論五臟也。故曰奇恒五中，又曰章五中之情。按奇恒之道，論五臟之神氣，五臟者，三陰之所主也。人氣在頭者，厥陰與督脈會於巔，與五臟合而爲三陰也。三之氣乃少陽相火所主，相火者，即厥陰包絡之火也。始殺者，氣始肅殺也。申酉二月屬金，而人氣在肺，九月十月收藏之氣，從天而降，肺屬乾金，而主天爲心臟之蓋，故秋冬之氣，從肺而心，心而腎也。少陰主冬令，故先從手少陰而至於足少陰。冰復者，一陽初復也。地氣合者，地出之陽，復歸於地，而與陰合也。腎主冬藏之氣，故子丑二月，人氣在腎。

故春刺散俞及與分理，血出而止，甚者傳氣，間者環也。夏刺絡俞，見血而止，盡氣閉環，痛病必下。秋刺皮膚，循理，上下同法，神變而止。冬刺俞竅於分理，甚者直下，間者散下。春夏秋冬，各有所刺，法其所在。俞，音輸。間，去聲。冬刺俞竅於分理之於字，當作與字。

王冰曰：散俞謂間穴，分理謂肌肉分理，傳謂相傳，環謂循環也。相傳則傳所不勝，循環則周迴於五氣，此辨疾氣之間甚也。盡氣謂出血而盡鍼下取所病脈盛邪之氣也。邪氣盡已，穴俞閉密，則經脈循環，而痛病之氣必下去矣。以陽氣大盛，故爲是法刺之。循理，謂循肌肉之分理也。上謂手脈，下謂足脈，神變謂脈氣變易，與未刺時異也。直下，謂直爾下之。散下，謂散布下之。

馬蒔曰：承上文而言四時所診，既有定臟矣，而此遂言四時當各有所刺也。甚者，病相剋爲甚，傳其所勝也，如心傳肺肺傳肝之類。間者，間其所勝之臟，而傳於所生之臟也，如心當傳肺者，間其所勝之肺，而傳其所生之脾之類。標本病傳論岐伯曰：謹察間甚以意調之，間者幷行，甚者獨行。蓋幷者並也，傳其所間而病勢幷行也。獨者特也，特傳其所勝也。春刺散俞及與分理，散俞者，各經分散之穴也。四時刺逆從論云：春氣在經脈。此散俞者，即經俞也。以義推之，春之經脈當在肝膽經也。分理者，亦肝膽經之分理也。分理者，紋理也。肝之經穴在中封穴，膽之經穴在陽輔穴，候至血出而止鍼，其病之甚者，則氣本傳於所勝，而至此不傳，間臟而傳之者，則環時而病已矣。如夏刺絡俞，以義推之，當在心與小腸之絡穴也。心之絡穴在通裏，或心包絡，絡穴在間使，小腸絡穴在支正也。見血而止鍼，邪氣已盡，周時穴閉，痛病自然下矣。如秋刺皮膚，四時刺逆從論云：秋氣在皮膚。水熱穴論云：取俞以瀉陰邪，取合以虛陽邪。以義推之，肺經之俞在太淵，太陽之合在合谷也。循其皮膚之分理，上下同法，候其神變於未刺之先而止鍼矣。如冬刺俞竅與分理，蓋腎與膀胱之俞竅分理也，四時刺逆從論云：冬氣在骨髓。正以腎主骨也。其病之甚者，當水剋火，腎傳心也，即直下其鍼以深取之；其病之間者，當腎傳肝也，乃散布其鍼以淺刺之，則病自愈矣。凡此春夏秋冬，各有所刺，正以法其人氣之所在以爲刺耳。

張志聰曰：此言五臟之氣，外循於皮膚絡脈分肉而環轉也。夫診有十度，度人脈、度臟、度肉、度筋、度俞、度陰陽氣盡。度人脈者，言人之脈氣，從奇恒之勢，而有陰陽順逆也。度臟者，度五臟之氣，從內膈而外出，不可逆刺以傷其臟也。度肉、度筋、度俞者，度五臟之氣，外循於分肉俞絡之間，各有淺深，而四時之刺法不同也。度陰陽氣盡者，言五臟之氣，合於三陰三陽，而各有經終也。散俞，絡脈之俞穴也。分理，分肉之腠理也。蓋春氣生升於外，故當於散俞谿谷之間而淺刺之，血出則脈氣通而病止矣。如逆之甚者，深取之而傳導其氣，輕者不待傳氣而即環轉矣。夫經俞絡脈谿谷，各有三百六十五穴，皆臟腑之氣所遊行，是以四時之刺，或在皮膚，或在俞穴也。《鍼經》曰：刺之氣不至，無問其數，刺之而氣至，乃去之勿復鍼。刺之要，氣至而有效，效之信若風之吹雲，明乎若見蒼天，刺之道畢矣。是以四時之刺，必候其氣至之所在而刺之也。絡俞者，孫絡之俞，見於皮膚之間，蓋夏氣浮長於外，而更宜淺刺者也。若盡傳其氣，則反閉其環轉之機，而痛病於下矣。蓋言經隨氣轉，夏時之氣浮越於外，氣至即止，而不宜太過，此反結上文之義也。《傷寒論》曰：臟腑相連，其痛必下。言經氣逆於上，病必痛於下，謂其經絡上下之相通也。刺逆從論曰：秋氣在皮膚。蓋七月八月，人氣在肺，而肺主皮毛，是以或上或下，皆宜刺皮膚，循於肉理，神氣變轉，而脈即循行矣。神者五臟之神，即轉而不回之神氣也。俞竅，諸俞之穴竅，更深於散俞而近於筋骨者也。分理者，分肉之腠理，乃谿谷之會，谿谷屬骨而外連於皮膚，是以春刺分理者，外連皮膚之腠理也。冬刺俞竅於分理者，近筋骨之腠理也。蓋冬氣閉藏而宜於深刺也。直下者，循經而下鍼，欲深而留之也。散下者，循絡而下鍼，言病之輕者不必太深也。此四時之序，氣之所處，病之所舍，臟之所宜也。此總結上文而言四時之刺法，各有深淺之所在也。

春刺夏分，脈亂氣微，入淫骨髓，病不能愈，令人不嗜食，又且少氣。春刺秋分，筋攣，逆氣環爲欬嗽，病不愈，令人時驚，又且哭。春刺冬分，邪氣著藏，令人脹病不愈，又且欲言語。

王冰曰：心主亂，故脈亂氣微。水受氣於夏，腎主骨，故下淫於骨髓也。心火微則胃土不足，故不嗜食而少氣也。木受氣於秋，肝主筋，故刺秋分則筋攣也。若氣逆環周則爲欬嗽。肝主驚，故時驚。肺主氣，故氣逆又且哭也。冬主陽氣伏藏，故邪氣著藏，腎實則脹，故刺冬分則令人脹也。火受氣於冬，心主言，故欲言語也。

馬蒔曰：此舉春時所刺者，不能法其所在，而反生他病也。春當刺肝膽之散俞分理矣，若刺夏分，則取心與小腸之絡俞也。心主脈，故脈亂氣微，水受氣於夏，腎主骨，故邪氣入淫骨髓，而前病不能愈，況心火微則胃土不足，故不嗜食，不嗜食故少氣也。四時刺逆從論云：春刺絡俞，血氣外溢，令人少氣也。若春刺秋分，則取肺與大腸之皮膚矣。木受氣於秋，肝木主筋，故刺秋分則筋攣也。肺主氣，故氣逆旋爲欬嗽，而前病不能愈，況肝主驚，故時驚，肺在聲爲哭，故又且哭也。至若春刺冬分，則取腎與膀胱之俞竅與分理矣。冬主陽氣內藏，故邪氣著藏，邪氣內入，故令人脹病不愈。火受氣於冬，心主言，故欲言語也。四時刺逆從論云：春刺筋骨，血氣內著，令人腹脹。

張志聰曰：厥陰心主主脈，無故而隕之，故脈亂，血氣外溢，故令人氣微也。少陽主骨厥陰，不從標本，從少陽中見之化，故入淫骨髓也。病不在夏分，故病不能愈，肝氣仍逆，故令人不嗜食。肝主春生之氣，故又且少氣也。臟真高於肺，主行榮衛陰陽者也。榮衛氣血，所以濡筋骨，利關節。春刺秋分，是病在肝而反傷其肺，是以筋攣，血氣環逆，故令人氣逆而轉爲欬嗽也。東方肝木，其病發驚駭，肝藏魂，魂魄不安，故使人邪哭也。春主生升，冬主閉藏，春刺冬分，反導其血氣內著，故令人腹脹，肝主語，故又且欲言語也。病不愈者，言四時所主之臟病不愈，又且者，言不惟病不愈，而又有此證也。

夏刺春分，病不愈，令人解墮。夏刺秋分，病不愈，令人心中欲無言，惕惕如人將捕之。夏刺冬分，病不愈，令人少氣，時欲怒。解，懈同。墮，惰同。

王冰曰：肝養筋，傷春分則肝氣不足，故筋力解墮。肝木爲語，傷秋分則肝木虛，故恐如人將捕之。肝不足，故欲無言而復恐也。夏傷於腎，則心勃勃之志內熾，故令人少氣，時欲怒也。

馬蒔曰：此舉夏時所刺者，不能法其所在，而反生他病也。夏當刺心與小腸之絡俞矣。若夏刺春分，則取肝膽之經穴也。肝養筋，肝氣不足，故筋力解墮。四時刺逆從論云：夏刺經脈，血氣乃竭，令人解墮也。夏刺秋分，則取肺與大腸之皮膚矣。肺氣不足，故病既不愈，又令人心中欲無言，惕惕如人將捕之，蓋虛之甚故也。如夏刺冬分，則取腎與膀胱之俞竅與分理也，腎水洩而心火炎，病既不愈，元氣衰少，火氣內熾，來助母氣，時欲怒也。四時刺逆從論云：夏刺筋骨，血氣上逆，令人善怒。

張志聰曰：三月四月，人氣在脾，脾病不愈，故令人解墮。五月六月，人氣在心主包絡。心主言，心主不能代君行令，故心中欲無言。經曰：所謂恐如人將捕之者，秋氣萬物未有畢去，陰氣少，陽氣入，陰陽相搏，故恐也。夏刺秋分，則陽氣入而與陰相搏，故如人將捕之。夏刺冬分，令人少氣，時欲怒，經曰：所謂少氣善怒者，陽氣不治，陽氣不治則陽氣不得出。蓋夏月陽氣外張，而反逆歸於冬分，故不惟病不愈，而更令人少氣善怒也。

秋刺春分，病不已，令人惕然，欲有所爲，起而忘之。秋刺夏分，病不已，令人益嗜臥，又且善夢。秋刺

冬分，病不已，令人灑灑時寒。

王冰曰：惕然欲有所爲，起而忘者。刺不當，則肝虚故也。心氣少則脾氣孤，故令嗜臥。心主夢，神爲之，故令善夢。陰氣上干，故時寒也。

馬蒔曰：此舉秋時所刺者，不能法其所在，而反生他病也。秋當刺肺與大腸之皮膚矣，若秋刺春分，則取肝膽之經穴也。肝氣不足，病不能已，令人惕然，欲有所爲，起而忘之。四時刺逆從論云：秋刺經脈，血氣上逆，令人善忘也。若秋刺夏分，則取心與小腸之絡俞也，病既不已，心氣益少，脾氣亦孤，令人嗜臥。心主夢，故又且善夢也。四時刺逆從論云：秋刺絡脈，氣不外行，令人臥不能動。至若秋刺冬分，則取腎與膀胱之俞竅與分理也，病既不已，陰氣上升，故令人灑灑時寒。四時刺逆從論云：秋刺筋骨，血氣内散，令人寒慄。

張志聰曰：秋主下降，刺春分是反導其血氣上行，故令人惕然，欲有所爲。刺逆論曰：秋刺經脈，血氣上逆，令人善忘。秋氣在皮膚氣分，刺夏分之絡脈，則氣不外行，故令人益嗜臥。肺藏魄，經曰：魂魄飛揚，使人臥不安而喜夢。秋刺冬分，冬主閉藏而反傷之。則血氣内散，故令人寒慄也。

冬刺春分，病不已，令人欲臥不能眠，眠而有見。冬刺夏分，病不愈，氣上發爲諸痹。冬刺秋分，病不已，令人善渴。而當作如。

王冰曰：肝氣少，故令欲臥不能眠。肝主目，故眠而如見有物之形狀也。氣上發爲諸痹，泄脈氣故也。肺氣不足，故發渴。

馬蒔曰：此舉冬時所刺者，不能法其所在，而反生他病也。冬當刺腎與膀胱之俞竅與分理矣。若冬刺春分，則刺肝膽之經穴也。病既不愈，肝氣衰少，故令人欲臥，而臥時又不能眠，雖至眠時，如有所見也。四時刺逆從論云：冬刺經脈，血氣皆脱，令人目不明也。若冬刺夏分，則取心與小腸之絡俞也。病既不愈，而脈氣發洩諸痹當發。四時刺逆從論云：冬刺經脈，血氣外洩，留爲大痹。至若冬刺秋分，則取肺與大腸之皮膚也。病既不愈，而肺氣不足，令人火燥而善渴也。四時刺逆從論云：冬刺肌肉，陽氣竭絶，令人善渴。

張志聰曰：春令所以洩冬藏之氣也。人臥則氣歸於陰，而反刺春分以洩之，故令人欲臥不能眠。氣行於陽則目張，行於陰則目瞑，眠有所見者，目不得瞑也。冬主閉藏，夏令浮長，氣應藏而刺夏分，使之外泄，故發爲諸痹。痹者，閉也。氣留閉於外而爲痛也。腎藏津液，肺乃水之化原，刺秋分，故善渴也。此言五臟之氣，隨時而升降浮沉，非五臟經脈之謂也。

凡刺胷腹者，必避五臟。中心者環死。中脾者五日死。中腎者七日死。中肺者五日死。中膈者皆爲傷中，其病雖愈，不過一歲必死。刺避五臟者，知逆從也。所謂從者，膈與脾腎之處，不知者反之。刺胷腹者，必以布憿著之，乃從單布上刺。刺之不愈復刺，刺鍼必肅，刺腫搖鍼，經刺勿搖，此刺之道也。中，去聲。憿，當作幑。

王冰曰：心肺在膈上，腎肝在膈下，脾象土而居中，故刺胷腹必避之。五臟者，所以藏精神魂魄意志，損之則五神去，神去則死至，故不可不慎也。中心環死者，氣行如環之一周則死，謂周十二辰也。中脾五日死者，土數五也。中腎七日死者，水成數六，水數畢，當至七日而死。中肺五日死者，金生數四金數畢，當至五日而死。五臟之氣，同主一年，膈傷則五臟之氣互相剋伐，故不過一歲必死。處，謂腎著於脊，脾臟居中，膈連於脅際，知者爲順，不知者反傷其臟。著以布憿，從單布上刺，形定則不誤中於五臟也。刺之不愈復刺，要以氣至爲效也。《鍼經曰》：刺之氣不至，無問其數，刺之氣至，去之勿復鍼。此之謂也。肅，謂靜肅，所以候氣之存亡。搖鍼所以出大膿血。勿搖者，以經氣不欲泄也。

馬蒔曰：此言刺不避五臟者，各有死期，而遂指刺胷腹者之有法也。五臟者，所以藏精神血氣魂魄者也，凡刺胷腹者，必當避之。苟不避之，則中心者環死。蓋心爲君主之官，故其死最速，當周環一日之時而死也。中脾者五日死，蓋以五乃土之生數也。中腎者七日死，蓋六乃水之成數，成數既畢，當至七日也。中肺者五日死，蓋四乃金之生數，生數既畢，當至五日而死也。中膈者皆爲傷中。蓋人之有膈，前齊鳩尾，從齊十一椎，所以遮隔濁氣，不使上熏心肺也。心肺居於膈上，腎肝居於膈下，而脾則居於膈中，故五臟之氣，同受膈氣，今膈既受傷，則五臟之氣互相剋伐，其病雖暫時得愈，猶誤傷其中，不過一歲而死矣。凡刺五臟者，在乎知其順逆也。所謂順者，知膈與脾腎有上中下之異處，不知者反之，所以謂之逆耳。且凡刺胷腹者，自有其道，必以布爲憿，憿者巾也，著之胷腹之間，乃從單布上刺，蓋不欲深入也。刺之愈者可以止鍼，若刺之不愈則復刺之。況刺鍼者，其志當肅，即寶命全形篇所謂深淺在志，遠近如一，如臨深淵，手如握虎，神無營於衆物者是也。其刺腫者，必搖其鍼，以出大膿血故也。若非腫而刺經脈者，勿搖其鍼，以經氣不可泄也，此乃鍼刺之道耳。

張志聰曰：此言五臟之神氣，從內膈而外達於胷脅，從胷脅而環轉於形身，故不可逆刺其膈以傷其臟焉。內膈上連於胷，中連於腹，下連於脅臟，氣從此而外出，故曰刺避五臟者，知逆從也。所謂從者，膈與脾腎之處，不知者反之，反之者，逆刺其所出之神氣也，環者，一周時也，蓋日爲陽，心爲陽中之太陽，一晝一夜，日環轉一周，故至周轉而氣終也。五日者，土數終也。天一生水，地六成之，七日者生成之數終也。天數五，地數五，肺屬乾金而主天，脾屬坤土而主地，故皆死於五日也。止言四臟而不及肝者，或簡脱也。楊元如曰：五臟經脈，俱不上循於頭，惟厥陰與督脈會於巔。故曰，五月六月，人氣在頭。抑厥陰之氣，不從胷脅外出，而直上於頭與？夫五臟六腑之氣，俱從内膈而外出於胷脅，故刺中膈者，皆爲傷中，一歲死者，盡五行六氣之終而死也。按内膈上連胷之鳩尾，中兩分於腹上，下連兩旁季脅，後連脊之十一椎，刺中膈者，即不中臟速死，其中臟腑之氣，皆爲所傷矣。行鍼者當慎諸。避五臟者，避五臟神氣之所出也。五臟之氣所從而出者，膈與脾腎處也。膈者，胷膈之上鳩尾處也。脾處者，胸骨兩分之下交，腹之處也。腎處者，兩脅之下也。言五臟之氣，從膈外出，旋轉不回，若反刺之，是逆其氣而傷其臟矣。憿，定也，以布定著於胷腹，乃從單布上刺之，蓋欲其極淺也。不愈而復刺者，言其至淺而或不得其氣也。若氣之難得，宜肅静其鍼以候焉。摇鍼者，刺之瀉法也。腫乃邪實，故宜摇鍼以瀉其邪，經刺勿摇，守其正也。此補瀉之法，刺之要道也。此言刺胷腹者，宜微鍼而淺刺之，勿使有傷膈氣也。莫子晉曰：此復兼六腑之氣而言，即陰陽合并之義，蓋中臟氣者死之速，中腑氣者死之遲也。

帝曰：願聞十二經脈之終奈何？岐伯曰：太陽之脈，其終也，戴眼、反折、瘛瘲，其色白，絶汗乃出，出則死矣。

王冰曰：戴眼，謂睛不轉而仰視也。然足太陽脈起於目内眥，上額交巔，從巔入絡腦，還出别下項，循肩髆内俠脊，抵腰中，其支别者，下循足至小指外側。手太陽脈起於手小指之端，循臂上肩，入缺盆，其支别者，上頰至目内眥，抵足太陽，又其支别者，從缺盆循頸上頰至目外眥，故戴眼反折，瘛瘲色白，絶汗乃出也。絶汗，謂汗暴出如珠而不流，旋復乾也。太陽極則絶汗出，故死。

馬蒔曰：此以下詳十二經脈終時之狀，而此一節，則先以太陽之終者言之也。反折瘛瘲，謂手足身體反張，而或急爲瘛，或緩爲瘲，戴眼反折瘛瘲，皆太陽經脈之過也。其色則白，足太陽之水主黑，手太陽之火主赤，其二色不見，而色止白也。絶汗乃出，謂汗暴出如珠而不復滲入也。蓋至於絶汗出而死矣。

張志聰曰：此論臟腑陰陽之合并也。所論五臟之氣者，三陰之所主也，三陰之氣，與三陽交并，陽氣先至，陰氣後至，合於十二經脈，内絡臟腑，外絡形身，外内出入，循環無端，故曰診合微之事，追陰陽之變，不知并合，診故不明，陰陽並交，至人之所行，當知五行而生三氣，三而三之合爲六氣，六六之氣以應十二經脈，一經之氣已終，是不復陰陽相貫，而環轉無端矣。戴眼，目上視也。反折，背反張也。瘛瘲，手足屈伸也。太陽主筋而爲諸陽主氣，陽氣者柔則養筋，太陽之經氣已絶，是以筋脈急而戴眼反折，手足牽引也。手太陽主液，膀胱者，津液之所藏，絶汗者津液外亡也，色白者亡血也，津液外脱則血内亡矣。

少陽終者，耳聾、百節皆縱，目瞏絶系，絶系一日半死。其死也，色先青白乃死矣。

王冰曰：足少陽脈起於目鋭眥，上抵頭角下耳後。其支別者，從耳後入耳中，出走耳前，手少陽脈，其支別者，從耳後亦入耳中，出走耳前，故終則耳聾，目瞏絶系也。少陽主骨，故氣終則百節縱緩。色青白者，金木相薄也，故見死矣。瞏，謂直視，如驚貌。

馬蒔曰：此舉少陽之終者言之也。少陽之脈皆循於耳，故終則耳聾。少陽主筋，故終則百節皆縱。其目瞏之系則絶。目瞏者，眼圈也。蓋至於係絶而一日半則死。且其死也，色必青白，以金木相薄也。

張志聰曰：手足少陽經脈，皆循於耳經，氣絶故耳聾也。少陽主骨，諸節皆屬於骨，少陽氣終，故百節皆縱。經絡篇曰：少陽是主骨，所生病者，諸節皆痛。手足少陽之脈，皆至目鋭眥，終則牽引於目，故目如驚而邪視也。少陽屬腎，腎藏志，系絶則志先絶，故一日半死也。青者，甲木之氣外脱也。白者，三焦之榮内亡也。夫陽生於陰，色生於氣，是以六經之氣終而先見於色。

陽明終者，口目動作，善驚妄言，色黄，其上下經盛，不仁則終矣。

王冰曰：足陽明脈，起於鼻交頞中，下循鼻外，入上齒縫中，還出俠口，環脣下交承漿，却循頤後下廉，出大迎，循頰車上耳前，過客主人，循髮際至額顱。其支別者，從大迎前，下人迎，循喉嚨，入缺盆，下膈。手陽明脈起於手，循臂至肩，上出於柱骨之會，上下入缺盆，絡肺。其支別者，從缺盆上頸貫頰，入下齒中，還出俠口，交人中左之右右之左，上俠鼻孔，抵足陽明，故終則口目動作也。口目動作，謂目睒睒而鼓頷也。胃病則惡人與火，聞木音則惕然而驚，詈罵不避親疎，故善驚妄言也。黄者土色。上謂手脈，下謂足脈也。經盛，謂面目頸頷，足跗腕脛，皆躁盛而動也。不仁，謂不知善惡。如是者，皆氣竭之徵也，故終矣。

馬蒔曰：此舉陽明之終者言之也。不仁，謂不知痛癢也。

張志聰曰：手足陽明之脈，皆俠口承目，故口目動作而牽引歪邪也。聞木音則惕然而驚，是陽明之善驚也。罵詈不避親疎，是陽明之妄言也。色黄，陽明之土氣外脱也。上下經盛，胃氣絶而無柔和之象也。榮衛者，中焦水穀之所生，肌膚不仁者，榮衛之氣絶也。

少陰終者，面黑齒長而垢，腹脹閉，上下不通而終矣。

王冰曰：手少陰氣絶則血不流，足少陰氣絶則骨不軟，骨硬則斷上宣，故齒長而積垢，血枯則皮色死，故面色如漆而不赤也。足少陰脉從腎上貫肝膈，入肺中。手少陰脉起於心中，出屬心系下膈，絡小腸。故其終則腹脹閉，上下不通也。

馬蒔曰：此舉少陰之終者言之也。

張志聰曰：心之華在面，面黑者水氣上乘，火氣滅而水氣脱矣。齒長而垢，骨氣泄也。腹脹閉而上下不通者，心腎之氣並絶，而不能上下交通矣。

太陰終者，腹脹閉不得息，善噫善嘔，嘔則逆，逆則面赤，不逆則上下不通，不通則面黑皮毛焦而終矣。

王冰曰：足太陰脉，上膝股内前廉，入腹屬脾，絡胃，上膈。手太陰脉，起於中焦，下絡大腸，還循胃口，上膈，屬肺。故終則腹脹，閉不得息，善噫嘔也。嘔則氣逆，故面赤，然嘔則上通，故但面赤，不嘔則下已閉，上復不通，心氣外燔，故皮毛焦而終矣。何者？足太陰脉支别者，復從胃别，上膈注心中，由是則皮毛焦，乃心氣外燔而生也。

馬蒔曰：此舉太陰之終者言之也。

張志聰曰：足太陰脉，入腹屬脾，故爲腹脹。手太陰脉，上膈屬肺，而主呼吸，故爲不得息。脹滿則升降難，不得息則氣道滯，故爲噫爲嘔。嘔則氣逆於上，故爲面赤。不逆則否塞於中，故爲上下不通。脾氣敗則無以制水，故黑色見於面。肺氣敗則治節不行，故皮毛焦。

厥陰終者，中熱嗌乾，善溺心煩，甚則舌卷卵上縮而終矣。此十二經之所敗也。

王冰曰：足厥陰絡，循脛上睾結於莖，其正經入毛中，下過陰器，上抵小腹俠胃，上循喉嚨之後，入頏顙。手厥陰脉起於胷中，出屬心包。故終則中熱嗌乾，善溺心煩矣。《靈樞經》曰：肝者筋之合也，筋者聚於陰器，而脉絡於舌本，故甚則舌卷卵上縮也。又以厥陰之脉過陰器故爾。手三陰三陽，足三陰三陽，則十二經也。敗謂氣盡而敗壞也。

馬蒔曰：此舉厥陰之終者言之也。若此者十二經皆至於敗，故其死也宜矣。

張志聰曰：厥陰木火之氣欲絶，故中熱嗌乾也。肝所生病者遺溺，善溺者，肝氣下泄也。心煩者，包絡之氣上炎也。此十二經之所敗，三陰三陽之氣終也。按天之十干，化生地之五行，地之五行，化生天之六氣，五行生五臟，六氣合六經，是六經之氣，五臟之所生也。故曰：診要者，診五行相生之要，經終者，陰陽之氣有終，蓋言人之生於五行而終於六氣也。莫子晉曰：地之五行，合天之十干，天之六氣，合地之十二支，此皆天地陰陽互相生化之道。

古今圖書集成醫部全録卷九

黄帝素問

脈要精微論篇第十七

馬蒔曰：此篇論診脈之要，至精至微，故名篇。

黄帝問曰：診法何如？岐伯對曰：診法常以平旦，陰氣未動，陽氣未散，飲食未進，經脈未盛，絡脈調勻，氣血未亂，故乃可診有過之脈。

王冰曰：動，謂動而降卑，散，謂散布而出也。過，謂異於常候也。

馬蒔曰：此以診脈之時候言之也。陰氣者，營氣也。陽氣者，衛氣也。經脈者，十二經脈氣之行，如手太陰自中府以至少商之類。絡脈者，十五絡穴，如手太陰以列缺爲絡之類。《靈樞》口問篇岐伯曰：陽氣盡，陰氣盛，則目瞑。陰氣盡，而陽氣盛，則寤矣。惟平旦之時，則夜盡方晝，營氣隨宗氣以行陽經者，寤後而未動，陽氣之出睛明穴而行陽經者，方寤而未散，飲食猶未進，而胃氣尚静，經脈則未盛，以諸經之脈未淖也。絡脈則調勻，以絡脈未甚旁行也。氣血則未亂，以事未甚擾也。故乃可診有過之脈。蓋人之有病，如事之有過誤，故曰有過之脈。全經倣此。

張志聰曰：此篇首論診脈之法。夫色脈之道，至精至微，然本於陰陽氣血，陰静而陽動，有所動作，則静者動而動者散亂矣。故診法當以平旦。夫飲食入胃，淫精於脈，脈氣流經，經脈盛則絡脈虚，是以飲食未進則經絡調勻，血氣未亂，故可診有過之脈。蓋言平旦之時，知有過在病，而不在陰陽之正氣耳。以下四篇，皆論診脈之法，而各有不同焉。

楊元如曰：經脈屬臓，則絡脈絡腑，經脈屬腑，則絡脈絡臓，經絡不調，則臓腑之氣不和矣。

切脈動静，而視精明，察五色，觀五臓，有餘不足，六腑强弱，形之盛衰，以此參伍，決死生之分。

馬蒔曰：此以診脈之要訣言之也。凡切脈者，當視脈之動静矣，而尤當視精明，察五色。蓋精明者，指神氣也。移精變氣論有得神者昌，湯液醪醴論有神去之而病不愈，玉版論有神轉不回，則神氣精明，不俟於昏沉者，最爲診法之要耳。其五色亦所當兼察也。五臟有有餘不足，六腑有强弱，形有盛衰，皆當有以觀之。以此數者而參伍焉，則死生之分決矣。

張志聰曰：動静者，陰陽動静也。精明，五臟之精神見於聲色也。切脈觀色，以審臟腑之强弱虚實，兼視形體之盛衰，以此參伍錯綜而斟酌之，以決其死生之分焉。此篇論切脈，察色，聽音聲，觀臟腑，審形體，四診鹹備，斯成脈要之精微。

夫脈者，血之府也。長則氣治，短則氣病，數則煩心，大則病進，上盛則氣高，下盛則氣脹，代則氣衰，細則氣少，濇則心痛。渾渾革至如涌泉，病進而色弊；綿綿其去如弦絶，死。數，音朔。

王冰曰：府，聚也。言血之多少，皆聚見於經脈之中。故刺志論曰：脈實血實，脈虚血虚。此其常也。反此者病由是故也。

馬蒔曰：此以診脈之脈體言之也。脈長則氣治，以氣足故應手而長。脈短則氣病，以氣滯故應手而短。脈來六至爲數，數則火盛而煩心。脈來洪盛爲大，大則邪盛而病進。上者寸也，寸盛者，爲氣居於高。下者寸之下，即關也。下盛者，爲氣脹於中。脈來中止，不能自還者爲代，代則正氣已衰，故不能自還也。猶人負重以至中途，而力乏不前，欲求代於人者耳。脈來細細如絲者曰細，細則正氣已少，故脈息微細也。脈來如刀刮竹，而往來甚難者，曰濇，濇則心血不足，而有時作痛也。然則氣病氣高氣脹之氣，邪氣也，邪氣合内傷外感而皆有之。氣衰氣少之氣，皆正氣之衰也，煩心病，進心痛者，皆病也，正氣治爲無病耳。不唯是也，脈之四五至者爲平，脈氣渾渾而濁亂，其革至如涌泉，出而不返，蓋六至已上之脈也。其病當進，其色當弊，與前大爲病進者相類也。又有不足而脈氣綿綿，至微至細，蓋三至已下之脈也。甚則去如弦之斷絶，不復再來，此皆死脈之候也。

張志聰曰：此言脈所以候陰陽氣血也。血行脈中，故爲血之府，榮氣宗氣行於脈中，衛氣行於脈外，脈隨氣行，是以脈長則氣平，脈短則氣病矣。心主血脈，數乃熱迫所生則煩心，大則病進於脈内。上二句辨脈氣，下二句審血脈。上盛謂寸口脈盛，主氣上升而氣高。下盛謂尺中脈盛，主氣下逆而爲脹。代脈者動而中止，不能自還，主氣之衰敗也。辨脈篇曰：縈縈如蜘蛛絲者，陽氣衰也。言脈中之榮氣宗氣不足，是以脈細如絲。濇主少血，則心虚而爲痛矣。渾渾革至，言血脈受邪而内亂如涌泉也。夫色生於血，病進於脈而色亦敗惡矣。又曰：綿綿如瀉漆之絶者，亡其血也。綿綿其去如弦細而欲絶者，形容其脈去之象也。病進而脈至如此之盛，血亡而脈去如此之衰。血者，神氣也。邪盛正亡，不治之死證矣。以上論切脈之大概，以別陰陽氣血之盛衰，此復形容病進之脈象。邪甚血亡而爲死證也。莫子晉曰：代則氣衰，陽氣衰也，細則氣少，陰氣少也。

夫精明五色者，氣之華也。赤欲如白裹朱，不欲如赭；白欲如鵝羽，不欲如鹽；青欲如蒼璧之澤，不欲如藍；黄欲如羅裹雄黄，不欲如黄土；黑欲如重漆色，不欲如地蒼。五色精微象見矣，其壽不久也。夫精明者，所以視萬物，別白黑，審短長。以長爲短，以白爲黑，如是則精衰矣。白裹朱之白，當作帛。赭，音者。重，平聲。

王冰曰：五氣之精華者，上見爲五色，變化於精明之間也。六節藏象論曰：天食人以五氣。五氣入鼻，藏于心肺，上使五色修明，此則明察五色也。赭色，鹽色，藍色，黄土色，地蒼色，見者皆精微之敗象，故其壽不久。以長爲短，以白爲黑者，誠其誤也，夫如是者皆精明，衰乃誤也。

馬蒔曰：此節復以精明五色之義申之也。夫五色以精明爲主，精明繇五色見之，故精明五色者，乃吾人之正氣精華也。故赤欲如帛裹朱，色赤而明潤，不欲如赭，蓋赭則赤帶焦黑矣。白欲如鵝羽，色白而明潤，不欲如鹽，蓋鹽則白帶雜暗矣。青欲如蒼璧之澤，色青而明潤，不欲如藍，蓋藍則青帶沉晦矣。黄欲如羅裹雄黄，色黄而明潤，不欲如黄土，蓋黄土則黄帶沉滯矣。黑欲如重漆，色黑而明潤，不欲如地蒼，蓋地蒼則黑帶沉滯矣。曰赭，曰鹽，曰藍，曰黄土，曰地蒼，皆五色之精微不足。氣象所見，其壽當不久也。觀五色如此，觀精明何如？夫人之精明者，其神在目，所以視萬物，別黑白，審短長，若以長爲短，以白爲黑，則人之精氣衰矣。故凡觀其五色者，必觀其精明也。

張志聰曰：此言色生於氣，氣生於臟，欲其氣華於色，而不欲臟象見於外也。赤如白裹朱，白如鵝羽，青如蒼碧，黄如羅裹雄黄，黑如重漆，乃五臟之氣，章華於色也。赤如赭，白如鹽，青如藍，黄如土，黑如地蒼，此五臟之精象見於外也。夫臟者藏也，如五臟之真色見而不藏，則其壽不久矣。是故五臟主藏精者也，精有所藏，而後能視萬物，審短長，如精微象見於外，則精氣内衰，視物昏瞶，而壽不久矣。此反結察色之義而言。視精明者，由臟精之所資也。

五臟者，中之守也。中盛臟滿，氣勝傷恐者，聲如從室中言，是中氣之濕也。言而微，終日乃復言者，此奪氣也。衣被不斂，言語善惡不避親疏者，此神明之亂也。倉廩不藏者，是門户不要也。水泉不止者，是膀胱不藏也。得守者生，失守者死。

王冰曰：身形之中，五神安守之所也。此則明觀五臟也。中謂腹中，盛謂氣盛，臟謂肺臟，氣勝，謂勝於呼吸而喘息變易也。夫腹中氣盛，肺臟充滿，氣勝息變，善傷於恐，言聲不發，如在室中者，皆腹中有濕氣乃爾。若言微音細，聲斷不續，甚奪其氣乃如是也。倉廩謂脾胃，門户謂魄門。靈蘭秘典論曰：脾胃者倉廩之官也。五臟別論曰：魄門亦爲五臟使，水穀不得久藏也。魄門，肛門也。要，謂禁要。水泉，謂前陰之流注也。是以倉廩不藏，氣勝傷恐，衣被不斂，水泉不止者，皆神氣得居所守則生，失其所守則死也。夫何以知神氣之不守耶？衣被不斂，言語善惡，不避親疏，是亂之證，亂甚則不守于臟也。

馬蒔曰：此言五臟爲身之守，而失守則死也。夫五臟在人，乃爲中之守也，今腹中甚盛，臟氣脹滿、氣勝而喘，善傷於恐，其聲如從室中所言，混濁難聞，是乃中氣之濕所致也。言之所發者，本非終日之久，而聲不接續，言而復言者，此乃正氣之奪也。衣被不知斂束，言語善惡不避親疏者，此乃神明之亂也。蓋心爲君主之官，神明出焉，非神明之亂，必不至是矣。脾胃爲倉廩之官，而魄門則其所出之門户矣，今倉廩不藏，而竟從下洩，是其門户不能禁要也。膀胱爲州都之官，津液藏焉，氣化乃能出矣，今水泉下注而不止，是膀胱不能藏耳。凡若此者，蓋五臟在内而得守，則不至有諸證而爲生，唯五臟在内而失守，故有諸證而至死矣。

張志聰曰：此論五臟之精氣而發於音聲也。五臟守於中而外發於音聲者，臟精之所發也。蓋言聲色見於外，而五臟之精，守而不溢者也。經曰：五臟主藏精者也。故曰：五臟者，中之守也。腎爲水臟，受五臟之精而藏之，如腎不受藏，則中盛臟滿矣。恐爲腎志，如腎氣不藏，而反勝於中，則傷動其腎志矣。氣勝傷恐，則精亦外溢，故曰此中氣之濕也。聲如從室中言者，音不響亮而聲不外出也，此言腎爲生氣之原，音聲由腎氣之所發，如腎臟之精氣不藏，則發聲之如是也。微者，聲氣衰微也。終日復言者，氣不接續也。《傷寒論》曰：實則譫語，虚則鄭聲。鄭聲者，重語也。此言五臟之精氣虚而發聲之如是也。神明者，五臟之神氣也，語言善惡，不避親疏者，神亂而譫語也。上論正氣之盛衰，此論邪氣盛而正氣昏亂也。夫五臟之精氣，由中焦水穀之所資生，藏于腎臟膀胱之腑，脾胃爲倉廩之官，主運化水穀，如倉廩不藏，則穀精下洩，而魄門幽户之不能禁也。膀胱者州都之官，津液藏焉，氣化則出水泉不止，是水惟下洩而津液不藏也。如洩注止而得守者生，失守則死矣。此蓋言視精明，發音聲，皆由腎臟所藏之精。如精盛臟滿，則津液上溢，而聲如從室中言，如倉廩不固，則精氣奪而生氣漸絶矣。膀胱主下焦之決瀆，津液雖藏，而氣化則出，然有行有止，有闔有開，而又不可過洩者也。

夫五臟者，身之强也。頭者，精明之府，頭傾視深，精神將奪矣。背者，胷中之府，背曲肩隨，府將壞矣。腰者，腎之府，轉摇不能，腎將憊矣。膝者，筋之府，屈伸不能，行則僂附，筋將憊矣。骨者，髓之府，不能久立，行則振掉，骨將憊矣。得强則生，失强則死。附，一作俯。憊，音敗。

王冰曰：臟安則神守，神守則身强，故曰身之强也。府，所居所由也。强，謂中氣强固以鎮守也。

馬蒔曰：此言五臟爲身之强，而失强則死也。夫五臟在人，乃爲中之强也。故頭爲諸陽之首，七竅之會，實吾人精明之府也。今頭傾視深，精神將奪矣。胷在前，背在後，而背懸五臟，實爲胷中之府，今背曲肩隨，脊中之府將壞矣。腎附于腰之十四椎間兩旁，相去脊中各一寸半，故腰爲腎之府，今腰間轉摇不能，正以兩腎將憊，病應有如是也。膝者筋之府，故筋會於陽陵泉，今屈伸不能，行則僂俯，正以筋將憊壞，病應有如是也。骨者髓之府，而髓爲骨中之脂，今不能久立，行則振掉，正以骨將憊壞，病應有如是也。凡若此者，蓋五臟在内而得强，則不至有已前諸證而爲生，唯五臟在内而失强，故有以前諸證而至死矣。

張志聰曰：此言四體百骸，髓精筋骨，亦皆由臟精之所資也。《靈樞》經脈篇曰：人始生先成精，精成而腦髓生，骨爲幹，脈爲榮，筋爲剛，肉爲牆，皮膚堅而毛髮長，穀入于胃，脈道以通，血氣乃行。蓋言人之氣血聲色筋骨肌肉，靡不由先天始生之精，後天水穀之液所資生而資養者也。諸陽之神氣，上會於頭，諸髓之精，上聚於腦，故頭爲精髓神明之府。髓海不足，則頭爲之傾，神氣衰微，則視深目陷也。肩背爲陽，胷腹爲陰，陽爲腑，陰爲臟，心肺居於胷中，而俞在肩背，故背爲胷之府。兩腎在於腰内，故腰爲腎之外府。筋會陽陵泉，膝乃筋之會府也。僂，曲其身。附，依附而行。筋乃肝之合，筋將憊者，肝臟之精氣衰也。髓藏於骨，故骨爲髓之府，不能久立，髓竭於内也，髓竭則骨將憊矣。此五者得腑氣之强則生，失强則腑壞而臟將絶矣。以上論觀五臟有餘不足，六腑强弱，形之盛衰。楊元如曰：强者，六腑之氣强也。腑者，臟之合，腑陽而臟陰，陽外而陰内，是以頭背腰膝將憊，猶藉腑氣之强，故曰觀六腑之强弱。

莫子晋曰：六腑之氣强，由五臟之有餘，五臟之不足，又藉腑氣之盛强，故曰腰者腎之府，轉摇不能，腎將憊矣，陰陽臟腑之互相資生者也。

岐伯曰：反四時者，有餘爲精，不足爲消。應太過，不足爲精；應不足，有餘爲消。陰陽不相應，病名曰關格。不相應之應去聲，餘俱平聲。

王冰曰：此廣陳其脈應也。夫反四時者，諸不足皆爲血氣消損，諸有餘皆爲邪氣勝精也。陰陽之氣不相應合，不得相營，故曰關格也。

馬蒔曰：此舉關格之脈言之也。《靈樞》禁服篇言：春夏人迎微大，秋冬寸口微大，名曰平人。若反四時者，如春夏之時，人迎當有餘而反不足，氣口當不足而反有餘，是氣口有餘爲精，六陰經之陰氣無有所傷也，人迎不足爲消，六陽經之陽氣真有所消也。又如秋冬之時，氣口當有餘而反不足，人迎當不足而反有餘，是人迎有餘爲精，六陽經之陽氣無有所傷也，氣口不足爲消，六陰經之陰氣真有所消也。蓋春夏人迎應太過也，今春夏而使氣口爲精；秋冬氣口應太過也，今秋冬而使人迎爲精，是使不足者反爲精也。春夏氣口應不足也，今春夏而使人迎爲消；秋冬人迎應不足也，今秋冬而使氣口爲消，是使有餘者反爲消也，乃陰經陽經各不相應，病名曰關格。《靈樞》終始、經脈、五色、禁服、四時氣等篇之論關格，而皆指之爲死不治者，宜也。

張志聰曰：此總結上文，而言視精明，亮音聲，强筋骨，健形體，皆由精之所資，而臟腑之精氣，與四時之氣相反者也。蓋臟爲陰，腑爲陽。秋冬爲陰，春夏爲陽。腎主冬令閉藏之氣，而反中盛臟滿，是有餘者爲腎臟之精。膀胱主太陽，夏盛之氣，而反水泉下洩，是不足者爲膀胱之消，是與四時相反者矣。若應太過而反不足爲精，是腎臟之精，反洩於外矣。應不足而反有餘爲消，是膀胱之水反蓄於内矣。此臟腑陰陽之不相應，病名曰關格，關則不得小便也。此蓋言州都之津，氣化則出，而視精明，發音聲，資神明，堅筋骨，皆由腎臟所藏之精，而氣血亦由此精之所生化也。莫子晉問曰：反四時而止言冬夏，病關格而止曰不得尿，恐與經旨不合與？曰：日月運行一寒一暑，故下文曰，彼春之暖，爲夏之暑，彼秋之忿，爲冬之怒，雖四時成歲，而總屬寒暑之往來。平脈篇曰：下微本大者，則爲關格，不通不得尿。又曰：趺傷脈伏而濇，伏則吐逆，水穀不化，濇則食不得入，名曰關格。是不得小便者病名關格。吐逆者亦名關格也。

帝曰：脈其四時動奈何？知病之所在奈何？知病之所變奈何？知病乍在内奈何？知病乍在外奈何？請問此五者可得聞乎？岐伯曰：請言其與天運轉大也。萬物之外，六合之内，天地之變，陰陽之應，彼春之暖，爲夏之暑，彼秋之忿，爲冬之怒，四變之動，脈與之上下。以春應中規，夏應中矩，秋應中衡，冬應中權。是故冬至四十五日，陽氣微上，陰氣微下。夏至四十五日，陰氣微上，陽氣微下。陰陽有時，與脈爲期。期而相失，知脈所分。分之有期，故知此時。微妙在脈，不可不察。察之有紀，從陰陽始。始之有經，從五行生。生之有度，四時爲宜。補瀉勿失，與天地如一。得一之情，以知死生。是故聲合五音，色合五行，脈合陰陽。

王冰曰：春暖爲夏暑，言陽生而至盛，秋忿爲冬怒，言陰少而之壯。忿至爲急，言秋氣勁急也。春脈耎弱輕虚而滑如規，中外皆然，故應中規。夏脈洪大滑數，如矩可正平之，故應中矩。秋中衡冬中權者，言脈之高下異處如此爾。此則隨陰陽之氣，故有斯四應不同也。察陰陽升降之準，則知經脈遞遷之象，審氣候遞遷之失，則知氣血分合之期，分期不差，故知人死之時節。然欲推陰陽升降，精微妙用，皆在經脈之氣候，是以不可不察，故始以陰陽爲察候之綱紀。其始所以知有經脈之察候司應者何哉？蓋從五行衰王而爲準度也。徵求太過不及之形診，皆以應四時者爲生，氣所宜也。有餘者瀉之，不足者補之，是則應天地之常道也。然天地之道，損有餘而補不足，是法天地之道也，瀉補之宜工切審之，其治氣亦然。能曉天地之道，補瀉不差，既得一情，亦可知死生之準的。聲表宫、商、角、徵、羽，故合五音；色見青、黄、赤、白、黑，故合五行；脈彰寒暑之休王，故合陰陽之氣也。

馬蒔曰：此帝欲以脈知五者。伯言當法天之四時陰陽五行而已。上文言反四時者爲關格，故帝以脈動四時爲問，及病在何經，病分内外，皆欲知之。伯言吾人之脈，不外乎四時，而四時不外乎五行，五行不外乎陰陽，陰陽不外乎天運而已。彼萬物之外，即六合之内也，皆由于天地之變，陰陽之應，故當春而氣暖，至夏則不止于暖而爲暑矣，當秋而氣忿，至冬則不止于忿而爲怒矣。蓋四時有變，而吾人之脈，特隨之而上下耳。上下者，浮沉也。正以春時之脈，其應如中乎規，規者所以爲圓之器也，春脈軟弱輕虚而滑，如規之象圓活而動，故曰春應中規也。夏時之脈，其應如中乎矩，矩者所以爲方之器也，夏脈洪大滑數，如矩之象方正而盛，故曰夏應中矩也。秋時之脈，其應如中乎衡，秋脈浮毛輕濇而散，如衡之象，其取在平，故曰秋應中衡也。冬時之脈，其應如中乎權，冬脈如石兼沉而滑，如權之象，其勢下垂，故曰冬應中權也。若是者何也？蓋以冬至四十五日以後，乃小寒大寒，以至立春也，陽氣漸上，陰氣漸下，惟陽氣漸上，故在春爲暖，而漸至於夏則爲暑，春脈之所以中規，夏脈之所以中乎矩者，有由然矣。夏至四十五日以後，乃小暑大暑以至立秋也，陰氣漸上，陽氣漸下，惟陽氣漸下，故在秋爲忿，而漸至於冬則爲怒，秋脈之所以中衡，冬脈之所以中權者，有由然矣。陰陽有時，與脈之上下有期，期有不同，知脈有四時之分，分之有期，知脈有死生之時，微妙在脈，不可以不察也。察之有紀，從陰陽之氣而始，始之有經，從五行之配而生，生之有度，四時各有所宜，用鍼者能補瀉隨時而勿失，與天地陰陽升降之氣，合而爲一，則得此一者之情，可以知死生矣。惟人身能合天之陰陽也，故聲合五音，色合五行，脈合陰陽，何者而非一理以貫之哉？

張志聰曰：以上論切脈氣，察精明，聽音聲，審臟腑之有餘不足，觀形體之盛衰，參伍錯綜，以決死生之分。此以下復論脈合陰陽四時，診脈而知病之所在，病成而變爲他病，候尺寸以分別臟腑之外内上下左右，曲盡其脈要精微之理，故復設此問焉。夫人之陰陽出入，與天道運轉之大相合，如寒暑相推而歲成，一陰一陽之謂道，言四時之氣，總屬寒暑之往來，脈應四時之變，亦與陰陽之上下耳。天氣包乎萬物之外，運轉於六合之内，其變動之應，彼春之暖，爲夏之暑，言陽氣從生升而至於盛長也。彼秋之忿，爲冬之怒，言陰氣自清肅而至于凛冽也。此四時陰陽之變動，而脈亦與之上下浮沉。至於脈應四時之變，春時天氣始生，其脈軟弱輕虚而滑，如規之圓轉而動也；夏時天氣正方，其脈洪大，如矩之方正而盛也；秋時天氣始降，其脈浮平，有如衡之平準也；冬時天氣閉藏，其脈沉石，有如權之下垂也。然四時之變，總屬陰陽之出入，而脈與之上下也。四十五日者，從冬至而至立春，從夏至而至立秋。冬至一陽初生，陽氣微上，陰氣微下，至春而陽氣始方，至夏盛長而陰氣下藏矣。夏至一陽初生，陰氣微上，陽氣微下，至秋而陰氣清涼，至冬凛冽而陽氣伏藏矣。陰陽升降出入，離合有期，而脈亦與之相應，如期而脈氣相失，則知脈之所分，分之有期，故知死時也。平脈篇曰：寸脈下，不至關爲陽絶，尺脈上不至關爲陰絶。此皆不治決死也。若計其餘命生死之期，期以月節尅之，即所謂分之有期而知死時也。如冬至四十五日，陽氣微上，夏至四十五日，陰氣微上，而尺脈上不至關，爲陰絶於下矣。夏至四十五日，陽氣微下，冬至四十五日，陰氣微下，而寸脈下不至關，爲陽絶於上矣。此上下陰陽不相交合而反分離，與四時之期相失，故知脈之所分而知死時也。知死時者，期以四離四絶之月節尅之而死也。故脈應陰陽四時之微妙，不可不細察焉。察脈之綱領，當從陰陽始，即冬至陽氣微上，夏至陰氣微上，陰陽上下自有綱常之理，然又從五行而生，如春木生夏火，火生長夏土，土生秋金，金生冬水，水生春木，生之有度，而四時爲五行相生之宜。夫四時有未至而至，至而不至，至而太過，至而不及，而人亦應之。是以脈之不及則補之，太過則瀉之，與天地四時之太過不及，治之如一，與天地陰陽之道，合之如一焉。得一之情，可以知死生矣。如臟象論之所謂：謹候其時，氣可與期，失時反候，五治不分，邪僻内生，工不能禁。此因天地四時之氣而爲人之死生也。如平脈篇之所謂：寸脈下不至關爲陽絶，尺脈上不至關爲陰絶。此脈與天地四時之氣期而相失而爲死生也。是以聲合天地之五音，色合天地之五行，脈合天地之陰陽，而始能得一之情以知死生。

是知陰盛則夢涉大水恐懼，陽盛則夢大火燔灼，陰陽懼盛則夢相殺毁傷。上盛則夢飛，下盛則夢墮。甚飽則夢予，甚饑則夢取。肝氣盛則夢怒，肺氣盛則夢哭。短蟲多則夢聚衆，長蟲多則夢相擊毁傷。

馬蒔曰：此承上文而言人身之有夢，亦不外乎陰陽而已。是故五臟爲陰，而陰之邪氣盛，則夢涉大水恐懼。六腑爲陽，而陽之邪氣盛，則夢大火燔灼。若臟腑之邪皆盛，則陰陽相爭，其夢主於相殺毁傷。邪氣盛於上則夢飛。邪氣盛於下則夢墮。甚飽則夢以物與人，以其有所餘也。甚饑則夢取人之物，以其有不足也。肝在志爲怒，故肝氣盛則夢怒。肺在志爲哭，故肺氣盛則夢哭。蟲之短者勢不相爭，故短蟲多但夢聚衆焉耳。蟲之長者力必相角，故長蟲多則夢相擊毁傷矣。此皆人身之陰陽，有合於天地萬物之陰陽，而諸夢有如是也。

張志聰曰：此言天地之陰陽五行，而合於人之陰陽臟腑也。夢者魂魄神氣之所遊行，肝主血而藏魂，肺主氣而藏魄，心主火而爲陽，腎主水而爲陰，故夢水火夢予夢取，言中焦脾胃之氣，有虚有實而形諸夢也。聚衆毁傷，言腑氣實而徵之於夢也。長蟲短蟲，腸胃之所生也。

是故持脈有道，虚静爲保。春日浮，如魚之遊在波；夏日在膚，泛泛乎萬物有餘；秋日下膚，蟄蟲將去；冬日在骨，蟄蟲周密，君子居室。故曰，知内者，按而紀之；知外者，終而始之。此六者持脈之大法。

王冰曰：前明脈應，此舉持脈所由也。然持脈之道，必虚其心，静其志，乃保定盈虚而不失。春日浮，如魚遊波，是雖出猶未全浮，迨陽氣太盛，脈氣亦象萬物之有餘易取，泛泛乎而洪大也。秋則隨陽氣之漸降，故曰下膚。何以明陽氣之漸降？蟄蟲將欲藏去也。冬日在骨，言脈深沉，蟄蟲周密，言陽氣伏藏，君子居室，此人事也。知内者，謂知脈氣，故按而爲之綱紀。知外者，謂知色象，故以五色終而復始。見是六者，然從可以知脈之遷變也。

馬蒔曰：此一節言持脈之法，正以答脈有四時之動也。

張志聰曰：欲知四時五行陰陽内外，在診脈之精微，而人與昆蟲萬物，生於天地之間，同順生長收藏之氣，是以脈象如之。故欲知在内臟腑陰陽之虚實者，按其脈而紀之，欲知外之四時陰陽者，終而始之。蓋陽氣之始者，陰氣之將終；陰氣之始者，陽氣之將終也。以陰陽之出入而應四時之脈也。此以上答帝脈其四時動奈何之問也。莫子晉曰：君子居室者，言修養精氣之賢，人順四時之氣，行藏出入，與萬物同歸於生長之門。

心脈搏堅而長，當病舌卷不能言。其軟而散者，當消環自已。

王冰曰：搏，謂搏擊於手也。諸脈搏堅而長者，皆爲勞心而臟脈氣虛極也。心手少陰脈，從心系上俠咽喉，故令舌卷短而不能言。諸脈軟散，皆爲氣實血虛也。消謂消散，環謂環周，言其經氣如環之周，當其火王自消散也。

馬蒔曰：此以下六節，正以答知病所在四句之問。而此一節言心脈有剛柔而病亦以異也。心脈搏擊於手而且堅且長，乃心經邪盛，當令人舌卷短而不能言也。蓋手少陰之脈，從心系上俠咽喉，故病如是耳。其脈若軟而散，則剛脈漸柔，當完一周日之時而病自已也。

張志聰曰：此言按其脈而知臟腑虛實之病。搏堅而長者，搏擊應手有力而長，此爲太過之脈。心火太過，故當病舌卷，心主言，故不能言也。其軟而散者，此爲不足之脈。《靈樞經》曰：心脈微小爲消癉。蓋心液不足，則火鬱而爲消渴之病，心藏神，得神機環轉，而病自已也。張兆璜曰：先心而肺，肺而肝，亦逆傳之爲病也，故曰消環自已。

肺脈搏堅而長，當病唾血。其耎而散者，當病灌汗，至令不復散發也。

王冰曰：肺虛極則絡逆，絡逆則血泄，故唾出也。汗泄元府，津液奔湊，寒水灌洗，皮密汗藏，因灌汗藏，故言灌汗，至令不復散發也。灌謂灌洗，盛暑多爲此也。

馬蒔曰：此言肺脈有剛柔，而病亦以異也。肺脈搏擊於手，而至堅且長，乃肺氣火盛，當病唾血。若脈漸軟而散，則病非唾血之證也，特以汗出之際，寒水灌洗，至使不復發散，一發散之而病可已矣。

張志聰曰：《靈樞》云：肺脈微急爲唾血，蓋肺主氣而主行營衛，陰陽氣盛太過，則血隨而上逆矣，其不及當病灌汗。灌汗者，脾土灌溉之汗也。蓋脾氣散津上歸於肺，肺氣通調而後水津四布，令肺氣虛而不能輸布水液，脾氣自灌于肌腠皮膚，至令肺氣不復通調而散發也。

肝脈搏堅而長，色不青，當病墜若搏。因血在脅下，令人喘逆。其軟而散，色澤者，當病溢飲。溢飲者，渴暴多飲，而易入肌皮腸胃之外也。易，去聲。

王冰曰：諸脈見本經之氣，而色不應者，皆非病從内生，是外病來勝也。夫肝臟之脈端直以長，故曰色不青，當病墜若搏也。肝主兩脅，故曰因血在脅下也。肝厥陰脈，布脅肋，循喉嚨之後，其支別者，復從肝別貫膈上注肺。今血在脅下，則血氣上熏于肺，故令人喘逆也。面色浮澤，是爲中濕血虚，中濕水液不消，故言當病溢飲也。以水飲滿溢，故滲溢易，而入肌皮腸胃之外也。

馬蒔曰：此言肝脈有剛柔，而病亦以異也。肝脈搏擊於手而且堅且長，其色又不青，當病或墜或搏，因血積於脅下，令人喘逆不止也。其脈若耎而散，其色澤者，當病溢飲。蓋面色浮澤，是爲中濕血虚，中濕水液不消，故病溢飲。溢飲者當渴之時，暴多飲水，而水不内消，故易入於肌皮腸胃之外也。按諸脈見本經之氣而色不應者，皆非病從内生，是外病來勝也，諸臟腑皆言色，而心肺不言色者，以病從内生也。

張志聰曰：肝主血而主色，脈盛而色不見者，血蓄於下也，當病墜傷或爲手搏所傷，因血凝脅下，故令人喘逆。蓋肝脈貫膈上注肺，血積於下，則經氣上逆而爲喘也。其不及而色澤者，當病溢飲。《金匱要略》云：夫病水人面目鮮澤，蓋水溢于皮膚，故其色潤澤也。肝主疎泄，肝氣虚而渴暴多飲，以致溢於皮膚腸胃之外而爲飲也。

胃脈搏堅而長，其色赤，當病折髀。其耎而散者，當病食痹。

王冰曰：胃虚色赤，火氣救之，心象於火，故色赤也。胃陽明脈從氣衝下髀，抵伏兔，故病則髀如折也。痹，痛也。胃陽明脈，其支別者，從大迎前下人迎，循喉嚨，入缺盆，下膈屬胃絡脾，故食則痛悶而氣不散也。

馬蒔曰：此言胃脈有剛柔，而病亦以異也。胃脈搏擊於指，而至堅且長，是胃氣虚極母氣乘之，其色乃赤，若是者當病折髀。蓋足陽明之脈病，則髀乃如折也。其耎而散者，當病食則痛悶爲痹，而氣不散，此亦經脈爲病耳，若一散之而病自已矣。

張志聰曰：飲食入胃，由中焦之腐化，胃氣不足，故當病食痹。

脾脈搏堅而長，其色黄，當病少氣。其耎而散，色不澤者，當病足胻腫，若水狀也。

王冰曰：脾虚則肺無所養，肺主氣，故少氣。色氣浮澤，爲水之候，色不潤澤，故言若水狀也。脾太陰脈，自上内踝前廉上腨内，循胻骨後交出厥陰之前，上循膝股内前廉入腹，故病足胻腫也。

馬蒔曰：此言脾脈有剛柔，而病亦以異也。脾脈搏堅於指而至堅且長，則脾氣虚極，其色之黄者外見。然脾虚則肺無所生，故脾主氣者當少氣也。若脈軟而散，色不潤澤者，當病足胻浮腫，若水腫之狀。蓋色潤澤乃水腫之候，今色不潤澤，故若水狀而非真水也，足太陰之脈所循，故如是也。

張志聰曰：五臟元真之氣，脾所主也。濕熱太過，則色黄脈盛而少氣矣。其不及當病足脛腫。脾氣虛故足腫也。若水狀而非水病，故其色不澤。

腎脈搏堅而長，其色黄而赤者，當病折腰。其軟而散者，當病少血，至令不復也。

王冰曰：其色黄赤，是心脾干腎，腎受客傷，故腰如折也。腰爲腎府，故病發於中。夫腎主水以生化津液，今腎氣不化，故當病少血，至令不復也。

馬蒔曰：此言腎脈有剛柔，而病亦以異也。腎脈搏堅於指，而至堅且長，其色黄而且赤，是心脾干腎，腎受客傷，故病腰如折也。若脈之軟而散者，當病少血。蓋腎主水以生津液，今腎氣不化，故當病少血，不能遽復也。

張志聰曰：腰者腎之府，腰傷故腎脈盛也，傷于骨者，其色赤黄，則外應於肌肉間也。其不及當病少血，蓋腎爲牝臟，受五臟之精而藏之，腎之精液，復上入心而爲血，精虛，至令不復化赤而爲血也。

帝曰：診得心脈而急，此爲何病？病形何如？岐伯曰：病名心疝，少腹當有形也。帝曰：何以言之？岐伯曰：心爲牡臟，小腸爲之使，故曰少腹當有形也。使，去聲。

王冰曰：心爲牡臟，其氣應陽，今脈反寒，故爲疝也。諸脈勁急者，皆爲寒形，謂病形少腹小腸也。靈蘭祕典論曰：小腸者受盛之官，以其受盛，故形居於内也。

馬蒔曰：此言脈有心疝之證也。診得心脈而急，其病名曰心疝，心氣有所積也。其病當在少腹。少腹者小腹也，蓋以心與小腸爲表裏，而心爲陽中之少陽，乃牡臟也。小腸爲心之使，則小腸既在少腹，故少腹當有形耳。

張志聰曰：此論診得臟脈而病在於腑也。病形，病氣見於形證也。蓋臟腑經絡相連，陰陽相應，是以脈見于臟而形見於腑也。經曰：諸急氣寒。心爲陽臟而畏寒，故脈急。心爲君主之官而不受邪，故形見於少腹也。

帝曰：診得胃脈病形何如？岐伯曰：胃脈實則脹，虛則泄。帝曰：病成而變何謂？岐伯曰：風成爲寒熱，癉成爲消中，厥成爲巔疾，久風爲飧泄，脈風成爲癘。病之變化，不可勝數。癉，徒干切。癘，音賴。勝，平聲。數，上聲。

王冰曰：脈實者氣有餘，故脹滿，脈虚者氣不足，故泄利。生氣通天論曰：因於露風，乃生寒熱，故風成爲寒熱也。癉謂濕熱，熱積於内，故變爲消中。消中之證善食而溲數。厥，謂氣逆也，氣逆上而不已，則變爲上巔之疾。久風不變，但在胃中，則食不化而泄利也。此以肝氣内合而乘胃，故生是病焉。陰陽應象大論曰：風氣通於肝，故内應於肝。風論曰：風寒客於脈而不去，名曰癘風。又曰：癘者，有榮氣熱附，其氣不清，故使其鼻柱壞而色敗，皮膚瘍潰。夫如是者，皆脈風成結變而爲也。

馬蒔曰：此言胃脈之實者爲脹，虚者爲泄。而病之變化，有爲寒熱，爲消中，爲巔疾，爲飧泄，癘風等疾也。蓋胃爲六腑五臟之海，故脈之有餘者爲實，其病當爲脹；脈之不足者爲虚，其病當爲泄。及其病成而變化也，胃風而成，則爲寒熱往來之疾；胃熱而成，則爲消中之疾。多食而瘦謂之消中。氣逆而厥，則爲上巔之疾，蓋氣升而上，則頂巔眩暈，或時作痛者有之。胃中久風，以肝氣内合而成之，則當食不化而泄利也。蓋惟肝經爲能感風，而木來侮土，故病成於胃者如是也。脈中有風而成，當爲癘風之證，風寒客於脈而不去也。夫曰寒熱，曰消中，曰巔疾，曰飧泄，曰癘風，病之變化，皆由於病成於胃，而至於不可勝數者如此，與他經有不同也。

張志聰曰：此論診得腑脈，而病在於臟也。經曰：脾氣實則腹脹，不足則爲溏泄。蓋脾與胃以膜相連耳。胃爲陽，脾爲陰，陽病者上行極而下，是以脈見於胃而病見於脾也。此皆陰陽表裏上下雌雄相輸應也。以上答帝知病之所在奈何之問，復問知病之變奈何也。變者，言病已成而又變爲别病。風者，善行而數變，腠理開則灑然寒，閉則熱而悶，此風病已成而變爲寒熱也。濕熱已成則中土受傷，久則津液不生，變成中消之證。厥者，氣上逆而手足厥冷也。氣惟上逆，則變爲巔頂之病。方盛衰論曰：氣上不下，頭痛巔疾。風乃木邪，久則内干脾土而成飧泄矣。故曰，春傷於風，邪氣留連，乃爲洞泄。癘者，麻癩惡癘之疾。風乃陽熱之邪，血乃陰濕之液，濕熱生蟲，是以風入於脈，久則變爲蟲癩之癘瘍。若病之變化不可勝數，舉此數者，以類推之。

帝曰：諸癰腫筋攣骨痛，此皆安生？岐伯曰：此寒氣之腫，八風之變也。帝曰：治之奈何？岐伯曰：此四時之病，以其勝治之愈也。

王冰曰：八風，八方之風也。然癰腫者，傷東南西南風之變也。筋攣骨痛者，傷東風北風之變也。《靈樞經》曰：風從東方來，名曰嬰兒風，其傷人也，外在筋紐。風從東南來，名曰弱風，其傷人也，外在於肌。風從西南來，名曰謀風，其傷人也，外在於肉。

風從北方來，名曰大剛風，其傷人也，外在於骨。由此四風之變而三病乃生。勝謂勝剋，如金勝木，木勝土，土勝水，水勝火，火勝金，此則相勝也。

馬蒔曰：此言癰腫筋攣骨痛之三者，有得病之由，治病之法也。陰陽應象大論云：寒傷形，形傷腫，故諸癰腫者，寒氣之所變也。然八風之變，能使人筋攣骨痛也，凡此等之疾，各以其所勝治之。如患東方之風，則助金以勝木，如患北方之風，則助土以勝水之類，而病得愈矣。

張志聰曰：此復言四時風寒之邪，變爲癰腫攣痛之熱病，以勝治之者，以五行氣味之勝治之而愈也。如寒淫於內，治以甘熱；如東方生風，風生木，木生酸，辛勝酸之類。

帝曰：有故病五臟發動，因傷脈色，各何以知其久暴至之病乎？岐伯曰：悉乎哉問也！徵其脈小，色不奪者，新病也；徵其脈不奪，其色奪者，此久病也。徵其脈與五色俱奪者，此久病也；徵其脈與五色俱不奪者，新病也。

王冰曰：重以色氣明前五臟堅長之脈，有自病故病及因傷候也。脈小色不奪者，氣乏而神獨强也。脈不奪，其色奪者，神持而邪淩其氣也。脈與五色俱奪者，神與氣俱衰也。脈與五色俱不奪者，神與氣俱强也。

馬蒔曰：此言徵之脈色，可以知有故病暴病之異也。故病者，即下文之所謂久病也。暴病者，即下文之所謂新病也。言欲知病有久新，必合脈與色而參論之。故徵其脈小，小者虛也，而色則不奪，神不病也，正以其暫時得病，顔色無改，脈則一時之虛，所以謂之新病也。徵其脈不奪，其色奪者，正以脈氣不奪，故能久延，而色則以病久而奪，所以謂之久病也。徵其脈與五色俱奪者，必其病久所致，此亦謂之久病也。徵其脈與五色俱不奪者，正以病日不久，故脈色俱全，此亦謂之新病也。由此觀之，則脈小色不奪者，雖曰新病，而脈病形不病，未必能易治也。若脈與五色俱不奪者，則新病之易愈者矣。脈與五色俱奪者，既曰久病，則病之難治者也。若形色奪而脈不奪，則久病之易愈者矣。

張志聰曰：有故病而因傷五臟之色脈，復感暴至之病，有似乎病成而變，故帝有此問，而伯嘉其詳悉焉。夫病久則色脈傷，脈小而色不奪，故知其爲新病也。大凡病者由五臟而見於脈，由五脈而見於色，至於色脈之敗傷，又由色而脈，脈而臟也。若脈色俱奪者，此血氣俱傷，故爲久病也。暴至之病，自外而内，色脈之傷，從内而外，故有病而色脈俱不奪者，知其爲新感之病也。此言有故久之病，至五臟之氣發作，而後見於色脈也。

肝與腎脈並至，其色蒼赤，當病毁傷不見血。已見血，濕若中水也。中，去聲。

王冰曰：肝色蒼，心色赤，赤色見，當脈洪，腎脈見，當色黑，今腎脈來，反見心色，故當因傷而血不見也。若已見血，則是濕氣與水在腹中也。何者？以心腎脈色，中外之候不相應也。

馬蒔曰：此舉色與脈反者，而詳診其病之不同也。上文言病之新故，必以色脈而參之矣。至有色脈相反者，亦必細診而詳參可也。試以一端言之：假如肝之脈弦，腎之脈沈，則肝與腎脈並至，宜乎肝之色蒼，腎之色黑，其二色當並見也，今則見其蒼，不見其黑，而見其赤，有心血之義參焉者。何也？須知肝脈而見肝色，必曾有恚怒，當病毁傷之疾，然見腎之沉脈，則色雖見赤而必不見血也。若赤色不爲徒見，而已曾見血，或口有所吐，或傷處亦有所出，則腎脈亦必不徒見而中水，而濕必有之也，正以沉脈屬水故耳。否則色與脈反，寧無諸經之病互見於其中乎？

張志聰曰：此言毁傷形身之暴病，而即見於色脈也。《金匱要略》云：寸口脈沉而弱，沉即主骨，弱即主筋，沉即爲腎，弱即爲肝，汗出入水中，如水傷心，歷節黄汗出。此言毁傷筋骨，故肝與腎脈並至，而其色蒼赤不見血者，謂筋骨傷而血不傷也。如已見血而血傷，則又若中水傷心，而心脈亦並至矣。蓋言筋即爲肝，骨即爲腎，血即爲心，毁傷筋骨而即見肝腎之脈，又非見肝腎之脈，而期病之必生於肝腎也。此篇首論診脈之要，極精極微，有病在五臟而外見五色五脈者，有診得臟脈而病在腑者，有診得腑脈而病在臟者，有傷在外合之筋骨而内見于臟脈者，皆診法之要也。蓋人之血氣，外絡於形身，内屬於臟腑，外内出入，交相貫通，故善診者揆陰度陽，持雌守雄，審察外内，明於始終。診道始備，斯爲上工。

尺内兩旁，則季脅也，尺外以候腎，尺裏以候腹中。附上左，外以候肝，内以候鬲。右，外以候胃，内以候脾。上附上右，外以候肺，内以候胷中。左，外以候心，内以候膻中。前以候前，後以候後。上竟上者，胷喉中事也。下竟下者，少腹腰股膝脛足中事也。

王冰曰：尺内，謂尺澤之内也。兩旁，謂尺之外側也。季脅近腎，尺主之，故尺内兩旁，則季脅也。尺外，謂尺之外側；尺裏，謂尺之内側也。次尺外下兩旁則季脅之分，季脅之上腎之分，季脅之内則腹之分也。肝主賁，賁鬲也，脾居中，故以内候之，胃爲市，故以外候之。肺葉垂外，故以外候之，胷中主氣管，故以内候之。心主鬲中也，膻中即氣海也，嗌也，前以候前，後以候後，上前謂左寸口，下前謂胷之前膺及氣海也。上後謂右寸口，下後謂胷之後背及氣管也。上竟上，至魚際也。下竟下，謂盡尺之脈動處也。少腹胞氣海，在膀胱腰膝脛足中之氣，動静皆分，其近遠及連接處名目以候之，知其善惡也。

馬蒔曰：此言臟腑之脈，見之於各部者如此。尺内者，左右尺部也。尺内與季脅相近。季脅者，肋骨盡處也，其穴名章門。尺之外側，所以候腎，尺之内側，所以候腹中。腹中者，小腹中也。附而上之，乃關脈也。左關之外，所以候肝；左關之内，所以候鬲。右關之外，所以候胃；右關之内，所以候脾。又附而上之，即寸部也。右寸之外，所以候肺；右寸之内，所以候胷中。左寸之外，所以候心；左寸之内，所以候膻中。大抵人身之脈，左手爲春爲夏，爲東爲南，爲前爲外；右手爲秋爲冬，爲西爲北，爲後爲内。左之寸口，即人迎也，名曰前，前之所候，皆胷之前膺，及膻中之事。右之寸口，即氣口也，名曰後，後之所候，皆胷之後背，及氣管之事。凡脈推而升之，謂自尺而寸，乃上竟上也，所以候胷與喉中之事。凡脈推而下之，謂自寸而尺，乃下竟下也，所以候少腹腰股膝脛足中之事。其左右上下之脈，各有所屬如此。

張志聰曰：此審别形身臟腑外内之法也。首言兩旁，次言前後，次言上下，蓋以左右三部之脈，兼候形身之上下四旁，是關部之兩旁，即形身之兩脅，寸部之兩旁，即形身之兩腋，書不盡言，欲後學之引伸也。此荅帝乍在内乍在外奈何之問。尺以候腎，以左右兩尺而候兩腎也。兩腎附於季脅，是季脅之内乃是兩腎。兩腎之内，乃是腹中，故以尺内候腹中，尺外以候腎。尺之兩旁以候季脅，是兩旁更出於外也。所謂外内者，脈體本圓，用指向外以候内，向内以候外，候脈之兩側也。平按以候中，乃五臟之本位也。夫五臟之氣，行於脈中，出於脈外，如脈氣之向内數急，則在内之皮膚亦急，脈氣之向外數急，則在外之皮膚亦急，故所謂季脅者，即腎氣之出於季脅也，而以尺部向外之兩旁以候之。所謂腹中者，即兩腎之中也，故以尺部之向裏以候之。即如胷中膻中者，肺臟與中氣相通，膻中乃心主之相位中。附上者，附左尺而上左手之關脈也。心肝居左，故左以候肝。鬲者，胷脅内之鬲也。肝居脅内，故以關候肝；鬲氣在中，故以内候鬲。右外者，附右尺而上右手之關脈也。脾主中土，故以關内候脾；陰内而陽外，故以關外候胃。上附上右者，從右關而上右寸口也。心肺居上爲陽，故以兩寸候氣。胷中者，宗氣之所居也。經曰：宗氣積於胷中，命曰氣海，上出於肺，循喉嚨而行呼吸。左外，左寸口也。膻中者臣使之官，心主之相位也。前曰廣明，後曰太衝，寸爲陽，尺爲陰，故以兩手關前以候形身之前，關後以候形身之後。上竟上者，從尺關而直上於魚也。下竟下者，從寸關而直下於尺也。夫身半以上爲天，身半以下爲地。此又以陰陽之氣，竟上竟下，而候形身之上下。

張兆璜問曰：此章以形身配天地之上下四旁，以土居中央，故以關内候脾也，如經言心肝居左，脾肺居右，是臟氣之出於左右與？抑臟體之偏與？曰：天爲陽，地爲陰，東南爲陽，西北爲陰，聖人南面而立，左爲陽，右爲陰，天一生水，水生木，木生火，是以心肝居左也。地二生火，火生土，土生金，是以脾肺居右也。此先天之五行，本於陰陽，水火分而上生，非臟體之謂也。又心主脈，肝主血，血脈生於水精，是以左手三部俱主血。肺主周身之氣，脾主元真之氣，氣生於火，是以右手三部皆主氣。此皆陰陽互換之妙，善診者不可不知。

莫子晉問曰：六腑止候胃，而别腑，何以候之？曰：五臟之血氣，皆胃腑之所生，故臟氣不能自至於手太陰，必因於胃氣乃至於手太陰也。是以本經凡論五臟必及於胃，而餘腑多不與焉。然而臟腑雌雄，各有幷合，故曰診合微之事，追陰陽之變，知陰者知陽，知陽者知陰，會心者自明也。莫仲超曰：診候之法，各有不同，如此篇之法，以左右之前後兩旁上下，而候形身之外内上下者也。如三部九候之法，以脈之上中下，而候形身臟腑之上中下也。有以心肝居左，脾肺居右，浮爲在腑，沉爲在臟，蓋以臟腑之經氣相通，故於一部之中，而可以候臟候腑也。臟以皮毛之氣候肺，肌脈之氣候心脾，筋骨之氣候肝腎，蓋五臟之氣，外合於皮肉筋骨，故以舉按輕重而候五下之氣者也。診法不同，各具其理。善診者俱宜明了於心中，隨機應變於指下。

粗大者陰不足，陽有餘，爲熱中也。

馬蒔曰：凡脈之粗大者，即洪脈，乃陽脈也。惟陰氣不足，陽氣有餘，故脈如此，其病當爲熱中也。

張志聰曰：上章以脈體而候形身臟腑之定位，此下以脈象而候陰陽邪正之盛衰。脈者，陰陽血氣之榮行。粗大者，陽乘於陰也。陽在外，陰在内，陽乘於陰，故熱中也。

來疾去徐，上實下虚，爲厥巔疾。

王冰曰：疾徐實虚，皆脈狀也。

馬蒔曰：凡脈之來者甚急，其去甚緩，蓋在上最實，故來自疾上，必形於表也；在下頗虛，故去自緩下，必形於裏也，其病當爲厥疾及巔疾焉。正以氣逆於上及巔頂，有疾所以來之甚速也。苟非病之在上，則去必不徐也。

張志聰曰：此以脈之來去上下，以候陰陽上下外内之虛實。來疾去徐者，來盛去悠也。上實下虛者，寸實尺虛也。此氣惟上逆，陽盛陰虛，所謂一上不下，寒厥到膝，氣上不下，頭痛巔疾是也。

來徐去疾，上虛下實，爲惡風也。故中惡風者，陽氣受也。

王冰曰：上虛，故陽氣受也。

馬蒔曰：凡脈之來者甚緩，其去甚速，蓋在上頗虛，故來自徐，在下最實，故去自速，其病當爲惡風證焉。正以人之感風者，陽氣受之，陽爲表，今上虛則表虛，風必易感，故不得不惡風也。

張志聰曰：來徐去疾者，來微去盛也。上虛下實者，寸虛尺實也。此陽虛陰盛爲惡風也。蓋風爲陽邪，傷人陽氣在於皮膚之間，風之惡厲者，從陽而直入於裏陰，是以去疾下實也。此言内因之病，從内而外，自下而上；外因之邪，從外而内，自上而下也。夫外淫之邪，從陽而陰，自表而裏也，陽氣受邪，則正氣虛傷，故來徐上虛，邪氣内陷，故去疾下實。

有脈俱沉細數者，少陰厥也。 數音朔，下同。

王冰曰：尺中之有脈沉細數者，是腎少陰氣逆也。何者？尺脈不當見數，有數故言厥也。俱沉細數者，言左右尺中也。

馬蒔曰：沉細者，腎脈也，沉細而帶數，則腎經之氣厥逆也。故曰，少陰厥也。以下文推之，其殆熱厥也歟？

張志聰曰：此論脈因度數出入之有順逆也。有脈者，言又有厥脈之因，厥脈之象，與上文之上盛下虛之厥脈厥因不同也。夫脈始於足少陰腎，生於足陽明胃，輸於足太陰脾，轉而不回者也。如脈俱沉細而數者，此少陰厥也。少陰之氣，不上合於陽明，轉輸於臟腑，故惟見少陰本脈之沉細也。陽明之熱，反下入於陰中，故數也。

沉細數散者，寒熱也。

王冰曰：陽干於陰，陰氣不足，故寒熱也。《正理論》曰：數爲陽。

馬蒔曰：上文言沉細數者，爲少陰厥矣，然沉細數中而脈有散意者，陰陽相干。故沉細者，陰脈也。數者，陽脈也。而又見散，此其所以爲寒熱往來也。

張志聰曰：沉細數散者，此陰中所陷之陽散，而陰陽相乘，故爲寒熱也。

浮而散者，爲眴仆。

王冰曰：脈浮爲虚，散爲不足，氣虚而血不足，故爲頭眩而仆倒也。

馬蒔曰：脈浮爲虚，散爲無神氣，虚而神不足，故爲頭眩而仆倒也。然浮主有風，則中風眩暈者亦有之也。

張志聰曰：浮而散者，此復上逆於陽分，故爲眴仆。經曰：清濁之氣相干，亂於頭則爲厥逆眩仆。此言陰陽之氣不能上下和平，循度環轉。如陽陷於陰中，則爲沉細而數。如陰陽相乘，則爲數散寒熱。如陰反上逆於陽，則爲浮散而眩仆矣。

諸浮不躁者皆在陽，則爲熱。其有躁者在手。諸細而沉者皆在陰，則爲骨痛。其有静者在足。

王冰曰：此言大法也。但浮不躁，則病在足陽脈之中。躁者，病在手陽脈之中也。故又曰，其有躁者在手也。陽爲火氣故爲熱。若細沉而躁，則病生於手陰脈之中，静者，病生於足陰脈之中也，故又曰，其有静者在足也。陰主骨，故骨痛。

馬蒔曰：此言脈有浮沉，當分陽經陰經，又即其躁静而辨手足也。言諸脈皆浮，而浮中不躁，其病當在足之陽經。蓋浮爲陽，故屬陽經，而不躁爲陽中之陰，乃知其在足也。惟浮爲陽脈，病當在表有熱。若浮而帶躁，則爲陽中之陽，而火升於上，其病不在足經而在手經矣。諸脈皆沉細，而沉細中不静，其病當在手之陰經。蓋沉細爲陰，故屬陰經，而不静爲陰中之陽，乃知其在手也。惟沉細爲陰脈，病當在裏，骨痛。若沉細帶静則爲陰中之陰，而寒入於下，其病不在手經而在足經矣。浮沉躁静之間，乃陰陽手足之所由分者如此。

張志聰曰：此以浮沉躁静而分手足之陰陽也。諸浮者，無論左右三部之浮，而皆在於陽分。其浮而躁者，在手之三陽也。終始篇曰：人迎一盛在足少陽，一盛而躁在手少陽。即此意也。無論左右三部之細而沉者，皆在於陰分。其沉細而有静者，在足之三陰也。陰陽繫日月論曰：手之十指，以應天之十干。足之十二經脈，以應地之十二支。故其有静者知在足也。太陽少陰，爲水火陰陽之主，故爲熱爲骨痛也。

數動一代者，病在陽之脈也，洩及便膿血。

王冰曰：代，止也。數動一代，是陽氣之生病，故言病在陽之脈。所以然者，以洩利及膿血脈乃爾。

張志聰曰：此申明浮沉之在氣而不在經也。所謂諸浮在陽，諸沉在陰者，在陰陽之氣也。故爲熱，爲骨痛。如在陽之脈，則脈見數動，而爲便膿血之經證矣。陽熱在經，故脈數動；熱傷血分，故便膿血；經血下洩，故一代也。

諸過者切之。濇者陽氣有餘也。滑者陰氣有餘也。陽氣有餘，爲身熱無汗。陰氣有餘，爲身寒多汗。陰陽有餘，則無汗而寒。

王冰曰：陽有餘則血少，故脈濇。陰有餘則氣多，故脈滑也。身熱無汗，身寒多汗，血少氣多，斯可知也。夫陽餘無汗，陰餘身寒。若陰陽有餘，則當無汗而寒。

張志聰曰：此論外淫之邪，而致陰陽氣之爲病者，脈證各有别也。諸過者，謂諸邪所傷而爲有過之脈也。有餘者，邪氣之有餘也，陽氣有餘，則陽氣受傷，故脈濇。如邪入於陰，則經血沸騰，故脈滑也。邪在陽分，故身熱無汗。邪在陰分，故身寒多汗。陰陽並受其邪，則無汗而寒也。

推而外之，内而不外，有心腹積也。推而内之，外而不内，身有熱也。

王冰曰：脈附臂筋，取之不審，推筋令遠，使脈外行，内而不出外者，心腹中有積乃爾。脈遠臂筋，推之令近，遠而不近，是陽氣有餘，故身有熱也。

馬蒔曰：此言脈之偏於内外者，其證異也。按指於皮膚之間，宜乎脈之浮也。但沉而不浮，則内而不外，是必心腹有積在内，故内而不外如此。按指於筋骨之間，宜乎脈之沉也。但浮而不沉，則外而不内，是必在表身熱，故外而不内如此。

張志聰曰：此復結首章之義。首章以脈體而定形身臟腑之外内上下，此以邪病於形身臟腑之外内上下，而以脈象證之，以推詳其脈氣之偏於外内上下也。推而外之者，以左右之三指，向外以按之，脈偏盛向内而不外者，此邪在心腹之間而成積也。推而内之者，以左右三指向内以候之，脈偏盛於外而不内者，邪在外而身有熱也。

推而上之，上而不下，腰足清也。推而下之，下而不上，頭項痛也。

王冰曰：推筋按之尋之而上，脈上涌盛，是陽氣有餘，故腰足冷也。推筋按之尋之而下，脈沉下掣，是陰氣有餘，故頭項痛也。

馬蒔曰：此言脈之偏於上下者，其證異也。推而上之，以按其上部，但脈止見於上部，而下部則無，則氣有升而無降，其腰足必不足而清冷也。推而下之，以按其下部，但脈止見於下部，而上部則無，則氣有降而無升，其頭項必不足而痛也。

張志聰曰：推而上之者，以三指平按而審之，上而不下者，其氣上盛下虚，當主腰足清冷也。推而下之，下而不上者，其氣下盛上虚，當主頭項痛也。外内，論邪病之有餘；上下，論正氣之不足。

按之至骨，脈氣少者，腰脊痛而身有痹也。

王冰曰：此乃陰氣太過故爾。

馬蒔曰：此言脈之按而無力者，其病當在下也。

張志聰曰：此反結上文而言。所謂外内上下者，非浮沉舉按之法也。若謂浮爲在外，沉爲在内，病腰脊痛而身有痹者，直按之至骨，如心腹之積，又當何如而按之？聖賢反復辨論，曲盡婆心。楊元如曰：病在陰者名曰痹，故當按之至骨。此復以浮沉舉復，以候皮肉筋骨之淺深，類而推之，亦可内合于五臓，然又一法也。

古今圖書集成醫部全録卷十

黄帝素問

平人氣象論篇第十八

馬蒔曰：詳論平人病人脈體氣象，故名篇。

黄帝問曰：平人何如？岐伯對曰：人一呼，脈再動，一吸，脈亦再動，呼吸定息脈五動，閏以太息，命曰平人。平人者，不病也。常以不病調病人，醫不病，故爲病人平息以調之爲法。上爲去聲，下爲平聲。

王冰曰：平人，謂氣候平調之人也。經脈一周于身，凡長十六丈二尺，呼吸脈各再動，定息脈又一動，則五動也。計二百七十定息，氣可環周，然盡五十營以一萬三千五百定息，則氣都行八百一十丈，如是則應天常度，脈氣無不及太過，氣象平調，故曰平人也。

馬蒔曰：此言一息五至之脈爲無病也。鼻中出氣曰呼，入氣曰吸，呼吸定息，總爲一息，一息五至，名曰平人。平人者，不病也。蓋醫者一息，則無病之人亦一息，所以知其脈之五動爲不病也。當以不病之人，調彼有病之人，緣醫者自己不病，故因彼病人乃平自己之息以調候之耳，所以爲診法也。

張志聰曰：閏，餘也。太息者，呼吸定息之時。有餘不盡而脈又動，如歲餘之有閏也。蓋人之呼吸，乃陰陽之氣出入循環，有若寒暑往來而成歲，故宜閏以太息之有餘。不病者其息平，病者其息亂，故爲病人平息以調之，是爲候診之法。

人一呼脈一動，一吸脈一動，曰少氣。

王冰曰：若呼吸脈各一動，準候減平人之半，計二百七十定息，氣凡行八丈一尺，以一萬三千五百定息，氣都行四百五丈，少氣之理，從此可知。

馬蒔曰：此言一息二至之脈爲少氣，自平脈之不及者言之也。一呼脈當再動，而今止一動，一吸亦當再動，而今亦止一動，則一呼一吸總爲一息之間，止得二至而已。《脈訣》以二至爲敗脈。《難經》以爲離經脈。由正氣衰少，故脈如是也。

張志聰曰：榮氣宗氣行于脈中，衛氣行于脈外，榮衛相將，脈隨氣轉，人一呼一動，一吸一動，減于平人過半，故主氣之衰微。

人一呼脈三動，一吸脈三動而躁，尺熱曰病温。尺不熱，脈滑曰病風。脈濇曰痹。

王冰曰：呼吸脈各三動，準過平人之半，計二百七十息，氣凡行二十四丈三尺，病生之兆，自斯著矣。夫尺者陰分位也，寸者陽分位也，然陰陽俱熱，是則爲温。陽獨躁盛，則風中陽也。《脈要精微論》曰：中惡風者，陽氣受也。滑爲陽盛，故病爲風。濇爲無血，故爲瘴痹也。

馬蒔曰：此言一息六至之脈，爲諸病自平脈之太過者言之也。一呼脈當再動，而今則三動，一吸脈當再動，而今則三動，則一呼一吸總爲一息爲六動矣。《脈訣》以爲數脈，《難經》亦以爲離經脈，是六至而躁躁者動之甚也。今尺脈躁動，當尺有熱。尺部者，下部也。主腎水不足，其病爲温。若有躁動之脈，而尺部不熱，其六至之脈帶滑，則滑者即前篇陰氣有餘陽氣不足也，陽氣不足，當爲表虚而感風。其六至之脈帶濇，則濇者即前篇陰氣不足陽氣有餘也，陰氣不足，當爲裏虚而成痹。其脈病相應者如此。

張志聰曰：吸而躁者，有餘之邪，從外而内也。温病者，冬傷于寒，至春發爲温病。冬傷于風，至春發爲風温。此皆伏匿之邪，由内而外，從陰而陽，故尺中熱也。風爲陽邪，傷人陽氣，故尺不熱，氣分之邪留而不去，則迫于經，故脈滑也。邪積而不行，故脈濇也。蓋言從内而外者爲温病，從外而内者爲風邪，留著于外内之間者爲痹也。上節言不及者，緣正氣衰少，此言太過者，乃邪氣有餘，而有餘之邪，又有陰陽外内出入之别。

人一呼吸脈四動以上曰死，脈絶不至曰死，乍疎乍數曰死。平人之常氣稟于胃，胃者平人之常氣也。人無胃氣曰逆，逆者死。數，音朔，下同。

王冰曰：呼吸脈各四動，準候過平人之倍，計二百七十息，氣凡行三十二丈四尺，況其以上耶。《脈法》曰：脈四至曰脱精，五至曰死。然四至以上，亦近五至也，故死矣。然脈絶不至，天真之氣已無，乍數乍疎，胃穀之精亦敗，故皆死之候。夫常平之氣，胃海致之。《靈樞經》曰：胃爲水穀之海也。《正理論》曰：穀入于胃，脈道乃行。逆謂反平人之候也。《甲乙經》云：人稟氣于胃。脈以胃氣爲本，無胃氣曰逆，逆者死。

馬蒔曰：此舉三者之脈爲必死，以其無胃氣爲逆也。人一呼脈當再動，而今曰四動，則一吸脈當再動，而亦四動，所謂一息八至脈也。《脈訣》以八至爲脱脈，《難經》以爲奪精脈，且曰四動已上，則《脈訣》以九至爲死脈，十至爲歸墓脈，十一十二爲絶魂脈，故皆謂之死脈也。此則自五至以上之太過者言之耳。若脈絶不至，則一呼一吸，脈絶不來，正氣衰盡，故亦謂之死脈也。此則自五至以下之不及者言之耳。又有乍時而疎，脈不應指而來，乍時而數，脈或連指而來，是乃胃氣不和，正氣無主，亦謂之死也。此則非太過非不及而脈之雜亂者耳。蓋以平人常時之脈氣，必稟于胃氣而生，人無胃氣，則以上諸脈見矣。夫是之謂逆，逆則知其爲死也。

張志聰曰：四動以上，太過之極也。脈絶不至，不及之極也。乍疎乍數，或太過或不及，氣之亂也。此皆不平之甚，故爲死脈。以上論脈平者，命曰平人，太過不及，則病劇者死矣。故四時之脈，當以胃氣爲本也。平人之常受氣于穀，穀入于胃，五臟六腑皆以受氣，故胃者，平人之常氣也。人無胃氣，則生機已絶，絶則死矣。

春胃微弦曰平，弦多胃少曰肝病，但弦無胃曰死。胃而有毛曰秋病，毛甚曰今病。臟真散于肝，肝藏筋膜之氣也。

王冰曰：微弦，言微似弦，不是微而弦也。鉤及耎弱毛石義並同。但弦無胃者，謂急而益勁，如新張弓弦也。毛，秋脈，金氣也。毛甚，謂木受金邪，故今病。肝氣象陽之散發，故臟真散也。臟氣法時論曰：肝欲散，急食辛以散之。取其順氣。

馬蒔曰：此承上文人無胃氣曰逆，故此下五節，遂言五臟皆以胃氣爲本，而此一節，則自肝脈而言之也。春時肝脈，必主于弦，然春有胃氣，則脈斯微弦，夫是之謂平。微者，和也。若弦脈甚多，而胃氣甚少，則弦而不微，是不和也，肝臟當有病矣。幸而曰少，止謂之病，設止有弦脈，而全無胃氣，則當謂之死耳。夫曰弦多胃少，曰但弦無胃，皆自脈體之太過者言之也。有等有胃氣而毛脈兼見，是肺脈來見也。肺主秋故病當見于秋。有等胃氣少而毛脈甚，是金來剋木也，肝主春，故病當見于今。皆自脈體之不及者言之也。何也？肝臟本有真氣，惟春則發于肝，肝藏筋膜之氣，故肝主木，木主春，肝主筋，筋病見于春。金匱真言論曰：是以知病在筋也。

張志聰曰：胃氣者，中土柔和之氣也。弦乃東方春木之象，微乃胃氣之和，故春得胃氣而脈微弦曰平。弦多而少柔和之氣曰肝病。但弦無胃曰死。毛爲秋脈，屬金，春脈微弦而毛，此金剋木，至秋則病矣。如毛脈過甚，此木受金刑，當主即病。臟真者，真臟所藏之神也。神在臟爲肝，在體爲筋，言真臟之神散于肝，而主藏筋膜之氣。如春木微弦之脈，乃因胃氣而至于手太陰，故曰脈不得胃氣，肝不弦，腎不石，是弦鈎毛石之脈，亦皆胃氣之所生。楊元如曰：春胃微弦者，言四時之中有此胃氣，由胃氣而養此五臟之真。此節以四時而合于五臟，末節以五臟之氣而合于四時。

夏胃微鈎曰平，鈎多胃少曰心病，但鈎無胃曰死。胃而有石曰冬病，石甚曰今病。臟真通于心，心藏血脈之氣也。

王冰曰：但鈎無胃，謂前曲後居，如操帶鈎也。石，冬脈，水氣也。石甚爲火被水侵，故今病。心臟象陽氣之炎盛，臟氣法時論曰：心欲軟，急食鹹以軟之，取其順氣。

馬蒔曰：此以心脈之病言之也。夏時心脈必主于鈎，然夏有胃氣，則脈斯微鈎，夫是之謂平。若鈎脈甚多而胃氣甚少，則鈎而不微，是不和也，心臟當有病矣。幸而曰少，止謂之病，設止有鈎脈，而全無胃氣，則當謂之死矣。夫曰鈎多胃少，曰但鈎無胃，皆自脈體之太過者言之也。有等有胃氣而石脈兼見是腎脈來見也，腎主冬，故病當見于冬。有等胃氣少而石脈甚，是水來剋火也，心主夏，故病當見于今。皆自脈體之不及者言之也。何也？心臟本有真氣，惟夏則通于心，心藏血脈之氣，故心主火，火主夏，心主血脈，血脈病見于夏。金匱真言論曰：是以知病在脈也。

張志聰曰：鈎乃南方夏火之象，微則柔和之胃氣也，夏得胃氣而脈微鈎曰平，鈎甚而少微和之氣曰心病，但鈎無胃曰死。石乃冬令之脈，微鈎而帶石，乃火中有水，至冬水氣所主之時而爲病矣。如水氣太甚，此火受水剋，當即病矣。夏臟之元真通于心，而主藏血脈之氣。

長夏胃微軟弱曰平，弱多胃少曰脾病，但代無胃曰死。耎弱有石曰冬病，弱甚曰今病。臟真濡于脾，脾藏肌肉之氣也。 按《甲乙經》，弱甚作石甚。

王冰曰：但代無胃，謂動而中止，不能自還也。石，冬脈，水氣也。次其勝剋，石當爲弦，長夏土絶，故云石也。弱甚爲土氣不足，故今病。脾以含藏水穀，故臟真濡也。

馬蒔曰：此舉胃脈之病言之也。長夏六月，建未之月也。長夏屬土，胃亦屬土，故胃脈主于長夏。長夏胃脈軟弱，而又能微和，夫是之謂平。若弱脈甚多而胃氣甚少，則弱而不微，是不和也，脾臟當有病矣，以脾與胃爲表裏也。幸而曰少，止謂之病，設止有代脈，而且無胃氣，則當謂之死矣。代者，脾氣衰弱之甚也。夫曰弱多胃少，曰但代無胃，皆自脈體之太過者言之也。有等脈來軟弱，而至沉如石，以石主冬脈，故病當見于冬。有等脈已如石，而石之又甚，是水來剋火，不能生土也，胃主長夏，故病當見于今。皆自脈體之不及者言之也。何也？脾臟本有真氣，惟長夏則通于脾，脾藏肌肉之氣，故脾主土，土主長夏，脾主肌肉，肌肉病于長夏。金匱真言論曰：是以知病在肉也。

張志聰曰：長夏濕土，主氣微軟弱，中土柔和之氣也。代者相離之脈，蓋脾主四季四時，有交相更代之氣，是以柔和相離，脾之平脈也。如但代而無微軟之和，此胃氣已絶，故爲死脈。蓋脾之得以灌溉于四臟者，由胃氣之所生，故但代無胃曰死。軟弱有石，是所不勝之水氣，反來侮土，至冬時水氣反虛而爲病矣。弱甚者脾氣太弱，當主即病，蓋言乘侮太甚者即病，而本氣虛者亦即病也。土，臟之元真濡于脾，而主藏肌肉之氣。楊元如曰：肝主疎洩故曰散，心主血脈故曰通，脾主灌溉故曰濡，肺臟居尊故曰高，腎爲水臟故曰下。

秋胃微毛曰平，毛多胃少曰肺病，但毛無胃曰死。毛而有弦曰春病，弦甚曰今病。臟真高于肺，以行榮衛陰陽也。

王冰曰：但毛無胃，謂如物之浮，如風吹毛也。弦，春脈，木氣也。次其乘剋，弦當爲鉤，金氣逼肝，則脈來見，故不鉤而反弦也。弦甚爲木氣逆來乘金，則今病。肺處上焦，故臟真高。《靈樞經》曰：榮氣之道，内穀爲實，穀入脾胃，氣傳與肺，流溢于中，而散于外，精專者行于經隧。以其自肺宣布，故云以行榮衛陰陽也。

馬蒔曰：此舉肺脈之病言之也。秋時肺脈，必主于毛，輕虛以浮，謂之毛也。然秋有胃氣，則脈斯微毛，夫是之謂平。若毛脈甚多，而胃氣甚少，則毛而不微，是不和也，肺臟當有病矣。幸而曰少，止謂之病，設止有毛脈，而全無胃氣，則當謂之死矣。夫曰毛多胃少，曰但毛無胃，皆自脈體之太過者言之也。有等有毛脈而又有弦脈，是肝脈來見也，肝主春，故病當見于春。有等毛脈少而弦脈甚，則金來剋木也，肺主秋，故病當見于今。皆自脈體之不及者言之也。何也？肺臟自有真氣，惟秋則高于肺，肺行營衛二氣，陰陽諸經，故肺脈衰而已前諸證因之也。

張志聰曰：按平脈篇曰：脈有相乘，有縱有橫。水行乘火，金行乘木，名曰縱；火行乘水，木行乘金，名曰橫。是四時之中，皆有縱有横。縱者雖得胃氣，而所不勝乘之，故曰胃而有毛，胃而有石；横者臟氣不足，而所勝妄行，故曰毛而有弦，石而有鉤。此臟氣横行，是以本位虚而反招讎。復按四季長夏之中，文義三换，當知四時之氣，皆有縱有横，有客氣甚而有本氣虚也。且金臟之元真，高居于肺，而主行營衛陰陽，肺主周身之氣而朝百脈也。

楊元如曰：相傅之官，燮理陰陽，宣布政令。

冬胃微石曰平，石多胃少曰腎病，但石無胃曰死。石而有鉤曰夏病，鉤甚曰今病。臟真下于腎，腎藏骨髓之氣也。

王冰曰：但石無胃，謂如奪索辟辟如彈石也。鉤，夏脈，火兼土氣也。次其乘剋，鉤當云弱，土主長夏，不見正形，故石而有鉤，兼其土也。鉤甚爲水受火土之邪，故今病。腎居下焦，故臟真下也。腎生骨髓，故藏骨髓之氣也。

馬蒔曰：此舉腎脈之病言之也。冬時腎脈必主于石，如石之沉于水也，然冬有胃氣則腎斯微石，夫是之謂平。若石脈甚多而胃氣甚少，則石而不微，是不和也，腎臟當有病矣。幸而曰少，止謂之病，設止有石脈，而全無胃氣，則當謂之死矣。夫曰石多胃少，曰但石無胃，皆自脈體之太過者言之也。有等有石脈而鉤脈兼見，是心脈來見也，心主夏，故病當見于夏。有等石脈少而鉤脈甚，則火盛生土，水受火土之邪，腎主冬，故病當見于今。皆自脈體之不及者言之也。何也？腎臟本有真氣，惟冬則通于腎，腎臟通骨髓之氣，故腎主水，水主冬，腎主骨髓，骨髓病于冬。金匱真言論曰：是以知病之在骨也。

張志聰曰：石乃冬藏之脈，微則柔和之胃氣也。腎得胃氣而脈微石曰平，石多而少柔和之氣曰腎病，但石而無胃氣曰死。石而有鉤，火侮水也，立夏火氣反虚而爲病矣。若乘侮太甚，當主今病。水臟之元真，下藏于腎，而主藏骨髓之氣。五運行論曰：腎生骨髓，髓生肝。

胃之大絡名曰虚里，貫鬲絡肺，出于左乳下，其動應衣。脈宗氣也，盛喘數絶者，則病在中，結而横有積矣。絶不至曰死。乳之下，其動應衣，宗氣泄也。

王冰曰：宗謂十二經脈之尊主也。貫鬲絡肺，出于左乳下者，自鬲而出于乳下，乃絡肺也。絶，謂暫斷絶也。中，謂腹中。泄，謂發泄。

馬蒔曰：此承上文而言五臟皆以胃氣爲本，故胃有大絡，其脈氣不同，而病死亦異也。人但知十二經及督任二經，共十五絡穴，以脾有公孫、大包二絡故也。然脾以大包爲大絡，而不知胃絡豐隆之外，亦有大絡曰虛里者，則不止于十五絡，而當謂之十六絡矣。此虛里者，貫鬲絡肺，出于左乳之下，其脈氣動時，必至應衣。蓋以宗氣者，即大氣也，積于膻中，而與此相通也。若虛里之脈盛而發喘，或數而兼絶，則病當在胃之中，其脈結而且横，則内必有積，此脈之太過也。其脈絶而不至，則胃氣已絶，所以謂之曰死，此脈之不及也。大凡左乳之下，其動應衣，正以宗氣由此而泄，故衣爲之動耳。前曰動衣，不至于動之甚，可以驗宗氣之動；而此曰動衣，則動之甚而宗氣之泄也，故謂之曰死。

張志聰曰：此言五臟之脈，資生于胃，而胃氣之通于五臟者，乃宗氣也。宗氣者，胃腑水穀之所生，積于胷中，上出喉嚨以司呼吸，行于十二經隧之中，爲臟腑經脈之宗，故曰宗氣。胃之大絡，以候宗氣者也。四時胃少曰病者，宗氣之爲病也。五臟無胃氣曰死者，宗氣或絶于内而或泄于外也。宗脈貫鬲絡肺，如喘盛而乳下之脈數絶者，宗氣病于膻中也。如脈結而有止者，虛里之横絡有積滯也。是胃氣少而爲五臟之病者，宗氣之有虛有實也。如虛里之脈絶不至者，胃腑之生氣絶于内也，乳之下，其動甚而應衣者，宗氣欲泄于外也。此無胃氣而爲五臟之死脈也。

欲知寸口太過與不及，寸口之脈中手短者，曰頭痛；寸口脈中手長者，曰足脛痛；寸口脈中手促上擊者，曰肩背痛；寸口脈沉而堅者，曰病在中；寸口脈浮而盛者，曰病在外；寸口脈沉而弱，曰寒熱及疝瘕少腹痛；寸口脈沉而横，曰脅下有積，腹中有横積痛；寸口脈沉而喘，曰寒熱。脈盛滑堅者，曰病在外。脈小實而堅者，曰病在内。脈小弱以濇，謂之久病。脈滑浮而疾者，謂之新病。脈急者，曰疝瘕少腹痛。脈滑曰風。脈濇曰痹。緩而滑曰熱中，盛而緊曰脹。

王冰曰：短爲陽氣不及，故病于頭。長爲陰氣太過，故病于足。陽盛于上，故肩背痛。沉堅爲陰，故病在中。浮盛爲陽，故病在外也。沉爲寒，弱爲熱，故曰寒熱。又沉爲陰盛，弱爲陽餘，餘盛相薄，正當寒熱，不當爲疝瘕而少腹痛，應古之錯簡爾。脅下有積，腹中有横積痛，亦陰氣内結也。喘爲陽吸，沉爲陰爭，爭吸相薄，故爲寒熱。盛滑爲陽，小實爲陰，陰病病在内，陽病病在外也。小爲氣虛，濇爲無血，血氣虛弱，故云久遠之病。滑浮爲陽足，脈疾爲氣全，陽足氣全，故云新淺之病。脈急者疝瘕，少腹痛，此復前疝瘕少腹痛之脈也。言沉弱不必爲疝瘕，沉急乃與診相應也。滑爲陽，陽受病則爲風濇爲陰，陰受病則爲痹。緩謂縱緩之狀，非動之遲緩也。陽盛于中，故脈滑緩。寒氣否滿，故脈盛緊也。

馬蒔曰：此言寸口之脈可以驗諸病也。

張志聰曰：此以寸口而候外因之病也。夫寸爲陽，尺爲陰，外爲陽，内爲陰，皮肉筋骨爲陽，腹中脅内爲陰，蓋天地四時之氣，從外而内，由陽而陰，故以寸口之浮沉以候外因之外内也。寸口之脈中手短者，此惟在寸之陽部，故主頭痛，諸陽氣之在上也。寸口脈中手長者，寸脈直下于尺中，此陽邪直行于下部，故主足脛痛也。中手促上擊者，浮而搏擊應手，此陽邪不上不下，故主在肩背之中也。此以外邪在于形身之外，而有上中下之分也。沉主在裏，浮主在外。寸口脈沉而堅，主病邪堅積在裏；若浮而盛，主邪病在外。此以寸口之浮沉，而别外邪之在形身之外内也。寸爲陽，沉爲陰。寸口脈沉而弱，此正氣虚而陽邪直入于裏陰，陰陽相乘，故主寒熱。陽邪入裏，故又主疝瘕而少腹痛也。此緣正氣弱，而陽邪直入于裏陰之下也。脅下主身半之中，腹中爲形身之裏，寸口脈沉而横，是外邪入于裏陰之中，故主脅下腹中有横積也。邪氣上逆則喘，寸口脈沉而喘，此外因之陽邪，入于裏陰而上逆，陰陽相搏，故爲寒熱。此又以寸口之沉，候外因之邪，入于裏陰，而亦有上中下之不同，而復以寸關尺之三部，而候病之外内新故也。曰脈盛脈小者，概左右三部而言也。夫以寸口之浮沉，以候病之外内上下者，候表裏陰陽之氣也。蓋天地四時之邪，始傷氣分，留而不去，則入于經，然亦有始終留于氣分者，有即轉入于經者。邪之中人，變幻不一，故當以脈甄之。是以氣分之邪，止見寸口之浮沉長短，如入于經，則有滑濇緊急之形象矣。夫脈乃陰血氣分之陽邪入經，陰陽相搏，其脈則滑，是以脈盛滑者，病在外，有餘之病故堅而有力也。夫經脈外絡形身，内連臟腑，病在内者，故小實而堅也。此以三部之盛滑小實，而分别邪正之在外在内也。始受之病，邪正相持，故滑浮而疾；久則血脈已傷，故小弱以濇也。諸急爲寒，故主疝瘕，在内。滑主陽熱，故主風邪，在陽。此又以三部之急滑，以别邪病之在陽絡陰絡也。風寒濕邪，皆能爲痹，或在于皮肉筋骨之間，或内舍于五臟六腑，故痺病于外内之間者，其脈皆主濇也。緩爲脾脈，滑則熱盛于中，緊則爲寒，故主腹脹也。此外因之邪入于腹中，而有寒熱之分也。

莫子晉曰：春胃微弦，夏胃微鉤，乃天地四時之氣，而合于人之五臟也。是以天地四時之邪，亦從外而内，故當以寸口之浮沉别之。

脈從陰陽，病易已；脈逆陰陽，病難已。易，去聲。

王冰曰：脈病相應謂之從，脈病相反謂之逆。

馬蒔曰：此言脈當與病相順也。凡人有陽病，或外感，或內傷，皆當見陽脈。人有陰病，外感則陰病當見陽脈，內傷則陰病當見陰脈也。故脈順陰陽，則病易已。有等脈逆陰陽，則病外感者，陽病見陰脈，陰病見陽脈，內傷者陽病見陰脈，陰病見陽脈，皆病之難已者也。

張志聰曰：所謂陰陽者，氣血外內上下也。言臟腑之脈，陰陽并交，雌雄相應，內外循環，此爲順也。如陰陽反逆，其病爲難愈。

脈得四時之順，曰病無他；脈反四時及不間臟，曰難已。

王冰曰：春得秋脈，夏得冬脈，秋得夏脈，冬得四季脈，皆謂反四時，氣不相應，故難已也。

馬蒔曰：此言脈當與時相順也。如春病得弦脈，夏病得鉤脈，秋病得毛脈，長夏得緩脈，冬病得石脈，則脈得四時之順，曰病無他。若脈反四時則春得濇脈，夏得石脈，長夏得弦脈，秋得鉤脈，冬得緩脈，是謂反四時者也。間臟者，如肝病乘土，當傳之于脾，乃不傳之于脾，而傳之于心，則間其所勝之臟，而傳之于所生之臟矣。《難經》五十三難所謂間臟者生，是也。及無間臟之脈，皆謂之難已耳。

張志聰曰：脈得四時之順者，春脈微弦，夏脈微鉤，此得四時生氣之順而無他變也。反四時者，春胃而有毛，夏胃而有石也。間臟者，相生而傳也。不間臟者，相剋而傳也。如外淫之邪，始傷皮毛，則內合于肺，肺欲傳肝而腎間之，腎欲傳心而肝間之，肝欲傳脾而心間之，心欲傳肺而脾間之，脾欲傳腎而肺間之。此節乃總結上文之義。

臂多青脈，曰脫血。尺脈緩濇，謂之解㑊。安臥脈盛，謂之脫血。尺濇脈滑，謂之多汗。尺寒脈細，謂之後泄。脈尺粗常熱者，謂之熱中。解，同懈。㑊，音亦。

王冰曰：血少脈空客寒，因入寒凝血汁，故脈色青也。尺爲陰部，腹腎主之。緩爲熱中，濇爲無血，熱而無血，故解㑊，並不可名之。然寒不寒，熱不熱，弱不弱，壯不壯，㑊不可名謂之解也。脈要精微論曰：尺外以候腎，尺裏以候腹中，則腹腎主尺之義也。臥久傷氣，氣傷則脈診應微，今脈盛而不微，則血去而氣無所主乃爾。盛謂數急而大鼓也。尺濇脈滑，謂尺膚濇而尺脈滑也。膚濇者，榮血内涸，脈滑爲陽氣内餘，血涸而陽氣尚餘，多汗而脈乃如是也。尺主下焦，診應腸腹，故膚寒脈細，泄利乃然。《脈法》曰：陰微即下，言尺氣虚少。熱中謂下焦中也。

馬蒔曰：此言尺脈亦可以驗諸證也。臂多青脈者，大凡筋脈之中皆血也，血多則赤，血少則青，故知脈青爲脱血之證耳。尺脈緩濇，緩爲熱中，濇爲血少，熱而血少，故曰解㑊。安卧者，不能起也。脈盛者，火愈熾也。火熱則血妄行，故亦謂之脱血。蓋上文脱血有數脱之義，非一時火盛而暴脱。故其脈不盛，其脈當青，此曰脱血者，有火盛而暴脱之義，其脈亦未必不青也。尺脈來濡而又兼滑，濇爲陰虚，滑爲陽盛，謂之多汗。陰陽别論云：陽加于陰謂之汗。尺部見冷而脈又兼細，是寒氣在腹，泄利未已，謂之後泄。尺部常熱而脈又粗大，是熱氣在腹，謂之熱中也。

張志聰曰：此論内因之病，自内而外，從尺而寸，由血而經，經而氣也。臂多青脈者，臂内浮見之絡脈多青，蓋因血脱而不華於色也。《靈樞經》曰：脈急者尺之皮膚亦急，脈緩者尺之皮膚亦緩，故善調尺者，不待於寸，善調脈者，不待於色，能參合而行之，可爲上工。緩爲脾脈，濇主臟氣不足，解㑊，懈惰也，此脾臟之爲病也。尺屬陰而主血，脈宜沉静，盛者肝臟之火盛，而血不藏也。《靈樞》診尺篇曰：尺膚濇者，風痺也。夫邪迫於經，其脈則滑，以風之陽邪，閉於皮膚之間，而迫於經脈，故主多汗，所謂陽加於陰謂之汗，汗乃陰之液也。此以診尺而知肺合之表汗也。診尺篇曰：尺膚寒，其脈小者泄，少氣。夫陽氣生於陰中，尺膚寒，生陽之氣少矣。陽氣衰于下，故主虚泄，泄則亡陰，故脈細也。此以診尺而知腎臟之生陽下焦之虚泄也。尺膚粗常熱者，火熱下行，故主熱中，此診尺而知心火之下行也。夫陰陽氣血，由陰而陽，從下而上，是以診尺而知病之外内上下也。

肝見庚辛死。心見壬癸死。脾見甲乙死。肺見丙丁死。腎見戊己死。是謂真臟見皆死。

王冰曰：此亦通明三部九候論中真臟脈見者勝死也。尺粗而臟見亦然。

馬蒔曰：此言真臟脈見者，各有相剋之死期也。庚辛者，金日也。肝之真臟脈見，而全無胃氣，則至庚辛日而死，以金剋木也。壬癸者，水日也。心之真臟脈見，而全無胃氣，則至壬癸日而死，以水剋火也。甲乙者，木日也。脾之真臟脈見，而全無胃氣，則至甲乙日而死，以木剋土也。丙丁者，火日也。肺之真臟脈見，而全無胃氣，則至丙丁日而死，以火剋金也。戊己者，土日也。腎之真臟脈見，而全無胃氣，則至戊己日而死，以土剋水也。是謂真臟脈見，故皆死也。

張志聰曰：夫五臟之氣，地之五行而生，地之五行，天之十干所化，是以生于五行而死于十干也。按此節當在篇末辟辟如彈石曰腎死之下，誤脱在此者也。楊元如曰：此章引《靈樞》診尺篇之文，以證診尺之義。《靈樞》篇内亦無此節文，宜改正爲是。

頸脈動喘疾欬，曰水。目裹微腫，如臥蠶起之狀，曰水。溺黄赤安臥者黄疸。已食如饑者胃疸。面腫曰風。足脛腫曰水。目黄者曰黄疸。

王冰曰：水氣上溢，則肺被熱熏，陽氣上逆，故頸脈盛鼓而欬喘。頸脈，謂耳下及結喉旁人迎脈者也。評熱病論曰：水者陰也，目下亦陰也，腹者至陰之所居。故水在腹中者，必使目下腫也。疸，勞也。腎勞胞熱，故溺黄赤也。《正理論》曰：謂之勞癉，以女勞得之也。已食如饑，是則胃熱，熱則消穀，故食已如饑也。若加面腫，則胃風之診也。何者？胃陽明脈起于鼻交頞中，下循鼻外故爾。腎少陰脈出于足心，上循脛，過陰股，從腎上貫肝鬲，故下焦有水，足脛腫也。陽怫于上，熱積胷中，陽氣上燔，故目黄也。《靈樞經》曰：目黄者，病在胷。

馬蒔曰：此言即諸證而可以辨曰水、曰黄疸、曰胃疸、曰風之異也。水氣上逆，則頸脈者人迎、大迎等穴也，其脈則動，其氣則喘，其欬則疾，及目裹者目下也，目下微腫，如臥蠶起之狀，是皆水之證也。溺色黄赤而又且嗜臥，是之謂黄疸也。已食如饑，是之謂胃疸也。然水證有兼風者，其面發腫，蓋面爲諸陽之會，風屬陽，上先受之，故感于風者，面必先腫，不可誤以爲止于水也。惟足脛之腫，則止謂之水耳。蓋足少陰腎經之脈，上循脛至陰股，故病如是也。且黄疸之目必黄，以熱積胷中，上熏于目而然也。

張志聰曰：此以視疾而知其病也。按此節引《靈樞》論疾診尺之文，少加删改，以證診尺之義。上節論診尺，此節論疾。所謂無視色持脈，獨調其尺，以言其病從外知内也。是以見頸脈動疾，目内微腫，足脛腫者，知水病之在裏也。溺赤安臥，已食如饑者，知爲黄疸、胃疸也。面腫者，知爲風水也。此又不待持脈而知其病也。楊元如曰：診尺而知解㑊，多汗之病在外，視疾而知水飲黄疸之病在内，故曰論疾診尺，謂論證視尺，皆可以知病。

婦人手少陰脈動甚者，姙子也。

王冰曰：手少陰脈謂掌後陷者中，當小指動而應手者也。《靈樞經》曰：少陰無輸，心不病乎？岐伯曰：其外經病而臟不病，故獨取其經于掌後鋭骨之端。此之謂也。動，謂動脈也。動脈者，大如豆厥厥動摇也。《正理論》曰：脈陰陽相薄名曰動。又經脈别論曰：陰薄陽別，謂之有子。

馬蒔曰：此言婦人姙子之脈也。左手寸部屬手少陰心經。而手太陽小腸經之脈，爲之表裏。《脈賦》云：太陽大是男娠。故知手少陰之脈動甚者，爲姙男子也。《靈樞》論疾診尺篇與此同。後世更手爲足，蓋不考二經皆同故也。由此推之，則右手寸部屬手太陰肺經，當爲姙女子者可推矣。

張志聰曰：此復言診尺之微妙，非惟知病，而婦人之姙子，亦可以分別也。子，男子也。以婦人之兩手尺部候之，若左手之少陰腎脈動盛者，當娠子，以左男而右女也。

脈有逆從四時，未有臟形，春夏而脈瘦，秋冬而脈浮大，命曰逆四時也。

王冰曰：春夏脈瘦，謂沉細也。秋冬浮大，不應時也。大法，春夏當浮大而反沉細，秋冬當沉細而反浮大，故曰不應時也。

馬蒔曰：此舉脈之與時相逆者言之也。脈有順四時者，即上文脈得四時之順，曰病無他是也。脈有逆四時者，未有正臟之脈相形，而他臟之脈反見，春夏脈宜浮大，今反沉細而瘦，秋冬脈宜沉細，今反浮大而肥，此即所謂逆四時也。

張志聰曰：後章論五臟之氣，外合于四時，故雖未有春弦、夏鉤、秋毛、冬石之臟形，而陰陽出入之大概不可逆也。

風熱而脈静，泄而脫血脈實，病在中脈虚，病在外脈濇堅者，皆難治，命曰反四時也。

王冰曰：風熱當脈躁而反静，泄而脫血，當脈虚而反實，邪氣在内，當脈實而反虚，病氣在外，當脈虚滑而反濇堅，故皆難治也。何也？皆反四時之氣，乃如是矣。

馬蒔曰：此言脈與病反者，是亦脈與時反之意也。病由風熱，脈宜浮大而反沉静，則陽病見陰脈也。泄利脫血二證，脈宜沉細而反實大，則陰病見陽脈也。病在中者，脈爲有力，則中氣方盛，今脈反虚；病在外者，脈宜浮虚，則表病易痊，今脈反濇堅，是皆難治之證，猶脈之反四時也。

張志聰曰：夫天地有四時之寒暑，而人之氣血，有浮大沉瘦之陰陽。即受病之脈氣，亦有外内虚實之相應，是以脈不應病者，命曰反四時也。

人以水穀爲本，故人絶水穀則死，脈無胃氣亦死。所謂無胃氣者，但得真臟脈，不得胃氣也。所謂脈不得胃氣者，肝不弦，腎不石也。

王冰曰：不弦不石，皆謂不微似也。

馬蒔曰：此言五臟以胃氣爲本，而胃氣以水穀爲本，是無水穀者無胃氣，無胃氣者，真臟之脈見也。即如肝脈當弦而不弦，腎脈當石而不石之類。

張志聰曰：此言五臟元真之氣，亦皆胃腑水穀之所生也。五臟者皆禀氣于胃，胃氣者水穀之所資生，故人以水穀爲本，胃絶水穀則死，脈無胃氣亦死也。所謂無胃氣者，真臟脈見而不得微和之氣也。又非惟微和之爲胃氣也，即真臟之脈，亦胃氣之所生也。故曰臟氣者，不能自致于手太陰，必因于胃氣乃至于手太陰也。故五臟各以其時自爲，而至于手太陰者。春爲弦，夏爲鉤，秋爲毛，冬爲石，皆得胃氣而爲之也。故曰脈不得胃氣者，肝不弦，腎不石也。是以前章論四時之脈得胃氣之和者，命曰平人。後章論五臟之真，亦四時以胃氣爲本也。

太陽脈至，洪大以長。少陽脈至，乍數乍疎，乍短乍長。陽明脈至，浮大而短。

王冰曰：洪大以長者，氣盛故然爾。《扁鵲陰陽脈法》云：太陽之脈，洪大以長，其來浮于筋上，動摇九分，三月四月甲子王。吕廣云：太陽王五月六月，其氣大盛。故其脈洪大而長也。乍數乍疎，乍短乍長者，以氣有暢有未暢也。《扁鵲陰陽法》云：少陽之脈，乍小乍大，乍長乍短，動摇六分，王十一月甲子夜半，正月二月甲子王。吕廣云：少陽王正月二月，其氣尚微。故其脈來，進退無常。浮大而短者，穀氣滿盛也。吕廣云：陽明王三月四月，其氣始萌未盛。故其脈來，浮大而短。《扁鵲陰陽脈法》云：少陽之脈緊細，動摇六分，王五月甲子日中，七月八月王。太陰之脈，緊細以長，乘于筋上，動摇九分，九月十月甲子王。厥陰之脈，沉短以緊，動摇三分，十一月十二月甲子王。

馬蒔曰：此舉三陽之脈而言之，正見脈貴順四時也。按《難經》之意，以爲得第三甲子太陽王，歲有閏，月有大小，大約四五六月也，其氣大盛，其候大熱，故脈之至也，既洪且大，又見其長。蓋洪大而長，皆陽脈也，而陽之甚盛，故純見陽脈而無陰脈者如此。得第一甲子少陽王大約在十一二正月也，其氣尚微，其候當寒，故脈之至也，乍數乍疎，乍短乍長。蓋長數爲陽，疎短爲陰，而陽之初生，故陽脈雖乍至，而猶未離乎陰脈者如此。得第二甲子陽明王，大約在正二三月也，其氣始萌未盛，其候始暄，故脈之至也，既浮且大，又見其短。蓋浮大爲陽，短則爲陰，而陽氣方壯，故陽脈盛而陰脈微者如此。此則《難經》之與《内經》相同者。《難經》又云：太陰之至，緊大而長。少陰之至，緊細而微。厥陰之至，沉短而敦。其意以爲得第四甲子太陰之氣王，大約在五六七月也，其氣承夏餘陽，陰氣始至，其候暑温，故脈之至也，緊大而長。蓋緊爲陰脈，大者長者爲陽脈，而陰之初生，故陰脈微而陽脈盛者如此。得第五甲子少陰王，大約在七八九月也。陽氣衰微，陰氣漸盛，其候清涼，故脈之至也，緊細而微。蓋緊細與微，皆陰脈也，而陰之方盛，故陰脈之全見者如此。得第六甲子厥陰王，大約在十月十一二月也，陰氣極盛，其候寒凝，故其脈之來也，沉短而敦。蓋沉短而敦，陰脈之極也，而陰之正盛，故陰脈之甚重者如此。此則《内經》之所遺，而《難經》之所備，其必有所本也。

張志聰曰：此言陽明胃氣不獨行于五臟，而亦行氣于三陽也。夫脾與胃以膜相連耳，是以胃氣之行于五臟者，由脾氣之轉輸，故太陰爲之行氣于三陰。陽明者表也，五臟六腑之海也，亦爲之行氣于三陽，是以臟腑各因其經而受氣于陽明焉。故太陽之洪大，陽氣之盛也；少陽之乍忽，初生之象也；陽明之浮大而短者，兩陽合明，陽盛而間于二陽之間也。此三陽之氣，亦胃腑之所生也。

夫平心脈來，累累如連珠，如循琅玕，曰心平。夏以胃氣爲本。病心脈來，喘喘連屬，其中微曲，曰心病。死心脈來，前曲後居，如操帶鉤，曰心死。

王冰曰：琅玕，珠類，言脈滿而盛，微似珠形之中手也。脈有胃氣，則累累而微似連珠也。

馬蒔曰：上文第五節至第九節，論五臟平脈、病脈、死脈既已悉矣，而此下五節又詳喻之，此一節則自心經而言之也。夏胃微鉤爲平脈，平心脈來，累累如連珠，如循琅玕，曰心平，蓋脈滿而盛，來如連珠，按之如循琅玕，乃來盛去衰，有鉤而且和之義，所以謂之平也。夏以胃氣爲本，故取其鉤而且和也。鉤多胃少曰心病，病心脈來，喘喘連屬，其中微曲，曰心病，蓋其來如喘，又喘而連屬，且中手而偃曲，則有鉤多胃少之義，所以謂之病也。但鉤無胃曰死，而心脈來前曲後居，如操帶鉤，曰心死。蓋前雖似曲，而後則居然不動，如操執帶鉤，則全無和意，所以謂之死也。

張志聰曰：此言臟真之脈，四時以胃氣爲本也。累累如連珠者，滑利如珠，連綿相貫，心臟和平之象也。琅玕美石之似珠者，取其温潤而柔滑也。此臟真之脈柔耎和平者，得四時之胃氣也。前節以四時胃氣資於臟真，故曰春胃微弦，夏胃微鉤。此節以五臟之真得四時胃氣，故曰平心脈來。夏以胃氣爲本，平肺脈來，秋以胃氣爲本，是以脈象之少有不同也。蓋弦鉤毛石者，臟真之氣象也。如連珠如榆莢者，臟真之體象也。喘喘，急疾貌。喘喘連屬，心氣不安也。曲者鉤之象，其中微曲，心氣虚也，故當主心病。曲而不動，如操帶鉤，無如珠生動之象矣。楊元如曰：前論四時之氣生五臟，故肝而心，心而脾，序四時之相生。此論五臟之真合四時，故心而肺，肺而肝，序五行之相制，制則生化也。

平肺脈來，厭厭聶聶，如落榆莢，曰肺平。秋以胃氣爲本。病肺脈來，不上不下，如循鷄羽，曰肺病。死肺脈來，如物之浮，如風吹毛，曰肺死。

王冰曰：厭厭聶聶，如落榆莢，浮薄而虚也。脈有胃氣，則微似榆莢之輕虚，不上不下，如循鷄羽，中央堅而兩旁虚也。如物之浮，瞥瞥然如風吹毛也。

馬蒔曰：此即肺經之平脈、病脈、死脈而喻之也。秋胃微毛曰平，平肺脈來，厭厭聶聶，如落榆莢，曰肺平。蓋厭厭聶聶者，恬静之意，榆莢非甚粗大，而如落榆莢，則有輕虚以浮之意，故謂之平也。秋以胃氣爲本，故取其毛而且和也。毛多胃少曰肺病，病肺脈來，不上不下，如循雞羽，曰肺病。蓋雞羽者，輕虚之物也，不上不下，如循雞羽，則雞羽兩旁雖虚，而中央頗有堅意所以謂之病也。但毛無胃曰死，死肺脈來，如物之浮，如風吹毛，曰肺死，蓋如物之浮，而如風吹毛，則毛而全無胃氣，所以謂之死。

張志聰曰：厭厭，安静貌。聶聶，輕小也。如榆莢者，輕薄而中不虚，蓋肺脈雖主收降輕虚之象，而資生於脾土，是以有如榆莢之輕而中不虚也。不上不下，往來濇滯也，如循雞羽，較之榆莢，更屬輕虚其中，又不得生我之土象，而反有賊我之木體，故主肺病。如物之浮，虚無根也。如風吹毛，散亂劇也。

平肝脈來，軟弱招招，如揭長竿末梢，曰肝平。春以胃氣爲本。病肝脈來，盈實而滑，如循長竿，曰肝病。死肝脈來，急益勁，如新張弓弦，曰肝死。軟，輭同。

王冰曰：如竿末梢，言長軟也。脈有胃氣，乃長軟如竿之末梢矣。長而不軟，故若循竿。勁，謂勁强，急之甚也。

馬蒔曰：此即肝經之平脈、病脈、死脈而喻之也。春胃微弦曰平。平肝脈來，軟弱招招如揭長竿末梢曰肝平。招招然長竿末梢，最爲軟弱，揭之則似弦而甚和，所以謂之平也。春以胃氣爲本，故取其弦而且和也。弦多胃少曰肝病。病肝脈來，盈實而滑，如循長竿，曰肝病。蓋盈實而滑，似有堅意，而長竿如循末梢，則弦而不和，所以謂之病也。但弦無胃曰死。死肝脈來，急益勁，如新張弓弦，曰肝死，蓋急而益勁，如弓弦新張，是全無胃氣而不和，所以謂之死也。

張志聰曰：軟弱，初生柔和之氣也。以手相呼曰招，招招乍起乍伏之象，形容其初生之脈象也。長竿梢末，長而軟也，此皆本于胃氣，故臟真之脈，得以柔軟和平，盈實則非軟弱招招之象矣。如循長竿，非若梢末之軟弱矣。滑脈如珠，弦長帶滑，如竿之有節矣。辨脈篇曰：累累如循長竿者，名陰結也。此肝氣病而阻結也。急益勁，如新張弓弦，强勁之劇，胃氣絶也。

平脾脈來，和柔相離，如雞踐地，曰脾平。長夏以胃氣爲本。病脾脈來，實而盈數，如雞舉足，曰脾病。死脾脈來，鋭堅如鳥之喙，如鳥之距，如屋之漏，如水之流，曰脾死。

王冰曰：和柔相離，如雞踐地，言脈來動數相離，緩急和而調，若胃少，故脈實急矣。舉足，謂如雞足之舉也。烏喙鳥距，言鋭堅也。水流屋漏，言其至也。水流謂平至不鼓，屋漏謂時動復住。

馬蒔曰：此即脾經之平脈病脈死脈而喻之也。長夏胃微耎弱曰平，平脾脈來，和柔相離，如雞踐地，曰脾平。蓋雞之踐地，至和而柔，所以謂之平也。正以長夏以胃氣爲本，故取其弱而且和也。弱多胃少曰脾病，病脾脈來，實而盈數，如雞舉足，曰脾病。蓋如雞舉足，雖爲和緩，而實盈且數，則少和意，所以謂之病也。但弱無胃曰死，死脾脈來，鋭而且堅，是弱而不和也，如鳥之喙，其喙不静，如鳥之距，其距必前，如屋之漏，其勢必間，如水之流，其勢不及，所以謂之死也。

張志聰曰：和柔，中土柔和之氣也。相離，時一代也。蓋脾爲孤臟中央土以貫四旁，故柔和之中而有相離之代散也。雞足有四爪，踐地極和緩，形容脾土之灌溉四臟，有如雞之踐地和緩而四散也。實而盈數，阜實而無柔和之氣也。如雞舉足，拳而收斂，不能灌溉于四臟也。如鳥之喙者，堅止而無柔和相離之象也。如鳥之距者，較雞舉足更拳急也。如屋之漏者，點滴稀疎而不能灌溉也。如水之流者，濕土之氣四散也。蓋言脾主中和之氣，如太過不及之甚者，皆爲死脈也。

平腎脈來，喘喘累累，如鉤，按之而堅，曰腎平。冬以胃氣爲本。病腎脈來，如引葛，按之益堅，曰腎病。死腎脈來，發如奪索，辟辟如彈石，曰腎死。辟，音劈。

王冰曰：喘喘累累，如鉤，按之而堅，謂如心脈而鉤按之小堅爾。胃少則不按亦堅也。形如引葛，言不按且堅，明按之則尤甚也。

發如奪索，猶蛇之走，辟辟如彈石，言促而又堅也。

馬蒔曰：此即腎經之平脈、病脈、死脈而喻之也。冬胃微石曰平，脈沉而滑，喘喘累累如鉤，按之而堅，曰腎平。蓋石沉于水，静而不動，喘喘累累，按之而堅，所以謂之平也。石多胃少曰腎病，病腎脈來，如引葛，按之益堅，曰腎病。蓋葛根若附而引之不絶，按之大堅，則石而不和，所以謂之病也。但石無胃曰死，死腎脈來，發如奪索，辟辟如彈石，曰腎死。蓋發如奪索，辟如彈石，則全無沉意，是全無胃氣，所以謂之死也。

張志聰曰：喘喘累累，沉石生動之象也。如鉤者，浮而中空，水之體也。按之堅者，石之象也。如葛如索者，木象也。蓋沉石者腎之本體，如引葛而按之益堅，是腎氣不藏而外泄矣。如奪索者，較引葛更堅勁矣。如彈石者，無喘累生動之氣，腎之死象也。莫子晉曰：鉤，乃心之脈也。心脈如循琅玕，腎脈如鉤者，心腎水火之氣，互相交濟者也。

古今圖書集成醫部全録卷十一

黄帝素問

玉機真臟論篇第十九

馬蒔曰：第六節有曰，名曰玉機，内又論真臟脈，故名篇。

黄帝問曰：春脈如弦，何如而弦？岐伯對曰：春脈者，肝也，東方木也，萬物之所以始生也。故其氣來，軟弱輕虚而滑，端直以長，故曰弦。反此者病。帝曰：何如而反？岐伯曰：其氣來實而强，此謂太過，病在外。其氣來不實而微，此謂不及，病在中。帝曰：春脈太過與不及，其病皆何如？岐伯曰：太過則令人善忘，忽忽眩冒而巔疾；其不及則令人胷痛引背，下則兩脇胠滿。帝曰：善。胠，去魚切。

王冰曰：弦者，端直而長，狀如弦也。越人云：春脈弦者，東方木也，萬物始生，未有枝葉，故其脈來濡弱而長。反，謂反常平之候。夫氣餘則病形於外，氣少則病在於中也。吕廣云：實强者，陽氣盛也。少陽當微弱，今更實强，謂之太過。陽處表，故令病在外。厥陰之氣養於筋，其脈弦，今更虚微，故曰不及。陰處中，故令病在内。忽忽，不爽也。眩，謂目眩，視如轉也。冒，謂冒悶也。胠，脅也。忘，當作怒。《靈樞》曰：肝氣實則怒。肝厥陰脈，自足而上入毛中，又上貫鬲，布脅肋，循喉嚨之後，上入頏顙上出額，與督脈會於巔，故病如是。

馬蒔曰：此言五臟有應時之脈，其有所反者，必有所病，而此一節，則先舉肝經以言之也。春時東方屬木，萬物始生，肝亦主木，故脈有始生之義，脈端直以長，其狀似弓弦而輕虚而滑，則弦而和也。上盛者邪必盛，故曰病在外。其氣來不實而微，此謂不及，病當在内。蓋肝自大敦上行章門、期門，故胷内作痛，而引及於背下，則兩胠脅中，亦皆脹滿，由在内正氣虚，故爲不及之疾有如是也。正以痛與滿在内，故曰病在内。

張志聰曰：春弦夏鉤，秋毛冬石，臟真之神也。此篇言真臟之脈，資生於胃，輸稟於脾，合於四時，行於五臟，五臟相通，移皆有次，如璇璣玉衡，轉而不回者也。如五臟有病，則逆傳其所勝，至其所不勝則死。有爲風寒外乘，亦逆傳所勝而死者，有爲五志内傷，交相乘傳而死者，有春得肺脈，夏得腎脈，真臟之神爲所不勝之氣乘之者，皆奇恒之爲病也。故曰，奇恒者，言奇病也。所謂奇者，言奇病不得以四時死也。恒者，得以四時死也。是以岐伯對曰：春脈者肝也。言春時之脈，肝臟主氣，而合於東方之木，如萬物之始生，故其氣來，軟弱輕虚而滑，端直以長，蓋以臟真之氣而合於四時，非四時之氣，而爲五臟之順逆也。自玉版篇至此，凡五篇皆辨脈理之微妙，而各有不同，學者宜潛心體會，而詳悉其旨焉。實而强者，盈實而如循長竿也。不實而微，無端長之體也。言五臟之神氣由中而外，環轉不息，如氣盛强，乃外出之太過，如氣不足，則衰微而在中。太過不及，皆臟真之氣，不得其和平而爲病也。夫五臟之脈，行氣於其所生，受氣於所生之母，肝行氣於心，受氣於腎，春脈太過，則氣並於上，經曰：氣並於上，亂而喜忘。氣上盛而與督脈會於巔，故眩冒而巔疾也。《金匱要略》曰：胷痛引背，陽虚而陰弦故也。蓋春木之陽，生於腎水之陰，陰氣虚寒，以致生陽不足，故胷痛引背也。脅胠，乃肝腎之部分，生氣虚而不能外達，故逆滿於中也。

夏脈如鉤，何如而鉤？岐伯曰：夏脈者心也，南方火也，萬物之所以盛長也，故其氣來盛去衰，故曰鉤，反此者病。帝曰：何如而反？岐伯曰：其氣來盛去亦盛，此謂太過，病在外；其氣來不盛，去反盛，此謂不及，病在中。帝曰：夏脈太過與不及，其病皆何如？岐伯曰：太過則令人身熱而膚痛，爲浸淫；其不及則令人煩心，上見欬唾，下爲氣泄。帝曰：善。長，上聲。

王冰曰：鉤者言其脈來盛去衰，如鉤之曲也。越人云：夏脈鉤者，南方火也。萬物之所盛，垂枝布葉，皆下曲如鉤，故其脈來疾去遲。吕廣云：陽盛故來疾，陰虚故去遲。脈從下上至寸口，疾還尺中，遲也，其脈來盛去盛，是陽之盛也。心氣有餘，是謂太過。心少陰脈起於心中，出屬心係，下鬲絡小腸，又從心系却上肺，故心太過，則身熱膚痛，而浸淫流布於形分；不及則心煩，上見欬唾，下爲氣泄。

馬蒔曰：此言心經有應時之脈，其有所反者，必有所病也。夏時南方屬火，萬物盛長，心亦主火，故脈有盛長之義。

張志聰曰：心脈通於夏，氣如火之發焰，如物之盛長，其氣惟外出，故脈來盛而去悠，有如鉤象，其本有力而肥，其環轉則秒而微也。來盛者，盛長之本氣也；去亦盛者，太過於外也。來不盛者，盛長之氣衰於內也；去反盛者，根本虛而末反盛也。身熱膚痛者，心火太過，而淫氣於外也。浸淫，膚受之瘡，火熱盛也。其不及則反逆於內，上熏肺而爲欬唾，下走腹而爲氣泄矣。夫心氣逆則爲噫，虛逆之氣，不上出而爲噫，則下行而爲氣泄。氣泄者，得後與氣快然如衰也。

秋脈如浮，何如而浮？岐伯曰：秋脈者肺也，西方金也，萬物之所以收成也，故其氣來輕虛以浮，來急去散，故曰浮。反此者病。帝曰：何如而反？岐伯曰：其氣來毛而中央堅，兩旁虛，此謂太過，病在外；其氣來毛而微，此謂不及，病在中。帝曰：秋脈太過與不及，其病皆何如？岐伯曰：太過則令人逆氣而背痛，慍慍然；其不及則令人喘，呼吸少氣而欬，上氣見血，下聞病音。帝曰：善。

王冰曰：脈來輕虛曰浮，來急以陽未沉下，去散以陰氣上升也。越人云：秋脈毛者，西方金也。萬物之所終，草木華葉皆秋而落，其枝獨在若毫毛也。其脈來輕虛以浮曰毛，肺手太陰脈起於中焦，下絡大腸，還循胃口，上鬲屬肺，從肺系橫出腋下，循臑內爲欬，主喘息，故氣盛則肩背痛，氣逆不及則喘息變易，呼吸少氣而欬，上氣見血也。下聞病音，謂喘息則肺中有聲也。

馬蒔曰：此言肺經有應時之脈，其有所反者，必有所病也。秋時西方屬金，萬物收藏，肺亦主金，故肺有收成之義，其脈來輕虛以浮，來雖似急而去則散，又非前來盛去不盛之比也。若與此相反，則其脈氣之來如毛，而中央則堅，兩旁如虛，此爲太過，病當在外，令人氣逆而背痛，及慍慍然不舒暢也。其脈氣之來如毛，而毛又至微，此謂不及，病當在內，令人作喘，其呼吸之氣皆少，而發之爲欬，在上則氣逆而見血，在下則肺中有喘息之音也。

張志聰曰：秋氣降收，外虛內實，內實故脈來急，外虛故浮而散也。如榆莢而兩旁虛，中央實，此肺之平脈，堅則爲太過矣。毛而微，是中央兩旁皆虛，此所生之母氣不足，而致肺氣更衰微也。肺主周身之氣，太過則反逆於外，而爲背痛，肺之俞在肩背也。經曰：氣並於肺則憂。其不及則令人氣虛而喘，呼吸少氣而欬，虛氣上逆，則血隨而上行，虛氣下逆，則聞呻吟之病音，蓋肺主氣而司呼吸開闔，其太過則盛逆於外，其不及則虛逆於內也。

楊元如曰：諸急爲寒，陰氣漸來，故脈來急，陽氣漸去，故去散也。

冬脈如營，何如而營？岐伯曰：冬脈者腎也，北方水也，萬物之所以合藏也，故其氣來沉以搏，故曰營。

反此者病。帝曰：何如而反？岐伯曰：其氣來如彈石者，此謂太過，病在外，其去如數者，此謂不及，病在中。帝曰：冬脈太過與不及，其病皆何如？岐伯曰：太過則令人解㑊，脊脈痛而少氣，不欲言；其不及則令人心懸如病饑，眇中清，脊中痛，少腹滿，小便變。帝曰：善。數，上聲。解，同懈。眇，音渺。

王冰曰：營者，脈沈而深如營動也。其氣來沈以搏，言沈而搏擊於手也。越人云：冬脈石者，北方水也。萬物之所藏，盛冬之時，水凝如石，故其脈來沉濡而滑，故曰石。腎少陰脈，自股內後廉，貫脊屬腎，絡膀胱，其直行者，從腎上貫肝鬲，入肺中，循喉嚨俠舌本，其支別者，從肺出絡心，注胷中，故病如是也。眇者，季脅之下，俠脊兩旁空軟處也。腎外當眇，故眇中清冷也。

馬蒔曰：此言腎經有應時之脈，其有所反者，必有所病也。冬時北方屬水，萬物合藏，腎亦主水，故脈有合藏之義，其氣來沉矣，而沉中帶搏，所謂沈濡而滑，謂之曰營。營者，如將之守營內而不出也。若與此相反，則氣來如石之彈，此謂太過，病當在外，令人熱不熱，寒不寒，壯不壯，弱不弱，而病成解㑊，脊脈甚痛而元氣衰少，不欲言語。其脈氣之去，如數物然，此爲不及，病當在內，令人心中虛懸，如病饑餓，其眇中甚清冷，脊中則甚痛，少腹則脹滿，小便則變色也。

張志聰曰：營，居也，言冬氣之安居於內，如萬物之所以合藏也。沉而搏者，沉而有石也，如彈石者，石而强也。腎爲生氣之原，數則爲虛，生氣不足也。腎爲生氣之原，而主閉藏，太過則氣外泄而根本反傷，故爲懈惰。少氣，生陽之氣不足，故脊中痛。心主言而發原於腎，根氣傷故不欲言也。其不及則心腎水火之氣，不能交濟，故令人心懸如病饑，腎之生陽不足，故眇中冷也。腎合膀胱，腎虛而不能施化，故小便變而少腹滿也。

帝曰：四時之序，逆從之變異也，然脾脈獨何主？岐伯曰：脾脈者土也，孤臟以灌四旁者也。帝曰：然則脾善惡可得見之乎？岐伯曰：善者不可得見，惡者可見。帝曰：惡者何如可見？岐伯曰：其來如水之流者，此謂太過，病在外；如烏之喙者，此謂不及，病在中。帝曰：夫子言脾爲孤臟，中央土，以灌四旁，其太過與不及，其病皆何如？岐伯曰：太過則令人四肢不舉，其不及則令人九竅不通，名曰重强。重强之重，平聲。

王冰曰：脈春弦夏鉤，秋浮冬營，爲逆順之變見異狀也。主謂主時月。灌四旁，謂脾納水穀，化津液，溉灌肝心肺腎。不正主四時，故謂孤臟。其不正主時而寄王於四季，故善不可見，惡可見也。以主四肢，故病四肢不舉。脾爲孤臟以灌四旁，今病則五臟不和，故九竅不通也。《八十一難經》曰：五臟不和，則九竅不通。重，謂臟氣重疊。强，謂氣不和順。

馬蒔曰：此舉脾經之脈，灌乎四臟，其有惡與善、反者亦必有所病也。四臟循四時之序曰從，其有過與不及而爲諸病曰逆，從逆之變異，故有如上文所言也。然脾脈於四時屬土，以孤臟而灌於四臟之中，方脾之無病，其有功於四臟，日常如是，雖有其善，不可得而見，及脾之有病，則四臟亦隨以病，其惡遂可得而見也。故其來如水之流，脾氣降而下也，此謂太過，病當在外，令人四肢不舉，以脾主四肢也。其來如烏之喙，脾氣濇而傷也，此謂不及，病當在中，令人九竅不通。夫脾不和平，固爲强矣，則九竅不通，則病邪方盛，名曰重强，此皆脾之惡者可見也。

張志聰曰：總結上文而言臟真之氣，合於四時，有升降浮沉之序，如逆其順序和平之氣，則有變異之病矣。然四時之脈，止合四臟，而脾臟之脈各王四季月十八日，不得獨主於時，故爲孤臟。脾灌四臟，四臟受脾之氣，而各見其善，是善在四臟，而不自見其善耳。如水之流者，灌漑太過也。如烏之喙者，黔喙之屬艮止而不行也。脾爲濕土，太過故令四肢不舉。經曰：五臟不和則九竅不通。脾氣不足，則五臟之氣皆不和矣。夫胃爲陽土而氣强，脾爲陰土而氣弱，脾弱而不得稟水穀之氣，則胃氣益强，故名曰重强。蓋言脾氣虚而不能爲胃行其津液者，胃强脾弱，臟腑之剛柔不和也。

帝瞿然而起，再拜而稽首曰：善。吾得脈之大要，天下至數，五色脈變，揆度奇恆，道在於一，神轉不回，回則不轉，乃失其機。至數之要，迫近以微，著之玉版，藏之臟腑，每旦讀之，名曰玉機。

王冰曰：言以太過不及而一貫之，揆度奇恆皆通也。五氣循環，不愆時敍，是爲神氣流轉不回，若却行衰王，反天之常氣，是則却回而不轉，却回不轉，乃失生氣之機矣。迫，切也，得至數之要道，則應用切近以微妙也。著之玉版，故以爲名，而爲玉版生氣之機。

張志聰曰：此言五臟受氣於胃，一以貫通，次序環轉，如璇璣玉衡，合之玉版，乃揆度奇恆之大要也。至數者，五脈之至數也，蓋天地之間，六合之内，不離於五，人亦應之，故曰天下至數。五色脈變，揆度奇恆，道在於一，一者五臟之神，轉而不回，如逆回則失其旋轉之機矣。五臟相通，陰陽並合，脈之至數，迫近以微，著之玉版者，有格有序也。藏之臟腑者，陰陽雌雄之相應也。每旦讀之者，血氣未亂也。名曰玉機者，如璇璣玉衡也。以上論真臟之神，五臟相通，外内環轉，如太過不及，則病若回而不轉，乃失其機而死矣。

五臟受氣於其所生，傳之於其所勝，氣舍於其所生，死於其所不勝。病之且死，必先傳行，至其所不勝，病乃死，此言氣之逆行也，故死。肝受氣於心，傳之於脾，氣舍於腎，至肺而死。心受氣於脾，傳之於肺，氣舍於肝，至腎而死。脾受氣於肺，傳之於腎，氣舍於心，至肝而死。肺受氣於腎，傳之於肝，氣舍於脾，至心而死。腎受氣於肝傳之於心，氣舍於肺，至脾而死。此皆逆死也。一日一夜五分之，此所以占死生之早暮也。

王冰曰：受氣所生者，謂受病氣於己之所生者也。傳所勝者，謂傳於己之所剋者也。氣舍所生者，謂舍於生己者也。死所不勝者，謂死於剋己者之分位也。所傳不順，故必死焉。肝死於肺，位秋庚辛，餘四臟倣此。然朝主甲乙，晝主丙丁，四季土主戊己，晡主庚辛，夜主壬癸，由此死生之早暮可知也。

馬蒔曰：此言五臟之病氣，有所受，有所傳，有所舍，有所死，始之於我所生，而終之於剋我者也。受氣者，受病氣也。凡五臟之病，以子病方盛，反乘其母，故母受病氣於其所生也，即肝受氣於其心之類。自此而病氣漸盛，輾轉相剋，傳之於其所勝，乃我之所剋者也，即肝來剋脾之類。所傳者，又傳之於所勝，則彼不勝者，乃生我者也，病氣從兹而益盛，已舍居於此臟矣，即脾往剋腎，而腎本生肝，故肝之病氣，舍於其腎之類。又自是而傳之於其所勝，即腎來剋心，心來剋肺，肺又來剋肝，則肝至是而死矣。蓋凡病之至死，必先傳之至其所不勝而死，此皆五臟相剋，乃爲氣之逆行也，故至於死。試以肝經言之。心經有病來乘其母，則肝之病氣，受之於心，肝木剋土則傳之於脾，脾土剋水則氣舍於腎，腎水剋火則又傳之於心，心火剋金則又傳之於肺，故曰至肺而死，蓋以肝剋於肺也。由此推之，則肝之受氣在心，心之受氣在脾，脾之受氣在肺，肺之受氣在腎，腎之受氣在肝，皆以母而受之於所生之子也。肝之所傳在脾，心之所傳在肺，脾之所傳在腎，肺之所傳在肝，腎之所傳在心，皆傳於己之所勝者也。肝之所舍在腎，心之所舍在肝，脾之所舍在心，肺之所舍在脾，腎之所舍在肺，皆舍於生己者也。肝之所死在肺，心之所死在腎，脾之所死在肝，肺之所死在心，腎之所死在脾，皆死於所不勝者也。此皆氣逆而剋，必至於死，吾又以一日一夜，計五分而分之，豈特以歲而論？如肝死在秋，以日而論，如肝死庚辛之類也。故朝主甲乙，晝主丙丁，四季主戊己，辰戌丑未時，日晡主庚辛，夜主壬癸，今肝至肺而死，則其死在日晡時也。心至腎而死，則其死在壬癸時也。脾至肝而死，則其死在甲乙時也。肺至心而死，則其死在丙丁時也。腎至脾而死，則其死在戊己及辰戌丑未時也。此所以占死生之早暮也。

張志聰曰：此言五臟之氣逆回，失其旋轉之機而死也。平脈篇曰：水行乘金，火行乘木，名曰逆。金行乘水，木行乘火，名曰順。蓋神轉而不回者，母行乘子也，回則不轉者，子行乘母也。五臟受氣於所生之子，而反舍氣於所生之母，是生氣之逆行也。傳之於其所勝，是剋賊相傳也。是以至其所不勝而死，此皆氣之逆行故也。如肝受氣於心，而肝氣反舍於腎，則腎氣盛，腎氣盛則火氣衰，火氣衰則金無所畏而傷肝，所謂舍氣於其所生，死於其所不勝也。病之且死，必先傳行，言必先剋賊相傳，而後病至其所不勝而後死，故當先治其未病焉。《金匱要略》曰：上工治未病者何也？師曰：夫治未病者，見肝之病，知肝傳脾，當先實脾，四季脾王不受邪，即勿補之。中工不曉相傳，見肝之病，不解實脾，惟治肝也。夫肝之病，補用酸，助用焦苦，蓋用甘味之藥調之。酸入肝，焦苦入心，甘入脾，脾能傷腎，腎氣微弱則水不行，水不行則心火氣盛而傷肺，肺受傷則金氣不行，金氣不行則肝氣盛而肝自愈，此治肝補脾之要妙也。肝虛則用此法，實則不可用之。經曰：虛虛實實，補不足，損有餘，是其義也。餘臟準此。所謂病之且死，必先傳行，上工能治其未病，則不至於死矣。復申明五臟之氣，逆傳至其所不勝而死。昧旦主甲乙，晝主丙丁，日昃主戊己，暮主庚辛，夜主壬癸，一日一夜而五分之。如真臟脈見，至肺而死，死於薄暮；至腎而死，死於中夜；至肝而死，死於昧旦；至心而死，死於日中；至脾而死，死於日昃，此所以占死生之早暮也。夫逆傳至死，有三歲、有六歲，有三月、有六月，有三日、有六日，當知日之早暮，亦有三時有六時也。

黄帝曰：五臟相通，移皆有次，五臟有病，則各傳其所勝，不治。法三月，若六月，若三日，若六日，傳五臟而當死，是順傳所勝之次。故曰：別於陽者，知病從來；別於陰者，知死生之期。言知至其所困而死。

王冰曰：此以上文逆傳而死，故言是逆傳所勝之次。三月者，謂一臟氣之遷移　六月者，謂至其所勝之位。三日者，三陽之數以合日也；六日者，謂兼三陰以數之爾。熱論曰：傷寒一日巨陽受，二日陽明受，三日少陽受，四日太陰受，五日少陰受，六日厥陰受。則此義也。能別三陰三陽之候，則知中風邪氣之所不勝矣。困，謂至所不勝也。上文曰，死於其所不勝是也。

馬蒔曰：此帝承上文而言逆傳者，固至其所勝而死，而有順傳者，亦至其所困而死也。逆傳者，如上文所言是也。順傳者，如熱論謂：一日巨陽受之，二日陽明受之，三日少陽受之，四日太陰受之，五日少陰受之，六日厥陰受之。又如陰陽類論以太陽爲三陽，陽明爲二陽，少陽爲一陽，太陰爲三陰，少陰爲二陰，厥陰爲一陰。而自表至裏，故謂之順傳也。然熱論止論外感，而由下文三月六月三日六日觀之，則月與日同，不但傷寒爲然，凡内傷外感，皆有順傳之義。帝問由上文而觀，則五臟本相通者也，故逆行而移，皆有次第。凡五臟有病，皆各傳其所勝者如此，有等順傳所勝之次，亦至於死，非法所能治者。試觀前三月病在陽經，則至六月在陰經之盡；前三日病在陽經，則至六日在陰經之盡。傳至五臟已周，而其病當死，是乃由三陽、二陽、一陽，三陰、二陰、一陰，順傳所勝之次也。故曰，别於陽經者，知病從來，從何陽經而至此也；别於陰經者，知死生之期，即陰陽應象論所謂：其次治六腑者，未必至死，而其次治五臟者，誠半死半生也，故可以知死生之期。是何也？至於陰經，則至其所困而死故耳。

張志聰曰：此總結上文而言五臟相通，有順傳之次序，如逆傳其所勝者，蓋因其病而逆之也。然逆傳所勝之死，有時而有月有日也。如見肝之病，中工不曉傳脾而不治，則脾傳之腎，腎傳之心，心傳之肺，法三月而傳之所勝之次，則死矣。假如心病而欲傳之肺，時值秋三月，而金旺不受邪，法當六月而傳之所勝之次，則死矣，所謂法三月，若六月也。如傳於值死之月，假如肝病傳脾，而戊日受之，真臟之脈見，則當庚日而死，己日受之，則當辛日而死，此法當三日而死也。如甲乙日受之，真臟脈見，亦當死於庚辛，此法當六日而死，所謂若三日若六日也。五臟相傳而當死者，是順傳所勝之次，如甲乙肝木受病，順傳至庚辛而死，丙丁心火受病，順傳至壬癸而死，戊己脾土受病，復傳至甲乙而死，故曰順傳所勝之次而死也。此五臟逆傳，而知死之月死之日死之時也。别於陽者，下文所謂風寒之邪，從皮毛陽分而入，故别於陽者，知病所從來。五臟爲陰，知五臟逆傳而死者，即此所謂肝病傳脾，至肺而死，脾病傳腎，至肝而死，故别於陰者，知至所困而死也。

是故風者，百病之長也。今風寒客於人，使人毫毛畢直，皮膚閉而爲熱，當是之時，可汗而發也。或痹不仁，腫痛，當是之時，可湯熨及火灸，刺而去之。弗治，病入舍於肺，名曰肺痹，發欬上氣。弗治，肺即傳而行之肝，病名曰肝痹，一名曰厥，脅痛出食，當是之時，可按若刺耳。弗治，肝傳之脾，病名曰脾風，發癉，腹中熱，煩心，出黄，當此之時，可按可藥可浴。弗治，脾傳之腎，病名曰疝瘕，少腹冤熱而痛，出白，一名曰蠱，當此之時，可按可藥。弗治，腎傳之心，病筋脈相引而急，病名曰瘛，當此之時，可灸可藥。弗治，滿十日法當死。腎因傳之心，心即復反傳而行之肺，發寒熱，法當三歲死，此病之次也。長，上聲。瘛，尺制切。

王冰曰：百病之長，言先百病而有之。客謂客止於人形。風擊皮膚，寒勝腠理，故毫毛畢直，元府閉密而熱生也。邪在皮毛，故可汗泄。陰陽應象大論曰：善治者，治皮毛。此之謂也。熱中血氣，則痛痹不仁；寒氣傷形，故爲痛。陰陽應象大論云：寒傷形，熱傷氣，氣傷痛，形傷腫。是也。湯熨火灸刺，皆能釋散寒邪，宣揚正氣。弗治，則邪入諸陰病而爲痹，故入於肺，名曰肺痹。宣明五氣論曰：邪入於陽則狂，邪入於陰則痹。肺在變動爲欬，欬則氣上，故曰上氣也。肺金伐木，氣下入肝，故曰弗治行之肝也。肝氣通膽，膽善爲怒，怒者氣逆，故一名厥也。肝厥陰脈，從少腹屬肝絡膽，上貫鬲，布脅肋，循喉嚨之後，上入頏顙，故脅痛，而食入腹則出，故曰出食。肝氣應風木勝脾土，土受風氣，故曰脾風，蓋爲風氣通肝而爲名也。脾之爲病，善發黄癉，脾太陰脈，入腹屬脾，絡胃，上鬲俠咽，連舌本，散舌下，其支別者，復從胃別上鬲注心中，故腹中熱而煩心，出黄色於便瀉之所也。腎少陰脈，自股内後廉，貫脊屬腎，絡膀胱，故少腹冤熱而痛，溲出白液也。冤熱内結，消鑠脂肉，如蟲之食，日内損削，故一名曰蠱。腎不足則水不生，水不生則筋燥急，故相引也。陰氣内弱，陽氣外燔，筋脈受熱而自跳掣，故名曰瘛。至心而氣極，弗治，滿十日法當死矣。若腎傳之心，心不受病，即而復反，傳與肺金，肺已再傷，故寒熱也。三歲者，肺至腎一歲，腎至肝一歲，肝至心一歲，火又乘肺，故云三歲死。病次，謂傳勝之次第。

馬蒔曰：此亦言五臟病傳之次，亦自其相剋者而言之也。風寒客於人，正以邪從外來，如客之至，故不曰感而曰客，使人毫毛盡直，皮膚受之，則閉而爲熱，當是之時，可汗而發。漸至爲痛痹，爲痛癢，不知爲腫爲痛，此時可用湯熨灸刺等法以去之，即上文可汗而發也。弗治則爲肺痹之證，蓋邪入於陰，則病必爲痹，而肺主皮毛，故爲肺痹，肺變動則爲欬也。弗治，則金來剋木，乃傳之肝，名曰肝痹，一名曰厥。脅痛，蓋肝之經絡皆在脅也，食入即出，木來侮土之漸也，當是之時，可按可刺。弗治，則木來剋土，乃傳之脾，名曰脾風，發爲癉熱也。腹中亦熱，心中必煩，表裏皆熱也。其所出者，黄色，黄者土也，亦主熱也，當此之時，可按可藥可浴。弗治，則土來剋水，乃傳之腎，病名曰疝瘕，腎之經絡在少腹，故少腹煩冤作熱而痛，其所溲出者白液也。如蟲之食物内損，故一名曰蠱，當此之時，可按可藥。弗治，則水來剋火，乃傳之心，其病筋脈相引而急，病名曰瘛，當此之時，可灸可藥。弗治，則心不宜受病，今既受病，則滿十日，法當死也。若腎傳於心之時，其心不受，病即復反傳於肺，則病不在心，不必以十日爲期也。但肺金再傷，宜發寒熱，法當延至三歲而死。蓋肺至腎一歲，腎至肝一歲，肝至心一歲，火又乘肺，故云三歲死也。由第七節至此觀之，則病傳之次有三：一則如肝受病氣於心，傳之於脾，病氣舍於其腎，傳至於肺而死，謂之逆傳之次也；一則三月若六月，三日若六日，由三陽以至一陰，自外而內，謂之順傳之次也；一則如此節始感於風，成爲肺痺，而五臟相尅，漸至於死，亦謂之逆傳之次也，特死期有不同耳。

張志聰曰：此復言外因之邪，亦逆傳於所勝而死。風爲陽邪，傷人陽氣。爲百病之長者，言四時八方之邪風，雖從陽分而入，而善行數變，乃爲他病。氣主皮毛，風寒之邪，始傷陽氣，故使人毫毛畢直。太陽之氣，主表而主開，病則反閉而爲熱矣。言風寒之邪，始傷表陽之時，可發汗而愈也。氣傷痛，形傷腫，痺不仁而腫痛者，氣傷而病及於形也，如在皮膚氣分者，可用湯熨，在經絡血分者，可灸刺而去之。皮毛者肺之合，邪在皮毛，弗以汗解，則邪氣乃從其合矣。夫皮膚氣分爲陽，五臟爲陰。病在陽者名曰風，病在陰者名曰痺。病舍於肺，名肺痺也。邪閉於肺，故欬而上氣。失而弗治，肺即傳其所勝而行之肝，病名曰肝痺。厥者逆也，脅乃肝之分，逆於脅下而爲痛，故一名厥。脅痛，蓋言痺乃厥逆之痛證也。食氣入胃，散精於肝，肝氣逆，故食反出也。按者，按摩導引也。木鬱欲達，故可按而導之。肝主血，故若可刺也。所謂肺痺肝痺者，非病在肝肺，乃在肝肺之分耳。失而弗治，肝因傳之脾，病名曰脾風，蓋肝乃風木之邪，賊傷脾土，故名脾風，風淫濕土而成熱，故濕熱而發癉也。濕熱之氣，上蒸於心則煩心，火熱下淫則溺黃，蓋熱在中土，而變及於上下也。夫病在形身者，可按可浴，病在內者可藥，發癉，濕熱發於外也，腹中熱煩心出黃，熱在內也，是以當此之時，可按可藥可浴而治之。在脾弗治，則土邪乘腎，病名疝瘕，邪聚下焦，故少腹冤熱而痛，溲出淫濁也。蠱者，言其陰邪居下，而壞事之極也。心主血脈而屬火，火熱盛則筋脈燥縮而手足拘急也，當此危邪之證，尚可灸可藥，言不可以其危篤而棄之也。失而弗治，滿十日法當死，五傳已周，當盡十干而死矣。心主神明而多不受邪，如腎傳之心，心不受邪則反傳之肺，是從肺而再傳矣，邪復出於皮膚絡脈之間，陰陽氣血相乘，是以發往來之寒熱，法當至三歲而死。蓋心不受邪而復傳，故又有三年之久，此邪病復傳之次第也。夫瘕痺之病，不即傳行，而亦不即速死。是初傳而死者，法當三歲。如心不受邪而復再傳者，是又當三歲矣，所謂若三歲若六歲也。夫病發於五臟之陰者，若三月若六月，若三日若六日；病發於五臟之陽者，若三歲若六歲。所謂其生五，其數三，是五臟之氣生於五行，而終於三數，三而兩之，則爲六數矣。

然其卒發者，不必治於傳，或其傳化有不以次。不以次入者，憂恐悲喜怒，令不得以其次，故令人有大病矣。因而喜大虛則腎氣乘矣，怒則肝氣乘矣，悲則肺氣乘矣，恐則脾氣乘矣，憂則心氣乘矣，此其道也。故病有五，五五二十五變，及其傳化。傳，乘之名也。卒，音猝。令，平聲。

王冰曰：其卒發者，不必依傳之次，故不必以傳治之。憂恐悲喜怒，發無常分，觸遇則發，故令病氣亦不次而生。喜則心氣移於肺，心氣不守，故腎氣乘矣。怒則氣逆，故肝氣乘脾。悲則肺氣移肝，肝氣受邪，故肺氣乘矣。恐則傷腎，移於心，腎氣不守，故脾氣乘矣。憂則肝氣移於脾，肝氣不守，故心氣乘矣。精氣並於心則喜，並於肺則悲，並於腎則恐，並於肝則憂，此其不次之常道也。然五臟相並而各五之，五而乘之，則二十五變也。然其變化以勝相傳，傳而不次，變化多端，言傳者何？相乘之異名爾。

馬蒔曰：此言病有猝時暴發而爲大病者，不必以次而入，故不必治其相傳之次也。上文所言者，乃傳化以次，此則不以其次，因一時五志驟傷，使人不得以其次也。喜者心之志也，惟心氣大虛，則腎氣乘之，心之所以大病也。怒者肝之志也，惟脾氣大虛，則肝氣乘之，脾之所以大病也。悲者肺之志也，惟肝氣大虛，則肺氣乘之，肝之所以大病也。恐者腎之志也，惟腎氣大虛，則脾氣乘之，腎之所以大病也。憂與悲同，亦肺之志也，惟肺氣大虛，則心氣乘之，肺之所以大病也。或以有餘而乘彼，或以不足而受乘，皆乘所不勝，此其不以次而入之道也。故每臟之病有五，凡五五二十有五，皆以五臟之互相傳化，如上節所云及五臟之互相傳乘，與本節所云其名目不同有如此者。但上節所云者以外感，而此節所云者以内傷也。

張志聰曰：卒發者，即仲景《傷寒論》之中風、傷寒卒病，三陰三陽之氣，一時寒熱交作，氣脈不通，與病形臟之傳邪而爲瘕痺之證者不同，故不必以病傳之法治之。風則傷衛，寒則傷營，營衛内陷，臟氣逆傳，而五臟相移，亦皆有次，設不以次入者，此因五志内傷，故令不得以次相傳，致令人有大病矣。肝當作肺，肺當作肝，悲當作思。夫喜爲心志，喜大則傷心。如外因於邪，始傷皮毛，内舍於肺，肺因傳之肝，肝傳之脾，脾傳之腎，其間因而喜大則心氣虛而腎氣乘於心矣，怒則肝氣傷而肺氣乘於肝矣，思則脾氣傷而肝氣乘於脾矣，恐則腎氣傷而脾氣乘於腎矣，憂則肺氣傷而心氣乘於肺矣。如一臟虛而受乘即相傳之五臟，故病有五。五臟有五變及其傳化，則五五有二十五變矣。如喜大而腎氣乘心，心即傳之肺，肺傳之肝，肝傳之脾，脾傳之腎，是五臟傳化，亦各乘其所勝，故曰傳者乘之名也。

大骨枯槀，大肉陷下，胷中氣滿，喘息不便，其氣動形，期六月死。真臟脈見，乃予之期日。大骨枯槀，大肉陷下，胷中氣滿，喘息不便，内痛引肩項，期一月死。真臟見，乃予之期日。大骨枯槀，大肉陷下，胷中氣滿，喘息不便，内痛引肩項，身熱脱肉破䐃，真臟見，十日之内死。大骨枯槀，大肉陷下，肩髓内消，動作益衰，真臟未見，期一歲死，見其真臟，乃予之期日。大骨枯槀，大肉陷下，胷中氣滿，腹内痛，心中不便，肩項身熱，破䐃脱肉，目眶陷，真臟見，目不見人，立死。其見人者，至其所不勝之時則死。

王冰曰：皮膚乾著，骨間肉陷，謂大骨枯槀，大肉陷下也。諸附骨際及空窳處，亦同其類。胷中氣滿，喘息不便，肺無主也。肺司治節，氣息由之，其氣動形，爲無氣相接，故聳舉肩背，以遠求報氣矣。夫如是皆形臟已敗，神臟亦傷，見是證者，期後一百八十日内死矣。候見真臟之脈，乃與死日之期爾。真臟脈診，《下經》備矣，此肺之臟也。火精外出，陽氣上燔，金受火災，故内痛引肩項，如是者期後三十日内死，此心之臟也。陰氣微弱，陽氣内燔，故身熱。䐃者肉之標，脾主肉，故肉如脱盡，䐃如破敗也。見斯證者，期後三百日内死。䐃，謂肘膝後肉如塊者，此脾之臟也。肩髓内消，謂缺盆深也。衰於動作，謂交接漸微。以餘臟尚全，故期後三百六十五日内死，此腎之臟也。木生其火，肝氣通心脈，抵少腹，上布脅肋，循喉嚨之後，上入頏顙，故腹痛，心中不便，肩項身熱，破䐃脱肉也。肝主目，故目眶陷，及不見人，立死也。不勝之時，謂於庚辛之月。此肝之臟也。

馬蒔曰：此舉諸證漸盛者，必以真臟脈見，乃期其所死之日時也。大骨者，即生氣通天論之所謂高骨也。大肉者，臀肉也。大骨大肉之榮枯肥瘦，可以驗諸骨肉也。大骨枯槀，腎之衰也，大肉陷下，脾之衰也，胷中氣滿，喘息不便，其氣動形，上盛下虚，肺之衰也。三經漸衰，肝心未及，期半歲之内當死，必其有五臟之真脈來見，乃與之期所死之日矣。大骨枯槀，大肉陷下，胷中氣滿，喘息不便，腎脾肺三經衰矣。心内作痛而上引，肩項亦因以痛，則心經亦衰，期一月之内當死，必其有五臟之真脈來見，乃與之期所死之日耳。大骨枯槀，大肉陷下，胷中氣滿，喘息不便，内痛引肩項，則腎脾肺心衰矣。身加發熱，諸肉皆脱，䐃肉已破，䐃者肉之分理也，則脾經更衰，而又五臟真脈來見，則十日之内當死矣。大骨枯槀，大肉陷下，腎脾已衰，而肩髓内消，動作益衰，則腎臟尤衰，餘證尚未盡具，其真臟之脈未見，期一歲之内當死。若五臟之真脈來見，乃與之期所死之日也。大骨枯槀，大肉陷下，胷中氣滿，腹内作痛，心中不便，肩項與身皆熱，其䐃破肉脱，腎脾肺心衰矣。而目眶下陷，真臟脈見，目不見人，是肝經已衰，而五臟俱已竭也，其人立死。幸而目猶見人，至其所不勝者之時則死。如肝死於日晡申酉之時，即前一日一夜五分之之謂也。

張志聰曰：此復申明五志内傷，亦各傳其所勝，察其形證，審其臟脈，而知死生之期也。夫氣血發原於腎，生於胃，而輸於脾，回則不轉而無相生之機，是以大骨枯槁，大肉陷下，而令人有大病也。大骨，兩臂兩腿之骨；大肉即兩臂兩腿之肉。蓋腎主骨而脾胃主肌肉四肢也。夫胃氣之資養於五臟者，宗氣也。宗氣積於胸中，從虚里之大絡，貫於十二經脈，經脈逆行，故胸中氣滿，陽明氣厥，故喘息不便。其氣動形者，心病欲傳於肺，肺主氣，故氣盛而呼吸動形也。期以六月死者，心始傳肺，肺傳肝，肝傳脾，脾傳腎而後死，故有六月之久。真臟脈見，堅而搏，如循薏苡子纍纍然，予之期日者，當死於壬癸日之中夜，此言心病至腎而死也。内痛者，肺受其傷，肺之俞在肩背，故痛引肩項也。肝病而已傳及於所勝之臟，故當期以本月之内而死也。真臟脈見，如循刀刃責責然，如按琴瑟絃，予之期日，當死於庚辛日之薄暮也，此言肝病至肺而死也。肺病，故痛引肩背，傳及於心，故身熱也。夫心主血而生於腎臟之精血，氣盛則充膚熱肉，心腎傷而精血衰，故曰脱肉破䐃。真臟脈見，大而虚，如羽毛中人膚，病傳於心，故期以十日之内死。蓋心不受邪，故死之速也。此言肺病至心而死也。脾主爲胃行其津液，津液者，淖澤注於骨，補益腦髓。脾病而津液不行，故肩髓先内消也。肩髓者，大椎之骨髓，上會於腦，是以項骨傾者，死不治也。脾主四肢，脾病則四肢懈惰，故動作益衰。真臟來見者，如水之流，如烏之喙。脾土王於四時，脾氣灌於四臟，故雖有真臟來見，尚期有一歲之久，蓋以四時五臟之氣，終而後死也。期死之月，見其真臟之乍數乍疎，乃與之期日，謂當死於甲乙之昧旦也。此言脾病而終於一歲也。本經曰：腎病者大小腹痛，腎傳之心，故心中不便，心傳之肺，肺傳之肝，故肩項身熱；肝傳之脾，故目眶陷也。真臟脈見，搏而絶，如指彈石，辟辟然。如目不見人，腎之精氣已絶，故立死；其見人者，餘氣未盡，至所不勝之時而死，謂當死於日昃也。夫腎爲生氣之原，生氣絶於下，故死之更速也。此言腎病而死於脾也。

急虚身中卒至，五臟絶閉，脈道不通，氣不往來，譬於墮溺，不可爲期。其脈絶不來，若人一息五六至，其形肉不脱，真臟雖不見，猶死也。中，去聲。卒，音猝。按馬註，一息作一呼爲妥。

王冰曰：此言五臟相移，傳其不勝，則可待真臟脈見，乃與死日之期。卒急虚邪，中於身内，則五臟絶閉，脈道不通，氣不往來，譬於墮墜没溺，不可與爲死日之期也。脈絶不來，或一息五六至，是皆急虚卒至之脈。

馬蒔曰：此承上文而言有等急虛中邪者易死，不可拘前證與前脈也。以言其勢則急，以言其人則虛，而此身猝然中邪，致使五臟閉絶，脈道不通，諸經之氣不能往來，譬之墮溺水中，立時死亡，不可以日期必之也。其脈或絶而不來，或有一呼五六至，則一吸亦五六至，是一息有十二至，皆絶魂脈也。脈之太過不及雖有不同，而皆爲死脈，故雖形肉不脱，真臟脈雖不見，其人亦必死也，豈可拘於上文所期之日時哉？

張志聰曰：此言卒發者不必治其傳也。夫邪氣勝者，精氣虛，風寒之邪，卒中於身，精氣一時虛奪，故急虛也。此病三陰三陽之氣，而不病於有形，故五臟之氣，一時絶閉，脈道一時不通，而氣不往來，譬若墮溺，乃倉卒一時之病，而生死亦在於時日之間，與風寒之病形臟，弗治而爲肺痹，弗治而傳之肝，肝傳之脾，脾傳之腎，腎傳之心。期以三歲六歲死者，不相同也，故不可以爲期。然倉卒之病，非但不可爲期，併不待形肉脱而真臟見也。脈絶不來，生氣絶於内也。一息五六至，邪氣盛於外也。此邪氣盛而正氣絶，不必真臟見而猶死也。

真肝脈至，中外急如循刀刃責責然，如按琴瑟絃，色青白不澤，毛折乃死。真心脈至，堅而搏，如循薏苡子累累然，色赤黑不澤，毛折乃死。真肺脈至，大而虛，如以毛羽中人膚，色白赤不澤，毛折乃死。真腎脈至，搏而絶，如指彈石辟辟然，色黑黄不澤，毛折乃死。真脾脈至，弱而乍數乍疎，色黄青不澤，毛折乃死。諸真臟脈見者，皆死不治也。折，音舌。中，去聲。辟，音劈。數，音朔。

楊上善曰：無餘物和雜，故名真也。五臟之氣，皆胃氣和之，不得獨用。如至剛不得獨用，獨用則折，和柔用之即固也。五臟之氣，和於胃氣，即得長生，若真獨見必死。欲知五臟真見爲死，和胃爲生者，於寸口診即可知。見者如絃，是肝脈也。微絃爲平和。微絃謂二分胃氣，一分絃氣，俱動爲微絃，三分並是絃而無胃，謂爲見真臟。餘四臟準此。

馬蒔曰：此即真臟脈而擬之，又當驗其氣色皮毛而決其死也。真肝脈至，如循刀刃之形，責責然可畏也；又如琴瑟之絃至急。蓋脈不微絃，非脈來軟弱輕虛而滑端直以長之本體，乃但絃而無胃者也。色雖見青，而白來剋之，不復潤澤，金剋木也；其毛已折，元氣敗也，故曰死。真心脈至，堅而搏，如循薏苡子，殊累累然。是脈不微鉤，非來盛去衰之本體，乃但鉤而無胃者也。色雖見赤，而黑來剋之。不復潤澤，水剋火也；其毛已折，元氣敗也，故曰死。真肺脈至，大而虛，過於盛也，如以毛羽中人膚，浮而無著也，蓋脈不微浮，非輕虚以浮來急去散之本體，乃但浮而無胃者也。色雖見白，而赤來乘之，不復潤澤，火剋金也；其毛已折，元氣敗也，故曰死。真腎脈至，搏擊而絶，如指彈石，殊辟辟然，是脈不微沉，非沉以搏之本體，乃但沉而無胃者也。色雖見黑，而黄來剋之，不復潤澤，土剋水也；其毛已折，元氣敗也，故曰死。真脾脈至，雖云軟弱而乍數乍疎，是如水之流，如烏之喙，非和柔相離，如鷄踐地之本體，乃但弱而無胃者也。色雖見黄，而青來剋之，不復潤澤，木剋土也；其毛已折，元氣敗也，故曰死。

張志聰曰：此審别真臟之脈象，乃可予之期日也。如循刀刃，如按琴瑟絃，肝木之象也；如薏苡子，如彈石，心腎之象也，皆堅勁之極，而無柔和之氣也。乍數乍疎，欲灌不能，脾氣欲絶之象也。如羽毛中人膚，肺氣虚散之象也。蓋堅勁虚散，皆不得胃氣之中和，人無胃氣則死矣。色青白不澤，赤黑不澤，皆兼剋賊所勝之色，色生於血，脈氣將絶，故不澤也。夫脈氣流經，經氣歸於肺，肺朝百脈，輸精於皮毛，毛脈合精而後行氣與臟腑，是臟腑之氣欲絶，而毛必折焦也。《靈樞經》曰：血獨盛則淡滲皮膚，生毫毛。又曰：經脈空虚，血氣弱枯，腸胃僵辟，皮膚薄著，毛腠夭焦，予之死期。是皮毛夭折者，血氣先絶也。

黄帝曰：見真臟曰死，何也？岐伯曰：五臟者，皆禀氣於胃。胃者，五臟之本也。臟氣者，不能自致於手太陰，必因於胃氣，乃至於手太陰也。故五臟各以其時自爲而至於手太陰也。故邪氣勝者，精氣衰也。故病甚者，胃氣不能與之俱至於手太陰，故真臟之氣獨見。獨見者，病勝臟也，故曰死。帝曰：善。

王冰曰：胃爲水穀之海，故五臟禀焉。平人之常，禀氣於胃，胃氣者，平人之常氣，故臟氣因胃，乃能至於手太陰也。自爲者，自爲其狀至於手太陰也。真臟之氣獨見，是所謂脈無胃氣也。平人氣象論曰：人無胃氣曰逆，逆者死。

馬蒔曰：此承上文而言無胃氣者，乃真臟脈也。脈必始於手太陰肺經，而後行之於諸經，又必有胃氣，而後五臟之氣，始會於手太陰肺經，故五臟各以其所屬之時，而借胃氣以至於手太陰肺經也。彼邪氣勝者，正氣必衰，安得有胃氣以至於手太陰？但見各臟之真臟脈獨見耳。此其病氣勝於臟氣，所以至於死也。

張志聰曰：五臟之氣，皆胃腑水穀之所資生，故胃爲五臟之本。手太陰者，兩脈口也。臟氣者，五臟之精氣也。五臟之氣，必因於胃氣，乃至於手太陰也。又非惟微和之爲胃氣也，即五臟之絃鉤毛石，各以其時，自爲其象，而至於手太陰者，皆胃氣之所資生。故邪氣勝者，五臟之精氣已衰，而不能爲絃鉤毛石之象矣，故令人有大病，而病甚者，胃氣絶而真臟見，真臟見者，病氣勝而臟氣絶也。

黄帝曰：凡治病察其形氣色澤，脈之盛衰，病之新故，乃治之，無後其時。形氣相得，謂之可治。色澤以浮，謂之易已。脈從四時，謂之可治。脈弱以滑，是有胃氣，命曰易治，取之以時。形氣相失，謂之難治。色夭不澤，謂之難已。脈實以堅，謂之益甚。脈逆四時，爲不可治。必察四難，而明告之。易，俱去聲。

王冰曰：無後其時者，言必先時而取之也。氣盛形盛，氣虚形虚，是謂相得。若氣色浮潤，血氣相營，故易已。其脈春絃夏鈎，秋浮冬營，謂順四時，故可治。取之以時者，候可取之時而取之，則萬舉萬全，當以四時血氣所在而爲療爾。形盛氣虚，氣盛形虚，皆相失也。夭謂不明而惡，不澤謂枯燥。脈實以堅，是邪氣盛，故益甚也。脈逆四時，爲不可治，以氣逆也。形氣相失四句，是謂四難，此四難粗之所易語，工之所難爲。

馬蒔曰：此言凡治病者，必察形氣色脈而決其生死也。形氣色脈四者，其間有氣盛形盛氣虚形虚，謂之相得，其病可治，蓋氣盛形盛之氣，主邪氣言，而氣虚形虚之氣，主正氣言，其形則形體也。若形盛氣虚，氣盛形虚，謂之相失，則難治矣。蓋形盛氣虚之氣，主正氣言，而氣盛形虚之氣，主邪氣言，所以曰難治也。色浮而澤，血氣相榮，其病易已，若色夭而晦，枯燥不澤，則難已矣。脈之絃鈎毛石，順於四時，其病可治，若沉濇浮大，逆於四時，則爲不可治矣。脈弱以滑，是有胃氣，又必分時以取之，其病易治，若脈實以堅是無胃氣，則病爲益甚。此四者未易明辨，謂之四難，必察此而明告病人可也。

張志聰曰：帝以伯所言之五臟乘傳，有淺有深，而胃氣不資，有虚有絶，故當察其形氣色脈，治病者宜急治之無後其時，而致於死不治也。形氣相得，病之新也。色澤以浮，乘逆淺也。脈從四時者，五臟各以其時自爲而至於手太陰也。脈弱以滑者，胃氣能於之俱至於手太陰也。察此四易，當急治之而無後其時。取之以時者，春刺散俞，夏刺絡俞，秋刺皮膚，冬刺俞竅也。形氣相失，病之久也。色夭不澤，乘傳深也。脈實以堅，無胃氣也。脈逆四時，剋賊勝也。察此四難，而明告其病者焉。

所謂逆四時者，春得肺脈，夏得腎脈，秋得心脈，冬得脾脈。其至皆懸絶沉濇者，命曰逆四時。未有臟形，於春夏而脈沉濇，秋冬而脈浮大，名曰逆四時也。

王冰曰：懸絶，謂如懸物之絶去也。未有，謂未有臟脈之形狀也。

馬蒔曰：此舉脈逆四時者而申言之也。所謂脈逆四時者，春得肺脈，金剋木也；夏得腎脈，水剋火也；秋得心脈，火剋金也；冬得脾脈，土剋水也。四脈之至皆懸絶沉濇，是無胃氣，命曰逆四時也。此皆析而言之耳。又嘗統而言之，大凡春夏陽氣漸上，脈宜絃洪而反沉濇，秋冬陽氣漸下，脈宜沉濇而反浮大，此謂逆四時之脈也。

張志聰曰：春得肺脈，夏得腎脈者，臟精衰而所不勝乘之也。其至皆懸絶沉濇者，無胃氣之資生也。夫五臟各以其時自爲而至於手太陰者，臟真之神氣也。如未有絃鉤毛石之象形，而升降浮沉之氣不可逆，蓋氣順則脈順，氣逆則脈逆，脈隨氣行者也。

病熱脈静，泄而脈大，脱血而脈實，病在中脈實堅，病在外脈不實堅者，皆難治。

王冰曰：皆難治者，以其與證不相應也。

馬蒔曰：此舉脈與證反者，而決其爲難治也。熱病宜洪大，而反沉静，後泄脈宜静而反脈大，脱血宜沉而反脈實。病在中者，脈不當虚，然亦不可太實而堅，今曰實堅，則邪氣在内未已也。病在外者，脈不宜濇堅，今曰實堅，則邪氣在外方盛，皆謂之難治也。

張志聰曰：脈病不相應者，病勝臟也，故皆難治。

黄帝曰：余聞虚實以決死生，願聞其情。岐伯曰：五實死，五虚死。帝曰：願聞五實五虚。岐伯曰：脈盛，皮熱，腹脹，前後不通，悶瞀，此謂五實。脈細，皮寒，氣少，泄利前後，飲食不入，此謂五虚。帝曰：其時有生者何也？岐伯曰：漿粥入胃，泄注止則虚者活，身汗得後利則實者活，此其候也。瞀，音茂。

王冰曰：五實謂五臟之實，五虚謂五臟之虚，實謂邪氣盛實，然脈盛，心也；皮熱，肺也；腹脹，脾也；前後不通，腎也；悶瞀，肝也。虚謂真氣不足也，然脈細，心也；皮寒，肺也；氣少，肝也；瀉利前後，腎也；飲食不入，脾也。

馬蒔曰：此言五實爲邪氣有餘，五虚爲正氣不足，皆爲死。而正氣復，則虚者可生，邪氣去，則實者亦可生也。五臟有邪，五邪各實，所以曰死，然使身汗而邪從外散，後利而邪從下行，則五實漸去，實者亦有可活也。五臟各虚，所以曰死。然使漿粥入胃，胃氣漸復，瀉利漸止，正氣不瀉，則五虚漸補，虚者亦有可活也。以理推之，五實自外感而言，五虚自内傷而言，然必五實五虚各備，方可曰死，而虚實止見一證，未可以輕決也。

張志聰曰：實者謂邪氣實，虚者謂正氣虚。心主脈，脈盛，心氣實也。肺主皮毛，皮熱，肺氣實也。脾主腹，腹脹，脾氣實也。

腎開竅於二陰，前後不通，腎氣實也。瞀，目不明也。肝開竅於目，悶瞀，肝氣實也。脈細心氣虛也。皮寒，肺氣虛也。肝主春生之氣，氣少，肝氣虛也。泄利前後，腎氣虛也。飲食不入，脾氣虛也。蓋邪之所凑，其正必虛，是以邪氣盛者死，正氣虛者亦死也。五臟之氣，皆由胃氣之所資生，漿粥入胃，泄注止，胃氣復也。身汗，外實之邪從表散也。得後利，裏實之邪從下出也。此言卒發之病而有死有生也。

古今圖書集成醫部全録卷十二

黄帝素問

三部九候論篇第二十

馬蒔曰：中有三部九候等法，故名篇。

黄帝問曰：余聞九鍼於夫子，衆多博大，不可勝數。余願聞要道以屬子孫，傳之後世，著之骨髓，藏之肝肺，歃血而受，不敢妄泄，令合天道，必有終始，上應天光星辰歷紀，下副四時五行，貴賤更互，冬陰夏陽，以人應之奈何？願聞其方！岐伯對曰：妙乎哉問也！此天地之至數。首數字上聲，末去聲。屬、囑同。令，平聲。

王冰曰：歷紀謂日月行歷於天，二十八宿三百六十五度之分紀也。言以人形血氣榮衛周流，合時候之遷移，應日月之行道，然斗極旋運，黄赤道差，冬時日依黄道近南，故陰多。夏時日依黄道近北，故陽盛。夫四時五行之氣以王者爲貴，相者爲賤也。道貫精微，故云妙問。至數，謂至極之數也。

張志聰曰：此論九鍼九候之道。夫天地之大，數始於一而終於九，聖人明天地之數，一而九之，故立九野，九而九之，九九八十一，以起黄鐘數焉。鍼應其數。一者天也，天者陽也，肺應天爲五臟六腑之華蓋。皮者肺之合也，人之陽也。二者地也，人之所以應土者肉也。三者人也，人之所以生成者血脈也。四者時也，時者四時八風之氣也。五者音也，音者冬夏之分，分於子午，陰與陽别，寒與熱争，兩氣相搏也。六者律也，律者調陰陽四時，合於十二經脈也。七者星也，星者人之七竅也。八者風也，風者人之股肱，八節八正之虚風，八風之邪，舍於骨節腠理之間也。九者野也。野者人之節解，皮膚之間也。此天地之至數，上應天光星辰歷紀，下副四時五行，中合人之九臟九竅三部九候也。貴賤更互者，四時五行之氣，以王爲貴而相爲賤也。冬陰夏陽者，下文所謂沉細懸絶爲陰，主冬，躁盛喘數爲陽，主夏也。帝言九鍼之道，以通其意於《鍼經》，今願聞簡要之道，是以伯答三部九候之法。

帝曰：願聞天地之至數，合於人形，血氣通，決死生，爲之奈何？岐伯曰：天地之至數，始於一，終於九焉。一者天，二者地，三者人。因而三之，三三者九，以應九野。故人有三部，部有三候，以決死生，以處百病，以調虛實而除邪疾。

王冰曰：九，奇數也，故天地之數，斯爲極矣。三部者，言身之上中下部，非謂寸関尺也。三部之內，經隧由之，故察候存亡，悉因於是。鍼之補瀉，邪疾可除也。

張志聰曰：始於一，終於九者，天之數也。曰天地之至數者，言天包乎地，地氣通於天也。一者，奇也，陽也，故應天。二者，偶也，陰也，故應地。三者，參也，故應人。因三才而三之，則爲九，以應九野。九野者，九州分野，上應天之二十八宿也。人有三部，部有三候者，三而成天，三而成地，三而成人也。決死生者，觀其形氣，別其陰陽，調其血脈，察其腑臟，以知死生之期也。處百病者，表裏陰陽寒熱虛實之爲病也。調虛實者，實則瀉之，虛則補之也。除邪疾者，去血脈除邪風也。

帝曰：何謂三部？岐伯曰：有下部，有中部，有上部。部各有三候，三候者，有天、有地、有人也。必指而導之，乃以爲真。上部天，兩額之動脈；上部地，兩頰之動脈；上部人，耳前之動脈。中部天，手太陰也；中部地，手陽明也；中部人，手少陰也。下部天，足厥陰也；下部地，足少陰也；下部人，足太陰也。故下部之天以候肝，地以候腎，人以候脾胃之氣。帝曰：中部之候奈何？岐伯曰：亦有天，亦有地，亦有人。天以候肺，地以候胷中之氣，人以候心。帝曰：上部以何候之？岐伯曰：亦有天，亦有地，亦有人。天以候頭角之氣，地以候口齒之氣，人以候耳目之氣。三部者各有天，各有地，各有人。三而成天，三而成地，三而成人，三而三之，合則爲九，九分爲九野，九野爲九臟，故神臟五，形臟四，合爲九臟。五臟已敗，其色必夭，夭必死矣。

王冰曰：指而導之乃以爲真，言必當諮受於師也。徵四失論曰：受師不卒，妄作雜術，謬言爲道，更名自功，妄用砭石，後遺身咎。此其誡也。下部之天以候肝，足厥陰脈行其中也。地以候腎，足少陰脈行其中也。人以候脾胃之氣，足太陰脈行其中也。脾臟與胃以膜相連，故以候脾兼胃也。中部之天以候肺，手太陰脈當其處也。地以候胷中之氣，手陽明脈當其處也。經云：腸胃同候。故以候胷中也。人以候心，手少陰脈當其處也。上部之天，位在頭角之分，故以候頭角之氣，上部之地，位近口齒，故以候之，上部之人，位當耳前，脈抵於目外眥，故以候之。所謂神臟者，肝藏魂，心藏神，脾藏意，肺藏魄，腎藏志也。以其皆神氣居之，故云神臟也。所謂形臟者，如氣外張虚而不屈，含藏於物，故云形臟也。所謂形臟四者，一頭角、二耳目、三口齒、四胷中也。夭，謂死色，異常之候也。色者神之旗，臟者神之舍，故神去則臟敗，臟敗色見異常之候，故死也。

馬蒔曰：此詳論人必有三部，各部有三候，而合爲九臟，應於九野，所以爲天地之至數也。上部有天、有地、有人。天者兩額之動脈，即下文天以候頭角之氣，此脈在額兩旁瞳子髎、聽會等處，數應於指，足少陽脈氣所行也。地者兩頰之動脈，即下文地以候口齒之氣，此脈在鼻孔下兩旁，近於巨髎之分，動應於指，足陽明脈氣所行也。人者耳前之動脈，即下文人以候耳目之氣，此脈在耳前陷者中絲竹空、和髎等處，動應於指，手少陽脈氣所行也。凡此者，皆所以候之於頭面，故謂之上部也。中部有天、有地、有人。天者，手太陰肺經也，即下文天以候肺之謂，脈在掌後寸口中，是謂經渠，動應於指，即手太陰脈氣所行也。地者，手陽明大腸經也，即下文地以候胷中之氣，此脈在手大指次指岐骨間合谷之分，動應於指，手陽明脈氣所行也。人者，手少陰心經也，即下文人以候心之謂，此脈在掌後鋭骨之端，神門之分，動應於指，即手少陰脈氣所行也。凡此者皆所以候之於手，故謂之中部也。下部有天、有地、有人，天者，足厥陰肝經也，即下文下部之天以候肝，此脈在毛際外羊矢下一寸半五裏之分，臥而取之，動應於指，即足厥陰脈氣所行也。女子取太衝，在足大指本節後二寸陷中。地者，足少陰腎經也，即下文地以候腎，此脈在足内踝後跟骨上陷中太谿之分，動應於指，即足少陰脈氣所行也。人者足太陰脾經也，即下文人以候脾胃之氣，此脈在魚腹上越筋間直五里下箕門之分，動應於指，即足太陰脈氣所行也。凡此者皆所以候之於足，故謂之下部也。頭手足，分上中下爲三部矣，而三部之中，又各有天地人，合則爲九，所以應九野，而九野正合於吾身之九臟，故人有九臟，地有九野，乃天地之至數有如此者。五臟已敗，則其色必夭，夭者異於常候也，其人死矣。

張志聰曰：夫人生於地，懸命於天，天地合氣命之曰人，是以一身之中有三部，一部之中而各有天地人。不知三部者，陰陽不別，天地不分，以實爲虚，以邪爲真，絶人長命，予人夭殃，故必捫循三部九候之盛虚而調之，乃以爲刺法之真。足太陽爲諸陽主氣，故主上部天，二陽之氣而主土，故爲上部地，心主血而小腸爲之，使人之所以生成者血脈也，故主上部人，此陽氣之在上也。朱永年所謂天主氣，足太陽爲諸陽主氣也；地應肉，足陽明胃土之主肌肉也；人主血脈，手太陽與少陰相爲表裏是也。五臟之應天者肺，然臟爲陰，故主中部天。陽明居中土，故主中部地。三以應人，人主血脈，心藏血脈之氣，故主中部人。厥陰爲陰中之少陽，主春生之氣，故主下部天。腎爲牝臟而居下，故主下部地。脾爲陰臟而居中，故主下部人。下部之天以候肝，地以候腎，人以候脾胃之氣者，是以下部之三候，以候膈下之三神臟焉。肺屬金，主氣，故中部天以候肺。心主血脈而居肺之下，故人以候心。胷中，膻中也，宗氣之所聚也。宗氣者，陽明水穀之所資生，故地以候胷中之氣。此以中部之三候，以候膈上之二神臟，中土之二形臟焉。太陽爲諸陽主氣，其經脈上額交巔，會於腦，出於項，故天以候頭角之氣。足陽明之氣，胃腑之所生也，其經脈起於鼻交頞中，上入齒中，還出俠口，環脣下，故地以候口齒之氣。手太陽者，少陰心臟之腑也，其經脈上目鋭眥，入耳中爲聽宫，故人以候耳目之氣。此以膺喉頭首以候上部三形臟焉。蓋陽臟之氣在上也。九野者，言身形之應九野也。左足應立春，左脅應春分，左手應立夏，膺喉頭首應夏至，右手應立秋，右脅應秋分，右足應立冬，腰尻下竅應冬至，六腑膈下三臟應中州。凡此九者，以候臟腑陰陽之氣，故九野爲九臟，蓋以身形應九野，九野而合九臟，九臟外通九竅，九野外合九州，而皆通乎天氣，是以兼三才而三之，合爲九九之數。《下經》云：人生有形，不離陰陽，天地合氣，列爲九野，分爲四時。即此義也。夫五味入口，藏於腸胃，味有所藏，以養五氣，氣和而生，津液相成，神乃自生，是五臟之神，由腸胃津液之所生也。胃主化水穀之津液，大腸主津，小腸主液，膀胱者津液之所藏，故以四腑爲形臟，而人之陰陽氣血肌肉經脈，皆由此九臟之所生。五臟之神氣，由形臟之資生；五色之外榮，由五臟之所發。此以九臟九候之氣，而復歸重於五臟之神氣焉。

帝曰：以候奈何？岐伯曰：必先度其形之肥瘦，以調其氣之虚實。實則瀉之，虚則補之。必先去其血脈，而後調之。無問其病，以平爲期。度，音鐸。

王冰曰：實瀉虚補，此所謂順天之道。老子曰：天之道，損有餘補不足也。血脈滿堅，病邪留止，故先刺去血，而後乃調之，不當詢問病者盈虚，要以脈氣平調爲之期準爾。

馬蒔曰：此承上文而言調病之法也。三部九候，固如上文所言矣，然醫工診候之法，必先度其形之肥，則知其氣之實，而實者有餘，可以瀉之。度其形之瘦，則知其氣之虚，而虚者不足，可以補之。凡此病者，皆必有邪，必先去其脈中之結血，以去其邪，而後調其虛實，以行補瀉，且無問其病之何如，惟補之瀉之，而以平爲期可也。此論用鍼之法，而用藥者，亦可以類推矣。

張志聰曰：候者，候三部九候之脈而刺之也。肥人者，血氣充盈，膚革堅固，其氣濇以遲，刺此者，宜深而留之。瘦人者，皮薄色少，血清氣滑，易脱於氣，易損於血，刺此者，宜淺而疾之。實者，邪氣盛也。虛者，精氣奪也。宜瀉者，迎而奪之。宜補者，追而濟之。去血脈者，除宛陳也。蓋凡治病必先去其血，乃去其所苦，然後瀉有餘，補不足，無問其病之可否，必候其氣至和平，而後乃出其鍼也。

帝曰：決死生奈何？岐伯曰：形盛脈細，少氣不足以息者危。形瘦脈大，胷中多氣者死。形氣相得者生。參伍不調者病。三部九候皆相失者死。上下左右之脈，相應如參舂者，病甚。上下左右相失，不可數者死。中部之候雖獨調，與衆臟相失者死。中部之候相減者死。目内陷者死。數，去聲。

王冰曰：度形肥瘦，調氣盈虛，不問病人，以平爲準，死生之證以決之也。若形氣相反，故生氣至危。玉機真臟論曰：形氣相得，謂之可治。今脈氣不足，形盛有餘，證不相符，故當危也。危者，言其近死，猶有生者也。刺志論曰：氣實形實，氣虛形虛，此其常也，反此者病。今脈細少氣，是爲氣弱；體壯盛，是爲形盛。形盛氣弱，故生氣傾危。其形瘦脈大，胷中多氣則死者，蓋形瘦脈大，胷中氣多，形臟已傷，故云死也。凡如是類，皆形氣不相得也。參謂參校，伍謂類伍，參校類伍而有不調，謂不率其常則病也。失，謂氣候不相類也。相失之候，診凡有七，即下獨小、獨大是也。三部九候上下左右，凡十八診也。如參舂者，謂大數而鼓，如參舂杵之上下也。脈要精微論曰：大則病進，故病甚。不可數者，謂一息十至已上也。《脈法》曰：人一呼而脈再至，一吸脈亦再至曰平，三至曰離經，四至曰脱精，五至曰死，六至曰命盡。今相失而不可數者，是過十至之外也。五至尚死，況十至者乎。中部左右，凡六診也，上部下部，已不相應，中部獨調，固非其久減於上下，是亦氣衰，故皆死也。減，謂偏少也。目内，太陽也。太陽之脈，起於目内眥。目内陷者，太陽絶也，故死。所以言太陽者，太陽主諸陽之氣，故獨言之。

馬蒔曰：此亦承上文而言決死生之法也。形盛脈細，氣少息不足，形瘦脈大，多氣喘滿，即前篇形氣相失，謂之難治也。若形氣相得，即形盛脈大，形瘦脈細，乃前篇形氣相得，謂之可治，所以曰生。參之伍之，而衆脈相失，乖其常度，其人必病。夫不調曰病，而相失曰死，則有輕重之别也。曰病甚，曰死，亦有別也。上文言三部之不相應者，爲病爲死，故中部之候雖獨調和，然與上下二部之脈，彼此相失，其死必也。且中部之候，亦至相減，不得調和，則其死亦可必矣。不惟是也，足太陽之脈，起於目内眥，主諸陽經之氣，乃衛氣之行從兹而始者，今曰目已内陷，則亦必死之驗也。

張志聰曰：形瘦者，正氣衰也。脈大者，病氣進也。胷中多氣者，氣勝形也。氣勝形者，邪氣盛而正氣脱也。天之生命所以立形定氣，形氣和平，是爲相得也。參伍不調者，即獨大、獨小、獨疾、獨徐之意，此總言其不調者病，下節分言之，以知病之所在。皆相失者，非止於參伍不調矣，此臟腑陰陽之氣皆病，故死。夫脈之來去，隨氣降升，是以九候之相應，上下若一，如參春者，言脈之上至下去，左至右去，有如春者之參差，彼上而此下也，此因邪病甚，而正爲邪傷故也。然止言其來去之參差，至相失不可數，則其至數亦併錯亂也，此邪病更甚，而正氣將脱，故死。中部天，主氣；中部人，主血；中部地，主胷中之宗氣。夫上下左右之脈交相應者，血氣之循環也，臟腑之脈，得胃氣而至於手太陰者，宗氣之所通也，如中部之候雖獨調，與衆臟相失者，不得中焦之血氣以資養，故死。目者，五臟六腑之精氣也，目内陷則死者，蓋由五臟六腑之精氣消滅，故驗之目也。

帝曰：何以知病之所在？岐伯曰：察九候獨小者病，獨大者病，獨疾者病，獨遲者病，獨熱者病，獨寒者病，獨陷下者病。

王冰曰：相失之候，凡診有七者，此之謂也。然脈見七診，謂參伍不調，隨其獨異以言其病爾。

馬蒔曰：此言九候之中，有七診之法也。言察九候之中，大小偏者病，疾遲偏者病，寒熱偏者病，脈獨陷下者病，名曰七診之法，而可以識九候中之病也。

張志聰曰：夫九候之相應也，上下若一，不得相失，如一部獨異，即知病之所在，而隨證治之。大小者，脈之體象也。疾遲者，脈之氣數也。寒熱者，三部皮膚之寒熱也。陷下者，沉陷而不起也。《鍼經》曰：上下左右，知其寒温，何經所在，審皮膚之寒温滑濇，知其所苦。

以左手足上，上去踝五寸按之，庶右手足當踝而彈之，其應過五寸以上，蠕蠕然者不病；其應疾中手渾渾然者病，中手徐徐然者病；其應上不能至五寸，彈之不應者死。是以脱肉身不去者死，中部乍疎乍數者死。其脈代而鉤者，病在絡脈。九候之相應也，上下若一，不得相失。一候後則病，二候後則病甚，三候後則病危，所謂後者應不俱也。察其腑臟，以知死生之期，必先知經脈，然後知病脈。真臟脈見者，勝死。踝，胡瓦切。蠕，音軟。中，去聲。數，音朔。

馬蒔曰：此言診脈之有定所，正可以施七診而知諸病也。手踝之上，手太陰肺經脈也，應於中部，去踝五寸，手之踝骨在下，而從内廉至太淵穴，計有五寸。足踝之上，足太陰脾經脈也，應于下部，去内踝骨之上五寸，乃三陰交之上，漏谷之下也。蓋漏谷去踝六寸也。以其左手上去踝五寸即太淵穴，左足上去踝五寸即漏谷之下，兩處按其脈，則於右手右足，當踝而彈之。若按右手右足之脈，則於左手左足彈之，蓋使左右相應也。其應過五寸以上，蠕蠕然脈軟而和，故曰不病；其脈應而速，中指渾渾然不清者病，中指徐徐然不應手者病。其應上不能至五寸，左右手足互相彈之不應者死，蓋氣絶故不應也。凡曰應者，應醫工之指下也。足太陰脾經之脈，應在肉，是以脱肉不能行去者死；手太陰肺經之脈主乎氣，故中部乍疎乍數者死，氣之衰也。其脈代如鉤者，病在絡脈。鉤爲夏脈，又夏氣在絡，故病在絡脈。絡脈受邪，則經脈自滯，故脈來中止而代也。九候之相應者，上下若一，不得相失，則遲速大小相等，斯爲可貴。其有不等者，一候後則病，二候後則病甚，三候後則病危。所謂候後曰病、曰甚、曰危者，脈來應手之際，左右上下不得齊一也。又必察其腑臟，以知死生之期，即陰陽別論之所謂：別於陽者，知病忌時；別於陰者，知死生之期也。又必先知各經自然之經脈，然後知各經適然之病脈。凡真臟脈來見者，至於相勝之日時而死矣。

張志聰曰：此候生陽之氣，以知病之死生也。諸陽氣者，太陽之所主也。根結篇曰：太陽爲開，開折則肉節瀆而暴病起矣。故暴病者，取之足太陽，視有餘不足。瀆者，皮膚宛焦而弱也，是以知病之所在，而又當候太陽之氣焉。衛氣篇曰：足太陽之本，在跟上五寸中，而氣在脛者，止之於氣街與承山踝上以下，必先按而在久，應於手乃刺而予之。按承山乃足太陽穴，在外踝上七寸，故以左手於病者足上上去踝五寸按之，是在承山之下矣，庶右手於病者足上當踝而彈之，蓋以左手取脈，庶右手得以在下而彈。其應過五寸以上，蠕蠕然者不病，是更過踝上五寸而及於承山矣，故曰踝上以下，必先按而在久。踝上者，謂去踝五寸以上而及於承山以下者，謂承山以下而至去踝五寸之間，蓋以左手之三指於踝上五寸承山以下，以候太陽之氣，以察病之死生。故下文曰足太陽氣絶者，其足不可屈伸，死必戴眼。蓋九鍼之要，候氣爲先，足太陽爲諸陽主氣也。蠕蠕，微動貌，氣之和也，故不病。其應疾，而中手渾渾然者，急疾而太過也；徐徐然者，氣之不及也，故皆主病。彈之不應，生氣絶於下故也。能上應也。脱肉者，皮肉宛焦而弱也。身不去者，開折而暴病留於身也。言正氣虛而肉脱，邪留於身而不去者，死也。太陽之氣者，論先天之生陽；榮衛氣血者，乃後天水穀之精氣。中部乍數乍疎者，中焦之生氣欲絶也。夫血脈生於心而輸於脾，代乃脾脈，鉤乃心脈，此後申明候足上中部者，候中下二焦之生氣。如病在絡脈者，其脈代而鉤也。夫人生有形，不離陰陽天地合氣，别爲九野，是以九候之相應也，上下若一，不得相失。一候後不應是天地人之氣，失其一，故主病；二候後不應，是三部之中失其二矣，故主病甚；三候後不應，是三者皆失，故主病危。察腑臟知死生之期者，腑爲陽，臟爲陰，知陽者，知病所從來，知陰者，知死生之期也。尤必先知經脈，而後知病脈所從來。真臟脈見者，至其所勝剋之日時而死。

足太陽氣絶者，其足不可屈伸，死必戴眼。

王冰曰：足太陽脈起於目内眥，上額交巔上，從巔入絡腦，還出别下項，循肩髆内俠脊，抵腰中，其支者，從肩髆别下貫臀過髀樞，下合膕中，貫腨循踵，至足外側，太陽氣絶，死如是矣。

馬蒔曰：此舉足太陽經之氣絶者，必其證之可驗也。

張志聰曰：此復結上文，其應上不能至五寸，彈之不應者，足太陽之氣絶也。足太陽主筋，陽氣者柔則養筋，是以太陽氣絶，筋攣急而足不可屈伸。太陽之脈，起於目内眥，爲目上綱，脈系絶，故死必戴眼。

張二中云：足不可屈伸，太陽之氣絶也。死必戴眼，太陽之脈絶也。

帝曰：冬陰夏陽奈何？岐伯曰：九候之脈，皆沉細懸絶者爲陰，主冬，故以夜半死；盛躁喘數者爲陽，主夏，故以日中死。是故寒熱病者，以平旦死；熱中及熱病者，以日中死；病風者，以日夕死；病水者，以夜半死。其脈乍疎乍數乍遲乍疾者，日乘四季死。

王冰曰：冬陰夏陽，言死時也。位無常居，物極則反。乾坤之義，陰極則龍戰於野，陽極則亢龍有悔，是以陰陽極脈，死於夜半日中也。平旦木旺，木氣爲風，故寒熱病死，亦物極則變，是寒熱病風薄所爲也。熱病日中死，陽之極也。病風日夕死，卯酉衝也。病水夜半死，水王也。乍疎乍數，乍遲乍疾，脾氣絶也。辰戌丑未，土寄王之，脾氣絶，故日乘四季死。

馬蒔曰：脈凡沉細懸絶者爲陰，必死於夜半，以脈與時皆陰也。盛躁喘數者爲陽，必死於日中，以脈與時皆陽也。病發寒熱者，本於感風，風爲足厥陰肝經所感，其死必以平旦，屬甲乙木也。内熱及凡熱病者本於有火，火爲手少陰心經所屬，其死必以日中，屬丙丁火也。病風者，必足厥陰肝經感之，其死又以日夕，屬申酉金而與木相尅也。凡病水者，必足少陰腎經主之，其死必以夜半，屬壬癸水也。脾絶，其死必以日乘四季，屬辰戌丑未土也。

張志聰曰：冬至之子，陰之極也，陰極而一陽初生，陰氣始下，夏至之午，陽之極也，陽極而一陰初生，陽氣始下，是陰陽之氣，分於子午也。至春分之時，陽氣直上，陰氣直下，秋分之時，陰氣直上，陽氣直下，是陰陽離别也。寒熱者，陰陽之氣也。陰陽分别而復有交合，故寒與熱爭而兩氣相搏也。此言三部九候之中，有天地陰陽四時五行之氣，若九候之脈皆沉細，而絶無陽氣之和，此爲陰而主冬，故死於夜半之子；如盛躁喘數，而無陰氣之和，此爲陽主夏，故死於日中之午，皆陰陽偏絶之爲害也。寒熱病者，陰陽相乘而爲寒爲熱也。本經云：因於露風，乃生寒熱。病風者，亦爲寒熱病也。平旦日夕，係陰陽兩分之時，寒熱者，乃陰陽兩傷之病，是以應時而死。熱中熱病者，陽盛之極，故死於日中之午。病水者，陰寒之邪，故死於夜半之中。土位中央，王於四季，其脈乍疎乍數乍疾乍遲，乃土氣敗而不能灌溉四臟，故死於辰戌丑未之時也。

形肉已脱，九候雖調猶死。七診雖見，九候皆從者，不死。所言不死者，風氣之病及經月之病，似七診之病而非也，故言不死。若有七診之病，其脈候亦敗者死矣，必發噦噫。

王冰曰：形肉已脱，九候雖調猶死，亦謂形氣不相得也，證前脱肉身不去者，九候雖平調亦死也。但九候順四時之令，雖七診互見亦生矣。風病之脈大而數，經月之病脈小以微，雖候與七診之狀略同，而死生之證乃異，故不死也。雖七診見九候從者不死，若病同七診之狀，而脈應敗亂，縱九候皆順，猶不得生也。胃精内竭，神不守心，故死之時發爲噦噫。宣明五氣篇曰：心爲噫，胃爲噦也。

馬蒔曰：此舉形肉已脱者爲死。七診見者，唯風氣與經月之病爲不死，餘則九候敗而亦爲死也。夫形肉在人，猶堂室之有牆壁也。形肉已脱，則九候之脈，雖調猶死，即上文所謂脱肉身不去者死也。上文言七診爲病者詳矣，若七診雖見，九候之脈皆與各經相宜者，不死。所謂不死者，以其有風氣之病爲有外邪，月經不行之病爲有姙娠，則似有七診之病，而實非真七診也，故言不死。若除風氣經病之外，而有七診之病，其九候亦敗者死矣。

張志聰曰：形歸氣，氣生形，形氣已敗，血脈雖調，猶死。言七診之死，因氣而見於脈，非血脈之爲病也。七診者，謂沉細懸絶、盛躁、喘數、寒熱、熱中、病風、病水，土絶於四季也。九候皆從者，謂上下若一，無獨大獨小也。夫七診者，乃陰陽之氣自相分離，是以應時而死。若因邪病而有似乎七診者，不死也。風氣之病，病風也，病風而陰陽相離，期以日夕死。如病風而陰陽和平，九候若一，不死也。經月之病，病水也，病水而沉細懸絶，期以夜半死。病水而陰陽和平，九候皆從，不死也。蓋言七診之死，死於陰陽分離，不因邪病而有應時之死也。復申明七診之病，見沉細盛躁之脈者，病氣而見於脈也。若七診之病，其脈亦敗者，病氣而脈亦病也，故必發噦噫。蓋胃氣敗者，其聲噦，胃氣逆而上走心爲噫，胃主氣而心主脈也。

必審問其所始病，與今之所方病，而後各切循其脈，視其經絡浮沈，以上下逆從循之。其脈疾者不病，其脈遲者病，脈不往來者死，皮膚著者死。

王冰曰：方，正也，言必當原其始而要其終也。脈疾則氣强盛，故不病；脈遲則氣不足，故病；脈不往來則精神去，故死。皮膚著者死，骨乾枯也。

馬蒔曰：此亦詳診脈之法也。

張志聰曰：始病者，病久而深也。方病者，新受之邪，病之淺也。各切循其脈者，切其病之在陰、在陽、在臟、在腑也。夫病久者其脈沉而逆，方病者其脈從而浮，故當視其經絡浮沉，以上下之逆從循之。夫邪傷經脈，則脈數疾，故其脈疾者，知不病在七診也。陰陽臟氣受傷，則其脈遲，故脈遲者，知其病在七診也。脈不往來者，有七診之病，而脈候亦敗也。皮膚著者，病久而肉脱也。根結篇曰：皮膚薄著，毛腠夭焦，予之死期。此言方病而傷於形身經絡者不死。病久而傷五臟陰陽之氣者死。故曰：經病者治其經，孫絡病者治其孫絡血。若五臟陰陽之氣已絶於內，而欲以鍼石治其外者，未之有也。

帝曰：其可治者奈何？岐伯曰：經病者治其經。孫絡病者治其孫絡血。血病身有痛者，治其經絡。其病者在奇邪，奇邪之脈則繆刺之。留瘦不移，節而刺之。上實下虛，切而從之，索其結絡脈，刺出其血，以見通之。

王冰曰：經病治經，謂求其有過者。治孫絡血，言有血留止，刺而去之。《靈樞經》曰：經脈爲裏，支而橫者爲絡，絡之別者爲孫絡。由是孫絡則經之別支而橫者。奇謂奇繆不偶之氣，而與經脈繆處也，由是故繆刺之，繆刺者，刺絡脈左取右右取左也。留瘦不移，謂病氣淹留，形容減瘦，證不移易，則消息節級養而刺之。此又重明前經，無問其病，以平爲期者也。結，謂血結於絡中也，血去則經隧通矣。前經云：先去血脈而後調之。明其結絡，乃先去也。

馬蒔曰：此詳言諸病之刺法也。病有在經者，治其經穴，如肺病治經渠之謂。病有在孫絡者，治其孫絡之結血。血病及身有痛者，合經穴、絡穴而治之。其有奇邪適然所中者，則取絡脈以繆刺之，左取右，右取左也。有等上實下虚，當切而從之，必其有結絡之脈，故上下不通，當索其結處而刺出其血以見通之，即上文刺孫絡、絡脈之謂也。

張志聰曰：孫絡病，去其孫絡血者，蓋病在孫絡，其邪更淺，故當出其血而瀉之。血病者，邪傳舍於絡脈，在絡之時痛於肌肉，故身有痛也。蓋言病在經之深者，治其經；病在孫絡之淺者，治其孫絡；病在經絡淺深之間，而痛及於肌肉者，治其經與絡也。奇邪者，邪不入於經，流溢於大絡而生奇病也。夫邪客大絡者，左注右，右注左，上下左右，與經相干，而布於四末，其氣無常處，不入於經俞，故宜繆刺之。留瘦不移者，留淫日深，著於骨髓，故即於節而刺之。蓋病在脈絡者取之脈，病在骨節者治其節也。刺節真邪篇曰：六經調者謂之不病，雖病謂之自已，一經上實下虚而不通者，此必有横絡盛加於大經，令之不通，視而瀉之，所謂解結也。故上實下虚者，有横絡盛加於經，以致上下不通而有虚實也。切而從之者，切其某經之所阻而從治之也。索其結絡者，索其横絡之結，而刺出其血以見通之者，視而瀉之也。以上言病在經脈，爲可治也。

瞳子高者，太陽不足；戴眼者，太陽已絶。此決死生之要，不可不察也。

王冰曰：此復明前太陽氣欲絶及已絶之候也。

馬蒔曰：上文言足太陽氣絶者，其足不可屈伸，死必戴眼。然須知瞳子高者，乃太陽不足，欲絶而未絶；戴眼者，乃太陽已絶，欲甦而不能，此内有死生之分，不可不察也。

張志聰曰：夫九鍼九候之道，貴在神與氣。心藏神而爲陽中之太陽，腎爲生氣之原，而膀胱爲之表裏，是以獨候手足之太陽者，太陽主諸陽之氣也。瞳子高者，乃太陽之神氣不足，蓋手太陽之脈，上頰至目鋭眥，其支者抵鼻，至目内眥，虚則經氣急而瞳子高大矣。足太陽之脈，起於目内眥，系氣絶，故死必戴眼。雖然，手足之經氣，交相貫通，手經之不足，緣生氣之衰微，如生氣脱於下，手太陽先絶於上矣，故虚於上者宜補之。絶於下者爲死證，所謂木敷者其葉發，絃敗者其音嘶。

手指及手外踝上五指留鍼。

王冰曰：手指云云，蓋錯簡文也。

馬蒔曰：疑是第七節中手徐徐然下之脱簡文。

張志聰曰：此復申明瞳子高者，太陽不足於上也。手太陽之脈，起於小指之端，循手外側上腕，出踝中外踝上者，在手外側踝上也。五指者，第五之小指也。言太陽不足，當於手指及外踝上之後谿，五指之少澤上，留鍼以補之。蓋候足太陽之氣者，於足上去踝五寸而彈之。補手太陽者，當於手外踝上五指而取之。此手足之經氣交相貫通，先不足於上而後絶於下也。

張二中曰：瀉者出血，補者留鍼。

經脈别論篇第二十一

馬蒔曰：内言太陽、陽明、少陽、太陰、少陰、厥陰之脈，各有分别，故名篇。

張志聰曰：言經脈、病脈之各有分别。

黄帝問曰：人之居處動静勇怯，脈亦爲之變乎？岐伯對曰：凡人之驚恐恚勞動静，皆爲變也。是以夜行則喘出於腎，淫氣病肺。有所墮恐，喘出於肝，淫氣害脾。有所驚恐，喘出於肺，淫氣傷心。度水跌仆，喘出於腎與骨。當是之時，勇者氣行則已，怯者則著而爲病也。故曰：診病之道，觀人勇怯骨肉皮膚，能知其情，以爲診法也。首爲，去聲。恚，音惠。

王冰曰：變謂變易常候。腎王於夜，氣合幽冥，故夜行則喘息内從腎出也。夜行甚勞，因而喘息，氣淫不次則病肺也。恐生於肝，墮損筋血，因而奔喘，故出於肝，肝木妄淫，害脾土也。驚則心無所倚，神無所歸，氣亂胷中，故喘出於肺。驚則神越，故氣淫反傷心矣。濕氣通腎，骨腎主之，故度水跌仆，喘出腎骨矣。氣有强弱，神有壯懦，故殊狀也。通達性情，得其情狀，乃深識診契物宜也。

馬蒔曰：言五臟受傷，脈因此而變，診者當以此爲法也。蓋腎屬少陰，衛氣夜行於陰，營氣以寐而養，夜行則喘息内出於腎，肺爲腎母，子氣受淫，上干於肺，肺斯病焉。或墮墜而恐，則筋既受傷，血亦不納，其喘息内出於肝，而肝氣反餘，淫氣乘脾矣。驚則氣亂，喘息出於肺，心無所倚，神無所歸，所勝妄行，心反傷焉。渡水跌仆，水通於腎，則喘出於腎與骨，苟勇者氣散則無病，怯者氣著則爲病矣。故診病之道，既觀人之勇怯、骨肉、皮膚，又知病肺、害脾、傷心、著腎之詳，則診法備矣。

張志聰曰：此論三部九候之法，必先知經脈生始之原，而後知九候之病脈，知五臟生尅之理，而後知死生之期。如人之居處安静，其氣和平，自有經常之脈，若動作過用，則變而爲病脈矣。腎屬亥子，而氣主閉藏，夜行則腎氣外泄，故喘出於腎。腎爲本，肺爲末，腎氣上逆，故淫傷於肺也。夫喘屬肺證，又曰陽明厥則喘，汗出於肺主之皮毛，而生於胃腑之津液。此章首論喘，次論汗者，言經脈榮衛，生於胃腑水穀之津，而通會於肺氣，是有經常之理。如勞動過傷，則五臟氣逆，而脈亦爲之變，故先論其變，而後論其常焉。墮驚度水跌仆，此數者，皆傷五臟之氣。勇者逆氣已過，正氣復順；怯者則留著爲病，而見病脈矣。夫氣有勇怯，理有疎密，皮膚有厚薄，骨肉有堅脆，能知其情，以爲診法之要。

故飲食飽甚，汗出於胃；驚而奪精，汗出於心；持重遠行，汗出於腎；疾走恐懼，汗出於肝；摇體勞苦，汗出於脾。故春秋冬夏，四時陰陽，生病起於過用，此爲常也。

王冰曰：飽甚胃滿，故汗出於胃。驚奪心精，神氣浮越，陽内薄之，故汗出於心。骨勞氣越，腎復過疲，故持重遠行，汗出於腎。暴役於筋，肝氣罷極，故疾走恐懼，汗出於肝。摇體勞苦，謂動作施力，非疾走遠行也，然動作用力，則穀精四布，脾化水穀，故汗出於脾。過用謂不適其性而强勞，爲過即病生，此其常理。五臟受氣蓋有常，於用而過，則是以病生。

馬蒔曰：此言人之四時臟腑生病，皆起於過用，亦診病者所當知也。飲食入胃，太過於飽，食氣蒸迫，故汗出於胃。事有驚怖，致奪精神，心神外越，故汗出於心。所持則重，所行則遠，必骨以當之，惟腎主於骨，故汗出於腎。其走過疾，兼之恐懼，必筋以當之，惟肝主於筋，故汗出於肝。摇動其體，勞苦其形，必肉以當之，惟脾主於肉，故汗出於脾。此乃四時之在臟爲陰，在腑爲陽，其有病皆起於過用也。

張志聰曰：汗者水穀之津液，飽甚則胃滿，故汗出焉。血乃心之精，汗乃血之液。驚傷心氣，汗出於心，故曰奪精。若持重遠行則傷骨，故汗出於腎也。疲勞傷筋，故汗出於肝也。如勞傷四體，故汗出於脾。春秋冬夏，四時陰陽，自有經常，血氣循行，各有調理，如動作過傷，則血氣妄逆而生病，此自然之理也。口問篇曰：百病之始生也，皆生於風雨寒暑，陰陽喜怒，飲食居處，大驚卒恐，則血氣分離，陰陽破散，經絡厥絶，脈道不通，陰陽相逆，衛氣稽留，經脈空虚，血氣不次，乃失其常。是以驚恐恚勞動作飲食，以致喘汗出者，皆使氣血不次，脈道失常，故欲知經度之循行，先識變常之逆氣。

食氣入胃，散精於肝，淫氣於筋。食氣入胃，濁氣歸心，淫精於脈，脈氣流經，經氣歸於肺，肺朝百脈，輸精於皮毛，毛脈合精，行氣於腑，腑精神明，留於四臟，氣歸於權衡，權衡以平，氣口成寸，以決死生。飲入於胃，游溢精氣，上輸於脾，脾氣散精，上歸於肺，通調水道，下輸膀胱，水精四布，五經並行，合於四時五臟，陰陽揆度，以爲常也。

王冰曰：肝養筋，故胃散穀精之氣入於肝，則浸淫滋養於筋絡矣。濁氣，穀氣也。心居胃上，故濁氣歸心，淫溢精微入於脈，心主脈故也。脈氣流運，乃爲大經，經氣歸宗，上朝於肺，肺爲華蓋，位復居高，治節由之，故受百脈之朝會也。平人氣象論曰：臟真高於肺，以行榮衛陰陽。由此故肺朝百脈，然後乃布化精氣，輸於皮毛矣。腑謂氣之所聚處，是謂氣海，在兩乳間名曰膻中，膻中之布氣者，分爲三隧，其下者走於氣街，上者走於息道，宗氣留於海，積於胷中，命曰氣海。如是分化，乃四臟安定，三焦平均，中外上下各得其所也。中外高下，氣緒均平，則氣口之脈而成寸。夫氣口者，脈之大要會也，百脈盡朝，故以其分決死生。水飲流下，至於中焦，水化精微，上爲雲霧，雲霧散變，乃注於脾。《靈樞經》曰：上焦如霧，中焦如漚。此之謂也。水土合化，上滋肺金，金氣通腎，故調水道，轉注下焦，膀胱稟化，乃爲溲矣。《靈樞經》曰：下焦如瀆。此之謂也。從是水精布，經氣行，筋骨成，血氣順，配合四時寒暑，證符五臟陰陽，揆度盈虛，用爲常道也。

馬蒔曰：此言食入於胃者，精氣散於肝，歸於心，而會於肺。飲入於胃者，輸於脾，歸於肺，而下行於膀胱，亦診病者所當知也。食氣者，穀氣也，穀氣入胃，運化於脾，而精微之氣，散之於肝，則浸淫滋養於筋矣，以肝主筋也。穀氣入胃，其已化之氣，雖曰精氣，而生自穀氣，故可名爲濁氣也。心居胃上，而濁氣歸之，則浸淫滋養於脈矣，以心主脈也。心爲諸經之君主，而主血脈，脈氣流於諸經，諸經之氣歸於肺，肺爲五臟之華蓋，受百脈之朝會，其精氣運於皮毛矣，以肺主皮毛也。肺曰毛，心曰脈，毛脈合精，而精氣行於腑，腑者 膻中也。《靈樞》五味篇謂大氣積於胷中，邪客篇謂宗氣積於胷中，刺節真邪篇謂宗氣流於海者是也。膻中爲腑，其精氣最爲神明，而司呼吸，行經隧，始行於手太陰肺經，通於心肝脾腎之四臟，而四臟之精，皆其所留，是氣也平如權衡，惟其始於手太陰肺經而行之，故氣口者，即手太陰經之太淵穴也，與魚際相去一寸，又成寸口之名，真可以診吉凶而決死生也。然所食之穀有精氣，則所飲之水亦有精氣。方其飲入於胃，其精微之氣，游溢升騰，上輸於脾，蓋脾附於胃之右，比胃爲上，故脾氣散精，上歸於肺，而肺行百脈，通調水道，下輸膀胱，水精分布於四臟，五臟並行乎水精，真有合於四時五臟及古經陰陽揆度等篇之常義也，診病者可弗知歟？

張志聰曰：肝者土之勝，制則生化，故散精於肝。肝者筋其應，故淫氣於筋。經曰：穀入於胃，脈道乃通，血氣乃行，是榮衛氣血皆水穀之所資生，而水穀入胃，各有淫散輸轉之道，故又必先知經脈生始之原，而後知病脈也。又曰：受穀者濁，胃之食氣故曰濁氣，胃絡上通於心，故入胃之食氣歸於心，子令母實也。心氣通於脈，故淫精於脈，脈氣者水穀之精氣，而行於經脈中也。經，大經也，言入胃之穀氣，先淫氣於脈，百脈之經氣，總歸於大經，經氣歸於肺，是以百脈之氣，皆朝會於肺也。肺合皮毛，故復輸精於皮毛。夫皮膚主氣，經脈主血，毛脈合精者，血氣相合也。六腑爲陽，故先受氣，腑精神明者，六腑之津液相成，而神乃自生也。穀氣入胃，淫精於脈，乃傳之肺，肺氣散精，行氣於腑，腑精留於四臟，以養五臟之氣，故曰：穀入於胃，乃傳之肺，五臟六腑，皆以受氣。權衡，平也，言脈之浮沉出入，陰陽和平，故曰權衡以平。五臟六腑，受氣於穀，淫精於脈，變見於氣口，以決其死生也。入胃之飲，精氣上輸於脾，脾氣散精，上歸於肺，蓋脾主爲胃行其津液者也。肺應天而主氣，故能通調水道，而下輸膀胱，所謂地氣升而爲雲，天氣降而爲雨也。水精四布者，氣化則水行，故四布於皮毛。五經并行者，通灌於五臟之經脈也。平脈篇曰：穀入於胃，脈道乃行，水入於經而血乃成，故先論食而後論飲焉。五臟，五行之氣也，揆度，度數也，總結上文而言經脈之道，合於四時五行之次序，陰陽出入之度數，以爲經脈之經常。

太陽臟獨至，厥喘虚氣逆，是陰不足陽有餘也，表裏當俱瀉，取之下俞。陽明臟獨至，是陽氣重并也，當瀉陽補陰，取之下俞。少陽臟獨至，是厥氣也，蹻前卒大，取之下俞。少陽獨至者，一陽之過也。太陰臟搏者，用心省真，五脈氣少，胃氣不平，三陰也。宜治其下俞，補陽瀉陰。一陽獨嘯，少陽厥也，陽并於上，四脈爭張，氣歸於腎，宜治其經絡，瀉陽補陰。一陰至，厥陰之治也。真虚痟心，厥氣留薄，發爲白汗，調食和藥，治在下俞。重，平聲。痟音淵。和，去聲。

王冰曰：陰謂腎，陽謂膀胱。陽獨至，謂陽氣盛至也。陽獨至爲陽有餘，陰不足則陽邪入，故表裏俱瀉，取足穴俞。下俞，足俞也，陽氣重幷，故瀉陽補陰。蹻謂陽蹻，脈在足外踝下，足少陽脈行抵絶骨之端，下出外踝之前，循足跗，然蹻前卒大，則少陽之氣盛，故取足俞少陽也。一陽，少陽也，以其太過，故蹻前卒大焉。若見太陰之脈伏鼓，則當用心省察之；若是真臟之脈，不當治也。三陰，太陰脾之脈也，五臟脈少，胃氣不調，是亦太陰之過也，陰氣太過，故補陽瀉陰。嘯，謂耳中鳴如嘯聲也。膽及三焦脈皆入耳，故氣逆上則耳中鳴。心脾肝肺四脈爭張，陽幷於上者，是腎氣不足，故氣歸於腎也。瀉陽補陰，則陰氣足而陽氣不復幷於上矣。厥陰，一陰也。上言二陰至，則當少陰治；下言厥陰，治則當一陰至也。

馬蒔曰：此言三陽三陰脈證各見者，宜分經而治也。太陽臟者，足太陽膀胱經也，其脈獨至，厥者氣逆，喘者難息，虛者不實，諸證上行，是腎經不足，膀胱經有餘也。蓋膀胱與腎爲表裏，裏不足，則在表有餘之邪乘之，其表裏俱當瀉，取之下俞。蓋下者足也，俞者膀胱經之俞穴，束骨腎經之俞穴太谿，由是三陽入於二陽，則爲足陽明胃經矣。陽明脈氣獨至，是足太陽之邪重幷於陽明也。胃屬陽，脾屬陰，惟陽氣重幷，當瀉足陽明胃經之俞穴陷谷，足太陰脾經之俞穴太白，由是二陽入於一陽，則爲足少陽膽經矣。少陽脈氣獨至，是足少陽之氣逆也。然足少陽之脈，起於絶骨之端，當外踝之前，循足跗，故陽蹻者，本於足太陽經之申脈，而陽蹻之前，乃足少陽之脈，今猝然而大，是少陽之氣盛也，當瀉膽經之俞穴臨泣，蓋少陽獨至者，正一陽之有過也，故即此經治之，而其肝經則無及耳，由是一陽入於三陰，則爲足太陰脾經矣。太陰臟搏者，下節之所謂伏鼓脈者是也。真者，真臟之脈也，宜用心省之，若真臟脈來則不可治矣。此臟之脈搏者，何也？五臟之脈氣少而胃氣不平，故言此三陰真臟之脈來見也，當補足陽明胃經之俞穴陷谷，瀉足太陰脾經之俞穴太白，由是三陰入於二陰，則爲足少陰腎經矣。陰陽應象大論曰：腎在竅爲耳。今二陰獨嘯，是少陰之氣逆於上也。足太陽之氣幷於上而行，而太陽、陽明、少陽、太陰之四脈爭張而有餘，故邪氣歸之於腎，宜瀉足太陽膀胱經之經穴崑崙、絡穴飛揚，補足少陰腎經之經穴復溜、絡穴大鍾，由是而二陰入於一陰，則一陰之脈至者，乃足厥陰肝經治事也，至此則虛者真，痟者在心，其逆氣留薄，發爲白汗，白汗者，肝虛爲金所乘也，宜調和藥食，幷取肝經之俞穴太衝。不言補瀉者，上文腎經尚補，而此肝經亦宜曰補，況既曰真虛，則豈可再瀉乎？

張志聰曰：此言臟腑經脈有陰陽相合之常度，如偏陰偏陽之獨至，則爲厥喘諸病，所謂先知經脈，今識病脈也。太陽臟獨至者，太陽之經氣獨至，而無陰氣之和也，陽氣惟上，故下厥上喘，而虛氣上逆也，是陰不足而陽有餘，表裏俱當瀉。蓋太陽經氣發原於下，而上出於膚表，故當表裏俱瀉而取之下俞。陽明之獨至，是太少重并於陽明，陽盛故陰虚矣。此言陰陽并合，乃經脈之常，如陽并於陽，陰并於陰，則爲病脈矣。故曰持雌守雄，棄陰附陽，不知并合，診故不明。夫少陽主初生之氣，生氣厥逆於下，致臟脈之獨大於蹻前也。蹻者，奇經之蹻脈，足少陽經脈在陽蹻之前，故蹻前卒大，然而經氣之各有别也。夫一陰一陽，分而爲三陰三陽；三陰三陽，合於手足十二經脈；十二經脈合於十二臟腑，所以藏物，故亦名臟也。所謂太陽、陽明、少陽臟獨至者，言三陽經脈之獨盛也。三陽經脈之獨盛者，是三陽氣之太過也，夫三陰三陽之經氣，皆有手有足也。手之太陰，足之太陰，是爲三陰，是以太陰之臟脈相搏者，須用心省察其爲手之太陰、足之太陰乎？如五脈氣少者，手太陰之過也，蓋肺朝百脈而輸精於臟腑，肺氣搏而不行，則五脈之氣皆少，是以五脈氣少者，知在手之太陰也。脾主爲胃行其津液，脾氣搏而不行，是以胃氣不平，胃氣不平者，知在足之太陰也。手之太陰，足之太陰，而後謂之三陰也。足之三陰，從足走腹，手之三陰，從腹走手，手足經氣交相貫通，然陰陽之氣皆從下而上，故獨取之下俞。夫氣激於喉中而濁，謂之言，氣激於舌端而清，謂之嘯，蓋氣郁而欲伸出之，一陽之氣獨嘯者，蓋因少陽之經氣厥逆也，所謂少陽獨至一陽之過者，言氣盛而及於經也。一陽獨嘯，少陽厥者，言經逆而及於氣也。分而論之，有氣有經，合而論之，經氣之相關也。陽并者，太陽、陽明之氣相并也。四脈者，太陽之小腸膀胱，陽明之胃與大腸，即四形臟之脈也。四脈爭張，以致陽并於上，亦經厥而及於氣也。腎爲生氣之原，此三陰之氣虚陷於下，不能與陽相接，故宜瀉其陽之絡，補其陰之經，陰陽平而經氣和矣。一陰者，厥陰也，是以一陰氣至，當厥陰主治，而反見臟真之虚，心爲痟痛，蓋厥陰之氣，發於命門，爲心主之包絡，厥陰氣逆，以至真虚而心痛也。厥逆之氣，留薄於心下，則上迫於肺，故發爲白汗。夫真虚痛心，病在内也；經氣厥逆，病在外也。病在内者，治以藥食；病在外者，治以鍼砭。故宜調食和藥，治其下俞。夫所謂一陽、二陽、三陽，一陰、二陰、三陰者，陰陽之二氣也。所謂太陽、陽明、少陽、太陰、厥陰、少陰者，概臟腑經氣而言也。人稟天地陰陽之氣而成此形，是有有形之臟腑經脈，有無形之陰陽六氣也。雖然，臟不離乎經，經不離乎氣，氣不離乎臟，經氣貫通，臟氣并合，陰陽出入，上下循環，是以有論三陽之獨至者，有論在手經足經者，有論經病而及於氣，氣病而及於經者，有論陰陽之不相合者，有論經氣逆而病及於臟者，此皆陰陽之道，可合可分，書不盡言，舉一以概十，學者當知一經之氣若是，則十二經可知，能引而伸之，進乎技矣。　朱衛公曰：言蹻前卒大者，釋明三陽之脈，候足之三陽也。蓋生陽之氣，皆從下而上，由陰而陽，故俱取之下俞。又申明三陰三陽之候，候十二經之本脈也，如蹻前少陽之脈卒大，而厥陰之動脈微小者，是爲少陽獨至也。

帝曰：太陽臟何象？岐伯曰：象三陽而浮也。帝曰：少陽臟何象？岐伯曰：象一陽也。一陽臟者，滑而不實也。帝曰：陽明臟何象？岐伯曰：象大浮也。太陰臟搏，言伏鼓也。二陰搏至，腎沉不浮也。

王冰曰：明前獨至之脈狀也。

馬蒔曰：此總承上文而明六經之脈象也。帝言太陽、陽明、少陽，俱曰獨臟至，而太陰臟則曰臟搏，二陰則曰獨嘯，一陰則曰至，其脈體果何象耶？伯言太陽之脈主於浮，蓋太陽爲三陽，陽行於表，故脈宜象三陽而浮也。少陽爲陽之裏，陰之表，所謂半表半裏者是也，其臟爲陽之初生，故脈體滑而不實，象一陽之爲初陽也。陽明雖爲太陽之裏，而實爲少陽之表，比之滑而不實者，則大而浮矣，髣髴乎太陽之浮也。太陰則入於陰分，脈雖始伏，而實鼓擊於手，未全沉也。二陰雖相搏而至，然腎脈沉而不浮也。由是觀之，則厥陰爲沉之甚，又非二陰比矣。

張志聰曰：太陽臟者，謂小腸膀胱之經脈也。此復論經氣之見於脈者，各有別也。三陽，陽盛之氣也，言太陽之臟，脈象陽盛之氣而浮也。少陽臟者，三焦甲膽之經氣，故象一陽初動之生陽。所謂一陽二陽者，乃三陽之氣也。氣應脈外，故以脈之浮沉，以效象陰陽之氣。如在一陽之臟脈，則見脈體之滑象矣，蓋陽氣搏於脈中，其脈則滑，陽欲外浮，故不實也。此反結上文而言一陽之臟脈，與一陽之氣見於脈者之不同也。陽明臟者，胃與大腸之經脈也。陽明者，兩陽合明，陽氣合并，則陽熱盛，故其象大浮；象大浮者，二陽之氣也；而復結陰臟之經脈，與陰氣之見於脈者之不同也。太陰臟搏者，乃太陰之經脈相搏，故見脈象之伏鼓，如二陰之氣相搏，雖至於少陰之腎，止見乎沉而不浮，蓋以脈象之浮沉，以別陰陽之氣以脈體之滑動不實，鼓動而伏，以別陰陽之脈也。此篇論欲識病脈，先知經脈，然欲知經脈，又當體析其經與氣焉。

古今圖書集成醫部全録卷十三

黄帝素問

臟氣法時論篇第二十二

馬蒔曰：五臟之氣必應天時，而人之治臟氣者，當法天時，故名篇。

黄帝問曰：合人形以法四時五行而治，何如而從？何如而逆？得失之意，願聞其事！岐伯對曰：五行者，金木水火土也。更貴更賤，以知死生，以決成敗，而定五臟之氣，間甚之時，死生之期也。帝曰：願卒聞之。

間，去聲。

馬蒔曰：此因帝欲法時以治臟氣，而伯言以五行爲主，可以爲治病之準也。

張志聰曰：此承上章而復問也。經脈篇曰：合於四時五臟陰陽揆度，以爲經脈之常，故帝以臟腑陰陽合於人形，法於四時五行，而爲救治之法。何如而從？何如而逆？反逆爲從謂之得，反順爲逆謂之失。伯言能察其臟腑，而知死生之期，然須法於四時五行生剋之順逆，而后死生可必。故曰五行者，金木水火土也，言天之十干四時，地之五穀五味，人之五臟五氣，皆合於此五者，以此五者而合參之，則成敗死生可決矣。更貴更賤者，貴賤更互也。間者，持愈之時；甚者，加甚之時也。

岐伯曰：肝主春，足厥陰少陽主治，其日甲乙；肝苦急，急食甘以緩之。心主夏，手少陰太陽主治，其日丙丁；心苦緩，急食酸以收之。脾主長夏，足太陰陽明主治，其日戊己；脾苦濕，急食苦以燥之。肺主秋，手太陰陽明主治，其日庚辛；肺苦氣上逆，急食苦以泄之。腎主冬，足少陰太陽主治，其日壬癸；腎苦燥，急食辛以潤之，開腠理，致津液，通氣也。

馬蒔曰：此言五臟應乎四時而治之者，必法時也。春屬木，肝亦屬木，故肝主春。斯時也，足厥陰肝者乙木也，足少陽膽者甲木也，正治其時。春之日有甲乙，乃肝氣之尤旺者，然肝脈主弦，最苦在急，急則肝病也，惟甘性緩，急宜食甘者以緩之。夏屬火，心亦屬火，故心主夏。斯時也，手少陰心者丁火也。手太陽小腸者丙火也，正治其時。夏之日有丙丁，乃心氣之尤旺者，然心脈洪，最苦在緩，緩則心虚也，惟酸性收，急宜食酸者以收之。長夏屬土，脾亦屬土，故脾主長夏。斯時也，足太陰脾者己土也，足陽明胃者戊土也，正治其時。長夏之日有戊己，乃脾氣之尤旺者，然脾爲太陰濕土，最苦在濕，濕則脾病也，惟苦性燥，急宜食苦者以燥之。秋屬金，肺亦屬金，故肺主秋。斯時也，手太陰肺者辛金也，手陽明大腸者庚金也，正治其時。秋之日有庚辛，乃肺氣之尤旺者，然肺苦氣上逆，惟性苦者可以泄逆，急宜食苦者以泄之。冬屬水，腎亦屬水，故腎主冬。斯時也，足少陰腎者癸水也，足太陽膀胱者壬水也，正治其時。冬之日有壬癸，乃腎氣之尤旺者，然腎屬水，最苦燥，惟辛性潤急，宜食辛者以潤之，庶乎腠理自開，津液自致，五臟之氣自相通也。

張志聰曰：肝主春木之氣，足厥陰主乙木，少陽主甲木，二者相爲表裏，而主治其經氣，甲爲陽木，乙爲陰木，在時爲春，在日主甲乙，肝主春生怒發之氣，故苦於太過之急，宜食甘以緩之。心主夏火之氣，手少陰主丁火，太陽主丙火，二者相爲表裏，而主治其經氣，丙爲陽火，丁爲陰火，在時主夏，在日爲丙丁，苦緩者，心以長養爲令，志喜而緩，緩則心氣散逸，自傷其神矣，急宜食酸以收之。長夏六月也，謂火土相生之時，足太陰主己土，陽明主戊土，二經相爲表裏，而主治其經氣，戊爲陽土，己爲陰土，位居中央，脾屬陰土，喜燥惡濕，苦乃火味，故宜食苦以燥之，蓋脾臟之喜燥者，喜母氣以資生，苦濕者，惡所勝之乘侮也。肺主秋金之令，手太陰主辛金，陽明主庚金，二經相爲表裏，而主治經氣，庚爲陽金，辛爲陰金，在時主秋，在日主庚辛，肺主收降之令，故苦氣上逆，宜食苦以泄下之。腎主冬水之令，足少陰主癸水，太陽主壬水，二經相爲表裏，而主治經氣，壬屬陽水，癸屬陰水，在時主冬，在日爲壬癸，腎者水臟，喜潤而惡燥，宜食辛以潤之，謂辛能開腠理，使津液行而能通氣故潤。以上論五臟之本氣，而合於四時五行五味也。

病在肝，愈於夏，夏不愈，甚於秋，秋不死，持於冬，起於春，禁當風。肝病者，愈在丙丁，丙丁不愈，加於庚辛，庚辛不死，持於壬癸，起於甲乙。肝病者，平旦慧，下晡甚，夜半静。肝欲散，急食辛以散之，用辛補之，酸瀉之。

王冰曰：平旦木旺之時，故爽慧；下晡金旺之時，故加甚；夜半水旺之時，故静退也。然慧與静小異。急食辛者，以臟氣常散，故以辛發散也。

馬蒔曰：病在肝者，以肝性屬木，其病從春始也。至於夏屬火，則火能剋金，而金不能剋木，故肝病當愈於夏，所謂子制其鬼者是也。但夏不愈當甚於秋時，甚則淪於死矣，乃金來剋木，子休而鬼旺也，故當死。設秋不死，當持於冬，蓋冬屬水而生肝木，得母氣一旺，肝氣有資，故可與病氣相支，蓋肝病至冬，乃鬼休而母養，故能相持於父母之鄉也。至冬能與相持，故病復起於春，蓋肝氣之病，又當至春而起，所謂自得其位而起者是也。然吾之肝，正屬厥陰木，而風氣必通於肝，故凡有肝病者，必禁當風以犯之也。斯則一歲之中，可以計其所愈、所甚、所持、所起者如此。以日而計之，肝病者，愈於丙丁之日，以丙丁火旺，所制者金，而金不剋木，木病自愈也。設丙丁不愈，加甚於庚辛之日，以庚辛金旺，必來剋木，而木病必甚也。設庚辛不死，持於壬癸之日，以壬癸水旺，必母來助子，而木病可支也。雖能支於水旺之日，而又必起於甲乙之日，以木病當復於本日也。以時而計之，肝病者平旦慧，以平旦應甲乙木，故病主慧，時旺木亦旺也。下晡者，申酉時也，應在庚辛，故病主甚，金來剋木也。夜半者，亥子時也，應在壬癸，故病主静，水來生木也。肝之所苦在急，則其所欲在散，惟味之辛者主散，宜急食辛以散之。性欲散而辛能散，此補之者所以用辛也。性苦急而酸能收，此瀉之者所以用酸也。

張志聰曰：病在肝愈於夏者，子制鬼賊，令母實也。甚於秋者，子休賊旺，至不勝而甚也。持於冬者，賊氣休而得母氣之養，至所生而持也。起於春者，自得其位也。風氣通於肝，故禁而勿犯。愈在丙丁者，至所生而愈也。加於庚辛，金剋木也。持於壬癸，得母氣之所生也。起於甲乙，本氣復旺也。平旦乃木氣生旺之時，故爽慧；下晡乃金旺之時，故病甚；夜半得母之生氣，故安静。肝氣受邪，則木鬱而欲散，故急食辛以散之，以辛補之。以酸瀉之。厥陰之勝也，邪盛則正虚，故以辛之發散以散其木鬱，以辛之潤以補其肝氣，以酸之泄以瀉其有餘，所謂以所利而行之，調其氣，使其平也。

病在心，愈在長夏，長夏不愈，甚於冬，冬不死，持於春，起於夏，禁温食熱衣。心病者，愈在戊己，戊己不愈，加於壬癸，壬癸不死，持於甲乙，起於丙丁。心病者，日中慧，夜半甚，平旦静。心欲軟，急食鹹以軟之，用鹹補之，甘瀉之。

馬蒔曰：以心經言之：凡病在心者，以心性屬火，其病從夏始也。至於長夏屬土，則土能剋水，而水不能剋火，故心病當愈於長夏。但長夏不愈，當甚於冬，以水能剋火也。若冬不死，當持於春，以木能生火也。其病之復起，又當在於夏，以火病當起於火候也。且熱則心躁，故食温衣熱，類皆當禁用之，此乃以歲而計之者如此。至於以日而計之者何如？心病者，愈在戊己日，以土旺則水衰，水衰不能剋火也。戊己不愈，加於壬癸，以水旺則火必受剋也。壬癸不死，持於甲乙，以木旺則火生也。然心病必起於丙丁，以火病當復於火日也。又至於以時而計之者何如？心病者，日中慧，以日中正屬丙丁火也。夜半甚，以夜半正屬壬癸水也。平旦靜，以平旦正屬甲乙木也。然所以治之者，心欲軟，惟鹹爲能軟堅，急食鹹以軟之。惟其所欲在軟，此鹹之所以爲補也。惟其所苦在緩，此甘之所以爲瀉也，此乃因其性而治之耳。

張志聰曰：不死則能持，能持則能愈矣。禁温食熱衣，心惡熱也。當愈不愈，故有所加；值死不死，故有所起。《靈樞經》曰：春生夏長秋收冬藏，是氣之常也，人亦應之。以一日分爲四時，朝則爲春，日中爲夏，日入爲秋，夜半爲冬，自得其位而慧，至其所不勝而甚，而其所生而靜也。心爲火臟，心病則剛燥矣，故宜食鹹以軟之。鹹味下泄上涌而從水化，能泄心氣以下交，涌水氣以上濟，水火既濟，則心氣自益。火欲炎散，以甘之發散而瀉之。

病在脾，愈在秋，秋不愈，甚於春，春不死，持於夏，起於長夏。禁温食飽食，濕地濡衣。脾病者，愈在庚辛，庚辛不愈，加於甲乙，甲乙不死，持於丙丁，起於戊己。脾病者，日昳慧，日出甚，下晡靜。脾欲緩，急食甘以緩之，用苦瀉之，甘補之。昳，音耋。

王冰曰：五臟之病，皆以勝相加，至其所生而愈，至其所不勝而甚，至於所生而持，自得其位而起，由是故皆有間甚之時，死生之期也。

馬蒔曰：以脾經言之，凡病在脾者，以脾性屬土，其病從長夏始也。至於秋屬金，則金能剋木，而木不能剋土，故脾病當愈於秋。但秋不愈，當甚於春，以木能剋土也。若春不死，當持於夏，以火能生土也。其病之復起，又當在於長夏，以土病當復於土月也。且食或温熱，過於太飽，或濕地濕衣，皆脾土所惡，俱宜禁之。此乃以歲而計之者如此。至於以日而計之者何如？脾病者，愈在庚辛日，以金旺則木衰，木衰不能剋土也。庚辛不愈，加於甲乙，以木旺則土必受剋也。甲乙不死，持於丙丁，以火旺則土生也。然脾病必起於戊己，以土病當復於土日也。又至於以時而計之者何如？脾病者，日昳慧，以日昳則未土正旺，土性耐也。日出甚，以日出則木旺也。下晡静，以金旺則木退也。然所以治之者，脾欲緩，惟甘者能緩，急食甘以緩之。惟甘能緩之。此甘之所以爲補也。脾苦濕，惟苦性堅燥，此苦之所以爲瀉也。

張志聰曰：胃欲清飲，故禁温食。飽食傷脾，故禁飽食，脾屬陰土而惡濕，故濕地濡衣，鹹宜禁之。夫天之十干，化生地之五行，地之五行，化生人之五臟。人生於地，懸命於天，是以生於五行而歸命於十干也。土德和厚，故欲緩，病則失其中和之氣矣，故宜食甘以緩之。脾病則土鬱矣，故用苦味之涌泄，以瀉奪之，以甘之緩補之。《金匱要略》曰：五臟病各有所得者愈，五臟病各有所惡，隨其所不喜者爲病，是以順其所欲之味爲補也。

病在肺，愈在冬，冬不愈，甚於夏，夏不死，持於長夏，起於秋。禁寒飲食，寒衣。肺病者，愈在壬癸，壬癸不愈，加於丙丁，丙丁不死，持於戊己，起於庚辛。肺病者，下晡慧，日中甚，夜半静。肺欲收，急食酸以收之，用酸補之，辛瀉之。

馬蒔曰：以肺經言之，凡病在肺者，以肺經屬金，其病從秋始也。至冬屬水，則水能剋火，而火不能剋金，故肺病當愈於冬。但冬不愈，當甚於夏，以火能剋金也。若夏不死，當持於長夏，以土能生金也。其病之復起，又當在於秋，以金病當起於金候也。且肺惡寒，故衣食之寒者皆禁用之。此乃以歲而計之者如此。至於以日而計之者何如？肺病者，愈在壬癸日，以水旺則火衰，火衰不能剋金也。壬癸不愈，加於丙丁，以火旺則金必受剋也。丙丁不死，持於戊己，以土旺則金旺也。然肺病必起於庚辛，金病當復於金日也。又至於以時而計之者何如？肺病者，下晡慧，以下晡正屬庚辛金也。日中甚，以日中正屬丙丁火也。夜半静，以夜半正屬壬癸水也。然所以治之者，肺欲收，惟酸爲能收，急食酸以收之。惟其所欲在收，此酸之所以爲補也。所苦在散，此辛之所以爲瀉也。

張志聰曰：形寒飲冷則傷肺，故皆禁之。凡始病則以歲月期之，病重則以旬日期之，垂死則以旦暮計之。肺主秋收之令，病則反其常矣，故急食酸以收之。用酸收以補正，辛散以瀉邪。

病在腎，愈在春，春不愈，甚於長夏，長夏不死，持於秋，起於冬。禁犯焠㶼熱食，温炙衣。腎病者，愈在甲乙，甲乙不愈，甚於戊己，戊己不死，持於庚辛，起於壬癸。腎病者，夜半慧，四季甚，下晡静。腎欲堅，

急食苦以堅之，用苦補之，鹹瀉之。焠，音猝。烪，音哀。

馬蒔曰：以腎經言之，凡病在腎者，以腎經屬水，其病從冬始也。至春屬木，則木能剋土，而土不能剋水，故腎病當愈於春。若春不愈，當甚於長夏，以土能剋水也。若長夏不死，當持於秋，以金能生水也。其病能復起，又當在於冬，以水病必在於水候也。且腎性惡燥，故凡焠烪之熱食，温炙之衣，宜弗犯之。此乃以歲而計之者如此。至於以日而計之者何如？腎病者，愈在甲乙日，以木旺則土衰，土衰不能剋水也。甲乙不愈，甚於戊己，以土旺則水必受剋也。戊己不死，持於庚辛，以金旺則水生也。然腎病必起於壬癸，以水病當復於水日也。又至於以時而計之者何如？腎病者夜半慧，以夜半屬壬癸水也。四季甚，以四季屬土也。下晡静，以下晡屬庚辛金也。然所以治之者，腎欲堅，惟苦爲能堅，急食苦以堅之。惟其所欲在苦，此苦之所以爲補也。所苦在軟，此鹹之所以爲瀉也。

張志聰曰：焠烪，爆漬之熱食也。温炙衣，烘焙之熱衣也。在四臟曰加者，言所勝之氣加於我，而使病加之，是客勝也。在腎臟曰甚於戊己，乃至其所不勝而甚，是主弱也。本經凡論五臟多不一其辭，蓋陰陽之道，推之無窮，四季辰戌丑未時也，腎體沈石，德性堅凝，病則失其常，故宜食苦以堅之，用苦堅以補之，鹹泄以瀉之。

夫邪氣之客於身也，以勝相加，至其所生而愈，至其所不勝而甚，至於所生而持，自得其位而起。必先定五臟之脈，乃可言間甚之時，死生之期也。間，去聲。

王冰曰：邪者不正之目，風寒暑濕，飢飽勞逸皆是，非惟鬼毒疫癘也。能知五臟之經脈，則可言死生間甚矣。三部九候論曰：必先知經脈，然後知病脈。此之謂也。

馬蒔曰：此總結上文之爲病，爲愈、爲甚、爲持、爲起者，必當先定五臟之本脈而始知之也。肝病始於春，心病始於夏，脾病始於長夏，肺病始於秋，腎病始於冬者，皆由邪氣感於吾身，以勝相加。如肝病由肺而傳，心病由腎而傳，脾病由肝而傳，肺病由心而傳，腎病由脾而傳之謂也。至其所生而愈，如肝病愈於夏，心病愈於長夏，脾病愈於秋，肺病愈於冬，腎病愈於春者，皆我之所生也。至其所不勝而甚，如肝病甚於秋，心病甚於冬，脾病甚於春，肺病甚於夏，腎病甚於長夏者，皆我之所不勝而能剋我也。至其所生而持，如肝病持於冬，心病持於春，脾病持於夏，肺病持於長夏，腎病持於秋者，皆彼能生我也。自得其位而起，如肝病起於春，心病起於夏，脾病起於長夏，肺病起於秋，腎病起於冬者，皆得其自旺之時而病復起也。夫五臟之病，由於相生相勝者如此，至於日時可推矣。又當先定五臟之本脈，如春脈弦，夏脈鉤，長夏脈代，秋脈毛，冬脈石，或有胃氣及無胃氣，則彼之生我剋我，我得而知。故凡爲愈者，我所生，持者生乎我，其病爲間而爲生之期爲甚者剋乎我，爲起者得本位其病爲甚，而爲死之期可得而言之矣。若不定五臟之脈，則彼於我之相生相剋，胡從而知之哉？

張志聰曰：邪氣者，風寒暑濕，外淫之邪也。

肝病者，兩脅下痛引少腹，令人善怒，虚則目䀮䀮無所見，耳無所聞，善恐，如人將捕之，取其經厥陰與少陽。氣逆則頭痛，耳聾不聰，頰腫，取血者。䀮䀮，音荒。

王冰曰：取血者，謂脈中血滿，獨異於常，乃氣逆之診，隨其左右，有則刺之。

馬蒔曰：上文五節言五臟之病，用五味以補瀉，則用藥之意寓矣，而此下五節，又言五臟之病，復有用鍼之法也。試以肝經言之：足厥陰之脈，循股陰入毛中，過陰器，抵少腹，又上貫鬲布脅肋，故兩脅下痛，以下引少腹，其氣實則善怒，此則邪氣有餘之證也。至於正氣之虚，則目䀮䀮無所見，耳無所聞。蓋足厥陰之脈，自脅肋循喉嚨，上入頏顙，連目系足少陽之脈，其支者從耳後入耳中，出走耳前，至目鋭眥後，故虚則耳目無所見聞也。惟其虚也，故善於恐懼，如人有將捕之意，正以肝藏魂，魂不安，故其病如此。當取足厥陰之經穴中封，在足内踝骨前一寸，筋裏宛宛中，鍼四分，留七呼，灸三壯。足少陽之經穴陽輔，在足外踝上四寸，輔骨前絶骨端三分，去坵墟七寸，鍼三分，留七呼，灸三壯，以肝與膽相爲表裏也。實則瀉其有餘，虚則補其不足耳。然足厥陰之脈，自目系上出額，與督脈會於巔，故頭必痛。足少陽之脈，支別者，從耳中出走耳前，又支別者，抵於䪼，加頰車，又足厥陰之脈支別者，從目系下頰裏，故耳聾不聰而頰又腫也。此則氣逆於上，故見之於頭耳頰者如此，亦是有餘之證也。取其兩經以出血而已，此不言穴，意者，亦是上文之經穴耳。此下五節，皆言用鍼不言用藥，然各經證候甚明，惟智者明此經絡，識此證候，則凡藥屬肝膽者可任用矣。後倣此。

張志聰曰：病者邪氣實也。《靈樞經》曰：肝氣實則怒。蓋肝爲將軍之官而志怒，肝氣鬱而不舒，故怒也。虚者，精氣奪也。肝藏血而開竅於目，肝虚，故䀮䀮無所見。經，謂經脈也，足少陽與厥陰爲表裏，故取二經以通其氣。取血者，謂取其經之多血者而去之。蓋足少陽與厥陰爲表裏，少陽常少血多氣，厥陰常多血少氣，臟腑經氣相通，宜從厥陰之多血者而瀉之。

心病者，胷中痛，脅支滿，脅下痛，膺背肩甲間痛，兩臂内痛，虛則胷腹大，脅下與腰相引而痛，取其經少陰太陽舌下血者。其變病，刺郄中血者。甲、胛同。

馬蒔曰：以心病言之，手少陰心經之脈，其直者從心系却上肺下出腋下，手厥陰心包絡之脈，其支者循胷中，出脅下腋三寸，上抵腋下，下循臑内，行太陰少陰之間，入肘中，下循臂行兩筋之間，又手太陽小腸經之脈，自臂臑上繞肩胛，交肩上，故胷中必痛，脅支必滿，脅下亦痛，膺背肩胛間兩臂内皆痛，此則邪氣有餘之證也。至於正氣之虛，則胷腹之中，大脅之下，與腰相引而痛，蓋手厥陰之脈，從胷中出屬心包絡，下膈歷絡三焦，其支者循胷出脅，手少陰之脈，自心系下鬲絡小腸，故曰胷，曰脅，曰腰，皆主痛也。當取手少陰之經穴靈道，在掌後一寸五分，鍼三分，灸三壯；手太陽之經穴陽谷，在手外側腕中鋭骨下陷中，鍼三分，留三呼，灸三壯。以心與小腸相爲表裏也，實則瀉其有餘，虛則補其不足耳。其舌本下並出其血者，正以手少陰之脈，從心系上俠咽喉，所以出舌下之血也。曰出血，乃治有餘之證耳。舌下即廉泉穴，係任脈經頷下結喉上四寸中，鍼二分，留七呼，灸三壯。及有變病，則又不止前證而已，又當取手少陰之郄曰陰郄穴者，以出其血也。穴在掌後脈中，去腕半寸，當小指之後，鍼三分，灸七壯。

張志聰曰：脅支滿者，少陰之支絡，滿痛於脅下也。心火氣虛，則水濁上乘故胷腹大。經云：濁氣在上，則生䐜脹，心氣不能交於陰，故脅下與腰相引而痛也。心脈上循咽喉，開竅於舌，故取舌下血者。蓋手足陰陽所苦，必先去其血，乃去其所苦，然後瀉有餘，補不足；設有變病而邪不在經絡者，亦取其郄中出血，蓋臟腑經氣之相通也。

徐公遐問曰：師言取經之多血者而去之，少陰常少血，奚獨取其舌下郄中？曰：處有常變，用有經權。少陰少血者，言其常也。病有所苦，必先去其血，而後瀉有餘。補不足者，言其變也，蓋虛者亦不宜去血。變病者又取於郄中，此皆處變用權之法，故獨舉少陰一經，而曰舌下血，曰變病，蓋欲其類推於諸經也。

脾病者，身重，善肌〔一〕肉痿，足不收，行善瘈，脚下痛。虛則腹滿腸鳴，飧泄食不化，取其經太陰陽明少陰血者。

王冰曰：取其經太陰陽明少陰血者，以行善瘛脚下痛，故取之而出血，血滿者出之。

註〔一〕肌：《甲乙》作「飢」。

馬蒔曰：以脾病言之，脾象土而主肉，故身重，善肌肉痿無力也。足太陰脾經之脈，起於足大指之端，循指内側，上内踝前廉，上腨内。足陽明胃經之脈，自下髀關，抵伏兔，下膝臏中，下循股外廉，下足跗，入中指間。足少陰腎經之脈，起於足小指之下，斜趨足心，上腨内出膕内廉。脾病故足不收，行善瘛脚下痛，此則邪氣有餘之證也。至於正内之虚，則腹中滿，腸中鳴，飧泄而食不化。蓋足太陰之脈，從股内前廉，入腹屬脾絡胃；足陽明之脈，入缺盆，下膈屬胃絡脾，其支者，起胃口，下循股裏，故其爲病如此。當取足太陰之經穴商丘，在足内踝骨下微前陷中，鍼三分，灸三壯；足陽明之經穴解谿，在衝陽後一寸半，鍼五分，留三呼，灸三壯；足少陰之經穴復溜，在足内踝上三寸陷中，鍼三分，留七呼，灸五壯，以出其血耳。夫曰出血，則治前有餘之證而已，而虚則補之，又非可以出血治也。

張志聰曰：脾主肌肉，主通會五臟元真之氣，脾氣傷故身重，而肌肉委棄不仁也。足太陰脈循脛，邪在經絡，故足不收。氣傷故善瘛而痛。腹滿腸鳴，飧泄食不化，此脾氣虚而不能轉輸水穀也。榮衛氣血，始於足少陰腎，生於足陽明胃，輸於足太陰脾，故取此三經以通經氣。

肺病者，喘欬，逆氣，肩背痛，汗出，尻陰股膝，髀腨胻足皆痛，虚則少氣不能報息，耳聾嗌乾，取其經太陰足太陽之外厥陰内血者。尻，苦刀切。腨，音善。胻，胡郎切。嗌，音益。

王冰曰：肺虚則腎不能上潤，故嗌乾。足太陽之外厥陰内者，謂腨内側内踝後之直上少陰脈也，視左右足脈，少陰部分，有血滿異於常者取之。

馬蒔曰：以肺病言之，肺藏氣而主喘息，在變動爲欬，故病則喘欬逆氣。肩近於背，而背爲胷中之腑，故肩背痛也。肺主皮毛，邪盛則心液外泄，故汗出也。足少陰之脈，從足下上循腨内，出膕内廉，上股内後廉，貫脊屬腎絡膀胱。今肺病則腎爲之子，亦必受邪，故尻陰股膝髀腨胻足皆痛，此乃邪氣有餘之證也。至於正氣之虚，則少氣不能報息，耳聾嗌乾，蓋手太陰之絡會於耳中，故爲耳聾。腎脈從腎上貫肝鬲，入肺中，循喉嚨俠舌本，今肺虚則腎臟不足以上潤於嗌，故嗌乾。當取手太陰經之經渠穴，在寸口陷中，鍼二分，留三呼，禁灸。足太陽之外，足厥陰之内，即足少陰之脈也，亦取其經之復溜穴以出其血焉可也。三部九候論曰：必先度其形之肥瘦，以調其氣之虚實，實則瀉之，虚則補之。必先去其血脈，而後調其虚實，無問其病，以平爲期。則皆於出血之後，又當用補瀉以調之耳。餘節倣此。

張志聰曰：此言肺腎之經氣相通也。夫肺主氣而發原於腎，腎爲本，肺爲末，母子之經氣相通。肺俞氣在肩背，氣逆於上則肩背痛而汗出，逆於下，則尻陰胻膝皆痛也。腎爲生氣之原，肺主周身之氣以司呼吸，生氣衰於下，故不能報息於上耳。腎氣衰則耳聾，金水之氣不足則嗌乾也。

腎病者，腹大脛腫，喘欬身重，寢汗出憎風，虛則胷中痛，大腹小腹痛，清厥，意不樂，取其經少陰太陽血者。樂，音洛。

王冰曰：脛既腫矣，汗後津泄，陰凝元府，陽爍上焦，内熱外寒，故憎風也。腎脈從肺出絡心，注胷中，然腎氣既虛，心無所制，心氣熏肺，故痛聚胷中也。清謂氣清冷，厥謂氣逆也。以清冷氣逆，故大腹小腹痛；志不足則神躁擾，故不樂也。凡刺之道，虛則補之，實則瀉之，不盛不虛以經取之，是謂得道。經絡有血，刺而去之，是謂守法。猶當揣形定氣，先去血脈，而後乃平有餘不足。三部九候論曰：必先度其形之肥瘦，以調其氣之虛實，實則瀉之，虛則補之，必先去其血脈而後調之。此之謂也。

馬蒔曰：以腎經言之，足少陰之脈，起於足心，上循腨内，出膕内廉，上股内後廉，貫脊屬腎絡膀胱，其直者從腎上貫肝膈，入肺中，故腹大脛腫喘欬也。腎病則骨不能用，故身重也。腎主五液，在心爲汗，腎邪攻肺，心氣内微，故寢後即有汗也。大凡有汗之疾多惡風，以腠理不密，故汗出而表虛者必惡風也。此皆邪氣有餘之證耳。至於正氣之虛，則足少陰之脈，從肺出絡心，注胷中，今腎氣既虛，胷中自痛，其大腹小腹亦從而痛，正以腎脈自小腹中行大腹至俞府而止也。足太陽膀胱經之脈，從項下行而至足，今腎氣既虛，而太陽之氣不能盛行於足，故足清冷而氣逆也。腎之神爲志，惟志不足，故意不樂也。當取足少陰之經穴復溜，足太陽之經穴崐崘，在足外踝後跟骨上陷中，鍼三分，留七呼，灸三壯，以出其血可也。

張志聰曰：水邪逆於上則喘欬，生氣衰於下則身重也。太陽之氣司表，而下出於膀胱，經氣逆則表氣虛，故寢汗出而惡風。腎氣虛而不能上交於心，故胷中痛。少陰之氣上與陽明相合，生氣虛於下，故大腹小腹痛也。清厥，冷之輕者，陽氣虛，故手足逆冷也。心有所憶謂之意，膻中者，臣使之官，代君行令，喜樂出焉。胷中之心氣不足，故意不樂也。少陰與太陽爲表裏，臟腑之經氣相通，故臟病而兼及於腑經也。以上論病生於經脈肌肉，宜治之以鍼石者，審其臟腑經絡之虛實而取之。

肝色青，宜食甘，粳米、牛肉、棗、葵皆甘。心色赤，宜食酸，小豆、犬肉、李、韭皆酸。肺色白，宜食苦，麥、羊肉、杏、薤皆苦。脾色黄，宜食鹹，大豆、豕肉、栗、藿皆鹹。腎色黑，宜食辛，黄黍、雞肉、桃、葱皆辛。辛散，酸收，甘緩，苦堅，鹹軟。毒藥攻邪，五穀爲養，五果爲助，五畜爲益，五菜爲充，氣味合而服之，以補精益氣。此五者有辛酸甘苦鹹，各有所利，或散或收，或緩或急，或堅或軟，四時五臟病，隨五味所宜也。

王冰曰：夫辛散，酸收，甘緩，苦堅，鹹軟，皆自然之氣也。然辛味苦味，匪唯堅散而已。辛亦能潤能散，苦亦能燥能泄，故上文曰脾苦濕，急食苦以燥之，肺苦氣上逆，急食苦以泄之，則其謂苦之燥泄也。又曰，腎苦燥，急食辛以潤之，則其謂辛之濡潤也。藥謂金、玉、土、石、草、木、菜、果、蟲、魚、鳥、獸之類，皆可以祛邪養正者也，然辟邪安正，惟毒乃能，以其能然，故通謂之毒藥也。五穀，謂粳米、小豆、麥、大豆、黄黍也。五果，謂桃、李、杏、栗、棗也。五畜，謂牛、羊、豕、犬、雞也。五菜，謂葵、藿、薤、葱、韭也。氣爲陽化，味曰陰施，氣味合和則補益精氣矣。陰陽應象大論曰：陽爲氣，陰爲味，味歸形，形歸氣，氣歸精，精歸化，精食氣，形食味。又曰：形不足者温之以氣，精不足者補之以味，由是則補精益氣，其義可知。用五味而調五臟。配肝以甘、心以酸、脾以鹹、肺以苦、腎以辛者，各隨其宜，欲緩、欲收、欲軟、欲泄、欲散、欲堅而爲用，非以相生相養而爲義也。

馬蒔曰：此承首節論五臟肝苦急，急食甘以緩之等義而詳言之也。東方甲乙木，其色青，肝屬木，故色亦青；肝苦急，惟甘爲能緩之，故宜食甘，凡粳米、牛肉、棗、葵皆甘，皆可食也。南方丙丁火，其色赤，心屬火，故色亦赤；心苦緩，唯酸爲能收之，故宜食酸，凡小豆、犬肉、李、韭皆酸，皆可食也。西方庚辛金，其色白，肺亦屬金，故色亦白；肺苦氣上逆，惟苦爲能泄之，故宜食苦，凡麥、羊肉、杏、薤皆苦，皆可食也。中央戊己土，其色黄，脾亦屬土，故色亦黄；上文脾苦濕急食苦以燥之，故宜食苦，然腎爲胃關，脾與腎合，當假鹹之柔軟以利其關，關利而胃氣乃行，胃行而穀氣方化，故脾與各臟不同。宜食味之鹹者，乃調利機關之義也，凡大豆、豕肉、栗、藿皆鹹，皆可食也。北方壬癸水，其色黑，腎亦屬水，故其色亦黑；腎苦燥，急食辛以潤之，故宜食辛，凡黄黍、雞肉、桃、葱皆辛，皆可食也。以辛主散，酸主收，甘主緩，苦主堅，鹹主軟故耳。彼補正氣者，必有取於良藥，治邪氣者，必有取於毒藥，此毒藥之所以攻邪也。五穀所以養此元氣也，五果所以助此元氣也，五畜所以益此元氣也，五菜所以充此元氣也。此皆陽爲氣者，氣歸精而精歸化，陰爲味者，味歸形而形歸氣，故合氣味而服之，所以補精益氣也。自毒藥攻邪以下至此，其間穀、果、畜、菜各有五者，各有五味，各有散、收、緩、急、堅、軟之宜，在因四時五臟之病，隨五味所宜以異用耳。蓋至是而臟氣法時之義，無餘蘊矣。

張志聰曰：夫精明五色者，氣之華也。肝色青，則其氣苦急，故宜食甘以緩之，蓋五味所以養五臟之氣者也。心志喜，喜則氣緩，緩則心神懈弛，故宜食酸以收養心氣也。肺色白，其氣主秋金之降令，而苦上逆，故宜食苦以收降其肺氣。夫脾土之所以灌溉四臟者，主上滲於心肺，下洩於肝腎，如脾苦濕則不能上滲矣，土氣敦阜則不能下洩矣。經曰：酸苦涌泄爲陰，鹹味滲泄爲陰。故宜食苦者，取其燥土氣以湧滲於上也。宜食鹹者，取其行土氣以滲泄於下也。腎色黑，則其氣喜潤，辛能開腠理，致津液，蓋從革作辛，能通母之化源也。辛散、酸收、甘緩、苦堅、鹹軟，此言發散涌泄之外，而又有或收、或緩、或堅、或耎之性，善用者隨其所利而行之，如五穀以供養五臟之氣，五果以助其養，五畜以爲補益五臟者也，五菜以爲充實於臟腑者也。然穀、肉、果、菜，皆有五氣五味，宜和合而食之，無使偏勝，以補益精氣，如偏食焦苦之氣味則增火化，如偏食鹹腐之物則增寒化，經曰：久而增氣，物化之常也。氣增而久，夭之由也。故宜氣味和合而食之。五者，謂毒藥、穀、畜、菜、果也。言此五者，皆有辛甘之發散，有酸苦鹹之涌泄，又有辛散、酸收、苦堅、鹹軟，或隨四時之宜散、宜收，或隨五臟之所苦、所欲，各隨其所利而行之。此篇論察五臟以知間甚死生之期，審貴賤以施鍼砭藥食之別。

宣明五氣篇第二十三

馬蒔曰：此篇宣明五臟之氣，故名篇。

張志聰曰：天地之間，六合之內，不離於五，人亦應之。此篇承上章而宣明五氣五味五臟五邪，故無問答之辭，而不曰論。

五味所入：酸入肝，辛入肺，苦入心，鹹入腎，甘入脾，是謂五入。

王冰曰：肝合木而味酸，肺合金而味辛，心合火而味苦，腎合水而味鹹，脾合土而味甘。至真要大論云：夫五味入胃，多歸所喜。故酸先入肝，苦先入心，甘先入脾，辛先入肺，鹹先入腎是也。

馬蒔曰：此言五味各入五臟也。陰陽應象大論云：木生酸，酸生肝；金生辛，辛生肺；火生苦，苦生心；水生鹹，鹹生腎；土生甘，甘生脾。此酸之所以入肝，辛之所以入肺，苦之所以入心，鹹之所以入腎，甘之所以入脾也。五味隨五臟而入，遂名之曰五入。

張志聰曰：伯高云：胃者五臟六腑之海也。水穀皆入於胃，五臟六腑皆禀氣於胃。五味各走其所喜，酸先走肝，苦先走心，甘先走脾，辛先走肺，鹹先走腎。穀氣津液已行，榮衛大通，乃化糟粕，以次傳下。味之酸者，入肝以養肝氣；味之辛者，入肺以養肺氣；味之苦者，入心以養心氣；味之鹹者，入腎以養腎氣；味之甘者，入脾以養脾氣也。

五氣所病：心爲噫，肺爲欬，肝爲語，脾爲吞，腎爲欠、爲嚔，胃爲氣逆、爲噦、爲恐，大腸小腸爲泄，下焦溢爲水，膀胱不利爲癃、不約爲遺溺，膽爲怒，是謂五病。

王冰曰：心爲噫，象火炎上，煙隨焰出，心不受穢，故噫出之。肺爲欬，象金堅勁，扣之有聲，邪擊於肺，故爲欬也。肝爲語，象木枝條而形支別，語宣委曲，故出於肝。脾象土包容，物歸於內，翕如皆受，故爲吞也。腎爲欠爲嚔，象水下流，乃生雲霧，氣鬱於胃，故欠生焉。太陽之氣和利而滿於心，出於鼻則生嚔也。胃爲水穀之海，腎與爲關，關閉不利，則氣逆而上行也。以包容水穀，性喜受寒，寒穀相薄，故爲噦也。寒盛則噦起，熱盛則恐生，何者？胃熱則腎氣微弱，故爲恐也。下文曰：精氣幷於腎則恐是也。大腸爲傳道之腑，小腸爲受盛之腑，受盛之氣既虚，傳道之司不禁，故爲泄利也。下焦爲分注之所，氣窒不瀉，則溢而爲水。膀胱爲津液之腑，水注由之，然足三焦脈實，約下焦而不通，則不得小便，足三焦脈虚，不約下焦則遺溺也。《靈樞經》曰：足三焦者，太陽之别也，並太陽之正，入絡膀胱，約下焦，實則閉癃，虚則遺溺。膽則中正決斷，無私無偏，其性剛決，故爲怒。六節臟象論曰：凡十一臟取決於膽也。

馬蒔曰：此言五臟邪氣各有所病也。心有不平，氣鬱於心，故噫出之，象火炎上而煙焰出也。肺爲欬，蓋肺本屬金，扣之當有聲，故邪擊於肺則爲欬也。肝爲語，象木有枝條而下宣委曲，故出於肝也。脾爲吞者，象土包容物歸於内，故爲吞也。腎爲欠爲嚔，按《靈樞》口問篇岐伯曰：衛氣晝日行於陽，夜半則行於陰，陰者主夜，夜者主臥，陽者主上，陰者主下，故陰氣積於下，陽氣未盡，陽引而上，陰引而下，陰陽相引，故數欠。又曰：陽氣和利滿於心，出於鼻，故爲嚔。今曰爲腎之病者，蓋腎屬乎陰，故欠由之，足太陽之氣，和利於心，而太陽與腎爲表裏，故嚔由之。觀口問篇下文有補足太陽眉上等語，則知陽氣爲太陽，而嚔出於鼻，故補眉上也。

眉上者，攢竹穴也。縱陽氣爲衛氣，亦由膀胱穴而上行之，所謂目張則上行於頭，故必刺攢竹穴。胃爲氣逆爲噦爲恐，蓋胃爲水穀之海；故胃氣不和則氣逆。按《靈樞》口問篇岐伯曰：穀入於胃，胃氣上注於肺，今有故，寒氣與新穀氣俱還入於胃，新故相亂，真邪相攻，氣并相逆，復出於胃，故爲噦。又按陰陽應象大論曰：腎在志爲恐。又按此篇下文有曰：精氣幷於腎則恐。今以爲胃之病者，蓋胃寒則噦起，胃熱則恐生。何者？胃熱則腎氣亦熱，故爲恐也。蓋腎者胃之關也。大腸小腸爲泄，蓋大腸爲傳道之腑，小腸爲受盛之腑，今受盛之氣既虛，傳道之司不禁，故爲泄利之證也。下焦者，即《靈樞》營衛生會篇上中下之下焦也。按營衛生會篇岐伯曰：下焦者，别廻腸，注於膀胱而滲入焉。故水穀者常并居於胃中，成糟粕而俱下於大腸，而成下焦，滲而俱下，濟泌别汁，循下焦而滲入膀胱。故《難經》三十一難曰：下焦者在臍下，當膀胱上口，主分别滲泄，主出而不納以傳道也。又三十五難曰：膀胱者爲黑腸，下焦所治也。今下焦之氣窒而不瀉，故溢而爲水病。靈蘭秘典論云：膀胱者，州都之官，津液藏焉，氣化則能出矣。今曰不利，則爲癃，癃者，水道不通之病也。不約則爲遺溺，遺溺者，溺不止也。膽者，中正之官，決斷出焉，惟決斷無私，秉正疾邪，故病爲怒。陰陽應象大論曰：肝在志爲怒。而此云然者，以其與肝爲表裏也。是爲五臟之病也。其曰大腸、小腸、胃、膽、膀胱者，腑病同臟，臟病腑亦病也。

張志聰曰：五氣所病者，五臟氣逆而爲病也。噫，不平之氣。本經云，所謂上走心爲噫者，陰氣而上走於陽明，陽明絡屬心，故上走心爲噫，蓋此因胃氣上逆於心故爲噫。肺爲欬者，陰陽應象大論曰：肺在變動爲欬。肝爲將軍之官，在志爲怒，肝氣欲達則爲語。診要經終篇曰：春刺冬分，邪氣著臟，病不愈，又且欲言語。此言春令之肝氣不舒故也。脾主爲胃行其津液，脾氣病而不能灌溉於四臟，則津液反溢於脾竅之口，故爲吞嚥之證。《靈樞經》曰：陽者主上，陰者主下，陽引而上，陰引而下，陰陽相引，故數欠，當瀉足少陰，補足太陽。蓋少陰之氣在下，病則反逆於上，而欲引於下，欲引於下則欠，反逆於上則嚏，蓋腎絡上通於肺也。穀入於胃乃傳之肺，而肺反還入於胃，胃受肺之寒氣所逆，而欲復出於胃，故爲噦。胃之逆氣下幷於腎，則爲恐。蓋腎與胃，戊癸相合也。噦，呃逆也；噦噦，車鑾聲，言呃聲之有輪序，故曰噦。大腸小腸受盛水穀，變化糟粕，病則不能化物而爲泄矣。下焦如瀆，水道出焉，病則反溢而爲水病。《靈樞經》曰：三焦下俞出於委陽，並太陽之正，入絡膀胱，約下焦，實則閉癃，虛則遺溺，遺溺則補之，閉癃則瀉之。膽爲中正之官，性秉剛決，病則氣鬱而爲怒。五病謂病五臟五行之氣，而六腑亦配合於五行。

五精所幷：精氣幷於心則喜，幷於肺則悲，幷於肝則憂，幷於脾則畏，幷於腎則恐，是謂五幷。虚而相幷者也。

王冰曰：精氣謂火之精氣也。肝虚而心精幷之，則爲喜。《靈樞經》曰：喜樂無極則傷魄，魄爲肺神，明心火幷於肺金也。肝虚而肺氣幷之，則爲悲，經曰：悲哀動中則傷魂，魂爲肝神，明肺金幷於肝木也。脾虚而肝氣幷之，則爲憂，經曰：愁憂不解則傷意，意爲脾神，明肝木幷於脾土也。腎虚而脾氣幷之，則爲畏，經曰：恐懼而不解則傷精，精爲腎神，明脾土幷於腎水也。心虚而腎氣幷之，則爲恐，經曰：怵惕思慮則傷神，神爲心主，明腎水幷於心火也。此皆正氣不足而勝氣幷之，乃爲是矣。

馬蒔曰：此言五臟旣虚，故精氣幷之，則志不能禁也。陰陽應象大論曰：肝在志爲怒，心在志爲喜，脾在志爲思，肺在志爲憂，腎在志爲恐。今心虚而餘臟之精氣皆幷之則善喜，蓋喜者同其所志，而太過於喜則爲病也。肺虚而餘臟精氣幷之則善悲，陰陽應象大論曰：憂而兹曰悲者，蓋憂與悲相類也。肝虚而餘臟精氣幷之則善憂，陰陽應象大論曰：怒而兹曰憂者，以肺氣得以乘之也。脾虚而餘臟精氣幷之則善畏，陰陽應象大論曰：思而兹曰畏者，蓋思過則反畏也。腎虚而餘臟精氣幷之則善恐。是之爲五幷者，惟其本臟旣虚，而餘臟精氣幷之，則本臟之志不能禁，而失之太過者有之。調經論以相幷爲實，蓋實亦爲病也。

張志聰曰：五精所幷，謂五臟之精氣相幷也。幷於心則喜，蓋多陽者多喜，心爲陽臟，陰精幷之故喜。經曰：神有餘則笑不休。幷於肺則悲者，肝悲哀動中則傷魂，肺虚而肝氣幷於肺故悲。幷於肝則憂者，憂愁不解則傷意，肝虚而脾氣幷於肝則憂也。幷於脾則畏者，恐懼不解則傷精，脾虚而腎氣幷於脾故畏也。幷於腎則恐者，本經曰：所謂恐，如人將捕之者。陰氣少，陽氣入陰，陰陽相薄故恐也。蓋心腎爲水火，陰陽之主宰，是以心虚而陰精幷之則喜，腎虚而陽氣幷之則恐。此水火二氣，上下交幷，其餘三臟，皆所勝之氣相幷，所謂氣不及則所勝妄行。徐公遐曰：有精相幷者，有氣相幷者：故首提曰精氣。

五臟所惡：心惡熱，肺惡寒，肝惡風，脾惡濕，腎惡燥，是謂五惡。惡，俱去聲。

王冰曰：心惡熱，熱則脈潰濁。肺惡寒，寒則氣留滯。肝惡風，風則筋燥急。脾惡濕，濕則肉痿腫。腎惡燥，燥則精竭涸。楊上善云：肺惡燥，今言肺惡寒，腎惡燥者，燥在於秋，寒之始也；寒在於冬，燥之終也。肺在於秋，以肺惡寒之甚；故言其終，腎在於冬，腎惡不甚，故言其始也。

馬蒔曰：此言五臟之性有所惡也。心本屬火，火之性熱，而受熱則病，故惡熱。肺本屬金，金之體寒，而受寒則病，故惡寒。肝屬木，其性與風氣相通，而感風則傷筋，故惡風。脾屬土，土濕則傷肉，故惡濕。腎屬水，其性潤，而得燥則精涸，故惡燥。是謂五臟之所惡也。

張志聰曰：金木水火土，五臟之本氣也。風寒熱燥火，五行之所生也。五臟之氣，喜於生化，故本氣自勝者惡之。三臟惡本氣之勝，肺惡腎之寒，腎惡肺之燥，此亦陰陽變換之道，而肺腎子母之氣，互爲本末也。

五臟化液：心爲汗，肺爲涕，肝爲淚，脾爲涎，腎爲唾，是謂五液。

王冰曰：心爲汗，泄於皮腠也。肺爲涕，潤於鼻竅也。肝爲淚，流於眼目也。脾爲涎，溢於脣口也。腎爲唾，生於牙齒也。

馬蒔曰：此言五臟各有其液也。飲食入胃，其精微之氣有所化而爲液者，在心爲汗，故得熱則汗出，心氣有餘也；在肺爲涕，故鼻爲肺之竅，涕出於肺也；在肝爲淚，故目爲肝之竅者，淚注於目也；在脾爲涎，故脣口主脾者，涎出於脾也；在腎爲唾，故齒爲骨類者，唾生於齒也。是謂五臟之液也。

張志聰曰：水穀入口，其味有五，津液各走其道，五臟受水穀之津，淖注於外竅而化爲五液。心主血，汗乃血之液也。出於肺竅之鼻而爲涕，出於肝竅之目而爲淚，出於脾竅之口而爲涎。腎絡上貫膈，入肺中，循喉嚨，挾舌本，舌下廉泉玉英，上液之道也，故腎爲唾。經曰：液者，所以灌精濡空竅者也。又曰：五液者，腎爲水臟，受五臟之精而藏之，腎之液復入心而爲血，入肝爲淚，入肺爲涕，入脾爲涎，自入爲唾，是以五液皆鹹。

五味所禁：辛走氣，氣病無多食辛；鹹走血，血病無多食鹹；苦走骨，骨病無多食苦；甘走肉，肉病無多食甘；酸走筋，筋病無多食酸。是謂五禁，無令多食。

王冰曰：病，謂力少不自勝也。皇甫士安云：鹹先走腎。此云走血者，腎合三焦，血脉雖屬肝心，而爲中焦之道，故鹹入而走血也。苦走心。此云走骨者，水火相濟，骨氣通於心也。甘走肉，酸走筋，是皆爲行其氣速，故不欲多食，多食則病甚，故病者無多食也。《太素》五禁云：肝病禁辛，心病禁鹹，脾病禁酸，肺病禁苦，腎病禁甘，名此爲五裁。楊上善云：口嗜而欲，食之不可多也，必自裁之，名曰五裁。

馬蒔曰：此言五臟之病，各有禁食之味也。按《靈樞》五味論曰：酸走筋，多食之，令人癃；鹹走血，多食之，令人渴，辛走氣，多食之，令人洞心；苦走骨，多食之，令人變嘔；甘走肉，多食之，令人悗心。其少俞之所答者，尤爲詳悉，宜參看之。

張志聰曰：陰之所生，本在五味，陰之五官，傷在五味，故禁多食。肺主氣，辛入肺，故走氣，氣病而多食之，反辛散而傷氣也。心主血，潤下作鹹，鹹走血者，水氣上交於心也，血病而多食之，則水反勝火矣。腎主骨，炎上作苦，苦走骨者，火氣下交於腎也，骨病而多食之，則火氣反勝矣。此與幷於心則喜，幷於腎則恐之義相同。蓋心腎水火之氣，時相既濟，故所走互更，其餘三臟，是本臟之味，而走本臟所主之筋肉也。脾主肌肉，甘爲土味，脾病而多食之，則反傷脾氣。肝合筋，酸走肝，筋病而多食之，則反傷其肝氣。五味所以養五臟之氣者也，病則氣虛，故無令多食，蓋少則補，多則反傷其氣。

五病所發：陰病發於骨，陽病發於血，陰病發於肉，陽病發於冬，陰病發於夏，是謂五發。

王冰曰：骨肉陰靜，故陽氣從之；血脈陽動，故陰氣乘之。夏陽氣盛，故陰病發於夏；冬陰氣盛，故陽病發於冬，各隨其少也。

馬蒔曰：此言五臟之病，各有所發也。陰經之病，發之在骨與肉，以骨屬足少陰，肉屬太陰也。陽經之病，發之於血，以血生於營氣，營氣屬陰，陰不勝陽，故陽經有病，而血隨以病焉。冬時陰氣盛，故陽病發於冬，以陽不能敵陰也；夏時陽氣盛，故陰病發於夏，以陰不能敵陽也。

張志聰曰：承上文而言五臟之病，各有所發。腎爲陰臟，在體爲骨，故腎陰之病而發於骨。心爲陽中之太陽，在體爲脈，故心陽之病而發於血。脾爲陰中之至陰，在體爲肉，是以太陰之病，而發於所主之肌肉。肝爲陰中之少陽，逆冬氣則奉生者少，春爲痿厥，故肝臟之陽病發於冬。肺爲牝臟，逆夏氣則奉收者少，秋爲痎瘧，故肺臟之陰病而發於夏也。夫所謂陽病發於骨，陰病發於血者，即調神論之所謂逆夏氣則太陽不長，心氣內洞，逆冬氣則少陰不藏，腎氣獨沉之義，此因本氣自傷而爲病也。曰陽病發於冬，陰病發於夏者，因所生之母，氣逆而爲病也。陰陽之道，推變無窮，若膠執於心腎發於骨血，肝肺發於冬夏，又不可與論陰陽矣。是謂五發，謂五臟皆有所發之處，各有所發之因。

五邪所亂：邪入於陽則狂，邪入於陰則痹，搏陽則爲巔疾，搏陰則爲瘖，陽入之陰則靜，陰出之陽則怒，是謂五亂。

王冰曰：邪居於陽脈之中，則四肢熱盛，故爲狂。邪入於陰脈之内，則六經凝泣而不通，故爲痹。邪内搏於陽，則脈流薄疾，故爲上巔之疾。邪内搏於陰，則脈不流，故令瘖不能言。陽入之陰則静，陰出之陽則怒，隨所之而爲疾也。

馬蒔曰：此言五臟之邪，各有所亂也。邪氣不入於陰，而入於陽，則陽邪有餘而爲狂。生氣通天論曰：陰不勝其陽，則脈流薄疾，并乃狂。邪氣不入於陽而入於陰，則陰邪有餘而爲痹，故經脈不通而成痛痹也。《靈樞》九鍼論曰：邪入於陽則爲巔疾。蓋陽脈搏擊，則陽主上升，故頂巔自疾也。又曰：邪入於陰，轉則爲瘖。今曰搏陰則爲瘖，蓋陰脈搏擊，則陰氣爲邪所傷，故轉則爲瘖也。陽脈之邪入於陰經，則其病也静，陰脈之邪出於陽經，則其病也怒。是因氣亂而爲病也，遂以五亂名之。

張志聰曰：此言正氣爲邪氣所亂也。邪入於陽則陽盛，陰不勝其陽，則脈流薄疾，并乃狂。又四肢爲諸陽之本，陽盛則四肢實，實則能登高也；熱盛於身，則棄衣欲走也；陽盛則使人罵詈，不避親疎也。痹者，閉也，痛也。邪入於陰，閉而不行，則留著而爲痹痛之證，故曰病在陽者名曰風，病在陰者名曰痹。方盛衰論曰：氣上不下，頭痛巔疾。蓋邪氣與陽氣搏擊於上，則爲頭痛巔頂之疾。足之少陰，上繫於舌，絡於横骨，終於會厭。邪搏於陰，則會厭不能發，發不能下，至其開闔不致，故爲瘖。陽分之邪而入之陰，則病者静，蓋陰盛則静也。陰分之邪而出之陽，則病者多怒，蓋陽盛則怒也。五亂謂邪氣亂於五臟之陰陽。

五邪所見：春得秋脈，夏得冬脈，長夏得春脈，秋得夏脈，冬得長夏脈，名曰陰出之陽，病善怒不治，是謂五邪皆同，命死不治。

馬蒔曰：此言五臟之邪，有所見之脈也。春得秋脈，金剋木也；夏得冬脈，水剋火也；長夏得春脈，木剋土也；秋得夏脈，火剋金也；冬得長夏脈，土剋水也。是謂五邪，皆同，名曰死不治耳。

張志聰曰：夫五邪之亂於陰陽者，亂五臟陰陽之氣也。正氣爲賊邪所傷，則五邪之勝氣，外見於脈矣。如春弦、夏鉤、秋毛、冬石，五臟陰陽之正氣也。反得所勝之脈者，邪賊盛而見於脈也。夫内爲陰，外爲陽，在内五臟爲陰，在外皮肉絡脈爲陽。在内所傷之臟氣而外見於脈，故名曰陰出之陽。邪出於脈則血有餘，經曰：血有餘則怒，此正氣爲邪氣所勝，故爲不治。所謂不治者，謂五脈皆爲邪勝也。如五臟之氣，爲邪所勝，見四時相剋之脈，皆爲死不治矣。

五臟所藏：心藏神，肺藏魄，肝藏魂，脾藏意，腎藏志，是謂五臟所藏。

王冰曰：心藏神，精氣之化成也。肺藏魄，精氣之匡佐也。肝藏魂，神氣之輔弼也。脾藏意，記而不忘者也。腎藏志，專意而不移者也。腎受五臟六腑之精，元氣之本，生成之根，爲胃之關，是以志能則命通。楊上善云：腎有二枚，左爲腎藏志，右爲命門藏精也。

馬蒔曰：此言五臟各有所藏之神也。按《靈樞》本神篇黄帝曰：何爲德氣生精神魂魄心意志思智慮？岐伯曰：天之在我者德也，地之在我者氣也，德流氣薄而生者也。故生之來謂之精，兩精相搏謂之神，隨神往來者謂之魂，並精而出入者謂之魄，所以任物者謂之心，心有所憶謂之意，意之所存謂之志，因志而存變謂之思，因思而遠慕謂之慮，因慮而處物謂之智。神之所藏在心，以神屬陽，心爲牡臟，故藏之。魄之所藏在肺，以魄屬陰，肺爲牝臟，故藏之。魂之所藏在肝，以肝屬陽，肝爲牡臟，故藏之。意之所藏在脾，以脾在志爲思，惟意者心之所之，故藏之。志之所藏在腎，以志者心之所立也，志主於堅，腎主作强，故藏之。是謂五臟所藏也。

張志聰曰：臟者藏也，主藏而不瀉也。經曰：兩精相搏謂之神，是神乃陰精所生而藏於心臟，魄乃陰精所生，肺爲陰臟，故主藏魄。肝爲陽臟，故主藏魂。心生血，脈血生脾，故心所之之意而藏於脾也。神生於精，志生於心，亦心腎交濟之義，是爲五臟所藏之神也。朱永年曰：所生之來謂之精。又曰，神者水穀之精氣也。是先天所生之精，與後天水穀之精而生此神，故曰兩精相搏。

五臟所主：心主脈，肺主皮，肝主筋，脾主肉，腎主骨，是謂五主。

王冰曰：心主脈，壅遏榮氣，應息而動也。肺主皮，包裹筋肉，間拒諸邪也。肝主筋，束絡機關，隨神而運也。脾主肉，復藏筋骨，通行衛氣也。腎主骨，張筋化髓，幹以立身也。

馬蒔曰：此言五臟之所主也。

張志聰曰：五臟在内，而各有所主之外合。心主血，故所主在脈。肺主氣，氣主皮毛，故肺合皮。肝生於腎，筋生於骨，故在臟爲肝，在體爲筋，五臟元真之氣，通會於肌肉腠理，脾氣通於五臟，故所主在肉。腎藏精髓而注於骨，故所主在骨，是謂五主。謂人身之皮腠形層，各屬五臟之所主。

五勞所傷：久視傷血，久臥傷氣，久坐傷肉，久立傷骨，久行傷筋，是謂五勞所傷。

王冰曰：久視傷血，勞於心也。久臥傷氣，勞於肺也。久坐傷肉，勞於脾也。久立傷骨，勞於腎也。久行傷筋，勞於肝也。

馬蒔曰：此言五臟所勞，各有所傷也。

張志聰曰：勞謂太過也。上古之民，形勞而不倦，久視損神，故傷血。久臥則氣不行，故傷氣。脾喜運動，故久坐傷肉，久立則傷腰腎膝脛，故傷骨。行走罷極則傷筋。是五勞而傷五臟所主之血氣筋骨。

五脈應象：肝脈弦，心脈鉤，脾脈代，肺脈毛，腎脈石，是謂五臟之脈。

王冰曰：弦者，軟虚而滑，端直以長也。鉤者，如鉤之偃，來盛去衰也。代者，軟而弱也。毛者，輕浮而虚如羽毛也。石者，沉堅而搏，如石之投也。

馬蒔曰：此言五臟之脈象也，大義見玉機真臟論中。

張志聰曰：五臟之脈，以應四時五行之象。肝脈弦，象木體之條達也。心脈鉤，象火炎盛，而秒則環轉如鉤。脾脈代，象四時之更代也。秋令清肅，故象羽毛之清虚。腎脈石，象石之沉水也。夫九候之道，必先定五臟五脈，審辨其五實五虚，而後立五法調五味以治之，故此篇宣明五臟之氣焉。

古今圖書集成醫部全録卷十四

黄帝素問

血氣形志篇第二十四

馬蒔曰：内有血氣多少形志苦樂等義，故名篇。

夫人之常數，太陽常多血少氣，少陽常少血多氣，陽明常多氣多血，少陰常少血多氣，厥陰常多血少氣，太陰常多氣少血，此天之常數。

馬蒔曰：此言陰陽各經，有血氣之多少，乃天生人之常數也。其間有氣血多少不同，太陽者，手太陽小腸經，足太陽膀胱經，其血多，其氣少；少陽者，手少陽三焦經，足少陽膽經，其血少，其氣多；陽明者，手陽明大腸經，足陽明胃經，其氣血俱多；少陰者，手少陰心經，足少陰腎經，其血少，其氣多；厥陰者，手厥陰心包絡經，足厥陰肝經，其血多，其氣少；太陰者，手太陰肺經，足太陰脾經，其氣多，其血少；此雖人之常數，實天有陰陽太少所生，故曰此天生人之常數也。

張志聰曰：夫氣爲陽，血爲陰，腑爲陽，臟爲陰，臟腑陰陽，雌雄相合，而氣血之多少，自有常數。如太陽多血少氣，則少陰少血多氣，少陽少血多氣，則厥陰多血少氣，陽有餘則陰不足，陰有餘則陽不足，此天地盈虚之常數也。惟陽明則氣血皆多，蓋血氣皆生於陽明也。

足太陽與少陰爲表裏，少陽與厥陰爲表裏，陽明與太陰爲表裏，是謂足之陰陽也。手太陽與少陰爲表裏，少陽與心主爲表裏，陽明與太陰爲表裏，是謂手之陰陽也。今知手足陰陽所苦，凡治病必先去其血，乃去其所苦，伺之所欲，然後瀉有餘，補不足。

王冰曰：先去其血，謂見血脈盛滿，獨異於常者，乃去之。不謂常刺，則先去其血也。

馬蒔曰：此言手足各有陰陽兩經爲之表裏也。表裏者，内外也。足太陽者，膀胱也。足少陰者，腎也。膀胱之井滎俞原經合，始於足小指之外側；腎之井滎俞經合，始於足心，故皆稱曰足。膀胱爲腑，故曰表；腎爲臟，故曰裏，是足太陽與足少陰爲表裏者如此。足少陽者，膽也。足厥陰者，肝也。膽之井滎俞原經合，始於足之第四指之端；肝之井滎俞經合，始於足大指外側之端，故皆稱曰足。膽爲腑，故曰表；肝爲臟，故曰裏，是足少陽與厥陰爲表裏者如此。足陽明者，胃也。足太陰者，脾也。胃之井滎俞原經合，始於足次指之端；脾之井滎俞經合始於足大指内側之端，故皆稱曰足。胃爲腑，故曰表；脾爲臟，故曰裏，是足陽明與太陰爲表裏者如此。此乃所以爲足之陽經陰經也。手太陽者，小腸也。手少陰者，心也。小腸之井滎俞原經合，始於手小指外側之端；心之井滎俞經合，始於手小指内之端，故皆稱曰手。小腸爲腑，故曰表；心爲臟，故曰裏，是手太陽與少陰爲表裏者如此。手少陽者，三焦也。手厥陰者，心包絡經也。三焦之井滎俞原經合，始於手第四指之端；心包絡經之井滎俞經合，始於手中指之端，故皆稱之曰手。夫曰手心主者，蓋包絡居心之下，代心主以行事，心不受邪，而治病者亦治手心主，故即稱之曰心主。三焦爲腑，故曰表；心主爲臟，故曰裏，是手少陽與心主爲表裏者如此。手陽明者，大腸經也。手太陰者，肺也。大腸之井滎俞原經合，始於手次指之端；肺之井滎俞經合，始於手大指之端，故皆稱曰手。大腸爲腑，故曰表；肺爲臟，故曰裏，是手陽明與太陰爲表裏者如此。此乃所以爲手之陽經陰經也。今欲知手足陰經陽經所苦之疾，果在何經，乃去其所苦，如肝苦急，心苦酸，脾苦濕，肺苦氣上逆，腎苦燥之類；又伺其所欲，如肝欲散，心欲耎，肺欲收，脾欲燥，腎欲堅之類，然後於有餘之經而瀉之，不足之經而補之，則用鍼之道盡矣。

張志聰曰：夫手有三陰三陽，足有三陰三陽，以合十二經脈，陰陽並交，表裏相應，是以聖人持診之道，先後陰陽而持之，診合微之事，追陰陽之變，章五中之情，取虚實之要，知此乃足以診。如切陰不得陽，診消亡，得陽不得陰，守學不湛，是故臟腑陰陽，相爲表裏，此皆診候之要，不可不知。知所苦者，知邪病在手足之何經也。先去其血，除宛陳也，宛陳去則無所苦矣。伺之所欲者，伺其欲散欲軟欲緩欲收，蓋必先定五臟之病，五臟已定，九候已備，而後乃存鍼。有餘者邪氣盛也，不足者精氣奪也。有餘則瀉之，不足則補之。

欲知背俞，先度其兩乳間，中折之，更以他草度去半已，即以兩隅相拄也。乃舉以度其背，令其一隅居上，齊脊大椎，兩隅在下，當其下隅者，肺之俞也；復下一度，心之俞也；復下一度，左角肝之俞也，右角脾之俞也，復下一度，腎之俞也。是謂五臟之俞，灸刺之度也。俞，音輸。度，如字。令，平聲。

王冰曰：度，量也。以草量乳間，四分去一，使斜與横等，折爲三隅，以上隅齊脊大椎，則兩隅下當肺俞也。復下一度，謂以上隅齊脊三椎心俞也。《靈樞經》及《中誥》咸云：肺俞在三椎之旁，心俞在五椎之旁，肝俞在九椎之旁，脾俞在十一椎之旁，腎俞在十四椎之旁。尋此經草量之法，則合度之人，其初度兩隅之下，約當肺俞，再度兩俞之下，約當七椎，七椎之旁乃鬲俞之位，此經云左角肝之俞，右角脾之俞，與《中誥》等經不同。又四度則兩俞之下，約當九椎，九椎之旁，乃肝俞也，經云腎俞，未究其源。

馬蒔曰：此言五臟有俞，而有度之之法也。背俞，即下文五臟俞也，屬足太陽膀胱經，以其在背，故總名之曰背俞也。言人欲知背中五臟之俞者，當先度其兩乳之間，居中相半摺之，正膻中也。其中豎起分爲三隅之象，另以他草量其去半之中，即對半摺之，乃以兩頭對豎下之兩隅，所謂以兩隅相拄也。其兩隅當以三寸爲闊，則各俞正合去脊一寸五分之度，乃舉此草以度量其背，令其一隅居上，齊脊中之大椎穴，又名百勞，系督脈經穴，居於項骨之下，平肩取之，兩隅在下，當其下之兩隅者，即肺俞也，在三椎之旁，左右各開一寸五分。復下一度，將上隅拄第三椎間，即肺俞之中央，其下兩隅之穴，即心俞也。復下一度，將上隅拄第五椎間，其下兩隅，左角爲肝俞穴，右角爲脾俞穴。復將上隅拄第七椎間，其下兩隅，乃腎俞穴也。是謂五臟之俞。欲灸五俞者，可以是法爲準矣。按兩隅左右各開一寸五分，宜爲膈俞穴，乃第七椎旁，今云肝俞穴、脾俞穴者誤也。腎俞在第十四椎之旁，各開一寸五分。此宜爲肝俞，今曰腎俞者亦誤也。

張志聰曰：此論取五俞之法。五臟之俞，皆在於背。蓋九鍼九候之道，先以五臟爲主，俞、輸同，五臟血氣輸轉傳布也。　吴鶴皋曰：此取五臟俞法，與《甲乙經》不合，蓋古人别爲一法者也。

形樂志苦，病生於脈，治之以灸刺；形樂志樂，病生於肉，治之以鍼石；形苦志樂，病生於筋，治之以熨引；形苦志苦，病生於咽嗌，治之以甘藥；形數驚恐，經絡不通，病生於不仁，治之以按摩醪藥。是謂五形志也。樂，音洛。數，音朔。

王冰曰：形謂身形，志謂心志，細而言之，則七神殊守，通而論之，則約形志以爲中外爾。然形樂謂不甚勞役，志苦謂結慮深思。不甚勞役則筋骨平調，結慮深思則榮衛乖否，氣血不順，故病生於脈焉。夫盛瀉虚補，是灸刺之道，猶當去其血絡而後調之。故上文曰凡治病必先去其血，乃去其所苦，伺之所欲，然後瀉有餘，補不足，則其義也。志樂謂悦懌忘憂也，然筋骨不勞，心神悦懌，則肉理相比，氣道滿填，衛道怫結，故病生於肉也。夫衛氣流滿，以鍼瀉之；結聚膿血，石而破之。石謂石鍼，則砭石也，今亦以鈹鍼代之。形苦謂修業就役也，然修業以爲就役而作，一過其用，則致勞傷，勞用以傷，故病生於筋。熨謂藥熨，引謂引導，修業就役，結慮深思，憂則肝氣并於脾，肝與膽合，嗌爲之使，故病生於嗌也。宣明五氣論曰：精氣并於肝則憂。奇病論曰：肝者中之將也，取決於膽，咽爲之使也。驚則脈氣併，恐則神不收，脈併神游，故經絡不通，而爲不仁之病矣。夫按摩者，所以開通閉塞，導引陰陽。醪藥者，所以養正祛邪，調中理氣。故方之爲用，宜以此焉。醪藥謂酒藥也。不仁謂不應其用，則𤸷痹矣。

馬蒔曰：此以下五節，言病由有不同，而治之者心異其法也。世有身形快樂，而心志則苦，故病生於脈者，以心主脈也，當灸刺隨宜以治之。世有身形快樂，而心志亦然，逸居飽煖，無所運用，肉理相比，而衛氣怫結，病生於肉，宜以石爲鍼而刺之。世有身形勞苦，勤於事務，而志則無慮，故苦傷筋者，病生於筋，當用藥以熨之，導引以疏之可也。世有形體已苦，心志亦苦，故病生於咽嗌，《靈樞》經脈篇心系挾咽系目，膽爲決斷者不遂，所以咽嗌爲病，當治之以甘藥。世有形體勞苦，數受驚恐，則志亦不樂，其經絡不通，而不仁之病生。不仁者，謂𤸷重而不知寒熱痛癢也，當治以按摩，及飲之以酒藥，使血氣之宣暢耳。

張志聰曰：君子勞心，小人勞力。形樂志苦，形樂志樂，貴人也。形苦志樂，形苦志苦，常人也。所謂更貴更賤，以知死生，以決成敗也。《金匱要略》曰：血痹病從何得之？師曰：夫尊榮人骨弱肌膚盛，重困疲勞，汗出，臥不時動揺，加被微風，遂得之，宜引鍼引陽氣令脈緊，去則愈。蓋形樂則肌膚盛，肌膚盛則陽氣留於陰也。久陽不在表，則邪直傷於陰。志苦則傷神，神傷則血脈虚而邪氣易入，故病生於脈也，宜灸以啓留陷之陽，宜刺以去血脈之痹。若形樂志樂，則過於安逸矣。過於安樂則神機不轉，氣血由是羇留，故病生於肉，治之宜以鍼石引而通之也。勞苦其形則傷筋，志逸而樂，則血脈未嘗受病，故治之以熨焫導引，使血脈榮養於筋則就安矣。形苦志苦，謂百憂感其心，萬事勞其形，則陰陽氣血皆傷矣。夫嗌主天氣，咽主地氣，天者陽氣，地者陰氣，此陰陽氣血皆傷，故病主咽嗌，是宜甘藥以調其脾胃焉。終始篇曰：陰陽俱不足，補陽則陰竭，瀉陰則陽脱，如是者可將以甘藥，不可飲以至劑，如此者弗灸。驚則氣亂，恐則氣下者，蓋血隨氣行，氣數亂逆，則經絡不通，榮衛不行，故病生於不仁，宜按摩醪藥以行其榮衛血氣焉。五形志謂大人布衣，有此五者之形志也。

刺陽明，出血氣；刺太陽，出血惡氣；刺少陽，出氣惡血；刺太陰，出氣惡血；刺少陰，出氣惡血；刺厥陰，出血惡氣也。惡，去聲。

王冰曰：明前三陰三陽血氣多少之刺約也。

馬蒔曰：此承首節而言刺各經者，須知出氣出血不可不愼也。上文言陽明常多氣多血，故刺手足陽明經者，幷血氣而出之無害也。太陽常多血少氣，故刺手足太陽經者，當出血而惡氣，不可使氣之或出也。少陽常少血多氣，故刺手足少陽經者，當出氣而惡血，不可使血之或出也。太陰常多氣少血，故刺手足太陰經者，當出氣而惡血，不可使血之或出也。少陰常少血多氣，故刺手足少陰經者，當出氣而惡血，不可使血之或出也。厥陰常多血少氣，故刺手足厥陰經者，當出血而惡氣，不可使氣之或出也。由此觀之，則太陽厥陰均當出血惡氣，少陽太陰少陰，均當出氣惡血，惟陽明則氣血皆出也。

張志聰曰：此言六經之氣血，各有多少，宜從其多者而去之。蓋邪在氣分者可從血出，邪在血分者可從氣出，此論氣血之常數，鍼刺之常法也。《鍼經》曰：刺榮者出血，刺衛者出氣。《靈樞》經水篇曰：十二經之多血少氣，與其少血多氣，與其皆多血氣，與其皆少血氣，皆有大數，其治以鍼艾，各調經氣，固其常有合。足陽明，五臟六腑之海也，其脈大血多，氣甚熱壯，刺此者，不深不散，不留不瀉也。足陽明刺深六分，留十呼；足太陽深五分，留七呼；足少陽深四分，留五呼；足太陰深三分，留四呼；足少陰深二分，留三呼；足厥陰深一分，留二呼。手之陰陽，其受氣之道近，其氣之來疾，其刺深者，皆無過二分，其留皆無過一呼。其少長大小肥瘦，以心療之，命曰法天之常，灸之亦然。灸而過此者，得惡火則骨枯脈濇，刺而過此者則脱氣。

寶命全形論篇第二十五

馬蒔曰：篇内首節有盡欲全形，故名曰寶命者，以次節有懸命，蓋非寶惜天命，其形難以全耳。

黃帝問曰：天覆地載，萬物悉備，莫貴於人。人以天地之氣生，四時之法成。君王衆庶，盡欲全形，形之疾病，莫知其情，留淫日深，著於骨髓，心私慮之。余欲鍼除其疾病，爲之奈何？岐伯對曰：夫鹽之味鹹者，其氣令器津泄，絃絶者其音嘶敗，木敷者其葉發，病深者其聲噦，人有此三者，是謂壞腑，毒藥無治，短鍼無取，此皆絶皮傷肉，血氣爭黑。爲，去聲。

王冰曰：天以德流，地以氣化，德氣相合而乃生焉。《易》曰：天地絪緼，萬物化醇，此之謂也。則假以温涼寒暑，生長收藏，四時運行而方成立，貴賤雖殊，然其寶命一矣，故好生惡死者，貴賤之常情也。虚邪之中人微，先見於色，不知於身有形無形，故莫知情狀也。留而不去，淫衍日深，邪氣襲虚，故著於骨髓，帝矜不度，故請行其鍼。鹹謂鹽之味；苦，浸淫而潤物者也。夫鹹爲苦，而生鹹從水，而有水也，潤下而苦泄，故能令器中水津液潤滲泄焉。凡虚中而受物者，皆謂之器，其於體外則謂陰囊，其於身中所同，則謂膀胱矣。然以病配於五臟，則心氣伏於腎中而不去，乃爲是矣。何者？腎象水而味鹹，心合火而味苦，苦流汗液，鹹走胞囊，火爲水持，故陰囊之外，津潤如汗而滲泄不止也。凡鹹之爲氣，天陰則潤，在上則浮，在人則囊濕而皮膚剥起，陰囊津泄，而脈絃絶者，診當言音嘶嗄，敗易舊聲爾。何者？肝氣傷也。肝氣傷則金本缺，金本缺則肺氣不全。肺主音聲，故言音嘶嗄。木敷者其葉發，言木氣散布外榮於所部者，其病當發於肺葉之中也，何者？以木氣發散故也。平人氣象論曰：臟真散於肝，肝又合木也。噦，謂聲濁惡也。肺藏惡血，故聲噦。腑謂胷也，以肺處胷中故也。壞，謂損壞其腑而取病也。三者，謂脈絃絶，肺葉發，聲濁噦也。病内潰於肺中，故毒藥無治；外不在於經絡，故短鍼無取。是以絶皮傷肉，乃可攻之，以惡血久與肺氣交爭，故當血見而色黑也。楊上善云：欲知病微者，須知其候，鹽之在於器中，津液洩於外，見津而知鹽之有鹹也。聲嘶知琴瑟之絃將絶，葉落者知陳木之已盡。舉此三物衰壞之微以比聲噦，識病深之候。人有聲噦同三譬者，是爲腑壞之候。中腑壞者，病之深也，其病既深，故鍼藥不能取，以其皮肉血氣，各不相得故也。林億曰：詳上善作此等注義，方與黄帝上下問答義相貫穿；王氏解鹽鹹器津，義雖淵微，至於注絃絶音嘶，木敷葉發，殊不與帝問相協，考之不若楊義之得多也。

馬蒔曰：此帝欲用鍼以除民病，而伯以病有難治者告之也。試觀鹽在器中，其味甚鹹，而味鹹者潤，故器外之津泄焉；又觀琴瑟之絃幾於絶者，其音嘶敗而無足聽焉；又觀木之已敷者，當秋冬之間，其葉飄發而墮落焉。凡此皆物類之日久傷潰使然也，況於人乎？是以病深者其聲噦。按《靈樞經》口問篇以噦出於胃，正以胃爲五臟六腑之大原，胃既受病，噦斯發焉。今人病至於噦，而有類於三者之勢，是謂大腑壞矣，當是時也，毒藥不能施其力，短鍼無以庸其巧，其皮粗絶，其肉内傷，血與氣争，而血色變黑，雖欲借鍼以全形，烏可得哉？

張志聰曰：此言臟腑經絡，皆由胃氣之所資生，如胃氣已敗，雖毒藥無所用其功，鍼石無所施其力，欲寶命全形者，當先養其胃氣焉。夫鹽之味鹹者，性本潤下，如置之器中，其氣上升，令津泄澤於器之上。如絃欲絶者，其音必先嘶敗。如木氣敷散，其葉蚤發生。此三者以其有諸内而形諸外，以比噦之腑壞，而後發於音聲。夫噦有三因，如因肺氣逆而欲復出於胃者，橘皮竹茹湯主之，此噦之逆證也；如噦而腹滿，當視其前後，知何部不利，利之而愈者，此噦之實證也；如有此三者之比，而其聲噦者，噦之敗證也。此因病深而胃腑已壞，雖毒藥無可治其内，短鍼無可取其外，此皆皮毛焦絶，肌肉損傷，而氣血争爲腐敗矣，黑者，腐之色也。朱永年曰：《金匱要略》云：六腑氣絶於外者，手足寒上氣脚縮；五臟氣絶於内者，利不禁手足不仁。此噦之壞證也。所謂壞腑者，言病深而五臟六腑，血氣皮肉，俱已敗壞也。

帝曰：余念其痛，心爲之亂惑反甚，其病不可更代，百姓聞之以爲殘賊，爲之奈何？岐伯曰：夫人生於地，懸命於天，天地合氣，命之曰人。人能應四時者，天地爲之父母。知萬物者，謂之天子。天有陰陽，人有十二節；天有寒暑，人有虚實。能經天地陰陽之化者，不失四時。知十二節之理者，聖智不能欺也。能存八動之變，五勝更立。能達虚實之數者，獨出獨入，呿吟至微，秋毫在目。呿，音區。

王冰曰：殘賊言恐涉於不仁，致慊於黎庶也。形假物成，故生於地；命惟天賦，故懸於天；德氣同歸，故謂之人也。《靈樞經》曰：天之在我者德，地之在我者氣，德流氣薄而生者也。然德者道之用，氣者生之母，人能應四時和氣而養生者，天地恆蓄養之，故爲父母。四氣調神大論曰：夫四時陰陽者，萬物之根本也。所以聖人春夏養陽，秋冬養陰，以從其根，故與萬物浮沉於生長之門也。知萬物之根本者，天地常育養之，故謂曰天之子。節謂節氣，外所以應十二月，内所以主十二經脈也。寒暑有盛衰之紀，虚實表多少之殊，故人以虚實應天寒暑也。人能常應順天地陰陽之道而修養者，則合四時生長之宜，能知十二節氣之所遷至者，雖聖智亦不欺侮而奉行之也。存謂心存，呿謂欠呿，吟謂吟嘆。秋毫在目，言細必察也。八動，謂八節之風變動。五勝，謂五行之氣相勝。立謂當其王時。變謂氣至而變易。知是三者，則應效明著，速猶影響，皆神之獨出獨入，亦非鬼靈能召遣也。

馬蒔曰：此帝念民病不除，則民怨必深，而伯言能達天人之理者，斯可以與其能也。更代者，病離人身，如更代而去也。伯言人合天地以生，則天之理吾之理一也，故人能應四時者，天地爲之父母，愛之育之，如親之視子也。天有陰陽，陰陽有寒暑。人有十二經脈之節，十二節有虛實。吾於天而經理其天地陰陽之化，不失乎四時以應之。吾於人而知其十二節之理，有合於天地陰陽四時之妙，則雖聖智不能欺之也。八節之風有所變動，彼則存而悟之；五行之運更有所勝，彼則立而排之；十二節虛實之數，彼則通而達之。其氣獨出獨入，何其神也！呿吟至微至細，何其幽也！目視秋毫，何其明也！則用鍼以除民病，抑亦有起死回生之功歟？

張志聰曰：更代，更易時月也。殘賊，殘忍其死而賊害不仁也。吳崐曰：知萬物則能參天地，贊化育，是謂天之子也。邪客篇曰：歲有十二月，人有十二節。生氣通天論曰：夫自古通天者生之本，本於陰陽。天地之間，六合之內，其氣九州九竅，五臟十二節，皆通乎天氣。十二節者，手足之十二大節也。蓋天有陰陽寒暑以成歲，人有十二節以合手足之三陰三陽，十二經脈以應天之十二月也。寒暑者，天之陰陽消長也。虛實者，人之陰陽消長也。若能經理天地陰陽之造化者，不失四時之運行，知十二經脈之理，而合於天之陰陽，惟聖智者能之，又何欺之有？存，存心也。八動，八風之變也。五勝，五行之勝剋也。更立者，言五行之有勝制，勝則賊害，制則生化，萬物盡然，不可勝竭也。獨出獨入者，言能存心於八動五勝，明達於虛實之數，而出入補瀉之有獨見也。呿，臥聲，口張而不合，氣之虛也；呻吟之聲，氣之實也。言其呿吟之至微，而虛實之秋毫，皆在吾目矣。

帝曰：人生有形，不離陰陽。天地合氣，別爲九野，分爲四時。月有小大，日有短長。萬物並至，不可勝量。虛實呿吟，敢問其方？岐伯曰：木得金而伐，火得水而滅，土得木而達，金得火而缺，水得土而絕，萬物盡然，不可勝竭。故鍼有懸布天下者五，黔首共餘食，莫知之也。一曰治神，二曰知養身，三曰知毒藥爲真，四曰制砭石小大，五曰知腑臟血氣之診。五法俱立，各有所先。今末世之刺也，虛者實之，滿者泄之，此皆衆工所共知也。若夫法天則地，隨應而動，和之者若響，隨之者若影。道無鬼神，獨來獨往。

王冰曰：此詳説用鍼之意，物類雖不可竭盡而數，要之皆如五行之氣，而有勝負之性分爾。夫鍼之道，有若高懸示人，彰布於天下者五矣。而百姓共知餘食，咸棄蔑之，不務於本而崇乎末，莫知真要深在其中。所謂五者：一曰治神，專精其心不妄動亂也，所以云手如握虎，神無營於衆物，蓋欲調治精神，專其心也。二曰知養身，夫知養己身之法，亦知養人之道矣。陰陽應象大論曰：用鍼者，以我知彼，用之不殆，此之謂也。三曰知毒藥爲真，毒藥攻邪，順宜而用，正真之道，其在茲乎？四曰制砭石小大，古者以砭石爲鍼，故不舉九鍼，但言砭石耳，當制其小大，隨病所宜而用之。五曰知腑臟血氣之診，蓋諸陽爲腑，諸陰爲臟，故血氣形志篇曰：太陽多血少氣，少陽少血多氣，陽明多氣多血，少陰少血多氣，厥陰多血少氣，太陰多氣少血，是以刺陽明出血氣，刺太陽出血惡氣，刺少陽出氣惡血，刺太陰出氣惡血，刺少陰出氣惡血，刺厥陰出血惡氣也。精知多少，則補瀉萬全，而事宜則應者先用也，隨應而動，言其效也。若影若響，言其近也。夫如影之隨形，響之應聲，豈復有鬼神之召遣耶？蓋由隨應而動之自得爾。

馬蒔曰：此言欲用鍼者有五法，而其法爲甚神也。伯言用鍼之法有五，其妙法乎五行。正以五行者，木伐於金，火滅於水，土達於木，金缺於火，水絶於土，萬物皆具五行，其勝負之理盡然，非止一物而已。故用鍼之法，亦有五者懸布於天下之廣，特黔首日用飲食，飽則棄餘，莫能知其妙耳。五者唯何？一曰治神。蓋人有是形，必有是神，吾當平日預全此神，使神氣既充，然後可用鍼以治人也。二曰知養身。蓋人有是身，不可不善養之，吾當平日預養己身，使吾身却疾，然後可因己以治人也。三曰知毒藥爲真。蓋毒藥攻病，氣味異宜，吾當平日皆真知之，然後可用之不謬也。四曰制砭石小大。蓋砭石爲鍼，可以治疾，吾當平日預制此鍼，小大得宜，庶不至於臨時乏用也。五曰知腑臟血氣之診。蓋人之腑臟，有虚有實，其血氣有多有少，吾當平日預知診法，凡虚補實瀉，出血出氣惡血惡氣之義，無不知之，庶不至於冥行也。是五法既立，各有所先，即本文謂治神先於養身之謂，則用鍼之方，正有合於五行之妙矣。今末世補虚瀉實，雖衆所共知，而法則天地，隨應而動，如響隨聲，如影隨形，無鬼無神，如有鬼神，獨往獨來，此乃用鍼之法，可謂至神，實非衆人所能知也。下節乃詳言之。

張志聰曰：人秉天地陰陽之氣而生此形，是以與天地合氣而成九候也。别爲九野者，以身形之應九野也。分爲四時者，左足應立春，左脅應春分，左手應立夏，膺喉頭首應夏至，右手應立秋，右脅應秋分，右足應立冬，腰尻下竅應冬至也。月有小大，日有短長，言氣候之有盈虚，人與天地萬物之氣皆然，而不可勝量也。虚實呿吟者，以呿吟之至微，而知其虚實也。欲法天則地而爲鍼刺之法，故問其方也。夫鍼石之道，必先定五臟，備九候而後乃存鍼。然五臟五行之氣，有相勝更立，不可不知，如木得金則伐，火得水則滅，金得火則缺，水得土則絶，此所勝之氣而爲賊害也，如土得木而達，此得所勝之氣而爲制化也，萬物之理皆然，而不可勝竭。懸布天下者，先立《鍼經》以示人，而百姓止可力田以供租税，有餘粟以供養，其於治鍼之道，莫之知也。一曰治神。神在秋毫，屬意病者，神屬勿去，知病存亡。二曰知養身。以身之虚，而逢天之虚，兩虚相感，其氣至骨，入則傷五臟，故當知日之寒温，月之盛虚，四時氣之浮沉，而調之於身，工候救之，勿能傷也。三曰知毒藥爲真。毒藥所以攻邪者也，如知之不真，用之不當，則反傷其正氣矣。故帝曰：余欲弗使被毒藥，欲以微鍼通其經脈，調其血氣。四曰制砭石小大。上古之世，未有冶鑄，以砭石爲鍼，制有大小，隨病所宜，黄帝始造九鍼以代鑱石。經曰：小之則無内，大之則無外。蓋治外者制小其鍼，治内者制其大也。五曰知腑臟血氣之診。腑爲陽，臟爲陰，氣爲陽，血爲陰，人生有形，不離陰陽，故必先知臟腑氣血之虚實，而後可以行鍼。上古之世，立此五法，而各有所宜先者，今末世止知瀉有餘，補不足，此粗工之所共知也。若夫法天則地者，必候日月星辰四時八正之氣，隨氣應而用其鍼，是因天地之時而調和氣血也。迎之隨之，以意和之，如響應聲，如影隨形，得心應手，取效若神，而離合出入，自有獨見，不與衆聞。徐公遐曰：來者爲陽，往者爲陰。鬼神者陰陽之氣也，言道在純一，而若無鬼神矣。

帝曰：願聞其道。岐伯曰：凡刺之真，必先治神，五臟已定，九候已備，後乃存鍼。衆脈不見，衆凶弗聞，外内相得，無以形先，可玩往來，乃施於人。人有虚實，五虚勿近，五實勿遠，至其當發，間不容瞚。手動若務，鍼耀而勻，静意視義，觀適之變，是謂冥冥，莫知其形，見其烏烏，見其稷稷，從見其飛，不知其誰，伏如横弩，起如發機。間，去聲。瞚，瞬同。

王冰曰：專其精神，寂無動亂，刺之真要，其在斯焉。尤必先定五臟之脈，備循九候之診，而有太過不及者，然後乃存意於用鍼之法。衆脈，謂七診之脈。衆凶，謂五臟相乘，外内相得，言形氣相得也。無以形先，言不以己形之衰盛寒温，料病人之形氣使同於己也。玩謂玩弄，言精熟也。陰陽別論曰：謹熟陰陽，無與衆謀。此其類也。然人之虚實，非其遠近而有之，蓋由血氣一時之盈縮爾。然其未發，則如雲垂而視之可久，至其發也，則如電滅而指所不及，遲速之殊有如此矣。手動用鍼，心如專務於一事也。《鍼經》曰：一其形，聽其動静，而知邪正，此之謂也。鍼耀而勻，謂鍼形光淨，而上下勻平。冥冥，言血氣變化之不可見也，故静意視息，以義斟酌，觀所調適經脈之變易爾。雖且鍼下，用意精微，而測量之，猶不知變易形容，誰爲其象也。烏烏，嘆其氣至。稷稷，嗟其已應。言所鍼得失，如從空中見飛鳥之往來，豈復知其所使之元主耶？是但見經脈盈虚而爲信，亦不知其誰之所召遣爾。如當血氣之未應，鍼則伏如横弩之安静；其應鍼也，則起如機發之迅疾。

馬蒔曰：此言用鍼者，當始終曲盡其妙法也。凡刺家真要之法，必先治己之神氣，上曰治神者平日之功，而此曰治神者臨鍼之法，蓋惟神氣既肅，而後可以專心用鍼也。病人五臟，吾乃定之，或虚或實，無不明也。病人之脈，吾能診之，九候所在，無不周也，夫然後存心於鍼而用之，然猶未敢輕用其鍼也。方其始也，衆脈不見，衆凶弗聞之時，必察形氣相得之何如，或形盛氣衰，或氣盛形衰，或形氣俱衰俱盛，莫不知之。切不可以吾形之盛衰寒温，而料病人之形氣，使之强同於己也。然猶未敢輕用其鍼也，吾方神氣不散，意念精專，當玩其鍼以施用，則病人之氣往來於鍼下者何如，乃可以施鍼於人也。然猶未敢輕用其鍼也，刺虚者必待其實，刺實者必待其虚，此乃末後去鍼之法，今則亦預玩之。人有五虚，五臟皆當至於既實，而後可以去鍼；人有五實，五臟皆當至於既虚而後可以去鍼。但五虚勿可以近速，恐實邪之尚留；五實勿可以遲遠，恐正虚之難復。至其已虚已實，可以發鍼之際，則所間特止瞬息耳。此法必皆熟玩於心，夫然後可以施鍼也。及將施鍼之時，手動用鍼，若專於事務而不敢貳；目耀其鍼，自有上中下等而極其匀。斯時也，入鍼淺深，各隨經絡矣。《靈樞》經水論曰：刺足陽明深六分，留十呼；足太陽深五分，留七呼；足少陽深四分，留五呼；足太陰深三分，留四呼；足少陰深二分，留三呼；足厥陰深一分，留二呼。手之陰陽，其受氣之道近，其氣之來疾，其刺深者皆無過二分，其留皆無過一呼。當入鍼之時，此法正宜施矣。但鍼正在穴，吾必静其志意，潛視鍼下之妙，默觀適然之變，是謂至冥，至冥無形可測。八正神明論云：觀其冥冥者，言知血氣營衛之不形於外而工獨知之。以日之寒温，月之盛虚，四時氣之浮沉，參伍相合而調之。工常先見之，然而不形於外也。及其氣之至也，如烏之集，其氣之盛也，如稷之盛，但見其氣有往來如烏之飛，並不知誰爲之主而然也。若刺虚者而未實，刺實者而未虚，則鍼猶在穴，伏如横弩，不敢輕發。及刺虚者而已實，刺實者而已虚，則鍼方去穴，起如發機，不敢復留。用鍼始終，妙法如此。故曰，道無鬼神，獨來獨往，若有鬼神也。

張志聰曰：真者真一無妄，神者陰陽不測之謂。言刺之道，雖有陰陽虚實之分，而必先歸於治神。凡刺之道，畢於終始，明知終始，五臟爲紀，陰陽定矣。必知診三部九候之病脈處，而後存鍼以治之。九鍼篇曰：皮肉筋脈，各有所處，病各有所宜，各不同形，各以任其所宜，取五脈者死，取三脈者恇。故曰衆脈不見，衆凶弗聞，言不可以濫取也。臟腑在内，皮膚筋脈在外，外内之相應者，貴在得神，而無以形先，蓋言上守神，粗守形也。可玩往來，乃施於人。言知機之道，而後乃施於人也。故又曰粗守關，上守機。機之動不離其空。空中之機，清净而微。其來不可逢，其往不可追。知機之道者，不可掛以髮；不知機道，叩之不發。知其往來，要與之期。五虚者，五臟之精氣奪也；五實者，五脈之邪氣盛也。夫用鍼者，觀察病人之態，以知精神魂魄之存亡得失之意。五者已傷，鍼不可以治之，故曰五虚弗近。邪實者急取而瀉之，故曰五實弗遠。刺之微在遲速，其當發時，知其可取有如發機，間不容於瞬息也。

適，至也。静己之意，視鍼之義，以觀氣至之變。冥冥者，視之無形也。莫知其形，言形氣營衛之不形於外，而工獨知之。

張介賓曰：見其烏烏，見其稷稷，從見其飛，不知其誰，此形容用鍼之象有如此者。烏烏，言氣至如烏之集也。稷稷，言氣盛如稷之繁也。從見其飛，言氣之或往或來如烏之飛也。然此皆無中之有，莫知其誰爲之也。

帝曰：何如而虚？何如而實？岐伯曰：刺虚者須其實，刺實者須其虚。經氣已至，慎守勿失。深淺在志，遠近若一。如臨深淵，手如握虎，神無營於衆物。

王冰曰：言血氣既伏如横弩，起如發機，然其虚實，豈留呼而可爲準定耶？虚實之形，何如而約之？要在以氣至有效而爲約，不必守息數而爲定法也。經氣已至，慎守勿失者，無變法而失經氣也。深淺在志，遠近若一，臨淵握虎，無營於物，言精心專一也。所鍼經脈，雖深淺不同，然其補瀉皆如一俞之專意，故手如握虎，神不外營焉。林億曰：按鍼解論云：刺實須其虚者留鍼，陰氣隆至，乃去鍼也。刺虚須其實者，陽氣隆至，鍼下熱乃去鍼也。經氣已至，慎守勿失者，勿變更也。深淺在志者，知病之内外也。遠近如一者，深淺其候等也。如臨深淵者，不敢墮也。手如握虎者，欲其壯也。神無營於衆物者，静志觀病，人無左右視也。

馬蒔曰：此言刺虚刺實，以虚與實爲候，而餘法皆當慎守也。凡刺病人之虚者，必待其實，即鍼解論之所謂陽氣隆至鍼下熱乃去鍼也。凡刺病人之實者，必待其虚，即鍼解論之所謂留鍼，陰氣隆至乃去鍼也。正以待其各經之氣已至，或虚或實，然後去鍼，此乃慎守其法而勿失，即鍼解論之所謂勿變更也。不惟是也，病之或淺或深，在吾志以運之，即鍼解論之所謂知病之内外也。氣來或遠或近，正與病之深淺而若一，即鍼解論之所謂深淺其候等也。用鍼之際，始終慎守，如臨深淵，心不敢墮，如握虎然，手不敢肆，自始時治神以迄於今，其神專一凝静，無敢營營於衆物，即鍼解論之所謂静志以觀病人無左右視也。斯則用鍼之法，無有不全，始可乘其已虚已實而出鍼矣。吁！觀伯之所言，其叮嚀之意切矣，惜乎萬世而下，能知此道者誰歟！

張志聰曰：此帝復問治虚實之法也。伯言刺虚者，須俟其氣至而實，刺實者，須俟其氣泄而虚也。

八正神明論篇第二十六

馬蒔曰：内有八正虚邪之當避，鍼法神明之當知，此篇大義出自《靈樞》官能篇，故名篇。

黄帝問曰：用鍼之服，必有法則焉，今何法何則？岐伯對曰：法天則地，合以天光。帝曰：願卒聞之。岐伯曰：凡刺之法，必候日月星辰四時八正之氣，氣定乃刺之。是故天温日明，則人血淖液而衛氣浮，故血易瀉，氣易行；天寒日陰，則人血凝泣而衛氣沉。月始生則血氣始精，衛氣始行；月郭滿則血氣實，肌肉堅；月郭空則肌肉減，經絡虚，衛氣去，形獨居。是以因天時而調血氣也。是以天寒無刺，天温無凝，月生無瀉，月滿無補，月郭空無治，是謂得時而調之。因天之序，盛虚之時，移光定位，正立而待之。故曰：月生而瀉，是謂臟虚。月滿而補，血氣揚溢，絡有留血，命曰重實。月郭空而治，是謂亂經。陰陽相錯，真邪不別，沉以留止，外虚内亂，淫邪乃起。泣，音濇。空，平聲。重，平聲。

王冰曰：服，事也。法天則地，合以天光，謂合日月星辰之行度。候日月者，謂候日之寒温，月之空滿也。星辰者，謂先知二十八宿之分，應水漏刻者也。略而言之，常以日加之於宿上，則知人氣在太陽，若日行一舍，人氣在三陽與陰分矣；細而言之，從房至畢十四宿，水下五十刻，半日之度也；從昴至心亦十四宿，水下五十刻，終日之度也。是故從房至畢者爲陽，從昴至心者爲陰，陽主晝，陰主夜也。凡日行一舍，故水下三刻與七分刻之四也。《靈樞經》曰：水下一刻，人氣在太陽；水下二刻，人氣在少陽；水下三刻，人氣在陽明；水下四刻，人氣在陰分。水下不止，氣行亦爾。又曰：日行一舍，人氣行於身一周與十分身之八；日行二舍，人氣行於身三周與十分身之六；日行三舍，人氣行於身五周與十分身之四；日行四舍，人氣行於身七周與十分身之二；日行五舍，人氣行於身九周。然日行二十八舍，人氣亦行於身五十周與十分身之四，由是故必候日月星辰也。四時八正之氣者，謂四時正氣八節之風，來朝於太一者也。謹候其氣之所在而刺之，氣定乃刺之者，謂八節之風氣静定，乃可以刺經脈調虚實也。故曆忌云：八節前後各五日，不可刺灸，凶。是則謂氣未定，故不可灸刺也。泣，謂如水中居雪也。天寒則血凝泣而衛氣沉，天温則血淖液而氣易行也。得時，謂得天時也。是故候日遷移，定氣所在，南面正立，待氣至而調之也。臟虚，血氣弱也。重實，血氣盛也。氣失紀，故淫邪起。

馬蒔曰：此言用鍼者，必法天地天光之妙也。天光者，日月星辰也，凡刺之法，必候日月星辰四時八正之氣，而氣定乃刺之。八正者，八節之正氣也。四立二分二至曰八正。是故天温日明，天之陽氣盛矣，而吾人之血淖溢，故血易瀉；衛氣浮，故氣易行。此則可以用鍼之時，所以天温無凝也。凝者，不使其血氣復凝結也。天寒日陰，天之陰氣盛矣，而吾人之血凝濇，衛氣沉，所以天寒無刺也，刺者補瀉皆不可也。月始生者，上下二弦之時，吾人之血氣始精，衛氣始行，所以月生無瀉也。苟日月生而瀉，是謂臟氣益虛耳。朔望之日，月郭正滿，吾人之血氣實，肌肉堅，所以月滿無補也。苟月滿而補，則血氣揚溢，絡有留血，是謂臟氣重實也。兩弦之前，月郭正空，吾人之肌肉減，經絡虛，衛氣去，形獨居，所以月郭空無治其病也。苟月郭空而治，是謂亂經。故陰陽諸經，至於相錯，真邪二氣，無所分別，反致沉以留止，而外虛內亂，淫邪乃起矣。由此觀之，則用鍼以天溫日明爲主；而欲行瀉法，宜於朔望月滿之時；欲行補法，宜於兩弦初生之際；若天寒日陰，月郭正空，皆不可用鍼也。後之妄行鍼法者，禍人多矣。

張志聰曰：服，事也。法天則地，合以天光者，謂合天之寒暑，日之寒溫，月之盈虛，星辰之行度也。候日月者，謂日之寒溫，月之空滿也。星辰者，先知二十八宿之分，以紀日月之行也。四時八正之氣者，謂四時之氣，八方之風也。氣定乃刺之者，謹候其氣之安靜而刺之也。天溫日明，則陽氣盛，人之血氣亦應之，故血和潤而易瀉，衛氣浮而易行，天寒日陰，則陰氣盛，故人血凝泣而衛氣沉，凝則難行，沉則不應矣。精，純至也。月乃陰水之精，故潮汐之消長，應月之盈虧。人之形體屬陰，精血屬水，故其虛實浮沉，亦應於月。天寒無刺，血泣而衛沉也。天氣溫和，則血氣無凝滯而易行，月生無瀉，恐伐其生氣也。月滿無補，恐重實也。月郭空無治，恐正氣虛而邪氣不去也。得時而調之，謂得天時而調其血氣也。因天氣之和，月之盛滿，候日遷移，定氣所在，南面正立，待氣至而刺之。臟虛，謂虛其裏陰初生之血氣也。月滿則血氣充溢於形身之外，若重補之，則絡有留血，是謂重實也。用鍼之要，在於知調陰陽，月郭空則陰陽營衛皆虛，正不勝邪，則邪留不去，而正氣反錯亂矣。

帝曰：星辰八正何候？岐伯曰：星辰者，所以制日月之行也。八正者，所以候八風之虛邪以時至者也。四時者，所以分春秋冬夏之氣所在以時調之也。八正之虛邪，而避之勿犯也。以身之虛而逢天之虛，兩虛相感，其氣至骨。入則傷五臟，工候救之，弗能傷也。故曰，天忌不可不知也。

王冰曰：定星辰則可知日月行之制度矣。略而言之，周天二十八宿三十六分，人氣行一周天，凡一千八分周身十六丈二尺，以應二十八宿；合漏水百刻，都行八百一十丈，以分晝夜也。故人十息，氣行六尺，日行二分；二百七十息，氣行十六丈二尺，一周於身，水下二刻，日行二十分；五百四十息，氣行再周於身，水下四刻，日行四十分；二千七百息，氣行十周於身，水下二十刻，日行五宿二十分；一萬三千五百息，氣行五十周於身，水下百刻，日行二十八宿也。細而言之，則常以一十周加之一分又十分分之六，乃奇分盡矣。是故星辰所以制日月之行度也。

馬蒔曰：此論天忌之當知也。

張志聰曰：伯高曰，歲有十二月，日有十二辰，子午爲經，卯酉爲緯，周天二十八宿，而一面七星，四七二十八星，房昴爲緯，虛張爲經，是故房至畢爲陽，昴至心爲陰。蓋日月經天，有南陸北陸之行，有朔望虛盈之度，故星辰者，所以制日月之行，而人之榮衛，亦有陰陽虛實之應也。八正者，八方之正位也。八方之氣，以時而至，謂之八風。風從其所居之鄉來爲實風，主生長養萬物，如月建在子，風從北方來，冬氣之正也；月建在卯，風從東方來，春氣之正也；月建在午，風從南方來，夏氣之正也；月建在酉，風從西方來，秋氣之正也；如春夏之交，風從東南來；夏秋之交，風從西南來；秋冬之交，風從西北來；春冬之交，風從東北來，此四方四維之正氣，主生長萬物者也。從其衝後來爲虛風，傷人者也，主殺主害。衝後來者，從衝犯之方而來，如太一居子，風從南方來，火反衝水也；太一居卯風，從西方來，金來犯木也。故以八方之位，以候八風之正氣，八節之虛邪也。四時之氣所在，如春氣在經脈，夏氣在孫絡，長夏氣在肌肉，秋氣在皮膚，冬氣在骨髓。又如正月二月，人氣在肝；三月四月，人氣在脾；五月六月，人氣在頭；七月八月，人氣在肺；九月十月，人氣在心；十一月十二月，人氣在腎。此皆氣之所在，以時而調之也。八方之虛邪，主殺主害者，謹候而避之，故聖人日避虛邪之道，如避矢石然，邪勿能害也。身之虛，血氣虛也，天之虛，虛鄉之邪風也。兩虛相感，故邪氣至骨，而入傷五臟，上工調其九候而救之，始弗能傷害其性命。天忌者，謂太一徙居中宮，乃天道所當避忌之日。太一，北極也，斗杓所指之辰，謂之月建，即氣令所主之方。如冬至四十六日，月建在北，太一居叶蟄之宮，叶蟄，坎宮也；立春四十六日居天留，天留，艮宮也；春分四十六日居倉門，倉門，震宮也；立夏四十五日居陰洛，陰洛，巽宮也；夏至四十六日居天宮，天宮，離宮也；立秋四十六日居元委，元委，坤宮也；秋分四十六日居倉果，倉果，兑宮也；立冬四十五日居新洛，新洛，乾宮也。明日復居叶蟄之宮，曰冬至矣。此太一一歲所居之宮也。又太一日遊，以冬至之日居叶蟄之宮，數所在日，從一處至九，日復反於一，常如是無已，終而復始。太一移日，天必應之以風雨，以其日風雨則吉，歲美民安少病矣。移日者，始移宮之第一日也。如太一徙立於中宮，乃朝八風以占吉凶，其日大禁者也。徙入中宮日者，乃九日之中第五日也。其日風從南方來，名曰大弱風，其傷人也，內舍於心，外在於脈氣主熱；風從西南方來，名曰謀風，其傷人也，內舍於脾，外在於肌，其氣主爲弱；風從西方來，名曰剛風，其傷人也，內舍於肺，外在於皮膚，其氣主爲燥；風從西北方來，名曰折風，其傷人也，内舍於小腸，外在於手太陽脈，脈絶則溢，脈閉則結不通，善暴死；風從北方來，名曰大剛風，其傷人也，内舍於腎，外在於骨與肩背之膂筋，其氣主爲寒也；風從東北方來，名曰凶風，其傷人也，内舍於大腸，外在於兩脅腋骨，下及肢節；風從東方來，名曰嬰兒風，其傷人也，内舍於肝，外在於筋紐，其氣主爲身濕；風從東南方來，名曰弱風，其傷人也，内舍於胃，外在肌肉，其氣主體重。此八風皆從其虚之鄉來，乃能病人。三虚相搏，則爲暴病卒死；兩實一虚，病則爲淋露寒熱，犯其雨濕之地則爲痿，故曰大禁。太一所在之日，是爲天忌，言太一所在中宫之日，大宜禁忌，此天時之不可不知也。又身形之應九野，左足應立春，其日戊寅己丑；左脅應春分，其日乙卯；左手應立夏，其日戊辰己巳；膺喉頭首應夏至，其日丙午；右手應立秋，其日戊申；己未右脅應秋分，其日辛酉；右足應立冬，其日戊戌己亥；腰尻下竅應冬至，其日壬子；六腑膈下三臟應中州，其大禁。大禁，太一所在日及諸戊己，是謂天忌，宜避鍼刺，此醫者之不可不知也。

帝曰：善。其法星辰者，余聞之矣，願聞法往古者。岐伯曰：法往古者，先知鍼經也。驗於來今者，先知日之寒温，月之虚盛，以候氣之浮沉，而調之於身，觀其立有驗也。觀其冥冥者，言形氣榮衛之不形於外，而工獨知之，以日之寒温，月之虚盛，四時氣之浮沉，參伍相合而調之，工常先見之，然而不形於外。故曰，觀於冥冥焉，通於無窮者，可以傳於後世也。是故工之所以異也。然而不形見於外，故俱不能見也。視之無形，嘗之無味，故謂冥冥，若神髣髴。

王冰曰：候氣不差，故立有驗，觀其冥冥，如寶命全形篇静意視義，觀適之變，是謂冥冥，莫知其形也。雖形氣榮衛，不形見於外，而工以心神明悟，獨得知其衰盛焉，善惡悉可明之。夫工所以常先見者何哉？以守法而神通明也。法著故可傳後世，後世不絶，則應用通於無窮矣。以獨見知，故工所以異於人也。工異於粗者，以粗俱不能見也。夫形氣榮衛不形於外，以不可見故視無形，嘗無味，伏如横弩，起如發機，窈窈冥冥，莫知元主，謂如神運髣髴焉。

馬蒔曰：此下歷解《鍼經》之辭也。《鍼經》者，即《靈樞經》也。

張志聰曰：法往古者，先取法乎《鍼經》也。驗於來今者，取驗於《鍼經》之所未發明也。是以三部九候諸篇，皆補論《鍼經》未盡之旨。官鍼篇曰：用鍼者不知年之所加，氣之盛衰，虚實之所起，不可以爲工。故本經補論歲運八篇，立數萬餘言，亦詳悉《靈樞》之所未盡者。夫人生於地，懸命於天，天地合氣，命之曰人。是以本卷九篇論三部九候，而各有天，各有地，各有人，以天之日月盈虚，地之經水動静，以候氣之浮沉，血之凝淖，所謂法天則地，調之於身，故曰三部九候爲之原，九鍼之論不必存矣。上工取法天地，先知日之寒温。月之虚盈，四時氣之浮沉，與人之形氣榮衛，參伍相合而調之，是雖形氣榮衛之不形於外，而工已獨知之，故曰觀於冥冥焉。故通於天地陰陽無窮之道者，可傳於萬世也。夫觀於冥冥者，不形見於外，視之無形，嘗之無味，髣髴乎若神，是以粗工之不能俱見也。上工獨知之者，先以日月四時之氣，調之於身，故常先見之，是故工之所以有異也。

虚邪者，八正之虚邪氣也。正邪者，身形若用力，汗出腠理開，逢虚風，其中人也微，故莫知其情，莫見其形。上工救其萌芽，必先見三部九候之氣，盡調不敗而救之，故曰上工。下工救其已成，救其已敗。救其已成者，言不知三部九候之相失，因病而敗之也。

王冰曰：八正之虚邪，謂八節之虚邪也。以從虚之鄉來，襲虚而入爲病，故謂之八正虚邪。正邪者，不從虚之鄉來也，以中人微，故莫知其情意，莫見其形狀。

張志聰曰：虚邪者，乃八方虚鄉所來之邪氣，其入於身也深。正邪者，八方之正氣也，正氣者，正風也，從一方來，非實風，又非虚風，其中人也淺，是以逢人之汗出腠理開，而後入於肌腠絡脈之間，然其中人也亦微，故莫知其情，莫見其形。夫虚邪之始中人也，亦起於毫毛，發於腠理，其入深則搏於筋骨，傷人五臟，故上工救其萌芽，始發見其灑淅動形而即治之，不使有傷三部九候之氣，是爲上工也。已成者，入傷榮衛而病已成，已敗者，三部九候之氣已爲邪所傷敗，下工救其已成者，言不知三部九候之相失者因邪病而敗之也。此言上工救其萌芽，不使邪傷正氣，下工救其已成，則正氣已敗，不亦晚乎？

知其所在者，知診三部九候之病脈處而治之，故曰守其門户焉。莫知其情，而見邪形也。

王冰曰：三部九候，爲候邪之門户也。守門户故見邪形，以中人微，故莫知其情狀也。

張志聰曰：此言正邪之中人也微，莫知其情，莫見其形。上工知診三部九候之病脈，故能知其所在，即於病脈處而治之，故曰守其門户焉。言守其真氣而邪自去矣。朱永年曰：上工知診三部九候之病脈，故能見其邪形。下工不知所診，則亦莫見其形矣。

帝曰：余聞補瀉，未得其意。岐伯曰：瀉必用方。方者，以氣方盛也，以月方滿也，以日方温也，以身方定也。以息方吸而内鍼，乃復候其方吸而轉鍼，乃復候其方呼而徐引鍼，故曰瀉必用方，其氣而行焉。補必用員。員者行也，行者移也，刺必中其榮，復以吸排鍼也。故員與方，非鍼也。故養神者，必知形之肥瘦，榮衛血氣之盛衰，血氣者人之神，不可不謹養。内，納同。中，去聲。

王冰曰：瀉邪氣出則真氣流行。行謂宣不行之氣，令必宣行。移謂移未復之脈，俾其平復。鍼入至血，謂之中榮。所言方員者，非謂鍼形，正謂行移之義。夫神安則壽延，神去則形弊，故不可不謹養也。

張志聰曰：天包乎地，員者天之象也。氣生於地，方者地之象也。蓋以天地陰陽四時之氣，合人形之虚實，而爲補瀉之法，故曰員與方非鍼也。氣方盛，月方滿，日方温，則人之真氣充而邪氣易瀉也。身方定，陰陽不相錯也。息方吸而内鍼，吸天地之氣以助其氣也。故瀉必用方，其氣盛而行焉。補必用員者，員活其氣之周行於外内也。經氣周行，則移其真氣之隆至矣。必中榮者，刺血脈也。排，推也，候其吸而推運其鍼也。蓋瀉者，候其呼出而徐引鍼以瀉之；補者，候其吸入而推内以補之也。方圓之道，非用鍼之妙，在得氣與神也。如形之肥瘦，則知用鍼之淺深，知血氣之盛衰，則知方員之補瀉。血氣者，五臟之神氣也。能知形之肥瘦，氣之盛衰，則鍼不妄用，而神得其養矣。

帝曰：妙乎哉論也！合人形於陰陽四時虚實之應，冥冥之期，其非夫子孰能通之？然夫子數言形與神，何謂形？何謂神？願卒聞之！岐伯曰：請言形。形乎形，目冥冥，問其所病，索之於經，慧然在前，按之不得，不知其情，故曰形。帝曰：何謂神？岐伯曰：請言神。神乎神，耳不聞，目明心開而志先，慧然獨悟，口弗能言，俱視獨見，適若昏，昭然獨明，若風吹云，故曰神。三部九候爲之原，九鍼之論不必存也。

王冰曰：神謂神智通悟，形謂形診可觀。外隱其無形，故目冥冥而不見；内藏其有象，故以診而可索於經也。慧然在前，按之不得，言三部九候之中，卒然逢之，不可爲之期準也。離合真邪論曰：在陰與陽不可爲度，從而察之。三部九候卒然逢之，早遏其路，此其義也。耳不聞，言神用之微密也。目明心開而志先者，言心之通如昏昧開卷，目之見如氛翳闢明，神雖内融，志已先往矣。慧然獨悟，口弗能言者，謂心中清爽而了達，口不能宣吐以瀉心也。俱視獨見適若昏者，歎見之異速也，言與衆俱視，我忽獨見，適猶若昏昧爾，即獨見了；心眼昭然，獨能明察，若雲隨風卷，日麗天明，至哉神乎，妙用如是，不可得而言。夫能以三部九候經脈爲之本原，則可通神悟之妙用，若以九鍼之論僉議，則其旨惟博，其知彌遠矣。故曰，三部九候爲之原，九鍼之論不必存。

馬蒔曰：此伯狀形與神之義而告之也。帝欲知形之爲義，伯言形乎哉此形也，目若冥冥，不能見物，問病人之所患者何病，索病之所在者何經，似乎亦爽然在其前矣，然終不能如君子之引而不發，躍如也。故按之而此工者不得其真，問之而此工者不知其情，此則滯於形迹之粗，而非可以言上達之妙，故曰形，形之爲義，其下工乎？又帝欲知神之爲義，伯言神乎哉此神也，耳無所聞，病人未及言病情也，彼則目已明，心已開，而志已先病人而知矣，爽然獨悟，其妙有不可以言狀者，人所俱視，而彼則有獨見，適若昏然，而彼則能獨明，心能去病，如風吹雲。此則同與神明之道，而有莫知之妙，故曰神。神之爲義，其上工乎？正以三部九候之論爲之本原，而九鍼之論，涉於形迹，特魚兎之筌蹄也，烏足存哉？不然，何以若是之神耶？

張志聰曰：形謂身形，神謂神氣。所謂神者，觀其冥冥而知病之所在也。邪氣篇曰：虚邪之中人也，灑淅動形。正邪之中人也，微先見於色，不知於身若有若無，若亡若存，有形無形，莫知其情。故曰，按之不得，不知其情。所謂神者，謂氣至之若神也。耳不聞者，毋聞人聲以收其精也。目明者，觀於冥冥也。志者，心之所之也，言心開而志先慧悟也。口弗能言者，得氣之妙，不可以言語形容也。俱視獨見者，衆人之所共視而我獨知之也。適，至也。言氣至若昏，而我昭然獨明也。氣至而有效，效之信若風之吹雲，明乎若見蒼天，刺之道畢矣。原，謂十二原也。蓋言九鍼之論，以十二原主治五臟六腑之病。今法則天地而以天地人之三部九候爲之原，則九鍼之論不必存矣。此言法往古者，已先知其《鍼經》，驗於來今者，知三部九候之道。今論三部九候之本原，則九鍼之論，不必存心而再問矣。

古今圖書集成醫部全録卷十五

黄帝素問

離合真邪論篇第二十七

馬蒔曰：内言經脈合於宿度經水，及末有真氣邪氣等義，故名篇。

朱永年曰：邪氣入於血脈之中，真氣與邪氣有離有合，故以名篇。

黄帝問曰：余聞九鍼九篇，夫子乃因而九之，九九八十一篇，余盡通其意矣。經言氣之盛衰，左右傾移，以上調下，以左調右。有餘不足，補瀉於榮腧，余知之矣。此皆榮衛之傾移，虚實之所生，非邪氣從外入於經也。余願聞邪氣之在經也，其病人何如？取之奈何？岐伯對曰：夫聖人之起度數，必應於天地。故天有宿度，地有經水，人有經脈。天地温和，則經水安静；天寒地凍，則經水凝泣；天暑地熱，則經水沸溢。卒風暴起，則經水波涌而隴起。夫邪之入於脈也，寒則血凝泣，暑則氣淖澤，虚邪因而入客，亦如經水之得風也。經之動脈，其至也亦時隴起；其行於脈中，循循然；其至寸口中手也，時大時小，大則邪至，小則平；其行無常處，在陰與陽，不可爲度。從而察之，三部九候。卒然逢之，早遏其路。吸則内鍼，無令氣忤。静以久留，無令邪布。吸則轉鍼，以得氣爲故。候呼引鍼，呼盡乃去。大氣皆出，故命曰瀉。隴、隆同。内、納同。

王冰曰：宿謂二十八宿，度謂天之三百六十五度也。經水者，謂海水、瀆水、渭水、湖水、沔水、汝水、江水、淮水、漯水、河水、漳水、濟水也。以其内合經脈，故名之經水焉。經脈者，謂手足三陰三陽之脈，所以言者，以内外參合，人氣應通，故言之也。《甲乙經》云：足陽明外合於海水，内屬於胃；足太陽外合於瀆水，内屬膀胱；足少陽外合於渭水，内屬於膽；足太陰外合於湖水，内屬於脾；足厥陰外合於沔水，内屬於肝；足少陰外合於汝水，内屬於腎；手陽明外合於江水，内屬於大腸；手太陽外合於淮水，内屬於小腸；手少陽外合於漯水，内屬於三焦；手太陰外合於河水，内屬於肺；手心主外合於漳水，内屬於心包；手少陰外合於濟水，内屬於心也。經水之安静凝泣，沸溢隴起，而人經脈亦應之，而隨順經脈之動息，因循呼吸之往來，但形狀或異爾。大謂大於平常之形診，小者非細小之謂也。以其比大則謂之小，若無大以比，則自是平常之經氣爾。然邪氣者，因其陰氣則入陰經，因其陽氣則入陽脈，故其行無常處也。在陰與陽，不可爲度者，隨經脈之流運也。三部之中，九候之位，卒然逢遇，當按而止之，即而瀉之，逕路既絶，則大邪之氣無能爲也。按經之旨，先補真氣，乃瀉其邪也。何以言之？下文補法呼盡内鍼，静以久留；此段瀉法，吸則内鍼，又静以久留。然呼盡則次其吸，吸至則不兼呼，内鍼之候既同，久留之理復一，則先補之義，昭然可知。《鍼經》云：瀉曰迎之，迎之意必持而内之，放而出之，排陽出鍼，疾氣得泄。補曰隨之，隨之意若忘之，若行若悔，如蚊虻止，如留如還，則補之必久留也。所以先補者，真氣不足，鍼乃瀉之，則經脈不滿，邪氣無所排遣，故先補真氣，令足後乃瀉出其邪矣。引謂引出，去謂離穴，候呼而引至其門，呼盡而乃離穴户，則經氣審以平定，邪氣無所勾留，故大邪之氣隨鍼而出也。轉，謂轉動也。大氣，謂大邪之氣，錯亂陰陽者也。

馬蒔曰：此言天有宿度，地有經水，人有經脈，三才相應，而邪入人身，當有以瀉之也。人與天地相通，故温和寒冷暑熱，卒風暴至，而經水或静或動或涌或起者如此，則是邪者天地之邪也，入於人身，安得不然？寒則血凝濇，暑則氣淖澤，邪因而入，何異經水之得風也。各經動脈，其至也，亦時隴起，而行脈中殆循循然，其應於脈也，時大時小，大則邪至，小則邪平，其行無常處，或在陽經，或在陰經，不可爲度，醫工當察以三部九候之法，卒然與逢，早絶其路可也。所謂絶其路者，唯瀉法耳。故凡瀉者，必先使病人口吸其氣，而吾方納鍼，無令鍼與氣逆。蓋瀉曰迎之，迎之者方其氣來未盛，乃逆鍼以奪其氣，正謂無令氣忤也。鍼既入矣，當静以久留，無易以出鍼，而使邪氣復布於病經也。又令病人吸氣，而吾復轉鍼，必候真氣既得，爲復其舊，由是復令病人再呼，而吾引出其鍼，呼盡乃去此鍼，則大邪之氣皆出矣，故命曰瀉。

張志聰曰：此承上章言九鍼之道，備載《鍼經》八十一篇，其大略余已知之，而《鍼經》多論正氣之虚實，未詳言邪氣之入經也，天之二十八宿，房至畢爲陽，昴至心爲陰。地之十二經水，漳以南爲陽，海以北爲陰。宿度經水之相應也。上章論日月星辰四時八正之氣，以應人之榮衛氣血。此復論地之經水，以應人之經脈。斯天地合氣而爲三部九候焉。夫人之經脈，應地之經水，經水之動静，隨天氣之寒温。所謂地之九州，人之九臟，皆通天氣，如邪入於經，寒則血如經水之凝泣，暑則氣如經水之沸溢而淖澤。虛風，虛鄉之邪風也。經之動脈，謂經血之動於脈也。言虛風之邪，因而入客於經，亦如經水之得風，其至於所在之處，亦波涌而隴起。循循，次序貌。言邪在於經，雖有時隴起，而次序循行，無有常處，故有時而脈大，有時而脈小，大則邪至而隴起，小則邪平而不起，此以寸口之脈而候邪之起伏也。惟其無有常處，故或在於陰，或在於陽。寸口者，左右之兩脈口，概寸尺而言也。如邪在陽分，則兩寸大而兩尺平，邪在陰分，則兩尺大而兩寸平，然止可分其在陰與陽，而不可爲度數，蓋言以寸口分其陰陽，以九候分其度數，此又以寸口之脈，而候其邪之在陰在陽也。即從其邪之在陰在陽而察之，則三部九候之中，卒然逢之矣。早遏其路者，知氣之所在而守其門户焉，此以下論刺邪之法，以息方吸而内鍼，無令其氣逆也。鍼解篇曰：刺實須其虛者，留鍼陰氣隆至，乃去鍼也。故當静以久留，以候氣至，真陰之氣至，則陽邪無能傳布矣。吸則氣入，易於得氣，故復候其方吸而轉鍼，以欲其得氣故也。呼則氣出，故復俟其方呼而徐引鍼，俟呼盡乃去其鍼，則大邪之氣隨氣而出，故命曰瀉。徐公遐曰：風乃六氣之首，爲百病之長，故曰大氣。朱永年曰：神臟爲陰，形臟爲陽，知在陽分，即從陽之諸經而察之，三部之中，有獨大獨盛者，病之所在矣。知在陰分，即從陰之諸經而察之，三部之中，有獨大獨盛者，病之所在矣。即從所在之處迎而取之，則遏其行路矣。

帝曰：不足者補之奈何？岐伯曰：必先捫而循之，切而散之，推而按之，彈而怒之，抓而下之，通而取之，外引其門，以閉其神，呼盡内鍼，静以久留，以氣至爲故。如待所貴，不知日暮。其氣以至，適而自護。候吸引鍼，氣不得出，各在其處，推闔其門，令神氣存，大氣留止，故命曰補。捫，音門。抓，音爪。

王冰曰：外引其門，以閉其神，則推而按之者也，謂蹙按穴外之皮，令當應鍼之處，鍼以放去，則按不破之皮，蓋其所刺之門，門不開則神氣内守，故云以閉其神也。調經論曰：外引其皮，令當其門户。又曰：推闔其門，令神氣存。此之謂也。呼盡内鍼，亦同吸也，言必以氣至而爲去鍼之故，不以息之多數而便去鍼也。《鍼經》曰：刺之而氣不至，無問其數，刺之氣至，去之勿復鍼，此之謂也。無問息數以爲遲速之約，要當以氣至而鍼去，不當以鍼下，氣未至而鍼出，乃更爲也，如待所貴，不知日暮，諭人事於候氣也。適，調適也。護，慎守也。言氣已平調，則當慎守，勿令改變，使疾更生也。《鍼經》曰：經氣已至，慎守勿失。此其義也。外門已閉，神氣復存，候吸引鍼，大氣不泄，補之爲義，斷可知焉。然此大氣，謂大經之氣流行榮衛者。

馬蒔曰：此言補虚之法也。未用鍼時，必先捫而循之，謂以指捫循其穴，使氣舒緩也；切而散之，謂以指切按散其穴，使氣布散也；推而按之，謂以指推其穴，即排蹙其皮也；彈而怒之，謂以指屢屢彈之，使病者覺有怒意，使之脈氣䐜滿也；抓而下之，謂以左手爪甲，掐其正穴，而右手方下鍼也；鍼始入矣，必通而取之，謂如用下文全法以取其氣也。候氣已至，外引鍼以至於穴門，即推闔以閉神氣，此始終用鍼之法，而其間尤有節要也。方其抓而下之之時，使病人呼以出氣，而吾納其鍼，必静以久留，候正氣已至，爲復其舊，無慢心如待所貴，無躁心不知日暮。真氣已至，必調適而護守之，又候病人吸入其氣，而吾方引鍼，正氣不得與鍼皆出，正氣在内而鍼在外，各在其處，遂推闔穴門，令神氣内存。正氣之大者即爲留止，故命曰補。

張志聰曰：先以手捫循其處，欲令血氣循行也，蓋邪之所湊，其正必虚，故又當補其真氣之不足。次以指切捺其穴，欲其氣之行散也；再以指推按其肌膚，欲鍼道之流利也；又以指彈其穴，欲其意有所注，則氣必隨之，故絡脈䐜滿如怒起，然後以左手爪甲，掐其正穴，而右手方下鍼。下鍼之後，必令氣通，以取其氣門者，氣至之門也。外引其門者，徐往徐來也。以閉其神者，閉其門户以致其神焉。呼盡則氣出，氣出内鍼追而濟之也。故虚者可實，所謂刺虚者刺其去也。故補曰隨之，隨其氣去而追之，追其陷下之陽，復隨氣而隆至也。静以久留，以俟氣至，如待貴人，不敢厭忽，其氣已至，必調適而愛護之。寶命全形論曰：經氣已至，慎守勿失。此之謂也。候吸引鍼，則氣充於内，推闔其門，則氣固於外。神存氣留，故謂之補。九鍼篇曰：外門已閉，中氣乃實。

帝曰：候氣奈何？岐伯曰：夫邪去絡入於經也，舍於血脈之中，其寒温未相得，如涌波之起也，時來時去，故不常在。故曰，方其來也，必按而止之，止而取之，無逢其衝而瀉之。真氣者，經氣也。經氣大虚，故曰，其來不可逢，此之謂也。故曰，候邪不審，大氣已過，瀉之則真氣脱，脱則不復，邪氣復至而病益蓄。故曰，其往不可追，此之謂也。不可掛以髮者，待邪之至時而發鍼瀉矣。若先若後者，血氣已盡，其病不可下。故曰，知其可取如發機，不知其取如扣椎。故曰，知機道者，不可掛以髮，不知機者，扣之不發。此之謂也。帝曰：補瀉奈何？岐伯曰：此攻邪也。疾出以去盛血，而復其真氣。此邪新客，溶溶未有定處也。推之則前，引之則止。逆而刺之，温血也。刺出其血，其病立已。

王冰曰：候氣，謂候可取之氣也。繆刺論曰：邪之客於形也，必先舍於皮毛，留而不去，入舍於孫脈，留而不去，入舍於絡脈，留而不去，入舍於經脈。故云去絡入於經也。邪周遊於十六丈二尺經脈之分，故不常在所候之處。衡，謂應水刻數之平氣也。《靈樞經》曰：水下一刻，人氣在太陽，水下二刻，人氣在少陽，水下三刻，人氣在陽明，水下四刻，人氣在陰分。然氣在太陽則太陽獨盛，氣在少陽則少陽獨盛。夫見獨盛者，便謂邪來，以鍼瀉之，則反傷真氣。真氣者，經氣也，經氣應刻乃謂爲邪，工若瀉之，則深誤也。故曰，其來不可逢。苟不悟其邪，反誅無罪，則真氣泄脱，邪氣復侵，經氣大虚，故病彌蓄積，其往不可追者，言已隨經脈之流去，不可復追召使還。不可掛以髮者，言輕微而有尚且知之，況若涌波不知其至也。若先若後者，言不可取而取失時也。機者，動之微，言貴知其微也。疾出以去盛血者，言視有血者乃取之也。邪之新客，未有定居，推鍼補之，則隨補而前進。若引鍼致之，則隨引而留止，若不出盛血而反温之，則邪氣内勝，反增其害。

馬蒔曰：此言候邪之妙，在早遏其路。無使盛則瀉邪氣以害真氣也。帝因上文邪入於脈，行無常處，在陰與陽，不可爲度，察三部九候，卒然逢遇，當早遏其路，故宜用鍼以瀉之。然所以候此邪者，其法何在？伯言邪之客於形也，必先入於皮毛，留而不去，入舍於孫絡，留而不去，入舍於絡脈，故邪去絡入經也。舍於血脈之中，寒則血凝澀，與血之温尚未相得，暑則氣淖澤，與血之寒尚未相得，亦如經水之得風也。脈如涌波之起，行於脈中循循然，至於寸口中手也，時大時小，時來時去，故行無常處，所以不常在也。斯時也，在陰與陽，不可爲度。從而察之，三部九候。卒然逢遇，知其邪之來者，猶未盛也。故曰方其來也，按而止之，止而瀉之，早遏其路，使大邪之氣，無能爲矣。若不早遏其路，必至於邪氣甚盛，如氣逢其冲而瀉之，致使邪氣難去，真氣反虚。何也？真氣者，經氣也。經氣因瀉邪而太虚，故曰其來不可逢，正邪氣盛而不可逢之謂也。是以候氣不審，大邪之氣過盛，當是之時，瀉之則真氣脱，脱則不復，邪氣復至而病益蓄，故曰其往不可追，正真氣虚而不可追之謂也。故不可掛以髮之妙，乃用鍼者之所當知也。所謂不可掛以髮者，不但在絲毫間也，待邪初至，即宜發鍼瀉之，則邪斯瀉矣。《靈樞》小鍼解篇所謂氣之易失者此也。若在於先則邪未至，若在於後，則真氣虚，所謂血氣已盡，而病不可下也。故曰知其可取而取之，正如發弩中之機，萬發萬中，不知其可取而取之，如扣椎然，取之不動也。故曰知發機之道者，妙在至微，不可掛以髮，不知發機之道者，雖扣之亦不能發。止如扣椎而已也。然帝又以邪氣當瀉，真氣當補，則瀉者不可以爲補，補者不可以爲瀉，故又以補瀉奈何爲問。伯言此法正所以攻邪也，疾出其鍼以去盛血，而復其真氣，則瀉中有補矣。何也？此邪新感，溶溶未定，推鍼補之，則隨補而前。引鍼致之，而不使邪留。若不出盛血而反温之，則邪氣内勝，反增其害，故必當刺出其血，其病立已，奚必以真邪俱在，補瀉難施爲疑哉？

張志聰曰：候氣謂候邪氣之至，邪氣由淺而深，故自絡而後入於經脈。寒温欲相得者，真邪未合也，故邪氣波隴而起，來去於經脈之中而無有常處也。設真邪已合，如真氣虚寒則化而爲寒，真氣盛熱則化而爲熱，此皆邪隨正氣所化，故曰寒温未相得。方其來者，三部九候，卒然逢之，即按而止之，以鍼取之，早遏其路。衝者，邪盛而隆起之時也。《兵法》曰：無迎逢逢之氣，無擊堂堂之陣。故曰方其盛也，勿敢毁傷，刺其已衰，事必大昌。真氣者，榮衛血氣也，邪盛於經，則真氣大虚，故曰其來不可逢，言邪方盛，雖經氣虚而不可刺也。《鍼經》曰：其來不可逢者，氣盛不可補也。言邪氣方盛，雖正氣大虚而亦不可補。故曰迎而奪之，惡得無虚？言迎奪其邪氣，惡得不反虚其正氣乎？然發鍼又不可太遲也，大氣，風邪之氣也，候邪而不詳審其至，使邪氣已過其處而後瀉之，則反傷其真氣矣。真氣已脱而不能再復，邪氣循序而復至，正氣已虚，則邪病益留蓄而不能去，故曰其往不可追，謂邪氣已過不可瀉也。蓋言邪氣方來不可逢迎，邪氣已過不可追迫，待邪之至，及時而發鍼，不可差遲於毫髮之間，斯可謂之瀉矣。若先者，邪氣之盛也。若後者，邪氣之已過也。若差之毫釐，則反傷其血氣，真氣虚則邪病益蓄而不可下。知其可取者，當其可取之時，用鍼取之，如發機之迅速，不知其可取者，樸鈍如椎，扣之不發，甚言其知機之妙，既無逢其衝，又無使其過，不可遲早於毫髮之間，知機之道其神乎？帝以邪氣盛則精氣奪，將先固正氣而補之乎？抑先攻邪氣而瀉之耶？伯言此宜先攻其邪也，疾出其鍼以去其盛滿之血，則邪病自去，邪病去而真氣即復矣。若先補之，則血下得散而邪不得出也。蓋邪之新客於經脈之中，溶溶流轉，未有定處，推之則前，引之則止，蓋流動而易瀉者也。若逆而刺之，是謂内温，血不得散，氣不得出也。夫瀉邪之妙，刺出其血，其病立已，邪病已去而真氣即復。

帝曰：善。然真邪以合，波隴不起，候之奈何？岐伯曰：審捫循三部九候之盛虚而調之。察其左右上下，相失及相減者，審其病臟以期之。不知三部者，陰陽不別，天地不分。地以候地，天以候天，人以候人。調之中府，以定三部。故曰：刺不知三部九候病脈之處，雖有大過且至，工不能禁也。誅罰無過，命曰大惑，反亂大經，真不可復。用實爲虚，以邪爲真。用鍼無義，反爲氣賊。奪人正氣，以從爲逆。榮衛散亂，真氣已失。邪獨内著。絶人長命，予人夭殃。不知三部九候，故不能久長。因不知合之四時五行，因加相勝，釋邪攻正，絶人長命。邪之新客來也，未有定處，推之則前，引之則止，逢而瀉之，其病立已。真邪以合之以，同已。

王冰曰：審捫循三部九候之盛虛而調之者，如盛者瀉之，虛者補之，不盛不虛，以經取之，則其法也。氣之在陰，則候其氣之在於陰分而刺之，氣之在陽，則候其氣之在於陽分而刺之，是謂逢時。《靈樞經》曰：水下一刻，人氣在太陽，水下四刻，人氣在陰分也。積刻不已，氣亦隨在，周而復始。故審其病臟，以期其氣而刺之。若候邪之處，尚未能知，豈復能禁止其邪氣耶？使識非精辨，學未該明，且亂大經，又爲氣賊，動爲殘害，安可久乎？非惟昧三部九候之爲弊，若不知四時五行之氣序，亦足以殞絶其生靈也。再言推之則前，引之則止，逢而瀉之，其病立已者，以見其法必然也。

馬蒔曰：此承上文言察三部九候，卒然遇邪，早遏其路，故此節備論三部九候之當知，而丁寧早遏其路之爲宜也。

張志聰曰：此言真邪之有離合也。真氣者所受於天，與穀氣幷而充於經脈者也。虛邪者，虛鄉之風，邪賊傷人者也。邪新客於經脈之中，真邪未合，則如波涌之起，時來時去，無有常處，如真邪已合，而波隴不起矣，蓋邪正已合，則正氣受傷，榮衛内陷，邪隨正而入深，是以經脈無波隴之象，而三部九候之脈，相失而相減矣。審者審其病，捫者切其脈，盛者邪氣盛，虛者正氣虛，調之者，補其正而却其邪也。左右上下，謂左右手足膺喉頭首腰尻以下也。邪氣入深，則傷五臟，九候之脈，九臟之神氣也，臟氣受傷，是以脈氣減失，審其病在神臟形臟，而以死生期之，蓋在形臟者生，在神臟者有生而有死期也。經云：用鍼之要，在於知調陰與陽。調陰與陽，精氣乃光。合神與氣，使神内藏。夫天爲陽，地爲陰，人則參天兩地者也。故身半以上爲天，身半以下爲地。然陰中有陽，陽中有陰。是以上部有地，下部有天，不知三部者，陰陽不別，天地不分。以上爲天，以下爲地，以中爲人。中府，胃腑也。蓋三部陰陽之脈，皆陽明水穀之所資生，太陰爲之行氣於三陰，陽明爲之行氣於三陽，陽者天氣，陰者地氣，陰氣從足上行至頭，陽氣從頭下行至足，陰陽異位，外内逆從，土者生萬物而法天地，故當調之中府，以定三部之脈焉。大過且至者，歲運之氣至也，蓋用鍼之道，當知三部九候，合之四時五行，加臨相勝而各治之。不知三才之合氣，九候之交通，雖有大過之氣且至，而五治不分，邪僻内生，工不能禁也。按帝問曰：平氣何如？伯曰：無過者也。蓋太過不及之歲，皆勝氣妄行，故曰大過。平氣之歲爲無過也。粗工不知三部九候，不分真邪，不知虛實，不審逆從。賊害真氣，乃與人夭殃也。蓋用鍼之道，有如用兵，務在殺賊，不害良民。無義之兵，征伐無過，反亂大經。復言不知三部九候者，因而不知合於四時五行之道，六氣之加臨，五運之相勝，邪反釋之，正反攻之，則絶人長命矣。再言新客來者，言乘風邪新客未定之時，即當逢而瀉之，慎勿使真邪之相合也。

通評虚實論篇第二十八

馬蒔曰：内評論病有虚實之義，故名篇。

黄帝問曰：何謂虚實？岐伯對曰：邪氣盛則實，精氣奪則虚。

王冰曰：奪謂精氣減少，如奪去也。

馬蒔曰：此先明虚實二字之義也。言人非無故而實，以邪氣盛則實耳。邪氣盛者，外感也。非無故而虚，以正氣奪則虚耳。正氣虚者，内傷也。

張志聰曰：此亦承上章而復問也。邪氣者，風寒暑濕之邪，精氣者，榮衛之氣也。蓋邪氣有微盛，故邪盛則實，正氣有强弱，故精奪則虚。奪，失也，或爲邪所奪也。

帝曰：虚實何如？岐伯曰：氣虚者，肺虚也。氣逆者，足寒也。非其時則生，當其時則死。餘臟皆如此。

王冰曰：虚實，言五臟虚實之大體也。非時，謂年直之前後也。當時，謂正直之年也。

馬蒔曰：此舉肺虚一臟，其生死必隨乎時，而可以例諸臟也。肺主氣，氣虚者，肺虚也。氣逆者，氣上行而逆，則在下之足，以無氣而寒，故此肺虚而非相剋之時則生，如春秋冬是也，如遇相剋之時則死，如夏時之火是也。餘臟虚者，其生死亦如此。

張志聰曰：伯言虚實者，皆從物類始，如肺主氣，其類金。五行之氣，先虚於外，而後内傷五臟。蓋邪從表入裏，在外之氣血骨肉，先爲邪病所虚。是以骨肉滑利，則邪不内侵，而裏亦實。表氣虚則内傷五臟，而裏亦虚。此表裏之虚實也。如氣逆於上，則下虚而足寒，此上下之虚實也。如值其生旺之時則生，當其勝之剋時則死，此四時之虚實也。夫肝主筋，其類木，心主血，其類火，脾主肉，其類土，肺主氣，其類金，腎主骨，其類水。蓋五臟之氣，外合於五行，五行之氣，歲應於四時，故皆有生旺剋勝之氣，而各有死生之分。

帝曰：何謂重實？岐伯曰：所謂重實者，言大熱病，氣熱脈滿，是謂重實。

馬蒔曰：此言病有重實之義也。大熱爲病，邪氣甚熱，其脈甚滿，是實而又實，謂之重實也。以後文寒氣暴上，脈滿而實照之，則此氣熱者邪氣熱也，非人之中氣也。

張志聰曰：大熱者，邪氣盛也。氣爲陽，血脈爲陰。邪盛而氣血皆傷，故爲重實。此論血氣之陰陽虛實也。

帝曰：經絡俱實何如？何以治之？岐伯曰：經絡皆實，是寸脈急而尺緩也，皆當治之。故曰滑則從，濇則逆也。夫虛實者，皆從其物類始，故五臟骨肉，滑利可以長久也。帝曰：絡氣不足，經氣有餘，何如？岐伯曰：絡氣不足，經氣有餘者，脈口熱而尺寒也。秋冬爲逆，春夏爲從，治主病者。帝曰：經虛絡滿何如？岐伯曰：經虛絡滿者，尺熱滿，脈口寒濇也。此春夏死秋冬生也。帝曰：治此者奈何？岐伯曰：絡滿經虛，灸陰刺陽；經滿絡虛，刺陰灸陽。重，平聲，後同。

王冰曰：脈急謂脈口，物生則滑利，物死則枯濇，故濇爲逆，滑爲從。春夏陽氣高，故脈口熱尺中寒爲順也。十二經十五絡，各隨左右而有太過不足，當尋其至應以施鍼艾，故云治主病者。秋冬陽氣下，故尺中熱脈口寒爲順也。絡滿經虛，灸陰刺陽，經滿絡虛，刺陰灸陽者，以陰分主絡，陽分主經也。

馬蒔曰：此節即經絡俱實，絡虛經實，經虛絡實者，而擬其脈體，決其死生，分其治法也。虛者，即前精氣奪則虛也。實者，即前邪氣盛則實也。經爲陽，絡爲陰，故經中亦有屬陰者，而以絡並之，則經皆爲陽。絡中亦有屬陽者，而以經並之，則絡皆爲陰。寸部爲陽，尺部爲陰；急脈爲陽，緩脈爲陰；滑脈爲陽，濇脈爲陰；脈熱爲陽，脈寒爲陰。今寸部急而見陽，是經實也。尺脈緩而見陰，是絡亦實也，所謂經絡俱實也。必其急緩之脈，帶滑則爲順而生，帶濇則爲逆而死，何也？大凡物類皆有虛實，必滑澤則生，枯濇則死，非特脈爲然也。故五臟骨肉滑利，所以其脈亦滑，可以長久而生也。若五臟濇滯，則其脈亦濇，必不能長久而死矣。何以異於物類也哉？其有絡氣不足，經氣有餘，是絡虛經滿也。惟經氣有餘，故脈口熱，惟絡氣不足，故尺部寒。春夏屬陽，合經與寸；秋冬屬陰，合絡與尺。惟脈口熱而尺部寒，故時逢秋冬則陰氣盛，而脈口不宜熱，熱爲逆而死。時逢春夏則陽氣高而脈口宜熱，尺中宜寒，當爲順而生。即主病者而治之，何經有餘則瀉之，何絡不足則補之。其有經氣不足，絡氣有餘者，即經虛絡滿也。滿者實也，唯絡脈滿，故尺部亦熱滿，惟經脈虛，故脈口亦寒濇。春夏應經與寸，所以寒濇則死。秋冬應絡與尺，所以熱滿而生，不言治主病者，即上文可以例推也。治主病者何如？絡爲陰，今滿則灸之，虛則刺之。經爲陽，今滿則灸之，虛則刺之。由此觀之，則大抵灸主於瀉，而刺則可補也。

張志聰曰：此論經絡之陰陽虚實也。夫膚腠氣分爲陽，經絡血分爲陰。然經絡又有深淺陰陽之别，所謂陽中有陰，陰中有陽也。邪盛於經，則寸口脈急，緩爲内熱，熱在於絡則尺脈緩也，皆當以鍼取之，此以寸尺而候血脈之陰陽也。滑主氣血皆盛，故爲從。濇主血氣皆少，故爲逆。五行者，天地之陰陽也，五臟者，人之陰陽也。《易》曰：方以類聚，物以羣分。皮肉筋骨，五臟之外合也；金木水火土，五臟之外類也。夫邪之中人，始於皮膚，次於肌肉，留而不去，則入於經脈，以及於筋骨，故邪之中人，先從其物類始。是以壯者之血氣盛，其肌肉滑，氣道通，榮衛之行不失其常，可以長久其天命；如五臟不堅，使道不長，空外以張，數中風寒，血氣虚，脈不通，真邪相攻，亂而相引，故不壽而盡也。不足者精氣奪，有餘者邪氣盛，此邪去絡而入於經也。經絡之氣，虚實則何如？寒熱者尺寸之膚，寒熱而應於經絡也。絡脈外連皮膚爲陽，主外，經脈内連臟腑爲陰，主内。經云：榮出中焦，衛出下焦，衛氣先行皮膚，先充絡脈，絡脈先盛，衛氣已平，榮氣乃滿，而經脈大盛。經脈之虚實也，以氣口知之，故以尺膚候絡，而以寸候經。夫邪氣之從外而内，猶借正氣之從内而外以捍禦，使邪仍從膚表而出。秋冬之氣降沉，不能使邪外散，故爲逆。春夏之氣生浮，故爲從也。邪病在經，當從其經而取之，此論外因之虚實也。尺脈熱滿，故主絡滿，脈口寒濇，故主經虚，春夏之氣，生長於外，氣惟外弛，而根本虚脱，故死。秋冬之氣，收藏於内，故生。蓋外因之病，宜神機外運，内因之病，宜根本實堅。絡爲陽，經爲陰，刺者瀉其盛滿之氣，灸者啓其陷下之陽，蓋不足者病，而太過者亦爲病也。

帝曰：何謂重虚？岐伯曰：脈氣上虚尺虚，是爲重虚。帝曰：何以治之？岐伯曰：所謂氣虚者，言無常也；尺虚者，行步恇然；脈虚者，不象陰也。如此者，滑則生，濇則死也。恇，音匡。

王冰曰：此反問前重實也。重虚，謂尺寸脈俱虚，寸虚則脈動無常，尺虚則行步恇然不足。不象陰者，不象太陰之候也。何以言之？氣口者，脈之要會手太陰之動也。

馬蒔曰：此言病有重虚之義也。脈虚氣虚尺虚，謂之重虚。氣虚者，真氣不足也，故脈動無常。尺虚者，腎氣不足也，故行步恇然。脈虚者，手太陰寸口所見之脈，按之不應手也。如此三虚，是謂重虚。若帶滑利則生，否則濇滯而死矣。

張志聰曰：此論脈氣皆虚也。上節論經絡之實，即可類推於虚，此節論氣分之虚，亦可類推於實。血者神氣也。榮氣宗氣行於脈中，衛氣行於脈外，故曰脈氣。蓋以氣口之脈，可以候血，亦可以候氣也。上虛者，寸口之脈氣虛也。尺虛者，脈氣虛於下也。上下皆虛，故曰重虛。朱永年曰：氣逆於上而足寒者，上實下虛也。此上下皆虛，故曰重虛。氣者，謂陽明所生之榮衛宗氣也。經曰：穀始入於胃，其精微者先出於胃之兩焦，以溉五臟，別出兩行榮衛之道，其大氣之搏而不行者，積於胸中，命曰氣海，出於肺，循喉嚨以司呼吸，是陽氣者，陽明所生也。言無常者，宗氣虛而語言無接續也。《鍼經》曰：盡瀉三陽之氣，令病人恇恇然虛怯也。謂陽明之氣虛於上，則言語無常，陽明之氣虛於下，則令人行步恇然，蓋氣從太陰出注手陽明，上行注足陽明，下行至跗上，故曰身半以上，手太陰陽明皆主之，身半以下，足太陰陽明皆主之。按帝問何以治之？而伯答以所病之因，蓋知陽氣生始之原，則知所以治矣。此論後天主氣也。夫氣爲陽，血脈爲陰，陽明之生氣爲陽，少陰之精氣爲陰，蓋以寸尺之脈，而候陽明之生氣，有不效象其陰之虛者乎？然氣生於陽明，而發原在腎，少陰之氣上與陽明相合，陰陽相搏，其脈則滑，搏則化水穀之精微而氣生，故主生。濇主少氣，生原已絕，故死。朱聖公問曰：上節以尺膚而候絡脈之虛，此以寸尺之脈而候氣分之陽，豈以皮膚候血脈，而反以脈候氣耶？曰：經言善調尺者，不待於寸，脈急者，尺之皮膚亦急，脈緩者，尺之皮膚亦緩，蓋陰陽虛實之氣，由臟腑而達於經脈，由經脈而出於膚表，以尺膚之緩急滑濇，而候臟腑血氣之虛實者，是猶以色診也。上節以絡脈在皮之部，故以尺膚審之，此候脈氣之虛實，故以尺寸之脈診也。論疾診尺篇曰：尺膚寒，其脈小者，少氣。是尺膚尺脈，皆可以候氣候血也，診候之道，通變無窮，不可執一而論也。

帝曰：寒氣暴上，脈滿而實，何如？岐伯曰：實而滑則生，實而逆則死。

王冰曰：言氣熱脈滿，已謂重實，滑則從，濇則逆，今氣寒脈滿，亦可謂重實乎？其於滑濇生死逆從何如？

馬蒔曰：此言氣寒而脈實者，亦以滑爲生而濇爲死也。帝言上文氣熱脈滿，已謂重實，必滑則從，濇則逆，今者寒氣暴上，脈亦盛滿，與氣熱脈滿者異，其於滑濇逆從生死何如？伯言不問寒熱，止論滑濇，雖因寒而實，必其脈滑而爲順則生，脈濇而爲逆則死也。

張志聰曰：此承上文之意而復問也。蓋脈氣生於胃腑，而發原在於少陰，是以上節論生氣之原，此以下復論發原之始。夫腎臟主水，在氣爲寒，寒氣暴上者，水寒之氣，暴上而滿於脈也。實而滑者，得陽明之氣相和，故生。逆者，少陰之生氣已絕，故死。蓋寒氣上乘，則真氣反下逆矣。平脈篇曰：少陰脈弱而濇，弱者微煩，濇者厥逆，謂少陰之氣不生而手足逆冷也。王子芳曰：水寒之氣暴上，曰脈滿而實；少陰之氣暴上，而曰脈實滿。陰寒之氣，皆實滿於脈，而各有意存焉。朱聖公曰：水寒之氣暴上，則少陰之真氣不升，故先論其寒氣，而後論其真氣，後又復論其水氣也。

帝曰：脈實滿，手足寒，頭熱，何如？岐伯曰：春秋則生，冬夏則死。

王冰曰：大略言之，夏手足寒，非病也，是夏行冬令，夏得則冬死。冬脈實滿頭熱，亦非病也，是冬行夏令，冬得則夏亡，反冬夏以言之，則皆不足，春秋得之是病，故生死皆在時之孟月也。

馬蒔曰：此即脈證雜見陰陽者，而以時決其死生也。脈實滿者，是陽脈也，頭熱者，是陽證也，皆邪氣有餘也。手足又寒，是陰證也，乃真氣又虚也，若此者，真邪不分，陰陽相雜，然春秋者，陰陽未盛之時也，正平和之候，故生。冬夏者，偏陰偏陽之時也，脈盛頭熱者，不能支於夏，手足寒者，不能支於冬，故死。

張志聰曰：腎主生氣之原，膀胱爲太陽之腑，脈實滿者，少陰之寒氣充於外也。手足寒者，少陰之生氣虚於内也。頭熱者，太陽之氣發越於上也。腎與膀胱，陰陽並交，咸主生氣，若盛於外則反虚於内矣。春時陽氣微上，陰氣微下，秋時陰氣微上，陽氣微下，陰陽二氣，交相資生，故主生。冬時陰氣盡出於外，夏時陽氣盡虚於内，故主死。言陰陽之根氣，不可虚脱者也。

脈浮而濇，濇而身有熱者死。

馬蒔曰：此言證與脈反者死也。脈浮而濇，乃肺脈之應於秋者也，而身有熱，則火盛金衰，主死。此前後無問答之語，疑爲錯簡者。

張志聰曰：脈浮而濇，陰越於外而虚於内也。濇而身熱，陽脱於内而弛於外也。此復言陰陽之根氣脱者，皆爲死證，非但冬夏死而春秋可生。

帝曰：其形盡滿何如？岐伯曰：其形盡滿者，脈急大堅，尺濇而不應也。如是者，故從則生，逆則死。帝曰：何謂從則生，逆則死？岐伯曰：所謂從者，手足温也；所謂逆者，手足寒也。

王冰曰：形盡滿，謂四形臟盡滿也。

馬蒔曰：此言陽病者，當得陽脈陽證也。身形盡滿，乃陽病也，脈口之脈，急大而堅，是陽脈也，宜尺部則濇而不相應耳。然必手足温者，是陽證也，故有是脈，有是證，則爲從而生，否則脈雖急大堅，而手足反寒，是謂逆而死也。

張志聰曰：腎爲水臟，在氣爲寒。上節論寒氣暴上，此復論其水體泛溢，故其形盡滿也。形謂皮膚肌腠，蓋經脈之內，有有形之血，是以無形之氣乘之，肌腠之間，主無形之氣，是以有形之水乘之，而爲腫脹也。諸急爲寒，寒水充溢於形身，故脈急而堅大。水邪外溢，則少陰之正氣不升，故尺濇而不應也。《靈樞經》曰：脈堅大以濇者，脹也。夫少陰之氣，從下而上合於陽明，戊癸合而化火，火土之氣，故有如是之證者。得少陰之氣，仍從下而上者生，逆而下者死。手足温者，少陰之生氣復也，生氣復則火土之氣漸旺，水寒之邪漸消。手足寒者，少陰之生氣已絶，故死。以上論生陽之氣，發原於下焦，如寒水之邪實，則真陰之氣虚。

帝曰：乳子而病熱，脈懸小者，何如？岐伯曰：手足温則生，寒則死。帝曰：乳子中風熱喘鳴肩息者，脈何如？岐伯曰：喘鳴肩息者，脈實大也，緩則生，急則死。

王冰曰：懸，謂如懸物之動也。緩，謂如縱緩，急謂如弦張之急，非往來之緩急也。《正理傷寒論》曰：緩則中風。故乳子中風，脈緩則生，急則死。

馬蒔曰：此言乳子脈與病反者，復有他證可驗，病證俱甚者，復有脈體可據，而決其死生也。乳子而病熱，陽證也，而脈則懸小，是陽證見陰脈也。然手足温和，正氣猶存，脈雖懸小，特未大耳，故可以得生，否則手足寒而死矣。又乳子中風發熱，喘鳴肩息者，陽證也，脈當實大，惟實大中而緩，則邪氣漸退，可以得生，若實大中而急，則邪氣愈增，其病當死矣。

張志聰曰：夫病熱者，皆傷寒之類也。凡傷於寒，借陽氣以化熱，熱雖盛不死。然陽氣生於精水之中，男子八歲，女子七歲，腎氣始實。乳子天癸未至，腎氣未盛，故帝復有此問焉。夫心主脈而資生於腎，心腎水火之氣，上下時交，腎氣不能上資於心，則心懸如病飢，而寸口之脈懸絶小者，腎氣未盛也。蓋乳子之生陽，借後天之氣也。四肢皆禀氣於胃，故陽受氣於四末，是以手足温者，胃氣尚盛，故生。寒則胃氣已絶，故死。夫水穀入於胃，津液各走其道，腎爲水臟，受五臟之精而藏之，是先天之精，猶借後天之所資益者也。又别出兩行榮衛之道，其大氣之搏而不行者，名曰宗氣，積於胷中，上出於肺，以司呼吸，是四肢之原俞，又受資於胃腑所生之榮衛宗氣，是以手足温者生，寒者死，蓋此後天所生之宗氣，而不可傷也。夫宗氣者，五臟六腑十二經脈之宗始，故曰，宗氣。肩息者，呼吸摇肩也。風熱之邪，始傷皮毛，喘鳴肩息，是風熱盛而内干肺氣宗氣，故脈實大也。夫脈之所以和緩者，得陽明之胃氣也，急則胃氣已絶故死。朱永年曰：當知少陰陽明之氣，皆主手足之寒温而不可不審。徐公遐曰：夫水穀之精，雖借先天之氣以生化，然先天之氣，又借水穀之精以相資，是以天癸至，腎氣盛，齒髮長，筋骨堅，皆受後天之養，非但於乳子也，故復設此問焉。

帝曰：腸澼便血何如？岐伯曰：身熱則死，寒則生。帝曰：腸澼下白沫何如？岐伯曰：脈沉則生，脈浮則死。帝曰：腸澼下膿血何如？岐伯曰：脈懸絶則死，滑大則生。帝曰：腸澼之屬，身不熱，脈不懸絶，何如？岐伯曰：滑大者曰生，懸濇者曰死，以臟期之。

王冰曰：熱爲血敗，故死，寒爲榮氣在，故生也。脈浮則死者，陰病而見陽脈，與證相反，故死。

馬蒔曰：此言腸澼之屬，有便血者，有下白沫者，有下膿血者，隨證隨脈而可以決其死生也。腸澼者，大小腸有所辟積而生諸證，故腸澼爲總名，而下三者爲諸證也。便血者，大便中下純血也，是血爲陰，而下血爲陰證。若身熱則火盛，故主死；身寒則火衰，故主生。其下白沫者，非膿非血而白沫下行，是肺氣受傷也，然亦陰證之類，故脈沉則生，以陰證宜見陰脈也，若脈浮則死，以陰證見陽脈也。其下膿血者，赤白相兼，氣血俱傷。然脈以懸絶爲死，正氣不足也；滑大則生，正氣有餘也。帝問凡腸澼之屬，有身不熱則證不死，脈不懸絶則脈不死。伯言終當以元氣爲主，故脈必滑大則生，若懸濇則死，其死者以臟期之。所謂肝見庚辛死，心見壬癸死，肺見丙丁死，腎見戊己死，脾見甲乙死是也。

張志聰曰：上節言氣之虚實，此復論其血焉。腸澼者，邪僻積於腸間而爲便利也。經言陽絡傷則血外溢，血外溢則衄血，陰絡傷則血内溢，血内溢則便血，腸胃之絡傷，則血溢於腸外，腸外有寒汁沫與血相搏，則合并凝聚而積成矣。是以腸澼便血者，陰絡之血溢也，腸澼下白沫者，腸外之寒汁沫也，腸澼下膿血者，汁沫與血相搏，并合而下者也。夫便血，陰泄於内也，發熱，陽脱於外也。本經曰：陰陽虚，腸澼死，此陰陽血氣之相離也。下白沫者，陰液下注，故脈沉者爲順，如脈浮是經氣下洩，脈氣上浮，此經脈相離，故爲死證。夫血脈始於足少陰腎，生於足陽明胃，主於手少陰心，輸於足太陰脾。懸絶者，足少陰之陰液絶也。滑大者，足少陰之生氣盛也。滑大者生，懸濇者死，此復申明血氣之生原又重於陽明之胃氣也。身不熱者，陽不外脱也；脈不懸絶，陰不下絶也。懸濇者，陽明之生氣已脱，故死。辨脈篇曰：趺陽脈浮而濇，故知脾氣不足，胃氣虚也。懸則胃氣絶矣，胃氣已絶，則真臟之脈見矣，故當以臟期之。肝至懸絶，十八日死；心至懸絶，九日死；肺至懸絶，十二日死；腎至懸絶，七日死；脾至懸絶，四日死。懸絶者，絶無陽明之胃氣，而真臟孤懸也。

帝曰：癲疾何如？岐伯曰：脈搏大滑，久自已；脈小堅急，死不治。帝曰：癲疾之脈，虛實何如？岐伯曰：虛則可治，實則死。

王冰曰：脈小堅急爲陰，陽病而見陰脈，故死不治，實則死者，以反證故也。

馬蒔曰：此言癲疾之脈，得陽脈虛脈而生也。癲疾者，陽證也，故搏大滑則陽證得陽脈，所以病久自已。若脈小堅急則得陰脈，故死不治。然癲疾之脈，當有取於虛也，必搏大滑中帶虛可治，若帶實則邪氣有餘，乃死候也。

張志聰曰：此論五臟之外合爲病，而有虛實也。《靈樞經》曰：肺脈急甚爲癲疾，腎脈急甚爲骨癲疾。骨癲疾者，顑齒諸俞分肉皆滿，而骨居汗出，煩悗，嘔多沃沫，氣下泄，不治。筋癲疾者，身倦攣急，嘔沫，氣下泄，不治。脈癲疾者，暴仆四肢之脈，皆脹而縱，嘔沫，氣泄，不治。是肺合形，腎合骨，心合脈，肝合筋，爲病於外，而有死生之分。脈搏大者，氣盛於外，故生。小堅急者，氣泄於下，故死。虛則可治，實則死者。經曰：重陰則癲。蓋癲乃血實之證，是以脈堅實者死，氣滑大者生。上節之大小者，論氣之虛實，此言血脈之虛實，蓋癲乃陰盛之病，故宜氣盛而不宜血實也。

帝曰：消癉虛實何如？岐伯曰：脈實大，病久可治；脈懸小堅，病久不可治。

王冰曰：久病血氣衰，脈不當實大，故不可治。

馬蒔曰：此言消癉之病，得陽脈而生也。消癉者，熱證也，故脈實大，雖病久亦可治。若懸小堅，又至於病久，則益不可治矣。

張志聰曰：此論五臟之內因而有虛實也。少俞曰：五臟皆柔弱者，善病消癉。消癉者，五臟之精氣皆虛，轉而爲熱，熱則消肌肉，故爲消癉也。脈實大者，精血尚盛，故爲可治。脈懸小者，精氣漸衰，故爲難治。上節論五臟之外實，此論五臟之內虛。《靈樞》病形篇五臟之脈，微小爲消癉。

帝曰：形度骨度脈度筋度，何以知其度也？

馬蒔曰：方盛衰論云：診有十度。《靈樞》有骨度脈度經筋等篇，今有問無答，乃他篇之錯簡也。

張志聰曰：此言五臟之外合，各有度數，而應於四時者也。經曰：形寒飲冷則傷肺，謂皮毛膚腠爲形而內合於肺者也。骨者腎之合，脈者心之合，筋者肝之合，然皆有淺深俞穴之度數。

帝曰：春亟治經絡，夏亟治經俞，秋亟治六腑，冬則閉塞。閉塞者，用藥而少鍼石也。所謂少鍼石者，非癰疽之謂也。癰疽不得頃時回。

王冰曰：閉塞，謂氣之門户閉塞也。冬月雖氣門閉塞，然癰疽氣烈，内作大膿，不急瀉之，則爛筋腐骨，故雖冬月，亦宜鍼石以開除之。所以癰疽之病，冬月猶得用鍼石者何？此病頃時回轉之間，過而不瀉，則内爛筋骨，穿通臟腑。

馬蒔曰：此言三時治病，各有所宜，而冬時則用藥而不用鍼也。春時治病，治其各經之絡穴，夏則治其各經之俞穴，秋則治其六腑，冬則閉塞，但用藥而不用鍼石。所謂冬時少用鍼石者，非謂冬時癰疽亦不用鍼石也，彼癰疽不得頃刻挽回，若不用鍼石以瀉之，則内爛筋骨臟腑，豈得不用鍼石哉？特謂他病則冬時不用鍼石耳。

張志聰曰：伯言五臟之氣合於四時，而刺度之各有淺深也。亟，急也。春氣生升，故亟取絡脈，夏取分腠，故宜治經俞，蓋經俞隱於肌腠間也。治六腑者，取之於合，胃合入於三里，大腸合入於巨虚上廉，小腸合入於巨虚下廉，三焦合入於委陽，膀胱合入於委中央，膽合入於陽陵泉。蓋五臟内合於六腑，六腑外合於原俞，秋氣降收，漸入於内，故宜取其合以治六腑也。冬時之氣閉藏於内，故宜用藥而少鍼石，蓋鍼石治外，毒藥治内者也。夫癰疽之患，榮衛血氣並實，皮肉筋骨皆傷，非若四時之有淺深，冬時之少鍼石也。癰者壅也，疽者阻也，謂熱毒外壅内阻，宜即刺之，不得遲延時頃，而使邪毒之回轉也。

癰不知所，按之不應手，乍來乍已，刺手太陰旁三痏與纓脈各二。掖癰大熱，刺足少陽。五刺而熱不止，刺手心主三，刺手太陰經絡者大骨之會各三。暴癰筋緛，隨分而痛，魄汗不盡，胞氣不足，治在經俞。痏，音委。緛，輭同。

王冰曰：但覺似有癰疽之候，不的知發在何處，故按之不應手也。乍來乍已，言不定痛於一處也。癰若暴發，隨脈所過，筋怒緛急，肉分中痛，汗液滲泄如不盡，兼胞氣不足者，悉可以本經脈穴俞補瀉之。

馬蒔曰：此承上文而言治癰之法有此三等也。凡癰疽痛無定所，故按之不應手，亦無定時，故乍來而乍已，當刺手太陰肺經之旁三痏，蓋肺經之穴在胸兩旁曰雲門，今曰肺經之旁，則是足陽明胃經氣户等穴也。刺瘡曰痏，三痏者三次也。其曰纓脈各二者，亦皆謂胃經之穴，如人迎水穴，在結喉旁一寸五分，則是結纓之所，故曰纓脈也。所謂各二者，左右各二也。有等腋下生癰，其體大熱，當刺足少陽膽經之穴五痏，宜是膽經之淵液穴也。穴在腋下三寸宛宛中，舉臂得之，鍼三分，禁灸。若刺之而熱不止，當刺手厥陰心包絡經，即手心主之穴三痏，宜是天池穴也。穴在腋下三寸，乳後一寸，鍼二分，灸三壯。又刺手太陰肺經之經穴經渠，穴在寸口陷中，鍼三分，禁灸；絡穴列缺穴，去腕側上一寸半，鍼二分，灸三壯。及大骨之會各三痏，當是手太陽小腸經之肩貞穴也。穴在曲胛下兩骨解間，肩髃後陷中，鍼三分，灸三壯。有等暴發爲癰，隨其分肉筋緛而痛，在外之魄汗，出之不盡，在内之胞氣則不足，而小便不通；當治受患本經之俞穴，如手太陰肺經列缺爲俞之類也。

張志聰曰：此言癰毒之在氣分者，宜刺手太陰足陽明也。毒在氣分，故癰不知所；毒氣流傳，故脈按之不應手，而乍來乍已也。腋内動脈，手太陰也，名曰天府，宜刺太陰動脈之旁各三痏，手太陰之主氣也。痏者，皮膚腫起之象，言刺在絡脈之旁，皮膚之間，氣隨鍼出，而鍼眼微腫如小瘡，故曰痏也。蓋皮膚谿谷之間，亦有三百六十五穴會，毒在氣分，故宜刺在皮膚而不刺經絡也。如四時氣篇曰：風㽷膚脹爲五十七痏，取皮膚之血者盡取之是也。纓脈，結纓處兩旁動脈人迎穴間，乃衛氣別走陽明之道路。若癰毒在血分者，宜刺足少陽手心主也。如腋癰在兩旁之腋間，乃足厥陰少陽之分也。經云：陽氣有餘，榮氣不行，乃發爲癰。陰陽不通，兩熱相搏，乃化爲膿。毒在血分，故大熱也。厥陰主血，故從其所合而瀉之。如刺之而熱不止者，宜刺手心主之脈以瀉之，心主主火而主血脈也。本輸篇曰：腋下三寸，手心主也，名曰天池，蓋宜刺此也。夫肺朝百脈，而主行榮衛陰陽，若欲刺手太陰之經絡者，宜刺在大骨之會各三，謂臂骨交會之處尺澤間也。骨之大會曰谷，絡脈之滲灌諸節者也。至若癰毒之在筋骨間者，宜刺其經俞。如暴癰者，其毒氣更深，爲毒凶暴。筋緛者，筋爲熱邪所傷也。隨分而痛者，在於分肉之處而痛，謂不腫痛於外而隱然痛於内也。熱毒在深，故表汗不出，骨傷髓消，故胞氣不足也。宜治在經俞者，隨其所痛之處而深取之也。夫癰毒之患，或外因風寒之邪，或内因喜怒不測，五臟外合之皮肉筋骨，胃腑所生之榮衛血氣，皆爲邪毒盛而正氣虚，故當審其陰陽虚實以刺之也。

腹暴滿，按之不下，取手太陽經絡者，胃之募也。少陰俞去脊椎三寸旁五，用圓利鍼。

王冰曰：手太陽，經絡之所生，故取中脘穴，即胃之募也。《中誥》曰：中脘，胃募也，居蔽骨與齊中，手太陽少陽足陽明脈所生，故云經絡者胃募也，取足少陰俞外去脊椎三寸兩旁穴各五痏也。少陰俞，謂第十四椎下兩旁腎之俞也。林億曰：《甲乙經》云：用圓利鍼，刺已如食頃久立已。必視其經之過於陽者數刺之。

馬蒔曰：此言治腹暴滿之法也。凡腹中暴滿，按之不下，取手太陽經之絡穴支正，在手腕後五寸，鍼三分，灸三壯。胃之募，曰中脘是也，在臍上四寸。又取足少陰曰腎俞穴者，去脊十四椎間，左右各開一寸五分，共爲三寸，刺之五痏。此穴本屬足太陽膀胱經，今曰足少陰者，以腎爲足少陰也，當用圓利鍼以刺之，即《靈樞》九鍼論之第六鍼也。

張志聰曰：此論中焦之虛實也。經云：胃病者腹脹滿。腹暴滿而按之不下，胃之實證也，宜取手太陽之經絡。太陽之絡，乃胃之募也，蓋小腸爲受盛之腑，故從手太陽以瀉其胃焉。又腎者胃之關也，關門不利，則聚水而爲脹，故曰當刺足少陰之俞焉。手太陽之絡名曰支正，在腕後五寸間，足少陰之俞在脊下第十四椎兩旁，各開一寸五分，故曰三寸旁也。圓利鍼者，且圓且利，以取暴氣者也。或曰，脊椎兩旁各開三寸，名曰志室，亦足少陰之俞。

霍亂，刺俞旁五，足陽明及上旁三。

王冰曰：霍亂者，取少陰俞旁志室穴。楊上善云：刺主霍亂腧旁五，取之足陽明，言胃俞也。取胃俞兼取少陰俞外兩旁向上第三穴，則胃倉穴也。

馬蒔曰：此言治霍亂之法也。凡霍亂者，刺上節腎俞之旁，即志室穴也，刺之五痏。在十四椎兩旁，相去脊中各三寸，共六寸，鍼五分，灸七壯。又取足陽明曰胃倉穴，在十二椎下兩旁，相去脊中各三寸，共六寸，鍼三分，灸七壯。及上有意舍穴各三痏，在十一椎下兩旁，相去脊中各三寸，鍼三分，灸七壯。此二穴亦屬足太陽膀胱經，今曰足陽明者，以其爲胃穴也。

張志聰曰：霍亂者，胃爲邪干，胃氣虛逆也。夫陽明胃土，借足少陰之氣以合化，故宜刺少陰俞旁以補之。五者，追而濟之，漸至於骨也。又及上刺陽明俞旁三，三者，先淺刺絶皮以出陽邪，後刺深之以出陰邪，最後極深入於分肉之間，以致穀氣，邪氣出而穀氣至，則胃氣和而霍亂止矣。上節用瀉，故曰圓利，此法用補，故不云鍼。徐公遐曰：取足少陰者，當刺骨，三刺而至分肉，是五則至骨矣。

刺癇驚脈五：鍼手太陰各五，刺經太陽五，刺手少陰經絡旁者一，足陽明一，上踝五寸，刺三鍼。

王冰曰：刺癇驚脈，謂陽陵泉在膝上外陷者中。經太陽謂足太陽。手太陰五謂魚際穴，在手大指本節後内側散脈。經太陽五，謂承山穴，在足腨腸下分肉間陷者中也。手少陰經絡旁者，謂支正穴，在腕後同身寸之五寸骨上廉分肉間手太陽絡，別走少陰者。足陽明一者，謂解谿穴，在足腕上陷者中也。上踝五寸，謂足少陽絡光明穴。按《内經》、《明堂》、《中誥圖經》，悉主霍亂，各具明文。

馬蒔曰：此言刺癎驚之法也。言刺癎驚之脈有五：其一刺手太陰肺經穴各五痏，乃刺其經穴經渠也，在寸口陷中，鍼二分，留二呼，禁灸；其一刺手太陽小腸經穴各五痏，當是經穴陽谷也，在手外側腕中鋭骨下陷中，鍼二分，灸三壯；其一刺手少陰心經絡穴通里，然謂之絡旁，則是手太陽小腸經支正穴也，鍼三分，灸三壯，刺之者一痏而已；其一刺足陽明胃經之解谿，鍼五分，灸三壯；其一刺足踝上之五寸，即足少陰腎經之築賓穴也，鍼三分，留五呼，灸三壯，刺之者三痏而已。

張志聰曰：此論刺五行之實證也。癎驚者，癎瘈筋攣，或外感六氣，或内傷七情，或飲食生痰，或大驚卒恐，病涉五臟五行，故當取其五脈。九鍼之制，皆所以瀉邪者也。此刺五脈之實，故首句曰鍼手太陰，末句曰刺三鍼，謂當以鍼瀉之而不宜補之也。鍼手太陰，瀉金實也；鍼太陽五，瀉水實也；鍼手少陰，瀉火實也；鍼足陽明，瀉土實也。上踝五寸，乃足少陽光明穴，刺三鍼以瀉木實。蓋臟腑相連，陰陽相合，故或刺臟之經，或瀉腑之絡。朱永年曰：心肺居上爲陽，故從臟；肝腎脾居下爲陰，故從腑。蓋五脈之陰邪，宜從陽以瀉出。朱聖公曰：太陽不言手足，知其爲手乎？爲足乎？曰：上文曰手太陰，下文曰手少陰，則其爲足也可知。若接上句而爲手太陽，則下句不必復云手矣。五刺之中，曰手、曰足、曰太陽、曰足上，宜細玩以見經言錯綜之妙。

凡治消癉、仆擊、偏枯、痿厥、氣滿、發逆，肥貴人，則高粱之疾也。隔塞閉絶，上下不通，則暴憂之病也。暴厥而聾，偏塞閉不通，内氣暴薄也。不從内外中風之病，故瘦留着也。蹠跛，寒風濕之病也。高、膏同。蹠，音職。跛，音波，上聲。

王冰曰：消謂内消，癉謂伏熱，厥謂氣逆，蹠謂足也。夫肥者令人熱中，甘者令人中滿，故熱氣内薄，發爲消渴偏枯氣滿逆也。逆者，謂違悖常候，與平人異也。然愁憂者，氣閉塞而不行，故隔塞否閉，氣脈斷絶，而上下不通也。氣固於内，則大小便道偏不得通泄也。何者？臟腑氣不化，禁固而不宣散也。外風中人，伏藏不去，則陽氣内受，爲熱外燔，肌肉消爍，故留薄肉分，消瘦而皮膚著於筋骨也。濕勝於足則筋不利，寒勝於足則攣急，風濕寒勝則衛氣結聚，衛氣結聚則肉痛，故足跛而不可履也。

馬蒔曰：此言凡治諸病者，皆當知病所由起也。肥貴人用膏粱之品，肥者令人熱中，甘者令人中滿，故凡爲消癉，爲仆擊，爲偏枯，爲痿厥，爲氣滿，爲發逆等證，由之而生也。人暴時有憂者，氣閉塞而不行，故凡爲隔塞，爲閉絶，爲上下不通等證，所由生也。

人有内氣暴時上薄，故凡爲暴時而厥爲聾，爲前後一偏而塞，爲前後俱閉不通等證，由之而生也。然此皆從内而生，又有外中於風，熱極肉消，筋脈不利，故有爲瘦爲留著之病也。其有寒有風有濕者，則又爲蹠爲跛之病也。

張志聰曰：此言百病之始生也，皆生於風雨寒暑，陰陽喜怒，飲食居處。大驚卒恐，則血氣分離，陰陽破散。經絡厥絶，脈道不通。陰陽相逆，衛氣稽留。經脈空虚，血氣不次，乃失其常。故有爲消癉癲仆諸證，然皆有表有裏，有實有虚，更貴更賤，或逆或從，皆當詳審其臟腑經俞，三部九候，而治以補瀉也。凡治消癉，五臟之内虚也；仆擊，癲癎之外實也；偏枯，邪氣之在上也；痿厥，清氣之在下也；氣滿發逆，濁氣之在中也。貴人者形樂而肌膚盛重，在貴人則爲膏粱之濁溜於腸胃，以致氣滿而發逆也。隔塞閉絶，中焦之氣不通也。上下不通，上下之氣閉塞也。憂鬱則三焦不通，五鬱之爲病也。暴厥而聾，厥氣上逆，上竅不通也；偏塞閉結，厥氣下逆，下竅不通也。此因氣暴薄而爲外竅之不通也。如不從内之憂怒，外之中風而多病夭者，此緣形弱氣衰，牆基卑薄，故肌肉瘦而皮膚薄著也。蹠跛，行不正而偏廢也，此風寒濕邪，皆能爲此疾也。夫陽受風氣，陰受濕氣，傷於風者上先受之，傷於濕者下先受之。然陽病者上行極而下，陰病者下行極而上，是以蹠跛之疾，亦有因風邪之所致。蓋言邪隨氣轉，而外内上下之無常也。此言百病之生，皆有虚有實，然總不外乎内因於七情飲食，外因於暑濕風寒，及不内外因之瘦留薄著也。　徐公遐曰：蹠跛，爲風寒濕之病者，乃反結邪氣在上清氣在下之義，知蹠跛之有風邪，則知偏枯之有濕邪矣。

黄帝曰：黄疸暴痛，癲疾厥狂，久逆之所生也。五臟不平，六腑閉塞之所生也。頭痛耳鳴，九竅不利，腸胃之所生也。

王冰曰：足之三陽，從頭走足，然久厥逆而不下行，則氣怫積於上焦，故爲黄疸暴痛，癲狂氣逆矣。飲食失宜，吐利過節，故六腑閉塞，而令五臟之氣不和平也。腸胃否塞，則氣不順序，氣不順序，則上下中外，互相勝負，故頭痛耳鳴，九竅不利也。

馬蒔曰：此帝亦言病有所由生者，皆從内而生也。足之三陽，從頭走足，足之三陰，從足走腹，然各經脈氣久逆於上而不下行，則怫積於上中二焦，故爲黄疸，爲暴病，爲癲疾，爲厥狂諸證，所由生也。六腑者，傳化物而不藏，故實而不能滿；五臟者，藏精氣而不瀉，故滿而不能實。五臟本與六腑相爲表裏，今飲食失宜，吐利過節，以致六腑不能傳其化物，而六腑閉塞，則五臟亦不和平，各病自生也。大腸爲傳導之腑，小腸爲受盛之腑，胃爲倉廪之腑，今腸胃否塞，則升降出入，脈道阻滯，故爲頭痛耳鳴，爲九竅不利，諸證所由生也。

張志聰曰：此言臟腑陰陽，表裏上下，交相輸應者也。如黄疸者，濕熱内鬱，而色病見於外也。暴痛者，五臟之氣不平，卒然而爲痛也。癲疾厥狂，陰陽偏勝之爲病也。此皆陰陽五行之氣，久逆不和之所生也。夫五臟之氣，久逆而不得和平者，六腑閉塞之所生也。六腑不和，則九竅爲之不利，蓋臟腑陰陽，表裏相應，是以證見於外者，病本於内，閉塞於内者，而外竅爲之不通。蓋言百病之生，總不外乎表裏陰陽，血氣虚實，讀者無僅視爲癉疸癲癇癰疽腸澼之虚實可也。徐公遐曰：此節照應首節氣虚者肺虚也之義。首節論邪病之從外而内，此節言凡病之從内而外。

太陰陽明論篇第二十九

馬蒔曰：太陰者，足太陰脾也。陽明者，足陽明胃也。詳論脾胃病之所以異名異狀等義，故名篇。

黄帝問曰：太陰陽明爲表裏，脾胃脈也，生病而異者，何也？岐伯對曰：陰陽異位，更虚更實，更逆更從，或從内，或從外，所從不同，故病異名也。帝曰：願聞其異狀也？岐伯曰：陽者天氣也，主外；陰者地氣也，主内。故陽道實，陰道虚。故犯賊風虚邪者，陽受之；食飲不節，起居不時者，陰受之。陽受之則入六腑，陰受之則入五臟。入六腑則身熱，不時臥，上爲喘呼。入五臟則䐜滿閉塞，下爲飧泄，久爲腸澼。故喉主天氣，咽主地氣。故陽受風氣，陰受濕氣。故陰氣從足上行至頭，而下行循臂至指端。陽氣從手上行至頭，而下行至足。故曰：陽病者上行極而下，陰病者下行極而上。故傷於風者上先受之，傷於濕者下先受之。更，平聲。

王冰曰：脾胃臟腑，皆合於土，病生而異，故問不同。夫脾臟爲陰，胃腑爲陽，陽脈下行，陰脈上行，陽脈從外，陰脈從内，故言所從不同，病異名也。陽者天氣，主外，陰者地氣，主内，是所謂陰陽異位也。陽道實，陰道虚，是所謂更實更虚也。賊風虚邪，陽受之，食飲不節，起居不時，陰受之，是所謂或從内或從外也。陽受之則入六腑而身熱，不時臥，上爲喘呼，陰受之則入五臟，而䐜滿閉塞，飧泄腸澼，是所謂所從不同，病異名也。喉主天氣，咽主地氣，陽受風氣，陰受濕氣，乃同氣相求爾。陰氣從足上行至頭，下行循臂至指端，陽氣從手上行至頭，下行至足，是所謂更逆更從也。《靈樞經》曰：手之三陰，從臟走手；手之三陽，從手走頭；

足之三陽，從頭走足；足之三陰，從足走腹。所行而異，故更逆更從也。陽病上行極而下，陰病下行極而上，此言其大凡爾。然足少陰脈下行，則不同諸陰之氣也。陽氣炎上，故受風；陰氣潤下，故受濕，亦同氣相合耳。

馬蒔曰：此言脾胃雖爲表裏，而其爲病則異名異狀也。脾臟爲陰，胃腑爲陽，是陰陽異位也。春夏陽明爲實，太陰爲虚，秋冬太陰爲實，陽明爲虚，是更虚更實也。春夏太陰爲逆，陽明爲從，秋冬陽明爲逆，太陰爲從，是更逆更從也。陽脈從外，陰脈從内，是從内從外也。故脾胃雖爲表裏，而其病異名也。人身本與天地相參，故天在外，主包夫地，地在内，主承於天。人身六陽氣猶天氣也，主運於外，人身六陰氣猶地氣也，主運於内，陽運於外者爲實，陰運於内者爲虚，故大凡賊風虚邪，陽經受之，飲食起居之失，陰經受之，陽經受之，則入六腑，而爲身熱，爲寢臥不時，爲上爲喘呼，皆陽證也。陰經受之，則入五臟，而上爲䐜滿閉塞，下爲飧泄，久爲腸澼，皆陰證也。不唯是也，喉嚨者，氣之所以上下者也，主乎天氣。咽喉者，水穀之道路也，主乎地氣，唯通天氣，故受風氣，唯通地氣，故受濕氣。且足之三陰，從足上行至腹，以至於頭，而手之三陰，從臟以至於手，是以凡陰經受病者，自下之行極而復上行也。手之三陽，從手上行至頭，而足之三陽，從頭下至於足，是以凡陽經受病者，自上之行極而復下行也。故凡傷於風者，必上先受之，以陽氣在上也。傷於濕者，必下先受之，以陰氣在下也。故觀陽經受病，而胃之受病在其中，觀陰經受病，而脾之受病在其中矣。病之異狀有如是夫，王註以陰陽異位，更實更虚，强入者非。殊不知此乃總論六陽六陰之理，而脾胃自在其中也。

張志聰曰：按此篇乃總結。三部九候，十二經脈，榮衛血氣，皆陽明胃氣之所資生，足太陰之所輸轉。太陰爲之行氣於三陰，陽明爲之行氣於三陽，通於四時，施於四體，是以帝問其病，而伯答以陰陽順逆之道焉。陰陽異位者，謂太陰居上，陽明居下也。更虚更實者，謂陽道實，陰道虚，然陽中有陰，陰中有陽也。更逆者，謂喉主天氣，咽主地氣，陰氣至頭，陽氣至足也。更從者，謂天氣主外，地氣主内，陽受風氣，陰受濕氣也。或從内者，或因於飲食不節，起居不時，而爲腹滿飧泄之病，或從外者，或因於賊風虚邪，而爲身熱喘呼，故其病異名也。蓋言陰陽二氣，總屬陽明之所生，一陰一陽，分而爲三陰三陽，三陰三陽，分而爲十二經脈，三部九候之中，各有天，各有地，此皆陰陽互交，上下相貫，土生萬物而法天地者也。狀，形象，謂無形之氣象，有形之形身也。天包乎地，故陽外而陰内，陽剛陰柔，故陽道常實，陰道常虚。繫辭曰：陰陽之義配日月。《白虎通》曰：日之爲言實也，常滿有節，月之爲言闕也，有滿有闕也。所以有闕者何？歸功於日也。陽氣主外，故主受風邪，言邪氣之在上也。飲食勞倦則傷脾，故陰受之，言濁氣之在中也。六腑爲陽，故陽受之邪入六腑，五臟爲陰，故陰受之邪入五臟，各從其類也。入六腑者，謂陽明爲之行氣於三陽，陽明病則六腑之氣皆爲之病矣。陽明主肉，故身熱。不時臥者，謂不得以時臥也。陽明胃脈也，胃者六腑之海，其氣亦下行，陽明逆不得從其故道，故不得臥也。《下經》曰：胃不和則臥不安。此之謂也。陽明氣厥則上爲喘呼。入五臟者，謂太陰爲之行氣於三陰，太陰病則五臟之氣皆爲之病矣。脾氣逆則脹滿，太陰爲開，開拆則倉廩無所輸而爲飧泄，久則爲腸澼矣。故者承上文而言臟腑陰陽之爲病者，總屬太陰陽明之所主也。喉乃太陰呼吸之門，主氣而屬天，咽乃陽明水穀之道路，屬胃而主地，所謂陰陽異位是也。夫陰陽二氣，總屬陽明水穀之所生，清中之清者，上出於喉以司呼吸，所謂清陽出上竅也。清中之濁者足太陰爲之輸稟於四肢，資養於五臟，所謂清陽實四肢，濁陰走五臟，故經言足太陰獨受其濁。陽明者土也，位居中央，故主地。是在臟腑陰陽而言，則太陰爲陰，陽明爲陽。在天地陰陽而言，是受清者爲天，受濁者爲地。是以九候之中，陽明與足太陰主地手太陰主天也。又手太陰主氣而主皮毛，故風氣乘之。身半以下，足太陰陽明皆主之，故感地之濕氣。夫土者生萬物而法天地，天氣下降，地氣上升，是以上下四旁，無處不到。蓋臟腑陰陽十二經脈之精神氣血，皆中土之所生，陰者注陰，陽者注陽，然邪隨氣而轉也，人之陰陽出入，隨時升降，故陽病在上者，久而隨氣下行，陰病在下者，久而隨氣上逆也。上先受之者，言邪氣之中人也高，故邪氣在上也。下先受之者，言清濕地氣之中人也，必從足始，故清氣在下也。

帝曰：脾病而四肢不用，何也？岐伯曰：四肢皆稟氣於胃，而不得至經，必因於脾乃得稟也。今脾病不能爲胃行其津液，四肢不得稟水穀氣，氣日以衰，脈道不利，筋骨肌肉，皆無氣以生，故不用焉。爲，去聲。

王冰曰：脾氣布化水穀精液，四肢乃得稟受焉。

馬蒔曰：脾在內，四肢在外，脾有病而四肢不用者，何也？蓋四肢皆稟氣於胃，而胃氣不能自至於四肢之各經，必因於脾氣之所運，則胃中水穀之氣，化爲精微之氣者，乃得至於四肢也。今脾經受病，如上文䐜滿閉塞，飧泄腸澼之類，則不能爲胃化其水穀，行其津液，故四肢者不得稟水穀所化之氣，而各經之氣，日以衰微，脈道不利，筋骨肌肉，皆無氣以生，故四肢安得而舉焉？

張志聰曰：胃爲陽土，脾屬陰土。陽主四肢，坤之德也。四肢者，五臟六腑之經俞也。經云：人之所受氣者穀也，穀之所注者胃也，胃者水穀之海也，海之所行雲氣者天下也。胃之所出血氣者，經隧也。經隧者，五臟六腑之大絡也。蓋四肢受水穀之氣者，由脾臟之轉輸，脾之轉輸，各因其臟腑之經隧，而受氣於陽明，是以脈道不利，則筋骨肌肉，皆無氣以生養矣。

帝曰：脾不主時何也？岐伯曰：脾者土也，治中央，常以四時長四臟，各十八日寄治，不得獨主於時也。脾臟者，常著胃土之精也。土者生萬物而法天地，故上下至頭足，不得主時也。長，上聲。

王冰曰：肝主春，心主夏，肺主秋，腎主冬，四臟皆有正應，而脾無正主也。治，主也。著，謂常約著於胃也。脾外主四季，則在人内應於手足也。

馬蒔曰：此言脾之所以不主時也。脾屬土，胃亦屬土，脾與胃土之精，相爲依著，唯土生萬物而法天地，所以脾主胃土，上下至於各經，而不得專主於一時耳。

張志聰曰：春夏秋冬，肝心肺腎之所主也，土位中央，灌溉於四臟，是以四季月中，各王十八日，是四時之中皆有土氣，而不獨主於時，此五臟之氣，各王七十二日以成一歲也。然脾之所以長王於四臟者，得胃土之精也，陰陽並交，雌雄輸應，故能生萬物而法則天地，交會於上下，分王於四時。

帝曰：脾與胃以膜相連耳，而能爲之行其津液，何也？岐伯曰：足太陰者三陰也，其脈貫胃屬脾絡嗌，故太陰爲之行氣於三陰。陽明者表也，五臟六腑之海也，亦爲之行氣於三陽。臟腑各因其經而受氣於陽明，故爲胃行其津液。四肢不得稟水穀氣，日以益衰，陰道不利，筋骨肌肉，無氣以生，故不用焉。爲，俱去聲。

王冰曰：陽明者表，言胃是脾之表也。因復明脾主四肢之義也。

馬蒔曰：此承上文而言脾經行氣於各陰，胃經行氣於各陽，而脾必爲胃行其津液，故脾病者，所以四肢不能舉也。豈以一膜相連，而謂之不能行其津液哉？

張志聰曰：膜，募原也。帝以有形之津液，不能以膜相通，伯言太陰之爲胃行其津液者，由經脈之相通也。太陰者，三陰也。三陰者，至陰也。以其陰之至，故能行氣於三陰也。其脈貫胃屬脾，上膈絡嗌，臟腑之經絡相通，故能爲胃行其津液。陽明者表陽也，爲五臟六腑之海，亦爲之行氣於三陽，如海之行雲氣於天下也。然三陰三陽，所以受氣於太陰陽明者氣也。如臟腑四肢，受水穀之津液者，各因其經脈而通於太陰陽明也，故反復以申明之。朱衛公曰：曰臟腑，曰四肢，蓋四肢之榮俞，臟腑之經絡也。

古今圖書集成醫部全録卷十六

黄帝素問

陽明脈解篇第三十

馬蒔曰：詳論足陽明胃經脈病之義，故名篇。

黄帝問曰：足陽明之脈病，惡人與火，聞木音則惕然而驚，鐘鼓不爲動。聞木音而驚，何也？願聞其故。岐伯曰：陽明者胃脈也，胃者土也。故聞木音而驚者，土惡木也。帝曰：善。其惡火何也？岐伯曰：陽明主肉，其脈血氣盛，邪客之則熱，熱甚則惡火。帝曰：其惡人何也？岐伯曰：陽明厥則喘而悗，悗則惡人。惡，去聲，下同。悗，音腕。

馬蒔曰：此言胃之所以聞木音而驚，見火與人而皆惡也。陽明屬土，木能剋之，故聞木音而驚者，土惡木也。鐘鼓不爲動者，鐘鼓屬金，金乃土之子也，陽明主肉，其脈多氣多血，邪客之則熱，熱甚故惡火也。陽明氣逆則喘而悗熱，悗熱則煩悗，故惡人煩擾也。

張志聰曰：此篇論陽明乃陽熱之經，病則熱盛而爲狂也。陰陽繫日月論曰：寅者，正月之生陽也，主左足之少陽。未者六月，主右足之少陽。卯者二月，主左足之太陽。午者五月，主右足之太陽。辰者三月，主左足之陽明。巳者四月，主右足之陽明。此兩陽合於前，故曰陽明，是陽明乃三陽合並，陽熱獨盛之經矣。夫三部九候之道，總不外於臟腑陰陽，血氣虛實，是以通評虛實論曰癲疾，曰厥狂，曰癇驚，蓋癲疾者三陰之實證也，厥狂者三陽之熱狂也，癇驚者陰陽五行之實邪也，是以此篇復論其陽盛之狂焉。夫陽明之所以熱盛者，乃脈病也。陽明之脈者，乃胃之悍氣，別走陽明，悍熱之氣盛，則胃腑之氣虛，胃者土也，故聞木音而驚者，土惡木也，太陽之氣主皮毛，陽明之氣主肌肉，少陽之氣主胷脅，言三陽之氣，主於膚腠氣分之間者也。夫邪之中人，始於皮毛，次於肌肉以及於經脈。邪在肌腠則合於陽明氣分之陽，入於經脈，而陽明又多血多氣，是以邪客之則熱，熱甚則惡火也。悗驚，恐貌。夫胃絡上通於心者也，今厥氣上逆於肺則喘，逆於心則驚。經言陽氣入陰，陰陽相薄則恐，如人將捕之，蓋陽明之熱，上逆於少陰，陰陽相薄，則恐而惡人也。

帝曰：或喘而死者，或喘而生者，何也？岐伯曰：厥逆連臟則死，連經則生。

王冰曰：經謂經脈，臟謂五神臟。所以連臟則死者，神去故也。

馬蒔曰：此承上文言陽明厥則喘，而因明其有生死之異也。蓋厥逆内連五臟，則邪入已深，所以至死。厥逆外連經脈，則邪尚在外，所以得生，未可以其喘而均疑之也。

張志聰曰：連，謂臟腑經絡之相連也。蓋手太陰之脈，還循胃陽明之絡，通於心，如熱邪厥逆於上，干於心肺之經而爲喘惋者生，干於心肺之臟則死矣。

帝曰：善。病甚則棄衣而走，登高而歌，或至不食數日，踰垣上屋，所上之處，皆非其素所能也，病反能者，何也？岐伯曰：四肢者，諸陽之本也，陽盛則四肢實，實則能登高也。帝曰：其棄衣而走者，何也？岐伯曰：熱盛於身，故棄衣欲走也。帝曰：其妄言罵詈，不避親疎而歌者，何也？岐伯曰：陽盛則使人妄言罵詈，不避親疎而不欲食，不欲食故妄走也。

王冰曰：踰垣謂驀牆，怪其異於常也。陽受氣於四肢，故四肢爲諸陽之本，足陽明胃脈，下膈屬胃絡脾，足太陰脾脈，入腹屬脾絡胃，上膈俠咽連舌本散舌下，故病妄言、不食、妄走也。

馬蒔曰：此言胃病所以能登高而歌，棄衣而走，妄言罵詈者，皆以其邪氣之盛也。邪盛故熱盛，熱盛故陽盛，陽盛則三者之證生矣。

張志聰曰：經言陰者主臟，陽者主腑，陽受氣於四末，陰受氣於五臟，故四肢爲諸陽之本，陽盛則四肢實，實則能登高矣。蓋陽盛則升，四旁俱盛，故能升高。陽明之氣主肌肉，故熱盛於身，身熱故棄衣而走也。《傷寒論》曰：陽明病外證云何？答曰：身熱汗自出，不惡寒，反惡熱也。蓋熱在外，故不欲衣，胃絡上通於心，陽盛則心神昏亂，故使人妄言罵詈，不避親疎，如熱盛於胃則不欲食，不欲食故妄走，蓋四肢禀氣於胃故也。此言熱盛於形身之外内上下，而見證之各有不同焉。以上十一篇，論三部九候之道，各有天，各有地，各有人，有寒熱陰陽，有臟腑虚實，故曰，土者生萬物而法天地，是以末結脾胃之陰陽，並交雌雄輸應，而並論陽明之實證焉。

熱論篇第三十一

馬蒔曰：首言熱病者，皆傷寒之類，故即以熱論名篇。

黄帝問曰：今夫熱病者，皆傷寒之類也。或愈或死，其死皆以六七日之間，其愈皆以十日以上者，何也？不知其解，願聞其故。岐伯對曰：巨陽者，諸陽之屬也，其脈連於風府，故爲諸陽主氣也。人之傷於寒也，則爲病熱，熱雖甚不死；其兩感於寒而病者，必不免於死。

王冰曰：寒者冬之氣也。冬時嚴寒，萬類深藏，君子固密，不傷於寒。觸冒之者，乃名傷寒。其傷於四時之氣，皆能爲病。以傷寒爲毒者，最乖殺厲之氣。中而即病，名曰傷寒；不即病者，寒毒藏於肌膚，至夏至前變爲温病，夏至後變爲熱病。然其發起，皆爲傷寒致之。故曰熱病者，皆傷寒之類也。太陽之氣，經絡氣血榮衛於身，故諸陽氣皆所宗屬。風府，穴名，在項上，入髮際，同身寸之一寸宛宛中。足太陽脈浮氣之在頭中者，凡五行，故統主諸陽之氣。寒毒薄於肌膚，陽氣不得散發而内怫結，故傷寒者反爲病熱。臟腑相應而俱受寒，謂之兩感。

馬蒔曰：此承帝問傷寒之有愈有死者，而伯先舉大略以告之也。帝言人傷於寒，傳爲熱病，故凡有熱病者，皆傷寒之類也。然有愈者，愈必在十日已上；有死者，死必在六七日間，其故何也？伯言三陽者，謂之巨陽，即足太陽膀胱經也，乃諸陽經之所屬，其脈自睛明而始，上連於督脈經之風府穴，自頭項至背至足，凡一身手足陽經，皆屬於此。故穴有一百二十六，眞爲諸陽經主氣也。人之傷於寒也，自足太陽而始，或在本經，或傳陽明少陽，或傳太陰少陰厥陰，皆成熱病，其死皆在六七日間。但熱雖已甚，亦有不至於死者，蓋就中亦有可汗可泄而已，此皆謂之不死也。唯兩感於寒而病者，則一日兩經受病，三日六經受病，所以其人必六日而死耳。下文乃詳言之。

張志聰曰：此論外因之熱病也。太陽之氣主表，陽明之氣主肌。凡外淫之邪，始傷表陽，皆得陽氣以化熱，故曰凡病熱者，皆傷寒之類也。六日氣周，七日來復，死於六七日之間者，六經之氣已終而不能復也。愈於十日以上者，七日不作，再經十三日，六氣已復，故愈。巨，大也。屬，會也。謂太陽爲諸陽之會，風府乃督脈陽維之會。督脈者，總督一身之陽，與太陽之脈，俠背下行，言太陽之氣，生於膀胱，出於胷膂，升於頭項，主於膚表；太陽之脈，起於睛明，會於風府，俠督脈循行於背，經氣皆陽，故爲諸陽主氣。爲者，謂太陽之氣爲之也。太陽標陽而本寒，天之寒邪，始病太陽之氣者，同氣相感也。得太陽標陽之化，是以則爲病熱。所謂病反其本，得標之病，治反其本，得標之方，言本寒邪而反爲熱病，反以涼藥治之，是病太陽之標熱，而不病天之陰寒，是以熱雖甚不死也。傷寒一日，太陽受之，二日陽明，三日少陽，是陰寒之邪，得陽氣以化熱，雖傳入於三陰而亦爲熱病。七日來復於太陽，不作再經，而其病自愈。若兩感於寒者，陰陽交逆，榮衛不通，故不免於死。

帝曰：願聞其狀。岐伯曰：傷寒一日，巨陽受之，故頭項痛腰脊强。二日，陽明受之，陽明主肉，其脈俠鼻絡於目，故身熱目疼，而鼻乾不得臥也。三日，少陽受之，少陽主膽，其脈循脅絡於耳，故脅胷痛而耳聾。三陽經絡皆受其病，而未入於臟者，故可汗而已。四日，太陰受之，太陰脈布胃中，絡於嗌，故腹滿而嗌乾。五日，少陰受之，少陰脈貫腎絡於肺，繫舌本，故口燥舌乾而渴。六日，厥陰受之，厥陰脈循陰器而絡於肝，故煩滿而囊縮。三陰三陽五臟六腑皆受病，榮衛不行，五臟不通則死矣。其不兩感於寒者，七日巨陽病衰，頭痛少愈；八日陽明病衰，身熱少愈；九日少陽病衰，耳聾微聞；十日太陰病衰，腹減如故，則思飲食；十一日少陰病衰，渴止不滿，舌乾已而嚏；十二日厥陰病衰，囊縱少腹微下，大氣皆去，病日已矣。乾，音干。嗌，音益。嚏，音帝。

王冰曰：先舉非兩感者之形證也。夫三陽之氣，太陽脈浮，脈浮者外在於皮毛。故傷寒一日，太陽先受之。足太陽脈從巔入絡腦，還出別下項，循肩髆內，俠脊抵腰中，故頭項痛，腰脊强。以陽感熱，同氣相求，故自太陽入陽明也。陽明則身熱者，以肉受邪，胃中熱煩，故不得臥，餘隨脈絡之所生也。少陽未入於臟，以病在表，故可汗。四日，則陽極而陰受也。死猶澌也，言精氣皆澌也，是故其死皆病六七日間者以此也。其不兩感於寒者，以邪氣漸退，經氣漸和，故少愈。大氣，謂大邪之氣也。是故其愈皆病十日已上者，以大氣去也。全元起三日未入於臟，臟作腑，注云傷寒之病，始入於皮膚之腠理，漸勝於諸陽而未入腑，故須汗發其寒熱而散之。

馬蒔曰：此承上文而詳論傷寒傳經之證，除可汗可泄而已者，其死皆以六七日間，其愈皆以十日已上也。人之一身，三陽爲表，三陰爲裏。其巨陽爲三陽，最在外，陽明爲二陽，在太陽之內，少陽爲一陽，在陽明之內，此三陽者爲表也。其太陰爲三陰，在少陰之內，少陰爲二陰，在太陰之內，厥陰爲一陰，在二陰之內，此三陰者爲裏也。皆由內以數至外，故一二三數之次如此。人之感邪，自表經以入裏經，其始先感於皮毛，留而不去，入舍於孫絡，留而不去，入舍於絡脈，留而不去，入舍於經脈，留而不去，入舍於內腑，留而不去，入舍於內臟。試以傷寒之邪行於經脈者言之，足太陽膀胱脈，起於目內眥上額交巔，從巔入絡腦，還出別下項，循肩髆內，挾脊抵腰中，故傷寒一日，受者巨陽也，惟其經脈如此，故頭項痛腰脊强之證見矣。自太陽以入陽明，故二日陽明受之。陽明胃經屬土，主肉，其脈挾鼻，絡於目，所以身熱目疼，鼻乾而不得臥也。自陽明以入少陽，故三日少陽受之。少陽主膽，其脈循脅絡於耳，所以胷脅痛而耳聾也。此則三陽經絡皆受其病，而未入於三陰之臟者，可汗而已。已者，病勢之止也。所謂臟者，非內臟也，即後三陰經也，以三陰屬五臟，故以臟字言。或失汗則自少陽以入太陰，故四日太陰受之。太陰脾經之脈，布胃中絡於嗌，所以腹滿而嗌乾也。自太陰以入少陰，故五日少陰受之。少陰貫腎絡於肺，系舌本，故口燥舌乾而渴。自少陰以入厥陰，故六日厥陰受之。厥陰肝經之脈，循陰器而絡於肝，所以煩滿而囊縮也。斯時也，皆三日已滿之後，可泄而已。若非泄之而已者，則三陽三陰，五臟六腑，皆以受病，榮衛不行，五臟不通，其人必死，所以其死皆在六七日間者此也。此由六經而傳，原非兩感於寒，故七日之際，巨陽病衰，頭痛少愈，正以初時所感之邪太甚，既於二日傳之陽明矣，而其未盡傳者尚在太陽，則至此而比之一日之證則少愈焉，非厥陰之邪，復出而傳之足太陽也。後世以再傳爲説者非，本篇與張仲景《傷寒論》原無此義，乃成無己註釋之謬。蓋三陽爲表，三陰爲裏，自太陽以至厥陰，猶人入戶升堂以入於室矣。厥陰復出傳於太陽，奈有二陰三陰一陽二陽以隔之，豈有遽出而傳之太陽之理？故謂初時所感之邪，傳之陽明者尚未盡衰則可，斷非厥陰之邪，又再出而傳之太陽也。至於已後餘經亦非相傳，皆初時所傳之邪至此方衰也。八日陽明病衰，身熱少愈；九日少陽病衰，耳聾微聞；十日太陰病衰，腹滿已減如故，且思飲食；十一日少陰病衰，渴止不滿，其舌乾既已，而且有嚏；十二日厥陰病衰，囊縱，其少腹亦微下。斯時也，大邪之氣皆去，病日已矣，所以其愈皆在十日已上者此也。

張志聰曰：狀，形象也。傷寒之邪，病三陰三陽之氣，而兼涉於皮膚肌絡之形層，故曰，狀者謂無形之氣象，有形之形層。太陽之氣主皮毛，故傷寒一日太陽受之；陽氣在上，故頭項痛；背爲陽，故腰脊强，此言始病太陽之氣也。傷寒一日太陽，二日陽明，三日少陽，四日太陰，五日少陰，六日厥陰，七日來復於太陽者，此六氣之相傳，不涉有形之經絡，故首論太陽而不言太陽之經也。然傷寒爲病，變幻無常，有病在六氣而不涉六經者，有經氣之兼病者，有氣分之邪轉入於經者，爲病多有不同，是以太陽止言氣而不言經，陽明少陽兼經氣而言也。陽明之氣主肌肉，身熱者，病陽明之氣也，病雖在氣，而陽明之脈俠鼻絡目而屬胃，故有目疼鼻乾之形證，胃不和，故不得臥也。曰太陽，曰陽明者，謂無形之氣也，以有形之病，證無形之氣，非實病於經也。若邪在經則溜於腑，不復再傳少陽及三陰矣。少陽之氣，主樞主膽，膽氣升則諸陽之氣皆升，所謂因於寒欲如運樞也。諸陽之氣，從樞脅而出於膚表，太陽主表，陽明主肌，少陽主胷脅，胷脅痛而耳聾者，病在氣而見有形之經證也。臟者，裏也，陰也。言三陽之經絡，皆受三陽邪熱之病，然在形身之外，而未入於裏陰，可發汗而解也。四日太陰受之，太陰脈布胃中絡於嗌，故腹滿而嗌乾，言六經之脈，皆外絡形身，内連臟腑。三陰之脈，言内而不言外者，謂傷寒之邪，隨陰氣而循於内，即此可見病在氣而見於經證也。六氣相傳，雖入於裏陰，而皆爲熱證，故燥渴也。厥陰木火主氣，故煩滿，脈循陰器，故囊縮也。夫經絡受邪，則内干臟腑。三陰三陽，五臟六腑皆病，此乃六氣相傳，而經脈亦病，是以榮衛不行，臟腑皆傷而爲死證也。所謂兩感者，承上文而言榮衛血氣皆傷，以致臟腑俱病，故不免於死，若止於氣分相傳，六日已周，七日來復於表陽，則太陽之病氣漸衰，而頭痛少愈，以至日漸增而病漸減矣。傷寒之邪，爲毒最厲，故曰大氣。邪氣漸衰，則正氣漸復矣。

帝曰：治之奈何？岐伯曰：治之各通其臟脈，病日衰已矣。其未滿三日者，可汗而已；其滿三日者，可泄而已。

王冰曰：此言表裏之大體也。《正理傷寒論》曰：脈大浮數，病爲在表，可發其汗；脈細沉數，病在裏，可下之。由此則雖日過多，但有表證，而脈大浮數，猶宜發汗；日數雖少，即有裏證，而脈沉細數，即宜下之，正應隨脈證以汗下之。

馬蒔曰：此言治之之法也。言三日未滿之前，邪猶在表，故可發汗；三日已滿之後，邪已入裏，故可下泄。此乃所以通其臟腑之脈，而病之所以日衰已也。

張志聰曰：臟脈謂手足三陰三陽之經脈。病傳六氣，故當調其六經，經氣和調，則榮衛運行，而不内干臟腑矣。未滿三日在陽分，故當從汗解，已滿三日在陰分，故當從下解，此言六氣相傳，表裏陰陽之大概耳。然傷寒病有傳者，有不傳者，有八九日仍在表陽而當汗者，有二三日邪中於裏陰而當急下者，此又不在陰陽六氣之常法也。

帝曰：熱病已愈，時有所遺者，何也？岐伯曰：諸遺者，熱甚而强食之，故有所遺也。若此者皆病已衰，

而熱有所藏，因其穀氣相薄，兩熱相合，故有所遺也。帝曰：善。治遺奈何？岐伯曰：視其虚實，調其逆從，可使必已矣。

帝曰：病熱當何禁之？岐伯曰：病熱少愈，食肉則復，多食則遺，此其禁也。强，上聲。

王冰曰：有所遺者，邪氣衰去不盡，如遺之在人也。視其虚實，調其逆從，謂審其虚實而補瀉之，則必已。食肉則復，多食則遺，是所謂戒食勞也。熱雖少愈，猶未盡除，脾胃氣虚，故未能消化，肉堅食駐，故熱復生。復謂復舊病也。

馬蒔曰：此言病之所以遺者，由於强食，而有治之之方，復有禁之之要也。熱病已愈，而邪氣不得盡衰，若有所遺而在者，以其熱甚而强食之，則邪氣與穀氣相蒸，兩熱相合，所以病之有所遺也。必視其虚實，調其逆從，則可使必已矣。然與其治之於既遺之後，孰若禁之於未遺之先。病熱少愈，胃氣尚虚，而强食大肉，則肉本性熱而難化，所以熱病復生，或多食之則熱病仍遺矣，此其當禁者也。上文言穀則非肉，亦能病於强食，而此止云肉，正以肉較之穀，尤所當禁者耳。

張志聰曰：《傷寒論》曰：大病差後勞復者，枳實梔子湯主之，若有宿食者，加大黄如博碁子五六枚，蓋因傷寒熱甚之時，而强食其食，故有宿食之所遺也。又曰：病人脈已解而日暮微煩，以病新差，人强與穀，脾胃氣尚弱，不能消穀，故令微煩，損穀則愈，謂其餘熱未盡而强增穀食也，此即復釋上文之意也。夫邪之所湊，其正必虚。正氣虚者，補其正氣；餘熱未盡者，清其餘邪。《傷寒論》曰：傷寒差已後更發熱，小柴胡湯主之，脈浮者以汗解之，脈沉者以下解之。此之謂調其逆從也。少愈者，邪熱未盡也。肉謂豕肉，豕乃水畜，其性躁善奔，蓋天之寒邪，即太陽寒水之氣，邪未盡而食以豕肉，是動吾身之寒，以應病之餘熱，似猶寒傷太陽而復病也。此言天之六淫，與人之六氣相合者也。水畜之肉，其性寒冷，是以多食則遺。

帝曰：其病兩感於寒者，其脈應與其病形何如？岐伯曰：兩感於寒者：病一日則巨陽與少陰俱病，則頭痛口乾而煩滿；二日則陽明與太陰俱病，則腹滿身熱，不欲食，譫言；三日則少陽與厥陰俱病，則耳聾囊縮而厥，水漿不入，不知人；六日死。帝曰：五臟已傷，六腑不通，榮衛不行，如是之後，三日乃死，何也？岐伯曰：陽明者，十二經脈之長也，其血氣盛，故不知人。三日，其氣乃盡，故死矣。譫，音占。長，上聲。

王冰曰：譫言，謂妄謬而不次也。巨陽與少陰爲表裏，陽明與太陰爲表裏，少陽與厥陰爲表裏，故兩感寒氣，同受其邪。三日死者，以陽明上承氣海，故三日氣盡乃死。

馬蒔曰：此言兩感於寒者，大約六日而死，然亦有三日而死者也。兩感於寒者，一日則巨陽少陰受之，巨陽病則頭痛，而少陰病則口乾與煩滿也。二日則陽明太陰受之，陽明病則身熱譫言，而太陰病則腹滿不欲食也。三日則少陽厥陰受之，少陽病則耳聾，而厥陰病則囊縮而厥也。此則自其經脈之行而爲病者言之。惟其陰陽兩經相感，所以各證互見者如此。至此則水漿不入，且不知人，故六日而死也。其有至三日而死者，正以陽明者爲十二經脈之長也，陽明多氣多血，故感邪則熱愈盛，病愈甚，而三日之際，元氣已盡，所以速死也。

張志聰曰：此復論陰陽兩感之爲病也。

倪衡之曰：傷寒重在胃氣神氣，胃氣已絶則水漿不入。邪傷神臟，則昏不知人，即病在三陽，亦係危證。如兩感於寒而胃氣尚存，神氣清爽者，即不致於死也。至於榮衛血氣，臟腑精神，皆陽明之所資生，如胃氣先絶者，不待六氣之終，三日乃即死矣。

凡病傷寒而成温者，先夏至日者爲病温，後夏至日者爲病暑。暑當與汗皆出勿止。

王冰曰：此以熱多少盛衰而爲義也。陽熱未盛，爲寒所制，故爲病曰温。陽熱大盛，寒不能制，故爲病曰暑。然暑病者，當與汗之令愈，勿反止之令其盛也。

馬蒔曰：此言温病暑病各有其時也。傷寒之病，發於冬者爲正傷寒，如上文所言是也。若夫夏至已前，則爲病温，後夏至日者爲病暑。然人感乎暑，當令暑與汗皆出，而勿止之可也。生氣通天論曰：體若燔炙，汗出而散是也。後世用香薷、木通、澤瀉利水等藥者，何也？蓋感暑者手少陰心，以暑屬火而入心也，心與小腸爲表裏，使之滲入膀胱而下行，則暑從小便而去矣，設若發汗，則暑傷氣而汗又亡陽，此利水之所以勝於發汗也。

張志聰曰：此復論邪氣留連之熱病也。凡傷於寒則爲病熱者，此即病之傷寒也。如邪氣留連而不即病者，至春時陽氣外出，邪隨正出，而發爲温病，蓋春温夏暑，隨氣而化，亦隨時而命名也。伏匿之邪，與汗共併而出，故不可止之。諸弟子問曰：本篇論三陰三陽之脈，皆屬足經，是以有傳足不傳手之説，蓋本諸此乎？曰：傷寒相傳，病在三陰三陽之六氣，蓋以六經配合六氣，經之所循，即氣之所至，故兼論其脈，非病在有形之經，而可以計日相傳者也。夫天爲陽，地爲陰。風寒暑濕燥火，天之陰陽也；木火土金水者，地之陰陽也。天之十干，化生地之五行，地之五行，上呈天之六氣。故在地爲水，在天爲寒；在地爲火，在天爲暑；在地爲木，在天爲風；在地爲金，在天爲燥；在地爲土，在天爲濕。故在天爲氣，在地成形，形氣相感而化生萬物。是以東方生風，風生木，木生酸，酸生肝，肝生筋。南方生熱，熱生火，火生苦，苦生心，心生血。中央生濕，濕生土，土生甘，甘生脾，脾生肉。西方生燥，燥生金，金生辛，辛生肺，肺生皮毛。北方生寒，寒生水，水生鹹，鹹生腎，腎生骨髓。是人之形骸臟腑，感在天無形之六氣，在地有形之五行，而生長成形者也。是以人身有無形之六氣，以配三陰三陽之經脈；有有形之臟腑骨肉經脈皮毛，以應在地之五行。而三陰三陽之經氣，又由五臟五行之所生，此亦陰陽形氣之相合也。是以有病在無形之氣而涉於有形之經者，有病在有形之皮毛肌脈筋骨臟腑而涉於無形之氣者，此形氣之相感也。若夫傷寒之邪，係感天之六氣，故當於吾身之六氣承之，病在六氣，而六經之經脈應之，此人與天地之氣相參合者也。按六微旨論曰：上下有位，左右有紀。厥陰之右，少陰治之；少陰之右，太陰治之；太陰之右，少陽治之；少陽之右，陽明治之；陽明之右，太陽治之。太陽爲諸陽主氣，故先受邪，是以一日太陽，二日陽明，三日少陽，四日太陰，五日少陰，六日厥陰，六日經盡，七日來復而病氣即衰，如七日不愈，又從太陽而當作再經，此病在無形之六氣，故能六經傳遍而來復於太陽，若病在有形之經脈，此係轉屬一經之病，而不相傳於別經者也。再按本篇曰：太陽之上，寒氣治之，中見少陰，陽明之上，燥氣治之，中見太陰；少陽之上，火氣治之，中見厥陰；太陰之上，濕氣治之，中見陽明；少陰之上，君火治之，中見太陽；厥陰之上，風氣治之，中見少陽。又曰：太陽少陰，從本從標，少陽太陰，從本，陽明厥陰，不從標本，從乎中也。故從本者化生於本，從標本者有標本之化，從中者以中氣爲化也。蓋太陽標陽而本寒，少陰標陰而本熱，此皆有寒熱之化，故曰從本從標。如天之寒邪，即太陽之本氣，而病在太陽之標陽，得太陽陽熱之氣，而反化爲熱病，是反天之本寒，而反病標陽之熱，所謂病反其本，得標之病。既病太陽標陽之熱，而反以涼藥治之，所謂治反其本，得標之方，此太陽之從標也。如病在太陽，而不得標陽之熱化，則太陽經中有四逆湯及諸附子湯，以救太陽之本寒，此太陽之從本也。如少陰經中有急下之大熱證，此少陰之從本也。有急溫之大寒證，此少陰之從標也。故曰太陽少陰，從本從標。如陽明感陽熱之悍氣，則爲大下之熱病。如得中見陰濕之化，則爲汗出和平之緩證。如厥陰得中見少陽之火化，則爲便利膿血之熱證。如病本氣之陰寒，則爲手足厥逆之危證，此皆寒熱陰陽之氣化者也。本篇論太陽爲諸陽主氣，先受天之寒邪，得太陽標陽以化熱，即六經傳遍，熱雖甚而不死。故篇名曰熱病論，蓋專論病熱之傷寒，而不論傷寒之變證，以其得太陽陽熱之氣化故也。至如其脈連於風府，循脅絡嗌，皆病在無形之六氣，而見有形之經證，非太陽之脈可傳於陽明，陽明之脈可傳於少陽，少陽之脈可傳於三陰者也。能明乎天地陰陽五行六氣之化，庶可與論傷寒之爲病。諸生復問曰：是傷寒之邪，止病在足經，而不病手經耶？曰：六臟六腑，配合十二經脈，十二經脈以應三陰三陽之氣，然陰陽之氣，皆從下而生，自内而外，故《靈樞經》云：六腑皆出於足之三陽，上合於手者也。是以本經以三陰三陽之氣，始應足之六經，足之六經，復上與手經相合。

刺熱篇第三十二

馬蒔曰：詳論五臟熱病，而有刺之之法，故名篇。

肝熱病者，小便先黄，腹痛，多臥，身熱。熱爭則狂言及驚，脅滿痛，手足躁，不得安臥。庚辛甚，甲乙大汗，氣逆則庚辛死，刺足厥陰少陽。其逆則頭痛員員，脈引衝頭也。

王冰曰：寒薄生熱，身故熱焉。經絡雖已受熱，而神臟猶未納邪，邪正相薄，故云爭也。餘爭同。員員，似急也。肝性静，主驚駭，故病則驚躁，擾臥不安也。

馬蒔曰：此篇備言刺熱病之法，而先以肝經言之也。言凡五臟成熱病者，未遽熱也。各有先見之證，而及其邪正相爭，則熱病乃加，然其甚其死，必以剋我之日，得汗而愈，必以自得其位之日，在各隨其腑臟以治之而已。試以肝經言之：肝熱病者，其始必先小便黄，先腹痛，先多臥，而此身乃熱，蓋肝經之脈，環陰器，抵少腹而上，故小便先黄，腹痛多臥也。及其邪氣與正氣相爭，則狂言而驚，脅滿而痛，手足皆躁，臥不得安，正以肝經之脈，從小腹上俠胃，貫鬲布脅肋，循喉嚨之後，絡舌本，故此諸證兼見也。肝之病發爲驚駭，故病則驚。胃不和則臥不安，今木來乘土，故不得安臥也。然以庚辛而甚，金剋木也。以甲乙日而大汗，本經氣王之日也。必以庚辛日而死，以其氣甚逆也。惟肝與膽爲表裏，故刺此二經之穴耳。所謂氣逆者，必其頭痛員員，脈引衝頭也。蓋肝經目舌本循喉嚨之後，上出額與督脈會於巔，故病氣逆則如是也。員員者，靡定也。

張志聰曰：此論五臟之熱病。夫五臟者，五行之所生也。天之十干，化生地之五行；人之十二經脈，上應天之六氣。傷寒之邪，病三陰三陽之氣，是以死於三日、六日，而愈以十二日也。五臟之熱病，病涉於五行，是以死生皆係於十干也。病六氣者，外因之邪，病在肌形，病五臟者，内因之病，傷五臟之神志。《靈樞經》之所謂風寒傷形，憂恐忿怒傷氣，氣傷臟乃病臟，寒傷形乃病形也。曰先者，謂先有此内因之熱，而先見是證也。肝主疎泄，故小便赤黄；肝脈環陰器抵少腹而上，故腹痛也；肝藏魂，魂傷故多臥；木火主氣，故身熱也。此言内因之病，始在氣分，先下而上内而外也。熱爭者，寒與熱爭也。此言外淫之邪，内干五臟，與内因之熱，交爭而爲重病也。外因之邪，内干五臟者，即陰陽應象論之所謂天之邪氣，感則害人五臟是也。蓋風寒之邪，始傷皮毛，留而不治，則入於肌腠以及於經脈，留而不治，則内干五臟，故曰治五臟者，半死半生也。與内因之熱交爭而爲重病者，即玉機論之所謂傳化有不以次入者，憂恐悲喜怒，令不得以其次，故令人有大病者是也。謂外感風寒之邪，内傷五臟，移皆有次，又因五志内傷，故令不得以次相傳，致令人有大病也。魂傷則狂言，東方肝木，其病發驚駭。肝脈布脅肋，故脅滿痛。風木之熱甚，故淫於四末也。人臥則血歸於肝，肝氣傷而不能納血，故不得臥也。病在肝，加於庚辛，庚辛不死，起於甲乙。大汗者，正勝邪而外出也。氣逆者，熱淫而反内逆也，當刺足厥陰少陽。黄帝曰：外因之病，難易之治奈如？伯高答曰：形先病而未入於臟者，刺之半其日，臟先病而形乃應者，刺之倍其日，此外内難易之治也。夫形先病而未入臟者，謂外因之邪，未内入而與臟熱交爭也。臟先病而形乃應者，謂五臟之熱，出於形身，而與外熱相應也。蓋邪幷而逆於内者難治，内熱出而外合於形身之間，刺之易愈也。員員，周轉也。此言肝臟之熱發於外，而與形熱相應，熱甚而上逆於頭，故頭痛而員轉也。蓋三陽之脈，上循於頭，肝熱與少陽交爭，因脈引而上衝於頭也。當知病在氣者關於脈，病在脈者關於氣，脈氣之道，大宜體會。

心熱病者，先不樂，數日乃熱。熱爭則卒心痛，煩悶，善嘔，頭痛，面赤，無汗。壬癸甚，丙丁大汗，氣逆則壬癸死，刺手少陰太陽。樂，音洛。卒，音猝。

馬蒔曰：此以心熱病者言之也。心熱病者，其始先不樂數日，蓋邪氣入於經絡，則神不安，故不樂也。然後身乃發熱。及其邪與正爭，則卒然心痛，煩悶，善嘔，頭亦疼痛，面赤，無汗。蓋心脈起於心中，其支別者，從心系上俠咽小腸之脈，直行者，循咽下鬲抵胃，其支別者，從缺盆循頸上頰至目外眥，故此諸證兼見也。心在液爲汗，今病熱，故無汗以出耳。然以壬癸日而甚，水剋火也；以丙丁日而大汗，本經氣王之日也。必以壬癸日而死，以其氣甚逆也。唯心與小腸爲表裏，故刺此二經之穴耳。

張志聰曰：心志在喜，而恐勝之，先不樂者，爲恐所傷也。夫心爲君主之官，臟熱乃神志之病，故獨舉心臟以申明五臟之熱，乃五志之爲病也。外内交爭，熱干神臟，故卒然煩痛也。少陰病者，欲吐不吐，故善嘔。心爲陽中之太陽，故頭痛。心之華在面，故面赤。心主血，故無汗也。心病者，加於壬癸，壬癸不死，起於丙丁，逆則無起色矣。手少陰太陽相爲表裏，故宜刺二經以瀉其熱。

脾熱病者，先頭重，頰痛，煩心，顔青，欲嘔，身熱。熱爭則腰痛，不可用俛仰，腹滿泄，兩頷痛。甲乙甚，戊己大汗，氣逆則甲乙死，刺足太陰陽明。

馬蒔曰：此以脾熱病者言之也。脾熱病者，其始先頭重頰痛，煩心顔青，而且欲嘔。蓋胃之脈起於鼻交頞中，下循鼻外，入上齒中，還出俠口環脣，下交承漿，却循頤後下廉，出大迎，循頰車上耳前，過客主人，循髮際至額顱，故先頭重頰痛顔青也。脾之脈其支別者，復循胃別上鬲，注心中，其直行者，上鬲俠咽，故煩心欲嘔，然後身乃發熱也。及其邪與正爭，則腰痛不可以俛仰，腹滿而泄，兩頷皆痛。蓋胃之脈，支別者，起胃下口，循腹裏下至氣街中，而合以下髀關氣街者，腰之前故腰痛也。脾之脈入腹屬脾絡胃，又胃之脈自交承漿，却循頤後下廉，出大迎，循頰車，故腹滿泄而兩頷痛也。然以甲乙日而甚，木剋土也。以戊己日而大汗，以本經氣王之日也。必以甲乙日而死，以其氣逆則死也。惟脾與胃爲表裏，故刺此二經之穴耳。

張志聰曰：陰氣從足上行至頭，故先頭重。陽明之脈循頰，故頰痛也。脾絡注心中，故心煩而顔青。熱邪干胃，故欲嘔。脾主肌肉，故身熱也。經云：陽病者腰反折不能俛，陰病者不能仰。陽者天氣也，主外；陰者地氣也，主内。陰臟熱於内，陽熱甚於外，陰陽外内交爭，故腰痛不可用俛仰也。腹者脾土之郛郭，故腹滿泄。胃之悍氣上衝頭者，循牙車，下人迎，故頷下痛也。脾病者，加於甲乙，甲乙不死，起於戊己，如反逆而内干於臟，則不能外出而汗解矣。刺足太陰陽明者，足太陰陽明相爲表裏也。董帷園曰：論熱爭，當在内因外因之證兼看。

肺熱病者，先淅然厥起毫毛，惡風寒，舌上黄，身熱。熱爭則喘欬，痛走胷膺背，不得太息，頭痛不堪，汗出而寒。丙丁甚，庚辛大汗，氣逆則丙丁死，刺手太陰陽明，出血如大豆，立已。

馬蒔曰：此以肺熱病者言之也。肺熱病者，其始先淅然而厥，毫毛皆起，惡風與寒，舌上先黄，蓋肺主皮毛，故熱中之則先淅然惡風起毫毛也。肺之脈起於中焦，下絡大腸，還循胃口，今肺熱入胃，胃熱上升，故舌上黄，然後身乃發熱也。及其邪與正爭，則喘欬交作，痛走胷膺背，不得太息，頭痛不堪，汗出而寒。蓋肺居鬲上，氣主胷膺，在變動爲欬；背爲胷中之府，故喘欬而痛走胷膺背，不得太息也。肺之絡脈，上會耳中，今熱氣上熏，故頭痛不堪，汗出而寒也。然以丙丁日而甚，火剋金也。以庚辛日而大汗，以本經氣王之日也。必以丙丁日而死，以其氣甚逆也。惟肺與大腸爲表裏，故刺二經。出血如大豆狀，其病當立已也。

張志聰曰：皮毛者肺之合，臟氣熱於内，故淅然寒慄於外而惡風寒，蓋熱盛則寒也。肺上連於喉嗌，故舌黄。臟真高於肺，主行榮衛陰陽，故身熱也。熱於肺臟故喘欬不得太息，肺主胷中之氣，氣傷故痛走胷背也。五臟之應天者肺，而手陽明之脈上循於頭，故頭痛不堪。熱爭於内，故汗出而身寒也。肺病者加於丙丁，丙丁不死，起於庚辛，如氣逆，則遇勝剋之日即死矣。刺手太陰陽明出血者，此言六經之刺，皆宜瀉而不宜補者也。肺乃五臟之長，故舉肺以申明之。

腎熱病者，先腰痛，胻痠，苦渴數飲，身熱。熱爭則項痛而强，胻寒且痠，足下熱，不欲言，其逆則項痛員員澹澹然。戊己甚，壬癸大汗，氣逆則戊己死，刺足少陰太陽。數，音朔。

馬蒔曰：此以腎熱病者言之也。腎熱病者，其始必先腰痛，胻先痠，先苦渴而數飲。蓋膀胱之脈，從肩髆内俠脊，抵腰中，又腰爲腎之腑，故腰先痛也。腎之脈自循内踝之後，上腨内，出膕内廉，又直行者，從腎上貫肝鬲，入肺中，循喉嚨，俠舌本，故胻痠苦渴數飲，然後身乃發熱也。及其邪與正爭，則項乃强，胻寒且痠，足下又熱，不欲言語。蓋膀胱之脈，從腦出別下項，腎之脈，起於小指之下，斜趣足心，出於然骨之下，循内踝之後，別入跟中，以上腨内，又其直行者，從腎上貫肝鬲，入肺中，循喉嚨，俠舌本，故爲諸證如此也。其氣之甚逆，則頭痛員員然而靡定，澹澹然而無意味也。然以戊己日而甚，土剋水也。以壬癸日而大汗，以本經氣王之日也。必以戊己日而死，以氣之甚逆也。惟腎與膀胱爲表裏，故取此二經之穴耳。

張志聰曰：腰者腎之腑，故先腰痛，腎主骨，故胻痠。腎爲水臟，津液不能上資，故苦渴數飲也。按五臟之熱病，皆主身熱，蓋内因之熱，從内而外也。五臟之熱爭，多主内證，蓋外淫之熱，交爭於内也。外熱在太陽，則頭痛而强，内熱在腎，故胻寒且痠。足下熱者，熱流陰股也。不欲言者，腎爲生氣之原也。其爭氣上逆，則爲項痛，員員澹澹，痛之微也。膀胱者，腎之腑，太陽爲諸陽主氣，其氣上升，腎臟之熱，隨太陽之氣而上衝於頭也。此陰陽熱氣，外内交爭，一隨脈引，一隨氣升，皆陰出之陽，故止頭痛而不死。腎病者加於戊己，戊己不死，起於壬癸，從則外出於形身，故汗出，逆則内干於真臟，故死。刺足少陰太陽者，足少陰太陽相爲表裏，五臟六腑經氣之相通也。

諸汗者，至其所勝日，汗出也。

王冰曰：氣王日爲所勝，王則勝邪，故各當其王日汗出。

馬蒔曰：此承上文而言汗出之日，必在於所勝之日也。肝以甲乙日而汗，以木勝也。心以丙丁日而汗，以火勝也。脾以戊己日而汗，以土勝也。肺以庚辛日而汗，以金勝也。腎以壬癸日而汗，以水勝也。本臟雖病，而臟氣未衰，猶能勝邪，故汗出有如此耳。

張志聰曰：本氣旺日謂之所勝，汗出則熱隨外洩而自愈矣。所謂自得其位而起也。按此節乃論經氣之兼證，故曰大汗，曰汗出，蓋氣分之汗大，經脈之汗微。

肝熱病者，左頰先赤；心熱病者，顔先赤；脾熱病者，鼻先赤；肺熱病者，右頰先赤；腎熱病者，頤先赤。病雖未發，見赤色者刺之，名曰治未病。

馬蒔曰：此言治五臟之熱病，必於其所先見者治之也。

張志聰曰：此言内因五志之熱病者，必先見於色也。五色之見，各有其部，肝屬木而位居東方，故左頰先赤。夫精明五色者，氣之華也。憂恐忿怒傷氣，氣傷臟乃病臟，今始見於色者，尚在氣也，故曰治未病。未病者，病未及於臟也。五色篇曰：首面上於闕庭，王宮在於下極。心合火而位居南方，故顔先赤。顔，額也。土位中央，故鼻先赤。肺屬金而位居西方，故右頰先赤。顒下謂之頤，腎屬水而位居北方，故頤先赤，此後天之卦象也。臟氣熱於内，必先見於色。病雖未發者，謂雖病而未與外熱交爭也。見其色而即刺之，名曰刺未病，言臟氣病而形未應者，當先刺之，勿使榮交而爲難治也。

熱病從部所起者，至期而已。

馬蒔曰：此又即熱病而決其病已之期，即上文汗愈之日之義也。凡熱病從面部所起者，如肝起於左頰，則甲乙日而已，心起於顔，則丙丁日而已，脾起於鼻，則戊己日而已，肺起於右頰，則庚辛日而已，腎起於頤，則壬癸日而已也。

張志聰曰：此復申明五臟之熱，先見於色者易愈也。部，面部也。從部所起者，如肝熱病，左頰先赤，至甲乙大汗而病已矣。此病在五臟之本氣，而不與外熱交爭，故至期而愈。如小便先黃，腹痛身熱，是涉於有形之形層，將與外熱交爭，而有反逆之危險矣。

其刺之反者，三周而已，重逆則死。

王冰曰：反，謂反取其氣，如肝病刺脾，脾病刺腎，腎病刺心，心病刺肺，肺病刺肝者，皆是反刺五臟之氣也。三周，謂三周於三陰三陽之脈狀也。又太陽病而刺瀉陽明，陽明病而刺瀉少陽，少陽病而刺瀉太陰，太陰病而刺瀉少陰，少陰病而刺瀉厥陰，如此，是爲反取三陰三陽之脈氣也。先刺已反，病氣流傳，又反刺之，是爲重逆。一逆刺之，尚至三周乃已，況其重逆而得生耶？

馬蒔曰：此言誤刺五臟之熱病者，一誤則三周而已，再誤則必死也。刺之反者，如肝病刺脾，脾病刺腎，腎病刺心，心病刺肺，肺病刺肝，皆刺之相反者是也。當三遇所勝日而病始已。重逆者初刺之誤，尚待三周，況可再誤乎？故謂之死也。

張志聰曰：反者，謂反逆爲順也，言不能治其未病，以致外内交爭，其氣反逆於内者，急當以刺取之，至三日而後已。如再不急治，使外内陰陽之熱，重逆於内則死矣。按伯高曰：風寒傷形，憂恐忿怒傷氣，氣傷臟乃病臟，寒傷形乃病形，此形氣外内之相應也。帝曰：刺之奈何？伯高答曰：病九日者，三刺而已。三刺者，三周也。九日者，病久而外内交爭也。

諸當汗者，至其所勝日，汗大出也。

馬蒔曰：前言諸汗者，至其所勝日汗出，指各臟自汗之日而言，此言凡用鍼以發汗者，亦至所勝之日而刺之，則汗亦可大出也。

張志聰曰：此言熱病從部所起者，至期當自大汗而病已也。勝日謂本氣勝王之日，如肝之甲乙，心之丙丁。

諸治熱病，以飲之寒水，乃刺之，必寒衣之，居止寒處，身寒而止也。

王冰曰：寒水在胃，陽氣外盛，故飲寒乃刺。熱退則涼生，故身寒而止鍼。

馬蒔曰：此言治諸熱病者，必飲之以寒水，衣之以寒衣，居之以寒所也。凡治熱病者，必先以寒水飲之，乃用鍼以刺之，刺之之後，必寒其衣，寒其處，則熱退身涼，乃可以止鍼也。

張志聰曰：諸熱者，謂表之三陽，裏之五臟，外内之熱交爭也。飲之寒水，裏之使寒也。寒衣寒處，表之使寒也。以刺取之，必俟其身寒而後止。

熱病先胷脅痛，手足躁，刺足少陽，補足太陰。病甚者爲五十九刺。

王冰曰：此則舉正取之例。然足少陽本病，而瀉足少陽之木氣，補足太陰之土氣者，恐木傳於土也。胷脅痛，巨虚主之。巨虚在足外踝下，如前陷者中，足少陽脈之所過也，刺可入同身寸之五分，留七呼，若灸者，可灸三壯。熱病手足躁，經無所主，治之自然補足太陰之脈，當於井滎取之也。五十九刺者，謂頭上五行，行五者，以越諸陽之熱道也。大杼、膺俞、缺盆、背俞，此八者以瀉胷中之熱也；氣街、三里、巨虚上下廉，此八者以瀉胃中之熱也；雲門、髃骨、委中、髓空，此八者以瀉四肢之熱也；五臟俞旁五，此十者以瀉五臟之熱也。凡此五十九穴者，皆熱之左右也，故病甚則爾刺之。然頭上五行者，當中行謂上星、顖會、前頂、百會、後頂，次兩旁謂五處、承光、通天、絡却、玉枕，又次兩旁謂臨泣、目窻、正營、承靈、腦空也。上星在顱上直鼻中央，入髮際同身寸之一寸陷者中容豆，刺可入同身寸之四分。顖會在上星後同身寸之一寸陷者中，刺如上星法。前頂在顖會後同身寸之一寸五分骨間陷者中，刺如顖會法。百會在前頂後同身寸之一寸五分，頂中央旋毛中陷可容指，督脈足太陽脈之交會，刺如上星法。後頂在百會後同身寸之一寸五分，枕骨上，刺如顖會法。然是五者，皆督脈氣所發也。上星留六呼，若灸者，並灸五壯。次兩旁穴：五處在上星兩旁同身寸之一寸五分，承光在五處後同身寸之一寸，通天在承光後同身寸之一寸五分，絡却在通天後同身寸之一寸五分，玉枕在絡却後同身寸之七分。然是五者，並足太陽脈氣所發，刺可入同身寸之三分。五處、通天各留七呼，絡却留五呼，玉枕留三呼，若灸者，可灸三壯。又次兩旁：臨泣在頭，直目上，入髮際同身寸之五分，足太陽少陽陽維三脈之會；目窻、正營，遞相去同身寸之一寸；承靈、腦空，遞相去同身寸之一寸五分。然是五者，並足少陽陽維二脈之會。腦空一穴，刺可入同身寸之四分，餘並可刺入同身寸之三分，臨泣留七呼，若灸者可灸五壯。大杼在項第一椎下，兩旁相去各同身寸之一寸半陷者中，督脈別絡、足太陽、手太陽三脈氣之會，刺可入同身寸之三分，留七呼，若灸者可灸五壯。膺俞者，膺中俞也，正名中府，在胷中行兩旁，相去同身寸之六寸，雲門下一寸，乳上三肋間，動脈應手陷者中，仰而取之，手足太陰脈之會，刺可入同身寸之三分，留五呼，若灸者可灸五壯。缺盆在肩上横骨陷者中，手陽明脈氣所發，刺可入同身寸之二分，留七呼，若灸者可灸三壯。背俞當是風門熱府，在第二椎下兩旁，各去同身寸之一寸半，督脈足太陽之會，刺可入同身寸之五分，留七呼，若灸者可灸五壯。氣街在腹齊下横骨兩端鼠鼷上，同身寸之一寸，動脈應手，足陽明脈氣所發，刺可入同身寸之三分，留七呼，若灸者可灸五壯。三里在膝下，同身寸之三寸，胻外廉兩筋肉分間，足陽明脈之所入也，刺可入同身寸之一寸，留七呼，若灸者可灸三壯。巨虚上廉，足陽明與大腸合，在三里下同身寸之三寸，足陽明脈氣所發，刺可入同身寸之八分，若灸者可灸三壯。巨虚下廉，足陽明與小腸合，在上廉下，同身寸之三寸，足陽明脈氣所發，刺可入同身寸之三分，若灸者可灸三壯。雲門在巨骨下，胷中行兩旁相去同身寸之六寸，動脈應手，中府當其下同身寸之一寸。雲門，手太陰脈氣所發，舉臂取之，刺可入同身寸之七分，若灸者可灸五壯。髃骨穴，疑卽肩髃穴，在肩端兩骨間，手陽明蹻脈之會，刺可入同身寸之六分，留六呼，若灸者可灸三壯。委中在足膝後屈處膕中央約文中，動脈應手，足太陽脈之所入也，刺可入同身寸之五分，留七呼，若灸者可灸三壯。髓空者正名腰俞，在脊中第二十一椎節下間，督脈氣所發，刺可入同身寸之二分，留七呼，若灸者可灸三壯。五臟俞旁五者，謂魄户、神堂、魂門、意舍、志室五穴也，在俠脊兩旁，各相去同身寸之三寸，並足太陽脈氣所發。魄户在第三椎下兩旁，正坐取之，刺可入同身寸之五分，若灸者可灸五壯。神堂在第五椎下兩旁，刺可入同身寸之三分，若灸者可灸五壯。魂門在第九椎下兩旁，正坐取之，刺可入同身寸之五分，若灸者可灸三壯。意舍在第十一椎下兩旁，正坐取之，刺可入同身寸之五分，若灸者可灸三壯。志室在第十四椎下兩旁，正坐取之，刺可入同身寸之五分，若灸者可灸三壯。是所謂五十九刺法也。若《鍼經》所指五十九刺，則殊與此經不同，雖俱治熱病之要穴，然合用之理全向背，猶當以病候形證所應經法，卽隨所證而刺之。

馬蒔曰：此以下皆卽熱病先見之證，而分經以治之，此則以先胷脅痛者言之也。

張志聰曰：此言外因之熱，病在三陽者，各有刺取之法也。先胷脅痛者，病發於少陽也。足少陽主筋，熱甚則筋急，故手足躁擾。《靈樞經》曰：熱病手足躁，取之筋間，故當刺足少陽以瀉陽分之熱，補足太陰以禦外入之邪，蓋邪在少陽三陽爲盡，太陰當受邪也。病甚者，陽熱甚而及於内也。水熱穴論帝曰：人傷於寒而傳爲熱何也？伯曰：夫寒甚則生熱也。此言凡傷於寒則爲病熱，熱甚於表陽，而入於内者，當爲五十九刺也。

熱病始手臂痛者，刺手陽明太陰而汗出止。

王冰曰：手臂痛，列缺主之。列缺者，手太陰之絡，去腕上同身寸之一寸半，別走陽明者也，刺可入同身寸之三分，留三呼，若灸者可灸五壯。欲出汗，商陽主之。商陽者，手陽明脈之井，在手大指次指内側，去爪甲角如韭葉，手陽明脈之所出也，刺可入同身寸之一分，留一呼，若灸者可灸三壯。

馬蒔曰：此言熱病始於手臂痛者，當刺手陽明大腸經，手太陰肺經也。

張志聰曰：身半以上，手太陰陽明皆主之。熱病始於手臂者，病在上而發於陽也，故當刺手陽明太陰，手太陰之主表也。

熱病始於頭首者，刺項太陽而汗出止。

王冰曰：天柱主之。天柱在俠項後髮際，大筋外廉陷者中，足太陽脈氣所發，刺可入同身寸之二分，留六呼，若灸者可灸三壯。

馬蒔曰：此言熱病始於頭者，當刺足太陽膀胱經也。

張志聰曰：始於頭首者，太陽之爲病也。刺項者，刺風池、風府也。太陽爲諸陽主氣，其脈連於風府，故刺之而汗出乃止。

熱病始於足脛者，刺足陽明而汗出止。

王冰曰：三里主之。

馬蒔曰：此言熱病始於足脛者，當刺足陽明胃經也。

張志聰曰：陽氣起於足五指之表，熱病始於足脛者，發於陽而始於下也，故當刺足陽明以取汗。

熱病先身重骨痛，耳聾好瞑，刺足少陰，病甚爲五十九刺。

王冰曰：據經無正主穴，當補瀉井榮爾，爲五十九刺，如古法。

馬蒔曰：此言熱病始於身重骨痛，耳聾好瞑者。當刺足少陰腎經也。蓋腎主骨，故刺之。如病甚，當刺前五十九穴。

張志聰曰：此病發於陰而爲熱病者，當取足少陰也。腎主骨而爲生氣之原，氣傷故身重。腎開竅於耳，故耳聾。少陰病但欲寐，故好瞑也。病甚者，亦當爲五十九刺，《靈樞》熱病篇曰：熱病身重骨痛，耳聾，而好瞑，取之骨，以第四鍼五十九刺骨。蓋足少陰主骨，故取之刺也。五十九刺骨者，取骨空之穴也。夫少陽少陰主樞。熱在少陽者，可入於裏陰；熱在少陰者，可樞轉而外出。故在陰分陽分之病，甚者皆當爲五十九刺也。　張兆璜曰：少陽之上，火氣治之；少陰之上，熱氣治之。故病在少陽少陰，而皆爲熱甚。

熱病先眩冒而熱，胷脅滿，刺足少陰少陽。

王冰曰：亦井榮也。

馬蒔曰：此言熱病始於眩冒而胷脅滿者，當刺足少陰腎經，足少陽膽經也。

張志聰曰：此言少陽少陰之二氣相通也。夫陰陽出入，皆從樞轉。熱病先眩冒，而熱病發於少陽也；胷脅滿，將入於裏陰矣。故當刺足少陰少陽，從樞轉而外出。按以上三節，用十六先字，蓋言有先於内者，有先於外者，有先從氣分者，有先見於色者，皆當先治之，勿使外内之交爭也。　張兆璜曰：首節論熱甚於少陽，上節論熱甚於少陰，此論少陰與少陽相合，蓋君火與相火相合也。

太陽之脈，色榮顴骨，熱病也。榮未交，曰今且得汗，待時而已。與厥陰脈爭見者，死期不過三日，其熱病内連腎，少陽之脈色也。少陽之脈色也，六字衍文。

王冰曰：榮謂赤色，見於顴骨，如榮飾也。太陽合火，故見赤色。然色雖明盛，但陰陽之氣不交錯者，故法云今且得汗之而已。待時者，謂肝病待甲乙，心病待丙丁，脾病待戊己，肺病待庚辛，腎病待壬癸，是謂待時而已。外見太陽之赤色，内應厥陰之弦脈，然太陽受病，當傳入陽明，今反厥陰之脈來見者，是土敗而木賊之也，故死。然土氣已敗，木復狂行，木生數三，故死期不過三日。若赤色氣内連鼻兩旁者，是少陽之脈色，非厥陰色，何者？腎部近於鼻也。

馬蒔曰：此舉太陽之熱病而決其生死也。足太陽膀胱經之病，脈赤色，榮於顴骨，乃太陽熱病也。蓋顴爲諸骨之宗，太陽與腎爲表裏，腎主骨也。然雖榮於顴骨，而猶未交於他部，則當謂病者曰，今且得汗，待其所勝之時而已，謂太陽之病，待壬癸日可愈也。若外見太陽之赤色，内應厥陰之弦脈，則厥陰脈爭見者，死期不過三日。蓋太陽受病，當傳入於陽明，今又厥陰之脈來見，是土敗而木賊之也。木生數三，死期不過三日，何也。其熱病内連腎也。楊上善云：足太陽，水也，厥陰木也，水能生木，木盛水衰，故太陽水色見時，有木氣爭見者，水死，以其熱病内連於腎，腎爲熱傷，故死也。

張志聰曰：此言外病六氣之熱，内有五臟之熱，始在氣分，而未及於經榮者，當急取汗而解，勿使外内相交而成不救也。《傷寒論》曰：太陽之爲病，脈浮。見太陽之脈者，乃六氣之病。始在太陽之表陽，此外因之熱病也。赤色之榮於顴頰之間，乃五臟之熱，始病氣而見於色，此内因之熱病也。曰骨者，謂尚在内而隱見於皮膚之間，當此之時，五臟之榮色，尚未與表陽之氣相交，表陽之熱，尚未與五臟之榮氣相交，故良工曰，病在太陽者，可從表汗而解；熱在五臟者，病雖未發，見赤色者刺之，名曰治未病。今且得汗，是可待時而已矣。若不急從汗解，則太陽之熱，與臟熱相交，而太陽與厥陰之脈爭見者，死期不過三日矣。此言表陽之熱，與臟熱交爭，不以次入，惟少陽與腎脈相連耳。本輸篇曰：少陽屬腎。蓋少陽之氣發原於腎，故熱病内連腎者，少陽之脈色也。按此節與玉機真臟論之所謂傳化有不以次入者，憂恐悲喜怒，令不得以其次，故令人有大病之義相同。蓋表陽之邪，始病太陽，六氣相傳，移皆有次。不以次入者，因五志内傷，而五臟内熱，太陽之脈，與厥陰脈爭見者，是太陽之熱，與肝熱相交矣。蓋太陽爲陽之始，厥陰爲陰之終，舉太陽與厥陰交爭，是表陽之邪不以次入，而與五臟之熱，隨所乘傳，陽脈與陰脈爭見者，皆爲死證，故不必備言五臟也。當知表陽之熱，先氣而經，經而臟，五臟之熱，亦先從氣而經，内而外也。外内之熱，交出於陽分者生，重逆於陰臟者死。首節論内熱與外熱交爭，此論外熱與内熱交爭。

少陽之脈，色榮頰前，熱病也。榮未交，曰今且得汗，待時而已。與少陰脈爭見者，死期不過三日。

王冰曰：頰前，即顴骨下近鼻兩旁。少陽受病，當傳入於太陰，今反少陰脈來見，亦土敗而木賊之也，故死不過三日，亦木之數然。

馬蒔曰：此舉少陽膽經熱病，而決其生死也。少陽之脈，赤色榮於頰前，則是顴骨下近鼻兩旁，乃少陽之熱病也。然雖榮於頰前，而未交於他部，則當謂病者曰，今且得汗，待其所勝之時而已。謂少陽之病待甲乙日可愈也。楊上善云：少陽爲木，少陰爲水。少陽色見之時，有少陰脈爭見者，是母勝子故木死。

張志聰曰：頰，前頤也。外見少陽之脈，少陽之熱病也。色榮頰前，腎臟之熱病也。

熱病氣穴：三椎下間，主胷中熱；四椎下間，主鬲中熱；五椎下間，主肝熱；六椎下間，主脾熱；七椎下間，主腎熱。榮在骶也。項上三椎陷者中也。

王冰曰：脊節之謂椎，脊窮之謂骶，言腎熱之氣，外通尾骶也。此舉數脊椎之大法也。三椎下間，主胷中熱者，何以數之？皆當以陷者中爲氣發之所。

馬蒔曰：按督脈經三椎下間名身柱，四椎下間無穴，五椎下間名神道，六椎下間名靈臺，七椎下間名至陽。然數第一椎者，項骨之上有三椎，乃項骨也。三椎之下陷者中，乃大椎也。由此而下數之，則諸椎得矣。末句舉數椎之大法也。

張志聰曰：此言腎未病者當取之氣穴也。氣穴者，瀉五臟氣分之熱，故曰三椎下間，四椎下間，乃谿谷之穴會，與五臟之俞穴不同也。胷中鬲上，乃心肺之宫城。主胷中熱者，瀉肺熱也；鬲中熱者，瀉心熱也。不曰心肺而曰胷中鬲中者，意言熱在氣分而不干於臟真也。若此言五臟之熱入於經榮者，當取之骨穴也。脊骨之盡處曰骶，謂如取榮穴，當在骶，而至項上之三椎陷者中而取之。蓋氣爲陽，榮血爲陰，故取氣穴在三椎至七椎之間，從上而下也。取榮俞之穴，在骶骨之十四椎，而上至項上之三椎陷者中而取之也。

張兆璜曰：此所謂刺之反者。

頰下逆顴爲大瘕。下牙車爲腹滿。顴後爲脅痛。頰上者，鬲上也。

王冰曰：此所以候面部之色，發明腹中之病證。

馬蒔曰：此總面部之色，而知腹中之病也。色見於頰之下，而又逆顴而上行，乃大瘕泄之疾也。色見於下牙車者，爲腹滿之疾。色見於顴之後者，爲脅痛之疾。色見於頰之上者，爲鬲上之疾也。

張志聰曰：此復結內病五臟之熱，不重感於外邪者，無外內之交爭，而止於在內之臟腑自相乘傳也。頰下爲頤，如頰下之色，上逆於顴，是腎熱乘肝，當爲大瘕泄。如下於牙車是腎熱乘胃，當主腹滿。逆於顴後，是熱邪乘膽，當爲脅痛。如逆於頰上者，是在鬲上，心肺之分也。蓋言五臟之熱，色見於面部，而有外邪之熱者，當治其未病交爭，勿使外內相合，而成不救之死證。如五臟之熱見於面部，而無外因之熱病者，亦當治未病乘傳，勿使其有瘕泄腹滿之病。

張兆璜曰：此篇首言五臟之熱病，末結五臟之熱色，自相乘傳，蓋五臟之熱有重感外邪者，必有外內之交爭，如止病在內而不感於外邪者，只當於在內之臟腑中求之。　張應略曰：有在外之熱病，有在內之熱病，有病在外而內不病者，有病在內而外不病者，不必定有外內之交爭，故復以此證明之。

古今圖書集成醫部全録卷十七

黄帝素問

評熱病論篇第三十三

馬蒔曰：首二節論熱病，故名篇，後二節則論勞風腎風也。

黄帝問曰：有病温者，汗出輒復熱，而脈躁疾不爲汗衰，狂言不能食，病名爲何？岐伯對曰：病名陰陽交，交者死也。帝曰：願聞其説。岐伯曰：人所以汗出者，皆生於穀，穀生於精，今邪氣交争於骨肉而得汗者，是邪却而精勝也。精勝則當能食而不復熱，復熱者邪氣也。汗者，精氣也。今汗出而輒復熱者，是邪勝也。不能食者，精無俾也。病而留者，其壽可立而傾也。且夫熱論曰：汗出而脈尚躁盛者死。今脈不與汗相應，此不勝其病也，其死明矣。狂言者是失志，失志者死。今見三死，不見一生，雖愈必死也。

王冰曰：交，謂交合陰陽之氣，不分别也。汗生於穀，穀生於精，言穀氣化爲精，精氣勝乃爲汗，邪却精勝，言初汗也。無俾，言無可使爲汗也。穀不化則精不生，精不化流故無可使，若汗出疾速，留著而不去，則其人壽命立至傾危也。熱論，謂上古熱論也。凡汗後脈當遲静而反躁急以盛滿者，是真氣竭而邪盛，故知必死也。脈不静而躁盛，是不相應。志舍於精，今精無可使，是志無所居。志不留居，則失志也。汗出脈躁盛，一死。不勝其病，二死。狂言失志者，三死也。

馬蒔曰：此言熱病汗後者爲脈躁，爲狂言，爲身熱不食者之必死也。病名曰陰陽交，爲陰陽之氣不分别也。今夫精氣盛而穀氣消，穀氣消而汗自能出，今邪氣交争而得汗，是邪却而精勝也，精勝則當能食而不復熱矣。乃復熱而不能食，是精氣不能使之食也，所以其壽可傾也。邪盛則脈盛，邪退則脈静，彼熱論有謂汗出而脈尚躁盛者死，今脈尚躁疾，不爲汗衰，是亦邪盛而精衰，不能勝其病也。至於志舍於精，精氣已衰，志不能藏，今狂言者且失志也，失志者死。由此觀之，則身熱而不能食者，一死也；脈躁盛者，二死也；

狂言者，三死也。有三死而無一生，雖愈爲必死也。夫曰雖愈，亦暫似可愈，而終不能有成功矣。

張志聰曰：温病者冬傷於寒，先夏至日發者爲病温也。陰陽交者，謂汗乃陰液，外出於陽，陽熱不從汗解，復入之陰，名曰陰陽交。交者，乃正不能勝邪，而邪復傷正氣，故爲死證。汗生於水穀之精，水穀之精由精氣之所化，故曰穀生於精。夫汗之發原有二，一出於水穀之精，一出於腎臟之精。而曰皆生於穀者，言腎臟之精，亦水穀之所生也。交爭於骨肉者，邪氣伏匿於骨肉之間，至春時與正氣交爭，而發爲温病。得汗，是精氣勝而邪氣當共併而出矣。是故胃主肉，腎主骨，穀精之汗出於胃，血液之汗原於腎。邪在肉者得水穀之汗而解；邪在骨者，得腎精之汗而後解也。夫水穀之精，由腎臟精氣之所化，所謂穀生於精也。夫腎爲水臟，受水穀之精而藏之，其精氣上與陽明相合，戊癸合而化火，火土之氣，消水穀之精微，而復生此精，是先後二天互相資生者也。今汗出而邪留不去，則熱邪復傷其陰精矣。精氣受傷，則不能復與陽明合化而使之食，是精氣之生原並絶，其壽命可立而傾也。復引熱論以釋明汗生於穀，穀生於精，不能食而精無俾者之義。《靈樞》熱論篇曰：熱病已得汗而脈尚躁盛，此陰脈之極也，死；其得汗而脈静者生。熱病者脈尚躁而不得汗者，此陽脈之極也，死；脈盛躁得汗，静者生。夫汗者精氣也，汗出而脈尚躁盛者，是邪氣盛而精不勝也。陰脈，少陰之脈極終也，此邪熱盛而少陰之氣終也。脈尚躁而不得汗者，是陽熱盛而胃氣絶也。今脈不與汗相應者，胃氣虚而不勝其邪，正不勝邪，是胃氣將絶，其死明矣。腎藏志，狂言者，是精氣傷而志先死，志先死者，不過一日半而死矣。三死，謂病而留者，一死也；胃氣絶者，一死也；腎氣絶者，一死也。夫腎爲生氣之原，腎之精氣，由水穀之所生，水穀之精，由腎氣之所化，如汗不勝邪，而腎臟之精氣尚在，一生也；如精氣受傷，而陽明之生原未絶，一生也。愈者，謂邪病去也。邪雖去而生氣已絶，必死之道也。此論邪正陰陽之理，而歸重於正氣之生原，不可傷也。

帝曰：有病身熱，汗出煩滿，煩滿不爲汗解，此爲何病？岐伯曰：汗出而身熱者，風也；汗出而煩滿不解者，厥也。病名曰風厥。帝曰：願卒聞之。岐伯曰：巨陽主氣，故先受邪，少陰與其爲表裏也。得熱則上從之，從之則厥也。帝曰：治之奈何？岐伯曰：表裏刺之，飲之服湯。

王冰曰：上從之謂少陰，隨從於六陽而上也。表裏刺之者，謂瀉太陽補少陰也。飲之湯者，謂止上逆之腎氣也。

馬蒔曰：言病熱汗後而煩滿不解者，以其太陽感風，少陰氣厥，名爲風厥之證，而當行補瀉之法也。汗出之後，而身有復熱，以風氣尚在也。汗出之後，而煩滿不解，以下氣上逆也。其病名曰風厥，正以足太陽膀胱經受風，少陰腎經與其爲表裏也，腎經得膀胱之風，熱則氣上從之而爲厥耳。所以治之者，亦惟瀉太陽之風，補少陰之氣，而合表裏以刺之；又當飲之以湯劑，以止上逆之腎氣，則可以治斯疾也。

張志聰曰：按此篇評論陽熱之邪，惟借陰精以制勝。汗者精氣也，一出於水穀之精，一出於腎臟之液。水穀入胃，津液四布，汗出溱溱，水穀之精氣也。又腎爲水臟，受五臟之精而藏之，所藏之精，奉心化赤而爲血，血之液爲汗，此腎臟之精氣也。是以上節論汗生於穀，此以下復論風傷腎臟之精焉。蓋風行則水涣，水氣泛溢則精氣自虚，此乃論風動腎臟之精氣。勞風節論風動腎臟之水氣，腎風節論風動腎臟之水邪，而總屬精氣皆虚。風爲陽邪，開發肌腠，腠理之汗，水穀之精也。津液外泄，風熱留之，故身熱也。風熱不去，則傷動其腎氣而上逆，逆於上則心煩，乘於脾土則中滿，病名曰風厥，謂因風邪而使腎氣之厥逆也。上節論病雖愈而正氣絶者死，此以下論邪病雖留而根本不壞者不死。邪正虚實，大有死生之關係，而學者不可不審。巨陽，太陽也。太陽之氣主表，風爲陽邪，傷人陽氣，兩陽相搏，則爲病熱。少陰與太陽相爲表裏，陽熱在上則陰氣從之，從之則爲厥逆矣。表裏者，陰陽也。刺表以瀉風熱之陽邪，刺裏以下少陰之逆氣，飲之服湯以助水津之汗。

帝曰：勞風爲病何如？岐伯曰：勞風法在肺下。其爲病也，使人强上冥視，唾出若涕，惡風而振寒，此爲勞風之病。帝曰：治之奈何？岐伯曰：以救俛仰。巨陽引精者三日，中年者五日，不精者七日。欬出青黄涕，其狀如膿，大如彈丸，從口中若鼻中出。不出則傷肺，傷肺則死也。

王冰曰：從勞風生，故曰勞風。勞謂腎勞也，腎脈者從腎上貫肝鬲，入肺中，故腎勞風生，上居肺下也。

楊上善云：强上，好仰也。冥視，謂合眼視不明也。膀胱脈起於目内眥，上額交巔上，入絡腦，還出別下項，循肩髆内，俠脊抵腰中，入循膂絡腎。今腎精不足，外吸膀胱，膀胱氣不能上營，故使人頭項强而視不明也。肺被風薄，勞氣上熏，故令唾出若鼻涕狀。腎氣不足，陽氣内攻，勞熱相合，故惡風而振寒。巨陽者，膀胱之脈也，膀胱與腎爲表裏，故巨陽引精也。然太陽之脈，吸引精氣，上攻於肺者三日，中年者五日，素不以精氣用事者七日，當欬出稠涕，其色青黄如膿狀。平調欬者，從咽而上出於口。暴卒欬者，氣衝突於蓄門而出於鼻。夫如是者皆腎氣勞竭，肺氣内虚，陽氣奔迫之所爲，故不出則傷肺也。肺傷則榮衛散解，魄不内治，故死。蓄門當是責門。

馬蒔曰：此言勞風之證，當有治之之法也。愚細玩此節之辭，似爲醫籍中之勞證，其治之之法，止有以救俛仰一句，當爲鍼法及導引之法，但其法不傳，不敢强爲之附。

張志聰曰：此論勞汗當風而傷其腎也。煩勞則陽氣外張，精氣内絶，陽虚於外則易於受風，精虚於内則反動其水氣矣。風動寒水之氣，法當在肺下。水熱穴論曰：腎者至陰也，至陰者盛水也，肺者太陰也，少陰者冬脈也，故其本在腎，其末在肺，皆積水也。强上者，頭項强也。陽氣張而重感於風，則使人强於上，陰精竭而更受其傷，故目盲不可以視也。腎之水液，入肺爲涕，自入爲唾，風動腎水，法在肺下，故唾出若涕。肺主皮毛，肺受風寒，故惡風而振寒，此爲勇而勞甚則腎汗出，腎汗出而逢於風也。《金匱》水氣篇曰：氣强則爲水，難以俛仰。此水寒之氣厥逆於上，則有形之水將欲隨之，故當急救其水邪，勿使其上溢，以致不能俛仰也。至於救俛仰之法，當從小便而出，巨陽引精者，謂太陽膀胱之腑津液藏焉，氣化則出。巨陽氣盛，能引腎精之邪水，從小便而出者，三日而愈。中年精氣虚者五日，老年精氣衰者七日。三五七者，陽之數也，謂得陽氣之化，而陰水自出矣。若水寒之邪，逆於肺下者，又當從上竅以出之，此上下分消之法也。夫腎爲水臟，受五臟之精而藏之。今腎臟之水氣反逆於上，則四臟之津，皆爲之凝聚而不下矣。青黄涕者，肝脾之津也。膿乃赤白之間色，如膿狀者，心肺之津也。四臟之津，不下歸於腎，反凝聚於肺下，故當欬而出之。肺之下，脾之上也，或從脾而出之口，或從肺而出之鼻，皆涕唾所出之外竅也。肺主氣而至清虚，故邪濁傷之則死。

帝曰：有病腎風者，面胕痝然壅，害於言，可刺否？岐伯曰：虚不當刺。不當刺而刺，後五日其氣必至。帝曰：其至何如？岐伯曰：至必少氣時熱，時熱從胷背上至頭汗出，手熱，口乾苦渴，小便黄，目下腫，腹中鳴，身重難以行，月事不來，煩而不能食，不能正偃，正偃則欬，病名曰風水，論在刺法中。帝曰：願聞其説。岐伯曰：邪之所湊，其氣必虚。陰虚者陽必湊之，故少氣時熱而汗出也。小便黄者，少腹中有熱也，不能正偃者，胃中不和也。正偃則欬甚，上迫肺也。諸有水氣者，微腫先見於目下也。帝曰：何以言？岐伯曰：水者陰也，目下亦陰也，腹者至陰之所居，故水在腹者，必使目下腫也。真氣上逆故口苦舌乾，臥不得正偃，正偃則欬出清水也。諸水病者，故不得臥，臥則驚，驚則欬甚也。腹中鳴者，病本於胃也。薄脾則煩不能食。食不下者，胃脘隔也。身重難以行者，胃脈在足也。月事不來者，胞脈閉也。胞脈者，屬心而絡於胞中。今氣上迫肺心，氣不得下通，故月事不來也。帝曰：善。胕，音附。㾊，音芒。

王冰曰：㾊然，腫起貌。壅，謂目下壅如臥蠶形也。腎之脈從腎上貫肝鬲，入肺中，循喉嚨，俠舌本，故妨害於言語。至，病氣來至也。謂一臟配一日，而五日至腎。夫腎已不足，風内薄之，謂腫爲實，以針大泄，反傷臟氣，真氣不足，不可復，故刺後五日，其邪氣必至也。陰不足而陽有餘，故熱從胷背上至頭而汗出，口乾苦渴，又以少陰之脈所過故也。然心者陽臟也，其脈行於臂手；腎者陰臟也，其脈循於胷足。腎不足則心氣有餘，故手熱矣。又以心腎之脈，俱是少陰脈也。

馬蒔曰：此節詳腎風有風水之名，必有諸證可驗也。面者，首面也。胕者，足面也。面胕㾊然而腫，又害於言者，蓋腎之脈，從腎上貫肝鬲，入肺中，循喉嚨，俠舌本，故妨於言也。然其腎氣既虚，則不當刺。有不當刺而刺，則五日間邪氣當復至矣。當邪氣復至之時，必少氣，必時熱，必熱從胷背上至頭皆汗出，必手熱，口必乾苦渴，必小便黄，必目下腫，必腹中鳴，必身重難以行，必月事不來，必煩而不能食，必不能正臥，正臥則欬，此固腎風之病，而其名又曰風水，何也？凡邪之所湊於陽經者，其陽經之氣必虚；邪之所湊於陰經者，其陰經之氣必虚。今腎虚者陰虚也，陰虚則陽邪湊之，故少氣及時當發熱而汗出也。小便黄者，以腎脈絡於少腹，少腹中有熱也。不能正偃者，以腎脈注胷中，胃中不和也。正偃則欬甚者，以腎脈入肺中，今邪氣上迫於肺也。諸凡有水氣者，微腫先見於目下也。蓋水者陰也，目下亦陰也。腹乃至陰之所居，故水在腹者，必使目下腫也。口苦舌乾者，以真氣上逆也。不得正偃者，以正偃則欬出清水也。諸水病者不得臥，臥則驚，驚則欬甚也。腹中鳴者，以病本於胃，胃中作鳴也。煩而不能食者，以邪氣薄脾，則煩而不能食也。其食不下者，以胃脘隔塞也。身重難以行者，以胃脈在足也。月事不來者，以胞絡宫中之經脈閉也。正以胞脈者屬心而絡於胞中，今氣上迫肺心，氣不得下通，故月事不來也。月事不來，似爲婦人而論，然男子之腎風諸證俱同，惟此一證則有異耳。

張志聰曰：腎風者，因風而動腎臟之水，故又名風水，其證則面足㾊然而腫也。少陰之脈貫腎，系舌本，水邪上逆，故壅害於言。腎爲風邪所傷，則精氣已虚，故不當刺，虚反刺之，後五日其逆氣必至。平脈篇曰：腎氣微少，精血奔，氣促迫，上入胷膈，謂精氣虚則水邪之氣反上逆矣。五日者，言風邪亦始病太陽五日，則病及少陰而動其氣矣。病名風水者，因風而動其水也。在刺法中，謂在本經水穴論中。風邪傷腎，精氣必虚，陰虚則陽往乘之，故時時發熱。腎爲生氣之原，故少氣也。陽加於陰則汗出，濕熱上蒸，故從胷背而直上於頭。熱在下焦，故小便黄也。蓋以足太陽與足少陰，標本相合，風邪傷腎，始病太陽，甚則入腎，今腎熱上蒸，亦隨太陽之氣而上，故從胷背而上至頭也。正偃則欬者，陽邪傷陰而動腎臟之水也。正偃，仰臥也，水上乘於胃，則胃中不和，故不得正偃。肺脈下絡大腸，還循胃口，故上迫於肺也。上論陽熱傷其精氣，此復論動其水焉。太陰者至陰也，水邪上乘於腹，始傷胃而漸及於脾，故微腫先見於目下，脾主約束也。真氣者，臟真之心氣也，心屬火而惡水邪，水氣上乘則迫其心氣上逆，是以口苦舌乾，正偃則欬出清水者，此水氣上乘，始胃而脾，脾而心，心而肺也。腎爲本，肺爲末，金水子母之臟，皆積水也。是以水氣上逆於肺則欬出清水。臥則驚，驚則欬甚者，此腎邪上乘於胃，則胃氣上薄於心，胃氣薄於心，則心氣迫於肺矣。水邪乘胃故不得臥。胃絡上通於心，陽氣入陰，陰陽相薄，故驚恐也。心氣上乘於肺，金畏火熱，故欬甚也。上乃論水氣從下而上，此復論腑臟之氣，亦從下而上焉。若水氣乘於經脈之中，隨經環轉，復從上而下也。水病本於胃，而隨經下洩，故腹作雷鳴。薄於脾則煩而不能食，蓋脾絡上膈注心中，故煩，上焦主納，故不能食也。胃脘阻隔，故食不下。水氣隨經下流，故身重難以行也。中焦之汁，流溢於腎而爲精，奉心化赤而爲血，血之液爲汗。此論風傷腎臟之精，末論不能奉心化赤而爲血，蓋此篇評論陽熱之邪，惟借陰精汗液以制勝，前論穀精之汗不能勝邪者死。此言腎臟之精爲風邪所傷，而又不得心氣下通以化赤，是風邪亦不得從汗解矣。再按榮氣之道，納穀爲寶，穀入於胃，乃傳之肺，流溢於中，布散於外，專精者榮於經隧，常榮無已。是血乃中焦水穀之汁，而行於經脈，滲於皮膚，有二道焉。夫中焦受氣取汁，變化而赤，此專精而行於經隧之血也。流溢於中，布散於外者，是流溢於胞中，布散於皮膚之血也。胞脈屬心，得心氣下通而爲血，衝脈任脈皆起於胞中，上循腹裏爲經絡之海，其浮而外者，循腹右上行，會於咽喉，別而絡脣口，血氣盛則充膚熱肉，血獨盛則淡滲皮膚，生毫毛，男子至脣口而長髭鬚，女子至胷中而下爲月事，是血之液爲汗者，乃滲於皮膚之血，非經脈之血也，故舉女子之月事，以申明之。氣上迫肺者，真氣上逆，口苦舌乾，驚則欬甚，是心氣上炎而不下通也。倪衝之曰：勞風法在肺下，謂水氣迫於肺下，所出之涕，乃是肺液，非腎臟之水也。蓋肺乃水之生原，腎氣反逆則水源凝聚於上矣。今正偃迫肺，亦係胃氣上乘，而非腎臟之水，即目下微腫，亦屬水邪在腹，而腫見於目下。當知腎虚水泛，止至於腹耳。又曰：按經旨水邪止乘於胃，其薄脾干肺迫心，乃胃氣之轉乘，非水邪直至於心下，蓋腎者胃之關也，水出於關則邪留在胃，故曰病本於胃。

逆調論篇第三十四

馬蒔曰：內論諸證，或陰陽偏勝，或營衛俱虚，或臥行喘息，皆逆調使然，故名篇。

張志聰曰：調，和也，順也。言人之陰陽水火，營衛氣血，表裏上下，皆當和調，逆調則爲病矣。

黄帝問曰：人身非常温也，非常熱也，爲之熱而煩滿者，何也？岐伯對曰：陰氣少而陽氣勝，故熱而煩滿也。爲，去聲。

馬蒔曰：此言病有熱而煩滿者，以其陰氣少而陽氣多也。陰氣者，諸陰經之氣及營氣也。陽氣者，諸陽經之氣及衛氣也。人身有非常之温，有非常之熱，爲之極熱而煩躁脹滿者，是乃陰氣衰少，陽氣太勝故然耳。據第三節而較之，則此節當爲内傷耳。

張志聰曰：此論上下陰陽之不和也。非常温者，謂非常有温熱之病在表也。非常熱者，謂非常有五臟之熱在裏也。爲之者，乃陽熱之氣爲之也。火爲陽而居上，水爲陰而居下，陰氣少而陽氣勝，故熱而煩滿於上也。

帝曰：人身非衣寒也，中非有寒氣也，寒從中生者何？岐伯曰：是人多痹氣也。陽氣少，陰氣多，故身寒如從水中出。

王冰曰：言不知誰爲元主邪，然總由形氣陰陽之爲，是非衣寒而中有寒也。

馬蒔曰：此言病有寒從中生者，以其陽氣少而陰氣多也。人身非衣服之本寒，非寒氣之在中，而身寒從中生者，是人必多痹氣也。陽氣少而陰氣多，故身寒如從水中出也。陰氣陽氣，與上節同。

張志聰曰：身非衣寒，表無寒也。中非有寒氣，裏無寒也。寒從中生者，謂寒從陰中而生也。痹氣者，氣閉也。陽氣少而陰氣多者，因是人多痹氣故也。病在陰者名曰痹，寒濕之氣閉於裏陰，則火熱不得下交於陰，而陰氣盛，陰氣盛則陽氣少，而陰寒之氣過多，故身寒如從水中出，蓋熱出於陽火故煩，寒出於陰水，故如從水中出，此上下水火陰陽之不和也。

帝曰：人有四肢熱，逢風寒如炙如火者，何也？岐伯曰：是人者，陰氣虚，陽氣盛。四肢者陽也，兩陽相得而陰氣虚少，少水不能滅盛火，而陽獨治，獨治者不能生長也，獨勝而止耳。逢風而如炙如火者，是人當肉爍也。

王冰曰：水爲陰，火爲陽。今陽氣有餘，陰氣不足，故云少水不能滅盛火也。治者，王也。勝者，盛也，故云獨勝而止。爍，言消也，言久久此人當肉消削也。

馬蒔曰：此言病者有四肢熱，遇風寒而愈熱者，亦以陰氣虚而陽氣盛也。四肢者屬陽，風亦屬陽，一逢風寒，兩陽相得，況陰氣衰少，則水少不能滅盛火，而一身之陽氣獨王，獨王則不能生水，唯陽氣獨勝而止，是以遇風寒而如炙於火，如火之熱，且人有是病者，久則其肉必當消爍也。

張志聰曰：此論表裏陰陽之不和也。四肢爲諸陽主氣，四肢熱者，陽熱之氣在表也。逢風寒而如炙如火者，邪正相搏，因表陽之熱而熱更盛極也。陰陽虚者，裏陰之氣虚也。陽氣盛者，表陽之氣盛也。陽受氣於四肢，陰受氣於五臟，四肢者陽明之所主也。兩陽陽明也，兩陽合明，故曰陽明，相得者，自相得而爲熱也。陰氣少者，少陰之氣少也。少水者，津液少也。津液少而不能還入胃中，則火盛而不能滅矣。夫腎主藏精，陽明之所生也。腎之精氣，復上與陽明相合，戊癸合而化火，火氣盛則陰氣虚少，而陽獨治矣。然獨陽不生，謂不能再生長，其陽熱惟此獨勝而止矣。是以能滅盛火者，即是陰陽和調也。夫陽明之氣主於四肢，而又所主肌肉，蓋二陽之氣在於皮膚肌腠之間，而又逢風熱之陽邪，邪正相搏，則火熱熾而銷爍其肌肉矣。

帝曰：人有身寒，湯火不能熱，厚衣不能温，然不凍慄，是爲何病？岐伯曰：是人者，素腎氣勝，以水爲事，太陽氣衰，腎脂枯不長，一水不能勝兩火。腎者水也，而生於骨，腎不生則髓不能滿，故寒甚至骨也。所以不能凍慄者，肝一陽也，心二陽也，腎孤臓也，一水不能勝二火，故不能凍慄，病名曰骨痹，是人當攣節也。

長，上聲。

王冰曰：以水爲事，言盛欲也。腎不生則髓不滿，髓不滿則筋乾縮，故節拘攣。

馬蒔曰：此言病有極寒者，固以腎水之至衰，而不知凍慄者，又以肝心之有火也。人有身極寒者，湯火不能熱之，厚衣不能温之，而不至凍慄者，何也？正以是人者，平素腎氣頗勝，恃其勝而專以水爲事，縱慾忘返，故足太陽膀胱之氣衰少，足少陰腎經之脂枯，況腎經止有一水，而肝心共有二火，一水不能勝二火，火盛則水益衰，所以腎水不能生骨，骨不能生髓而寒甚至骨，自非湯火厚衣之所能熱也。其所以極寒者，信由於此。然所以不凍慄者，亦以肝固一陽也，内有足少陽之火，心則二陽也，心有君火，而心包絡中又有手少陽三焦經之相火，一水不能勝此肝心之二火，故不至凍慄耳。且此病又曰骨痹，是人當有骨節拘攣之證也，豈特身寒而已哉？

張志聰曰：身寒而湯火不能熱，厚衣不能温者，太陽氣衰而寒在表也。不凍慄者，二陽火熱之在裏也。腎氣勝者，腎水之氣勝也。以水爲事者，膀胱之水勝也，謂其人水寒之氣偏勝，水寒偏勝則太陽氣衰，太陽氣衰則孤陰不長矣。水，精水也，腎臓之精枯不長，而膀胱之一水不能勝二火矣。夫腎生骨髓，髓生肝，腎脂不生則髓不能滿於骨，是以寒至骨也。此兼論陰陽水火互相生長之道也。肝者，一陽初生之木火也。心者地二所生之君火也。腎爲牝臟，孤臟也，孤臟之陰，借太陽標本以合化，太陽氣衰則孤陰不長矣。膀胱之津液，不能勝二火，故其人不能凍慄者，二陽之火熱在内也。病名曰骨痹，病在髓枯而骨痛也，故其人當骨節拘攣。此論表裏陰陽之不調也。

帝曰：人之肉苛者，雖近衣絮，猶尚苛也，是謂何疾？岐伯曰：榮氣虚，衛氣實也。榮氣虚則不仁，衛氣虚則不用，榮衛俱虚則不仁且不用，肉如故也。人身與志不相有曰死。

王冰曰：苛謂痹重，身用志不應，志爲身不親，兩者似不相有也。

馬蒔曰：此言人之肉苛者，以其榮衛俱虚，身志不應，其死必也。苛即不仁不用也。不仁者，不知寒熱痛癢也。不用者，不能舉也，言有肉苛者，非不近衣絮也，而其苛自若，正以榮氣者陰氣也，運於内，爲陽之守，故其氣虚，衛氣者，陽氣也，運於外，爲陰之使，故其氣實。太陰陽明論曰：陽者天氣也，主外，陰者地氣也，主内，故陽道實，陰道虚，此即本節虚實二句之義，指大凡榮衛二氣之義論之，非就肉苛者一人而言也。惟此肉苛者，榮氣虚則榮不能生血，而血無以充其形，故不仁；衛氣虚則衛不能温分肉，充皮膚，肥腠理，司開闔，故不用。不仁且不用，肉甚痹重，其肉未必有減於昔也。且其身用而志不内應，志爲而身不外隨，兩者若不相有然，故曰死。

張志聰曰：此論榮衛之氣不和也。苛，虐也，謂雖近衣絮，而苛虐如故也。虚實者，不和也，言榮氣不得衛氣之和，則榮氣虚，衛氣不與榮氣相和，則衛氣實也。蓋陽道常實，故曰實，然則過猶不及也。榮衛不和，則兩者皆虚矣。榮衛兩虚者，不仁且不用，不仁不用而肉苛如故者，不和而致虚也。人身者，榮衛之所循行也，志者，五臟之神志也。本臟篇曰：經脈者，所以行氣血而榮陰陽，濡筋骨，利關節者也。衛氣者，所以温分肉，充皮膚，肥腠理，司關闔者也。志意者，所以御精神，收魂魄，適寒温，和喜怒者也。故氣血和則經脈流行，榮復陰陽，筋骨勁强，關節清利矣。衛氣和則分肉解利，皮膚調柔，腠理緻密矣。志意和則精神專直，魂魄不散，悔怒不起，五臟不受邪矣。寒温和則六腑化穀，經脈通利，肢節得安矣。此人之平常也。是三者之所當和調者也。如三者皆相失而不相有，則氣血不行，魂魄離散而死矣。此言榮氣當與衛氣和調，榮衛之氣又當與神志和調者也。

帝曰：人有逆氣，不得臥而息有音者，有不得臥而息無音者，有起居如故而息有音者，有得臥行而喘者，有不得臥不能行而喘者，有不得臥臥而喘者，皆何臟使然？願聞其故。岐伯曰：不得臥而息有音者，是陽明之逆也。足三陽者下行，今逆而上行，故息有音也。陽明者胃脈也，胃者六腑之海，其氣亦下行，陽明逆不得從其道，故不得臥也。《下經》曰：胃不和則臥不安，此之謂也。夫起居如故而息有音者，此肺之絡脈逆也。絡脈不得隨經上下，故留經而不行。絡脈之病人也微，故起居如故而息有音也。夫不得臥臥則喘者，是水氣之客也。夫水者循津液而流也，腎者水臟，主津液，主臥與喘也。帝曰：善。

王冰曰：六腑之海，水穀海也。《下經》，上古經也。尋經所解之旨，不得臥而息無音，有得臥行而喘，有不得臥不能行而喘，此三義悉闕而未論，亦古之脱簡也。

馬蒔曰：此言人有逆氣諸證，有關於胃者，有關於肺者，有關於腎者之不同也。言人有不得臥者，是不能安臥也，而鼻息呼吸，喉間有音，此其故何也？乃胃病也。胃者，足陽明也，凡足之三陽，其脈自頭走足，今足陽明之氣逆而上行，故息有音也。陽明者，胃脈也，胃者六腑之海，其氣亦下行，今陽明逆不得從其道，故不得臥也。正《下經》所謂胃不和則臥不安也。人有或臥或行，起居如故，而其息有音者，何也？乃肺病也。肺之絡脈逆也。絡脈者，列缺爲絡穴，其氣旁行於手陽明經，今絡脈不得隨經上下，故留於本經，而不能行之別經，然絡脈之病人也微，故起居如故，而息有音也。人有不得安臥，而臥則必喘者，何也？是腎病也，乃水氣之所客也。水循津液而流，故水客則臥不安，縱臥則喘，正以腎者乃水臟也，主津液，今腎經客水，宜乎其臥則喘也。夫帝之所問者六，而伯之所答者三，有脱簡耳。愚今以意推之，其所謂不得臥而息無音者，是胃不和而其氣不甚逆也。有得臥得行而喘者，是胃不病而肺腎病也。肺，主氣，故肺病則喘，腎主骨，故行則骨勞亦喘也。有不得臥不能行而喘者，是胃腎肺病也。行臥皆難，喘則甚於有音，此傷之甚者。

張志聰曰：此論經氣上下之不調也。經氣生於臟腑，故曰何臟使然。息有音者，呼吸有聲，氣逆之所致也。足之三陽，從頭走足，故三陽者下行，今反逆而上，以致呼吸之有音也。十二經脈，皆足陽明胃腑之所生，胃氣上注於肺，以司呼吸，下注於腎，以資十二經脈，故曰陽明者胃脈也。言胃者，水穀血氣之海也。胃之所出血氣者，從大絡而上注於肺，從胃脈而下注足少陰也。如陽明逆不得從其道，則爲不得臥而息有音。手太陰逆則爲起居如故而息有音，足少陰逆則爲不得臥而喘也。此論經脈呼吸之逆調也。下經者，即下文之所謂不得臥臥則喘者，是水氣之客也。蓋陽明之津液，隨氣而下注於腎，如陽明逆不得從其道，而腎之水氣反上客於陽明，是以胃不和而臥不安也。肺主呼吸，肺之絡脈逆，故呼吸不利而息有音也。夫脈之循於裏曰經，浮而外者爲絡，外内上下，經絡相貫，循環無端，絡脈逆則氣留於經而不行於絡矣。絡脈浮於皮膚之間，其病輕微，故止息有音而起居如故也。夫津液者，水穀之所生，腎者胃之關也。胃之水液，從關而下入於腎者順也，如陽明逆不得從其道，而下入於腎，則腎之水氣，反循津液之道路，而上乘於胃矣，是以胃不和而臥不安也。故曰，腎者水臟，主藏津液，又主臥與喘也。夫手太陰足少陰陽明，主血氣生始之根原，經脈呼吸之道路，人之一身，總不外乎水火陰陽，榮衛氣血，是以上論水火陰陽之寒熱，後論呼吸經脈之逆調也。楊君立問曰：帝問有不得臥而息無音者，有得臥行而喘者，有不得臥不能行而喘者，岐伯皆未詳答，後人有言簡脱者，有增補其文者，是耶非耶？曰：此節專論氣之呼吸，脈之順逆，蓋經脈者，所以行氣血而榮陰陽，濡筋骨，利關節者也。是以三陽之脈上行，則氣逆而爲息有音，如三陽之脈順行而下止，陽明不得從其道，是當不得臥而息無音矣。如病在經脈，則陰陽不和而不得臥，筋骨不利而不能行，今病在絡脈故止息有音而起居如故也。聖人立言，渾然櫽括，或言在意中，或意居言表也。

瘧論篇第三十五

馬蒔曰：瘧，凌虐之義，故名篇，當與《靈樞》歲露篇第七十九參看。

黄帝問曰：夫痎瘧皆生於風，其蓄作有時者，何也？岐伯對曰：瘧之始發也，先起於毫毛，伸欠乃作，寒慄鼓頷，腰脊俱痛。寒去則内外皆熱，頭痛如破，渴欲冷飲。帝曰：何氣使然？願聞其道。岐伯曰：陰陽上下交爭，虚實更作，陰陽相移也。陽並於陰則陰實而陽虚，陽明虚則寒慄鼓頷也，巨陽虚則腰背頭項痛，三陽俱虚則陰氣勝，陰氣勝則骨寒而痛，寒生於内，故中外皆寒。陽盛則外熱，陰虚則内熱，外内皆熱，則喘而渴，故欲冷飲也。此皆得之夏傷於暑，熱氣盛藏於皮膚之内，腸胃之外，此榮氣之所舍也。此令人汗空疎，腠理開，因得秋氣，汗出遇風，及得之以浴水，氣舍於皮膚之内，與衛氣並居。衛氣者，晝日行於陽，夜行於陰，此氣得陽而外出，得陰而內薄，內外相薄，是以日作。痎，音皆。

王冰曰：痎，老也，又上也。慄謂戰慄，鼓謂振動。陽氣者下行極而上，陰氣者上行極而下，故曰陰陽上下交爭也。陽虛則外寒，陰虛則內熱，陽盛則外熱，陰盛則內寒，由此寒去熱生，則虛實更作，陰陽之氣相移易也。陽并於陰，言陽氣入於陰分也。陽明，胃脈也，胃之脈，自交承漿，却分行循頤後下廉出大迎，其支別者，從大迎前下人迎，故氣不足則惡寒戰慄，而頤頷振動也。巨陽者，膀胱也，其脈從頭別下項，循肩骨內，挾脊，抵腰中，故氣不足則腰背頭項痛也。熱傷氣，故內外皆熱則喘而渴。腸胃之外，榮氣所主，故云榮氣所舍也。

馬蒔曰：此言瘧之始發所以寒，繼而所以熱，然所以成此疾者，以夏傷於暑，秋遇乎風，故隨衛氣之出入而一日而作也。痎瘧者，瘧之總稱也。不發之謂蓄，發時之謂作。呻爲腎之聲，欠爲腎之病。道猶路也。瘧之始發，一身毫毛先起，隨即呻欠交至，寒慄鼓頷，腰脊俱痛，可謂寒之極矣。及其寒稍過時，則內外皆熱，頭痛如破，渴欲冷飲，此乃瘧疾始終之大略也。陽病者上行極而下，陰病者下行極而上，是陰陽之上下交爭也。陽入之陰，則陽虛而陰實，陰出之陽，則陽實而陰虛，是陰陽之虛實更作也。或上或下，或出或入，皆陰陽之相移也。何也？瘧之始發也，陽入之陰，是陽并於陰也，當是之時，則內之陰氣實而外之陽氣虛矣。陽虛者，三陽虛也。以言陽明之虛，則寒慄而鼓頷。以言巨陽之虛，則腰背頭項皆痛，此皆經脈所行，此正下文所謂外無氣故寒也。觀二陽經則少陽經亦虛矣。三陽俱虛則氣并於內，內之陰氣勝，所以骨寒而痛，以寒之生於內也。外焉寒慄鼓頷，而內焉骨寒而痛，故中外皆寒矣。由是陰氣逆極，則復出之陽，陽與陰復并於外，則外之陽氣盛，而內之陰氣虛，陽盛則外熱，陰虛則內熱，內外皆熱，所以發喘而渴，必欲得冷飲以救之也。由此觀之，則瘧氣者陽并於陰則陰勝，陰并於陽則陽勝，陰勝則寒，陽勝則熱，此可知其陰陽之氣使然，亦可知其內外之氣相通也。然所以致此疾者，始於夏之暑，發於秋之風寒，而由衛氣以爲之出入耳。此皆得之夏傷於暑，熱氣盛藏於皮膚之內，腸胃之外，彼榮氣在內，爲陽之守者，乃陰氣也，此暑伏於陰氣之中，特未之發焉耳。至於人之汗空疎腠理開，因得秋氣，汗出遇風，又浴之以水，則此風水之氣，亦舍於皮膚之內，又與衛氣并居，下文所謂秋傷於風則病成者是也。夫暑熱伏於榮，而風寒居於衛，榮專在內，無自而發，衛行於外，二邪隨之以出入焉。故衛氣者，晝行於足手六陽經二十五度，此邪氣者得陽而外出，瘧之所以發也。夜行于足手六陰經二十五度，此邪氣者得陰而內入，瘧之所以蓄也。內外相薄，隨衛而行，是以一日一作也。病之始末，蓋至是而備矣。然玩下文語意，則此當爲先寒而後熱之寒瘧歟。

張志聰曰：吴崐云，夜病者爲痎，晝病者爲瘧，蓄病息邪伏也。衛氣同邪氣將入於陰表氣虚，故先起於毫毛伸欠也。邪正陰陽之氣，上下出入，故交爭於上下。病幷於陰，則陰實而陽虚，幷於陽，則陽實而陰虚。是虚實更作，陰陽寒熱相移，然邪與衛氣內薄，則三陽之氣同幷於陰矣。幷於陰，則陰實於內而陽虚於外。陽明之氣主肌肉，而經脈交於頷下，是以寒慄鼓頷。太陽之氣主表，而上升於頭，其經脈上會於腦，出於項下，循背膂，故腰背頭項俱痛也。陽虚於外則陰勝於裏，經云：二陰主裏，是以骨寒而痛，而寒生於內也。陰氣逆極則復出之陽，幷於陽則陰虚而陽盛，陽盛則外熱，陰虚則內熱，外內皆熱，是以喘渴而欲冷飲也。其所以不列少陽之形證者，以太陽爲開，陽明爲闔，少陽爲樞，而開之能開，闔之能闔，樞轉之也。設舍樞則無開闔矣，離開闔無從見樞矣。故開闔既陷，樞機豈能獨留？倘中見樞象，即爲開闔兩持，所以持則俱持，陷則俱陷也。夫榮氣之舍暑，以夏氣通於心，心主榮血故也。經云：以奉生身者，莫貴於經隧。故不注之經而溜之舍也。舍即經隧所歷之界分，每有界分，必有其舍，如行人之有傳舍也。夫暑令人汗空疎，腠理開者，以暑性暄發，致腠理但開不能旋闔耳。不即病者，時值夏出之從內而外，衛氣仗此，猶可捍御，因遇秋風，機衡已轉自外而內矣。其留舍之暑，令汗空疎腠理開，風遂乘之以入，或得之以沐浴，水氣舍於皮膚之內，與衛氣幷居。衛氣者，晝日行於陽，夜行於陰，風與水氣亦得陽隨衛而外出，得陰隨衛而內薄，內外相薄，是以日作也。

倪衛之曰：天之暑熱，與君火之氣相合，心主榮血，故邪藏於榮舍。衛氣者，陽明之悍氣也。風木寒水，乘侮土氣，故風水之邪，與衛氣並居。莫子晉問曰：衛氣日行於陽，奚先入於陰而致寒慄伸欠也？曰：邪得陰而內入，得陽而外出，邪氣與衛氣幷居，故同邪內陷，非衛氣之行於陰也。夫內爲陰，外爲陽，邪留於形身之外，與衛應乃作，衛氣日行於陽，故發作於日也。

帝曰：其間日而作者，何也？岐伯曰：其氣之舍深，內薄於陰，陽氣獨發，陰邪內著，陰與陽爭不得出，是以間日而作也。間，去聲。

王冰曰：間日謂隔日，不與衛氣相逢會，故隔日發也。

馬蒔曰：此言瘧之所以間日而作也。言間日而作者，由於邪氣之舍深，內薄於榮氣間，與夫五臟之横連募原，其道遠，其氣深，其行遲，彼衛氣每日獨發於外，而此陰邪附著於內，獨發者其行速，而內著者其發難，陰邪方與衛氣相拒而爭，不能與衛氣俱行而不得皆出也，是以間日而作耳。

張志聰曰：言邪氣舍深，內薄於裏陰之分，陽氣獨發於外，裏陰之邪，留著於內，陰邪與陽氣交爭而不得皆出於外，是以間日而作也。按此節經文與薄於五臟募原之因不同。

帝曰：善。其作日晏與其日早者，何氣使然？岐伯曰：邪氣客於風府，循膂而下，衛氣一日一夜，大會於風府，其明日日下一節，故其作也晏，此先客於脊背也。每至於風府則腠理開，腠理開則邪氣入，邪氣入則病作，以此日作稍益晏也。其出於風府，日下一節，二十五日下至骶骨，二十六日入於脊，內注於伏膂之脈，其氣上行九日，出於缺盆之中，其氣日高，故作日益早也。

王冰曰：風府，穴名，在項上入髮際，同身寸之二寸，大筋內宛宛中也。膂謂脊兩旁，節謂脊骨之節。然邪氣遠則逢會遲，故發暮也。肺者缺盆爲之道，陰氣之行速，故其氣上行九日，則出於缺盆之中。

馬蒔曰：此承第一節言瘧發有日遲者，以其邪之入者日下，而其後漸至於早者，以其邪之出者日高也。帝問瘧有始發日遲一日，而後至日早一日者，何氣使然？伯言風寒等邪，初客於風府，即督脈經穴也。自項脊循膂下行，衛氣一日一夜，則五十度已畢，而明旦復出於足太陽膀胱經之睛明穴，上至於項，轉行後項，大會於督脈之風府穴。大凡人之項骨有三椎，而三椎以下，乃是大椎，以下至尾骶骨，有二十一節，共爲二十四節，其明日日下一節，故其作也晏矣。蓋此邪先客於脊背也。衛氣每至於風府，則腠理開而邪氣入，邪氣入而病成，不與衛氣相逢，則不先衛氣而出，以此日作稍遲也。及其出之於風府也，始時入於風府，連下項骨三椎，日下一節，至二十五日下至骶骨，則二十六日乃入於脊，內注於伏膂之脈，即膂筋之間，蓋督脈循腰內後廉貫脊屬腎，其直行者，從腎上貫肝鬲入肺中，以其貫脊循膂伏行，故謂之伏膂之脈也。由是循伏膂之脈，而上行約有九日，此邪上行缺盆之中，即陽明胃經穴也。在前頷下橫骨陷中，其氣日高。故瘧之作也，隨衛氣而出者，較之於前而日早耳。

張志聰曰：此言邪從風府而客於脊背之間者，發作有早晏也。衛氣一日一夜，行陰陽五十度，而大會於風府，其明日日下一節，故其作也晏，此邪先客於脊背，而與衛氣相遇故也。蓋衛氣每至於風府，則腠理開，開則客於脊背之邪，還入風府，而與衛氣相遇，則病作。其衛氣出於風府，日下一節，則上會於風府也稍晏，故病作稍晏。二十一日下至骶骨，則上會於風府也益晏，故病作益晏也。

伏膂，伏衝膂筋也，衛氣外循督脈而下，内循衝脈而上，其氣上行九日，出於缺盆，其氣日高，則會於風府也日早，故作日益早也。

其間日發者，由邪氣内薄於五臟，横連募原也。其道遠，其氣深，其行遲，不能與衛氣俱行，不得皆出，故間日乃作也。

王冰曰：募原，謂鬲募之原系。

馬蒔曰：此承第二節言瘧之間日而作者，而又重明之也。

張志聰曰：募原者，横連臟腑之膏膜，即《金匱》所謂皮膚臟腑之文理，乃衛氣遊行之腠理也，不得與衛氣皆出，故間日也。

帝曰：夫子言衛氣每至於風府，腠理乃發，發則邪氣入，入則病作。今衛氣日下一節，其氣之發也，不當風府，其日作者奈何？岐伯曰：此邪氣客於頭項循膂而下者也。故虚實不同，邪中異所，則不得當其風府也。故邪中於頭項者，氣至頭項而病；中於背者，氣至背而病；中於腰脊者，氣至腰脊而病；中於手足者，氣至手足而病。衛氣之所在，與邪氣相合則病作。故風無常府，衛氣之所發，必開其腠理。邪氣之所合，則其府也。

王冰曰：衛氣之所在，與邪氣相合，則病者虚實不同，邪中異所。衛邪相合，病則發焉，不必悉當風府而發作也。

中去聲。

馬蒔曰：此亦承第一節而言瘧有日作者，乃邪氣因衛氣而出，而有等邪中異所，則其所發亦隨衛氣之所出也。帝言衛氣每至於風府，則腠理乃開，開則邪氣乃入，入則病作。夫曰衛氣至風府，而邪氣反入，此乃衛氣之虚者也。今邪氣與衛氣，日下一節，則邪氣所發，去風府已遠，不必盡留於風府，乃因衛氣之每日大會於風府，而其瘧日作者，何也？伯言邪氣者，必客於頭項之風府，循膂而下，如第三節之所言也。然衛氣所行之分肉，有虚實不同，故邪之所中者，亦隨虚而異其處，不必盡當於風府而入也。是以邪中於頭項者，邪氣至頭項而病；中於背者，邪氣至於背而病；中於腰脊者，邪氣至腰脊而病；中於手足者，邪氣至手足而病。衛氣所在之分肉，與邪氣相合則病發。故風之所感無常所，則無常府。府者，凡物之所聚，皆可以言府也，非風府之府也。衛氣之所發，必開其腠理，邪氣乘虚而合之，或頭項，或背，或腰脊，或手足，皆府也。此皆不由風府而入者，則邪氣亦不盡出入於風府，故隨衛氣而發也如此。

張志聰曰：帝問邪有不從風府而入，其病亦以日作者，何也？客於頭項者，謂客於風府也。伯言邪入於風府，循膂而下，留其處者，有虛實之不同，若邪中異所，則無有早晏矣。虛實者，早晏也，言衛氣虛而日下，則其發日晏，衛氣實而日上，則其發日早，此邪從風府而留於脊膂之間者也。若邪中異所，則不得當其風府矣。如邪中於頭項，衛氣行至頭項而病作，中於腰背手足，邪即舍於腰背手足之間，衛氣行至腰背，與腰背所舍之邪，相遇而病作，衛氣行至手足，與手足所舍之邪，相遇而病作。此或發於早者每日早發，或發於晏者每日晏發，非若客於風府之邪，日晏而日早也。衛氣之所在者，謂衛氣行至邪氣所在之處，與邪相合而病作，故風邪或中於頭項，或中於腰背手足，無有常處，非定客於風府也。夫衛氣之行，至於所在之處而發，必開其腠理，腠理開然後邪正相合，邪與衛合之處，即其府也。　張兆璜曰：風府循督脈而下至脊內，循衝脈而上，乃衛氣之隧道，故邪留於此內者，遇衛氣之日上日下，而病有早晏之分。

帝曰：善。夫風之與瘧也，相似同類，而風獨常在，瘧得有時而休者，何也？岐伯曰：風氣留其處，故常在；瘧氣隨經絡，沉以內薄，故衛氣應乃作。

王冰曰：風瘧皆有盛衰，故云相似同類。

馬蒔曰：此言風證無時而休，瘧證有時而休，皆各有其由也。帝問風證之之所感者，風也，瘧證之所感者，有暑有寒亦有風也。本相似同類，而風證常在，無時休止，瘧則有時而作，有時而休者，何也？伯言風氣客於其處，則亦常留其處，故常在而無作止之時，惟瘧氣則隨經絡而入，日沉而依薄於內，如上文日下一節，舍於榮氣，舍於五臟橫連募原之謂，故必因衛氣之出，而邪氣乃作也。

張志聰曰：夫痎瘧皆生於風，然病風者常在其處，病瘧者休作有時，何也？風邪則傷衛，故病風者，留於肌腠筋骨之間而不移。瘧氣舍於榮故隨經絡以內薄，與衛氣相應乃作也。

帝曰：瘧先寒而後熱者，何也？岐伯曰：夏傷於大暑，其汗大出，腠理開發，因遇夏氣淒滄之水寒，藏於腠理皮膚之中，秋傷於風則病成矣。夫寒者陰氣也，風者陽氣也。先傷於寒而後傷於風，故先寒而後熱也。病以時作，名曰寒瘧。帝曰：先熱而後寒者，何也？岐伯曰：此先傷於風而後傷於寒，故先熱而後寒也。亦以時作，名曰温瘧。其但熱而不寒者，陰氣先絕，陽氣獨發，則少氣煩冤，手足熱而欲嘔，名曰癉瘧。癉，音丹。

王冰曰：暑爲陽氣，中風者，陽氣受之，故秋傷於風則病成矣。露形冒力，則風寒傷之，以其先熱，故謂之温。癉，熱也，極熱爲之也。

馬蒔曰：此言瘧有寒瘧、温瘧、癉瘧之殊也。夏時傷於大暑矣，其汗有大出，時腠理開發，因遇夏氣淒滄之小寒，藏於腠理皮膚之中，猶未遽發瘧也，至秋傷於風則瘧成矣。但其作時，則先寒而後熱耳，正以寒氣屬陰，風氣屬陽，今小寒重感於夏，而風氣又感於秋，則先感陰氣，後感陽氣，此所以先寒而後熱也。然其病雖曰夏傷於暑，而感暑之後，感其小寒，又先於感風，則寒氣以爲之病機，名曰寒瘧。有等先傷於風，而後傷於寒，則先感陽氣，後感陰氣，所以先熱而後寒也，此則風氣以爲之病機，名曰温瘧。又有但熱而不寒者，肺氣者，陰氣也，肺氣熱盛於身，厥逆上衝，乃陰氣阻絶也，因有所用力，腠理開，風寒舍於皮膚分肉之間，則陽氣盛而獨發，所以但熱而不寒也。其證少氣者，氣虚也；煩寃者，裹熱也；欲嘔者，胃熱而不和也。表裏俱熱，名曰癉瘧。蓋凡病熱者，皆可名爲癉也。據後第十四節之義，則知陰氣爲肺氣，而陽氣爲風氣，心肺先熱，而又有風氣之熱，所以爲癉瘧也。此證也，亦必發之於秋者歟？

張志聰曰：風寒曰淒，水寒曰滄，蓋夏時暑熱溽蒸，腠理開發，或汗濕從風，或得之於沐浴，水寒藏於腠理皮膚之中，至秋時復傷於風，風寒兩感，是以寒熱之病成矣。按此節所論，先寒後熱，與上節不同，上節以夏傷之暑，藏於榮之所舍，秋受之風寒，與衛氣幷居，蓋榮爲陰，衛爲陽，此氣得陰而内薄，得陽而外出，是以榮舍之邪，先行於陰而爲寒，復行於陽而爲熱。此乃吾身中之陰陽寒熱也。此乃論夏受淒滄之水寒，秋傷於風之陽邪，是論天之陰陽寒熱也。天之陰邪，感吾身之陰寒，天之陽邪，感吾身之陽熱，是以先受之寒，先從陰而病寒，後受之風，復從陽而病熱，病以時作者，應時而作，無早晏也。若温瘧則先傷於風，後傷於寒，乃天之陰陽，病人身之陰陽，陰陽兩感，是以寒熱交作，雖有先後之感，與故病新病不同，學者亦宜體認。其者承上文而言，上文之所謂温瘧者，邪氣藏於骨髓之中，骨髓者，腎臟之精氣所生，故久而不去，則與腎氣相合，是以温瘧之病，氣藏於腎，其氣先從内而出之外也，從内出之外，故陽病極而復反入之陰。其但熱不寒者，邪氣藏於骨髓之中，而腎陰之氣，先與骨氣相絶，是外邪不及於裏陰，而獨發於陽也。熱傷氣，故少氣。心惡熱，故煩寃。手足爲諸陽之本，故手足熱。經云：諸嘔吐酸，皆屬於熱。此温瘧之不復寒者，名曰癉瘧。癉，單也，謂單發於陽而病熱也。

帝曰：夫經言有餘者瀉之，不足者補之。今熱爲有餘，寒爲不足。夫瘧者之寒，湯火不能温也，及其熱，冰水不能寒也，此皆有餘不足之類，當此之時，良工不能止，必須其自衰乃刺之，其故何也？願聞其説。岐伯曰：經言無刺熇熇之熱，無刺渾渾之脈，無刺漉漉之汗，故爲其病逆，未可刺也。夫瘧之始發也，陽氣并於陰，當是之時，陽虚而陰盛，外無氣，故先寒慄也。陰氣逆極則復出之陽，陽與陰復并於外，則陰虚而陽實，故先熱而渴。夫瘧氣者，并於陽則陽勝，并於陰則陰勝，陰勝則寒，陽勝則熱。瘧者，風寒之氣不常也，病極則復至，病之發也，如火之熱，如風雨不可當也。故經言曰，方其盛時必毁，因其衰也，事必大昌，此之謂也。夫瘧之未發也，陰未并陽，陽未并陰，因而調之，真氣得安，邪氣乃亡，故工不能治其已發，爲其氣逆也。熇，火妖切。漉，音鹿。爲其之爲，去聲，下同。

王冰曰：帝此問言何暇不早止之，使其盛極而自止乎？陰盛則胃寒，故先寒戰慄，陽盛則胃熱，故先熱欲飲也。復，謂復舊也，言其氣發至極，還復如舊，以其盛熾，故不可當也。正氣瀉之，或傷真氣，故必毁，病氣衰已，補其經氣則邪氣彌退，正氣安平，故必大昌。所瀉必中，所補必當，故真氣得安，邪氣乃亡。真氣浸息，邪氣大行，真不勝邪，是爲逆也。

馬蒔曰：此詳言瘧氣未發之時，陰陽未并，邪氣未盛，故當乘此而治之也。帝問大凡有餘者補之，不足者瀉之。人之病熱，其勢似爲有餘，人之病寒，其勢似爲不足。殊不知經言有餘者，乃邪氣之有餘，不足者，乃真氣之不足。而外感之爲熱爲寒者，皆有餘也，非不足也。但帝所以問之之意，全在須其自衰而刺之之義；且以有餘不足，與寒熱相類，故借此以發之。言瘧者之寒也，非湯火之能温，與不足而相類；及其熱也，非冰水之能寒，與有餘而相類。斯時也，正瘧發之際，雖良工不能止，必待其自衰。而後可施以刺之之法者，何也？伯言經謂無刺熇熇之熱，熇熇者，熱盛如火也。無刺渾渾之脈，脈以邪盛而亂無端緒也。無刺漉漉之汗，漉漉者，汗大出也。茲而無刺之者，爲其病勢正盛，而刺之則逆，其病氣所以未可治也。何也？吾試以瘧之始終言之：方其始發也，陽入之陰，則陽氣并於陰，斯時也，三陽虚則内之陰氣盛，而外全無氣，所以寒慄鼓頷，頭項俱痛也。陰氣逆極則復出之陽，陰與陽復并於外，則内之陰氣虚，而外之陽氣實，故隨熱而渴，欲得冷飲也。由此而觀，則瘧氣始焉并於陰則陰勝，繼焉并於陽則陽勝，陰勝則爲寒，陽勝則爲熱，如此正以瘧乃風寒不常之氣，病極則復至，不特一發而已。方其發時，熱如火，速如風雨，誰得而止之？故經言又曰：方其盛時而刺之，則毁害真氣，因其衰時而刺之，則事必昌平。此正無刺熱盛脈亂汗多者之謂也。又何也？瘧未發時，陰未并陽，陽未并陰，因而調之，真氣乃安，邪氣乃無，所以必當乘此而治之也。彼良工不能治其已發，豈非以其氣逆之故哉？後人用藥，必當在瘧氣未發之前，方爲有效。不但用鍼爲然，若瘧發而用藥，則寒藥助寒，熱藥助熱，反無益而增其病勢矣。

張志聰曰：陽熱爲有餘，陰寒爲不足，經言引《靈樞》順逆篇而言勿刺，謂當此之時，邪病甚而正氣逆，故未可刺也。蓋以寒熱始盛之時，乃陰陽之氣交并，正氣錯亂未分，故未可刺也。夫瘧之始發，熱爲陽實而有餘，寒爲無氣而不足，所謂有餘不足者，陽氣邪氣也。夫并於陽則陽勝，并於陰則陰勝，陰勝則寒，陽勝則熱，蓋前論陽氣虚實之寒熱，此論陰陽盛并之寒熱，皆屬陰陽未和，而邪氣方盛，俱未可刺，而在天陰陽之邪而爲寒熱也，則又不同。風者陽邪也，寒者陰邪也，風寒之氣，變幻不常，如病風而爲熱極，則陰邪之寒氣復至，病寒而爲寒極，則風邪之陽熱復至，當知寒熱虚實之有三因也。凡此皆陰陽交并，正氣未分，邪氣方盛，故未可刺也。蓋邪氣之發，如火之烈，如風雨之不可當，故經言方其盛時而取之，必毁傷其正氣，因其衰也，事必大昌，此之謂也。邪氣未發則正氣未亂，因而調之真氣得安，邪氣乃去，所謂治未病也。若待其已發，雖良工弗能爲，爲其氣逆故也。上論治其已衰，此先治其未發。倪衝之曰：如火之熱，陽熱盛也，如風雨不可當，陰寒盛也。

帝曰：善。攻之奈何？早晏何如？岐伯曰：瘧之且發也，陰陽之且移也，必從四末始也。陽已傷，陰從之，故先其時，堅束其處，令邪氣不得入，陰氣不得出，審候見之，在孫絡盛堅而血者皆取之，此真往而未得并者也。

王冰曰：堅束其處，言牢縛四肢，令氣各在其處，則邪所居處，必自見之，既見之，則刺出其血爾。

馬蒔曰：此承上文而言瘧氣未發之時，當有治之之法也。言瘧本可攻，攻之宜早，方瘧之將發，陰陽將移，必從四末而始。四末者，手足之指也。四末爲十二經井滎俞經合之所行，故陰陽相移，必從此始。如手大指屬手太陰肺經，次指屬手陽明大腸經，肺經行於大腸，一陽一陰爲之表裏，故陽已爲邪所行而傷，陰必從之而行，必先於未移之時，堅束其四肢之處，使邪氣在此經者，不得入於彼，内之陰氣不得出於外，又必細審詳候，見其邪在孫絡，至盛且堅者，皆刺出其血，此則真氣自往，而邪未得并，所以堅束刺血之法，皆有可行者如此。

張志聰曰：早者謂病之未發，晏者謂病之已衰，此申明治未病之法也。且足之井滎而更移也。如病在陽而陽已傷，則陰經將從而受之，故當先其未發者未定之辭，言瘧之將發，陰陽之將移，必從四末始。蓋三陰三陽之氣，從手之時，堅束其四末，令邪在此經者，不得入於彼經，彼經之經氣，不得出而并於此經，審其證而候其脈，見其孫絡盛堅而血者，皆取而去之，此陰陽真氣，往來和平，而未得交并者也。　倪仲宣曰：瘧氣舍於皮膚肌腠之間，故病見於孫絡。

帝曰：瘧不發，其應何如？岐伯曰：瘧氣者必更盛更虛，當氣之所在也。病在陽則熱而脈躁，在陰則寒而脈静，極則陰陽俱衰，衛氣相離，故病乃休，衛氣集則復病也。

王冰曰：陰静陽躁，故脈亦隨之相薄至極。物極則反，故極則陰陽俱衰。

馬蒔曰：此言瘧未發時之所驗，以衛氣離而病得休也。帝問瘧不發時，其應何如？應者，驗也。伯言瘧氣之發，必更盛更虛，陽入之陰，則陰盛而陽虛，陰出之陽，則陽盛而陰虛。當瘧氣之所在，在陽經盛則身熱而脈躁，在陰經盛則身寒而脈静，極則陰陽俱衰，寒熱皆已，始焉隨衛氣而出者，至此與衛氣相離而休矣。其可驗者如此。必待衛氣再集，則此瘧復發耳。視此未發之驗，大有不同者矣。

張志聰曰：瘧氣者，有陰陽更并之盛虛，皆當氣之所在也。欲知脈與病之相應，但審證之寒熱，脈之躁静，則知病之在陰在陽也。而陰陽之所以更盛更虛者，衛氣行之也。衛氣者，行陰而行陽者也，是以衛氣相離，其病得休，衛氣集則復病也。

帝曰：時有間二日或至數日發，或渴或不渴，其故何也？岐伯曰：其間日者，邪氣與衛氣客於六腑，而有時相失，不能相得，故休數日乃作也。瘧者，陰陽更勝也，或甚或不甚，故或渴或不渴。間，去聲。

王冰曰：氣不相會，故數日不能發也。陽勝陰甚則渴，陽勝陰不甚則不渴。勝，謂强盛於彼之氣也。

馬蒔曰：此言瘧有間二日而發，有數日而發，有發時必渴，有發時不渴，皆各有其由也。瘧之相間而發者，正以邪氣之發，必隨衛氣而出，凡衛在六腑，而邪亦客於六腑，邪氣有時不與衛氣相值，故邪氣不隨衛氣而出也，所以有間二日，有間數日而發者耳。至於渴之有甚有不甚者，亦以瘧之爲病，陰出之陽，則陽勝而熱甚，熱甚故渴也，陽入之陰，則陰勝而熱不甚，故不渴也。

張志聰曰：六腑者，謂六腑之募原也。六腑之募原者，連於腸胃之脂膜也。相失者，不與衛氣相遇也。蓋六腑之募原，其道更遠，氣有所不到，故有時相失，不能相得，其邪故或間二日或數日乃作也。陰陽更勝，而有甚與不甚，故陽熱盛則渴，或不甚則不渴矣。

倪衝之曰：藏之膜原而間日發者，乃胃中之膈膜，其道近六腑之膜原，更下而遠，故有間二日或至於數日也。

張介賓曰：按本經言瘧之間二日及數日發者，以邪氣深客於六腑之間，時與衛氣相失，其理甚明。丹溪以作於子午卯酉日者爲少陰瘧，作於寅申巳亥日者爲厥陰瘧，作於辰戌丑未日者爲太陰瘧，此不過以六氣司天之義爲言。然子午雖曰少陰，而卯酉則陽明矣；巳亥雖曰厥陰，而寅申則少陽矣；丑未雖曰太陰，而辰戌則太陽矣。如三日作者，猶可借此爲言，若四五日者，又將何以辨之？殊屬牽强，倘按此施治，未必無誤，學者不可執以爲訓。

帝曰：論言夏傷於暑，秋必病瘧，今瘧不必應者，何者？岐伯曰：此應四時者也。其病異形者，反四時也。其以秋病者寒甚，以冬病者寒不甚，以春病者惡風，以夏病者多汗。

王冰曰：瘧不必應者，言不必皆然也。秋氣清凉，陽氣下降，熱藏肌肉，故寒甚也。冬氣嚴冽，陽氣伏藏，不與寒爭，故寒不甚。春氣温和，陽氣外泄，肉腠開發，故惡於風，夏氣暑熱，津液充盈，外泄皮膚，故多汗也。

馬蒔曰：此言瘧有四時發者，其證不同，不止於秋時之病瘧也。生氣通天論陰陽應象大論，皆言夏傷於暑，秋必病瘧，則瘧必以秋而發也，而今不必應於秋者，何也？伯言四時皆有所應之瘧，其病異狀，正以四時各相反耳。

張志聰曰：夏傷於暑，秋必病瘧者，此應四時者也。應四時者，隨四時陰陽之氣，升降出入而爲病也。其病異形者，反四時也，反四時者，非留蓄之邪，乃感四時之氣而爲病也。秋時陽氣下降，天氣清凉，故感秋凉之氣而爲病者寒甚。冬時陽氣伏藏於內，即受時行之寒，得陽氣以化熱，故寒不甚。春時陽氣始出，天氣尚寒，故惡風。夏時陽氣外泄腠理空疎，故多汗。此隨感四時之邪而即爲病瘧也。

倪衝之曰：春傷於風，故惡風。夏傷於暑，故多汗。秋傷於濕，故寒甚。冬傷於寒，則爲病熱故寒不甚。蓋言風寒暑濕之邪在四時，皆能病瘧也。

帝曰：夫病温瘧與寒瘧，而皆安舍，舍於何臟？岐伯曰：温瘧者得之冬中於風，寒氣藏於骨髓之中，至春則陽氣大發，邪氣不能自出，因遇大暑，腦髓爍，肌肉消，腠理發泄，或有所用力，邪氣與汗皆出。此病藏於腎，其氣先從内出之於外也。如是者，陰虚而陽盛，陽盛則熱矣。衰則氣復反入，入則陽虚，陽虚則寒矣。故先熱而後寒，名曰温瘧。舍、中，並去聲。

王冰曰：臟謂五神臟也。腎主於冬，冬主骨髓，腦爲髓海，上下相應，厥熱上熏，故腦髓消爍，消爍則熱氣外薄，故肌肉減削，而病藏於腎也。陰虚謂腎臟氣虚，陽盛謂膀胱太陽氣盛。衰謂病衰退也。復反入，謂入腎陰脈中。

馬蒔曰：此詳温瘧之義也。温瘧得之冬中於風，其寒氣藏於骨髓之中，正以腎主骨也。至春氣大發，邪氣不能自出，因遇大暑，腦髓爍，肌肉消，腠理發泄，或有所用力，邪氣與汗皆出，蓋亦隨衛氣而出耳。此病始時，何所舍藏，實藏之於腎也。正以腎主於冬，冬時藏邪，由風府下行於伏膂之脈，故曰腎藏之也。又復上行出於缺盆之中，則從内而出之外矣。如是者，始而陰出之陽，則陰虚而陽盛，陽盛則熱矣。既而陽氣逆極，則氣復反入而陽虚，陽虚則寒矣。故先熱而後寒，病名温瘧，則温瘧之所舍者腎耳。若寒瘧之所舍藏，已見於第一節中。

張志聰曰：此復問前節温瘧之病，因是以帝問温瘧與寒瘧，病皆安舍，而伯止答其温瘧焉。蓋寒瘧之因，已論悉於前矣。但前節以先傷於風，後傷於寒爲温瘧；此論先出於陽，後入於陰，爲先熱後寒。一論在天陰陽之邪，一論形身中之陰陽出入。文義雖殊，而理則合一。臟真下於腎，腎藏骨髓之氣也。冬氣通於腎，故邪藏於骨髓之中，而内與腎氣相合。夫至春陽氣大發，而邪不能自出者，邪藏於骨髓之中，而氣行骨外故也。腦爲精髓之海，腦髓爍者，暑氣盛而精髓爍熱也。肌肉消者，腠理開而肌肉消疏也。汗乃腎臟精髓之所化，或有所用力，則傷動其腎氣，是以所藏之邪，得與汗共并而出矣。夫骨氣與腎氣相合，故病氣藏於腎，其氣先從内出之外也。從内出外，則陰虚而陽盛，陽盛則熱矣。氣從内出之外，故病復反入之陰。張兆璜曰：故先熱而後寒者，名曰温瘧；其但熱而不寒者，名曰癉瘧矣。故字宜著眼。

帝曰：癉瘧何如？岐伯曰：癉瘧者，肺素有熱，氣盛於身，厥逆上衝，中氣實而不外泄，因有所用力，腠理開，風寒舍於皮膚之内，分肉之間而發，發則陽氣盛，陽氣盛而不衰則病矣。其氣不及於陰，故但熱而不寒。氣内藏於心，而外舍於分肉之間，令人消爍脱肉，故命曰癉瘧。帝曰：善。

馬蒔曰：此詳言癉瘧之義也。肺經素有熱，氣盛於其身，以致氣逆上衝，其中氣頗實而不能外泄，因有所用力之時，腠理乃開，遂使風寒舍於皮膚之内，分肉之間，而熱病乃發。發則陽氣盛，陽氣盛而不衰，病之所以大熱也。與内陰分之氣，甚不相及，故止熱而不寒。此熱氣者，内藏於心肺，而外舍於分肉，令人消爍脱肉，病命曰癉瘧。由此觀之，則癉瘧之所舍者，肺與心耳。

張志聰曰：此復論癉瘧之有因於内熱者也。肺主周身之氣，肺素有熱，故氣盛於身，其氣厥逆上衝，故不泄於外，而但實於中，此外内皆實者矣。氣止實於外則邪不能外侵，故因有所用力，腠理開而後邪舍於皮膚之内，中氣實則邪不能内入，故其氣不及於陰，而單發於陽也。心主血脈之氣，氣内藏於心者，謂邪藏於血脈之中，而氣内通於心也。内藏於血脈之裏，外舍於分肉之間，陽氣盛而無陰氣以和之，是以陽熱不衰，而令人消爍脱肉也。前節論外因之癉瘧，此論兼内因之癉瘧，故《金匱要略》曰：陰氣孤絶，陽氣獨發，則熱而少氣，煩冤，手足熱而欲嘔，名曰癉瘧。若但熱不寒者，邪氣内藏於心，外舍分肉之間，令人消爍脱肉，是陰氣絶而陽氣獨發者，名曰癉瘧，是癉瘧有二證也。張兆璜曰：邪舍於血脈之中，而氣内藏於心，與邪藏於骨髓之中，而病藏於腎者同義。但腎爲陰臟，故邪復反入之陰，心爲陽臟，故氣不及於陰而單發於陽也。

古今圖書集成醫部全録卷十八

黄帝素問

刺瘧篇第三十六

張志聰曰：此承上章以記刺瘧之法，故不曰論。

足太陽之瘧，令人腰痛頭重，寒從背起，先寒後熱，熇熇暍暍然，熱止，汗出難已，刺郄中出血。

王冰曰：足太陽脈，從巔入絡腦，還出別下項，循肩髆内挾脊，其支別者，從髆内左右別下貫胛，過髀樞。故令腰痛頭重，寒從背起。熇熇，甚熱狀，暍暍，亦熱甚也。太陽不足，故先寒，寒極則生熱，故後熱也，熱生是爲氣虛，熱止則爲氣復，氣復而汗反出，此邪氣盛而真不勝，故難已。郄中即委中，在膕中央約文中，動脈足太陽脈之所入也，刺可入同身寸之五分，留七呼，若灸者可灸三壯。

馬蒔曰：此言膀胱經之瘧證也。腰痛頭重，寒從背起者，足太陽經脈病也。其先寒者，固以熱極生寒，而後寒者，亦以寒極則熱。但先寒之寒，則内熱之極耳。熇熇暍暍者，熱盛之狀也。熱生本爲真氣虛，熱止則爲真氣復，今氣復而汗反出，是乃邪氣盛而真氣不勝，故此瘧難已，當刺郄中以出其血。郄中者，即委中穴，係本經也。

張志聰曰：此論三陰三陽經氣之爲病也。太陽是動，病者腰似折，衝頭痛。太陽標陽而本寒，故先寒後熱。背爲陽，故寒從背起也。熇熇，如火之熾，暍暍，暑熱氣也。太陽乃日中之陽火，故熇熇暍暍然也。如熱在氣分者，熱止汗出，其病則愈，此乃經氣之兼證，故病難全已，當刺郄中出血，以瀉在經之邪焉。謂郄中出血者，是當取項上之絡郄，腰下之浮郄也。

足少陽之瘧，令人身體解㑊，寒不甚，熱不甚，惡見人，見人心惕惕然，熱多汗出甚，刺足少陽。解、懈同。㑊，音亦。惡，去聲。

王冰曰：寒不甚，熱不甚，以陽氣未盛，故令其然。膽與肝合，肝虚則恐邪薄其氣，故惡見人，見人心惕惕然也。邪盛則熱多，中風故汗出。足少陽，俠谿主之。俠谿在足小指次指岐骨間，本節前陷者中，少陽之滎，刺可入同身寸之三分，留三呼，若灸者可灸三壯。

馬蒔曰：此言膽瘧之證也。足少陽之瘧，令人身體解㑊，如見人則此心惕惕然而恐懼也。蓋膽本屬木，木邪盛則胃受之。胃熱盛則惡人，但胃氣虚，見人則有恐懼意耳。陽明脈解篇謂陽明盛則喘而惋，惋則惡人者是也。及其後也，熱多汗出甚，正以熱盛則熱多，而中風則汗出，當刺足少陽本經之穴耳。

張志聰曰：少陽主初生之氣，病則生陽不升，故身體懈惰。少陽主樞，寒不甚，熱不甚，樞象也。膽病者，心中憺憺，恐人將捕之。少陽相火主氣，故熱多。少陽所生，病者汗出，當取俠谿，此足少陽之滎也。

足陽明之瘧，令人先寒洒淅，洒淅寒甚，久乃熱，熱去汗出，喜見日月光火氣，乃快然，刺足陽明跗上。

王冰曰：陽虚則外先寒，陽虚極則復盛，故寒甚久乃熱也。熱去汗已，陰又内强，陽不勝陰，故喜見日月光火氣乃快然也。跗上，衝陽穴也，在足跗上同身寸之五寸骨間，動脈上去陷谷同身寸之三寸，陽明之原，刺可入同身寸之三分，留十呼，若灸者可灸三壯。

馬蒔曰：此言胃瘧之證也。足陽明之瘧，令人先寒，洒淅，其寒最甚。久乃寒變爲熱，蓋以熱盛則外先寒而久，寒久則始變而爲熱。至於熱去則汗出，亦邪氣勝而真氣不勝故也。喜見日月光，又欲見火氣乃快然，陽明脈解篇謂：陽明之脈病，惡人與火，蓋陽明本多氣多血，熱邪盛則惡人與火，而今反喜之者，乃胃氣之虚故也，當刺足陽明跗上之衝陽穴耳。

張志聰曰：陽明者，兩陽合明，陽熱光明之氣也。病則反其本而洒淅寒甚，熱去汗出則病氣去而喜見光明，復其陽明之本氣也。本氣復而仍取足陽明者，經邪未去也。故當取足跗上衝陽，此足陽明原也。按三陰三陽之病，論在六氣，則不涉經絡之有形，是以見太陽之先寒後熱，少陽之寒熱從樞，如少陰之標寒本熱，此病無形之六氣也。又如膽病之恐人將捕，脾土之灌溉四旁，少陰之嘔吐，厥陰之腰痛，是又涉於有形之經。當知經不離乎氣，氣不離乎經，可分而可合者也，能明乎經氣之理，進乎道矣。

足太陰之瘧，令人不樂，好太息，不嗜食，多寒熱，汗出；病至則善嘔，嘔已乃衰，即取之。樂，音洛。好，去聲。

王冰曰：心氣流於肺則喜，今脾臟受病，心母救之，火氣下入於脾，不上行於肺。足太陰脈支別者，復從胃上鬲注心中，故令人不樂，好太息也。脾主化穀，榮助四旁，今邪薄之，諸臟無稟，土寄四季，王則邪氣交爭，故不嗜食，多寒熱而汗出。又脈入腹屬脾絡胃上鬲挾咽，故病氣來至則嘔，嘔已乃衰退也。待病衰去，即取之井俞公孫也。公孫在足大指本節後，同身寸之一寸，太陰絡也，刺可入同身寸之四分，留七呼，若灸者可灸三壯。

馬蒔曰：此言脾瘧之證也。心之志爲喜，今子既受病，母必憂之，乃不樂，惟不樂，故好太息也。脾主化穀，邪氣薄之，故不嗜食。脾之外爲三陽經，脾之内爲三陰經，正陰陽出入之界，故多寒亦多熱也。

張志聰曰：足太陰脾土，主氣，主灌四臟，心肺居上爲陽，肝腎居下爲陰，脾爲孤臟，中央土間於陰陽之間，膻中者，臣使之官，喜樂出焉。膻中乃宗氣之所居，上出於肺，以司呼吸。經云：心系急則氣道約，約則不利，故太息以伸出之。令人不樂好太息者，足太陰病瘧而上及於心肺也。腎病者，寢汗出。肝脈緩甚爲善嘔，所生病者爲嘔逆汗出。病至則善嘔者，下及於肝腎也。病至者，言病至於肝臟則善嘔，嘔已則肝臟之病已衰，而即當取之。蓋言脾瘧而病至於四臟，見四臟之病已衰，而即當取之足太陰也。不嗜食，多寒熱，太陰之本病也。脾病而不能轉輸，故不嗜食。太陰居中土，間於陰陽之間，故多寒熱也。

足少陰之瘧，令人嘔吐甚，多寒熱，熱多寒少，欲閉户牖而處，其病難已。

王冰曰：足少陰腎脈，貫肝鬲，入肺中，循喉嚨，故嘔吐甚，多寒熱也，腎爲陰臟，陰氣生寒，今陰氣不足，故熱多寒少。胃陽明脈病，欲獨閉户牖而處，今謂胃土病證，反見腎水之中，土刑於水，故其病難已也，太鍾、太谿悉主之。太鍾在足内踝後街中，少陰絡也，刺可入同身寸之二分，留七呼，若灸者可灸三壯。太谿在足内踝後跟骨上動脈陷者中，少陰俞也，刺可入同身寸之三分，留七呼，若灸者可灸三壯。

馬蒔曰：此言腎瘧之證也。

張志聰曰：足太陰寒水主氣，故嘔吐甚，少陰標陰而本熱，故多寒熱，熱多寒少，本氣勝也。大凡病熱多而陽氣勝者易愈，寒多而陰氣勝者難已，欲閉户牖而處者，陰寒甚也，故其病難已。本經曰：陽盡而陰盛，故欲獨閉户牖而居。

王芳侯曰：陽熱甚者，宜刺泄其邪，陰盛故不言刺也。

足厥陰之瘧，令人腰痛，少腹滿，小便不利如癃狀，非癃也，數便，意恐懼，氣不足，腹中悒悒，刺足厥陰。癃，音隆。數，音朔。悒，音邑。

王冰曰：足厥陰脈，循股陰，入毛中，環陰器，抵少腹，故病如是。癃，謂不得小便也。悒悒，不暢之貌。刺足厥陰，太衝主之，在足大指本節後，同身寸之二寸陷者中，厥陰俞也，刺可入同身寸之三分，留十呼，若灸者可灸三壯。

馬蒔曰：此言肝瘧之證也。癃非真癃也，數，欲小便之意耳。腎之志爲恐，故恐懼者腎氣不足，且腹中悒悒然而不暢也，當刺足厥陰之穴耳。李東垣治足六經瘧方，足太陽用羌活加生地黄湯、柴胡加桂湯；足陽明桂枝二、白虎、黄芩芍藥加桂湯；足少陽小柴胡湯；足太陰小建中湯、異功散；足少陰小柴胡、半夏湯；足厥陰四物、元胡、苦楝、附子湯。雖未必盡中病情，姑備此以俟採擇。

張志聰曰：腰痛少腹滿，厥陰之經證也。木乃水中之生陽，故肝主疎泄。水液如癃非癃，而小便頻數不利者，厥陰之氣不化也。志意者，所以御精神，收魂魄。經云：肝氣虚則恐，蓋肝臟之神魂不足，故意恐懼也。木主春生之氣，厥陰受邪，故生氣不足。木鬱不達，故腹中悒悒也。

肺瘧者，令人心寒，寒甚熱，熱間善驚，如有所見者，刺手太陰陽明。間，去聲。

王冰曰：刺手太陰，列缺主之，列缺在手腕後同身寸之一寸半，手太陰絡也，刺可入同身寸之三分，留三呼，若灸者可灸五壯。陽明穴合谷主之，合谷在手大指次指岐骨間，手陽明脈之所過也，刺可入同身寸之三分，留六呼，若灸者可灸三壯。

馬蒔曰：上文言足之六經已盡矣，而此下五節，又以肺心肝脾腎言之。其肝脾腎已爲上文足三陰之瘧，而後又重言其詳耳。此節言肺瘧之證也。肺瘧令人心寒者，邪盛乘所不勝也。寒甚則熱，熱間善驚。如有所見者，心氣不足，肺邪有餘所致也。當刺手太陰肺經，與手陽明大腸經耳。

張志聰曰：肺者心之蓋，故令人心寒。熱心氣虚則善驚，如有所見。經云：心者神之舍也，神精亂而不轉，卒然見非常物。盧之頤曰：邪不干臟，列臟證者，非真臟之病，乃臟募之氣化證也。莫仲超曰：邪入於五臟六腑募原之間，不干臟腑之氣，則爲間日之瘧；干臟腑之氣，則爲五臟六腑之瘧；涉於三陰三陽，則爲六經之瘧。故曰，瘧者風寒之氣不常也。

心瘧者，令人煩心甚，欲得清水，反寒多不甚熱，刺手少陰。

王冰曰：刺手少陰，神門主之，神門在掌後鋭骨之端陷者中，手少陰俞也，刺可入同身寸之三分，留七呼，若灸者可灸三壯。

馬蒔曰：此言心瘧之證也。煩心者，心熱則煩且甚，故欲得水以救之。惟其熱甚則反寒多，蓋熱極生寒也。寒既久則火少衰，所以不甚熱也。當刺手少陰心經之穴耳。

肝瘧者，令人色蒼蒼然，太息，其狀若死者，刺足厥陰見血。

王冰曰：刺足厥陰見血，中封主之。中封在足内踝前同身寸之一寸半陷者中，仰足而取之，伸足乃得之，足厥陰經也，刺出血止。常刺者，可入同身寸之四分，留七呼，若灸者可灸三壯。

馬蒔曰：此又言肝瘧之證也。上文言足厥陰之瘧，令人腰痛，少腹痛，小便不利如癃狀，恐懼，氣不足，腹中悒悒然不止，此在經而不在臟也。肝色蒼蒼然者，色不明潤也。太息者，病氣不舒也。其狀若死者，厥陰爲陰之盡，而邪氣入深，身不能動也。當刺足厥陰肝經之穴以出血耳。

張志聰曰：蒼乃東方之青色，肝主色，故令人色蒼蒼然。膽病者善太息，膽附於肝，故肝病必及於膽。肝膽主春生之氣，膽氣升則臟腑之氣皆升，生陽不升，故其狀若死。

脾瘧者，令人寒，腹中痛，熱則腸中鳴，鳴已汗出，刺足太陰。

王冰曰：刺足太陰，商丘主之。商丘在足内踝下微前陷者中，足太陰經也，刺可入同身寸之三分，留七呼，若灸者可灸三壯。

馬蒔曰：此又言脾瘧之證也。上文言足太陰之瘧，令人不樂，好太息，不嗜食，多寒熱，汗出，病至則善嘔，嘔已乃衰。然在經而不在臟也。腹中痛者，脾脈病也。熱則腸中鳴，水與火相擊而成聲也。鳴已汗出，熱久邪散也。當刺足太陰脾經之穴耳。

張志聰曰：脾爲陰中之至陰，故令人寒。腹乃脾土之郛郭，故腹中痛。濕熱下行則腸鳴，上蒸則汗出也。鳴已汗出者，下行極而上也。

腎瘧者，令人洒洒寒，腰脊痛宛轉，大便難，目眴眴然，手足寒，刺足太陽少陰。

王冰曰：刺足太陽委中少陰，太鍾主之，取如前足少陰瘧中法。

馬蒔曰：此又言腎瘧之證也。上文言足少陰之瘧，令人嘔吐甚，多寒熱，熱多寒少，欲閉户牖而處，其病難已，然在經而不在臟也。腰者腎之腑，今腎有熱，則令人洒洒寒，腰脊痛也，宛轉而難於轉身也。大便難以腎主二便，而腎氣不足，故大便難也。目眴眴然，水虧則火盛，故目不明也。當刺足太陽膀胱經與足少陰腎經之穴耳。李東垣治五臟瘧方，肺瘧用黄芩加芍藥湯，心瘧用桂枝黄芩湯，肝瘧用四逆湯、通脈四逆湯，脾瘧用小建中湯、芍藥甘草湯，腎瘧用桂枝加當歸芍藥湯，胃瘧用理中湯丸，雖未必盡中病情，姑備此以俟採擇。

張志聰曰：足少陰寒水主氣，故令人洒洒寒。腰乃腎之腑，故腰脊痛而欲其宛轉也。腎開竅於二陰，故大便難。眴眴，目摇動而不明，骨之精爲瞳子，故目眴眴然也。腎主生氣之原手足爲諸陽之本，邪病則有傷生氣，故手足寒也。

胃瘧者，令人且病也，善飢而不能食，食而支滿腹大，刺足陽明太陰横脈出血。

王冰曰：胃熱脾虚，故善飢不能食，食而支滿腹大，故下文兼刺太陰也。刺足陽明，厲兑、解谿、三里主之。厲兑在足大指次指之端，去爪甲如韭葉，陽明井也，刺可入同身寸之一分，留一呼，若灸者可灸一壯。解谿在衝陽後同身寸之三寸半腕上陷者中，陽明經也，刺可入同身寸之五分，留五呼，若灸者可灸三壯。三里在膝下同身寸之三寸䯒骨外廉兩筋肉分間，陽明合也，刺可入同身寸之一寸，留七呼，若灸者可灸三壯。然足陽明取此三穴，足太陰刺其横脈出血也。横脈，謂足内踝前斜過大脈，則太陰之經脈也。

馬蒔曰：此言胃瘧之證也。上文言足陽明之瘧，令人先寒洒淅洒淅，寒甚久乃熱，熱去汗出，喜見日月光，火氣乃快然，然在經而不在腑也。又以胃瘧重言者，蓋胃爲六腑之長也。且，將也。將病之時，善飢而不能食，縱有所食，而支滿腹大，以胃熱脾虚也。

張志聰曰：胃主受納水穀，故胃瘧者，令人病飢而不能食。中焦受邪不能主化，故支滿腹大。横脈，脾胃之横絡脈也。當刺足陽明胃經足太陰脾經之横脈出血。

瘧發身方熱，刺跗上動脈，開其空，出其血，立寒。

王冰曰：刺跗上動脈，則陽明之脈也。陽明之脈，多血多氣，熱盛氣壯，故出其血而立可寒也。

馬蒔曰：此言瘧發將欲熱者，當有刺之之法也。凡瘧發身方熱，則刺跗上之動脈，當足衝陽穴也。蓋足陽明胃經者，乃五臟六腑之長也，故取其穴以刺之，開其空，出其血，其瘧立可寒矣。

張志聰曰：此言瘧之寒熱，乃病在陰陽之氣分，當取於陽明太陰焉。夫三陽主表，三陰主裏，瘧發身方熱，是邪將出於表陽，陽明者，兩陽合明，間於二陽之間，主行氣於周身，陽盛之氣也，故當取陽明之衝陽，摇鍼以開其穴，瀉出其血，則陽熱去而立寒矣。

瘧方欲寒，刺手陽明太陰，足陽明太陰。

王冰曰：此亦謂開穴而出其血也，當隨四經之井俞而刺之。

馬蒔曰：此言瘧發將欲寒者，當有刺之之法也。凡瘧發身方欲寒，雖未發熱，而熱盛將寒也。肺爲氣之主，而胃爲六腑之先，脾爲五臟之主，腸胃爲海，當刺此四經，開其空以出其血，則可以無寒矣。

張志聰曰：夫身半以上爲天，身半以下爲地；手太陰陽明主天，足太陰陽明主地。故從腰以上者，手太陰陽明皆主之；從腰以下者，足太陰陽明皆主之。又陽者天氣也，主外；陰者地氣也，主内。瘧方欲寒，是邪將入於裏陰，故當刺手足陽明太陰，使天地陰陽之氣，上下外内和平，而無偏陰之患矣。

瘧脈滿大急，刺背俞，用中鍼；旁五胠俞各一，適肥瘦出其血也。胠，去魚切。

王冰曰：瘦者淺刺，少出血，肥者深刺，多出血。背俞，謂大杼。五胠俞，謂譩譆。

馬蒔曰：此言瘧脈滿大急者，當有刺之之法也。

張志聰曰：此言瘧病在經絡者，當取其背俞焉。蓋經脈内合五臟五行之氣，五臟之俞在背，故當取背俞以瀉之。脈滿大急者，邪盛於經脈中也。胠俞者，五臟俞之旁，近於胠脅，乃魄户、神堂、魂門、意舍、志室也。

瘧脈小實急，灸脛少陰，刺指井。

王冰曰：灸脛少陰，是謂復溜。復溜在内踝上同身寸之二寸陷者中，足少陰經也，刺可入同身寸之三分，留三呼，若灸者可灸五壯。刺指井，謂刺至陰。至陰在足小指外側，去爪甲角如韭葉，足太陽井也，刺可入同身寸之一分，留五呼，若灸者可灸三壯。

馬蒔曰：此言脈有小實急者，而有灸刺之法也。蓋足少陰之井在足心，名涌泉穴，故不曰指。今曰指井，則是足太陽膀胱之井穴至陰，與腎爲表裏，故刺之耳。

張志聰曰：此言經脈之氣虚陷者，宜灸足少陰也。蓋經脈之氣，發原於少陰腎臟，脈小者脈氣虚也。經云：諸急爲寒。小實急者，脈氣虚寒而邪氣實也。艾名冰台，能於水中取火，能啓陷下之陽，故當灸少陰脛下之太谿，以啓經脈之生氣，刺足小指之井穴，以瀉經脈之實邪。

瘧脈滿大急，刺背俞，用五胠俞，背俞各一，適行至於血也。

王冰曰：謂調適肥瘦穴度深淺，循三備法而行鍼，令至於血脈也。背俞，謂大杼。五胠俞，謂譩譆。

馬蒔曰：此重言瘧脈滿大急者之刺法也。適行至於血者，即適肥瘦出其血也。

張志聰曰：此復申明背俞與胠俞之經氣相通也。曰背俞五胠俞，背俞各一者，言背旁之五胠俞，與背俞各刺其一也。背俞者，離脊骨兩旁各一寸五分，乃五臟之俞也。胠俞者，去脊骨兩旁各三寸，近於胠脅，乃五臟神氣之所舍，故曰魄户者，謂肺藏魄也。曰神堂者，謂心藏神也。曰魂門者，謂肝藏魂也。曰意舍者，謂脾藏意也。曰志室者，謂腎藏志也。此胠俞與背俞之氣相通，故當各取之，適其肥瘦，以行其鍼而至於出血也。此蓋言邪盛於血脈者，取五胠俞，甚而及於五臟者，兼取背俞，是以上節之灸胻，此下之用藥，亦少有別焉。莫子晉曰：血者神氣也，故病在經脈而邪傷血者，宜取臟神所舍之俞。然經脈内合五臟，故又當兼取其背俞也。

瘧脈緩大虚，便宜用藥，不宜用鍼。

王冰曰：緩者中風，大爲氣實，虚者血虚。血虚氣實，風又攻之，故宜藥治以遣其邪，不宜針瀉而出血也。

馬蒔曰：此言瘧脈緩大虚者，當用藥而不用針也。蓋瘧脈緩大，與前滿大急小實急者異矣，而又兼虚，則便宜用藥以調理之，不宜輕用針以出血也。若出血則益虚矣。

張志聰曰：此承上文而言五臟之經氣虚者，便於用藥而不宜用針也。脈緩大虚，血氣兩虚也。《靈樞經》云：少氣者則陰陽俱不足，補陽則陰竭，瀉陰則陽脱，如是者可將以甘藥，不可飲以至劑，如此者弗灸，不已者因而瀉之，則五臟氣壞矣。上節論經脈生始之原，本於足少陰腎，此言經俞血氣，又五臟五行之所生，然有邪有正，有實有虚，而灸刺用藥，各有所宜也。

凡治瘧先發如食頃，乃可以治，過之則失時也。

王冰曰：先其發時，真邪異居，波隴不起，故可治。過時則真邪相合，攻之則反傷真氣，故曰失時。

馬蒔曰：此言治瘧貴在未發之前，其時候止如食頃，即可以治之也。前篇曰，無刺熇熇之熱，無刺渾渾之脈，無刺漉漉之汗，爲其氣逆未可治也。又曰，方其盛時必毁，因其衰也，事必大昌。又曰，瘧之未發也，陽未並陰，陰未並陽，因而調之，真氣得安，邪氣乃亡。故工不能治其已發，爲其氣逆也。皆言當治之於未發之先，而不可治之於已發之後耳。此則言治之於未發之先者，其時候止如一食之頃，或用針，或用藥，即可以治之矣。若過此食頃，而至於已發，則失時不可爲矣。

張志聰曰：此論治瘧毋先後其時。先發如食頃者，俟其瘧發如一飯之頃，而後取之，方其衰也，乃可以治。若太過之，則又失其時矣。

諸瘧而脈不見，刺十指間出血，血去必已。先視身之赤如小豆者，盡取之。

馬蒔曰：此言諸瘧之脈不見者，當有刺之之法也。諸瘧而脈不見，邪盛故脈沉，當刺手足十指間井穴出血，血去則瘧可已。又必先視其身之赤如小豆者，盡取之以出血也。

張志聰曰：此言邪在皮膚氣分者，宜刺十指之井穴也。瘧在氣分，故不見於脈。脈不見者，謂不見滿大急之脈也。當刺十指之井穴出血，血去其病立已，蓋所出爲井，乃經氣始相交會之處，故刺之可泄氣分之邪。身有赤如小豆者，邪在膚表，氣分有傷，澹滲皮膚之血，故赤如小豆，當先取而去之。此言邪在經脈之血，與澹滲皮膚之血，所見脈證不同，而取刺亦各有別。

十二瘧者，其發各不同時，察其病形，以知其何脈之病也。先其發時，如食頃而刺之，一刺則衰，二刺則知，三刺則已。不已，刺舌下兩脈出血。不已，刺郄中盛經出血，又刺項已下俠脊者必已。舌下兩脈者廉泉也。

王冰曰：察其病形，以知其何脈之病，言隨其形證而病脈可知也。郄中盛經，並足太陽之脈氣也。郄中則委中也。俠脊者，謂大杼、風門熱府穴也。大杼在項第一椎下兩旁，相去各同身寸之二寸半陷者中，刺可入同身寸之三分，留七呼，若灸者有灸五壯。風門熱府在第二椎下兩旁，各去同身寸之一寸半，刺可入同身寸之五分，留七呼，若灸者可灸五壯。舌下兩脈者，廉泉也，在頷下結喉上，舌本下，陰維任脈之會，刺可入同身寸之三分，留三呼，若灸者可灸三壯。

馬蒔曰：此言刺十二經之瘧者，當曲盡刺之之法也。十二經之瘧，其發各不同時，察其病形，以知其何經脈氣之病，先其發時，如食頃而刺之，一刺則勢衰，二刺則知其甚衰，三刺則病已矣。如不已，當刺舌下兩脈出血，乃任脈經之廉泉穴也。如不已，當刺足太陽膀胱經之委中盛經以出血，又兼刺項已下俠脊者必已。俠脊者，則大杼、風門穴也。

張志聰曰：此言邪在臟腑經脈者，更有刺之之法也。十二瘧者，謂六經五臟胃瘧也。其發各不同者，言厥陰與肝瘧，陽明與胃瘧，太陰與脾瘧，少陰與腎瘧，各有臟腑經氣之不同也。故當時察其病形，或腰痛頭重，或心寒善驚，以知其何脈之病。蓋經脈乃胃腑之所生，五臟之所主，故曰以知何脈之病。先其發時如食頃者，先於未發之前而刺之也。刺之者，以足太陽之瘧取郄中，陽明之瘧取足跗，肺瘧刺手太陰陽明，心瘧刺手少陰也。一刺則病衰，二刺則知，三刺則病已。按上古以小便利、腹中和爲知。舌下兩脈，任脈之廉泉穴也。盛經者，謂血氣盛於此也。項以下俠脊者，胠俞、背俞也。蓋任脈統任一身之陰，爲經絡之海，而臟腑之經俞，皆屬於太陽，故刺本經不愈，而復取任脈及足太陽之郄中背俞，其病立已也。楊元如曰：邪在氣分者，宜後其時以刺之，蓋氣爲陽，其性鋭，故當避其來鋭。邪在血分者，宜先其時以取之，蓋血爲陰，其性柔，故當迎而奪之。

刺瘧者，必先問其病之所先發者先刺之。先頭痛及重者，先刺頭上及兩額兩眉間出血。先項背痛者，先刺之。先腰脊痛者，先刺郄中出血。先手臂痛者，先刺手少陰陽明十指間。先足脛痠痛者，先刺足陽明十指間出血。

王冰曰：先刺陽明十指出血者，邪居之所而瀉之。

馬蒔曰：此言凡刺瘧者，必先問其病之所先發者，以先刺之也。瘧發時，先頭痛及重者，先刺頭上上星、百會穴，及兩額之懸顱穴，兩眉間之攢竹穴，以出其血。先項背痛者，先刺其項之風池、風府穴，背之大杼、神道穴，以出其血。先腰脊痛者，先刺委中出血。先手臂痛者，先刺手少陰心經、手陽明大腸經，及十指俱出其血，皆井穴也。先足脛痠痛者，先刺足陽明胃經，及足十指間之井穴以出其血。

張志聰曰：此言邪中於頭項者，氣至頭項而病。中於背者，氣至背而病。中於腰脊者，氣至腰脊而病。中於手足者，氣至手足而病。必先問其所先發者先刺之。手少陰陽明十指間者，謂十指間之少衝、商陽也。足陽明十指間者，足十指間之厲兑也。蓋少陰心臟主血脈，而手足井滎之血氣，皆陽明之所生，是以手足痛者，獨取於少陰陽明。張兆璜曰：惟項背之瘧，見證不一，有邪入於風府，隨衛氣上下，而日作早晏者，有邪留於項背，而遇衛氣以日作晏者，有邪留於項背之間，而不與衛氣之日作晏者，故概而言之曰先刺之。

風瘧，瘧發則汗出惡風，刺三陽經背俞之血者。

馬蒔曰：此言刺風瘧之法也。風瘧之發，則汗出惡風，當刺足三陽經背俞之血者，即足太陽膀胱俞，足陽明胃俞，足少陽膽俞是也。膀胱俞，十九椎下兩旁，相去脊中各一寸半，針三分，留六呼，灸三壯。胃俞，十二椎下兩旁，相去脊中各一寸半，針三分，留七呼，灸七壯。膽俞，十椎下兩旁，相去脊中各一寸半，針三分，留七呼，灸五壯。

張志聰曰：此言病風瘧者，亦當取足太陽之經也。瘧發則汗出惡風者，表陽之氣虛也。三陽，太陽也。背俞，太陽之經俞也。蓋太陽之氣主表，邪傷太陽，則表氣虛而惡風，故宜瀉太陽之邪。

䯒痠痛甚，按之不可，名曰胕髓病，以鑱針針絶骨，出血立已。䯒，何庚切。鑱，鋤銜切。

王冰曰：絶骨，陽輔穴也，取如氣穴論中腑俞法。

馬蒔曰：此言刺䯒痠痛甚之法也。䯒痠痛甚不可按者，按之益痛也，名曰胕髓有病。當以《靈樞》九針論中第一針曰鑱針者，針其足少陽膽經之絶骨穴以出其血，則病自已矣。

張志聰曰：此風邪深入於骨髓中者，宜刺足少陽之絶骨穴，蓋少陽之氣主骨也。䯒，足骨；胕，足面也。風邪入傷骨髓，故痠痛不可按。鑱針，主瀉陽熱之氣者也。絶骨在足外踝上三寸動脈中，針二分，留七呼。

身體小痛，刺至陰。

馬蒔曰：此言刺身體小痛之法也。身體小痛則邪感太陽經，而其邪未深，當刺足太陽膀胱經之井穴至陰也，在足小指外側，去爪甲如韭葉，針一分，留五呼，灸三壯。

張志聰曰：此言風瘧之病，身體痛者，宜取至陰之經也。脾爲陰中之至陰，而外主四肢肌肉，故經云：脾絡實則一身盡痛，是以身體小痛者，宜刺脾臟之經，蓋亦風木之邪，賊傷脾土也。

諸陰之井無出血，間日一刺。

王冰曰：諸井皆在指端，足少陰井在足心宛宛中也。

馬蒔曰：此承上文而言刺諸陰經井穴之法也。上文言太陽至陰之穴，乃井穴也。凡刺手足六陰經之井穴，慎無出血，當間日一刺之，則其邪氣自泄，不必至於出血也。

張志聰曰：此承上文而言手足三陰之井穴，不宜出血，蓋井穴乃經氣之交，故邪在陽之氣分者，宜瀉出其血，病在陰之經，而宜取陰之井者，可間日一刺，則邪氣自泄，不必出血以泄真陰之氣。

張兆璜曰：此申明上文之所謂刺至陰者，當刺至陰之井穴；並申明所謂至陰者，非太陽之至陰也。

瘧不渴，間日而作，刺足太陽；渴而間日作，刺足少陽。

馬蒔曰：此言瘧有間日而作者，即其渴不渴，而當分經以刺之也。瘧有間日而作，但不渴者，熱未甚也，當刺足太陽膀胱經之穴。亦有間日作而發渴者，熱之甚也，當刺足少陽膽經之穴。蓋邪有淺深，斯有渴不渴之分也。故刺之者，有三陽一陽之異如此。

張志聰曰：此言瘧之渴與不渴者，又有水火寒熱之氣化也。太陽之上，寒水主之，故不渴者，取足太陽。少陽之上，相火主之，故渴者取足少陽。間日者，邪入於裏也。夫邪入於裏則渴，是以間二日或間數日者，有陰陽更勝之或甚或不甚，若陽分之邪入裏，則有水火寒熱之或渴或不渴也。

温瘧汗不出，爲五十九刺。

馬蒔曰：此言刺温瘧而汗不出者，當另有刺之之法也。五十九刺，見刺熱篇第三十二，《靈樞》熱病第二十三。

張志聰曰：温瘧者，得之冬中於風寒，病氣藏於腎，若汗不出，是邪不能出之於陽，故當爲五十九刺。五十九刺者，以第四針刺骨也。

氣厥論篇第三十七

馬蒔曰：凡寒熱相移，皆氣厥也，故名篇。

黄帝問曰：五臟六腑，寒熱相移者何？岐伯對曰：腎移寒於肝，癰腫少氣。脾移寒於肝，癰腫筋攣。肝移寒於心，狂，隔中。心移寒於肺，肺消。肺消者，飲一溲二，死不治。肺移寒於腎爲涌水。涌水者，按腹不堅，水氣客於大腸，疾行則鳴濯濯，如囊裹漿，水之病也。腎移寒於肝，肝字當作脾，王冰誤作肝。

王冰曰：肝臟藏血，然寒入則陽氣不散，陽氣不散，則血聚氣濇，故爲癰腫，又爲少氣也。脾臟主肉，肝臟主筋，肉温則筋舒，肉冷則筋急，故筋攣也。肉寒則衛氣結聚，故爲癰腫。心爲陽臟，神處其中，寒薄之則神亂離，故狂。陽氣與寒相薄，故隔塞而中不通也。心爲陽臟，反受諸寒，寒氣不消，乃移於肺，寒隨心火，內爍金精，金受火邪，故中消也。然肺臟消爍，氣無所持，故令飲一而溲二也。金火相賊，故死不能治。肺藏氣，腎主水。夫肺寒入腎，腎氣有餘，腎氣有餘則上奔於肺，故云涌水也。大腸爲肺之腑，然肺腎俱爲寒薄，上下皆無所之，故水氣客於大腸。腎受凝寒，不能化液，大腸積水而不流通，故疾行則腸鳴而濯濯有聲，如囊裹漿而爲水病也。

馬蒔曰：此因帝以臟腑寒熱相移爲問，而先即五臟之移寒者告之也。腎傷於寒而傳於脾，傳其所勝己者，其寒盛矣。惟胃主肉，肉得寒則爲堅，堅久則化爲熱，故輕則爲腫，而重則爲癰也。脾病不能運化，故元氣亦衰少矣。又脾移寒於肝，亦傳其所勝己者，其寒盛矣，肉寒而衛氣結聚，故爲癰腫。肝臟主筋，肉寒而筋脈拘急，故爲筋攣之病。又肝移寒於心，傳其我所生之心，心爲陽臟，神處其中，今寒薄之而神氣亂離，故爲狂。且心脈起於心中，出屬心系下膈，故爲隔塞不通等病。又心移寒於肺，傳其所不勝之金，金被火刑，肺精燥爍，故爲肺消。肺消者，飲雖止於一分，而溲則倍之。入少出多，精氣耗散，故主死不治。又肺移寒於腎，傳其我所生者，則肺寒入腎，腎邪干母；上奔於肺，故爲涌水。大腸爲肺之腑，今肺腎俱爲寒薄，上下皆無所之，其水氣當客於大腸也。方其疾行，則腸中似鳴，濯濯有聲，如以囊裹漿，此乃水之病耳。

張志聰曰：帝突問臟腑寒熱相移，則爲何如之病，蓋承上章而復論瘧氣之厥逆也。寒熱者，邪正陰陽之氣也。如邪舍於臟腑募原之間，陰陽外內相乘，則爲往來之寒熱。如臟邪傳移於臟，腑邪傳移於腑，則爲氣厥之變病矣。是以此篇單論五臟六腑寒熱相移之病也。蓋瘧邪不解，多生變病者，當皆爲氣厥之所致也。然瘧不死人，病瘧而有死者，傳臟故也。夫脾主肌肉，寒氣化熱，則腐肉而爲癰膿。脾統攝元真之氣，脾臟受邪，故少氣也。肝主血，寒則血凝注。經曰：榮氣不行，乃發爲癰。肝主筋，故筋攣也。肝爲陽臟，而木火主氣，陽并於陽故狂。心居膈上，肝處膈下，母子之氣，上下相通，肝邪上移於心，留於心下，故爲膈中。蓋言臟不受邪，五臟之寒熱相移，留薄於臟外而干臟氣，不傷臟真者也。肺受心邪，則不能通調水液，而惟下洩矣。肺爲金水之原，寒隨心火消爍肺精，是以飲一溲二者，肺液並消，故爲不治之死證。夫在地爲水，在天爲寒，腎爲水臟，腑主生原，是以肺之寒邪，下移於腎，而腎之水氣，反上涌於肺矣。大腸乃肺之腑，肺居膈上，故水氣客於大腸，疾行則鳴，濯濯有聲，如以囊裹漿者，水不沾流走於腸間也。

倪冲之曰：肺移於腎，肝移於心，傳其我所生也。腎移於脾，脾移於肝，侮其所不勝也。心移於肺，乘其己所勝也。

脾移熱於肝，則爲驚衄。肝移熱於心，則死。心移熱於肺，傳爲鬲消。肺移熱於腎，傳爲柔痓。腎移熱於脾，傳爲虚，腸澼，死不可治。痓，音熾。

王冰曰：肝藏血，又主驚，故熱薄之，則驚而鼻中血出。兩陽和合，火木相燔，故肝熱入心則當死也。心肺兩間，中有斜鬲膜，鬲膜下際，内連於横鬲膜，故心熱入肺，久久傳化，内爲鬲熱，消渴而多飲也。柔謂筋柔而無力，痓謂骨痓而不隨，氣骨皆熱，髓不内充，故骨痓强而不舉，筋柔緩而無力也。脾土制水，腎反移熱以與之，是脾土不能制水而受病，故久久傳爲虚損也。腸澼死者，腎主下焦，象水而冷，今乃移熱，是精氣内消，下焦無主以守持，故腸澼除而氣不禁止。

馬蒔曰：此又即五臟之移熱者告之也。肝藏血，又主驚，今脾移熱於肝，傳其所勝己者，其熱盛矣，則肝氣必虚。故被所勝者乘所不勝，當爲驚爲衄，衄者，鼻中出血也。又心屬君火，肝有相火，肝移熱於心，傳其我所生者，然心不受邪，以母傳子，而二火炎熾，病不可支，故死也。人有膈膜，前齊鳩尾，後齊十一椎，居心肺之下，而有斜膜，上與心肺相連，故心移熱於肺，傳其我所勝之金，上文心移寒於肺，寒蒸爲熱而成肺消，今則鬲亦被熱而成鬲消，由此推之，則肺消難免矣。上文曰死不治，而此亦非易治之證也。夫肺主氣，腎主骨，肺熱有餘，傳之於腎，傳其我所生之水，則氣與骨皆熱，其骨成痓而難舉，柔則痿弱而無力也。脾土制水，腎反移熱以與之，傳其所不勝者，其熱盛矣。是脾土不能制水而受病，久則爲益虚也。脾氣不能運化，而小腸大腸皆有澼積，如通評虚實論所謂或便血，或下白沫，或下膿血者是也。此則土絶水竭，死不可治。

張志聰曰：東方肝木，其病發驚駭。肝主血，故熱甚則衄。心主君火而不受邪，邪熱乘之，故死。心肺居於鬲上，火熱淫於肺金，則金水之液涸矣。鬲消者，鬲上之津液耗竭而爲消渴也。腎者，水也而生骨，腎臟燥，熱則髓精不生，是以筋骨痿弱而爲柔痓也。太陰濕土主氣不能制水，而反受濕熱相乘，脾氣虚傷則不能磨運水穀，而爲腸澼下利，穀氣已絶，故爲不治之死證。

胞移熱於膀胱則癃，溺血。膀胱移熱於小腸，鬲腸不便，上爲口糜。小腸移熱於大腸，爲虙瘕爲沉。大腸移熱於胃，善食而瘦，又謂之食亦。胃移熱於膽，亦曰食亦。膽移熱於腦，則辛頞鼻淵。鼻淵者，濁涕下不止也。傳爲衄衊瞑目，故得之氣厥也。虙，伏同。頞，音遏。衊，莫結切。

王冰曰：膀胱爲津液之府，胞爲受納之司，故熱入膀胱，胞中外熱，陰絡内溢，故不得小便而溺血也。《正理論》曰：熱在下焦則溺血，此之謂也。小腸脈絡心，循咽下鬲，抵胃屬小腸，故受熱以下令腸鬲塞而不便，上則口生瘡而糜爛也。小腸熱已，移入大腸，兩熱相薄，則血溢而爲伏瘕，血澀不利，則月事沉滯而不行，故云爲虙瘕爲沉也。胃爲水穀之海，其氣外養肌肉，熱消水穀，又鑠肌肉，故善食而瘦，又謂之食亦者，謂食入移易而過，不生肌膚也。腦液下滲則爲濁涕，涕下不已如水泉，故曰鼻淵。頞，謂鼻頞也。足太陽脈，起於目内眥，上額交巔，上入絡腦。足陽明脈，起於鼻交頞中，旁約太陽之脈。今腦熱則足太陽逆與陽明之脈，俱盛薄於頞中，故鼻頞辛也。辛，謂酸痛，足陽明脈交頞中，旁約太陽之脈，故爾。熱盛則陽絡溢，陽絡溢則衄出汗血也。衊，謂汗血也。血出甚，陽明太陽脈衰，不能榮養於目，故目瞑皆由氣逆而得之也。

馬蒔曰：此以六腑之移熱者告之也。王安道曰：膀胱固爲津液之腑，又有胞居膀胱之中，《靈樞》五味篇曰：膀胱之胞薄以懦。《類纂》曰：膀胱者胞之室。今胞中熱極，乃移熱於膀胱，則爲癃爲溺血。癃者，小便不通也。宣明五氣論曰：膀胱不利爲癃。蓋熱極則胞與膀胱皆脹，而溺不得出也。溺血者，血隨溺下也。《正理論》曰：熱在下焦則溺血也。膀胱上口，上連於小腸，今膀胱之熱移之，是水能勝火也。故小腸本受盛之官，化物所出，今火熱熏蒸，其腸鬲塞而熱燥不下，不得二便，且熱上出於口，亦爲口瘡而糜爛。蓋七竅在上，口通腸胃，其病如此耳。又小腸下口，大腸之上口也，小腸移熱於大腸，是傳其所勝也，兩熱相搏，則血積而爲伏瘕，其伏瘕則沉於其中也。又胃爲水穀之海其氣外養肌肉，今大腸之熱移之，是傳其生我者也，則胃火愈盛，食已如饑，故雖多食而肌肉瘦削，又謂之食亦。其亦當作易，蓋飲食移易而過，不生肌膚也。又胃移熱於膽，是傳其所勝我者，則胃病如故，而膽木生火，亦當善食而瘦也，亦名曰食亦。又膽脈起於目鋭眥上抵頭角下耳後，凡腦後之穴，曲折布繞，故膽移熱於腦，則辛頞鼻淵。辛頞者，鼻頞辛酸也。鼻淵者，濁涕下不止也。此皆熱使之然。及其久而傳也，則爲衄衊，爲瞑目，蓋鼻熱既久，血從上涌，故鼻中出血，其目亦瞑暗也。凡此五臟六腑，寒熱相移者如此，皆得之氣逆所致也。能隨各經之氣以預治，則寒熱可以不至於相移矣。

張志聰曰：膀胱者，胞之室也。衝任起於胞中，爲經血之海，胞移熱於膀胱，是經血之邪移於膀胱，故溺血。熱則水道燥涸，故癃閉也。小腸之脈，絡心循咽，下鬲屬小腸，小腸之下，名曰闌門，濟泌別汁，滲入膀胱，膀胱反移熱於小腸，是以鬲腸不能下滲，濕熱之氣，反隨經上逆，而口爲之糜爛矣。瘕者，假也，假津血而爲聚汁也。蓋小腸主液，大腸主津，小腸移熱於大腸，則津液留聚而爲伏瘕矣。沉，痔也。小腸主火，大腸主金，火熱淫金，則爲腸痔。邪氣臟腑篇曰：腎脈微濇爲沉痔。胃主受納水穀，大腸爲傳導之官，大腸熱邪，反逆乘於胃，是以胃熱則消穀善食，陽明燥熱，則榮衛津液不生，故雖能食而瘦，亦懈㑊也。然能食而身體懈惰，故又謂之食亦。夫五臟六腑之生氣，皆取决於膽，膽氣燥熱則生陽不升，故身體懈惰。胃氣熱則消穀善饑，故亦曰食㑊。膽氣上升，則熱隨入腦，俠鼻兩旁曰頞。腦爲精髓之海，髓者骨之充也。腦者陰也，故腦滲則爲涕。愚按胞膽腦髓，奇恒之腑也；腸胃膀胱，四形臟也。論奇恒之腑相傳者，謂膽與腦，胞與膀胱，無經絡之相通，乃熱邪在氣而氣相乘也。至於腸胃之逆傳，亦邪熱在氣而不在腑，故爲伏瘕食亦之證，而不得從下解。又總釋臟腑寒熱相移，皆在氣而不在經，故曰得之氣厥也。夫熱氣上升，迫於絡脈則爲衄，淡滲皮毛之血，不能化液爲汗則爲衊。邪熱傷氣，而陽氣虚則目瞑，言邪出於腦，則傳於氣分而爲衄衊瞑目之證，併釋經脈内連臟腑，如臟邪在經，入臟則死，腑邪在經，則溜於腸胃而從下解。此邪在臟腑氣分，故外内相乘，則爲寒熱之往來，臟腑相移，則爲寒熱之氣厥，此在氣而不在經，故篇名氣厥論，而末結曰得之氣厥也。

古今圖書集成醫部全録卷十九

黄帝素問

欬論篇第三十八

馬蒔曰：内論五臟六腑之欬，各有形狀治法，故名篇。

黄帝問曰：肺之令人欬，何也？岐伯對曰：五臟六腑，皆令人欬，非獨肺也。帝曰：願聞其狀。岐伯曰：皮毛者，肺之合也。皮毛先受邪氣，邪氣以從其合也。其寒飲食入胃，從肺脈上至於肺則肺寒，肺寒則外内合邪，因而客之則爲肺欬。五臟各以其時受病，非其時各傳以與之。人與天地相參，故五臟各以治時，感於寒則受病，微則爲欬，甚則爲泄，爲痛。乘秋則肺先受邪，乘春則肝先受邪，乘夏則心先受之，乘至陰則脾先受之，乘冬則腎先受之。

王冰曰：邪謂寒氣，肺脈起於中焦，下絡大腸，還循胃口，上鬲屬肺，故云從肺脈上至於肺也。時，謂王月也，非王月則不受邪，故各傳以與之。寒氣微則外應皮毛，内通肺，故欬。寒氣甚則入於内，内裂則痛，入於腸胃則泄痢。然必當用事之時，故先受邪氣。

馬蒔曰：此言五臟六腑，皆能成欬，然必肺先受邪，而傳之於各經也。言皮毛爲肺之合，皮毛先受風寒邪氣，而邪氣遂入於所合，則肺當受此風邪也。但風邪雖受於其後，而肺寒則必病於其先，其始因用寒冷飲食，以入於胃，從肺脈上至於肺，則肺寒矣。肺寒則内寒，因外受風邪則外寒，外内皆寒，所以肺臟遂成其欬，而傳之各臟腑也。大凡五臟各以其所主之時受病，非所主之時，則由别經傳以與之，正以人身與天地相參耳。故五臟各以五時感於寒則受病，感之微者則爲欬，感之甚者則爲泄，爲痛。即如肺主於秋，故肺先受邪；肝主於春，故肝先受邪；心主於夏，故心先受邪；脾主於至陰，故脾先受邪；腎主於冬，故腎先受邪，皆因五時而受邪也。惟欬則肺先受邪爲欬，而傳之别臟，斯五臟六腑，皆得以成欬也，豈特肺而已哉？

張志聰曰：肺主氣而位居尊高，受百脈之朝會，是欬雖肺證，而五臟六腑之邪，皆能上歸於肺而爲欬。肺爲陰，主秋金清肅之氣，是以形寒飲冷則傷肺。皮毛者肺之合，天之寒邪，始傷皮毛，皮毛受邪，則邪氣從其合而内傷肺矣。手太陰之脈，起於中焦，還循胃口，寒飲入胃，則冷飲之邪，從肺脈而上至於肺，外内之邪合幷，因而客之，則爲肺欬矣。此論欬屬肺臟之本病也。至於五臟之邪，上歸於肺，而亦爲欬也。乘春則肝先受邪，乘夏則心先受邪，乘秋則肺先受邪，是五臟各以所主之時而受病。如非其秋時，則五臟之邪，各傳與肺而爲之欬也。夫人與天地參也，五臟之氣，與四時五行之氣相合，故五臟各以所主治之時，而感於寒則受病，微則上乘於肺而爲欬，甚則上行極而下爲泄痛矣。先受之者，謂次即傳及於肺而爲欬也。欬乃肺之本病，故言肺先受邪。

帝曰：何以異之？岐伯曰：肺欬之狀，欬而喘息有音，甚則唾血。心欬之狀，欬則心痛，喉中介介如梗狀，甚則咽腫喉痹。肝欬之狀，欬則兩脅下痛，甚則不可以轉，轉則兩胠下滿。脾欬之狀，欬則右脅下痛，陰陰引肩背，甚則不可以動，動則欬劇。腎欬之狀，欬則腰背相引而痛，甚則欬涎。

馬蒔曰：肺主氣，受邪則發而爲喘息有音，金必有聲也，甚則血隨唾出，肺氣受傷也，肺欬之狀如此。又手少陰心經之脈，起於心中，出屬心系，其支别者，從心系上俠咽喉，手厥陰心主之脈，起於胷中，出屬心包絡，故心受邪，則欬必心痛，喉中介介如有梗狀，甚則咽腫喉痹，心欬之狀如此。又足厥陰肝經之脈，上貫鬲，布脅肋，故肝受邪則兩脅下痛，痛甚則脅不可轉，轉則兩胠下脹滿，肝欬之狀如此。又足太陰脾經之欬，必右胠下痛，以脾居於右也，其痛陰陰然引於肩背，蓋脾氣連肺故也，如痛甚則不可動，動則欬劇，脾欬之狀如此。又足少陰腎經之脈，貫脊屬腎絡膀胱，其直者入肺中循喉嚨，又腰者腎之腑，故腎受邪則欬必腰背相引而痛，甚則欬涎，以腎主涎也，腎欬之狀如此。李東垣治肺欬用麻黄湯，心欬用桔梗湯，肝欬用小柴胡湯，脾欬用升麻湯，腎欬用麻黄附子細辛湯，雖未必盡中病情，姑備此以俟採擇。

張志聰曰：喉乃肺竅，心火刑金，故喉中介然如梗，不可轉，不可俛仰也。肝邪乘肺則欬，逆於經而不可轉，轉則胠下滿，脾居右故欬則右脅下痛。脾氣通肺，肺俞在肩背，故陰陰引之。不可以動，不能動摇也。腎脈貫鬲，入肺故欬，則肺俞相引而痛也。

帝曰：六腑之欬奈何？安所受病？岐伯曰：五臟之久欬，乃移於六腑。脾欬不已，則胃受之，胃欬之狀，欬而嘔，嘔甚則長蟲出。肝欬不已，則膽受之，膽欬之狀，欬嘔膽汁。肺欬不已，則大腸受之，大腸欬狀，欬而遺失。心欬不已，則小腸受之，小腸欬狀，欬而失氣，氣與欬俱失。腎欬不已，則膀胱受之，膀胱欬狀，欬而遺溺，久欬不已，則三焦受之，三焦欬狀，欬而腹滿，不欲食飲。此皆聚於胃，關於肺，使人多涕唾而面浮腫氣逆也。

王冰曰：三焦者，謂上焦中焦也。上焦者，出於胃上口，並咽以上貫鬲，布胷中走腋。中焦者，亦至於胃口出上焦之後，此所受氣者，泌糟粕，蒸津液，化其精微，上注於肺脈，乃化而爲血，故言皆聚於胃，關於肺也。兩焦受病，則邪氣熏肺，而肺氣滿，故使人多涕唾而面浮腫氣逆也。腹滿不欲食者，胃寒故也。胃脈者，從缺盆下乳内廉下，循腹至氣街，其支者，復從胃下口，循腹裏至氣街中而合，今胃受邪，故腹滿不欲食飲也。何以明其不謂下焦？然下焦者，別於回腸，注於膀胱，故水穀者，常並居於胃中，盛糟粕而俱下於大腸，泌別汁，循下焦而滲入膀胱，尋此行化，乃與胃口懸遠，故不謂此也。

馬蒔曰：此言六腑欬狀，由五臟所移，而久欬則三焦受之，然合五臟六腑之欬，而未有不聚於胃，關於肺者也。欬必以肺受邪，而後傳之於五臟，故五臟欬甚，而後各傳於六腑。脾之脈屬脾絡胃，胃之脈屬胃絡脾，相爲表裏，故脾欬不已則胃受之，胃脈循喉嚨，入缺盆下鬲屬胃，故欬則必嘔，嘔甚則長蟲出，胃欬之狀如此。又肝之脈屬肝絡膽，膽之脈屬膽絡肝，相爲表裏，故肝欬不已則膽受之，膽脈從缺盆以下胷中貫鬲，故欬則嘔出膽汁，其味苦也，膽欬之狀如此。又肺之脈屬肺絡大腸，大腸之脈，屬大腸絡肺，相爲表裏，故肺欬不已則大腸受之，大腸之脈，入缺盆絡肺下鬲，爲傳導之腑，故欬則遺失穢物也，大腸欬狀如此。又心之脈屬心絡小腸，小腸之脈屬小腸絡心，相爲表裏，故心欬不已，則小腸受之，小腸之下，即大腸也，今欬則下失其氣，其氣與欬而俱失也，小腸欬狀如此。又腎之脈屬腎絡膀胱，膀胱之脈屬膀胱絡腎，相爲表裏，故腎欬不已，則膀胱受之，膀胱爲津液之腑，故遺溺也，膀胱欬狀如此。又六腑之欬不已，則三焦受之，此三焦者，非手少陽之三焦，乃上中下之三焦也，上焦在於膻中，中焦在於中脘，下焦在於臍下陰交，皆在於腹，故欬則腹滿不欲食飲也，三焦欬狀如此。夫五臟六腑之欬如此，然皆聚之於胃，以胃爲五臟六腑之主也。關之於肺，以肺先受邪而後傳之於別臟別腑也。使人多涕唾而面浮腫，皆以氣逆於上故耳。此乃臟腑欬疾之總證也。按李東垣治胃欬用烏梅丸；膽欬用黄芩加半夏生薑湯；大腸欬用赤石脂禹余糧湯桃仁湯，不止用猪苓湯分水；小腸欬用芍藥甘草湯；膀胱欬用茯苓甘草湯，三焦欬用錢氏異功散。雖未必盡中病情，姑備此以俟採擇。

張志聰曰：五臟之氣，與天地四時五行之氣相參合，故各以時受病。而六腑之病，又從臟氣而轉移，脾與胃合，脾病移於胃，則胃氣反逆故嘔，嘔甚則穀氣消，穀消則蟲上下作，故甚則長蟲出。長蟲，蚘虫也。膽汁，苦汁也。邪在膽則逆在胃，膽液泄則口苦，胃氣逆則嘔苦，故曰嘔膽汁也。大腸者肺之腑，爲傳道之官，是以上逆則欬，下逆則遺失。失當作矢。失氣，後氣也。夫厥氣上逆則欬，下逆則爲失，爲遺氣，與欬俱失者，厥逆從上下散也。腎合膀胱，膀胱者津液之府，水道出焉，故欬而遺溺。三焦者，中瀆之腑也，水道出焉，屬膀胱，是孤腑也。是六腑之所與合者，是以腎欬不已，膀胱受之，久欬不已，三焦受之，是腎爲兩臟而合於六腑者也。三焦爲中瀆之府，故腹滿，欬則上焦不能主納，故不欲食飲也。然膀胱三焦之欬，皆邪聚於胃而上關於肺故也。夫三焦爲決瀆之腑，膀胱者津液之所藏，關門不利，則聚水而從其類矣。水聚於胃，則上關於肺而爲欬，欬則肺舉，肺舉則液上溢，故使人涕唾，水氣上乘，故面浮腫而氣逆也。

帝曰：治之奈何？岐伯曰：治臟者治其俞，治腑者治其合，浮腫者治其經。帝曰：善。

王冰曰：諸臟俞者，皆脈之所起第三穴；諸腑合者，皆脈之所起第六穴也。經者，臟脈之所起第四穴，腑脈之所起第五穴。《甲乙經》曰：脈之所注爲俞，所行爲經，所入爲合。此之謂也。

馬蒔曰：此言治欬之法。五臟必治其俞穴，六腑必治其合穴，浮腫必治其臟腑之經穴也。五臟俞穴者，肺俞太淵，脾俞太白，心俞神門，腎俞太谿，肝俞太衝是也。六腑合者，大腸合曲池，胃合三里，小腸合小海，膀胱合委中，三焦合天井，膽合陽陵泉是也。若臟腑之欬，而面皆浮腫，則隨臟腑之經穴，而各分治之。肺之經穴經渠，大腸之經穴陽谿，胃之經穴解谿，脾之經穴商丘，心之經穴靈道，小腸之經穴陽谷，膀胱之經穴崑崙，腎之經穴復溜，心包絡之經穴間使，三焦之經穴支溝，膽之經穴陽輔，肝之經穴中封是也。

張志聰曰：欬在五臟，當治其俞。五臟之俞。皆在於背。欲知背俞，先度其兩乳間，以草度其背，是謂五臟之俞，灸刺之度也。合治内腑，故欬在六腑者，取之於合。浮腫者，取肺胃之經脈以治之。

舉痛論篇第三十九

馬蒔曰：首節悉舉諸痛以爲問，故名篇。

黄帝問曰：余聞善言天者，必有驗於人；善言古者，必有合於今；善言人者，必有厭於己。如此則道不惑而要數極，所謂明也。今余問于夫子，令言而可知，視而可見，捫而可得，令驗於己而發蒙解惑，可得而聞乎？岐伯再拜稽首對曰：何道之問也？

王冰曰：善言天者，言天四時之氣，温涼寒暑，生長收藏，在人形氣，五臟參應，可驗而指示善惡，故曰必有驗於人。善言古者，謂上古聖人，與今人養生損益之道理，可合而與論成敗，故曰必有合於今。善言人者，謂形骸骨節，更相支拄，筋脈束絡，皮肉包裹，而五臟六腑，次居其中，假七神五臟而運用之，氣絶神去，則之於死，是以知彼浮形，不能堅久，静慮於己，亦與彼同，故曰必有厭於己也。夫如此是知道要數之極，悉無疑惑，深明至理而然。發蒙解惑，言令一一條理，而目視手循驗之可得也。

張志聰曰：本經云，氣傷痛，蓋痛在有形之形身，而傷於無形之氣分，是病皆生於寒熱七情，而證見於臟腑經脈，舉痛而論，百病皆然，能會通此道，庶明而不惑。是以帝言知天道者，苟能驗於人，知往古者，苟能合於今，善言人者，必有足於己，如此則道不惑而知要數之極，此所謂明道者也。此帝欲知望色按脈問病三者之應驗，而開發於未明。

帝曰：願聞人之五臟卒痛，何氣使然？岐伯對曰：經脈流行不止，環周不休。寒氣入經而稽遲，泣而不行，客於脈外則血少，客於脈中則氣不通，故卒然而痛。帝曰：其痛或卒然而止者，或痛甚不休者，或痛甚不可按者，或按之而痛止者，或按之無益者，或喘動應手者，或心與背相引而痛者，或脅肋與少腹相引而痛者，或腹痛引陰股者，或痛宿昔而成積者，或卒然痛死不知人，有少間復生者，或痛而嘔者，或腹痛而後泄者，或痛而閉不通者。凡此諸痛，各不同形，别之奈何？岐伯曰：寒氣客於脈外則脈寒，脈寒則縮踡，縮踡則脈絀急，絀急則外引小絡，故卒然而痛，得炅則痛立止，因重中於寒則痛久矣。寒氣客於經脈之中，與炅氣相薄則脈滿，滿則痛而不可按也。寒氣稽留，炅氣從上，則脈充大而血氣亂，故痛甚不可按也。寒氣客於腸胃之間，膜原之下，血不得散，小絡急引故痛，按之則血氣散，故按之痛止。寒氣客於俠脊之脈，則深按之不能及，故按之無益也。寒氣客於衝脈，衝脈起於關元，隨腹直上，寒氣客則脈不通，脈不通則氣因之，故喘動應手矣。寒氣客於背俞之脈則脈泣，脈泣則血虛，血虛則痛。其俞注於心，故相引而痛。按之則熱氣至，熱氣至則痛止矣。寒氣客於厥陰之脈，厥陰之脈者，絡陰器繫於肝，寒氣客於脈中，則血泣脈急，故脅肋與少腹相引痛矣。厥氣客於陰股，寒氣上及少腹，血泣在下相引，故腹痛引陰股。寒氣客於小腸膜原之間，絡血之中，血泣不得注於大經，血氣稽留不得行，故宿昔而成積矣。寒氣客於五臟，厥逆上泄，陰氣竭，陽氣未入，故卒然痛死不知人，氣復反則生矣。寒氣客於腸胃，厥逆上出，故痛而嘔也。寒氣客於小腸，小腸不得成聚，故後泄腹痛矣。熱氣留於小腸，腸中痛，癉熱焦渴，則堅乾不得出，故痛而閉不通矣。卒，音猝。泣，音澀。絀，丁骨切。炅，音炯。重，平聲。中，去聲。乾，音干。

王冰曰：此帝欲明異候之所起也。脈左右環，故得寒則縮踡而絀急，縮踡絀急，則衛氣不得通流，故外引於小絡脈也。衛氣不入，寒內薄之，脈急不縱，故痛生。得熱則衛氣復行，寒氣退辟，故痛止。重寒難釋，故痛久不消。脈既滿大，血氣復亂，按之則邪氣攻內，故不可按也。膜，謂鬲間之膜。原，謂鬲肓之原。血不得散，謂鬲膜之中小絡脈內血也。絡滿則急，故牽引而痛生也。手按之則寒氣散，小絡緩，故痛止。俠脊之脈者，當中督脈也，次兩旁足太陽脈也。督脈者循脊裏。太陽者貫膂筋，故深按之不能及也。若按當中，則膂節曲，按兩旁則膂筋蹙，合曲與蹙合，皆衛氣不得行過，寒氣益聚而內蓄，故按之無益。衝脈，奇經脈也。關元，穴名，在臍下三寸。言起自此穴，即隨腹而上，非生出於此也。其本生出，乃起於腎下也。直上者，謂上行會於咽喉也。氣因之，謂衝脈不通，足少陰氣因之上滿衝脈，與少陰並行，故喘動應於手也。背俞，謂心俞足太陽脈也。夫俞者，皆內通於臟，故曰其俞注於心，相引而痛也。按之則溫氣入，溫氣入則心氣外發，故痛止。厥陰，肝之脈，絡陰器繫於肝，脈急故引脅與少腹痛也。厥氣客陰股，寒氣上少腹，亦厥陰肝脈之氣也，以其脈循陰股，入毛中，環陰器，上抵少腹，故曰厥氣客陰股，寒氣上及於少腹也。血泣不得注於大經，言血爲寒氣之所凝結，而乃成積氣。復反則生者，言臟氣被寒壅遏而不行，氣復得通則已也。腸胃客寒留止，則陽氣不得下流而反上行，寒不去則痛生，陽上行則嘔逆，故痛而嘔也。小腸爲受盛之腑，中滿則寒邪不居，故不得結聚，而傳下入於迴腸，迴腸，廣腸也，爲傳導之腑，物不得停，故後泄而通，熱滲津液，故便堅也。

馬蒔曰：此言諸痛之異，皆由於寒，惟痛而便閉不通者，則以熱氣留於小腸故也。人之卒然而痛者，蓋以經脈流行不止，環周不休，寒氣入於經脈，而脈氣稽遲，澀滯不行，或客於經脈之外，則血原少而愈澀，或客於經脈之中，則脈遂澀而不通，皆能卒然而痛也。有等痛能卒然而止者，蓋以寒氣客於經脈之外，則經脈亦寒，遂致縮踡絀急，衛氣不得流通，外則牽引小絡之脈，故卒然而痛。偶得炅氣，或火或湯之類，則衛氣行於外，故卒然而痛又止也。炅者，熱氣也。有等痛甚不休者，蓋以寒氣客於經脈之外，既中於前，而又中於後，則重中於寒，故痛之愈久也。有等痛甚不可按者，蓋以寒氣客於經脈之中，內有內熱之氣外出，寒氣與熱氣相薄，則經脈自滿，惟其滿則脈充大時，血與氣亂，故痛甚而不可按也。有等按之而痛止者，蓋以寒氣客於腸胃之間，膜原之下，內有血因寒而不散，內有小絡因寒而急引，故痛，按之則血氣自散，小絡自緩，故按之而痛止也。但按後復痛，當有去寒之法耳。有等按之無益，而痛自若者，蓋以寒氣客於俠脊之脈，則中爲督脈，而兩旁爲足太陽膀胱經之脈，俠脊而行者也，寒氣入於風門，則日深一日，雖按之亦不能及，故按之無益也。有等痛至發喘，應手而動者，蓋以寒氣客於衝脈，衝脈起於關元，隨腹直上，即俠臍上行至胸中而散也，寒氣客之則衝脈不通，氣不能上，故發喘而動，則應手而痛也。有等心與背相引而痛者，蓋以寒氣客於背俞之脈，屬足太陽膀胱經，凡五臟六腑之俞穴，皆屬於此經也。寒客之則脈自澀，其血虛，虛則痛，其俞內通於心，正以陽病行於陰也，故背與心相引而痛，但按之則腹中之熱氣至，熱氣至則痛亦止矣。有等脅肋與少腹相引而痛者，蓋以寒氣客於足厥陰肝經之脈，則血澀脈急，故脅肋與少腹相引而痛矣。有等腹痛引陰股者，蓋肝脈循陰股而上，寒氣客之，上抵少腹，則血澀不行，上下相引，故腹痛引陰股也。有等痛之宿昔而成積者，蓋以寒氣客於小腸膜原之間，絡血之中，其血凝泣，不得外注於大經之脈，血氣稽留而不行，故痛至宿昔而成積聚也。有等卒然痛死不知人，少間即復生者，蓋以寒氣客於五臟，五臟之氣厥逆而上泄，不附諸臟，則陰經之氣竭，衛氣不得入，故寒氣壅滯，卒然痛死不能知人，待臟氣復反，衛氣既入則生矣。有等痛而嘔者，蓋以寒氣客於腸胃，腸胃之氣，厥逆而上出，故痛而作嘔也。有等腹痛而後泄者，蓋以寒氣客於小腸，小腸爲受盛之腑，寒邪客之，則不得結聚而傳入於大腸，所以後泄而痛也。有等痛而便閉不通者，蓋以熱氣留於小腸，腸中作痛，癉熱焦渴，則且堅而干不得出，故痛而便閉不通也。由此觀之，則諸痛皆寒，而惟便閉不通爲有熱者，此皆言而可知者也。

張志聰曰：經氣流轉，如環無端，寒氣客之，則凝泣而不行矣。客於脈外，則脈縮蜷而血少，客於脈中，則脈滿而氣不通，故卒然而痛也。絀，猶屈也。寒則血凝泣，故脈縮蜷，縮蜷則絀急而外引小絡，夫經脈爲裏，浮而外者爲絡，外内引急，故卒然而痛也。炅氣，太陽之氣也。脈寒而得陽熱之氣，則縮絀即舒，故其痛立止。若復感於寒，則陽氣受傷，故痛久而不止。榮血行於脈中，陽氣行於脈外，寒邪在脈，與陽氣相搏，則血氣淖澤而脈滿矣，脈滿故痛而不可按也。寒氣稽留於脈中，陽氣惟升而從上，血氣不能相將，而循行則亂矣。膜原者，連於腸胃之脂膜，亦氣分之腠理。《金匱要略》云：腠者是三焦通會元真之處，理者皮膚臟腑之文理也。蓋在外則爲皮膚肌肉之腠理，在内則爲横連臟腑之膜原，皆三焦通會元氣之處。如寒氣客於腸胃膜原之間，則内引小絡，故痛也。夫痛者陰也，氣爲陽，經絡爲陰，是以本篇論痛，皆邪傷於經脈，如邪客於脈外之氣分，而迫於經絡爲痛者，或得炅或按之則痛止，蓋寒邪得氣而易散也。如邪入於經絡而爲痛者，甚則不可按，或雖按之無益，蓋陰分之邪難散也。此邪在膜原之氣分，牽引小絡而痛，故按之即止。俠脊之脈，伏衝之脈也。伏衝之脈，上循背裏，邪客之則深，按之不能及，故按之無益也。則深者謂邪客於俠脊之衝脈則深，在於腹之衝脈則浮於外而淺矣。夫衝脈之循於背者，注於經，其浮而外循於腹者，至胷中而散於脈外之氣分，故脈不通，則氣因之而喘動應手，謂脈逆於胷之下，而氣因病於胷之上。喘動應手者，人迎氣口喘急應手也。至若太陽爲炅熱之氣，雖寒客於經俞，得氣至則痛止矣。背俞之脈者，足太陽之脈也。太陽之脈循於背，而五臟六腑之俞，皆在太陽之經，故曰背俞之脈。臟腑之血氣，皆注於俞，故寒客之，則脈濇而血虚，血虚則痛矣。夫心主血脈，五臟六腑之俞皆注於心，故相引心而痛。心爲陽中之太陽，蓋與太陽之氣標本相合，是以按之則熱氣至而痛止矣。肝主血，故寒氣客於厥陰之脈，則血濇脈急。肝脈布脅肋，循陰氣，故脅肋與少腹相引而痛。腹痛引陰股者，以寒氣在上，厥氣在下，上下相引而爲痛也。厥陰之脈，上抵少腹，下循陰股，故腹痛引陰股，蓋言經氣上下相通，故邪正相引而爲痛。夫膜原之間，亦有血絡，寒氣客於膜原之血絡，不得入於大經而成積也。百病始生篇曰：邪在絡之時，痛於肌肉，其痛之時息，大經乃代，留而不去，傳舍於腸胃之外，膜原之間，留著於脈，稽留而不去，息而成積。蓋言邪在於外内之絡脈者，必轉入於大經，而後乃代謝，如血氣稽留於絡脈，則宿昔而成積矣。宿昔，稽留久也。息，止也。大經，臟腑之大絡也。寒氣客於五臟，臟陰之氣，厥逆於上，而從上泄，則陰氣内竭矣。陽熱之氣，又未入於内，則裏氣虚傷，故卒然痛死不知人，得陰陽之氣，復反於内則生矣。寒氣客於腸胃之間，從胃上出，故痛而嘔。愚按在臟之邪，溜腑而解，在腸胃之邪，從下洩而解，今臟腑之邪，皆從上逆而出者，病氣而不入經也，故痛而嘔。寒氣客於小腸之間，轉入於腸內，故不成積聚，而爲後洩腹痛也。夫小腸之邪，不得後洩而爲熱閉也。熱氣者，寒氣稽留而化熱也。小腸爲赤腸，乃心臟之腑，故感火氣而化熱。癉，消癉也。小腸主液，腸中熱則液消而爲癉熱矣。焦者火之氣，感火熱之氣而爲焦渴也。液消熱燥，則受盛之物，堅乾而不得出，故痛閉不通矣。

楊元如曰：此篇論寒氣，而末結熱氣一條者，謂寒邪稽留不去，得陽熱之氣而能化熱者也。

帝曰：所謂言而可知者也，視而可見，奈何？岐伯曰：五臟六腑，盡有部，視其五色，黄赤爲熱，白爲寒，青黑爲痛，此所謂視而可見者也。

王冰曰：部謂面上之分部。中熱則色黄赤。陽氣少，血不上榮於色故白。血凝泣則變惡，故色青黑則痛。

馬蒔曰：此言視之而可見者，惟辨其面部之色而已。蓋五臟六腑，雖在於內，而面上分部，皆盡有之。視其五色，黄赤爲熱，非內熱則外不黄赤也。白爲寒，非內寒則外不白也。青黑爲痛，非內痛則外不青黑也。此所謂視之而可見者如此。

張志聰曰：言而可知者，言其病而知其處也。視而可見者，觀其色而見其病也。五臟六腑之氣色，皆見於面，而各有所主之部位。觀其五色而可見其病矣。中有熱則色見黄赤，寒則血凝泣，故面白脱色也。青黑乃陰寒凝滯之色，故爲痛。

帝曰：捫而可得奈何？岐伯曰：視其主病之脈，堅而血及陷下者，皆可捫而得也。

馬蒔曰：此言捫之而可得者，唯按其主病之脈，堅而不散，及血結脈陷而已。蓋臟腑各有主病，必有其脈，而分肉之部，其血必結，其脈必陷，故可捫之而知病也。

張志聰曰：捫而可得，謂按其脈而得其病也。主病之脈者，臟腑所主之病脈也。堅而血者，邪氣實也。陷下者，正氣虚也。言邪正虚實，皆可捫而得之。

帝曰：善。余知百病生於氣也，怒則氣上，喜則氣緩，悲則氣消，恐則氣下，寒則氣收，炅則氣泄，驚則氣亂，勞則氣耗，思則氣結，九氣不同，何病之生？岐伯曰：怒則氣逆，甚則嘔血及飧泄，故氣上矣。喜則氣和志達，榮衛通利，故氣緩矣。悲則心系急，肺布葉舉，而上焦不通，榮衛不散，熱氣在中，故氣消矣。恐則

精却，却則上焦閉，閉則氣還，還則下焦脹，故氣不行矣。寒則腠理閉，氣不行，故氣收矣。炅則腠理開，榮衛通，汗大泄，故氣泄矣。驚則心無所倚，神無所歸，慮無所定，故氣亂矣。勞則喘息汗出，外内皆越，故氣耗矣。思則心有所存，神有所歸，正氣留而不行，故氣結矣。

王冰曰：百病生於氣，言虚實逆順緩急，皆能爲病也。怒則陽氣逆上而肝氣乘脾，故甚則嘔血及飧泄作。何以明其然？怒則面赤，甚則色蒼。《靈樞經》曰：怒而不止則傷志，明怒則氣逆上而不下也。喜盛則氣脈和調，故志達暢。榮衛通利，故氣徐緩。悲則損於心，心系急則動於肺，肺氣系諸經逆，故肺布而葉舉，恐則陽精却上而不下流，故却則上焦閉也。上焦既閉，氣不行流，下焦陰氣，亦還迴不散，而聚爲脹也。然上焦固禁，下焦氣還，各守一處，故氣不行也。腠，謂津液滲泄之所。理，謂文理縫會之中。氣，謂衛氣。身寒則衛氣沉，故皮膚文理及滲泄之處，皆閉密而氣不流，衛氣收斂於中而不發散也。陽則舒，陰則慘，故熱則膚腠開發，榮衛大通，津泄外滲而汗大泄也。奔氣越故不調理而亂，疲力役則氣奔速，故喘息。氣奔速則陽外泄，故汗出。然喘且汗出，内外皆踰越於常紀，故氣耗損也。思則系心不散，故氣亦停留。

馬蒔曰：此因帝以九氣爲問，而伯明言之也。怒則氣上行者，正以肝主於怒，怒則厥氣上逆，故甚則嘔血也。肝木乘脾，則脾爲木侮，故下爲飧泄，所謂暴注下迫者也。喜則氣緩者，正以喜屬於心，喜則氣已和，志已達，榮行經脈之内，衛行分肉之間，自然通利而無間，大氣自覺舒緩也。悲則氣消者，正以精氣并於肺則悲，悲則心系必急。《靈樞》口問篇云：悲哀愁憂則心動。肺與心皆在鬲上，唯心系急，故肺隨系急而上布，其肺葉皆舉，所以上焦不通，榮氣在内，不能行之經脈之中，衛氣不得出以行於諸陽之表，榮衛不散而熱氣相蒸於其中，故上焦之大氣，自爲之澌消也。恐則氣下者，正以精氣并於腎則恐，腎脈自足心涌泉出内踝，上股内後廉，貫脊屬腎絡膀胱，其直行者，從腎貫肝鬲，入肺中，循喉嚨，俠舌本，其支者，從肺出絡心，注胷中，今恐則精氣却而不能上行，上焦自閉，閉則氣復還於下，下焦遂脹，故氣不能上行而仍在於下也。寒則氣收者，蓋以身寒則腠理閉，衛氣不得行於外，故臟腑之氣，收斂於内也。炅則氣泄者，以熱則腠理開，榮衛通，汗大泄，故氣泄於外也。驚則氣亂者，正以心之志爲神，驚則心無所倚著，神無所歸宿，慮無所定一，故氣因之而亂也。勞則氣耗者，正以人有勞役，則氣動而喘息，其汗必出於外。夫喘則内氣越，汗出則外氣越，故氣以之而耗散也。思則氣結者，正以心之官則思，思則心有所存，神有所歸，其氣留蓄而不行，故氣結也。

張志聰曰：夫寒暑運行，天之陰陽也。喜怒七情，人之陰陽也。是以舉痛而論陰陽寒熱，知百病之皆生於氣焉。然寒熱七情，皆傷人氣，而氣有上下消耗之不同，是何病之所生也？怒爲肝志，肝主藏血，怒則肝氣上逆，故甚則嘔血。木氣乘脾，故爲飧泄。脾位中州，肝臟居下，故嘔血飧泄，皆爲氣上也。喜乃陽和之氣，故志意和達，榮衛疏通，其氣舒徐而和緩矣。心氣并於肺則悲，心悲氣并則心系急，心系上連於肺，心系急則肺布葉舉矣。肺主氣而位居上焦，主行榮衛陰陽者也。肺臟布大而肺葉上舉，則上焦之氣不通，而榮衛不能行散矣。氣鬱於中，則熱中氣不運行，故潛消也。氣者，水中之生陽也。腎爲水臟，主藏精而爲生氣之原，恐傷腎，是以精氣退却而不能上升。膻中爲氣之海，上出於肺，以司呼吸，然其原出於下焦，故精氣却則上焦閉，閉則生升之氣，還歸於下，而下焦脹矣。上下之氣不相交通，故氣不行矣。腠理者，肌肉之文理，乃三焦通會元真之處，寒氣客之，則腠理閉而氣不通，故氣收於內矣。衛行脈外之腠理，汗乃榮血之陰液。夫氣爲陰之固，陰爲陽之守，炅則腠理開，汗大泄，則陽氣從而外泄矣。驚則心氣散而無所倚，神志越而無所歸，思慮惑而無所定，故氣亂矣。勞則腎氣傷而喘息於內，陽氣張而汗出於外，外內皆越，故氣耗散矣。所以任物謂之心，心之所之謂之志，因志而存變謂之思，故思則心神內藏，正氣留中而不行，故氣結矣。

腹中論篇第四十

馬蒔曰：篇內所論者，皆腹中之病，故名篇。

張志聰曰：此篇論外不涉於形身，內不關乎臟腑，在於宮城空郭之中，或氣或血，或風或熱，以至於女子之妊娠，皆在於空腹之中，故篇名腹中論。

黄帝問曰：有病心腹滿，旦食則不能暮食，此爲何病？岐伯對曰：名爲鼓脹。帝曰：治之奈何？岐伯曰：治之以雞矢醴，一劑知，二劑已。帝曰：其時有復發者何也？岐伯曰：此飲食不節，故時有病也。雖然，其病且已時，故當病氣聚於腹也。

王冰曰：心腹脹滿，不能再食，形如鼓革，故名鼓脹。飲食不節則傷胃，胃脈者循腹裏而下行，故飲食不節，時有復病者，病氣聚於腹中也。

馬蒔曰：此論鼓脹之病也。帝問病有心腹脹滿，旦食而不能暮食，蓋以脹則不能再食耳。伯言名之爲鼓脹也。治之者以雞屎爲醴飲之。服一劑則覺病有退意，服二劑則病自已矣。方用雞屎乾者八合，炒香，以無灰好酒三碗入之，共煎至乾一半許，用布濾出其汁，五更熱飲則腹鳴，辰巳時行後二三次皆黑水也。次日覺足面漸有縐紋，又飲一次，則漸縐至膝上而病愈矣。但雞屎用雄雞者氣全，又山間蓄之者更效，要知山間多呑毒蟲，而有以毒攻毒之意。其愈後有腹脹者，特以飲食不節故耳。正以病將愈時，而飲食復傷，則邪氣復聚於腹，所以爲之再脹也。慎哉！

張志聰曰：心腹滿者，謂胷膈間乃心主之宫城，腹中乃臟腑之郛郭也。鼓脹者，如鼓革之空脹也。此因脾土氣虚，不能磨穀，故旦食而不能暮食，以致虚脹如鼓也。雞矢，取雞屎上之白色者，雞之精也。雞屬陽明秋金，在卦配巽風木，此乃脾土艱於運化，以致脹滿不食。風木制化土氣，陽明燥合太陰，醴乃熟穀之液，釀以稻米，炊之稻薪，主補益中土，而先行於榮衛者也。故一劑則腹中温和，二劑其病則已。飲食不節，則復傷其脾，故時有復發也。或雖非飲食不節，值其病且已之時，而即受其飲食，故當病氣聚於腹，此深戒其慎節於飲食也。

帝曰：有病胷脅支滿者，妨於食，病至則先聞腥臊臭，出清液，先唾血，四肢清，目眩，時時前後血，病名爲何？何以得之？岐伯曰：病名曰血枯，此得之年少時，有所大脱血，若醉入房中，氣竭肝傷，故月事衰少不來也。帝曰：治之奈何？復以何術？岐伯曰：以四烏鰂骨，一藘茹，二物幷合之，丸以雀卵，大如小豆，以五丸爲後飯，飲以鮑魚汁，利腸中及傷肝也。鰂，賊同。藘，閭同。

王冰曰：清涕從竅漏中漫液而下，水出清冷也。前後血，謂前陰後陰出血也。出血多者，謂之脱血漏下。鼻衄嘔吐出血皆同焉。夫醉則血脈盛，血脈盛則内熱，因而入房，髓液皆下，故腎中氣竭也。肝藏血以養人，脱血故肝傷也。然於丈夫則精液衰乏，女子則月事衰少而不來。飯後藥先，謂之後飯。

馬蒔曰：此論血枯之病也。帝問病有胷脅支胠俱滿者，妨害於食，方病將至之時，則先聞腥臊臭，先出清液，先唾血，先四肢冷，先目瞑眩，及其病至，則時時前後皆出血，此爲何病？伯言此名爲血枯也，是得之年少之時，曾大脱血，凡鼻衄、便血、吐血皆是也。其人不知所慎，醉以入房，致使醉則損傷其中氣而竭絶，入房則勞其肝氣而受傷。蓋司閉藏者腎也，司疏泄者肝也，故入房不惟傷腎，而且傷肝也。在丈夫則精液衰乏，女子則月事衰少不來也。但本節則主女子而言耳，馴至其後，則腎肝肺三經日以益衰，所以先有將病諸證，而時時前後下血也。治之者，惟用烏鰂骨四，藘茹一，二物并合之，以雀卵爲丸，大如小豆，每用五丸，先服其藥，而飯則後之，且又飲以鮑魚之汁，利其腸中，及肝氣必受傷必有積血，所以用此物也。

張志聰曰：上節論腹中氣虛，其病在脾，此論腹中血脫，所傷在肝也。夫血乃中焦水穀之汁，專精者行於經隧，爲經脈之血，其流溢於中者，注於腎臟而爲精，復奉心化赤而爲血，從胞中而注於衝脈，循腹上行至胷中而散，充膚熱肉，淡滲於皮膚而生毫毛，臥則歸藏於肝，寤則隨衛氣而復行於皮膚之氣分，男子絡脣口而生髭鬚，女子以時下爲月事，此流溢於中布散於外之血也。是以此血虛脫，則肝氣大傷，有病胷脅支滿者，肝虛而脹滿也。食氣入胃，散精於肝，肝氣傷，故妨於食也。肝臭臊，肺臭腥，不能淡滲皮毛，則肺虛，無所歸藏於肝則肝虛，肝肺兩虛，是以病至則先聞腥臊臭也。肺氣虛，出清液，肝臟虛，先唾血也。不能充膚熱肉，則四肢冷，肝開竅於目，故目眩也。肝主疏泄，時時前後血者，肝無所藏而虛泄矣。有所大脫血則傷肝，肝傷，在女子則月事衰少不來矣。醉以入房，在男子則傷精，精傷則無從而化赤矣。氣生於精血，精血虛脫則氣竭矣。烏鰂骨，烏賊魚之骨也。蓋烏者腎之色，骨乃腎所生，主補益腎臟之精血者也。藘茹，一名茜草，又名地血，汁可染絳，其色紫赤，延蔓空通，乃生血通經之草也。夫魚乃水中動物，屬陰中之陽，血中之氣，故用烏鰂骨四者，以布散於四肢也。血乃中焦所生，用藘茹一者，主生聚於中焦也。夫飛者主氣，潛者主血。卵白主氣，卵黃主血。雀乃羽蟲，潛入大水爲蛤，故丸以雀卵者，因氣竭肝虛，補血而補氣也。豆乃腎之穀，五者土之數，氣血皆中焦所生，故宜飯後而服五豆許也。鮑魚味鹹氣臭，主利下行，故飲鮑魚汁以利腸中，而後補肝之傷也。按詩茹藘在阪，茹藘即茜也，可以染絳。又李時珍云，牽別爲茹，連復爲藘，故名茹藘。今諸本皆曰藘茹，亦相承於誤耳。

帝曰：病有少腹盛，上下左右皆有根，此爲何病？可治否？岐伯曰：病名曰伏梁。帝曰：伏梁何因而得之？岐伯曰：裹大膿血，居腸胃之外不可治，治之每切按之致死。帝曰：何以然？岐伯曰：此下則因陰，必下膿血，上則迫胃脘，生鬲俠胃脘內癰，此久病也，難治。居齊上爲逆，居齊下爲從。勿動亟奪，論在刺法中。齊，臍同，下俱同。亟，音氣。

王冰曰：伏梁，心之積也，正當衝脈帶脈之部分也。病當二脈之分，則少腹盛，上下左右皆有根也。以其上下堅盛，如有潛梁，故病名伏梁，不可治也。以裹大膿血居腸胃之外，按之痛悶不堪，故每切按之致死也。以衝脈下行者絡陰，上行者循腹故也。上則迫近於胃脘，下則因薄於陰器也。若因薄於陰，則便下膿血，若迫近於胃，則病氣上出於鬲，復俠胃脘内長癰也。何以然哉？以本有大膿血在腸胃之外故也。若裹大膿血居齊上，則漸傷心臟，故爲逆，居齊下，則去心稍遠，猶得漸攻，故爲從。勿動亟奪，言不可移動，但數數去之則可矣。

馬蒔曰：此論伏梁之證，而有亟奪之法也。帝問有病少腹盛滿，在上在下，在左在右，皆有根相連，此爲何病及可治否？伯言病名曰伏梁，蓋此伏梁者，裹大膿血居於腸胃之外，不可輕易以治之，若治之而每每切按，則痛悶幾死。何也？少腹之中，正衝帶二脈之部分，帶脈起於季脅，迴身一周，横絡於齊下，衝脈與足少陰腎經之脈，起於腎下，出於氣衝，循陰股，其上行者出齊下關元，俠齊直上，循腹各行，會於咽喉。故病當其分，則少腹盛，上下左右皆有根，且其下與足之三陰而相因，必有時亦下有餘之膿血。三陰氣升，故上則迫近於胃脘，且生膈俠胃脘内之癰。蓋腸胃之外既有膿血，而胃脘之中亦有膿血也，此豈朝夕所致哉？乃日久所積也。最爲難治。使此積日升迫胃，而居於齊上則爲逆，若仍如初時，而居於齊下則爲順，然所以治之者無他法，斷不可輕動之也。如上文切按之謂，必數數瀉以奪之，則可以漸減，而不使之上迫耳。

張志聰曰：盛，滿也。少腹，齊下也。上下左右皆有根，此病在血分，有脈絡之連絡於上下四旁也。伏梁，如梁之横伏於内也。上二節論氣血之虚脹，下論伏梁胃脘癰，乃氣血之實脹也。裹大如囊，裹物之大也。居腸胃外，在空郭之間也。不可治者，不可治以按摩也，如急切欲其解散而按摩之，必致痛而欲死。蓋有形之邪，則不易散也。此下謂少腹陰前後二陰也。衝脈起於胞中，并足陽明，俠齊左右，循腹上行，此因陰中必下膿血，循經而上，則迫及胃脘，生鬲俠胃脘内癰，以致留積膿血於腸胃之外，而如囊裹之大也。久病者，謂癰生於鬲胃之間，病者不覺，故癰膿漸積於腹中而成裹大也。齊上乃腹中之氣分，故爲逆。齊下乃胞中之血分，易於行泄，故爲從。勿動者，不可按摩引動也，亟當迎而奪之。其刺取之法用圓利鍼，微大其末，反小其身，令可深納以取癰痹，此論在《鍼經》之刺法中。張兆璜曰：胃脘正當鬲間，曰鬲俠胃脘内癰者，謂癰生於鬲胃之間，乃在胃外之膜原而非胃上也。朱聖公曰：此系熱中之病，故在陰則下膿血，上則迫生胃癰。

帝曰：人有身體髀股胻皆腫，環齊而痛，是爲何病？岐伯曰：病名伏梁，此風根也。其氣溢於大腸，而著於肓，肓之原在齊下，故環齊而痛也。不可動之，動之爲水溺濇之病。

王冰曰：肓之原，即衝脈也。齊下謂脖胦，在齊下同身寸之二寸半。

馬蒔曰：此亦論伏梁之證，而戒其不可以輕動也。衝脈與足少陰之絡，起於腎下，出於氣街，循陰股內廉，斜入膕中，循胻骨內廉，並足少陰經，下入內踝之後，入足下，其上行者，出齊下三寸關元之分，俠齊直上，循腹各行，會於咽喉，故身體髀股胻皆腫，遶齊而痛也。病雖名曰伏梁，亦有風入，此以爲諸證之根。且衝脈與大腸相附，故其病氣溢於大腸而著於肓。肓之原出於脖胦，正在齊下，故環齊而痛者此耳。大凡得此疾者，慎不可輕易動之。若動之當爲水溺難濇之病，正以衝脈起於腎下，出於氣街，其上行者起於胞中，上出齊下關元之分，故不可動之者如此。何也？蓋用毒藥以大下之，則病本在下，又復重下，將使氣壅於下，而不復得疏也。由此觀之，則日逐升散之法爲可施矣。

張志聰曰：此論邪留氣分而爲伏梁也。氣行於肌腠之間，是以身體股胻皆腫。風爲陽邪，傷人陽氣，此風邪傷氣，而留於齊腹之間，故曰此風根也。大腸謂大腸之外，空郭之間，風邪之氣充溢於大腸之外，而留著於膏肓，膏肓即膜原之屬，正在齊下，故繞齊而痛也。不可動者，不可妄攻以動之也。蓋風邪之根留於齊下，動之則風氣淫泆而鼓動其水，水溢於上，則小便爲之不利矣。

帝曰：夫子數言熱中消中，不可服高梁、芳草、石藥，石藥發瘨，芳草發狂。夫熱中消中者，皆富貴人也。今禁膏粱，是不合其心；禁芳草石藥，是病不愈。願聞其說。岐伯曰：夫芳草之氣美，石藥〔一〕之氣悍，二者其氣急疾堅勁，故非緩心和人，不可以服此二者。帝曰：不可以服此二者，何以然？岐伯曰：夫熱氣慓悍，藥氣亦然，二者相遇，恐內傷脾。脾者土也而惡木，服此藥者，至甲乙日更論。數，音朔。高、膏同。惡，去聲。

王冰曰：多飲數溲，謂之熱中。多食數溲，謂之消中。多喜曰瘨，多怒曰狂。熱中消中者，脾氣之上溢甘肥之所致，故禁食高粱芳美之草也。通評虛實論曰：凡治消癉甘肥貴人，則膏粱之疾也。奇病論曰：夫五味入於口，藏於胃，脾爲之行其精氣，津液在脾，故令人口甘，此肥美之所發也，此人必數食甘美而多肥也。肥者令人內熱，甘者令人中滿，故其氣上溢，轉爲消渴，此之謂也。夫富貴人者，驕恣縱欲，人無能禁之，禁之則逆其志，順之則加其病也。脾氣溢而生病，氣美則重盛於脾，消熱之氣躁疾，氣悍則又滋其

註〔一〕石藥　原本作「藥石」，據《素問·腹中論篇》改。

熱，若人性和心緩，氣候舒匀，不與物爭，釋然寬泰，則神不躁迫，無懼内傷，故非緩心和人，不可以服此二者。熱氣慓盛則木氣内餘，故心非和緩，則躁怒數起，躁怒數起，則熱氣因木以傷脾，故至甲乙日更論脾病之增減也。

馬蒔曰：此詳論熱中消中，不可服膏粱、芳草、石藥也。多飲數溲，謂之熱中。多食數溲，謂之消中。犯此二疾者，不可服膏粱之味與芳草石藥，正以多喜曰癲，多怒曰狂，彼石藥發癲，芳草發狂故耳。然而熱中消中，乃富貴人之疾，今禁膏粱則不合其心，禁芳草石藥則病又不愈，此帝之所以疑也。伯言芳草氣美，石藥氣悍，皆急疾堅勁，非性緩心和者，不可以輕服。何也？正以熱消二證，熱氣在内者慓悍，而藥氣急疾堅勁，苟輕服之，則二者相遇，恐傷脾氣。至甲乙日診之，則脾氣之傷否見矣。蓋脾者土也，土惡木剋，凡服此藥者，遇甲乙日，則木必勝土，藥之爲害，不容掩也。

張志聰曰：熱中謂膿血風邪，留中而爲熱也。消中謂氣虚血脱，而爲消中之虚滿也。高粱，厚味也。芳草，芳香之草。石藥，金石之藥也。芳草之氣，升散爲陽，故令人發狂。金石之藥，沉重爲陰，故令人發癲也。富貴之人，形樂而志苦，華食而縱淫。夫四體不勞則血氣留滯，心志煩苦則中氣内傷，膏粱華食則脾胃有虧，放縱淫欲則精血耗竭，是以熱中消中，多生於富貴之人。如不豐美其食，是不合其心，留中之病，宜於上下分消，若禁芳草石藥，故病不能愈。芳草者，其氣急，疾於馨散。石藥者，其性堅，勁於下沉。故非中心和緩之人服之，則中氣易於虚散。何也？腹中之氣，脾所主也，和柔敦化，土之德也。熱中消中，有虚有實，皆爲熱氣留中，若更服芳香悍熱之藥，二者相遇，則内傷中和之脾土矣。肺病者加於甲乙，至甲乙日恐有勝剋之變，故至期更當别論也。

帝曰：善。有病膺腫、頸痛、胷滿、腹脹，此爲何病？何以得之？岐伯曰：名厥逆。帝曰：治之奈何？岐伯曰：灸之則瘖，石之則狂，須其氣幷，乃可治也。帝曰：何以然？岐伯曰：陽氣重上，有餘於上，灸之則陽氣入陰，入則瘖；石之則陽氣虚，虚則狂。須其氣幷而治之，可使全也重，平聲。

王冰曰：石謂以石鍼開破之。灸之則火氣助陽，陽盛則入陰，陽入陰故瘖。石之則陽氣出，陽氣出則内不足，故狂。待自幷合，則兩氣俱全，故可治。若不爾而灸石之，則偏致勝負，故不得全而瘖狂也。

馬蒔曰：此論厥逆之證，必待其陰陽氣幷而後可治之也。膺頸胷腹，皆在上中二焦，今膺腫、頸痛、胷滿、腹脹，則下氣逆上，病名曰厥逆。斯時也，陽氣重上，而在上爲有餘，灸之則陽氣隨火而入陰分，火與陽俱入，陰不能支，故爲瘖。石之則陽氣在上，而又乘針出，則陽氣益虛，虛則狂，必須其陽氣從上而降，陰氣從下而升，陰陽相并，然後治之，或灸或針，可使全也。所謂陽氣者，衛氣也。陰氣者，榮氣也。按此則内傷之證，非由於外感者歟？

張志聰曰：以下三節，復申明腹中之氣與血焉。腹氣者，脾氣也，内主於腹，外主於肌，與手足三陰三陽之氣不同也。腹中之血者，起於胞中，散於脈外，與十二經脈之血不同也。是以腹中之氣血虛脱，則爲消中之虛脹，腹中之血裹氣傷，皆爲有餘之伏梁。今復論腹中之氣，反厥逆於上，則爲膺頸胷腹之腫痛滿脹。下節論腹中之血氣和平，則爲懷子之且生。末節論三陽之氣，反下入於陰，則爲腹中之䐜脹。當知血氣流行，而又各有所主之部署也。夫諸陽之氣上升，而腹氣又厥逆於上，是陽氣重上，而有餘於上矣。夫陽氣陷下則灸之，今陽盛於上而反灸之，則陽熱之氣，反入於經脈之陰，則爲瘖。若以石砭之，則陽氣外泄而虛，虛則狂矣。氣并者，血氣合并也。須其厥逆之氣，與血相并，而後治之，可使全也。

倪冲之曰：胷腹脹滿者，因中氣厥逆於上而虛脹也。張兆璜曰：脾氣主於腹中，行於肌肉，乃五臟元真之氣也。衝脈之血，亦從胷中而散於肌腠皮膚之間，故與脾氣合并。須其氣并者，使氣歸於肌腠，而與血交并。如石之則泄於皮膚之外，灸之則逆於經脈之中。

帝曰：善。何以知懷子之且生也？岐伯曰：身有病而無邪脈也。

馬蒔曰：此言懷子之將生者，身雖有病而脈則無病也。身有病者，經閉也。無邪脈者，尺中之脈和匀也。大凡婦人懷妊一月，則陰陽之精尚未變化，二月則精氣正變，其氣熏蒸，衝胃而爲惡阻，至三四月則惡阻少止，脈甚滑疾。蓋男女正成形質，其氣未定也。至五六月已後，則形質已定，男女既分；及八九十月，其脈平和，如無娠然。非醫工深明脈理，病家肯明言者，難以診而知也。身雖有經閉之病，而實無經閉之脈，彼經閉之脈，尺中來而斷絶，或按之全無者是也。此則脈體平和匀静，乃無病之脈，蓋至于八九十月而然，正懷子將生之候耳。

張志聰曰：此論腹中之血氣和平，而有生成之造化也。夫氣主生物，血主成物。懷子者，血氣之相和也。且生者，謂血氣之所以成胎者，虛系於腹中，而無經脈之牽帶，故至十月之期，可虛脱而出。當知月事懷妊之血，在氣分而不在經脈也。身有病者，月事不來也。無邪脈者，血氣和平也。楊元如曰：至哉坤元，萬物資生。腹中之氣，坤土之氣也。是以白朮補脾，爲養胎之聖藥。衝任之血，原於腎臟之精，陽主施化，陰主成形，是以歸芎熟地，乃胎産之神方。

帝曰：病熱而有所痛者，何也？岐伯曰：病熱者，陽脈也。以三陽之動也。人迎一盛少陽，二盛太陽，三盛陽明，入陰也。夫陽入於陰，故病在頭與腹，乃䐜脹而頭痛也。帝曰：善。

馬蒔曰：此言病熱而有所痛者，正以外感之疾，陽畢入陰，故外頭痛而内腹脹也。蓋凡病熱者，屬於陽脈，乃三陽經之脈動也，故左手寸部，名曰人迎，正三陽經之脈動，所以候外感也。六節臟象論、《靈樞》終始、禁服、五色、四時氣等篇皆云：人迎一盛，病在足少陽；一盛而躁，病在手少陽。人迎二盛，病在足太陽；二盛而躁，病在手太陽。人迎三盛，病在足陽明；三盛而躁，病在手陽明。三陽既畢，則入之三陰經分矣。陽入於陰，故頭主陽，腹主陰，在陰當腹䐜脹，而在陽當頭痛也。熱病之有所痛者，其義如此。

張志聰曰：此言三陽之氣，主於形身之表，如下入於陰中，則爲腹脹矣。夫病熱者，陽脈盛也。陽脈盛者，三陽之氣動之也。是以人迎之脈，一盛盛在少陽之氣，二盛盛在太陽之氣，三盛盛在陽明之氣，三陽俱盛，當主病熱，頭痛。腹爲陰，陰中之至陰，脾也。如陽入於陰，又當病在頭與腹，乃䐜脹而頭痛也。蓋言表裏陰陽之氣，各有所主之部署，如陰氣厥逆於上，則爲膺頸腫痛，陽氣下入於陰中，則爲腹中䐜脹也。莫仲超曰：伯言病熱者，陽脈也。以三陽之動也，謂陽脈之盛，乃三陽之氣動之。兼申明陽入於陰，乃是三陽之氣，而非三陽之經脈也。《傷寒論》曰：臟腑相連，邪高痛下。此言經病於表陽之上，而下連於裏陰，經脈上下相連，故病在上而痛在下也。當知病在經脈，而隨經下入於裏陰者，則痛而不脹，此病在氣分，而陽氣下入於腹中，故脹而不痛也。

古今圖書集成醫部全録卷二十

黄帝素問

刺腰痛篇第四十一

馬蒔曰：言刺腰痛，故名。後人不知諸經皆能爲腰痛，止曰腎虚者淺矣。

足太陽脈，令人腰痛，引項脊尻背如重狀，刺其郄中太陽正經出血。春無見血。尻，敖枯切。

馬蒔曰：此言膀胱經之腰痛也。足太陽脈別下項，循肩髆内，俠脊抵腰中，别下貫臀，故令人腰痛，引項脊尻背如重狀。刺之者，亦惟即委中以刺之，在膕中央約文中，針五分，留七呼，灸三壯。及太陽正經出血，乃崑崙穴也，在足外踝後跟骨上陷中，細脈應手，針三分，灸三壯。但春時木旺則水衰，故春無見血，餘時則不拘也。

張志聰曰：按此篇承上章而復言病在形身之外，經絡之間，令人腰痛者，有刺取之法也。夫身半之中，在内爲腹，在外爲腰，腹中之血氣，不循經而灌於膜原郛郭之間，是以爲病則胷滿腹脹，爲治所不宜灸砭。至於陰陽經脈，皆從腰而循轉，是以爲病則痛於有形，爲治皆所當刺取，此形身外内之各有别也。所謂經脈者，足之三陰三陽，及奇經之八脈，皆循腰而上，惟足太陰之脈，從膝股内廉，入腹屬脾，以主腹中，故不論於外也。夫足太陽之脈，從巔别下項，俠脊抵腰中，經脈阻滯於其間則腰痛，上下不能疏通，故引項脊尻背如重狀也。刺郄中正經出血者，瀉而疏之也。春無見血者，正月太陽寅，故不宜出血，以泄太陽方盛之氣。按此篇記經脈爲病，而痛於腰之實證，與内傷肝腎，外病筋骨之虚痛者不同。張兆璜曰：腰以上爲天，腰以下爲地，而帶脈横束於其間。若天地交，經脈調，則無病；若經氣阻滯則痛，故諸脈皆令人腰痛也。

少陽令人腰痛，如以鍼刺其皮中，循循然不可以俛仰，不可以顧，刺少陽成骨之端出血。成骨在膝外廉之骨獨起者。夏無見血。

馬蒔曰：此言膽經之腰痛，足少陽之脈，繞毛際橫入髀厭中，故令腰痛，如以鍼刺其皮中，循循然不可俛仰。又足少陽之脈，起於目鋭眥，上抵頭角，下耳後，循頸，行手少陽之前，至肩上，交出手少陽之後，其支別者，別鋭眥下大迎，合手少陽於䪼，下加頰車，下頸合缺盆，故不可以顧。刺之者，亦惟刺其成骨之端出血，在膝外近下胻骨上端兩起骨之間，陷中容指。然少陽合肝，肝王於春，夏時火王，則木衰於夏，故無見血，餘時則不拘也。

張志聰曰：少陽之氣主夏，而夏氣在皮膚，故皮中如針刺。循循，漸次也。少陽主樞，循循不可以俛仰者，經脈病而樞折也。足少陽之脈，從目鋭眥，循頸至肩，故不可以回顧。膝外廉陽陵泉之下，有獨起之骨爲成骨，蓋足少陽主骨，至此筋骨交會之處爲成骨也。少陽爲心之表，主夏之三氣，故夏無見血。莫仲超曰：太陽之氣生於水中，故主正月寅而始盛。少陽爲君火之相，故爲心之所表。夫少陽主初生之氣者，少陽先天之所生也。少陽爲心之表者，少陽之上，相火主之也。太陽正月寅者，太陽從水中之所生也。太陽主夏火之氣者，太陽之後天也。陰陽之道，推散無窮，學者當詳究其妙。

陽明令人腰痛，不可以顧，顧如有見者，善悲，刺陽明於胻前三痏上下和之出血。秋無見血。

馬蒔曰：此言胃經腰痛也。足陽明脈起於鼻交頞中，下循鼻外，入上齒中，還出俠口環脣，下交承漿，却循頤後下廉，出大迎，其支別者，從大迎前下人迎，循喉嚨入缺盆，又其支別者，起胃下口，循腹里至氣衝，而合以下髀，故令人腰痛不可顧，顧如有見。陽虛，故悲也。刺之者，亦惟於胻前三里，刺三痏上下和之出血，在膝下三寸胻骨外廉兩筋間，刺一寸，留七呼，灸三壯。但陽明合脾主長夏，秋時金王則土衰，故秋無見血，餘時則不拘也。

張志聰曰：顧，回視也。足陽明之脈，循喉嚨，入缺盆，經脈强急於前，故不可回顧於後。夫血脈榮衛，陽明之所生也，血脈和則精神乃居。故神者，水穀之精氣也。陽明脈病，則神氣乃虛，精神虛亂，卒然見非常物。神不足則悲也。胻前三痏者，足之三里及上廉、下廉也。陽明居中土，故當上下以和之。陽明主秋令，故秋無見血。楊元如曰：少陽太陽之氣，生於下焦水中，而合於上焦，君相之火，故有先後天之分。陽明之氣，生於中焦水穀，而居中土，故獨主於秋令也。

足少陰令人腰痛，痛引脊內廉，刺少陰於內踝上二痏。春無見血，出血太多，不可復也。

馬蒔曰：上文言足三陽之腰痛者盡矣，而已下二節，則言足少陰厥陰。但足太陰之腰痛，據繆刺論則本篇末節所言者是也。此一節言腎經之腰痛。足少陰脈上股内後廉貫脊屬腎，故令人腰痛，痛引脊之内廉也。刺之者，亦惟於内踝上復溜穴刺之二痏，在足内踝上二寸筋骨陷中，針三分，灸五壯。但春時木王則水衰，故春無見血，與足太陽同。若出血太多，則腰痛如故，腎氣不可復也。

張志聰曰：内踝上二痏，取左右之太谿也。夫血乃精水之所生，腎主閉藏，以奉春生之氣，春時出血，則洩其所藏，是以多則不可復矣。

厥陰之脈，令人腰痛，腰中如張弓弩弦，刺厥陰之脈，在腨踵魚腹之外，循之累累然，乃刺之。其病令人善言，默默然不慧，刺之三痏。腨，音善。

馬蒔曰：此言肝經之腰痛也。足厥陰脈自陰股環陰器，抵少腹，其支别者，與太陰少陽結於腰髁下俠脊第三第四骨空中，其穴即中髎下髎，故腰痛則中如張弓弩之弦也。如張弦者，言筋急之甚耳。刺之者，亦惟在腨之下，踵之上，魚腹之外。蓋腨形本如魚腹，故魚腹即腨也。循其分肉，有血絡累累然，乃刺之。此正當蠡溝穴，即内踝骨前上五寸，屬肝之絡穴，針二分，留三呼，灸七壯。且厥陰之脈，循喉嚨之後，上入頏顙，故病則善言。然風盛則昏冒，故默默然不爽慧也。曰善者，猶善欠善呻之謂。刺之者，止三痏而已。

張志聰曰：足厥陰之脈，抵少腹，布脅肋，故腰痛如張弓弦。蓋輭弱端長，肝之平脈也，肝脈病故强急如弓弩弦。腨，腿肚也。踵，足跟也。魚腹，謂腨之形如魚腹也。視腨踵之間，魚腹之外，循之有脈累累然者，乃刺之。肝主語，故其病令人善言。默默，安靜貌，謂雖善言而不狂妄也。不慧，語言之不明爽也。其病若此者，於腨踵之外，刺之三痏。三痏者，取經外穴也。按腰中如弓弦者，所病在經也。善言不慧者，病厥陰之氣而有是證也。三陰三陽之主腰痛，有單病在經者，有病經而及於氣者，故以此節分而論之。

解脈令人腰痛，痛引肩，目䀮䀮然，時遺溲，刺解脈在膝筋肉分間郄外廉之横脈出血，血變而止。解脈令人腰痛如引帶，常如折腰狀，善恐，刺解脈在郄中，結絡如黍米，刺之，血射以黑，見赤血而已。

馬蒔曰：此兩言解脈腰痛之狀，而刺之亦異其法也。解脈者，膀胱經之脈也。足太陽之脈，起於目内眥，上額交巔上，循肩髆，俠脊抵腰中，入循膂絡腎屬膀胱，下入膕中，又其支别者，從髆内别下貫胛，循髀外後廉，而下合於膕中兩脈，如繩之解散，故名解脈。解者，散行意也，言不合而别行也。故解脈令人腰痛，痛必引肩，目䀮䀮然不明，時遺溲，皆膀胱之證候也。刺解脈者，在膝後筋肉相分之間，正郄中外廉之横脈，有血絡横見，迢然紫黑而盛滿者，乃刺之當見黑血，必候其血色變赤，乃止鍼也。不唯是也，又足太陽之別脈，自肩而別下循背脊至腰，而横入髀外後廉，下合膕中，故解脈令人腰痛，又如引帶，如折腰之狀，又且善恐。膀胱與腎爲表裏，腎虚則多恐也。刺解脈者，在郄中結絡如黍米處刺之，其血射必黑，刺之見赤血而止針。上文言郄之外廉横脈，而此曰郄中，此其有不同耳。郄中即委中穴，膝後曲處，膕中央約文中，刺五分，留七呼，灸三壯。按此節雖言解脈，其實是膀胱經腰痛也。

張志聰曰：解脈者，散行横解之絡脈也。蓋經脈爲裏，浮而横者爲絡，絡脈横散於皮膚之間，故名曰解脈，諸絡脈者，主皮之部，皮主太陽之氣分，故痛引肩，目䀮䀮然不明，時遺溲，而宜取太陽之郄也。《鍼經》云：支而横者爲絡，絡之別者爲孫，盛而血者疾誅之。故宜瀉出其血，黑變赤而止。若横絡盛加於大經，是以不通，則令人腰痛如引帶。腰似折者，太陽之氣病也。横盛於中則上虚下實，下實則氣並於陰，故善恐也。有結絡如黍米，視而瀉之，此所謂解結也。

同陰之脈，令人腰痛，痛如小錘居其中，怫然腫，刺同陰之脈，在外踝上絶骨之端爲三痏。《太素》小錘作小鍼。怫，音弗。

王冰曰：同陰之脈，足少陽之別絡也，並少陽經上行，去足外踝上同身寸之五分，乃別走厥陰，並經下絡足跗，故曰同陰脈。怫，怒也，言腫如嗔怒也。

馬蒔曰：此言同陰脈之腰痛也。同陰之脈者，謂膽經之脈，同於足厥陰肝經也。足少陽之別，循髀陽，出膝外廉下輔骨，抵絶骨下出外踝，循足跗上小指次指，又其支者，別跗上入大指岐骨間，故曰同陰之脈也。其腰痛如小鍼居其中，而怫然發腫，當取外踝上絶骨之端曰陽輔穴者，刺之爲三痏，在足外踝上四寸絶骨端三分，刺五分，留七呼，灸三壯。

張志聰曰：此論陽蹻之脈而令人腰痛也。蹻脈有陰陽，男子數其陽，女子數其陰。當數者爲經，不當數者爲絡。是男女陰陽經絡交并，故爲同陰之脈。其脈行健，故名曰蹻。有阻於中，則不上行，故痛如小錘居其中。即裏急陰疝之證也。陽蹻者，足太陽之別脈，起於跟中，出於外踝下足太陽申脈穴，當踝後繞跟，以僕參爲本，上外踝三寸，以附陽爲郄，直上循股外廉，故宜取外踝絶骨之處。

陽維之脈，令人腰痛，痛上怫然腫，刺陽維之脈，脈與太陽合腨下間，去地一尺所。

王冰曰：陽維起於陽，則太陽之所生奇經八脈，此其一也。乃太陽所主，與正經並行，而上至腨下，復與太陽合而上也。腨下去地，正同身寸之一尺，是則承光脈在鋭腨腸下肉分間陷者中，刺可入同身寸之七分，若灸者，可灸五壯。以其取腨腸下肉分間，故云合腨下間。

馬蒔曰：此言陽維脈之腰痛也。陽維起於諸陽之會，起於金門，則足太陽者，乃其脈氣之所發也，故令人腰痛，痛之上如怫然而腫。刺之者，亦以其脈與太陽相合也。

張志聰曰：陽維總維一身之陽，陽氣盛，故痛上怫然腫。陽維起於諸陽之會，其脈發於足太陽金門穴，在足外踝下一寸五分，上外踝七寸，會足少陽於陽交，爲陽維之郄，故當與太陽合腨下間而取之，蓋取陽維之郄也。郄上踝七寸，是離地一尺所矣。

衡絡之脈，令人腰痛不可以俛仰，仰則恐仆，得之舉重傷腰，衡絡絶，惡血歸之。刺之在郄陽筋之間，上郄數寸衡居，爲二痏，出血。衡、横同。

馬蒔曰：此言衡絡脈之腰痛也。太陽之外絡，自腰中横入髀外後廉，而下合於膕中，今舉重傷腰，則横絡之脈阻絶，惡血乃歸，故腰痛不可以俛仰，仰則恐仆也。刺之者，在郄中外筋之間，上郄數寸横居之穴曰委陽殷門者爲二痏出血。委陽在承扶下六寸六分，鍼七分，留五呼，灸三壯。殷門在浮郄下六寸，鍼七分。其六寸與六寸六分，不甚相遠，故總曰數寸。

張志聰曰：帶脈横絡於腰間，故曰横絡之脈。夫足之三陽，循腰而下，足之三陰，及奇經之脈，皆循腰而上，病則上下不通，陰陽間阻，而爲腰痛之證。惟帶脈横束於其間，無上下之相貫，故必因舉重傷腰，以致横絡之脈絶傷，而惡血歸之，令人腰痛不可以俛仰也。郄陽，謂足太陽之浮郄，在臀下腿筋之間，上郄數寸，是在腰尻之下矣。横取二痏者，蓋隨帶脈之横形而取之。按《靈樞經》曰：足少陽之正主膕中，別走太陽而合上至腎，當十四椎出屬帶脈，是帶脈之下，連於足少陰太陽，故當從浮郄而上循太陽之絡以取之。

會陰之脈，令人腰痛，痛上漯漯然汗出，汗乾令人欲飲，飲已欲走，刺直陽之脈上三痏，在蹻上郄下五寸横居，視其盛者出血。

王冰曰：會陰之脈，足太陽之中經也。其脈循腰下會於後陰，故曰會陰之脈。其經自腰下行至足，今陽氣大盛，故痛上漯然汗出。汗液既出，則腎燥陰虚，故汗乾令人欲飲水以救腎也。水入腹已，腎氣復生，陰氣流行，太陽又盛，故飲水已反欲走也。直陽之脈，則太陽之脈，俠脊下行，貫臀下，至膕中，下循腨過外踝之後，條直而行者，故曰直陽之脈也，蹻爲陽蹻所生申脈穴，在外踝下也。郄下，則膕下也。言此刺處在膕下，同身寸之五寸，上承郄中之穴，下當申脈之位，是謂承筋穴，即腨中央如外陷者中也，太陽脈氣所發，禁不可刺，可灸三壯。今云刺者，謂刺其血絡之盛滿者也。兩腨皆有太陽經氣下行，當視兩腨中央有血絡盛滿者，乃刺出之，故曰視其盛者出血。

馬蒔曰：此言會陰脈之腰痛也。會陰者，本任脈經之穴名。督脈由會陰而行於背，則會陰之脈，自腰下會於後陰，其脈受邪，亦能使人腰痛也。

張志聰曰：任脈起於至陰，與督脈交會，分而上行，故名曰會陰。任脈統任一身之陰，汗乃陰液，故漯漯然汗出也。汗乾則液竭，故令人欲飲。走者，陽象也。任與督脈上下相交，飲已欲走者，陰液周而交於陽也。直陽之脈，督脈也。督脈總督一身之陽，貫脊直上，故曰直陽。其原起於腎，下胞中，循陰器，繞臀至少陰，與太陽中絡者合，故取蹻上郄下者，循足太陽之絡以瀉之也。按會陰節後，當有刺條，刺直陽前，宜有腰痛，或簡脱歟？抑督與任交，病在陰而取之陽也？

飛陽之脈，令人腰痛，痛上怫怫然，甚則悲以恐，刺飛陽之脈，在内踝上五寸少陰之前，與陰維之會。

王冰曰：飛陽之脈，是陰維之脈也，去内踝上同身寸之五寸腨分中，並少陰經而上也。少陰之脈前，則陰維脈所行也。足少陰之脈，其支別者，從肺出絡心，注胷中，故甚則悲以恐也。恐者生於腎，悲者生於心。刺飛陽之脈，在内踝後上，同身寸之五寸，復溜穴，少陰脈所行，刺可入同身寸之三分；内踝之後築賓穴，陰維之郄，刺可入同身寸之三分。若灸者，可灸五壯。少陰之前，陰維之會，以三脈會在此穴位分也，刺可入同身寸之三分，若灸者可灸五壯。

馬蒔曰：飛陽爲足太陽之絡，别走少陰，令人腰痛，痛上怫怫然腫，如有怒而然。惟其别走少陰，少陰之脈支別者，從肺出絡心，注胷中，故甚則悲以恐也。恐者生於腎，悲者生於心，刺之者亦惟刺内踝上五寸之築賓穴，係足少陰腎經也。在少陰之前，與陰維交合，正所以治飛陽之腰痛耳。在内踝上五寸腨分中，陰維之別，鍼四分，留五呼，灸三壯。

張志聰曰：足太陽之別名曰飛陽，去踝七寸，別走少陰。陰維之脈，起於足少陰築賓穴，爲陰維之郄，故名飛陽者，謂陰維之原，從太陽之脈，走少陰而起者也。腎病者意不樂，氣並於腎則恐也。

昌陽之脈，令人腰痛，痛引膺，目䀮䀮然，甚則反折，舌卷不能言，刺内筋爲二痏，在内踝上大筋前，太陰後上踝二寸所。

王冰曰：昌陽，陰蹻脈也，爲足少陰之別，起於然骨之後，上內踝之上，直上循陰股入陰，而循腹上入胷裏，入缺盆，上出人迎之前，入頄內廉，屬目內眥，合於太陽陽蹻而上行，故腰痛之狀如此。內筋，謂大筋之前分肉也。太陰後大筋前，即陰蹻之郄交信穴也。在內踝上同身寸之二寸，少陰前太陰後筋骨之間陷者之中，刺可入同身寸之四分，留五呼，若灸者可灸三壯。

馬蒔曰：此言昌陽脈之腰痛也。昌陽，系足少陰腎經穴名，又名復溜。故昌陽之脈，令人腰痛，其痛引膺，足少陰脈所行也。目䀮䀮然不明，陰蹻脈所行也。甚則反折，腰不能伸也。舌卷不能言，以脈循喉嚨也。刺之者亦惟以復溜在内筋中爲二痏。復溜在足内踝上二寸筋骨陷中，鍼三分，留七呼，灸五壯，腎虛補之。

散脈令人腰痛而熱，熱甚生煩，腰下如有横木居其中，甚則遺溲，刺散脈在膝前骨肉分間絡外廉束脈，爲三痏。

王冰曰：散脈，足太陰之別也，散行而上，故以名焉。其脈循股內入腹中，與少陰少陽結於腰髁下骨空中，故病則腰下如有横木居其中，甚乃遺溲也。散脈在膝前內側骨肉分，謂膝內輔骨之下，下廉腨肉之兩間絡外廉，則太陰之絡色青而見者也。輔骨之下，後有大筋，擷束膝胻之骨，令其連屬，取此筋骨系束之處脈，以去其病，是曰地機，三刺而已，故曰束脈爲之三痏也。

馬蒔曰：此言散脈之腰痛也。束脈在膝下五寸，膝內側輔骨下陷中，伸足取之，足太陰郄别走上一寸有空，鍼五分，灸三壯。愚於此節散脈有疑，何王註便以爲足太陰之地機？遍考他處，又無散脈之說，但按地機穴亦治腰痛，不可俛仰，故且從王註耳。高明者正之！

張志聰曰：衝脈者起於胞中，上循背裏，爲經絡之海，其浮而外者，循腹右上行至胷中，而散灌於皮膚，滲於脈外，故名散脈也。衝脈爲十二經脈之原，心主血脈，故痛而熱，熱甚生煩。其循於腹者，出於氣街，俠齊下兩旁各五分，至横骨一寸，經脈阻滯於其間，故腰下如有横木居其中。起於胞中，故甚則遺溺。其俞上在於大杼，下出於巨虛之上下廉，故取膝前外廉者，取衝脈之下俞也。以上論奇經之八脈，皆循腰而上，故並主腰痛。

肉里之脈，令人腰痛不可以欬，欬則筋縮急，刺肉里之脈爲二痏，在太陽之外，少陽絶骨之後。

王冰曰：肉里之脈，少陽所生，則陽維之脈氣所發也。刺肉里之脈，在太陽之外，少陽絶骨之後也。分肉穴在足外踝直上，絶骨之端如後，同身寸之二分，筋肉分間，陽維脈氣所發，刺可入同身寸之五分，留五呼，若灸者可灸三壯。

馬蒔曰：此言肉里脈之腰痛也。足少陽膽經，有陽輔穴，又名分肉。肉里之脈，令人腰痛，痛則不可以欬，欬則筋縮急，蓋足少陽主筋故也。刺之者，亦惟取分肉之脈爲二痏，其穴在足太陽膀胱經之外，本經絶骨穴之後，去足外踝四寸，乃其正穴也。

張志聰曰：肉者分肉，里者肌肉之文理也。經云：肉之大會爲谷，肉之小會爲谿。分肉之間，谿谷之會，以行榮衛，以會大氣，其小痺淫溢，循脈往來，微鍼所及，與法相同。蓋謂谿谷分肉之間，亦有穴會循脈往來，邪氣淫溢，用微鍼取之，與取絡脈之法相同。夫分肉起於筋骨，屬於氣分，欬則動氣，故不可以欬，欬則筋縮急也。爲二痏者，取左右二足穴也。足少陽陽輔穴，又名分肉穴，在太陽膀胱經之外，少陽絶骨穴之後，去足外踝四寸，乃其脈也。夫肌肉之文理，屬骨而生，從筋而起，足少陽屬骨主筋，故取少陽之分肉穴也。按分肉之間，谿谷之會，小痹淫溢，循脈往來，能令人腰痛也。孫絡之脈別經者，其血盛而當瀉者，亦令人腰痛。是以首論横解之絡脈爲痛，末論肉裏之間，循脈而爲腰痛也。

腰痛俠脊而痛至頭，几几然，目䀮䀮，欲僵仆，刺足太陽郄中出血。几，音除。

馬蒔曰：此言腰痛之證，有關於足太陽者，當即其本經而刺之也。足太陽膀胱經之脈，起於目内眥，上額交巔，其直者從巔入絡腦，還出別下項，循肩髆内，俠脊抵腰中，故腰痛之疾，有俠脊而痛者至頭。几几然，伸頸之貌也。目䀮䀮然者，以其起於内眥睛明穴，故目中似有不明也。氣並於上，故病在上。刺之者亦惟取下委中也。刺之出血，則氣降而疾愈矣。

張志聰曰：五臟六腑之俞，皆在太陽之經，而足太陽之脈，俠脊抵腰，上至於頭目，是以腰痛俠脊而上及於頭目者，邪入於經俞也。几几，短羽之鳥背强欲舒之象。陽盛者不能俛，故欲僵仆也。夫邪之傷於人也，先客於皮膚，傳入於孫絡，孫絡滿則傳入於絡脈，留而不去，傳舍於經脈，留而不去，傳入於經俞。邪中於人，雖有淺深，然皆在於形身上下之間，故並主腰痛。是以論肉里之膚腠，解脈之横絡，足之三陰三陽，及奇經之經脈，以至於太陽俠脊之經俞，爲痛之見證各有不同，而取刺亦各有法也。

腰痛上寒，刺足太陽陽明；上熱，刺足厥陰；不可以俛仰，刺足少陽；中熱而喘，刺足少陰，刺郄中出血。

王冰曰：此法元妙，《中誥》不同，莫可窺測，當用知其應，不爾，皆應先去血絡，乃調之也。

馬蒔曰：此言腰痛而可顧者有此四證，當分經以治之也。即下節觀之，則此節乃腰痛而可顧者也。故言腰痛而可顧者，其腰痛之上寒，則刺足太陽膀胱經足陽明胃經之穴，而使之熱焉可也。其所痛之上熱，則刺足厥陰肝經之穴，而使之寒焉可也。其痛不可以俛仰，則刺足少陽膽經之穴可也。其痛時中熱而喘，則刺足少陰腎經之穴與足太陽膀胱經之郄中出血可也。

張志聰曰：此論陰陽之氣不和，而令人腰痛也。痛上寒者，腰以上寒也。痛上熱者，腰以上熱也。夫陰陽二氣，皆出於下焦，陽氣不能上升，則腰痛而上寒，陰氣不能上升，則腰痛而上熱，蓋氣阻於陰陽上下之間，故腰痛也。太陽，巨陽也，爲諸陽主氣。陽明間於二陽之間，爲陽盛之經。故上寒者，當取此二經以疏三陽之氣。少陽主樞，故不可俛仰者，當取足少陽也。厥陰主一陰初生之氣，故上熱者，取足厥陰。少陰之氣，中合於陽明，上合於肺臟，陰氣逆於下，故中熱而喘也。經穴之空隙爲郄，陰郄者，足少陰之築賓穴也。

腰痛上寒不可顧，刺足陽明；上熱，刺足太陰；中熱而喘，刺足少陰。

王冰曰：上寒，陰市主之。陰市在膝上同身寸之三寸，伏兔下陷者中，拜而取之，足陽明脈氣所發，刺可入同身寸之三分，留七呼，若灸者可灸三壯。不可顧，三里主之。三里在膝下同身寸之三寸，胻外廉兩筋肉分間，足陽明脈之所入也，刺可入同身寸之一寸，留七呼，若灸者可灸三壯。上熱，地機主之。地機在膝下同身寸之五寸，足太陰之郄也，刺可入同身寸之三分，若灸者可灸三壯。中熱而喘，涌泉、太鍾悉主之。涌泉在足心陷者中，屈足踡指宛宛中，足少陰脈之所出，刺可入同身寸之三分，留三呼，若灸者可灸三壯。太鍾在足跟後街中動脈，足少陰之絡，刺可入同身寸之二分，留七呼，若灸者可灸三壯。

馬蒔曰：此言腰痛不可顧者，有此三證，亦當分經以治之也。又言腰痛不可顧者，其腰痛之上寒，則刺足陽明胃經之穴，禁灸。其所痛之上熱，則刺足太陰脾經之穴。其痛時中熱而喘，則刺足少陰腎經之穴。

大便難，刺足少陰。

王冰曰：大便難，涌泉主之。

馬蒔曰：此言腰痛而大便難者，當刺足少陰腎經之穴也。

少腹滿，刺足厥陰。

王冰曰：少腹滿，太衝主之。太衝在足大指本節後内間，同身寸之二寸陷者中，脈動應手，足厥陰脈之所注也，刺可入同身寸之三分，留十呼，若灸者可灸三壯。

馬蒔曰：此言腰痛而少腹滿者，當刺足厥陰肝經之穴也。

如折，不可以俛仰，不可舉，刺足太陽。

王冰曰：如折，束骨主之。不可以俛仰，京骨、崑崙悉主之。不可舉，申脈、僕參悉主之。束骨在足小指外側本節後赤白肉際陷者中，足太陽脈之所注也，刺可入同身寸之三分，留三呼，若灸者可灸三壯。京骨在足外側大骨下赤白肉際陷者中，按而得之，足太陽脈之所過也，刺可入同身寸之三分，留七呼，若灸者可灸三壯。崑崙在足外踝後跟骨上陷者中，細脈動應手，足太陽脈之所行也，刺可入同身寸之五分，留十呼，若灸者可灸三壯。申脈在外踝下同身寸之五分，容爪甲，陽蹻之所生也，刺可入同身寸之六分，留十呼，若灸者可灸三壯。僕參在跟骨下陷者中，足太陽陽蹻二脈之會，刺可入同身寸之三分，留七呼，若灸者可灸三壯。

馬蒔曰：此言腰痛而有此三證者，當刺足太陽膀胱經之穴也。

引脊内廉，刺足少陰。

王冰曰：引脊内廉，復溜主之，取同飛陽。

馬蒔曰：此言腰痛引脊内廉者，當刺足少陰腎經之穴也。

腰痛引少腹控䏚，不可以仰，刺腰尻交者，兩踝胂上，以月生死爲痏數，發鍼立已。左取右，右取左。胂，音申。

王冰曰：腰痛引少腹控䏚不可以仰，此邪客於足太陰之絡也。控，通引也。䏚，謂季脅下之空輭處也。腰尻交者，謂踝下尻骨兩旁四骨空，左右八穴，俗呼此骨爲八髎骨也。此腰痛取腰踝下第四髎，即下髎穴也。足太陰厥陰少陽三脈，左右交結於中，故曰腰尻交者也。兩踝胂，謂兩踝骨下堅起肉也。胂上，非胂之上巔，謂正當胂肉也。踝骨，即腰脊兩旁起骨也。俠脊兩旁腰踝之下，各有胂肉隴起，而斜趣於踝骨之後，内承其踝，故曰兩踝胂也。下承踝胂肉，左右兩胂，各有四骨空，故曰上髎、次髎、中髎、下髎。上髎當踝骨下陷者中，餘三髎少斜下，按之陷中是也。四空悉主腰痛，惟下髎所主文與經同，即太陰厥陰少陽所結者也，刺可入同身寸之二寸，留十呼，若灸者可灸三壯。以月生死爲痏數者，月初向圓爲月生，月半向空爲月死，死月刺少，生月刺多。繆刺論曰：月生一日一痏，二日二痏，漸多之；十五日十五痏，十六日十四痏，漸少之。其痏數多少，如此即知也。痛在左鍼取右，痛在右鍼取左，所以然者，以其脈左右交結於尻骨中也。

馬蒔曰：按此節備見繆刺論，彼云邪客於足太陰之絡，令人腰痛，則知此係脾經腰痛也。足太陰之絡，從髀合陽明，上貫尻骨，與厥陰少陽結於下髎而循尻骨入腹，上絡嗌貫舌中，故腰痛則引小腹而皆痛，按其眇則絡脈拘急，不可以仰伸而喘息也。刺之者，亦惟在腰尻之交，兩踝胂之上，即八髎中之第四髎下髎穴也。以月死生爲痏數者，望日已前爲月生，漸次加多；望日以後爲月死，漸次加少。左痛則取右，右痛則取左，正所謂繆刺也。

張志聰曰：此復結足太陰之絡而爲腰痛也。按此篇承上章之論腹中，而並記刺形身之腰痛。足之三陰三陽，皆循腰而上下，而足太陰之脈，從股內廉入腹屬脾，以主腹中，是以首節止論少陰厥陰，而不及於足太陰也。然太陰之支別，從髀貫尻，亦令人腰痛，故復記於篇末，以使後學知形身外內之經絡，各有別也。以月生死爲痏數者，蓋月生則人之血氣漸盛，月虧則人之血氣漸衰，用針者，隨氣盛衰以爲痏數，蓋鍼過其日數則脱氣，不及日數則氣不瀉，故以月之生死爲期。

張兆璜曰：月晦始蘇曰朔。每月朔日，是月始生之一日也。脈之大絡，左注右，右注左，此邪客於大絡，故當以左右兩間取之。若在横解之浮絡，是又當總取郄外廉之横脈矣。

風論篇第四十二

馬蒔曰：内論五臟六腑之風，故名。後世論風，當祖此篇。奈以中風傷風及癘風偏枯，各立爲一門，致使後人視中風爲重，傷風爲輕，不知此篇曰中曰傷，無以異也。

黄帝問曰：風之傷人也，或爲寒熱，或爲熱中，或爲寒中，或爲癘風，或爲偏枯，或爲風也，其病各異，其名不同，或内至五臟六腑，不知其解，願聞其説。癘，音賴。

馬蒔曰：此帝悉舉風病諸名爲問也。

張志聰曰：風乃陽動之邪，而人之表裏陰陽，血氣臟腑，又有虛有實，故其爲氣也，善行而數變，因其善行數變，是以或爲寒熱，或爲偏枯，或外在於形身，或内至於臟腑，其病各異，其名不同。

岐伯對曰：風氣藏於皮膚之間，内不得通，外不得泄。風者善行而數變，腠理開則灑然寒，閉則熱而悶。其寒也則衰食飲，其熱也則消肌肉，故使人怢慄而不能食，名曰寒熱。數，音朔。

王冰曰：腠理開疎，則邪風入，風氣入已，元府閉封，故内不得通，外不得泄也。腠理開則風飄揚，故寒。腠理閉則風混亂，故悶。寒風入胃，故食飲衰。熱氣内藏，故消肌肉。寒熱相合，故怢慄而不能食，名曰寒熱也。

馬蒔曰：此即風證之有寒熱，自皮膚而入者也。

張志聰曰：此論風邪客於膚腠而爲寒熱也。皮膚肌腠之間，乃三焦通會元真之處，風邪客之，則氣不内通，邪不外泄。風動之邪，善行而數變，動而腠理開，則元氣弛而灑然寒。變而腠理閉，則邪熱留而胷膈悶。其爲寒也，則三焦虛而食飲衰。其爲熱也，則邪熱盛而肌肉鑠。怢慄，振寒貌。蓋言邪之所湊，其正必虛，正氣爲邪所傷，故使人怢慄而不能食也，名曰寒熱。

風氣與陽明入胃，循脈而上至目内眥。其人肥，則風氣不得外泄，則爲熱中而目黃；人瘦，則外泄而寒，則爲寒中而泣出。

馬蒔曰：此言風證有熱中寒中二證，皆自陽明而入者也。陽明者，即足陽明胃經脈也。胃脈起於鼻交頞中，下循鼻外，入上齒中，還出俠口環脣，下交承漿，却循頤後下廉，循喉嚨，入缺盆，下鬲屬胃，故風氣與陽明經入胃，循脈而上至目内眥也。其人肥者，則腠理密，故風氣不得外泄，所以風氣内熱，則爲熱中而目黃。其人瘦者，則腠理開疎，風氣乃得外泄而寒，所以内無風氣，則内無所蒸，乃爲寒中而泣出。夫熱中寒中，以人有肥瘦不同，而目有爲黃爲泣之可驗者如此。

張志聰曰：此論風邪客於脈中而爲寒熱也。夫血脈生於陽明胃腑，如風傷陽明，邪正之氣，並入於胃，則循脈而上至於目，蓋諸脈皆系於目也。其人肥厚，服熱留於脈中而目黃；其人瘦薄，則血脈之神氣外泄而爲寒，脈中寒則精神去而涕泣出。

風氣與太陽俱入，行諸脈俞，散於分肉之間，與衛氣相干，其道不利，故使肌肉憤䐜而有瘍，衛氣有所凝而不行，故其肉有不仁也。

王冰曰：分肉之間，衛氣行處，風與衛氣相薄，俱行於分肉之間，故氣道濇而不利也。氣道不利，風氣内攻，衛氣相持，故肉憤䐜而瘡出也。若衛氣被風吹之，不得流轉所在，偏併凝而不行，則肉有不仁之處也。

馬蒔曰：此言風證之肉有不仁，自太陽而入者也。十一經以足太陽爲巨陽，凡五臟六腑之俞穴，皆在於背而屬之於太陽經也。風氣與太陽俱入，必自風門而感者，行諸脈俞散於分肉之間，彼衛氣天明目開，則出自睛明穴，亦行諸脈俞而散之分肉之間。今風氣欲入，而衛氣欲出，彼此相犯，則所行之道路不利，故風寒凝聚於肌肉，而肌肉憤䐜瘡瘍徧體，衛氣亦有所凝而不能行，故其肉有不仁，雖冷熱痛癢而皆不知也。蓋果核中有仁，惟肉無所知，則若有不能如仁有生意矣，遂以不仁名之也。

張志聰曰：此論風邪傷衛，而爲腫瘍不仁也。足太陽之脈，從巔入絡腦，還出別下項，循背膂而絡臟腑之脈俞，衛氣一日一夜，大會於項之風府，亦循背膂而日下一節，是以風客太陽，與太陽之氣俱入於項背之間，行諸脈俞，散於分肉，轉於衛氣，以致衛氣所行之道不利，故使肌肉憤然高起而有瘡瘍，衛氣凝滯於項背之間，不能循行於周身之膚腠，故其肌肉麻痺而不知痛癢也。

張兆璜曰：風傷陽明之氣，入胃而循於脈中，風行太陽之脈俞，復散於肌肉，而轉於衛氣，是太陽之氣主表，陽明主肌而主脈也。

癘者有榮氣熱胕，其氣不清，故使其鼻柱壞而色敗，皮膚瘍潰，風寒客於脈而不去，名曰癘風，或名曰寒熱。

王冰曰：此則風入於經脈之中也。榮行脈中，故風入脈中，内攻於血，與榮氣合，合熱而血胕壞也。其氣不清，言潰亂也。然血脈潰亂，榮復俠風，陽脈盡上於頭，鼻爲呼吸之所，故鼻柱壞而色惡，皮膚破而潰爛也。始則名爲寒熱，熱成乃名曰癘風。

馬蒔曰：此言風證之有癘者，自榮氣受傷而然也。榮氣者，陰氣者，榮氣行於經脈之中，今風氣感之，則榮氣熱腐，其氣不清。惟鼻爲呼吸之所，外焉五氣入於鼻，内焉腐氣出於鼻，致使鼻柱變壞而色敗惡，皮膚成瘡瘍而潰爛。其風寒客於脈而終不能去，名曰癘風。然亦有時而發寒熱，故或者亦以寒熱名之也。

張志聰曰：此論風傷榮氣而爲癘瘍也。胕，肉也。夫榮衛皆精陽之氣，浮氣之不循於經者爲衛，精氣之榮於經者爲榮，有榮氣熱胕者，言有因風傷榮氣，搏而爲熱，熱出於胕肉之間，則肌脈外内之氣不清矣。鼻者肺之竅，臟真高於肺，主行榮衛陰陽，風邪與榮熱搏於皮膚之外，則榮衛之氣不清，故使其鼻柱陷壞，面色敗惡，而皮膚潰爛也。如風寒之邪客於脈中而不去者，亦名曰癘也。風寒，寒風也。風寒之邪，客於脈中而不去，則榮氣受傷，亦名曰癘風。夫榮之生病也，寒熱少氣，故或名曰寒熱，蓋亦或爲寒中熱中之病。

此論風傷榮氣，皆名曰癘。如榮熱搏於脈外者，爲敗壞之癘瘍；風寒留於脈中者，爲寒熱之癘風。故曰，癘者有榮氣熱胕，言有一種癘者，因榮氣之熱，外出於胕肉之間，榮衛邪正之氣相搏，陰陽清濁之氣不清，以致鼻柱敗壞，皮膚癘瘍，此毒癘之甚者也。有因風寒客於脈中，久而不去，或爲紫雲白癜之癘風，故爲寒中熱中之榮病，此爲癘之輕者也。

張兆璜曰：寒傷榮，故風寒客於脈中而不去。風乃陽熱鼓動之邪，故與榮氣爲熱，而復出於胕肉之外。

張應略曰：前二節論風傷氣血，後二節論風傷榮衛。榮與血氣與衛，各有分別，故爲病不同。

以春甲乙，傷於風者爲肝風。以夏丙丁，傷於風者爲心風。以季夏戊己，傷於邪者爲脾風。以秋庚辛，中於邪者爲肺風。以冬壬癸，中於邪者爲腎風。

馬蒔曰：肝主於春，心主於夏，脾主於季夏，肺主於秋，腎主於冬。然五臟之正氣虛，則邪氣反勝者感之。故春之甲乙日，肝傷於風，而爲肝風。夏之丙丁日，心傷於風，而爲心風。季夏之戊己日，脾傷於風，而爲脾風。秋之庚辛日，肺傷於風，而爲肺風。冬之壬癸日，腎傷於風，而爲腎風。此五臟之風所由成也。

張志聰曰：此論風傷五臟之氣，而爲五臟之風也。夫天之十干，化生地之五行，地之五行，以生人之五臟。是以人之臟氣，合天地四時五行，十干之氣化而各以時受病也。風者，虛鄉不正之邪風。故曰風。曰邪、曰傷、曰中，蓋言不正之風，或傷之輕，或中之重也。

風中五臟六腑之俞，亦爲臟腑之風，各入其門户，所中則爲偏風。

王冰曰：隨俞左右而偏中之，則爲偏風。

馬蒔曰：此言風證之有偏風者，自風各入臟腑而然也。風中五臟六腑之俞穴，各入其門户，則或左或右，或上或下，偏於一所，是之謂偏風也。此正所以答首節偏枯之問耳。

張志聰曰：此論風中五臟六腑之俞，而亦爲臟腑之風也。夫五臟之氣，外合於四時，故各以時受病者，病五臟之氣也。如風中於經俞，則內連臟腑，故亦爲臟腑之風，病五臟之經也。以上答帝問臟腑之風有二因也。愚按此二因與《金匱》之所謂：邪入於腑，即不識人，邪入於臟，舌即難言口吐涎之因證不同。《金匱》之所謂中臟中腑者，邪直中於臟腑，而傷臟腑之元神。本篇之論，一因隨時而傷臟氣，一因經絡受邪而內連於臟腑，是以五臟之風狀止見色證，而不致如傷臟神之危險者也。復論風邪偏客於形身而爲偏風也。門户者，血氣之門户也。夫上節之所謂風傷血氣者，乃通體之皮膚脈絡也。如各入其門户，而中其血氣者，則爲偏枯，謂偏入於形身之半也。

風氣循風府而上，則爲腦風；風入系頭，則爲目風，眼寒；飲酒中風，則爲漏風；入房汗出中風，則爲内風；新沐中風，則爲首風；久風入中，則爲腸風飧泄；外在腠理，則爲泄風。故風者百病之長也，至其變化，乃爲他病也，無常方，然致有風氣也。

王冰曰：飲酒則熱鬱腠疎中風汗出，多如液漏，故曰漏風，風在腸中，上熏於胃，故食不化而下出焉。飧泄者，食不化而出也，故曰腸風。風居腠理則元府開通，風薄汗泄，故云泄風。百病之長，先百病而有也。

馬蒔曰：此言風之所感有不同，故病之所成者，或爲腦風，爲目風，爲漏風，爲内風，爲首風，爲腸風，爲泄風也。風府者，督脈經穴也，在項後入髮際一寸大筋内宛宛中。風氣循風府而上，乃腦户穴也，亦督脈經穴，故風入腦而爲腦風，目在於前，而其系則在於頭之腦，風入系頭則傳入於目，而爲目風，其眼當畏寒也。飲酒中風，則風不得入而在腠理，每遇飲酒則汗出，是之謂漏風也。入房汗出而中風，則内耗其精，外開腠理，因内而風襲之，是之謂内風也。沐首中風，則首爲風痛，而遇風則發，是之謂首風也。風久入於其中，則爲腸風，其食有時不化而出也。風初薄時，外在腠理，内熱相拒，不得入内，汗則常泄，是之謂泄風也。故風者本爲百病之長，至其變化，則不止於風，而變爲他病，如方回之無定所也。此皆爲風氣所致，養生者其慎之。

張志聰曰：風府在項後中行，乃督脈陽維之會，上循於腦户，故風氣客於風府，循脈而上，則爲腦風。足太陽有通項入於腦者，正屬目本，名曰眼系，風入於頭，干太陽之目系，則爲目風。足太陽寒水主氣，故爲眼寒也。酒者，熟穀之液，其性慓悍，其氣先行於皮膚，故飲酒中風，則腠理開而爲汗洩之漏風也。夫内爲陰，外爲陽；精爲陰，氣爲陽；陽爲陰之衛，陰爲陽之守。入房則陰精内竭，汗出則陽氣外弛，是以中風則風氣直入於内，而爲内風矣。以水灌首曰沐，新沐則首之毛腠開，中風則風入於首之皮膚而爲首風矣。入中則爲腸風飧泄，在外則爲泄風，蓋脾胃之氣，外主肌腠，内主腹中，風邪久在肌腠，而入於中，則脾胃之氣受傷，而爲腸風飧泄，蓋大腸小腸，皆屬於胃也。若久在外之腠理，則陽氣外弛而爲泄風。泄風者，腠理開而汗外泄也。以上論風氣之善行數變，所中不一其處，而見證各有不同。夫風乃東方之生氣，爲四時之首，能生長萬物，亦能害萬物，如水能浮舟，亦能覆舟，故爲百病之長。至其變化無常，故爲病不一。如春時之非東風，夏時之非南風，或從虚鄉來之剛風謀風之類，皆其變化而爲他病也。方，處也，言風邪之客於人，無有常處，如風氣客於皮膚之間則爲寒熱，客於脈中則爲寒中熱中，客於臟腑則爲臟腑之風，循於風府則爲腦風，風入系頭則爲目風，無有常處而致有風氣也。故風者三句，言風氣之變化；下二句，論風客於人而無有常方。

帝曰：五臟風之形狀不同者何？願聞其診及其病能。岐伯曰：肺風之狀，多汗惡風，色皏然白，時欬短氣，晝日則差，暮則甚，診在眉上，其色白。心風之狀，多汗惡風，焦絶善怒嚇，赤色，病甚則言不可快，診在口，其色赤。肝風之狀，多汗惡風，善悲，色微蒼，嗌乾，善怒，時憎女子，診在目下，其色青。脾風之狀，多汗惡風，身體怠墮，四肢不欲動，色薄微黄，不嗜食，診在鼻上，其色黄。腎風之狀，多汗惡風，面痝然浮腫，脊痛不能正立，其色炲，隱曲不利，診在肌上，其色黑。能，耐同。皏，音騈。差，瘥同。嗌，音益。墮，惰同。炲，音台。

王冰曰：診謂可言之證，能謂内作病形。凡内多風氣則熱有餘，熱則腠理開，故多汗也。風薄於内，故惡風焉。肺色白，在變動爲欬，主藏氣，風内迫之，故色皏然白，時欬短氣也。晝則陽氣在表，故差；暮則陽氣入裏，風内應之，故甚也。眉上，謂兩眉間之上闕庭之部，所以外司肺候，故診在焉。白，肺色也。焦絶，謂脣焦而文理斷絶，蓋熱則皮剥也。風薄於心則神亂，故善怒而嚇人也。心脈支别者，從心系上俠咽喉而主舌，故病甚則言不可快也。口脣色赤，故診在焉。赤者，心色也。肝病則心臟無養，心氣虚故善悲。肝合木，木色蒼，故色微蒼也。肝脈者，循股陰，抵少腹，俠胃屬肝絡膽，上貫鬲，循喉嚨之後，入頏顙，故嗌乾善怒而時憎女子，診在目下。青，肝色也。脾病故身體怠墮，四肢不欲動而不嗜食。脾氣合土，主中央，鼻於面部，亦居中，故診在焉。黄，脾色也。痝然，言腫起也。腎者，陰也，目下，亦陰也，故腎臟受風，則面痝然而浮腫。腎脈貫脊，故脊痛不能正立也。隱曲者，謂隱蔽委曲之處也。腎藏精，外應交接，今臟被風薄，精氣内微，故隱蔽委曲之事，不利所爲也。精氣不注皮，故肌皮上黑。黑，腎色也。

馬蒔曰：此舉五臟之風狀也。凡内多風氣則熱有餘，熱則腠理開，故多汗。風薄於内，故惡風。凡五臟之感風，無不多汗而惡風也。心受邪，正在中，故上中下三焦之氣，升降頗難而似有阻絶。且心不受邪，今則神亂火盛，善怒嚇人，其色當赤也。肝風時憎女子者，以女子之性易與之忤，而彼正值肝病，其憎益甚也。

張志聰曰：病能者，謂臟氣受邪，能爲形身作病也。風爲陽邪，開發腠理，故多汗。風氣傷陽，邪正不合，故惡風也。皏然，淺白貌。肺屬金，其色白。肺主氣，在變動爲欬，風邪迫之，故時欬短氣也。晝則陽氣盛而能勝邪，故差；暮則氣衰，故病甚也。所謂皏然白者，謂肺氣受風，而臟氣之見於色也。所謂診在眉上，其色白者，謂五臟之病色見於面也。《靈樞》五色篇曰：五色各有臟部，有外部，有内部也。色從外部走内部者，其病從外走内。其色從内走外部者，其病從内走外。病生於内者，先治其陰，後治其陽，反者益甚。其病生於陽者，先治其外，後治其内，反者益甚。故先言五色，而復言五色之見於面部者，謂病之從内而外也。聖人設教渾然，雖不言治，而治法已在其中矣。心爲火臟，風淫則火盛，故脣舌焦而津液絶也。風化木，木火交熾，故善爲怒嚇。心主舌，病甚則舌本强而言不可快。心和則舌能知五味，故診驗在口，口者，兼脣舌而言也。肝開竅於目而主泣，故善悲。本經曰：心悲名曰志悲。志與心精共湊於目，是以悲則泣出，蓋言先悲而後泣出也。足厥陰之脈，循喉嚨之後，上入頏顙，今風木合邪，則火熱盛而嗌乾，肝氣病，故善怒也。怒勝思，故時憎女子。目者，肝之官也，故診在目下。脾主肌肉四肢，身體怠墮，四肢不欲動，脾氣病也。足太陰之脈，屬脾絡胃，上鬲俠咽，連舌本。經絡篇云：是主脾所生病者，食不下。土位中央，故所診在鼻。風邪干腎，則水氣上升，故面痝然浮腫，風行則水渙也。腎主骨，故脊痛不能正立。炲，烟煤黑色也。腎主藏精，少陰與陽明會於宗筋，風傷腎氣，故隱曲不利，水氣上升，故黑在肌上，水乘土也。應略曰：診在眉間目上者，肺肝之本部也。心診在口，脾診在鼻者，母病而傳見於子位也。腎病而見肌色黑者，乘其所不勝也。是以本篇五臟之診，與《靈樞經》之五閱五色篇之法少有不同，蓋言五臟之色，有見於面部之本位，而又有乘傳之變者也。張兆璜曰：五臟四時之風，始於臟氣，而後病於形身，自内而外也。夫邪干臟則死，此病在臟氣而不傷於臟真也。如風中五臟六腑之俞，乃經絡受邪，亦内干臟腑。然身之中於風也，不必動臟，故邪入於陰經則溜於腑。是以後止言胃風者，乃經絡之邪，總歸於胃，陽明爲萬物之所歸也。

胃風之狀，頸多汗，惡風，食飲不下，鬲塞不通，腹善滿，失衣則䐜脹，食寒則泄，診形瘦而腹大。

王冰曰：胃之脈支別者，下鬲屬胃絡脾，故頸多汗，食飲不下，鬲塞不通，腹善滿也。然失衣則外寒而中熱，故腹䐜脹，食寒則寒物薄胃而陽不内消，故泄利，胃合脾而主肉，胃氣不足，則肉不長，故瘦也。胃中風氣稸聚，故腹大也。

馬蒔曰：此言胃風之狀也。首節帝問五臟六腑之風，故此節以胃風爲對，然止言胃風而未及他腑者，意胃爲六腑之長也。第四節中有腸風，亦六腑中有二矣。

張志聰曰：頸有風池、風府，乃經脈之要會，故頸多汗。胃腑受邪，故食飲不下，鬲塞不通，腹善滿也。胃氣不足，則身以前皆寒，腹脹滿，是以形寒則䐜脹。飲冷則泄者，胃氣虚傷也。胃者肉其應，腹者胃之郛，故主形瘦而腹大。

首風之狀，頭面多汗，惡風，當先風一日則病甚，頭痛不可以出内，至其風日，則病少愈。漏風之狀，或多汗，常不可單衣，食則汗出，甚則身汗，喘息，惡風，衣常濡，口乾，善渴，不能勞事。泄風之狀，多汗，汗出泄衣上，口中乾，上漬其風，不能勞事，身體盡痛，則寒。帝曰：善。

王冰曰：頭者諸陽之會，風客之則皮腠疏，故頭面多汗也。夫人陽氣外合於風，故先當風一日則病甚，以先風甚，故亦先衰，是以至其風日，則病少愈。不可以出屋之内者，以頭痛甚而不喜外風故也。漏風則脾胃風熱，故不可單衣。腠理開疎，故食則汗出。甚則風薄於肺，故身汗，喘息，惡風，衣常濡，口乾，善渴也。形勞則喘息，故不能勞事。上漬，謂皮上濕如水漬也，以多汗出故爾。汗多則津液涸，故口中乾。形勞則汗出甚，故不能勞事，身體盡痛，以其汗多，汗多則亡陽，故寒也。

馬蒔曰：此申言第八節首風漏風泄風之狀也。

張志聰曰：頭乃諸陽之會，因沐中風，則頭首之皮腠疎而陽氣弛，故多汗惡風也。風者天之陽氣，人之陽氣，以應天之風氣，諸陽之氣，上出於頭，故先一日則病甚，頭痛不可以出户内，蓋風將發而氣先病也。至其風發之日，氣隨風散，故其病少愈。飲酒者，胃氣先行皮膚，先充絡脈，或因胃氣熱而腠理疎，或絡脈滿而陰液泄，故常多汗也。酒性悍熱，與風氣相搏，故雖單衣而亦不可以常服。酒入於胃，熱聚於脾，脾胃内熱，故食則汗出，甚則上薄於肺，而身汗，喘息，惡風，身常濕也。津液内竭，故口乾善渴。陽氣外張，故不能煩勞於事。泄風之病，風久在腠理而傷氣，故多汗，汗泄衣上，漸漬滲泄，元府不閉也。津液外泄，故口中乾燥。上漬其風者，謂身半以上，風濕相搏，則陽氣受傷，故不能煩勞其事。若妄作勞，則身體盡痛而發寒矣。按偏風而下，止論首風漏風泄風之狀，蓋此三者，皆在皮膚之分，風氣相搏而善行數變，故曰肺風之狀，腎風之狀，胃風之狀，言風氣變動之病狀也。如入於經脈，在經絡則爲半身不遂，循經入腦則爲腦風，循系入頭則爲目風眼寒，不復再有變證，故不復論也。

痹論篇第四十三

馬蒔曰：後世醫書止有痛風一門，並無痹門，蓋不考《内經》痹爲何病，致使痹證不明於後世，惜哉！此篇當與《靈樞》周痹篇參看。

黃帝問曰：痹之安生？岐伯對曰：風寒濕三氣雜至，合而爲痹也。其風氣勝者爲行痹，寒氣勝者爲痛痹，濕氣勝者爲著痹也。痺，必至反。

馬蒔曰：此言三氣成痹，而痹之證有不同也。痹者，卑也。有病則有日降日深之義，又有不得自如之義，故名曰痹，即下文行痛著三證也。夫風寒濕之三邪氣錯雜而至，則合之於體而痹生，合之於經而痹分，故曰合而爲痹也。其風氣勝者，則風以陽經而受之，故當爲行痹之證，如蟲行於頭面四體也。其寒氣勝者，則寒以陰經受之，故當爲痛痹之證，寒氣傷血而傷處作痛也。其濕氣勝者，則濕以皮肉筋脈而受之，故當爲著痹之證，當沉著不去，而舉之不痛也。

張志聰曰：痹者閉也，邪閉而爲痛也。言風寒濕三氣錯雜而至，相合而爲痹。風者善行而數變，故其痛流行而無定處，寒爲陰邪，痛者陰也，是以寒氣勝者爲痛痹。濕流關節，故爲留著之痹。按《靈樞經》有風痹，《傷寒論》有濕痹，是感一氣而爲痹也。本篇論風寒濕三氣雜至，合而爲痹，是三邪合而爲痹也。《靈樞》周痹篇曰：風寒濕氣，客於外分肉之間，迫切而爲沫，沫得寒則聚，聚則排分肉而分裂也。分裂則痛，痛則神歸之，神歸之則熱，熱則痛解，痛解則厥，厥則他痹發，發則如是。是寒痹先發而他痹後發也。本篇論風氣勝者爲行痹，濕氣勝者爲著痹，是三氣雜合而以一氣勝者爲主病也。經論不同，因證各别也。

帝曰：其有五者何也？岐伯曰：以冬遇此者爲骨痹，以春遇此者爲筋痹，以夏遇此者爲脈痹，以至陰遇此者爲肌痹，以秋遇此者爲皮痹。

馬蒔曰：此言五痹之證，因五時而成者也。帝問風寒濕三氣異勝則三痹生，其有五痹者，則止有三氣，將以何氣之勝而名之爲五痹耶？伯言五痹之生，不外於風寒濕之三氣也。特以時有五者，而遇此三氣則異病耳，非復有五氣以入五臟也。故冬遇此三者則爲骨痹，蓋腎主冬，亦主骨，腎氣衰則三氣入骨，故名之曰骨痹。肝主春，亦主筋，肝氣衰則三氣入筋，故名之曰筋痹。心主夏，亦主脈，心氣衰則三氣入脈，故名之曰脈痹。脾主至陰，至陰者六月也，亦主肌肉，脾氣衰則三氣入肌，故名之曰肌痹。肺主秋，亦主皮，肺氣衰則三氣入皮，故名之曰皮痹。然猶在皮脈肌筋骨，而未入於臟腑，但痹有在臟在腑者，故帝復於下文而再問之。

張志聰曰：五者，五痹也。上節論天之三邪，此下論人之五氣。皮肉脈筋骨，五臟之外合也，五臟之氣，合於四時五行，故各以其時受病，同氣相感也。

帝曰：内舍五臟六腑，何氣使然？岐伯曰：五臟皆有合，病久而不去者，内舍於其合也。故骨痹不已，復感於邪，内舍於腎；筋痹不已，復感於邪，内舍於肝；脈痹不已，復感於邪，内舍於心；肌痹不已，復感於邪，内舍於脾；皮痹不已，復感於邪，内舍於肺。所謂痹者，各以其時，重感於風寒濕之氣也。

馬蒔曰：此言痹之入五臟者，以五痹不去，三氣重感而入之於五臟也。帝問五痹在體，五臟在内，至有内舍於五臟者，何氣使之然也？舍者，藏也。伯言五臟皆有合，即如腎之合在骨，肝之合在筋，心之合在脈，脾之合在肌，肺之合在皮，五痹病久而不去，則内舍於其合矣。故骨痹不已，而又重感於三氣，則内舍於腎。筋痹不已，而又重感於三氣，則内舍於肝。脈痹不已，而又重感於三氣，則内舍於心。肌痹不已，而又重感於三氣，則内舍於脾。皮痹不已，而又重感於三氣，則内舍於肺。所謂五臟之痹者，各以其所主之時，重感於風寒濕之三氣，故使之入於五臟也。

張志聰曰：邪之中人，始傷皮肉筋骨，久而不去，則内舍於所合之臟，而爲臟腑之痹矣。所謂五臟之痹者，各以五臟所合之時，重感於風寒濕之氣也。蓋皮肉脈筋骨，内合於五臟，五臟之氣，外合於四時，始病在外之有形，復傷在内之五氣，外内形氣相合，而邪舍於内矣。所謂舍者有如館舍，邪客留於其間者也。邪薄於五臟之間，干臟氣而不傷其臟真，故曰舍曰客，而止見其煩滿喘逆諸證，如入臟則死矣。

凡痹之客五臟者：肺痹者，煩滿喘而嘔；心痹者，脈不通，煩則心下鼓，暴上氣而喘，嗌乾善噫，厥氣上則恐；肝痹者，夜臥則驚，多飲數小便，上爲引如懷；腎痹者，善脹，尻以代踵，脊以代頭；脾痹者，四肢解墮，發欬嘔汁，上爲大塞。尻，枯熬切。解、懈同。墮、惰同。

馬蒔曰：此承上文而遂言五臟之痹各有其證也。夫以五痹重感乎三氣，固五臟各成其痹矣。試以肺痹言之：肺脈起於中焦，下絡大腸，還循胃口，上鬲屬肺，又主息，故其爲痹，則煩滿喘息而嘔也。又以心痹言之：心合脈，今受邪則脈不通，邪氣内擾，故爲煩。手少陰心脈，起於心中，出屬心系，下鬲絡小腸，其支別者，從心系上俠咽喉，其直者復從心系却上肺，手厥陰心包絡之脈，起於胷中，出屬心包下鬲，故煩則心下鼓戰，暴時上氣而爲喘，又嗌喉乾燥也。心主爲噫，以其鼓滿，故噫之以出氣也。逆氣上乘於心，神氣不足，神弱則懼淩，故爲恐也。又以肝痹言之：肝主驚駭，故夜臥多驚。肝脈循股陰入毛中，環陰器，抵少腹，俠胃屬肝絡膽，上貫鬲布脅肋，循喉嚨之後，上入頏顙，故多飲水而數小便，上引少腹而痛，如懷妊之狀也。又以腎痹言之：蓋腎者胃之關也，關門不利，則胃氣不轉，故善脹。尻，腰尻骨也。踵，足跟也。腎脈起於足小指之下，斜趨足心，出於然骨之下，循内踝之後，別入跟中，以上腨内，出膕内廉上股内後廉，貫脊屬腎絡膀胱；其直行者，從腎上貫肝鬲，入肺中。氣不足而受邪，故踵本在足，而尻則伏地而不伸，其尻反以代踵也。脊本在中，而頭則俯伏而不上，其脊反以代頭也。又以脾痹言之：土主四季，外主四肢，故四肢懈墮。又以其脈起於足，循腨胻上膝股，然脾脈入腹，屬脾絡胃，上鬲俠咽，故發欬嗽，嘔出清汁也。脾氣養肺，胃復連咽，故上爲大塞也。

張志聰曰：此論五臟之氣，受邪而形諸於病也。肺主氣而司呼吸，其脈起於中焦，還循胃口，上鬲屬肺，故痹則煩喘而嘔。心主脈，故痹閉而令脈不通，邪薄心下，鼓動而上干心臟則煩，故煩則心下鼓也。肺者心之蓋，而心脈上通於肺，故逆氣暴上則喘而嗌乾。心主噫，心氣上逆而出則善噫也。夫水火之氣，上下時交，心氣厥逆於上，則不能下交於腎，腎氣虚，故悲也。肝藏魂，臥則神魂不安，故發驚駭。肝氣痹閉則木火鬱熱，故在上則多飲，在下則便數，上引於中，而有如懷妊之狀也。腎者胃之關，關門不利，則胃氣不轉，故善脹也。脊椎盡處爲尻，腎主骨，骨痿而不能行，故尻以代踵。陰病者不能仰，故脊以代頭。脾氣不能行於四肢，故四肢懈墮。脾脈上鬲俠咽，氣痹不行，故發欬也。入胃之飲，上輸於脾肺，脾氣不能轉輸，故嘔汁。肺氣不能通調，故上爲大塞。

腸痹者，數飲而出不得，中氣喘争，時發飧泄。胞痹者，少腹膀胱按之内痛，若沃以湯，濇於小便，上爲清涕。數，音朔。

馬蒔曰：此言腸痹胞痹六腑痹中之二，亦各有其證也。夫五臟各有其痹，而六腑亦有其痹也。試以腸痹言之：大腸之脈，入缺盆絡肺下鬲，屬大腸。小腸之脈，入缺盆絡心，循咽下鬲，抵胃屬小腸，今小腸有邪，則脈不下鬲，胃氣蓄熱，小腸燥滯，故數飲水而不得下出也。其小腸與胃，邪氣奔喘，故中氣喘争也。有時小腸邪盛，熱飧從上而降下，則大腸火迫，飧即泄出，此乃腸痹之證也。又以胞痹言之：膀胱在少腹之内，胞在膀胱之内，胞受風寒濕氣而爲痹，則少腹膀胱，按之内痛，若沃以湯，濇於小便也。膀胱之脈，上額交巔上，入絡腦，故邪氣上蒸於腦而爲清涕也，此乃胞痹之證也。言胞痹者，大約是膀胱爲病耳。

張志聰曰：腸痹者，兼大小腸而言，小腸爲心之腑，而主小便，邪痹於小腸，則火熱鬱於上而爲數飲，下爲小便不得出也。大腸爲肺之腑，而主大便，邪痹於大腸，故上則爲中氣喘争，而下爲飧泄也。胞者，膀胱之室，内居少腹邪閉在胞，故少腹膀胱，按之内痛，水閉不行，則蓄而爲熱，故若沃以湯，且濇於小便也。膀胱之脈，從巔入腦，腦滲則爲涕。上爲清涕者，太陽之氣，痹閉於下，不能循經而上升也。愚按六腑之痹，止言其三，蓋榮氣者，胃腑之精氣也；衛氣者，陽明之悍氣也。榮衛相將，出入於外内三焦之氣，游行於上下甲膽之氣，先臟腑而升。夫痹者閉也。正氣運行，邪不能留，三腑之不病痹者，意在斯歟？

陰氣者，靜則神藏，躁則消亡。飲食自倍，腸胃乃傷。

王冰曰：陰謂五神臟也。所以説神藏與消亡者，言人安靜，不涉邪氣，則神氣甯以内藏，人躁動，觸冒邪氣，則神被害而離散，臟無所守，故曰消亡。此言五臟受邪之爲痹也。臟以躁動致傷，腑以飲食見損，皆謂過用則受其邪，此六腑受邪之爲痹也。

馬蒔曰：此言臟腑所以成痹者，以其内傷爲本，而後外邪得以乘之也。陰氣者榮氣也，陰氣精專隨宗氣以行於經脈之中，惟其靜，則五臟之神，自藏而不消亡，若躁則五臟之神，消亡而不能藏矣。所以有五痹者，必重感於邪，而成五臟之痹也。至於六腑之所以成痹者，何哉？飲食固所以養人，而倍用適反以害人，故飲食自倍，腸胃乃傷也。腸胃既傷，則邪得以乘俞，入之而爲痹矣。按生氣通天論云：陽氣者精則養神，柔則養筋。論衛氣也。此節論榮氣也，此乃論榮衛至精至妙之義耳。

張志聰曰：此言臟氣不藏，而邪痹於臟也。陰氣者，臟氣也。神者，五臟所藏之神也。五臟爲陰，陰者主靜，故靜則神氣藏而邪不能侵，躁則神氣消亡而痹聚於臟矣。若居處失宜，則風寒濕氣中其俞矣。然當節其飲食，勿使邪氣内入，如食飲應之，邪即循俞而入，各舍其腑矣。

淫氣喘息，痹聚在肺；淫氣憂思，痹聚在心；淫氣遺溺，痹聚在腎；淫氣乏竭，痹聚在肝；淫氣肌絶，痹聚在脾。諸痹不已，亦益内也。其風氣勝者，其人易已也。

王冰曰：淫氣謂氣之妄行者，各隨臟之所主而入爲痹也。益内者，從外不去，則益深至於身内也。

馬蒔曰：此言因諸證而可驗五臟之痹，其間有難愈易愈之分焉。夫五臟之痹，其證備見以前矣。然又有他證可驗，而知其痹之在五臟者，難於去也。是故邪氣浸淫，喘息靡寧，正以肺主氣，惟邪聚在肺，故喘息若是。邪氣浸淫，憂思不已，正以心主思，惟痹聚在心，故憂思若是。邪氣浸淫，膀胱遺溺，正以腎與膀胱爲表裏，惟痹聚在腎，故遺溺若是。邪氣浸淫，陰血乏竭，正以肝主血，惟痹聚在肝，故乏竭若是，邪氣浸淫，肌氣阻絶，正以脾主肌，惟痹聚在脾，故肌絶若是。凡此諸痹不已，亦以日深一日而不能愈也。

故風寒濕三氣皆能爲病，唯風氣勝者，則較之寒濕二氣，其病易已，蓋風勝爲行痺，而寒濕則爲著痺痛痺，其勢似難愈耳。

張志聰曰：此申明陰氣躁亡，而痺聚於臟也。淫氣者，陰氣淫佚，不静藏也。淫氣而致於喘息，則肺氣不藏，而痺聚在肺矣。淫氣而致於憂思，則心氣不藏，而痺聚在心矣。淫氣而致於遺溺，則腎氣不藏，而痺聚在腎矣。淫氣而致於陰血乏竭，則肝氣不藏，而痺聚在肝矣。淫氣而致於肌肉焦絶，則脾氣不藏，而痺聚在脾矣。是以在臟腑經俞，諸痺留而不已，亦進益於内，而爲臟腑之痺矣。夫寒濕者，天之陰邪，傷人經俞筋骨。風者天之陽邪，傷人皮膚氣分，是以三邪中於臟腑之俞，而風氣勝者，其性善行，可從皮腠而散，故其人易已也。愚按下文云，六腑亦各有俞，蓋言五臟六腑俱各有俞，如風寒濕氣中於五臟之俞，而臟氣淫躁，則邪循俞内入，而各聚於臟矣。中於六腑之俞，而飲食自倍，腸胃乃傷，邪亦循俞而入，各舍其腑矣。上節所謂各以其時，重感於風寒濕之氣，而爲五臟之痺者，合五臟之氣而舍於内也。此節論邪中臟腑之俞，循俞而亦進益於内，先言陰氣消亡，痺聚於臟，故後止言六腑亦各有俞云。

帝曰：痺其時有死者，或疼久者，或易已者，其故何也？岐伯曰：其入臟者死，其留連筋骨間者疼久，其留皮膚間者易已。

王冰曰：入臟者，以神去也；筋骨疼久，以其定也；皮膚易已，以浮淺也。由斯深淺，故有是不同。

馬蒔曰：此言痺有死生病久之異，皆各有其由也。痺有死者，正以邪氣入於内臟，故臟氣已絶，所以死也。有疼久者，正以邪氣留連筋骨之間，外不出而内不得入，所以疾久未已也。有易已者，正以邪氣留於皮膚之間，淺而易散，所以易已也。

張志聰曰：此言五臟之痺，循俞而入臟者死也。夫風寒濕氣中其俞，其臟氣實則邪不動臟，若神氣消亡，則痺聚在臟而死矣。按邪從皮肉脈筋骨，而内合五臟者，此邪干臟氣，而不傷於臟真，故痺客於臟，則爲煩滿、喘嘔、脈不通、心下鼓、嗌乾、善噫諸證。其留連筋骨間，而不内舍於其合者，疼久。其留皮膚間者，隨氣而易散。若中其俞，則内通五臟，兼之陰氣不藏，則邪直入於臟而爲死證矣。

帝曰：其客於六腑者何也？岐伯曰：此亦其食飲居處，爲其病本也。六腑亦各有俞，風寒濕氣，中其俞而食飲應之，循俞而入，各舍其腑也。

王冰曰：四方雖土地温凉高下不同，物性剛柔，食居有異，但動過其分，則六腑致傷。陰陽應象大論曰：水穀之寒熱，感則害六腑。六腑俞，亦謂背俞也。膽俞在十椎之旁，胃俞在十二椎之旁，三焦俞在十三椎之旁，大腸俞在十六椎之旁，小腸俞在十八椎之旁，膀胱俞在十九椎之旁，隨形分長短而取之如是，各去脊同身寸之一寸五分，並足太陽脈氣之所發也。

馬蒔曰：此言六腑之成痹者，先以内傷爲之本，而後外邪得以乘之也。第三節帝問内舍五臟六腑，固合臟腑而並問之矣，第四節雖主腸痹胞痹，而六腑之痹不盡於此，故此節帝以六腑之痹爲問。伯言六腑成痹，亦以其飲食失節，居處失宜，爲之病根也。上文所謂飲食自倍，腸胃乃傷者，正以此耳。蓋内無所傷，則外邪無自而乘之也。故六腑之分肉，皆各有俞穴，風寒濕之三氣，外中其俞，而内之飲食失節應之，則邪氣循俞而入，各舍於六腑之中，此痹之所以成也。按三百六十五穴，皆可以言俞，今曰俞者，凡六腑之穴，皆可以入邪，而王註止以足太陽經在背之六俞穴爲解，則又理之不然者也。若止以井滎俞原經合之俞穴解之，猶未盡通，況背中之六俞乎。

張志聰曰：此言六腑之痺，乃循俞而内入者也。夫居處失常，則邪氣外客，飲食不節，則腸胃内傷，故食飲居處，爲六腑之病本。食飲入胃大小腸，濟泌糟粕，膀胱決瀆水，濁蒸化精液。榮養經俞，如居處失常，而又食飲應之於内，則經脈虚傷，邪循俞而入，舍其腑矣。張兆璜曰：邪中五臟之俞，而陰氣淫躁應之，邪中六腑之俞，而食飲應之，故曰六腑亦各有俞，而食飲應之。再按《靈樞》口問篇曰，夫百病之始生也，皆生於風雨寒暑，陰陽喜怒，飲食居處，大驚卒恐。夫風寒雨濕合而爲痹矣。居處失常，則邪中臟腑之俞矣。喜怒病臟，驚恐傷陰，則陰氣消亡矣。飲食自倍，則腸胃乃傷矣。是以上古之人，食飲有節，起居有常，不妄作勞，和於陰陽，故能形與神居，度百歲乃去。

帝曰：以鍼治之奈何？岐伯曰：五臟有俞，六腑有合，循脈之分，各有所發，各隨其過，則病瘳也。

王冰曰：五臟有俞：肝之俞曰太衝，心之俞曰太陵，脾之俞曰太白，肺之俞曰太淵，腎之俞曰太谿，皆經脈之所注也。太衝在足大指間本節後二寸陷者中，動脈應手，刺可入同身寸之三分，留十呼，若灸者，可灸三壯。太陵在手掌後骨兩筋間陷者中，刺可入同身寸之六分，留七呼，若灸者，可灸三壯。太白在足内側核骨下陷者中，刺可入同身寸之三分，留七呼，若灸者，可灸三壯。太淵在手掌後陷者中，刺可入同身寸之二分，留二呼，若灸者，可灸三壯。太谿在足内踝後跟骨上動脈陷者中，刺可入同身寸之三分，留七呼，若灸者，可灸三壯。六腑有合：胃合入於三里，膽合入於陽陵泉，大腸合入於曲池，小腸合入於小海，三焦合入於委陽，膀胱合入於委中。三里在膝下三寸胻外廉兩筋間，刺可入同身寸之一寸，留七呼，若灸者，可灸三壯。陽陵泉在膝下一寸胻外廉陷者中，刺可入同身寸之六分，留十呼，若灸者，可灸三壯。小海在肘内大骨外去肘端五分陷者中，屈肘乃得之，刺可入同身寸之二分，留七呼，若灸者，可灸五壯。曲池在肘外輔屈肘曲骨之中，刺可入同身寸之五分，留七呼，若灸者，可灸三壯。委陽在足膕中外廉兩筋間，刺可入同身寸之七分，留五呼，若灸者，可灸三壯，屈伸而取之。委中在膕中央約文中動脈，刺可入同身寸之五分，留七呼，若灸者，可灸三壯。

馬蒔曰：此言治痹者，五臟取其俞，六腑取其合，各分刺之而病愈也。夫五臟有俞，六腑有合，循臟腑經脈所行之分，各有所發病之經，乃隨其病之所在而刺之，則或俞或合，其病無有不瘳也。

張志聰曰：此論治臟腑之痹而各有法也。夫榮俞治經，故痹在臟者，當取之於俞，合治内腑，故痹在腑者，取之於合也。又當循形身經脈之分，皮肉脈筋骨各有所發，各隨其有過之處而取之，則其病自瘳矣。

帝曰：榮衛之氣，亦令人痹乎？岐伯曰：榮者，水穀之精氣也，和調於五臟，灑陳於六腑，乃能入於脈也，故循脈上下，貫五臟，絡六腑也。衛者，水穀之悍氣也，其氣慓疾滑利，不能入於脈也，故循皮膚之中，分肉之間，熏於肓膜，散於胷腹。逆其氣則病，從其氣則愈，不與風寒濕氣合，故不爲痹。

王冰曰：《正理論》云：穀入於胃，脈道乃行，水入於經，其血乃成。又《靈樞經》曰：榮氣之道，内穀爲實。蓋穀入於胃，氣傳與肺，精專者上行經隧，由此故水穀精氣，合榮氣運行而入於脈也。貫五臟，絡六腑者，榮行脈内，故無所不至也。悍氣，謂浮盛之氣也，以其浮盛之氣，故慓疾滑利，不能入於脈中也。皮膚之中，分肉之間，謂脈外也。肓膜，謂五臟之間鬲中膜也，以其浮盛，故能布於胷腹之中，空虛之處，熏其肓膜，令氣宣通也。

馬蒔曰：此言榮衛二氣，不與風寒濕三氣相合，故不爲痹也。榮者，陰氣也，由水穀入胃而成，此精微之氣，故謂之水穀之精氣也。《靈樞》榮衛生會等篇曰：宗氣積於上焦，榮氣出於中焦，衛氣出於下焦。是言宗氣者，大氣也，大氣積於膻中，其中焦之氣，陽中有陰者，隨上焦之氣，以降於下焦而生此陰氣，故謂之清者爲榮，又謂之榮氣出於中焦者是也。然陰性精專，必隨宗氣以行於經隧之中，由手太陰肺行手陽明大腸，足陽明胃，足太陰脾，手少陰心，手太陽小腸，足太陽膀胱，足少陰腎，手厥陰心包絡，手少陽三焦，足少陽膽，足厥陰肝。行於晝二十五度，行於夜二十五度，共五十度周於身，始於手太陰，而復會於手太陰，所謂太陰主内者此也。此篇曰，和調於五臟，言其行於手足六陰經也。灑陳於六腑，言其行於手足六陽經也。乃能入於脈者，言其隨宗氣以行於經脈之中也。又總之曰，故循脈上下，貫五臟，絡六腑也。臟氣者，陽氣也，亦由水穀入胃而成，此精微之氣，故謂之水穀之悍氣也。其下焦之氣，陰中有陽者，隨中焦之氣，以升於上焦，而生此陽氣，故謂之濁者爲衛，又謂之衛氣出於下焦者是也。然陽氣慓悍，不隨宗氣而行，而自行於各經皮膚分肉之間。平旦陰盡，陽氣出於目，目張則氣上行於頭，由足太陽行手太陽、足少陽、手少陽、足陽明、手陽明，晝行陽經二十五度，日入則行足少陰、手少陰、手太陰、足厥陰、足太陰，夜行於陰二十五度，亦一晝一夜而共爲五十度周於身，所謂太陽主外者此也。故曰，其氣慓悍滑利，不能入於脈也。故循皮膚之中，分肉之間，熏於肓膜，散於胷腹也。夫榮衛之所行者如此，必逆榮衛之氣則病，而順榮衛之氣則愈，則此榮衛乃氣也，非筋骨肌皮脈與五臟六腑之有形者也。不與風寒濕三氣相合，故榮衛在人不爲痹也。

張志聰曰：穀入於胃，乃傳之肺，流溢於中，布散於外，專精者行於經隧，常榮無已，是水穀之精氣，從肺氣而先和調於臟腑，五臟六腑皆以受氣，而乃能入於脈也。入於脈，故循脈上下，復貫五臟，絡六腑。蓋言五臟六腑，受穀精之氣，榮行於經脈，經榮之氣，復貫絡於臟腑，互相資生而資養者也。衛者，水穀之悍氣，其氣慓疾滑利，不能入於脈，不入於脈，故在外則循於皮膚分肉之間，在内則行於絡臟絡腑之膜原。絡小腸之脂膜謂之肓。是以在中焦則熏蒸於肓膜，行於胷鬲之上，則散於心肺之膜理，行於腹中，散於腸胃肝腎之膜原，是外内上下，皮肉臟腑，皆以受氣。一日一夜五十而周於身，榮行脈中，衛行脈外，營周不休，五十而復大會，陰陽相貫，如環無端，旋轉而不休息者也。故逆其氣則病，從其氣則愈，不與風寒濕邪合，而留連於皮膚脈絡之間，故不爲痹也。蓋言痹在皮者，肺氣之所主也，痹在肌者，脾氣之所主也，痹在脈者，心氣之所主也，榮衛之氣，雖在皮膚脈絡之間，行而不留，故不與邪合。

帝曰：善。痹或痛，或不痛，或不仁，或寒，或熱，或燥，或濕，其故何也？岐伯曰：痛者寒氣多也，有寒故痛也。其不痛不仁者，病久入深，榮衛之行濇，經絡時疎，故不通。皮膚不營，故爲不仁。其寒者，陽氣少，陰氣多，與病相益，故寒也。其熱者，陽氣多，陰氣少，病氣勝，陽遭陰，故爲痹熱。其多汗而濡者，此其逢濕甚也。陽氣少，陰氣盛，兩氣相感，故汗出而濡也。不通，當作不痛。

王冰曰：風寒濕氣，客於肉分之間，迫切而爲沫，得寒則聚，聚則持分肉，肉裂則痛，故有寒則痛也。與病相益，言病本生於風寒濕氣，故陰氣益之也。陽遭陰爲痹熱，言遇於陰氣，陰氣不勝故爲熱。兩氣相感，言中表相應則相感也。

馬蒔曰：此言痹證有痛、有不痛、有不仁、有寒、有熱、有燥、有濕者，皆各有其故也。蓋痹之所以痛者，以其寒氣多也，有寒故痛也。故曰，其寒氣勝者，爲痛痹也。又痹之所以不痛者，以病久則邪氣日深，榮衛之行濇，經絡之脈有時而疎，故亦不爲痛也。又痹之所以不仁者，以其皮膚之中，少氣血以爲之營運，故皮頑不動而爲不仁也。又痹之所以體寒者，以衛氣少，榮氣多，惟榮氣多則與病氣相益，故寒冷也。又痹之所以體熱者，以衛氣多，榮氣少，故邪氣勝則風氣爲陽，陽與榮氣相遭，而陰氣不能勝之，故爲痹熱也。又痹之所以濕者，以其遇濕甚也。衛氣少，榮氣盛，兩陰相感，故汗出而濕也。又痹之所以燥者，雖未之言，而即濕者以反觀之，則衛氣多，榮氣少，遇熱太甚，兩陽相感，則可以知其爲燥矣。

張志聰曰：不仁，不知痛癢也。燥者，謂無汗。濕者，多汗而濡濕也。寒氣勝者爲痛痹，故痛者，寒氣多也。《下經》曰：病痛者，寒也。人有陰寒，故痛也。上寒字，言天之寒邪，下寒字，言人之寒氣。蓋天有陰陽，人有陰陽，如感天之陰寒，而吾身之陽盛，則寒可化爲熱。如熱寒相搏，則凝聚而爲痛痹矣。病久入深者，久而不去，將内舍於其合也。邪病久，則榮衛之道傷而行濇，邪入深，則不痹閉於形身，而經絡時疎，故不痛也。榮衛行濇，則不能榮養於皮膚，故爲不仁。夫寒熱者，由人身之陰陽氣化也。人之陽氣少而陰氣多，則與病相益其陰寒矣。邪正惟陰，故爲寒也。若陽氣多而陰氣少，邪得人之陽盛而病氣勝矣。人之陽氣盛，而遇天之陰邪，則邪隨氣化而爲痹熱矣。濕者，天之陰邪也，感天地之陰寒，而吾身陰氣又盛，兩氣相感，故汗出而濡也。

張兆璜曰：與病相益者，言人之陰氣多，而益其病氣之陰寒也。病氣勝者，言人之陽氣多，而益其病氣之熱勝也。此論天有陰陽之邪，而人有寒熱之氣化也。又陽熱盛者多汗出，濡濕之汗，又屬陰寒，醫者審之。

帝曰：夫痹之爲病，不痛何也？岐伯曰：痹在於骨則重，在於脈則血凝而不流，在於筋則屈不伸，在於肉則不仁，在於皮則寒。故具此五者則不痛也。凡痹之類，逢寒則蟲，逢熱則縱。帝曰：善。

王冰曰：蟲謂皮中如蟲行，縱謂縱緩不相就。

馬蒔曰：此言痺在五者不爲痛，除寒氣勝者而言之也。帝意痺之爲病，皆當痛也，而今曰，以寒氣勝者爲痛痺，其風濕所感者不爲痛，何也？伯言風濕所感者，雖不爲痛，亦不能盡脱然無累也。在於骨則重，在於脈則血凝而不流，在於筋則不伸，在於肉則不仁，在於皮則體寒，故具此五者則不痛耳。且凡痺病之類，逢天寒則其體急諸證皆當急，逢天熱則其體縱諸證皆當緩，此其大略也。

張志聰曰：經云氣傷痛，此論邪痺骨肉經脈之有形，而不傷其氣者，則不痛也。夫骨有骨氣，脈有脈氣，筋有筋氣，肌有肌氣，皮有皮氣，皆五臟之氣，而外合於形身。如病形而不傷其氣，則止見骨痺之身重，脈痺之血凝不行，筋痺之屈而不伸，肉痺之肌肉不仁，皮痺之皮毛寒冷，故具此五者之形證而不痛也。凡此五痺之類，如逢吾身之陰寒，則如蟲行皮膚之中，逢吾身之陽熱，則筋骨並皆放縱，又非若病氣之有寒則痛，陽氣多則爲痺熱也。此言形氣之病，各有分别焉。

古今圖書集成醫部全録卷二十一

黃帝素問

痿論篇第四十四

馬蒔曰：內詳五臟之痿，必始於肺，其本臟自有所合，其成痿各有其由，其驗之有色有證，其治之有法有穴，故名篇。

黃帝問曰：五臟使人痿，何也？岐伯對曰：肺主身之皮毛，心主身之血脈，肝主身之筋膜，脾主身之肌肉，腎主身之骨髓。故肺熱葉焦，則皮毛虛弱急薄，著則生痿躄也。心氣熱則下脈厥而上，上則下脈虛，虛則生脈痿，樞折挈，脛縱，而不任地也。肝氣熱則膽泄口苦，筋膜乾，筋膜乾則筋急而攣，發爲筋痿。脾氣熱則胃乾而渴，肌肉不仁，發爲肉痿。腎氣熱則腰脊不舉，骨枯而髓減，發爲骨痿。躄，音碧。

王冰曰：痿謂痿弱無力以運動。膜者，人皮下肉上筋膜也。脾主肌肉，腎主骨髓，所主不同，痿生亦各歸其所主。躄謂攣躄，足不得伸以行也。肺熱則腎受熱氣故爾。心熱盛則火獨光，火獨光則內炎上。腎之脈常下行，今火盛而上炎用事，故腎脈亦隨火炎爍而逆上行也。陰氣厥逆，火復內燔，陰上隔陽，下不守位，心氣通脈，故生脈痿。腎氣主足，故膝腕樞紐如折去而不相提挈，脛筋縱緩而不能任用於地也。膽約肝葉而汁味至苦，故肝熱則膽液滲泄，膽病則口苦。今膽滲泄，故口苦也。肝主筋膜，故熱則筋膜乾而攣急，發爲筋痿也。脾與胃以膜相連，脾氣熱則胃液滲泄，故乾而且渴。脾主肌肉，今熱薄於內，故肌肉不仁而發爲肉痿也。腰爲腎腑，又腎脈上股內貫脊屬腎，故腎氣熱則腰脊不舉也。腎主骨髓，故熱則骨枯而髓減，發爲骨痿。

馬蒔曰：此言五臟各有所合，故五臟熱則其所合者，有皮毛焦而爲痿躄，有脈痿，有筋痿，有肉痿，有骨痿也。正以五臟皆有合，肺主身之皮毛，心主身之血脈，肝主身之筋膜，脾主身之肌肉，腎主身之骨髓，然五臟之痿皆始於肺，而後四臟之痿所由成。試以肺痿言之：肺痿者，皮毛痿也，肺本屬金，肺氣熱爲火來乘金，故肺葉皆焦，凡皮毛皆虛弱急薄矣。夫肺爲母，腎爲子，腎受熱氣，著而不去，則足攣而不得伸，致成痿躄之證矣。又以心痿言之：心痿者，脈痿也，正以心氣熱則火獨炎上，凡在下之脈，皆厥逆而上，上則下脈虚，下脈虚則生脈痿，脈痿者，膝腕爲樞，如折脱而不相提挈，足脛縱緩而不能任於地也。又以肝痿言之：肝痿者，筋痿也，正以肝氣熱，則膽在肝之短葉間者，其汁泄而口苦，筋膜爲火蒸而乾燥，筋膜乾燥則拘急而攣，故發而爲筋痿也。又以脾痿言之：脾痿者，肉痿也，脾與胃以膜相連，脾氣熱故胃乾而渴，脾主肌肉，今熱薄於内，則肌肉不仁，不仁者不知痛癢，故發而爲肉痿也。又以腎痿言之：腎痿者，骨痿也，腰爲腎府，腎氣熱故腰脊不舉，腎主骨，則骨枯而髓減，發而爲骨痿也。夫凡曰痿者，皆有痿躄之義，而唯肺痿名曰痿躄，其餘脈筋肉骨，皆成此痿，亦不免於痿躄，則知痿躄爲病之同肺氣爲病之本矣。下文首節，乃詳言之。

張志聰曰：痿者，四肢無力委弱，舉動不能，若委棄不用之狀。夫五臟各有所合，痹從外而合病於内，外所因也。痿從内而合病於外，内所因也。夫形身之所以能舉止動静著，由臟氣之呴養於筋脈骨肉也。是以臟病於内，則形痿於外矣。肺屬金，肺熱則金燥而葉焦矣。肺主皮毛，肺熱，葉焦則皮毛虚薄矣。夫食飲入胃，其精液乃傳之肺，肺朝百脈，輸精於皮毛，毛脈合精行氣於臟腑，是五臟所生之精神氣血，所主之皮肉筋骨，皆由肺臟輸布之精液以資養，皮膚薄著，則精液不能轉輸，是以五臟皆熱而生痿躄矣。《靈樞經》云：皮膚薄著，毛腠夭焦。著者皮毛燥著而無生轉之氣，故曰，著則生痿躄也。心爲火臟，心氣熱則氣惟上炎，心主脈，故脈氣亦厥而上矣。上則身半以下之脈虚，而成脈痿也。夫經脈者，所以行氣血而營陰陽，濡筋骨以利關節，故經脈虚則樞折於下矣。樞折即骨繇而不安於地，骨繇者，節緩而不收，故筋骨縣挈不收，足脛緩縱而不能任地也。膽者中精之腑，其應在筋，是周身之筋膜，由膽臟之精汁以榮養，膽附於肝，肝氣熱則膽痿泄而口苦矣。膽汁泄，則筋膜無以榮養而乾燥矣。筋膜乾，則攣急而發爲筋痿也。陽明燥金主氣，從中見太陰之濕化，是以脾氣熱則胃乾而渴矣。脾胃之氣，並主肌肉，陽明津液不生，太陰之氣不至，故肌肉不仁而發爲肉痿也。腎主藏精，腎氣熱則精液燥竭矣。腰者腎之腑，故腰脊不能伸舉，腎生骨髓，在體爲骨，腎氣熱而精液竭，則髓減骨枯，而發爲骨痿也。

帝曰：何以得之？岐伯曰：肺者，臟之長也，爲心之蓋也。有所失亡，所求不得，則發肺鳴，鳴則肺熱葉焦。故曰，五臟因肺熱葉焦，發爲痿躄，此之謂也。悲哀太甚則胞絡絶，胞絡絶則陽氣内動，發則心下崩，數溲血也。故本病曰：大經空虚，發爲肌痹，傳爲脈痿。思想無窮，所願不得，意淫於外，入房太甚，宗筋弛縱，發爲筋痿及爲白淫。故《下經》曰，筋痿者生於肝，使内也。有漸於濕，以水爲事，若有所留，居處相濕，肌肉濡漬，痹而不仁，發爲肉痿。故《下經》曰，肉痿者得之濕地也。有所遠行勞倦，逢大熱而渴，渴則陽氣内伐，内伐則熱舍於腎。腎者水臟也，今水不勝火，則骨枯而髓虚，故足不任身，發爲骨痿。故《下經》曰，骨痿者，生於大熱也。長，上聲。漸，音尖。

王冰曰：肺位高而布葉於胷中，故爲五臟之長，心之蓋也。有所失亡，所求不得，則志苦不暢而氣鬱，肺臟氣鬱不利，故喘息有聲而肺熱葉焦也。肺者所以行榮衛，治陰陽，故引曰，五臟因肺熱而發爲痿躄也，悲則心系急，肺布葉舉，而上焦不通，榮衛不散，熱氣在中，故胞絡絶而陽氣内鼓動，發則心下崩，數溲血也。心下崩，謂心胞内崩而下血也。本病，古經論篇名。大經，謂大經脈也。以心崩溲血，故大經空虚，脈空則熱内薄，衛氣盛，榮氣微，故發爲肌痹也。先見肌痹，後漸脈痿，故曰傳爲脈痿也。思想所願，爲祈欲也。施瀉勞損，故爲筋痿及白淫也。白淫，謂白物淫衍如精之狀，男子因溲而下，女子陰器中綿綿而下也。《下經》，上古之經名。使内，謂勞役陰力，費竭精氣也。業惟近濕，居處澤下，皆以水爲事也。平居久而易忽，感之者尤甚矣。内屬於脾，脾氣惡濕，濕著於内則衛氣不榮，故肉爲痿也。肉痿得之濕地者，陰陽應象大論曰：地之濕氣，感則害皮肉筋脈，此之謂害肉也。陽氣内伐，謂伐腹中之陰氣也。水不勝火，以熱舍於腎中也。腎性惡燥，熱反居下，熱薄骨乾，故骨痿無力也。

馬蒔曰：此承上文而言肺痿爲諸痿之由，又詳諸痿之所以成也。上文所重在合，故揭皮脈肉筋骨爲五臟之痿，此節所重在諸痿之由，故較上節爲更詳也。言肺痿之所以得者，以肺爲五臟之長，爲心之蓋，其病始於有所失亡，所求不得，則鬱火炎極，發爲肺鳴，金得火而有聲也，時則肺熱葉焦，發爲痿躄。然五臟之痿，皆成痿躄，實由於肺熱葉焦而始。古語有之，特以皮毛之痿爲肺經本臟之痿耳。又脈痿之所以得者，奇病論云：胞脈者繫於腎。評熱論云：胞脈者屬心，而絡於胞中。蓋婦人有胞絡宫乃受胎之所，惟胞絡繫於腎而屬於心，故悲哀太甚，則心系必急，胞之絡脈阻絶，衛氣不得外出，而動干其内，所以心主血脈者，從下崩潰，數溲其血。故本病篇云：血脱過多，大經空虚，發爲肌痹，傳爲脈痿者此也。又筋痿之所以得者，肝主身之筋膜，思想既已無窮，所願又不得遂，其意久淫於外，或至入房太甚，宗筋弛縱，發爲筋痿及爲白淫，故《下經》曰，筋痿者生於肝，使内也。蓋肝主筋，其使内之際，腎主閉藏，肝主疏泄，二臟相須爲用，故筋弛而成筋痿者如此。又肉痿之所以得者，此人有漸於濕，業惟事水，濕有所留，其居處又濕，肌肉濡漬，痹而不仁，發爲肉痿，彼《下經》言肉痿得之濕地者，此也。又骨痿之所以得者，有所遠行勞倦，時逢大熱而發爲渴，渴則衛氣内伐其陰氣，陰氣被伐，熱舍於腎，腎爲水臟，不勝其火，則骨枯髓虚，故足不任身，發爲骨痿，彼《下經》言骨痿生於大熱者，此也。

張志聰曰：此申明五臟之熱而成痿者，由肺熱葉焦之所致也。臟真高於肺，朝百脈而行氣於臟腑，故爲臟之長。肺屬乾金而主天，居心主之上，而爲心之華蓋。有所失亡，所求不得，則心志靡寧而火氣炎上，肺乃心之蓋，金受火刑，即發喘鳴，而肺熱葉焦矣。肺熱葉焦則津液無從輸布，而五臟皆熱矣。故曰，五臟因肺熱葉焦而成痿躄者，此之謂也。躄者，足痿而不能任地，故曰，謂《下經》本病篇有此語也。復論心肝脾腎，各有所因而自成痿躄也。胞絡者胞之大絡，即衝脈也。衝脈起於胞中，爲十二經脈之海，心主血脈，是以胞絡絶則心氣虚而内動矣。陽氣，心氣也，心爲陽中之太陽，故曰陽氣。夫水之精爲志，火之精爲神，悲哀太甚，則神志俱傷，而上下之氣不交矣。是以胞絡絶而陽氣内動，心氣動則心下崩而數溲血矣。本病，即本經第七十三篇之本病論。大經，胞之大絡也。胞乃血室中焦之汁，奉心化赤，流溢於中，從衝脈而上循背裏者，貫於脈中，循腹右上行者，至胷中而散於脈外，充膚熱肉，生毫毛，是胞絡之血，半行於脈中，半行於皮膚，脈外之血少則爲肌痹，脈内之血少則爲脈痿，是溲崩之血，從大經而下，先傷皮膚氣分之血，而復及於經脈之中，故曰，大經空虚，發爲肌痹，傳爲脈痿。按皮膚之血，臥則歸肝。五臟生成篇曰：人臥，血歸於肝。正此血也。故臥出而風吹之，血凝於膚者爲痹。再按男子絡脣口而生髭鬚，女子月事以時下者，肝經衝脈之血也，是以崩溲或大吐衄而不致於死。若心主脈中之血，一息不運則機緘窮，一毫不續則穹壤判矣。至若肝氣自傷而發爲筋痿，則何如也？肝者將軍之官，謀慮出焉。思想無窮，所願不得，則肝氣傷矣。前陰者，宗筋之所聚，足厥陰之脈，循陰股入毛中，過陰器，意淫於外，則慾火内動，入房太甚，則宗筋縱弛，是以發爲陰痿及爲白淫。白淫者，慾火盛而淫精自出也。《下經》即以下七十三篇之本病論，今遺亡矣。言本篇所論筋痿者，又生於所願不遂而傷肝，兼之使内入房之太甚也。有漸於濕者，清濕地氣之中於下也。以水爲事者，好飲水漿濕濁之留於中也。若有濕濁之所留，而居處又兼卑下，外内皆濕，以致肌肉濡漬，痹而不仁，發爲肉痿也。遠行勞倦則傷腎，逢大熱則暑暍傷陰，渴則陰液内竭，是以陽熱之氣，内伐其陰，而熱舍於腎矣。腎者水臟，水盛則能制火，今陽盛陰消，水不勝火，以致骨枯髓虚，足不任用於身，而發爲骨痿也。

帝曰：何以别之？岐伯曰：肺熱者，色白而毛敗；心熱者，色赤而絡脈溢；肝熱者，色蒼而爪枯；脾熱者，色黄而肉蠕動；腎熱者，色黑而齒槁。蠕，輭平聲。

王冰曰：各求臟色及所主養而命之，則其應也。

馬蒔曰：此言别五臟之痿，當驗五色五合之證。

張志聰曰：痿病之因，皆緣五臟熱而精液竭，不能榮養於筋脈骨肉，是以有因肺熱葉焦，致五臟熱而成痿者，有因悲思内傷，勞倦外熱，致精血竭而臟氣熱者，皆當診之於形色也。爪者筋之應，齒者骨之餘。

帝曰：如夫子言可矣。論言治痿者，獨取陽明何也？岐伯曰：陽明者，五臟六腑之海，主潤宗筋，宗筋主束骨而利機關也。衝脈者，經脈之海也，主滲灌谿谷，與陽明合於宗筋。陰陽總宗筋之會，會於氣街而陽明爲之長，皆屬於帶脈而絡於督脈，故陽明虚則宗筋縱，帶脈不引，故足痿不用也。

王冰曰：宗筋，謂陰毛中横骨上下之豎筋也，上絡胷腹，下貫髖尻，又經於背腹上頭項，故云宗筋主束骨而利機關也。然腰者身之大關節，所以司屈伸，故曰機關。横骨上下臍兩旁豎筋，正宗筋也。衝脈循腹俠臍旁，各同身寸之五分而上，陽明脈亦俠臍旁各同身寸之一寸五分而上，宗筋脈於中，故云與陽明合於宗筋也。以爲十二經海，故主滲灌谿谷。宗筋脈會會於横骨之中，從上而下，故云陰陽總宗筋之會也。宗筋俠臍下合於横骨，陽明輔其外，衝脈居其中，故云會之氣街而陽明爲之長也。氣街則陰毛兩脈動處帶脈者，起於季脅，回身一周，而絡於督脈。督脈者，起於關元，上下循腹，故云皆屬於帶脈而絡於督脈也。督脈任脈衝脈，三脈者同起而異行，故經文或參差而引之。陽明虚則宗筋縱緩，帶脈不引，而足痿弱不可用也。引謂牽引。

馬蒔曰：此言治痿獨取陽明者，以陽明虚則宗筋不能引帶脈而爲痿也。帝意五臟之痿，似當分經以治之，然論言治痿獨取足陽明胃經者，何也？伯言宗筋在人，乃足之强弱所係，但陽明實則宗筋潤，陽明虚則宗筋縱，所以獨有取於足陽明也。蓋陽明爲五臟六腑之海，主潤宗筋，宗筋主束骨而利機關者，所係之重如此。彼衝脈乃奇經之一，爲經脈之海，主滲灌谿谷，與陽明合於宗筋。凡陽經陰經，總與宗筋而相會，會於陽明經之氣衝穴，所以陽明爲之長也。帶脈亦奇經之一，起於季脅，回身一周。此宗筋者，與帶脈而相屬，與督脈而爲絡，正以奇經八脈，任衝督三脈，皆起於會陰之穴，而帶脈亦相連屬也。故陽明虚則宗筋縱弛而不能牽引帶脈，故足痿而不能舉。然則足痿而不能舉者，由於陽明之虚，則治痿獨取陽明者，宜也。

張志聰曰：論言，即本病論中之言也。帝以伯言痿病之因於臟熱，當從五臟所合之皮肉筋骨以治之，如夫子言可矣。然論言治痿，何獨取於陽明？蓋陽明爲水穀血氣之海，五臟六腑皆受氣於陽明，故爲臟腑之海。宗筋者，前陰也。前陰者，宗筋之所聚，太陰陽明之所合。諸筋皆屬於節主束骨，而利機關。宗筋爲諸經之會，陽明所生之血氣爲之潤養，故諸痿獨取於陽明。谿谷者，大小分肉腠理也。衝脈起於胞中，上循背裏爲經絡之海，其浮而外者，滲灌於谿谷之間，與陽明合於宗筋，是以宦者去其宗筋，則傷衝任，血瀉不復而鬚不生也。少陰太陰陽明衝任督脈，總會於宗筋，循腹上行而復會於氣街。氣街者，腹氣之街，在衝脈於臍左右之動脈間，乃陽明之所主，故陽明爲之主長。帶脈起於季脅，圍身一周，如束帶然。三陰三陽十二經脈，與奇經之任督衝維經循於上下，皆屬帶脈之所約束。督脈起於會陰，分三岐爲任衝而上行腹背，是以衝任少陰陽明，與督脈皆爲連絡。夫陽明爲水穀之海，主潤宗筋，陽明虚則宗筋縱，宗筋縱弛不能束骨而利機關，則成痿躄矣。故諸痿獨取於陽明。陰陽經脈，皆屬帶脈之所約束，如帶脈不能延引，則在下之筋脈縱弛，而足痿不用矣。

帝曰：治之奈何？岐伯曰：各補其滎而通其俞，調其虚實，和其逆順，筋脈骨肉，各以其時受月，則病已矣。帝曰：善。

王冰曰：時受月者，受氣時月也。如肝王甲乙，心王丙丁，脾王戊己，肺王庚辛，腎王壬癸，皆王氣法也。時受月，則正謂五常受氣月也。

馬蒔曰：此言治痿之有法也。蓋筋脈骨肉，各以其時而有受病之月，如肝受病於春爲筋痿，心受病於夏爲脈痿，脾受病於至陰爲肉痿，肺受病於秋爲皮痿，腎受病於冬爲骨痿。今曰獨取陽明，又必兼取所受病之經，假如治筋痿者，合胃與肝而治之，補陽明之滎穴内庭，肝之滎穴行間，胃之俞穴陷谷，肝之俞穴太衝，調其虚實，虚則補之，實則瀉之，和其逆順，補則逆取，瀉則順取，則病已矣。他如心之滎穴少府、俞穴神門，脾之滎穴大都、俞穴太白，肺之滎穴魚際、俞穴太淵，腎之滎穴然谷、俞穴太谿，是皆與胃而兼取者也。

張志聰曰：伯言治痿之法，雖取陽明，而當兼取其五臟之滎俞也。各補其滎者，補五臟之真氣也。通其俞者，通利五臟之熱也。調其虚實者，氣虚則補之，熱盛則瀉之也。和其順逆者，和其氣之往來也。筋脈骨肉，内合五臟，五臟之氣，外應四時，各以其四時受氣之月，隨其淺深而取之，其病已矣。按診要經終篇曰：正月二月，人氣在肝；三月四月，人氣在脾；五月六月，人氣在頭；七月八月，人氣在肺；九月十月，人氣在心；十一月十二月，人氣在腎。故春刺散俞，夏刺絡俞，秋刺皮膚，冬刺俞竅，春夏秋冬，各有所刺。謂各隨其五臟受氣之時月，察其淺深而取之，如皮痿者治皮，而骨痿者刺骨也。

厥論篇第四十五

馬蒔曰：詳論寒厥熱厥之分，及手足十二經之各有其厥，故名篇。

黃帝問曰：厥之寒熱者何也？岐伯對曰：陽氣衰於下則爲寒厥，陰氣衰於下則爲熱厥。

馬蒔曰：此言厥病之分寒熱者，以足之陰陽六經，其氣有偏勝也。蓋足有三陽經，足太陽膀胱經，足少陽膽經，足陽明胃經也。足有三陰經，足太陰脾經，足少陰腎經，足厥陰肝經也。三陽經氣衰於下，則陽氣少陰氣盛，而厥之所以爲寒。三陰經氣衰於下，則陰氣衰陽氣盛，而厥之所以爲熱。下者，足也。

張志聰曰：厥，逆也。氣逆則亂，故忽爲眩仆，卒不知人，此名爲厥，與中風不同。有寒熱者，有陰有陽也。陰陽二氣，皆從下而上，是以寒厥熱厥之因，由陰陽之氣衰於下也。

帝曰：熱厥之爲熱也，必起於足下者何也？岐伯曰：陽氣起於足五指之表，陰脈者集於足下而聚於足心，故陽氣勝則足下熱也。

王冰曰：足太陽脈出於足小指之端外側，足少陽脈出於足小指次指之端，足陽明脈出於足中指及大指之端，並循足陽而上，肝脾腎脈集於足下，聚於足心，陰弱故足下熱也。

馬蒔曰：此言熱厥之熱在陰分者，以其陽勝陰也。帝問熱厥之熱，宜在陽分，而反足下熱者，何也？正以陽脈起於足五指之表，並循五指之表而上行，彼肝脾腎之陰脈，皆聚於足心，其所行者皆陰分也。惟陽經氣勝則陰經氣衰，陰不能勝其陽，所以熱厥之熱，必起於足下也。

張志聰曰：陽氣勝則陰氣虛，而陽往乘之，故熱厥起於足下也。

張兆璜曰：足心，足少陰經脈之所出。陰陽類論曰：三陽爲表，三陰爲裏。蓋太陽爲諸陽主氣，少陰爲諸陰主氣也。

帝曰：寒厥之爲寒也，必從五指而上於膝者，何也？岐伯曰：陰氣起於五指之裏，集於膝下，而聚於膝上，故陰氣勝則從五指至膝上寒。其寒也，不從外，皆從内也。

王冰曰：足太陰脈起於足大指之端内側，足厥陰脈起於足大指之端三毛中，足少陰脈起於足小指之下，斜趨足心，並循足陰而上循股陰入腹，故云，集於膝下而聚於膝之上也。

馬蒔曰：此言寒厥之厥上於膝，以其陰勝陽也。帝問寒厥之寒，宜在足下，反從五指而上於膝者，何也？正以陰脈起於五指之裏，並循五指之裏，而上行膝上膝下之裏也。惟陰經氣勝則陽經氣衰，陽不能勝其陰，所以寒厥之寒，從五指至膝上寒，但内屬陰分，故其寒也，不從外之所入，而實由於内之所出也。

張志聰曰：集於膝下者，三陰交於踝上也。聚於膝上者，三陰經脈皆循内股而上。故其寒也，不從外皆從内也。

張兆璜曰：陰陽二氣皆起於足，是以傷寒病足經而不病手經也。

張應略曰：陰陽六氣，止合六經，足之六經，復上合於手者也。

帝曰：寒厥何失而然也？岐伯曰：前陰者，宗筋之所聚，太陰陽明之所合也。春夏則陽氣多而陰氣少，秋冬則陰氣勝而陽氣衰。此人者質壯，以秋冬奪於所用，下氣上争不能復，精氣溢下，邪氣因從之而上也。氣因於中，陽氣衰不能滲營其經絡，陽氣日損，陰氣獨在，故手足爲之寒也。因，當作困。

王冰曰：宗筋俠齊下，合於陰器，故云前陰者，宗筋之所聚也。太陰者脾脈，陽明者胃脈，脾胃之脈，皆輔近宗筋，故云太陰陽明之所合。奪於所用謂多欲而奪其精氣也。

馬蒔曰：此言寒厥之由，以腎經縱慾而然也。前陰者，外腎也，本宗筋之所聚，而太陰陽明之脈，各入於腹，皆與宗筋而相合者也。大凡人處春夏之時，則三陽經之氣多，而三陰經之氣少；處秋冬之時，則三陰經之氣多，而三陽經之氣少，此寒厥之人，必恃其質壯，而秋冬多慾，以奪於腎經之用事，是在下之腎氣，乃因强力而遂與上焦之氣相争，不能復如其舊，其精氣爲之溢下，故寒邪之氣，因從相爭之氣而齊上也。蓋由腎氣既困於中，秋冬三陽本衰，而至此益衰，不能滲營其經絡，故陽氣日損，陰氣獨在，今寒邪入之，則手足皆爲之寒也。

張志聰曰：此下二節論寒厥熱厥之因，寒厥因失其所藏之陽，故曰失也。宗筋根起於胞中，而內連於腎臟，陰陽二氣生於胃腑，輸於太陰，藏於腎臟，太陰陽明合聚於宗筋者，乃中焦之太陰陽明，與下焦之少陰太陽，中下相合，而會合於前陰之間也。蓋寒厥之因，因虛其所藏之陽而致之也。夫秋冬之時，陽氣收藏，陰氣外盛，此寒厥人者，因恃其質壯，過於作勞，則下氣上爭，不復藏於下矣，陽氣上出，則陰臟之精氣，亦溢於下矣。所謂煩勞則張精絶也。邪氣者，謂陰臟水寒之邪，夫陽氣藏於陰臟，精陽外出，則陰寒之邪，因從之而上矣。夫氣因於中焦，水穀之所生，然借下焦之氣，爲陽明釜底之燃，如秋冬之時，過於作勞，奪其陽氣，爭擾於上，陰寒之邪，又因而從之，則中焦所生之陽亦衰，不能滲營於經絡矣。中下之氣，不能互相資生，陽氣日損，陰氣獨在，故手足爲之寒也。

張兆璜曰：滲者滲於脉外，營者營於脉中。營氣宗氣，皆精陽之氣，營行於脉中，諸陽之氣，淡滲於脉外，非獨衛氣之行於脉外也。又曰，論寒厥曰，太陰陽明之所合，論熱厥曰，脾主爲胃，行其津液，是陰陽二氣，本於先天之下焦，而生於焦也。

帝曰：熱厥何如而然也？岐伯曰：酒入於胃，則絡脉滿而經脉虛。脾主爲胃行其津液者也，陰氣虛則陽氣入，陽氣入則胃不和，胃不和則精氣竭，精氣竭則不營於四肢也。此人必數醉，若飽以入房，氣聚於脾，中不得散，酒氣與穀氣相薄，熱盛於中，故熱遍於身，內熱而溺赤也。夫酒氣盛而慓悍，腎氣日衰，陽氣獨勝，故手足爲之熱也。爲，去聲。數，音朔。

王冰曰：前陰爲太陰陽明之所合，故胃不和則精氣竭也。內精不足，故四肢無氣以營之。醉飽入內亡精氣，中虛熱入，由是腎衰，陽盛陰虛，故熱生於手足也。

馬蒔曰：此言熱厥之由，以腎經縱慾，胃經縱酒而然也。蓋凡酒入於胃，則絡脉滿而經脉虛，以絡脉横行，經脉直行，酒性慓悍而溢，故絡脉滿。惟絡脉既滿，則經脉必虛。彼脾主爲胃行其津液者也，今腎屬足少陰者以慾而虛，胃屬足陽明者以酒而盛，陰氣虛則陽氣入，陽氣入則胃氣下陷而不和，胃不和則脾氣亦衰，穀氣不得化爲精微之氣，而運之以行於四肢矣。何也？此熱厥之人，每爲醉飽以入房，下氣上爭，聚於脾中，脾胃既受穀氣，又受酒氣，熱盛於中，故熱遍於身，自內形外也，其內熱以溺赤爲驗。夫酒氣本盛而慓悍，惟腎陰既衰，胃陽獨勝，手足皆爲之熱者，宜也。

張志聰曰：此言熱厥之因，因傷其中焦所生之陰氣也。《靈樞經》云：飲酒者，衛氣先行皮膚，先充絡脉。夫衛氣者，水穀之悍氣也。酒亦水穀悍熱之液，故從衛氣先行於皮膚，從皮膚而充於絡脈，是不從脾氣而行於經脈，故絡脈滿而經脈虚也。夫飲入於胃，其津液上輸於脾，脾氣散精於肺，通調於經脈，四布於皮毛，是從經脈而行於絡脈，從絡脈而散於皮膚，自内而外也。酒入於胃，先行於皮膚，先充於絡脈，是從皮膚而入於絡脈，反從外而内矣。不從脾氣通調於經脈，則陰氣虚矣。悍熱之氣，反從外而内，則陽氣入矣。陽明乃燥熱之腑，借太陰中見之陰化，陰氣虚而陽熱之氣内入，則胃氣不和矣。胃不和則所生之精氣竭，精氣竭則不能營於四肢而爲熱厥矣。夫飲酒數醉，則悍熱之氣，反從外而内，而酒氣聚於脾中矣。若飽以入房，則穀食留於胃中，脾臓不能轉輸其精液，而穀氣聚於脾中矣。氣聚於中而不得散，酒氣與穀氣交相侵薄，則熱盛於中矣。中土之熱，灌於四旁，故熱遍於身也。入胃之飲食，不能游溢精氣，下輸膀胱，故内熱而溺赤也。夫腎爲水臓，受水穀之精而藏之，酒氣熱盛而慓悍，則腎臓之精氣日衰，陰氣衰於下，而陽氣獨勝於中，故手足爲之熱也。　張兆璜曰：寒厥因失其所藏之陽，而致中氣日損，熱厥因傷其所生之陰，而致腎氣日衰，當知中下二焦，互相資生者也。

帝曰：厥或令人腹滿，或令人暴不知人，或至半日，遠至一日，乃知人者，何也？岐伯曰：陰氣盛於上則下虚，下虚則腹脹滿，陽氣盛於上，則下氣重上而邪氣逆，逆則陽氣亂，陽氣亂則不知人也。重，平聲。

王冰曰：不知人，謂悶甚不知識人也。或謂尸厥，陰謂足太陰氣也。

馬蒔曰：此言厥有腹滿者，以陰氣行於上，其不知人者，以陽氣盛於上，而陰氣又行於上也。陰氣者，據上文觀之，則是足少陰也。足少陰奪於所用，醉以入房，下氣上爭，而行之於上則下虚，故氣在腹而不在足，所以腹中脹滿也。陽氣者，由上文觀之，則是足陽明也。足陽明酒氣盛於上，足少陰腎氣又上，彼邪氣從之而上，則邪氣與陽氣爲逆，逆則陽氣亂，陽氣亂則昏暈而不知人也。夫曰：陰氣盛於上則腹脹滿者，乃上文之寒厥；陽氣盛於上則不知人者，乃上文之熱厥耳。

張志聰曰：暴不知人，卒然昏憒或傾仆也。半日氣周之半，一日氣行之周。陰氣盛於上，謂中焦之陽氣日損，陰氣獨盛於上也。陰盛於上，則下焦之陽氣亦虚，陽虚於下，是以腹脹滿也。下氣謂下焦之元陽。邪氣，腎臓水寒之邪也。陽氣盛於上，謂陰氣虚而陽氣獨勝也。陽盛於上則下氣重上，下氣上乘則寒邪隨之而上逆，逆則陽氣亂於上，而卒不知人。《靈樞經》曰：清濁之氣，亂於頭則爲厥逆眩仆，此論陰陽二氣之並逆也。　張兆璜曰：前論下氣上爭，則中焦之陽氣日損，陰氣虚中，則下焦之腎氣日衰，此復論陰氣盛於上，則下氣亦虚，陽氣盛於上，則下氣重上，又一轍也。

帝曰：善。願聞六經脈之厥狀病能也。岐伯曰：巨陽之厥，則腫首頭重，足不能行，發爲眴仆。陽明之厥，則癲疾欲走呼，腹滿不得臥，面赤而熱，妄見而妄言。少陽之厥，則暴聾頰腫而熱，脅痛，胻不可以運。太陰之厥，則腹滿䐜脹，後不利，不欲食，食則嘔，不得臥。少陰之厥，則口乾溺赤，腹滿心痛。厥陰之厥，則少腹腫痛，腹脹，涇溲不利，好臥屈膝，陰縮腫，胻内熱。盛則瀉之，虚則補之，不盛不虚，以經取之。能，音耐。

王冰曰：不盛不虚，謂邪氣未盛，真氣未衰，如是則以穴俞經法，留呼多少而取之。

馬蒔曰：此言足六經之厥狀病能也。巨陽之厥，首腫頭重者，以其脈上額交巔，從巔絡腦也。其足不能行者，以其脈之支者，過髀樞貫腨内，出外踝也。發爲眴仆者，眴眩而仆倒，乃上重下輕之證也。又足陽明胃經之厥，胃本多氣多血，故邪盛則爲癲疾而欲走且呼也。腹滿者，胃脈下鬲屬胃絡脾也。不得臥者，胃不和則臥不安也。面赤而熱者，其脈循頤下交承漿也。又足少陽膽經之厥，猝暴而聾者，以其脈下耳後，其支者從耳後入耳中，出走耳前也。頰腫者，以其脈之下大迎加頰車下頸也。脅痛者，以其脈下腋循胷過季脅下合髀厭中也。胻不可以運者，以其脈直下抵絶骨之端，下出外踝之前也。又足太陰脾經之厥，腹滿䐜脹者，以其脈入腹屬脾絡胃也。後不利者，以其脈之入腹屬脾絡胃，而厥逆則不利也。不欲食，食則嘔者，以其脈之上鬲俠咽連舌本散舌下也。不得臥者，胃不和則臥不安，脾與胃同也。又足少陰腎經之厥，溺赤者，以其脈貫脊屬腎絡膀胱也。口乾者，以其脈之循喉嚨俠舌本也。腹滿心痛者，以其脈絡心注胷中也。又足厥陰肝經之厥，少腹腫痛者，以其脈之下環陰器，入少腹也。大腹脹者，以其脈之俠胃屬肝絡膽上貫鬲也。涇溲不利及下陰縮腫者，以其脈入毛中下環陰器也。好臥屈膝者，以膽脈出膝外廉下，循輔骨抵絶骨，足輭欲臥而膝屈也。胻内熱者，肝脈行於内胻也。凡此六經之厥，其治法盛則瀉之，虚則補之，不盛不虚，以經取之。按《靈樞經》脈、終始等篇皆言：人迎一盛，病在足少陽，則人迎大於氣口一倍也，乃足少陽膽經爲盛，足厥陰肝經爲虚，即補膽而瀉肝。氣口一盛，病在足厥陰，則氣口大於人迎一倍也，乃足厥陰肝經爲盛，足少陽膽經爲虚，即補肝而瀉膽。此所謂盛則瀉之，虚則補之。若不盛不虚，則在膽取膽而不取之肝，在肝取肝而不取之膽，所謂自取其經也。即名之曰經治，又曰經刺，餘經皆然。《難經》七十九難，以實則瀉子，是肝膽病瀉心，虚則補母，是肝膽病補腎，此説似通，但求之經旨則不合耳。

張志聰曰：上節論陰陽二氣之厥，故帝復問其經脈之厥狀焉。病能者，能爲奇恒之病也。夫奇恒之病，不應四時，多主厥逆，是以六經之厥，能爲諸脈作病者，皆屬奇恒。因於論厥，故列於厥論篇中。原屬厥逆奇恒之病，故先提曰病能，而列於病能篇之前也。

巨陽，太陽也。足太陽之厥，厥逆於上則爲首腫頭痛，厥逆於下則爲足不能行，此皆經脈所過而爲病也。神氣昏亂則爲眴仆。太陽爲諸陽主氣也，此病在經而轉及於氣分，故曰發癲狂走呼，妄言妄見，陽明之脈病也。經氣厥逆，故腹滿，胃不和，不得卧也。陽明乃燥熱之經，其經氣上出於面，故面赤而熱。足少陽之脈，逆則暴聾，頰腫，脅痛，足胻不可以運行也。足太陰之脈，入腹屬脾絡胃，故厥則腹滿䐜脹。食飲入胃，脾爲轉輸，逆氣在脾，故後便不利。脾不轉運，則胃亦不和，是以食則嘔而不得卧也。足少陰之經脈厥逆，而陰液不能上資，是以口乾心痛。肺金不能通調於下，故溺赤。水火陰陽之氣，上下不交，故腹滿也。足厥陰之厥，涇溲不利，陰縮而腫，亦經脈所行也。肝主筋，膝者筋之會，經脈厥逆不能濡養筋骨，故好卧而屈膝。厥陰木火主氣榮俞，厥逆故胻内腫熱也。陰陽二氣，皆起於足，故止論足之六經焉。夫厥在經脈，故當隨經以治之。如經氣盛者，用鍼瀉而疎之。經氣虚者，以鍼補之。不盛不虚，即於本經以和調之，名曰經刺。

太陰厥逆，胻急攣，心痛引腹，治主病者。少陰厥逆，虚滿嘔變，下泄清，治主病者。厥陰厥逆，攣腰痛虚滿，前閉，譫言，治主病者。三陰俱逆，不得前後，使人手足寒，三日死。太陽厥逆，僵仆，嘔血，善衄，治主病者。少陽厥逆，機關不利，機關不利者，腰不可以行，項不可以顧，發腸癰不可治，驚者死。陽明厥逆，喘欬身熱，善驚，衄嘔血。

馬蒔曰：此中足六經厥逆之證。其三陰各厥者，各治本經。三陰俱厥者易死，太陰陽明厥者可治，惟少陽厥者，發之爲癰而驚，則不可治也。足太陰厥逆，其胻急且攣者，以其脈循胻骨後上膝股内前廉入腹也。心痛引腹者，以其脈之從胃別上鬲注心中也。此則太陰本經之病，而取本經以治之也。又足少陰厥逆，虚滿嘔變者，以其脈之上貫肝鬲入肺中循喉嚨也。下泄清者，以其脈之開竅於二便也。此亦治本經之主病者耳。又足厥陰厥逆，拘攣腰痛，虚而腹滿，前陰自閉，譫言不次者，以其脈之循股陰，入毛中，環陰器，抵少腹，挾胃上貫鬲，布脅肋，循喉嚨，絡舌本也。此亦治本經之主病耳。凡此三陰俱厥，前後不通，手足皆寒，至三日死，以其三陰之氣絶也。又足太陽之厥逆，僵仆者，以其脈之自項下挾脊抵腰中也。嘔血善衄者，《靈樞》經脈篇亦謂其病則鼽衄也。此則本經之證而治其本經耳。又足少陽之厥逆，機關不利，腰不可以行，項不可以顧者，以其脈之循頸下，繞毛際，橫入髀厭中也。但此足少陽脈貫鬲絡肝屬膽，循脅裏，出氣街，若發腸癰，則經氣絶，故不可治。肝之病發爲驚駭，而膽與之爲表裏，故驚則死矣。又足陽明之厥逆，喘欬身熱，善驚衄嘔血者，以陽明多氣多血，其脈之循喉嚨，入缺盆，下鬲屬胃絡脾也。

張志聰曰：夫手足三陰三陽之氣，五臟六腑之所生也。臟腑之氣逆於內，則陰陽之氣厥於外矣，故復論手足十二經氣之厥逆焉。中土之氣，主溉四旁，足太陰氣厥，故胻爲急攣。食氣入胃，濁氣歸心，脾氣逆而不能轉輸其精氣，是以心氣虛而痛引於腹也。此是主脾所生之病，故當治主病之脾氣焉。按首言陽氣起於足五指之表，陰氣起於足五指之裏，是以先論足六經脈之厥狀，次言陰陽二氣由中焦水穀之所生，脾主爲胃行其津液，是太陰爲之行氣於三陰，陽明爲之行氣於三陽，五臟六腑皆受氣於陽明，故復論手足三陰三陽之氣厥也。少陰之氣，上與陽明相合而主化水穀，少陰氣厥，以致中焦虛滿而變爲嘔逆，上下水火之氣不交，故下泄清冷也。按嘔變當作變嘔，《靈樞經》云：苦走骨，多食之，令人變嘔。言苦寒之味，過傷少陰，轉致中胃虛寒，而變爲嘔逆，與此節大義相同。且有聲無物曰嘔，故不當作嘔出變異之物解。攣者，肝主筋也。腰者，肝之表也。虛滿者，食氣不能散精於肝也。前閉者，肝主疏泄也。肝主語，譫語者，肝氣鬱也。三陰俱逆，是陰與陽別矣。不得前後者，陰關於下也。諸陽之氣，皆生於陰，三陰俱逆則生氣絶滅，是以手足寒而三日死矣。此厥在氣分，故主三日死，謂三陰之氣厥絶也。若厥在經脈，則爲厥狀病能，而不至於死矣。若太陽則主諸陽之氣，陽氣厥逆，故僵仆也。陽氣上逆則嘔血，陽熱在上則衄血，此太陽之氣厥逆於上，以致迫血妄行也。少陽主樞，是以少陽氣厥，而機關爲之不利。頸項者，乃三陽陽維之會；腰脊者，身之大關節也。故機關不利者，腰不可以轉行，項不可以回顧。夫少陽相火主氣，火逆於內，故發爲腸癰。不可治者，謂病在氣分，而癰腫在內，非鍼刺之可能治也。若發驚者，其毒氣干臟故死。陽明氣厥則喘，上逆則欬也。陽明之氣主肌肉，故厥則身熱。經云：二陽發病，主驚駭衄血嘔血者。陽明乃悍熱之氣，厥氣上逆則迫血妄行，此病在氣而及干經血，故皆曰善。

手太陰厥逆，虛滿而欬，善嘔沫，治主病者。手心主少陰厥逆，心痛引喉，身熱，死不可治。手太陽厥逆，耳聾泣出，項不可以顧，腰不可以俛仰，治主病者。手陽明少陽厥逆，發喉痺，嗌腫，痓，治主病者。痓，音熾。

馬蒔曰：此言手六經之厥逆，惟心經則死，餘則不言生死也。手太陰肺經之厥逆，虛滿而欬，善嘔沫者，以其脈之還循胃口上鬲屬肺也。又手心主包絡經，手少陰心經之厥逆，心痛引喉，身熱者，以心主之脈，起於胷中，出屬心包，手少陰脈其支別者，從心系上俠咽喉也。《靈樞》邪客篇言：心者五臟六腑之大主也，精神之所舍也，其臟堅固，邪弗能客也，客之則心傷，心傷則神去，神去則死矣。此所以死不可治。又手太陽小腸經之厥逆，耳聾泣出，項不可以顧者，以其脈之從缺盆，循頸上頰，至目銳眥，入耳中出項，又從頰上䪼抵鼻，至目內眥也。腰不可以俯仰者，經脈不合，恐是足少陽之證也。此亦治其主病者耳。又手陽明大腸經手少陽三焦經之厥逆，發喉痺及嗌腫。痓者，以大腸之脈，從缺盆上頸，手少陽之脈，從腹中出缺盆上項也。此亦治其主病者耳。

張志聰曰：手太陰厥逆，肺氣逆也。肺主氣，故虚滿而欬，不能通布水津，故善嘔沫，此是主肺所生之病，故當治主病之肺氣焉。夫陰陽之氣，皆出於足，此論臟腑之氣，故並及於手焉。手心主者，手厥陰胞絡之氣也。手少陰者，心臟之氣也。胞絡爲君主之相火，二火並逆，將自焚矣，故爲死不可治。手太陽所生病者耳聾，小腸主液，故逆則泣出也。夫心主血脈，小腸主液而爲心之表，小腸氣逆，則津液不能榮養於經脈，是以項不可以顧，腰不可以俛仰，蓋腰項之間，乃絡脈經俞之大會也。手陽明者，肺之腑也。手少陽者，手厥陰三焦也。陽明主嗌，肺主喉，兼三焦之火氣並逆，是以發喉痺而嗌腫也。陽明乃燥熱之經，三焦屬龍雷之火，火熱並逆，故發痓也。張兆璜問曰：手之六經，獨心主少陰與陽明少陽合論者，何也？曰：天之六氣，化生地之五行，地之五行，以生人之五臟，五臟配合五腑，是止五臟、五腑以應五方、五行、五色、五味、五音、五數也。所謂六臟六腑者，心主與三焦爲表裏，俱有名而無形，合爲六臟六腑，復應天之六氣，是以論手心主而兼於少陰，論手陽明而合少陽也。曰：手厥陰爲心臟之胞絡，固可合并而論，手陽明與少陽並論者，其義何居？曰：三焦者，中瀆之腑也。中上二焦，並出於胃口，下焦别手陽明之迴腸而出，故論手陽明而兼於少陽也。

病能論篇第四十六

馬蒔曰：能音耐，言病之形狀耐受，故此以病能名篇。

張志聰曰：按以下四篇，論奇恒之爲病，篇名病能者，言奇病之不因於四時六氣，而能爲臟腑經脈作病也。疏五過論曰：《上經》、《下經》，揆度陰陽，奇恒五中，決以明堂，審於終始，可以横行。方盛衰論曰：診有大方，坐起有常，出入有行，以轉神明，必清必静，上觀下觀，司八正邪，别五中部，按脈動静，循尺滑濇寒温之意，視其大小合之病能，逆從以得，復知病名，診可十全。蓋言本經之《上經》論氣之通於天，《下經》言病之變化，臨病之士，審證辨脈，察色觀形，分時候氣，别正甄邪，再當比類奇恒，合之病能，診可十全，方爲得道。是以本卷一十五篇，自熱病論至厥論，論疾病之變化，而以奇恒四篇續於其後，謂疾病變化之外，而又有奇恒之病，診恒病之脈證，又當合參於病能，庶無五過四失之誤。

黄帝問曰：人病胃脘癰者，診當何如？岐伯對曰：診此者當候胃脈，其脈當沉細，沉細者氣逆，逆者人迎甚盛，甚盛則熱。人迎者，胃脈也，逆而盛，則熱聚於胃口而不行，故胃脘爲癰也。

王冰曰：胃者水穀之海，其血盛氣壯，今反脈沉細者，是逆常平也。沉細爲寒，寒氣格陽，故人迎脈盛。人迎者，陽明之脈，故盛則熱也。人迎謂結喉旁脈應手者，胃脈循喉嚨而入缺盆，故云人迎者胃脈也。血氣壯盛，而熱内薄之。兩氣合熱，故結爲癰。

馬蒔曰：此言診胃脘有癰之脈，胃脈則沉細，而人迎則甚盛也。蓋胃爲水穀之海，其經多氣多血，脈見右關，本宜洪盛，而今反沉細，則是胃氣已逆，故沉細如此。人迎者，胃經穴名，其脈見於左寸。今右關沉細而人迎甚盛，則是熱聚胃口而不行耳。按《靈樞》經脈篇謂人迎大三倍於寸口，則胃經爲實，即此二脈以驗之，而知胃脘之有癰矣。

張志聰曰：首論胃脘癰者，言榮衛血氣由陽明之所生，血氣壅逆則爲癰腫之病，與外感四時六淫，内傷五志七情之不同也。胃脈者，手太陰之右關脈也。人迎者，結喉兩旁之動脈也。蓋胃氣逆則不能至於手太陰，而胃脈沉細矣。氣逆於胃，則人迎甚盛，則熱聚於胃矣。人迎者，胃之動脈也，故胃氣逆則人迎脈盛，熱聚於胃口而不行，則留滯而爲癰矣。

帝曰：善。人有臥而有所不安者，何也？岐伯曰：臟有所傷，及精有所之寄則安，故人不能懸其病也。

王冰曰：五臟有所傷損，及水穀精氣有所之寄扶其下，則臥安，以傷及於臟，故人不能懸其病處於空中也。

馬蒔曰：此言人有臥而不安者，以臟氣傷而精氣耗也。蓋五臟爲陰，各藏其精，臟有所傷，及精有所之，則臟傷而精耗者，臥不安也。必精有所寄，各在本臟而無失，斯安矣。寄者，藏也，如肝藏魂，肺藏魄之類。故凡人有臥不安者，血不歸肝，榮氣以躁而消亡，衛氣不能入於陰，此人之所以不能懸絶其病也。

張志聰曰：此言胃不和而臥不安也。夫五臟所以藏精者也。精者，胃腑水穀之所生，而分走於五臟，如臟有所傷，及精有所往而不受，則爲臥不安矣。蓋五味入胃，津液各走其道，是胃腑所生之精，能分寄於五臟則安，逆留於胃，即爲臥不安之病。上節論胃中氣逆則爲脘癰，此言胃腑精逆則臥有所不安，是奇恒之道。如璇璣玉衡，神轉不回。如回而不轉，則失其相生之機，如有所留阻，則爲癰逆之病，故人不能少空懸其病也。

帝曰：人之不得偃臥者，何也？岐伯曰：肺者，臟之蓋也，肺氣盛則脈大，脈大則不得偃臥，論在奇恒陰陽中。

王冰曰：肺居高布葉，四臟下之，故言肺者，臟之蓋也。若氣盛滿，偃臥則氣促喘奔，故不得偃臥也。

馬蒔曰：此言人之不得偃臥者，以其肺之邪氣盛也。

張志聰曰：此言肺氣逆而爲病也。臟真高於肺，爲五臟之華蓋，朝百脈而輸精於臟腑，肺氣逆則氣盛而脈大，脈大則不得偃臥矣。偃，仰也。奇恒陰陽，謂玉機諸論篇中，言行奇恒之法，以太陰始也。

帝曰：有病厥者，診右脈沉而緊，左脈浮而遲，不然，病主安在？岐伯曰：冬診之右脈，固當沉緊，此應四時。左脈浮而遲，此逆四時。在左當主病在腎，頗關在肺，當腰痛也。帝曰：何以言之？岐伯曰：少陰脈貫腎絡肺，今得肺脈，腎爲之病，故腎爲腰痛之病也。

王冰曰：不然，言不沉也。

馬蒔曰：此言腎有浮遲之脈，當知其有腰痛之病也。據本節大義，所謂右脈沉而緊，左脈浮而遲者，此脈當見於兩尺也。春夏脈浮，秋冬脈沉，此四時之脈也。今冬時診之，右尺之脈沉而帶緊，與冬時相應，所謂應四時也。左尺之脈遲而兼浮，與冬時相反，所謂逆四時也。遲爲腎脈，浮爲肺脈，左尺浮而遲，當主病在腎，特脈頗關在肺，故腎當腰痛而脈經則無疾也。何也？足少陰腎經之脈，貫腎絡肺。今得肺脈者，豈肺脈來見於此哉？以左腎不足，而脈不能沉，故得肺脈耳，其實非肺病也，當知其爲腰痛之病耳。

張志聰曰：此論腎氣逆而爲病也。夫左脈主血當沉，右脈主氣當浮，故冬診之，左右脈皆當沉緊，今左脈反浮而遲，是逆四時之氣矣。腎主冬氣，而又反浮在左，故當主病在腎，頗關涉於肺，當爲腰痛之病。蓋行奇恒之法，以太陰始，五臟相通，移皆有次，是水穀所生之精氣，先至於手太陰，肺金相生而順傳於腎，腎當復傳之於肝，今反見浮遲之肺脈，是腎臟有病，而氣反還逆之於母臟，故當主腎病之腰痛，而頗關涉之於肺也。

帝曰：善。有病頸癰者，或石治之，或鍼灸治之而皆已，其真安在？岐伯曰：此同名異等者也。夫癰氣之息者，宜以鍼開除去之。夫氣盛血聚者，宜石而瀉之。此所謂同病異治也。

王冰曰：帝言所攻則異，所愈則同，欲聞真法何所在？伯言雖同曰頸癰，然其皮中別異不一等也。息，瘜也，死肉也。石，砭石也，可以破大癰出膿，今以鈹鍼代之。

馬蒔曰：此言有病頸癰者，當同病異治也。頸中有癰者，或以石爲鍼治之，或以小鍼治之，或以艾灸之，而病皆愈者，豈無真要之法哉？蓋病名雖同，而實有微甚之異耳。所謂以小鍼開除而去病者，正以癰間有氣頓息，未至甚也。所謂以石爲鍼而瀉之者，正以氣盛血聚故也。唯其同名異等，此所以同病異治也。

張志聰曰：經曰腎移寒於肝，癰腫少氣，此言五臟相通，雖順傳有次，然不得相生之正氣，而反受母臟之寒邪，則爲癰腫之病矣。同名異等，言癰雖同名，而爲病之因各有其類。《靈樞》癰疽篇曰：血脈之道，因息乃行，寒邪客於經絡之中則血泣，血泣則不通，故癰腫。蓋言邪客於脈絡之中而爲癰腫者，宜用鍼開除以去之。夫腎脈上貫肝膈，腎與肝脈皆循喉嚨入頏顙，故癰腫在頸，此病因於腎也。肝臟之血，行於皮膚氣分，如腎臟之寒邪，順傳於肝，肝氣盛而血聚於皮膚之間而爲癰腫者，宜石而瀉之。蓋石者，砭其皮膚出血；鍼者，刺入經穴之中。故病在脈絡者宜鍼，病在皮膚者宜石，是以同病異治而皆已也。

張兆璜曰：陷下者又宜灸，始言鍼灸，而後止言鍼石者，蓋此篇論五臟之相傳，而腎臟之氣，已傳於肝，故止宜鍼宜石。設或有回陷於腎者，又當灸之。此雖不明言，蓋欲人意會，讀者宜潛心參究，不可輕忽一字。

帝曰：有病怒狂者，此病安生？岐伯曰：生於陽也。帝曰：陽何以使人狂？岐伯曰：陽氣者，因暴折而難決，故善怒也，病名曰陽厥。帝曰：何以知之？岐伯曰：陽明者常動，巨陽少陽不動，不動而動大疾，此其候也。帝曰：治之奈何？岐伯曰：奪其食即已。夫食入於陰，長氣於陽，故奪其食即已。使之服以生鐵洛爲飲。夫生鐵洛者，下氣疾也。長，上聲。洛、落同。

王冰曰：暴折而難決，言陽氣被折鬱不散也。此人多怒，亦曾因暴折而心不疏暢故爾。如是者皆陽逆躁急所生，故病名陽厥。陽明常動者，言頸項之脈皆動不止也。陽明之動，動於結喉旁，是謂人迎氣舍之分位也。若少陽之動，動於曲頰下，是謂天窻、天牖之分位也。若巨陽之動，動於項兩旁大筋前陷者中，是謂天柱、天容之分位也。不應常動而反動甚者，動當病也。食少則氣衰，故節去其食而病自止。鐵洛味辛微溫平，主治下氣，方俗或呼爲鐵漿，非是生鐵液也。

馬蒔曰：此言病怒狂者之病，有診法治法也。人有病狂者，以其陽氣之逆也。陽氣者，足三陽經，即下陽明、巨陽、少陽之氣也。此人者，因猝暴之頃有所挫折，而事有難決，志不得伸，故三陽之氣厥逆上行，而善怒而狂，病名曰陽氣之厥逆。然所以知此疾者，必診之三陽經之動脈耳。足陽明經常動者，《靈樞》動輸篇言足陽明獨動不休，故凡衝陽、地倉、大迎、下關、人迎、氣衝之類，皆有動脈不止，而衝陽爲尤甚。彼足太陽膀胱經足少陽膽經，則不動者也。雖膀胱經有天窻、委中、崑崙，膽經有天容、懸鐘、聽會，而皆不及胃經之尤動也。夫二經不動，而今至於動之甚速，此其病之怒狂，故諸陽之脈有如此耳。至於所以治之者，亦惟奪其飲食，飲以生鐵洛焉可也。蓋食化於太陰脾經，而氣乃長於陽明胃經，故胃本多氣多血，而又加多食，則陽愈盛而狂愈甚，所以必減其食也。生鐵洛者屬金，金能剋木，則肝氣可下而怒不至甚，以其性之能下氣疾，故可爲飲以服之也。

張志聰曰：經云，肝移寒於心狂膈中，又肝病者善怒，此肝雖順傳於心，而不得相生之正氣，反受肝之寒邪，寒凌心火，故爲怒狂。折，屈逆也。決，流行也。本經曰，所謂少氣善怒者，陽氣不治，陽氣不治則陽氣不得出，肝氣當治而未得，故善怒。善怒者，名曰煎厥。此言肝氣上逆，則陽氣暴折而不得出，陽氣難於流行，則肝氣亦未得而治，故善怒也。夫心爲陽中之太陽。巨陽者，心之標陽也。少陽者，肝之表氣也。夫陽明乃胃之悍氣，故獨動而不休。巨陽少陽，不動者也，今不動之氣反動而大疾，故使人怒狂也。食氣入胃，散精於肝，濁氣歸心，淫精於脈，毛脈合精，行氣於腑，是食入於陰而長氣於陽也。此言巨陽少陽受氣於心肝二臟之陰，肝心之氣上逆，以致巨陽少陽之動大疾，故奪其食則陰氣衰而陽動息矣。夫所謂怒狂者，肝邪上乘於心，鐵乃烏金，能伐肝木，故下肝氣之疾速也。

帝曰：善。有病身熱解墮，汗出如浴，惡風少氣，此爲何病？岐伯曰：病名曰酒風。帝曰：治之奈何？岐伯曰：以澤瀉、朮各十分，麋銜五分，合以三指撮，爲後飯。解、懈同。墮、惰同。惡，去聲。

王冰曰：酒風，飲酒中風者也。夫極飲者，陽氣盛而腠理疎，元府開發，陽盛則筋痿弱，故身體解惰也。腠理疎則風內攻元府，發則氣外泄，故汗出如浴也。風氣外薄，膚腠理開，汗多內虛，瘅熱熏肺，故惡風少氣也。因酒而病，故曰酒風。朮味苦温平，主治大風，止汗。麋銜味苦寒平，主治風濕筋痿。澤瀉味甘寒平，主治風濕益氣。由此功用，方故先之。飯後藥先，謂之後飯。

馬蒔曰：此言酒風之證也。風論曰：飲酒中風則爲漏風，漏風之狀，或多汗，常不可單衣，食則汗出，甚則身汗喘息，惡風，衣常濡口乾善渴，不能勞事。故凡極飲者，陽氣盛而腠理疎，元府開，惟陽盛則熱盛筋萎，故身熱懈惰也。腠理開則風內入，元府開則氣外泄，所以多汗如浴也。風氣外薄腠理，汗多內虛，熱熏於肺，肺氣亦虛，故惡風少氣也。治之者，用澤瀉、朮各十分、麋銜五分，合以三指撮煎服。其藥後飯而服，謂之後飯也。王註以爲先用藥者，不知此證在表，先服藥則入裏，故後飯者，藥在飯後也。

張志聰曰：此言脾氣逆而爲病也。夫飲酒數醉，氣聚於脾中，熱盛於中，故熱遍於身，而四肢懈惰也。熱盛則生風，風熱相搏，是以汗出如浴，而惡風少氣也。酒氣聚於脾，則不能上輸於肺，而下輸膀胱矣。《易》曰：山澤通氣。澤瀉服之能行水上，如澤氣之上升爲雲，而復下瀉爲雨也。朮乃山之精，得山土之氣，能通散脾氣於四旁。麋銜草有風不偃，無風獨摇，能去風除濕者也。合三指撮者，三乃木之生數，取制化土氣之義。後飯者，復以穀氣助脾也。夫奇恒之病，行所不勝曰逆，逆則死。今論胃腑所生之精氣，以太陰始而順傳於腎，腎傳之肝，肝傳之心，心傳之脾，是五臟相通，移皆有次，而又有不得偃卧腰痛頸癰諸病，是四時六淫七情五志之外，而有奇恒之逆傳，奇恒之中，而又有順傳之奇病，故人不能虚懸其病也。按本經八十一篇，内論疾病者，止二十有奇，而論奇恒者有十篇，當知人之生病也，多起於厥逆。

所謂深之細者，其中手如鍼也，摩之切之。聚者堅也，博者大也。《上經》者，言氣之通天也；《下經》者，言病之變化也；《金匱》者，決死生也；《揆度》者，切度之也；《奇恒》者，言奇病也。所謂奇者，使奇病不得以四時死也。恒者，得以四時死也。所謂揆者，方切求之也，言切求其脈理也。度者，得其病處，以四時度之也。度，俱音鐸。

馬蒔曰：此歷舉古經篇名而釋其義也。首四句，似以鍼法爲解。《上經》、《下經》、《金匱》、《揆度》、《奇恒》俱古經篇名，今皆失之。《上經》者，必以衛氣爲論，如生氣通天論之義，故曰言氣之通天也。《下經》者，言病之變化。《金匱》疑是藏之金匱，如金匱真言論之類，然其義則決死生也。《揆度》以度病爲言，奇病不得以四時而死，如奇病論、大奇論之類。恒病得以四時而死，如臟氣法時論合於四時而死之類。揆以切求其脈理，度以得其病處，遂以四時度之，此皆古經篇之義也。

張志聰曰：此論切求奇恒之脈法也。夫胃腑五臟之病能者，其氣逆者，其脈沉細，故所謂沉之而細者，其應手如鍼之細而沉也。再按而摩之，切而求之。如胃精之聚於胃，脾氣之聚於脾者，其脈堅牢而不鼓也；又如肺氣之盛，腎氣之上搏於肝，肝氣之上搏於心者，其脈應指而大也。《上經》者，謂上古天真、生氣通天至六節臟象、臟氣法時諸篇，論人之臟腑陰陽，地之九州九野，其氣皆通於天氣。《下經》者，謂通評虚實以下至於脈解諸篇，論疾病之變化。《金匱》者，如金匱真言、脈要精微、平人氣象諸篇，論脈理之要妙，以決死生之分，藏之金匱，非其人勿教，非其真勿授，故曰金匱者，所以決死生也。《揆度》者，切度奇恒之脈病。《奇恒》者，言奇病之異於恒常也。所謂奇者，病五臟之厥逆，不得以四時之氣應之。所謂恒者，奇恒之勢，乃六十首，亦得以四時之氣而爲死生之期。揆度奇恒，所指不同，故當切求其脈理，而復度其病處，如本篇論五臟之病能，當摩之切之，以脈求之，如太陽之腰椎腫，少陽之心脅痛，陽明之振寒，太陰之病脹，又當得其病處而以四時度之。

古今圖書集成醫部全録卷二十二

黄帝素問

奇病論篇第四十七

馬蒔曰：内論諸病皆異，故名篇。

張志聰曰：此論奇恒之腑，而爲奇恒之病也。五臟別論曰：腦、髓、骨、脈、膽、女子胞，此六者名爲奇恒之腑。是以本篇所論，有犯大寒内至骨髓，上逆於腦之腦髓骨病，脈解篇之脈病，口苦之膽病，九月而瘖，及母腹中受驚之女子胞病，皆奇恒之腑而爲病也。

黄帝問曰：人有重身九月而瘖，此爲何也？岐伯對曰：胞之絡脈絶也。帝曰：何以言之？岐伯曰：胞絡者繫於腎，少陰之脈貫腎繫舌本，故不能言。帝曰：治之奈何？岐伯曰：無治也，當十月復。刺法曰：無損不足，益有餘，以成其疹，然後調之。所謂無損不足者，身羸瘦無用鑱石也。無益其有餘者，腹中有形而泄之，泄之則精出而病獨擅中，故曰疹成也。重，平聲。瘖，音音。

王冰曰：重身，謂身中有身，則懷姙者也。瘖，謂不得言語也。姙娠九月，足少陰脈，養胎約氣，斷則瘖不能言也。絶謂脈斷，絶而不通流，則不能言，非天真之氣斷絶也。少陰，腎脈也。氣不榮養，故舌不能言。十月胎去，胞絡復通，腎脈上榮，故復舊而言也。疹謂久病。反法而治，則胎死不去，遂成久痼之疹病。姙娠九月，筋骨瘦勞，力少身重，又拒於穀，故身形羸瘦，不可以鑱石傷也。胎約胞絡，腎氣不通，因而泄之，腎精隨出，精液内竭，胎則不全，胎死腹中，著而不去，由此獨擅，故疹成焉。

馬蒔曰：此言重身而瘖者，當産後愈，不必强施以攻補之法也。重身九月而瘖者，醫書謂人之受孕者，一月肝經養胎，二月膽經養胎，三月心經養胎，四月小腸經養胎，五月脾經養胎，六月胃經養胎，七月肺經養胎，八月大腸經養胎，九月腎經養胎，十月膀胱經養胎，先陰經而後陽經，始於木而終於水，以五行之相生爲次也。然以理推之，則手足十二經之經脈，晝夜流行無間，無日無時而不共養胎氣也，必無分經養胎之理，今曰九月而瘖，蓋時至九月，則妊胎已久，兒體日長，胞絡宮之絡脈，繫於腎經者，阻絶而不通，故間有爲之瘖者，非人人然也。此乃阻絶之絶，非斷絶之謂，何也？腎經之脈，下貫於腎，而上繫舌本，故脈道阻絶者，不能言也，此所以不必强爲施治，當至十月分娩之後，而自能復言矣。刺法篇有云：無損不足，無益有餘，以成痼病，必俟十月之後，然后調理之耳。所謂無損不足者，即如身體羸瘦，無用鑱石以鍼之之謂也。所謂無益有餘者，即如腹中有形，而又用鍼以治之，則反以泄之也。泄之則腎之精气反出，而胎亦隨損，胎死腹中，著而不下，是乃病獨擅中，故曰疹之已成也。吾故曰無治也，當十月復。愚意古人用鍼，故曰無治，若今人用藥，則當用藥治之，但當以補心腎爲宜耳。按大奇論以胞精不足者，善言爲死，不言爲生，此可以驗九月而瘖，非胞精之不足，故十月而復也。

張志聰曰：胞之絡脈，胞絡之脈也。蓋妊至九月，胞長已足，設有碍於胞絡，即使阻絶而不通聲音之道，在心主言，在肺主聲，然由腎間之動氣，上出於舌，而後能發其音聲，故曰，舌者音聲之機也。胞之絡脈繫於腎，足少陰之脈貫腎繫舌本，胞之絡脈阻絶，則少陰之脈亦不通，是以舌不能發機而爲瘖矣。至十月胎出，則胞絡通而音聲復矣。刺法謂《鍼經》内之法也。疹病也，言毋損其不足，益其有餘，使成其病而後復調治之。《鍼經》曰：形氣不足，病氣不足，此陰陽氣俱不足也，不可刺之，刺之則重不足，重不足則陰陽俱竭，血氣皆盡，五臟空虚，筋骨髓枯，老者絶滅，壯者不復矣。是以身羸瘦者，不可妄用鍼石，此蓋重在有餘而兼引其不足也。泄謂用鍼瀉之，《鍼經》曰：刺之害中而不去則精泄，精泄則病益甚而恇，按腹中胞積，皆爲有形，在女子胞則曰無益其有餘，在息積曰不可灸刺，在伏梁曰不可動之，是腹中有形者，皆不可刺泄，刺雖中病，而有形之物不去，則反泄其精氣，正氣出而邪病反獨擅於其中，故爲疹成也。　朱聖公曰：女子胞、腹中積，皆爲有餘。

帝曰：病脅下滿氣逆，二三歲不已，是爲何病？岐伯曰：病名曰息積。此不妨於食，不可灸刺。積爲導引服藥，藥不能獨治也。

王冰曰：腹中無形，脅下逆滿，頻歲不愈，息且形之，氣逆息難，故名息積也。氣不在胃，故不妨於食也。灸之則火熱内爍，氣化爲風，刺之則必瀉其經，轉成虚敗，故不可灸刺，是可積爲導引，使氣流行久，以藥攻内消瘀稸則可矣。若獨憑其藥，而不積爲導引，則藥亦不能獨治之也。

馬蒔曰：此言息積之病，當兼導引服藥以治之。

張志聰曰：此肺積之爲病也。肺主氣而司呼吸定息，故肺之積曰息奔，在本經曰息積。積者漸積而成，是以二三歲不已。夫肝肺之積，皆主脅下滿，積在肝則妨於食，此積在肺，故不妨於食也。此病腹中有形，不可灸刺。凡積當日用導引之功，調和之藥，二者並行，斯病可愈，若止用藥而不導引，則藥不能以獨治也。

帝曰：人有身體髀股胻皆腫，環齊而痛，是爲何病？岐伯曰：病名曰伏梁，此風根也。其氣溢於大腸而著於肓，肓之原在齊下，故環齊而痛也，不可動之，動之爲水溺濇之病也。肓，音荒。

王冰曰：以衝脈病，故名曰伏梁。然衝脈者，與足少陰之絡，起於腎下，出於氣街，循陰股内廉，斜入膕中，循胻骨内廉，並足少陰經下入内踝之後入足下，其上行者，出齊下同身寸之三寸關元之分，俠齊直上循腹各行會於咽喉，故身體髀皆腫，繞齊而痛，名曰伏梁。動之爲水溺濇之病者，以衝脈起於腎下，出於氣街，其上行者起於胞中，上出齊下關元之分，故動之則爲水而溺濇也。動謂齊其毒藥而擊動之，使其大下也。

馬蒔曰：此節大義與腹中論第四十以爲奇病，故重出於此，其釋義具彼。

張志聰曰：此其氣積於大腸之外而爲伏梁也。大腸爲肺之腑，氣逆不通，是以身體髀股胻皆腫，此根因於風邪傷氣，留溢於大腸之間而著於肓，肓者即腸外之膏膜，其原出於脖胦，正在齊下，故環齊而痛也。不可動者，不可妄攻以動之，蓋風氣留溢於齊下，與水臟水腑相連，動之則風行水涣而爲水病矣。水逆於上，則小便爲之不利矣。

張兆璜曰：奇恒之病，多因於積聚厥逆，前論腹中，此論奇恒也。

帝曰：人有尺脈數甚，筋急而見，此爲何病？岐伯曰：此所謂疹筋。是人腹必急，白色黑色，見則病甚。數，音朔。

王冰曰：筋急，謂掌後尺中兩筋急也。脈要精微論曰：尺外以候腎，尺裏以候腹中。今尺脈數急，脈數爲熱，熱當筋緩，反尺中筋急而見腹中筋當急，何也？腹急謂俠齊腎筋俱急，蓋尺裏候腹中，故見尺中筋急，則必腹中拘急矣。色見，謂見於面部也。夫相五色者，白爲寒，黑爲寒，故二色見，病彌甚也。

馬蒔曰：此言尺數筋急者，不必據其腎之熱，而當據其腹之寒也。尺脈數甚，則腎經有熱，熱宜筋緩，而今掌後尺中，反見筋急者，何也？此所謂病在手筋也。尺脈雖數，而筋則肝經主之，於腎無與，尺中筋急，其人腹中當有筋急，所謂尺裏以候腹中也。腹中有寒，故急，不可以其腎之熱，而疑其筋之不宜急矣。且其人白黑二色見於面部，則白黑爲寒，其病爲尤甚也。

張志聰曰：此論諸筋之爲病也。夫奇恆之勢，診有十度，度脈、度臟、度肉、度筋、度俞、度陰陽氣。如心脈滿大，肝脈小急，脈來懸鉤，脈至如喘之類，皆所以度脈也。如肝滿、腎滿、肺滿則爲腫，肝氣予不足，木葉落而死，腎氣予不足，去棗華而死，皆所以度臟也。如肌氣予不足，膚脹身腫，大肉陷下，皆所以度肉也。診筋之病，所以度筋也。如十二俞之予不足水凝而死，所以度俞也。如正月太陽，三月厥陰，五月陽明，十月少陰，所以度陰陽氣也。皆爲病之異於恒常者也。夫內有陰陽，外有陰陽，在外者皮膚爲陽，筋骨爲陰，是以筋病急而尺脈數也。夫諸筋之會聚於宗筋衝脈者，主滲灌谿谷，與陽明合於宗筋，是以筋病而腹必急也。夫十二經之筋病，惟手太陰甚，則成息賁脅急吐血，足少陰筋病甚者，死不治，是以白色黑色見者，則病甚也。

帝曰：人有病頭痛以數歲不已，此安得之？名爲何病？岐伯曰：當有所犯大寒，內至骨髓，髓者以腦爲主，腦逆故令頭痛齒亦痛，病名曰厥逆。帝曰：善。

王冰曰：頭痛之疾，不當踰月，數年不愈，故帝怪而問之。夫腦爲髓主，齒是骨餘，腦逆反寒，骨亦寒入，故令頭痛齒亦痛。

馬蒔曰：此言歲久頭痛者，以其寒入於腦，氣有所逆而然也。人有頭痛數歲不已者，其人曾犯於大寒，大寒至於骨髓，腦者爲髓之海，故髓以腦爲主。今大寒入髓，而氣逆上行，故令頭痛，齒爲骨餘，亦兼齒痛也。此病氣逆而然，故亦名之曰厥逆耳。

張志聰曰：此論腦骨髓之爲病也。夫在地爲水，在天爲寒，寒生水，水生鹹，鹹生腎，腎生骨髓，故所犯大寒之氣，而內至骨髓也。諸髓皆屬於腦，故以腦爲主髓，邪上逆則入於腦，是以頭痛數歲不已。齒乃骨之餘，故齒亦痛也。此下受之寒，上逆於巔頂，故名曰厥逆。

帝曰：有病口甘者，病名爲何？何以得之？岐伯曰：此五氣之溢也，名曰脾癉。夫五味入口，藏於胃，脾爲之行其精氣，津液在脾，故令人口甘也。此肥美之所發也，此人必數食甘美而多肥也。肥者令人内熱，甘者令人中滿，故其氣上溢，轉爲消渴。治之以蘭，除陳氣也。爲，去聲。癉，得爛反。數，音朔，下同。

王冰曰：癉，謂熱也。脾熱則四臟同禀，故五氣上溢也。生因脾熱，故曰脾癉。脾熱内滲，津液在脾，胃穀化餘，精氣隨溢，口通脾氣，故口甘。津液在脾，是脾之濕，食肥則腠理密，陽氣不得外泄，故肥令人内熱。甘者性氣和緩而發散逆，故甘令人中滿。然内熱則陽氣炎上，炎上則欲飲而嗌乾，中滿則陳氣有餘，有餘則脾氣上溢，故曰其氣上溢，轉爲消渴也。蘭草味辛熱平，利水道，辟不祥，除陳久甘肥不化之氣者，以辛能發散故也。

馬蒔曰：此言有脾癉之疾者，當轉爲消渴也。五氣者，五臟之氣也。肝主酸，心主苦，脾主甘，肺主辛，腎主鹹。人有病口甘者，乃脾氣之溢也，名曰脾癉。脾癉者，脾氣之熱也。正以五味入口藏於胃，脾爲胃行其精氣津液，今津液在脾，脾熱則口甘，此病必發之於多食肥美也。蓋肥者陽氣有餘，令人内熱；甘者性緩不散，令人中滿。多食肥美，故其氣至溢，口爲之甘。口甘日久，則熱氣燥甚，轉爲消渴之證。治之者以蘭草除其陳鬱之氣，則辛能發散病愈矣。

張志聰曰：五氣者，土氣也。土位中央，在數爲五，在味爲甘，在味爲香，在臟爲脾，在竅爲口，多食甘美，則臭味留於脾中，脾氣溢而證見於外竅也。脾主爲胃行其津液者也，五味入口，津液各走其道，苦先入心，酸先入肝，甘先入脾，辛先入肺，鹹先入腎。此人必數食甘美而多肥，美者香美，肥者厚味也。厚味令人内熱，甘者主於留中津液，不能輸布於五臟，而獨留在脾，脾氣上溢，發爲口甘，内熱不清，轉爲消渴。治之以蘭者，蓋味有所積，以臭行之，從其類而治之也。

帝曰：有病口苦，取陽陵泉。口苦者病名爲何？何以得之？岐伯曰：病名曰膽癉。夫肝者中之將也，取決於膽，咽爲之使。此人者數謀慮不決，故膽虚，氣上溢，而口爲之苦。治之以膽募俞，治在陰陽十二官相使中。

咽，音煙。使，去聲。

王冰曰：膽汁味苦，故口苦。靈蘭祕典論曰：肝者將軍之官，謀慮出焉。膽者中正之官，決斷出焉。肝與膽合，氣性相通，故諸謀慮取決於膽，咽膽相應，故咽爲使焉。胷腹曰募，背脊曰俞。膽募在乳下二肋外期門下，同身寸之五分；俞在脊第十椎下兩旁，相去各同身寸之一寸半，鍼三分，灸五壯。其治法具於陰陽十二官相使篇，今經已亡。

馬蒔曰：此言有膽癉之疾也。病有口苦，取足少陽膽經之陽陵泉以治之者，何也？此病乃膽氣之熱也。夫謀慮在肝，決斷在膽，故肝爲中之將，而取決於膽也。肝脈上循喉嚨，其支者從目系下環脣內，故咽爲之使。此人數謀慮而不決斷，故膽氣以煩勞而致虛，膽氣上溢，口爲之苦，治之者，不但在陽陵泉也。凡五臟之募穴在腹，今曰膽之募者，即肝之募也，名曰期門。任脈經有巨闕穴在鳩尾下一寸，其期門開巨闕旁四寸五分，直乳二肋端，不容旁一寸半，又曰乳直下一寸半，鍼四分，灸五壯。

張志聰曰：膽病者口苦。陽陵泉，膽之合穴也。按《靈樞經》曰：其寒熱者取陽陵泉。夫寒熱實證也，此係膽虛氣溢，當取募俞，不當取其合穴，故口苦之不愈也。肝脈挾胃貫鬲，循喉嚨，入頏顙，環脣內，故咽爲肝之外使，是以肝病而證亦見於口也。謀慮不決，則肝氣鬱而膽氣虛矣。膽之虛氣上溢，而口爲之苦矣。上節論脾氣實，此論膽氣虛，虛實之氣，皆能爲熱而成癉。

帝曰：有癃者，一日數十溲，此不足也。身熱如炭，頸膺如格，人迎躁盛，喘息氣逆，此有餘也。太陰脈微細如髮者，此不足也。其病安在？名爲何病？岐伯曰：病在太陰，其盛在胃，頗在肺，病名曰厥，死不治。此所謂得五有餘，二不足也。帝曰：何謂五有餘，二不足？岐伯曰：所謂五有餘者，五病氣之有餘也；二不足者，亦病氣之不足也。今外得五有餘，内得二不足，此其身不表不裏，亦正死明矣。

王冰曰：陽氣太盛於外，陰氣不足，故有餘也。癃，小便不得也。溲，小便也。頸膺如格，言頸與胷膺，如相格拒，不順應也。人迎躁盛，謂結喉兩旁脈動盛滿，急數非常。躁，速也。胃脈也。太陰脈細縷如髮者，謂手大指後同身寸之一寸骨高脈動處，脈則肺脈也，此正手太陰脈氣之所流，可以候五臟也。病癃數溲，身熱如炭，頸膺如格，息氣逆者，皆手太陰脈當洪大而數，今太陰脈反微細如髮者，是病與脈相反也。何以致之？肺氣逆陵於胃而爲是上使人迎躁盛也。故曰病在太陰，其盛在胃也。以喘息氣逆，故云頗亦在肺也。病因氣逆，證不相應，故病名曰厥，死不治也。外五有餘者，一身熱如炭，二頸膺如格，三人迎躁盛，四喘息，五氣逆也。内二不足者，一病癃，一日數十溲，二太陰脈微細如髮。夫如是者，謂其病在表，則内有二不足；謂其病在裏，則外得五有餘。表裏既不可憑，補瀉固難爲法，故曰，此其身不表不裏，亦正死明矣。

馬蒔曰：此言表裏俱病者，而決其爲死也。病有癃者，謂膀胱不利爲癃，一日雖數十溲，而小便不得出，此不足也。身熱如炭，熱如火也。頸膺如格，謂膺之旁爲胷，其頸與膺如相格拒，而不得通暢也。左手寸口人迎之脈，三倍而躁，其息爲喘，其氣甚逆，此有餘也。右手氣口太陰之脈，微細如髮，此不足也。病在何經？名爲何病？此病在太陰經之不足，觀氣口微細之脈可知也；其氣盛在於胃，觀人迎躁盛之脈可知也。六節臟象論、《靈樞》終始、禁服等篇，皆以人迎三盛爲病在陽明，所以謂之其盛在胃也。至於喘息氣逆，頗關在肺，然肺虚也，非盛也，特邪氣耳。病名曰厥，當至死不治。蓋人迎盛於氣口者爲格，以陽氣上逆，而陰氣不得運於外也。曰身熱如炭，曰頸膺如格，曰人迎躁盛，曰喘息，曰氣逆，此得五有餘也。曰病癃一日數十溲，曰太陰脈微細如髮，此二不足也。所謂得五有餘者，病氣有餘也。有謂得二不足者，正氣不足也。即五有餘而欲瀉之，則其裏甚虚，而不能以當夫瀉；即二不足而欲補之，則其表甚盛，而不可以施夫補。此其不表不裏，正以必死而無疑也。

張志聰曰：此論陰陽二氣，生於太陰陽明，陰陽不和而爲死證也。夫水穀入胃，脾主行其津液，太陰爲之行氣於三陰，陽明爲之行氣於三陽，太陰不足則陽明甚盛，太過不及則陰陽不和，陰陽不和則表裏之氣皆絶矣。夫入胃之飲，上輸於脾，脾氣散精，上歸於肺，通調水道，下輸膀胱，今太陰病而不能轉輸於上，頗在肺，而不能通調於下，則病癃矣。夫地氣升而爲雲，天氣降而爲雨，今地氣不能上升而惟下泄，是以一日數十溲，此太陰之不足也。陽明者表也。身熱如炭，陽明盛也。陽明脈俠喉，其俞在膺中，頸膺如格，胃氣强也。陽明盛强則人迎躁急，頗關在肺，故喘息氣逆，此陽明之有餘也。陽明盛强，則與脾陰相絶，太陰不得受水穀之精，是以脈微如髮，此太陰之不足也。夫陽明乃燥熱之經，從中見太陰之濕化，太陰不足，則胃氣熱而人迎躁盛矣。胃氣上逆，頗關在肺，而爲喘息氣逆矣。胃氣盛强，不能遊溢精氣，而太陰不足矣。太陰不足，則五臟六腑皆無所受氣，而爲厥逆之死證也。五有餘者，謂身熱如炭，頸膺如格，人迎躁盛，喘息而氣逆，此五病氣之有餘也。二不足者，病癃一日數十溲，太陰脈微細如髮，亦病氣之不足也。陽明者表也，外得五有餘，不能行氣於表之三陽矣。太陰主裏，内得二不足，不能行氣於裏之三陰矣。此其身之表裏陰陽，皆爲斷絶，亦正死也明矣。

帝曰：人生而有病巔疾者，病名曰何？安所得之？岐伯曰：病名爲胎病。此得之在母腹中，時其母有所大驚，氣上而不下，精氣并居，故令子發爲巔疾也。

王冰曰：夫百病者，皆生於風雨寒濕，陰陽喜怒也。然始生有形，未犯邪氣，已有巔疾，豈邪氣素傷耶？巔，頭首也。精氣，謂陽之精氣也。

馬蒔曰：此言人之初生，而有發頂巔之疾者，乃胎中之有病也。頂巔之病，凡病在頂巔者，皆是也，非止頭痛而已。帝問初生之子，未犯邪氣，遽有此疾，必有其由，伯言此病乃得之於胎中者耳。方其在腹之時，其母曾有大驚，氣上而不下，精氣幷居於上，故令子發爲巔疾者如此。

張志聰曰：此女子胞之爲病也。有所大驚，則氣暴上而不下。夫精以養胎，而精風幷居者也，母受驚而氣上，則子之精氣亦逆，故令子發爲巔疾也。愚謂巔當作癲，按嬰兒癲癇，多因母腹中受驚所致。然癲疾者，逆氣之所生也，故因氣上逆而發爲癲疾。張兆璜曰：胎中受病，非止驚癇，妊娠女子飲食起居，大宜謹慎，則生子聰俊，無病長年。

帝曰：有病痝然如有水狀，切其脈大緊，身無痛者，形不瘦，不能食，食少，名爲何病？岐伯曰：病生在腎，名爲腎風。腎風而不能食，善驚，驚已心氣痿者死。帝曰：善。

王冰曰：痝然，謂面目浮起而色雜。大緊，謂如弓弦也。大即爲氣，緊即爲寒，寒氣內薄而反無痛，與衆别異常，何也？脈如弓弦，大而且緊，勞氣內稸，寒復內爭，勞氣薄寒，故化爲風。風勝於腎，故曰腎風。不能食善驚，驚已心氣痿者，此腎水受風，心火痿弱，水火俱困，故必死。

馬蒔曰：此言腎風之證，而至於心痿則死也。腎屬水，故腎虚則水稸。腎不宜感風，故風在則體浮起，形之爲外證者，痝然而壅，如有水狀，其身又無痛，慮其形又不至瘦。形之爲脈體者，風熱則脈大，風與水搏則脈緊。形之爲內證者，脹滿則薄脾而不能食，雖食亦少。又腎者胃之關，關門不利，故聚水而成其病，則欲其能食也難矣。此病乃生於腎，名爲腎風。腎風而不能食，最善驚，以水盛則心火衰，故神喪而必多驚耳。若驚後而心經痿弱無氣者，則心本不受邪，今者心傷則神去，神去則死矣。

張志聰曰：痝然，浮腫貌。如有水狀者，水氣上乘，非有形之水也。足少陰寒水主氣，大則爲風，緊則爲寒，故其脈大緊也。夫病風水者，外證骨節疼痛，此病在腎，非外受之風邪，故身無痛也。水氣上乘，故形不瘦。風木水邪，乘侮土氣，故不能食，即食而亦不能多也。腎爲水臟，水生風木，此腎臟自生之風，非外受之邪，故曰病生在腎。水者火之勝，不能食者，水邪直入於上焦也。善驚驚者，水氣薄於心下也。夫心不受邪。驚已而心氣痿者，心受邪傷也。張兆璜曰：邪干上焦則不能食，在中焦則食少也。又曰：天有六淫，人亦有六氣，奇恒之病，多不因於外邪。

大奇論篇第四十八

馬蒔曰：内論諸病尤異，故以大奇名篇。

張志聰曰：此承上章記奇病之廣大。

肝滿、腎滿、肺滿皆實，即爲腫。

王冰曰：滿，謂脈氣滿實也。腫，謂癰腫也。臟氣滿乃如是。

馬蒔曰：此言肝腎肺經之滿者，其脈必實，其證必腫也。滿，脹滿也。腫，浮腫也，其皮部當爲腫也。

張志聰曰：滿，謂臟氣充滿也。夫五臟者，藏精氣而不瀉，故滿而不實。如滿而皆實，是爲太過，當即爲腫。然此論臟氣實而爲腫，與氣傷痛形傷腫之因證不同也。

肺之雍，喘而兩胠滿；肝雍，兩胠滿，臥則驚，不得小便；腎雍，脚下至小腹滿，脛有大小，髀胻大跛，易偏枯。

王冰曰：衝脈者，經脈之海，與少陰之絡，俱起於腎下，出於氣街，循陰股内廉，斜入膕中，循胻骨内廉，並少陰之經下入内踝之後，入足下，其上行者，出齊下同身寸之三寸，故脚下至少腹滿，若血氣變易爲偏枯也。

馬蒔曰：此承上文而言肺肝腎氣之雍者，又必合有其證也。人之肺氣雍滯者，以肺藏氣而主息，其脈支別者，從肺系横出腋下，故既發喘而兩胠亦必滿也。肝氣雍滯者，肝之脈從股陰入毛中，環陰器，抵少腹，上貫肝鬲，布脅肋，故脹滿不得小便也。且其臥也多驚，以肝病主驚駭耳。腎氣雍滯者，腎脈循内踝之後，别入跟上腨内，出膕内廉，上股内後廉，貫脊屬腎絡膀胱，其支者從肺出絡心注胷中，故自脚下上至少腹必脹滿也。其左右足脛，有大小不同，其髀至胻大跛爲患，當易至有偏枯之疾。夫上節三經之證曰腫，而此則不止於腫而已，故諸證不同又如是也。

張志聰曰：雍者，謂臟氣滿而外壅於經絡也。蓋滿在氣則腫在肌肉，雍在經則隨經絡所循之處而爲病也。喘，兩胠滿，不得小便，皆經絡爲病。臟氣壅滿，臥則神魂不安，故發驚也。自脚下至少腹滿，亦腎經脈所行也。腎主骨而寒水主氣，故足脛有大小，髀胻大而跛，變易爲偏枯。此論臟氣壅於經脈而爲此諸病，與邪在三焦之不得小便，虛邪偏客於形身，而發爲偏枯之因證不同也。

心脈滿大，癎瘛筋攣。肝脈小急，癎瘛筋攣。癎，音閑。瘛，音熾。

王冰曰：心脈滿大則肝氣下流，熱氣內薄，筋乾血涸，故癎瘛而筋攣。肝養筋，內藏血，肝氣受寒，故癎瘛而筋攣。脈小急者，寒也。

馬蒔曰：此言癎瘛筋攣之證，心肝二經皆能成之，而以其脈之異者驗之也。癎證似癲，瘛證體緩。筋攣者，筋脈拘攣也。然心屬火，火有餘則脈滿大，其血乾涸，故當發之爲癎瘛筋攣也。肝屬木，木感寒則脈小急，其血窘急，故亦當發之爲癎瘛筋攣也。夫病一也，心肝二經皆有之，一以內熱，一以外寒，故脈證不同有如此。

張志聰曰：癎瘛，抽掣也。心爲火臟，火熱太過，是以脈大而癎瘛筋攣。肝主筋而主血，小則爲虛，急則爲寒，此肝臟虛寒而不能榮養於筋，故爲攣瘛之病。此論筋之爲病，有因心氣之有餘，有因肝氣之不足，與風傷筋脈，筋脈乃應之爲病不同也。

肝脈騖暴，有所驚駭，脈不至若瘖，不治自已。騖，音務。

王冰曰：騖謂馳騖，言其迅急。陽氣內薄，故發爲騖也。肝氣若厥，厥則脈不通，厥退則脈復通矣。又其脈布脅肋循喉嚨之後，故脈不至若瘖。不治亦自已。

馬蒔曰：此言肝脈太過者主於驚，而不及者病易已也。金匱真言論曰：肝之病發驚駭，故肝脈馳驟暴急，當有所驚駭也。若脈有未至，或口不能言，正以其脈布脅肋，循喉嚨，但氣滯未通，久之病當自已也。

張志聰曰：騖，疾奔也，又亂馳也。言肝脈之來疾而暴亂者，必有所驚駭故也。此言因驚駭而致肝脈暴亂，非東方肝木，其病發驚駭也。脈絡阻於下，則音不出於上，脈絡疎通，其音自復，故脈不至而瘖者，不須治之，其病自已。此係經脈所阻之病，與邪搏於陰則爲瘖之不同也。

腎脈小急，肝脈小急，心脈小急，不鼓皆爲瘕。

王冰曰：小急爲寒甚，不鼓則血不流，血不流而寒薄，故血內凝而爲瘕也。

馬蒔曰：此言心肝腎脈之小急沉者，皆爲瘕也。瘕者，假也，塊似有形，而隱見不常，故曰瘕。脈本急矣，而其急中甚小，又不鼓擊於手，則是沉也，必有積瘕在中，故脈不和緩空虛耳。今三部之脈如此，皆可以即其本部而決其爲瘕也。

張志聰曰：小急，虛寒之脈。瘕，聚也。臟氣有所留聚，故脈見小急而不鼓。

腎肝并沉爲石水，并浮爲風水，并虛爲死，并小弦欲驚。

王冰曰：肝脈入陰内貫少腹，腎脈貫脊中絡膀胱，兩臟并臟氣熏衝脈，自腎下絡於胞，令水不行化，故堅而結　然腎主水，水冬則冰。水宗於腎，腎象水而沉，故氣并而沉，名爲石水。脈浮爲風，下焦主水，風薄於下，故名風水。腎爲五臟之根，肝爲發生之主，二者不足，是生主俱微，故死。脈小弦爲肝腎俱不足，故驚。

馬蒔曰：此歷舉腎肝之脈相同者，其病亦無異也。腎脈貫脊中，絡膀胱；肝脈入陰内，貫少腹。二脈并沉者，腎主水，水在冬爲冰，水氣凝結，如石之沉，故名爲石水也。腎肝肺并浮者，腎主水，肝主風，二部皆見浮脈，是蓄水冒風，發爲腫脹，名曰風水。腎爲五臟之根，肝爲發生之主，今二脈俱虛，當爲死證也。又腎肝脈并小弦，肝主弦小，爲腎肝俱虛，虛則多驚，故謂之欲驚也。

張志聰曰：肝乃東方春生之木，主透發冬令閉藏之氣，如肝腎之脈并沉，是二臟之氣，皆閉逆於下而爲石水矣。石水者，腎水也，如石之沉，腹滿而不喘也。肝主風木，腎主寒水，如肝腎之脈并浮，是二臟所主之氣皆發於外，故名曰風水。如浮而并虛，是臟氣不藏而外脱，故死。此言肝腎之氣，過於閉藏，則沉而爲水，過於發越，則浮而兼風，皆本臟所主之氣，而自以爲水爲風，與本經之熱病論、水熱穴論，《靈樞》論疾診尺篇及《金匱要略》諸經所論石水、風水之不同也。小，者血氣皆少，弦則爲減爲寒。肝臟之氣生於腎，脈并小弦，是二臟之氣皆虛而欲發驚也。前論肝雍之驚，病有餘；今小弦欲驚，病不足，皆本臟本氣之爲病也。上言虛脱於外者死，此言本虛於内者驚。

腎脈大急沉，肝脈大急沉，皆爲疝。

王冰曰：疝者，寒氣結聚之所爲也。夫脈沉爲實，脈急爲痛。氣實寒薄聚，故絞痛爲疝。

馬蒔曰：此言腎肝之脈大急沉者，皆爲疝也。上文言腎肝心之三部，其脈小急沉者爲瘕矣，兹則言腎肝之二部，其脈大急沉者，皆爲疝也。特以急沉之脈，有大小之辨耳。疝者，寒氣結聚之所爲也，或結於少腹，或結於睾丸，或結於睾丸之上下兩旁，凡二脈經歷之所皆是也。

張志聰曰：大則爲虚，急則爲寒，沉爲在下在裏，故皆爲疝。

心脈搏滑急爲心疝。肺脈沉搏爲肺疝。

王冰曰：心疝肺疝，皆寒搏於臓故也。

馬蒔曰：此言心肺二部皆有疝，即脈可以知之，不特腎肝爲然也。心脈搏擊於指，而且滑且急，是心經有疝也。肺脈搏擊於指，而按之則沉，是肺經有疝也。

張志聰曰：心疝有形在少腹，其氣上搏於心，故心脈搏而滑急也。肺脈當浮而反沉搏，是肺氣逆聚於内而爲肺疝矣。

三陽急爲瘕。三陰急爲疝。

王冰曰：太陽受寒，血凝爲瘕。太陰受寒，氣聚爲疝。

馬蒔曰：此言急脈雖同，而有膀胱與脾之分，當有爲疝爲瘕之别也。三陽者，足太陽膀胱經也，其脈來急，正以膀胱受寒，凝而爲瘕，故其脈如此。三陰者，足太陰脾經也，其脈亦急，正以脾經受寒，聚而爲疝，故其脈如此。夫上文言腎肝心肺俱有疝，而此言脾亦有疝，可見五臓皆有疝也。王註分瘕爲血疝爲氣者未的，當知二病爲氣血相兼也。

張志聰曰：此言疝瘕之病，病三陰三陽之氣而見於脈也。莫子繇曰：瘕者，假也，假物而成有形。疝字從山，有艮止高起之象。故病在三陽之氣者爲瘕，三陰之氣者爲疝。

二陰急爲癇厥。二陽急爲驚。

王冰曰：二陰，少陰也。二陽，陽明也。

馬蒔曰：此又言急脈雖同，而有心經與胃之分，當有爲癇爲厥爲驚之别也。二陰者，心也，其脈來急，正以心經受寒，寒與血搏，發而爲癇爲厥，故其脈如此。二陽者，胃也，其脈亦急，正以胃經受寒，寒來侮之，發而爲驚，故其脈如此。

張志聰曰：二陰，少陰也。癇厥者，昏迷傾仆，卒不知人，此水氣乘心，是以二陰脈急。二陽，陽明土也，土氣虚寒，則陽明脈病，故發驚也。

脾脈外鼓，沉爲腸澼，久自已。肝脈小緩爲腸澼，易治。腎脈小搏沉爲腸澼，下血，血温身熱者死。心肝

澼亦下血，二臟同病者，可治。其脈小沉濇爲腸澼，其身熱者死，熱見七日死。澼，音僻。

王冰曰：外鼓，謂不當尺寸而鼓動於臂外也。肝脈小緩，爲脾乘肝，故易治。腎脈小爲陰氣不足，搏爲陽氣乘之，熱在下焦，故下血也。血溫身熱，是陰氣喪敗，故死。肝臟血，心養血，故澼皆下血也。心火肝木，木火相生，故可治之。若心肝脈小而沉濇者，爲腸澼也。腸澼下血而身熱者，是火氣内絶，去心而歸於外也，故死。火成數七，故七日死。

馬蒔曰：此言心肝脾腎皆爲腸澼，而有死生之分者，以脈與證驗之也。腸澼者，腸有所積而下之也。然有下血者，有白沫者，有下膿血者，病在於腸，均謂之腸澼也。故通評虛實論曰：腸澼之屬，但其脈皆宜沉細，其證皆宜體凉。則火退而邪少也。今脾脈之沉者，必爲腸澼，但沉而外鼓於臂外，則邪氣未減，當至久而自已也。肝脈之緩者，必爲腸澼，但緩而小者，則土來乘木，終不能勝，其病即愈，故曰易治。又腎脈之沉者，必爲腸澼，但沉而小有搏擊於指，則腸澼之下血者也。其血若溫，其身若熱，是水不能勝火也，故曰死。又心肝二部，亦有腸澼，病必下血，正以心生血，肝納血，故二部腸澼，宜其必下血也。然二臟同病，則木火相生，其病可治。至診其脈本沉矣，而小爲不足，濇爲血傷，幸身未熱，猶有可治，若身已熱，則時至七日，乃火之成數也，可以卜死期矣。

張志聰曰：腸澼，下痢也。著至教論曰：三陽者，至陽也，積并則爲驚。病起疾風，至如礔礰，九竅皆塞，陽氣滂溢，嗌乾〔一〕喉塞，并於陰則上下無常，薄爲腸澼，此三陽并至，干薄臟陰，乃奇恒之下痢，與外受六淫之邪，迫於經絡而爲下痢膿血者不同。故病見於臟脈，而各有死生之分。脾爲陰臟，位居中央，受三陽陽盛之氣，迫而上行，則其脈外鼓搏而下沉則爲腸澼下痢，蓋言陽氣上下之無常也。脾爲陰中之至陰，故雖受陽熱之氣，其病久而自已。經云：緩者多熱，小者血氣皆少，故肝脈小緩，爲陽熱之氣，干薄臟陰，至肝臟之血氣下泄而虛也。肝主藏血，故雖受陽邪，尚爲易治。腸澼下血者，或下痢赤白或下血也。腎主藏精，爲精血之原，陽熱之氣，下薄於腎，故爲腸澼下血。陰血傷，故脈小。熱邪干腎，故沉而搏也。夫陰陽相和則生，偏害則死。三陽爲陽，三陰爲陰。氣爲陽，血爲陰。三陽之熱薄於陰血，血受熱傷，故血溫也。身熱者，三陽盛而三陰之氣絶也。夫心主生血，肝主藏血，是以心肝二臟，受陽盛之氣而爲腸澼者，亦下血。如二臟同病，則陰血盛而可以對待陽邪，故尚爲可治之證。若見脈小沉濇者，三陰之氣，爲陽薄所傷也。其身熱者，陽盛而陰絶也。七日死者，六臟之陰氣終也。按此係奇恒之病，緣於陰陽不和，非關外淫之氣，醫者大宜體析，如因

註〔一〕嗌乾：原本作「乾嗌」，據文義係倒置，改。

表邪而發熱者，其脈必浮，或見滑大，初起之時，必骨痛頭疼，或惡寒喘急，表證始盛，裏證尚微，蓋先表而後入於裏也。此係三陽之氣，直幷於陰，陰氣受傷，是以脈小沉濇。一起之時，裏證即急，或禁口腹痛，或下重痢甚，或發驚昏沉，或嗌乾喉塞，身雖熱而熱微，外證輕而裏急，此三陽之氣，疾起如風，至如霹靂，當急用抑揚養陰之藥以救援，若見身有微熱，而用表散之輕劑，因脈小濇而用和調之緩方，三日之後，即成不救矣。存德好生之士，當合參諸經，細心體認。幸勿以人命爲輕忽也。　張應略曰：當汗而急汗之，正所以養陽也。當急下而大下之，正所以養陰也。常須識此，勿令誤也。

胃脈沉鼓濇，胃外鼓大，心脈小堅急，皆鬲偏枯。男子發左，女子發右。不瘖舌轉可治，三十日起。其從者，瘖三歲起。年不滿二十者，三歲死。

王冰曰：陽主左，陰主右，故男子發左，女子發右。陰陽應象大論曰：左右者，陰陽之道路，此其義也。偏枯之病，瘖不能言，腎與胞脈内絶也。胞脈繫於腎，腎之脈從腎上貫肝鬲，入肺中，循喉嚨，俠舌本，故氣内絶則瘖不能言也。從，謂男子發左，女子發右也。病順左右而瘖不能言，三歲治之乃能起。年不滿二十，則五臟始定，血氣方剛，臟始定則易傷，氣方剛則甚費，易傷甚費，故三歲死。

馬蒔曰：此言胃心之脈，有爲鬲證與偏枯者，其偏枯當有死生之分也。胃脈沉矣，而又鼓指帶濇，從外而鼓擊於指者甚大，則鼓爲不和，濇爲有傷，大爲熱盛。心脈小矣，而按之且堅且急，則小爲血虛，堅爲不和，急爲熱盛，皆能成鬲證與偏枯焉。蓋鬲者鬲膜也，前齊鳩尾，後齊十一椎，遮隔濁氣，不使上熏心肺，故謂之鬲。今鬲有病，則飲食不下，若有所隔而然，故謂之鬲疾也。《靈樞》上鬲篇有言食飲入而還出者是也。正以胃爲水穀之海，心在鬲上，今胃有病脈而不能納穀，心有病脈而不能生血，此鬲無所養而病成也。至於偏枯者，亦穀氣失養，血脈不和所致耳。且此偏枯也，男子當發於左，以左爲陽也；女子當發於右，以右爲陰也。其聲不瘖，其舌可轉，是病猶未甚，一月而起。若男子已發於左而不發於右，女子已發於右而不發於左，是之謂從，從者順也，雖至於瘖，三年可起，不至死也。若年不滿二十，而得此疾者，不問其在左在右，瘖與不瘖，主三年而死。蓋五臟始定，血氣方剛，而蚤得此疾，乃臟腑血氣皆損之極也，其欲生也難矣。

張志聰曰：此言榮衛血氣虛逆而成偏枯也。夫經脈者，所以行氣血而榮陰陽，濡筋骨以利關節。衛氣者，所以温分肉，充皮膚，肥腠理，司開闔。是故榮衛調則筋骨强健，肌肉緻密，如血氣虚逆，則皮膚筋骨，失其榮養，而成偏枯之患矣。榮衛之氣，由陽明之所生，血脈乃心臟之所主，陽明氣血皆多，其脈當浮大，今脈沉而鼓動帶濇，《靈樞經》曰：濇爲少氣。《傷寒論》曰：濇則無血。是血氣虚於内矣。推而外之，胃外以候形身之中，其脈鼓大，大則爲虚。此血氣虚於外矣，是以成鬲偏枯。鬲者裏之鬲肉，前連於胷，旁連於脅，後連於脊之十一椎，蓋榮衛血氣，皆從此内鬲，而外達於形身，榮衛不足，則鬲氣虚，鬲氣虚是以胷脅脊背之間，而成麻痺不仁之證，故名曰鬲偏枯也。夫心主血脈之氣，小則血氣皆少，堅急爲寒，心氣虚寒則血脈不行，筋骨無所榮養，而亦成鬲外之偏枯。夫邪之偏中於身，及風之傷人而成偏枯者，乃外受之邪，當主半身不遂，此由在内所生之血氣虚逆，故主於鬲偏枯。鬲偏枯者，止病在胷脅腰脊之間而不及周身之上下也。左右者陰陽之道路也，男子氣血從左而轉，女子氣血從右而旋，是以男子之病發於左，而女子之病發於右也。夫榮衛氣血，雖生於陽明，主於心臟，然始於先天之腎中。少陰之脈，貫腎繫舌本，不瘖舌轉，是先天之根氣不傷，故爲可治。偏枯而主三十日起者，言其愈之速也。若男子發左，女子發右，陰陽氣血雖從順，而瘖者至三歲之久而後能復也。年不滿二十，其臟腑正盛，血氣方殷，而反有此衰敗之證，比及三年，五臟胃腑之氣，漸次消滅而死矣。　張兆璜曰：不瘖舌轉，先天之氣在也。其從者瘖，後天之氣復也。又曰，如外感風邪者，值此少壯之年更易愈矣。此因於内損，故名曰鬲偏枯。

脈至而搏，血衄身熱者死。脈來懸鉤浮，爲常脈。

王冰曰：血衄爲虚，脈不應搏，今反脈搏，是氣極乃然，故死。若懸鉤而浮，則血衄之常脈也。

馬蒔曰：此言有血衄二證者，脈搏身熱爲死。若懸鉤浮爲常脈，則不至於搏之爲可慮也。病有血證，凡吐血下血皆是也。病有衄證，血出於鼻者是也。血屬陰，陰宜静，其脈最惡搏，其身最惡熱，今犯之，故曰死。若脈之來也，懸虚而鉤而浮，則鉤爲心脈，爲肺脈，皆不至於搏擊指下而不和，蓋血衄者之常脈耳，未必至於死也。

張志聰曰：脈搏擊而血衄者，經熱盛而迫血妄行，血脱故身熱也。脈來懸鉤者，心之脈也。浮者，肺之脈也。心主血脈，肺主皮膚，而開竅在鼻，心脈來盛，上乘於肺而致衄者，此血衄之常脈也。夫因外感風寒，表陽盛而迫於經絡之衄者自愈，若心脈盛而迫於皮膚之血以致衄者爲常脈，此表裏陰陽，外内出入，而皆爲衄病之常。若臟氣不守，經血沸騰，脈至而搏擊應手者，此熱盛而血流妄行，一絲不續，則穹壤判矣。

脈至如喘，名曰暴厥。暴厥者，不知與人言，脈至如數，使人暴驚，三四日自已。數，音朔，下同。

王冰曰：喘謂卒來盛急去而便衰，如人之喘狀也。不知與人言，所謂暴厥之候如此。脈數爲熱，熱則内動肝心，故驚數爲心脈。木被火干，病非肝生，不與邪合，故三日後四日自除，所以爾者，木生數三也。

馬蒔曰：此言病有暴厥暴驚者，其脈證當三四日自已也。脈來如喘，喘者氣涌而不和，脈體如之，名曰暴厥。暴厥者，猝暴而厥逆，故脈如此也。惟其猝暴厥逆，所以不知與人言也。脈來如數者，六至餘也。數爲熱，熱則内動肝心，主於猝暴驚駭。夫暴厥者，氣降則愈，暴驚者，熱退則安，至三四日内當自已耳。蓋木之生數在三也。

張志聰曰：如喘者，脈來滑急也。此痰水上壅，故脈來急滑，名曰暴厥。暴厥者，一時昏厥而不能與人言。夫有形之邪上乘，則脈至如喘，無形之氣上逆，則脈至數疾。邪薄心下，故發驚也。蓋心不受邪，至三四日邪自下，而驚厥之病自已，非比外淫卒厥之難愈也。

脈至浮合，浮合如數，一息十至以上，是經氣予不足也。微見九、十日死。

王冰曰：如浮波之合，後至者凌前速疾，而動無常候也。

馬蒔曰：此言經氣不足者，有脈象與死期也。經氣者，手足十二經經脈之氣也。十二經經脈之氣，臟腑血氣盡於是矣。今脈如浮浪之合，數數而來，一息之間，遂有十至已上之脈，是邪氣盛極，經氣衰極也。其死僅在九日與十日間耳。蓋肺主元氣，其成數在九，脾主五臟，其成數在十也。

張志聰曰：此論臟腑經俞之氣不足，而各有死期也。浮合者，如浮波之合，來去之無根也。浮合如數，而一息十至已上，是經氣予之不足也。微見此脈，至九日十日之交而死。蓋九者陽之終，十者陰之盡，此三陰三陽，十二經脈之氣終也。夫五臟相通，移皆有次，臟腑之氣，各傳與之。如五臟有病，而逆傳其所勝者死；如順傳其所生，而受所與之氣不足者，亦死。故曰，氣予之不足也。又五臟各以其時，而至於手太陰者，臟氣傳與之俞，俞氣傳與之經脈，脈與之絡，絡與之肌，此經脈之氣，受五臟所與之氣不足，故脈至如此，虚數之極也。

脈至如火薪然，是心精之予奪也，草乾而死。脈至如散葉，是肝氣予虚也，木葉落而死。脈至如省客，省

客者脈塞而鼓，是腎氣予不足也，懸去棗華而死。

王冰曰：薪然之火燄，瞥瞥不定其形而便絶也，如散葉之隨風，不常其狀。脈塞而鼓，謂纔見不行，旋復去也。懸謂如懸物，物動而絶去也。

馬蒔曰：此言心肝腎氣之不足者，各有脈象死期，乃五臟中之三也。脈來如火薪之然，是邪氣熱極，心精被奪。火王於夏，猶有可支，至秋盡冬初，心氣全衰，故曰草乾而死也。脈來如葉之散，是肝氣太虚，全無收斂，至如金氣尅極，水氣不能復生，木氣凋謝，肝木亦死矣。又脈至如省客者，暫去暫來也，正以脈本閉塞而復有鼓繫於指之時，是腎氣全衰，本源虧極，鼓不常鼓而閉塞自如也。棗華之候，木衰火王，水安勝之？故曰，懸去棗華而死也。懸去者，猶俗云虚度也。棗華之候，初夏之時也。

張志聰曰：如火薪然者，心氣不藏，虚炎之極也。精者，五臟主藏精，謂所與之氣精氣也。曰奪、曰虚、曰不足者，謂奪其所與之精氣，以致虚而不足也。草乾，冬令之時，當遇勝尅之氣而死。所謂脈至者，概左右三部而言也。散葉，飄零虚散之象。肝木之氣虚，故當至秋令之時而死。脈塞而鼓，謂脈始來充塞於指下，旋即鼓動而去，有如省問之客，方及門而即去也。懸，隔也。懸去棗華者，謂相隔於棗華之時而死也。張兆璜曰：臟腑之氣，外合五行之生尅，而草木之榮枯，止以四時之氣候之火土之氣，皆主於夏，故曰懸去棗華者，謂相去棗華之初夏，而死於土令之長夏也。

脈至如丸泥，是胃精予不足也，榆莢落而死。脈至如横格，是膽氣予不足也，禾熟而死。

王冰曰：如珠之轉，是謂丸泥。横格者，脈長而堅，如横木之在指下也。

馬蒔曰：此言胃膽之氣不足者，各有脈象死期，乃六腑中之二也。脈來如似手丸泥，有乖戾而無和平也，是胃土之精氣不足，至榆落之候秋冬之交而死也。脈長而堅，如横格之在指下，是膽之精氣不足也，至禾熟秋冬之交而死，木被金尅故也。

張志聰曰：丸泥者，如泥丸而不滑也。胃爲陽土，位居中央，其性柔，其體圓，故曰脈弱以滑，是有胃氣，蓋往來流利如珠，曰滑如丸泥者，無滑動之象，胃將死敗之徵也。榆莢至春而落，木令之時也。臟腑之氣，生於胃腑水穀之精，故曰精予不足。膽屬甲子，主一陽初生之氣，膽氣升，十一臟腑之氣皆升。如横格者，有如横拒而不得上下，是膽氣虚而不能升也。《靈樞經》曰：其膽乃横，是膽氣横而脈亦見其横格也。禾熟，秋深之時也。張兆璜曰：人生於寅，天三生木，故在人臟腑陰陽之生死，應四時草木之榮枯。

脈至如弦縷，是胞精予不足也，病善言，下霜而死，不可治。

王冰曰：胞之脈繫於腎，腎之脈俠舌本，今氣不足者，則當不能言，今反善言，是真氣內絶去腎，外歸於舌也，故死。

馬蒔曰：此言胞氣不足者，有脈象證候死期也。脈來如弓弦之縷，猶俗之所謂弦線也，主堅急不和。奇病論云：胞脈者繫於腎，蓋婦人受胎之所，即胞絡宮，而腎之脈俠舌本，故胞氣不足，宜不能言，而反善言者，正虛邪盛也。時至下霜而死，以水衰不能生腎耳。若不能言，則病猶可治。夫自常人觀之，言者爲强，不言爲弱，然自胞氣不足而有病者觀之，則寧不言，無寧善言也。按膀胱爲胞之室，則膀胱之中有胞，男女皆同，但胞之病，未必若本節之甚，故愚以胞絡宮釋之。

張志聰曰：弦縷者，精血虛而如縷之細也。胞精，胞絡之精氣也。胞絡者，系於腎少陰之脈，貫腎繫舌本。善言者，胞氣泄也。隕霜，九月之候也。九月萬物盡衰，則氣去陽而之陰，應收藏之氣而反泄於外，故死。胞主臟精血，故曰精予不足。

脈至如交漆，交漆者左右旁至也，微見三十日死。

王冰曰：左右旁至，言如瀝漆之交，左右反戾也。

馬蒔曰：此言脈如絞漆者，一月而死也。脈來如絞漆之狀，是乃左右旁至，有降而無升，有出而無入，大小不勻，前盛後虛也。此爲臟腑俱虛，氣血皆弱，當一月而死矣。

張志聰曰：此承上文而言衝任之脈絶也。衝任起於胞中，循腹上行，爲經血之海，胞精不足，衝任將絶矣。交，絞也。如絞漆之左右旁流，無中通一貫之象，是循中而上之衝任絶矣。精血爲陰，故至三十日而死。三十日者，月之終也。微見，始見也。

脈至如涌泉，浮鼓肌中，太陽氣予不足也，少氣味，韭英而死。

王冰曰：如涌泉者，如水泉之動，但出而不入也。

馬蒔曰：此言太陽氣之不足者，有脈象證候死期也。涌泉者，有升而無降，有出而無入，勢甚洶涌，莫能遏御也。浮鼓於肌肉之中，是足太陽膀胱之氣不足也。蓋太陽爲三陽，三陽主於外，今精氣不足，故浮鼓肌中，而欲出於外，其勢終不能入於陰也。主少氣，正以脈涌則氣乏也。當至味韭英之時而死，正以韭有英時，冬盡春初也。水已虧極，安能至於盛春耶？

張志聰曰：至如涌泉，來盛而不返也。浮鼓肌中，無根外脱之象也。太陽者，巨陽也，爲諸陽主氣，而生於膀胱之水中，是以標陽而本寒。夫水爲陰，火爲陽。陽爲氣，陰爲味。少氣味者，太陽之標本皆虚也。蓋言太陽之氣不足，而水腑未虚，陽生於陰，尚有根而可復，如標本皆少，不免於死亡矣。至春韭英之時，更疎泄其本氣則死矣。　張兆璜曰：太陽爲諸陽主氣，故六氣之中獨舉太陽，衝任爲經血之海，皆起於胞中，故六腑之中，特提胞脈。膀胱者，胞之室也。

脈至如頽土之狀，按之不得，是肌氣予不足也，五色先見黑，白壘發死。壘，當作藟。

王冰曰：頽土之狀，謂浮大而虚軟，按之則無也。

馬蒔曰：此言肌氣不作者，有脈象證候死期也。脈來如頽土之狀，舉指大而虚軟，按之全無，是肌氣之不足也。據其面部，先見黑色，是血枯色變也。主白壘發時而死。

張志聰曰：頽土，傾頽之頑土也。脾主肌肉，如頽土而按之不得者，無來去上下之象，是肌氣受所予之不足也。土位中央，而分主於四季，當五色具見，而先主黄，若五色之中而先見黑，是土敗而水氣乘之矣。藟，葛之屬也。葛色白而發於春，白藟發時，木氣旺而頽土之氣絶矣。

脈至如懸雍，懸雍者浮，揣切之益大，是十二俞之予不足也，水凝而死。

王冰曰：如懸雍者，如顙中之懸雍也。

馬蒔曰：此言十二俞氣之不足者，有脈象與死期也。按《靈樞》憂恚無言篇有曰：懸雍者，音聲之關也，蓋懸雍生於上齶之間，脈至如懸雍，則懸雍本浮也。揣切之際，其脈益大，而全無沉意，是十二經俞穴之氣皆不足也。水凝爲冰，乃寒極之時，不能交於春而死矣。

張志聰曰：先輕浮而度之，再重按而切之，其本益大，有如癰之頭小而本大，此臟腑十二經俞氣之不足也。夫經俞之氣，晝夜環轉，俞予之不足，故脈壅滯而有如癰之象也。天寒地凍，則經水凝泣，壅滯之脈，再爲凝泣，絶無生動之機矣。

脈至如偃刀，偃刀者，浮之小急，按之堅大急，五臟菀熱，寒熱獨幷於腎也，如此，其人不得坐，立春而死。

馬蒔曰：此言五臟積熱而寒熱獨幷於腎者，有脈象證候死期也。脈至如刀之偃，乃仆而不起，降而不升之象也，故其脈舉指浮之則小急，重指而按之則堅大且急，是乃五臟之積熱，發而爲寒熱者，獨幷於下部之腎經也。由此觀之，則偃刀之脈，當見於尺部者矣。且其爲證也，能卧而不能坐，此腎衰不能生木，至立春則死矣。

張志聰曰：偃，仰也，脈如仰起之刀，口利鋭而背堅厚，是以浮之小急而按之堅大也。夫五臟相通，精氣各循序而傳予之。腎爲水臟，又獨受五臟之精而藏之，是以傳與之外，而又有邪氣獨幷於腎之奇病也。有如此之脈病者，其人當至立春而死。《靈樞經》曰：腎是動病，喝喝而喘，坐而欲起，其人不得坐者，腎氣傷也。冬令閉藏以奉春生之氣，腎氣已傷，再至春而泄之，腎氣絶矣。張兆璜曰：菀熱，久鬱之氣；寒熱，新積之邪。蓋久則寒亦化熱，故曰菀熱。按此與病能之義，大略相同。病能篇論五臟之邪氣，循序相傳，此論五臟之寒熱，獨幷於腎，蓋精氣之有傳有幷，而邪亦隨之，此論氣予不足中，突提邪幷一節，經義微妙，學者大宜體會。

脈至如丸滑，不直手，不直手者，按之不可得也，是大腸氣予不足也，棗葉生而死。直，同值。

馬蒔曰：此言大腸氣之不足者，有脈象證候死期也。脈至如丸之滑，其實有形，而圓活似於無形，醫工指下，相違不相直，是乃按之不可得也，正以大腸之不足耳。大腸之脈，輕虛以浮，當與肺同，今大腸精氣不足，傳道失職，脈如丸滑，全非輕虛以浮之體矣，當至棗葉生時而死。棗葉生時，則先棗華之候矣。

張志聰曰：如丸滑而不直手者，圓活流利，似於無形，故按之不可得也。大腸爲肺之腑，而屬庚金，其脈宜軟弱輕浮，氣予不足，故脈至若此。棗葉生於夏，火旺則金鑠矣，故死。

脈至如華者，令人善恐，不欲坐卧，行立常聽，是小腸氣予不足也，季秋而死。

王冰曰：脈至如華，謂似華虛弱不可正取也。小腸之脈，上入耳中，故常聽也。

馬蒔曰：此言小腸氣之不足者，有脈象證候死期也。脈至如華者，是似草木之華，虛弱而按之無本也。其證令人善恐，以心氣不足也。不欲坐卧，以心氣不寧也。其行立之時，常有聽物之意，以恐懼之心勝耳。是乃小腸之氣不足所致也。蓋心與小腸爲表裏，小腸之病與心同也。小腸屬火，火王猶可生，至季秋則衰極而死矣。

張志聰曰：脈至如華者，如華之輕微也。小腸爲心之腑，而屬丙火，其脈當來盛，反如華者，氣予不足也。腑氣不足，則臟氣亦虚，神虚則恐懼自失，神志不寧，故坐臥不安也。小腸之脈入耳中，屬聽宫，常有所聽者，如耳作蟬鳴，或如鐘磬聲，皆虚證也。遇金水生旺之時而死。《下經》曰：診合微之事，追陰陽之變；章五中之情，定五度之事。如此乃足以診夫五中之情，決奇恒之病也；五度之事，度奇恒之脈也。本篇先論奇恒之病，後論奇恒之脈，與經常之脈證，大不相同，故曰大奇論。

古今圖書集成醫部全録卷二十三

黄帝素問

脈解篇第四十九

張志聰曰：此篇論奇恒之勢，乃六十首，蓋以三陰三陽之氣，各主六十日爲首，六六三百六十日，以終一歲之周。陰陽六氣，各有盛衰，而能爲經脈作病，故名之曰脈解篇。然此篇之論，與諸經之論陰陽各不相同，乃解奇病之脈也。

太陽所謂腫腰脽痛者，正月太陽寅，寅太陽也。正月陽氣出在上，而陰氣盛，陽未得自次也，故腫腰脽痛也。病偏虚爲跛者，正月陽氣凍解，地氣而出也。所謂偏虚者，冬寒頗有不足者，故偏虚爲跛也。所謂强上引背者，陽氣大上而爭，故强上也。所謂耳鳴者，陽氣萬物盛上而躍，故耳鳴也。所謂甚則狂巔疾者，陽盡在上，而陰氣從下，下虚上實，故狂巔疾也。所謂浮爲聾者，皆在氣也。所謂入中爲瘖者，陽盛已衰，故爲瘖也。內奪而厥，則爲瘖俳，此腎虚也。少陰不至者，厥也。脽，音誰。跛，波上聲。瘖，音音。

王冰曰：正月三陽生，主建寅，三陽謂之太陽，故曰寅太陽也。正月雖三陽生，而天氣尚寒，以其尚寒，故曰陰氣盛，陽未得自次。次，謂立王之次也。腫腰脽痛者，以其脈抵腰中，入貫臀，過髀樞也。病偏虚爲跛者，以其脈循股內後廉，合膕中，下循腨過外踝之後，循京骨至小指外側也。强上，謂頸項禁强也，甚則引背矣。所以然者，以其脈從腦出別下項背也。耳鳴者，以其脈支別者，從巔至耳上角也。甚則狂巔疾者，以其脈上額交巔上，入絡腦還出，其支別者，從巔至耳上角，故狂巔疾也。陽氣盛入中而薄於胞腎，則胞絡腎絡氣不通，故瘖也。胞之脈繫於腎，腎之脈俠舌本，故瘖不能言。俳，廢也。腎之脈與衝脈，並出於氣街，循陰股內廉，斜入膕中，循胻骨內廉及內踝之後，入足下，故腎氣內奪而不順，則瘖而足廢，故云此腎虚也。少陰，腎脈也，若腎氣內脱，則少陰脈不至也。少陰之脈不至，則太陰之氣逆上而行也。

馬蒔曰：此言膀胱經之諸證，應時合腎者也。首太陽者，足太陽膀胱經也。二三太陽者，正月爲三陽，故曰太陽也。脽，臀肉也。跛足，偏疾也。瘖者，口不能言也。奪者，即通評虛實論之所謂精氣奪則虛也。俳，足廢不能行也。足太陽膀胱之病，經有所謂腰脽腫痛者，正以膀胱在人爲三陽，屬太陽，行於表，正月在時爲三陽，亦屬太陽，太陽爲寅，即太陽也。正月之時，陽氣雖出於上，而寒氣正行，故陰氣尚盛，陽氣猶未得其王時之位次也，是以膀胱之氣，名盛而實虛，今膀胱正氣又虛，此腰與脽所以爲腫爲痛也。正以其脈從腰中，下俠脊，貫臀，入膕中，過髀樞，故發之爲病者如此。又有所謂偏虛爲跛者。夫正月三陽用事，東風解凍，地氣已出，膀胱與正月相合，正以正月寒氣未滅，而膀胱之氣頗有不足，故爲偏虛，而在一足爲跛也。又有所謂强上引背者，正以膀胱之脈，其直者從巔入絡腦，還出別下項，循肩髆內，俠脊抵腰中，其陽氣大上而爭，與正月之陽氣上升者同，故邪氣入之，則爲强上引背也。又有所謂耳鳴者，正以正月之時，萬物隨陽氣以盛上，而若有跳躍之意，故膀胱之脈，從巔至耳上角，其氣主與耳應，今正氣不足，邪氣有餘，皆能爲耳鳴也。又有所謂甚則狂巔疾者，正以陽氣者膀胱也，其脈自頭至足；陰氣者腎氣也，其脈自足至胷。正月以後，陽氣盡出於上，而陰氣在下，其下本虛而上則實，膀胱之脈，上額交巔上入絡腦，還出別下項，其支別者，從巔至耳上角，故爲狂之病，如生氣通天論所謂陰不勝其陽則爲狂者是也；又爲頂巔之病，如爲頭痛眩冒沉重者，皆是也。又有所謂浮爲聾者，正以膀胱之脈至耳故也，故脈浮則聾，蓋不止於鳴矣。又有所謂入中爲瘖者，正以膀胱之氣已衰，而入於其中，不能有助腎氣，故腎之脈俠舌本者，其氣不相通，故爲瘖也。然此瘖病，而又有爲俳病者，正以內有所奪，而腎精不藏，則其氣厥逆而上下不通，故在上爲瘖而在下爲俳也。此非腎虛之故而何？且是厥者，何以驗之？若少陰腎經之脈不至，是乃厥之驗耳。按此節何以膀胱釋之？蓋其經絡爲病，與手太陽無涉，故當以膀胱釋之。以下諸經倣此。按膀胱諸證，豈盡在正月哉？特論與時相應之義有如此耳。蓋虛實在人，隨時爲病，不必盡在正月也。彼善養者，有實無虛，則時亦不能使之病矣。

張志聰曰：太陽爲諸陽主氣，生於膀胱水中，故以太陽之氣爲歲首，正月陽氣雖出於上，而陰寒之氣尚盛，陽氣未得次序而出，故太陽所謂腫腰脽痛者，因太陽之氣，尚爲陰氣所鬱，故腫腰脽痛也。此論陽氣之微也。然太陽之氣，生於冬令水中，寒水之氣有所不足，以致太陽之氣，亦虛而爲偏枯跛足也。夫正月陽氣解凍，從地氣而上出，則陽氣當自次而盛矣。言有所謂偏虛而爲跛者，又緣冬令寒水之氣，頗有不足，以致所生之陽氣，偏虛而爲經脈作病。已上論陽氣微而爲時所遏抑，此論根氣不足，而所生之氣亦虛，以下論陽氣之漸盛也。强上引背者，頭項强而引於肩背也。太陽之脈，上額交巔，從巔別下項，挾脊抵腰中，陽氣大盛而爭擾於上，故使其强上也。春三月所謂發陳，天地俱生，萬物以榮，天地萬物之氣皆盛上而躍，而人之陽氣亦盛於上，是以經脈上壅而耳鳴也。所謂狂巔疾者，乃陽氣盡盛於上，而陰氣從之於下，不得與陽氣相和，下虛上實，故使狂巔疾也。本經曰，陽盛則狂。又曰，氣上不下，頭痛巔疾。以上論陽氣之從下而上，自微至盛，由盛而極，太過不及，與時消息，而皆能爲病。然病有經氣之別，如陽氣盛上而所謂耳鳴者，因氣而病經也。若所謂浮爲聾者，皆在氣也。按此篇名曰脈解，而篇中止論三陰三陽之氣，並不言及經脈，蓋解釋經脈之氣，三陰三陽之氣也。經脈之病，三陰三陽之氣所致也。故諸曰所謂者，言所謂有如是之病者，乃陰陽氣之盛衰，而證見於有形也。若所謂浮爲聾者，皆在氣而不涉於經也。陰陽離合論曰：天覆地載，萬物方生，未出地者，命曰陰中之陽，陽予之正，陰爲之主。是陽氣離陰而出於地，盛極於外，當復歸而與陰相合。所謂入中爲瘖者，陽盛已衰，入中之氣不足，則陰虛而爲瘖矣。內奪者，謂陽盛於外，內奪其所藏之氣，則腎虛矣。俳當作痱，痱之爲病，四肢不收，蓋不能言而兼之四肢不收，此腎虛厥逆之所致也。少陰之氣，腎所主也。承上文而言腎虛，以致少陰之氣不至者，則手足厥冷也。　張兆璜曰：陽受氣於四末，陽盛已衰，故四肢不收，腎氣不足，則爲瘖也。少陰之氣，陰中之生氣也。陽盛已衰則腎虛，腎虛則少陰之氣不至矣。

少陽所謂心脅痛者，言少陽盛也。盛者，心之所表也。九月陽氣盡而陰氣盛，故心脅痛也。所謂不可反側者，陰氣藏物也。物藏則不動，故不可反側也。所謂甚則躍者，九月萬物盡衰，草木畢落而墮，則氣去陽而之陰，氣盛而陽之下長，故謂躍。

王冰曰：心氣逆則少陽盛，心氣宜木，外鑠肺金，故盛者心之所表也。心脅痛者，足少陽脈循脅裏，出氣街，心主脈，循胷出脅也。火墓於戌，故九月陽氣盡而陰氣盛也。躍謂跳躍，亦以其脈循髀陽出膝外廉下，入外輔之前，直下抵絶骨之端，下出外踝之前，循足跗，故氣盛則令人跳躍也。

馬蒔曰：此言膽經諸證與時應也。少陽者，足少陽膽經也。心脅痛者，正以少陽經脈邪氣盛耳。蓋膽之脈行於脅，而心之脈出於腋，爲心之表，故爲心脅痛也。且九月之時，天之陽氣已盡，而陰氣方盛，今膽有相火，心有君火，火墓於戌，則陽不敵陰，故爲心脅痛也。又有所謂不可反側者，正以九月陰氣方盛，主於藏物，物藏則不動，今陰盛火衰，故不可反側，不但心脅之痛而已也。又有所謂甚則躍者，亦膽之脈之所行也。況九月萬物盡衰，草木畢落而墮，則人身之氣，去陽而入陰矣。陽氣盛於陰分，而長於下體，故盛則爲跳躍耳。

張志聰曰：按少陽之氣，當主七月八月爲首，九月少陰心臟主氣，少陽爲君火之相，故至九月而爲心之表，其氣更盛者也。然此時天之陽氣盡歸於下，而陰氣正盛，君相之火，爲時所遏，故心脅痛也。蓋少陰主心痛，少陽主脅痛。又九月人氣在心也，九月之時，萬物之氣俱收藏於陰，物藏則不動矣，是以少陽之氣，亦不能樞轉，故不可反側也。上論少陽正盛之氣，爲時氣所遏，此言少陽之氣，隨萬物收藏，而不能轉運其樞也。夫九月少陽爲心之表，其氣正盛，然此時萬物草木，盡皆衰落，則人之氣亦當去陽而之陰矣。但少陽之氣正盛，陽氣入之於下，而仍欲上長，故病多跳躍也。此言少陽之氣正盛，不肯隨時而藏於陰也。夫人之陰陽升降，隨四時寒暑往來，此氣獨與天地萬物之氣相忤，故謂之奇也。　張兆璜曰：所謂六十首者，三陰三陽之氣，各以六十日爲首，自微而盛，盛而極，極而衰，非僅主六十日也。故少陽之氣，至九月而正盛。

陽明所謂洒洒振寒者，陽明者午也，五月盛陽之陰也，陽盛而陰氣加之，故洒洒振寒也。所謂脛腫而股不收者，是五月盛陽之陰也，陽者衰於五月，而一陰氣上，與陽始爭，故脛腫而股不收也。所謂上喘而爲水者，陰氣下而復上，上則邪客於臟腑間，故爲水也。所謂胷痛少氣者，水氣在臟腑也，水者陰氣也，陰氣在中，故胷痛少氣也。所謂甚則厥，惡人與火，聞木音則惕然而驚者，陽氣與陰氣相薄，水火相惡，故惕然而驚也。所謂欲獨閉户牖而處者，陰陽相薄也。陽盡而陰盛，故欲獨閉户牖而居。所謂病至則欲乘高而歌，棄衣而走者，陰陽復爭而外並於陽，故使之弃衣而走也。所謂客孫脈則頭痛鼻鼽腹腫者，陽明並於上，上者則其孫脈太陰也，故頭痛鼻鼽腹腫也。

王冰曰：陽盛以明，故云午也。五月夏至一陰氣上，陽氣降下，故云盛陽之陰也。陽氣下，陰氣升，故云陽盛而陰氣加之也。脛腫而股不收者，以其脈所過也。臟，脾也。腑，胃也。足太陰脈，從足走腹，足陽明脈，從頭走足，今陰氣微下，而太陰上行，故云陰氣下而復上也。復上則所下之陰氣不散，客於脾胃之間，化爲水也。水停於下，則氣鬱於上，氣鬱於上則肺滿，故胷痛少氣也。

馬蒔曰：此言胃經諸證，應時合脾者也。胃經之病，有所謂洒洒振寒者，正以足陽明胃經者盛陽也，在人爲陽明，在時爲正午，午者五月也，然五月雖盛陽，而一陰方生，故謂五月爲盛陽之陰也。陽氣盛而陰氣加之，故胃經得病者，熱中有寒，當洒洒振寒也。有所謂脛腫而股不收者，亦以五月爲盛陽之陰也。胃之脈，下髀關，抵伏兔，下入膝臏中，下循脛外廉下足跗，入中指内間，又其支別者，下廉三寸，而別下入中指外間，天之陽氣，至五月漸下，而一陰初生，人之陽氣，亦至五月而下，而一陰初生，陰氣上與陽氣相爭，故足爲陰，其病在足，所以脛腫而股不收也。有所謂上喘而爲水者，正以足太陰脈，從足走腹，足陽明脈，從頭走足，今陰氣微下，而太陰上行，則陰氣下而復上，其所下之陰氣不散，而客於脾臟胃腑間，所以化爲水腫之病也。水勝則上干於肺而爲喘矣。且所謂胷痛少氣者，亦以水氣在臟腑也。水氣者，陰氣也，陰氣在中，邪氣閉塞，故在胷爲痛，在氣爲少也。少氣所以喘也。所謂甚則厥氣上行，惡人與火，聞木音則惕然而驚者，陽明脈解篇云：陽明主肉，其脈血氣皆盛，邪客之則熱，熱甚則惡火。又云：陽明厥則喘而悗，悗則惡人。又曰：胃者土也，故聞木音而驚者，土惡木也。此曰陽氣與陰氣相薄，水火相惡者，蓋言陽氣者胃氣也，陰氣者水氣也，水氣在臟腑間，故相惡而驚也。所謂欲獨閉户牖而處者，亦以陰氣與陽氣相薄，胃之陽氣盡，而脾與水氣盛，故陰欲靜，靜則安，所以欲獨閉户牖而處也。所謂病至則欲登高而歌，棄衣而走者，脾爲陰氣，往與陽爭，而陰氣盡并於陽，則陽氣盛而陰氣反衰，故熱盛於身，所以欲棄衣而走也。所謂客孫脈則在頭爲痛，在鼻爲鼽，在腹爲腫者，以陰氣上行，而并於陽明之氣，是太陰爲陽明并於上也。則陽明之孫絡，皆足太陰脾經之氣，故陽明之經絡，及太陰之經絡，共爲前諸證也。

張志聰曰：陽明乃盛陽之氣，故主五月爲首。五月陽盛而一陰始生，故爲盛陽之陰。陽盛之氣，爲陰氣加之，故洒洒振寒也。陽氣始衰而下，一陰始生而上，陰與陽交爭，以致經脈不和，而爲脛腫不收也。陰氣下而復上者，謂冬至一陽初生，陰氣下降，至五月而陰氣復上也。邪，水邪也，謂陰氣下歸於水臟，至陰氣從上而漸盛，則水邪隨氣而上升，上客於臟腑之間，故喘而爲水也。夫水火者，陰陽之兆徵也，在天呈象，在地成形，故曰水者陰氣也。上論有形之水邪，上客而爲喘，此論無形之水氣，上乘而爲胷痛少氣。所謂甚者，謂陽氣下之甚，陰氣上之甚也，甚則陰陽相薄，水火相惡，而陽明之氣厥矣。陽明氣厥，則陽明之脈病矣。陽明脈病，則惡人與火，聞木音則惕然而驚也。陽氣盡歸於下，陰氣獨盛於上，故欲獨閉户牖而居。夫陽明之氣，主五月爲首，五月之時，陰氣始上，陽氣始下，至於甚時，則當秋分之候矣。甚至陽盡陰盛，又當冬極之時矣。是陽明之氣，但以五月爲首，而非獨主於五月六月也。六氣皆然。夫陰陽之氣，有上下而復有表裏也。陰陽復爭者，謂陰陽之氣上下相薄，而復交爭於外内也。陰陽之氣，外并於陽，則陽盛而爲病矣。陽盛故使之乘高而歌，棄衣而走也。陰陽之氣，上下升降，内外出入，行於脈外之氣分者也。氣分者，皮膚肌腠之間。上，謂皮膚之上也。夫諸脈之浮而常見者，皆絡脈也，足太陰之脈，亦見於皮膚之上而無所隱，是以陽明之氣并於上，則迫於陽明之孫絡，與太陰之經脈也。迫於陽明之孫絡，則頭痛鼻鼽，迫於太陰之經脈，則腹腫也。

太陰所謂病脹者，太陰子也，十一月萬物氣皆藏於中，故曰病脹。所謂上走心爲噫者，陰盛而上走於陽明，陽明絡屬心，故曰上走心爲噫也。所謂食則嘔者，物盛滿而上溢，故嘔也。所謂得後與氣則快然如衰者，十二月陰氣下衰，而陽氣且出，故曰得後與氣則快然如衰也。

王冰曰：陰氣太盛，太陰始於子，故云子也。以其脈入腹屬脾絡胃，故病脹也。食則嘔者，以其脈屬脾絡胃，上鬲俠咽也。

馬蒔曰：此言脾經諸證，應時合胃者也。脾經之病，有所謂脹者，正以足太陰脾經者盛陰也，在人爲太陰，在時爲子，子者十一月也，十一月萬物氣藏於中，脾臟既以應之，則脾脈入腹屬脾絡胃，故病當爲脹也。所謂上走心爲噫者，正以脾脈之支別者，復從胃別上鬲，注心中，故脾氣爲陰，陰氣盛而上走於陽明，則陽明絡屬心，所以上走心而爲噫也。宣明五氣論曰：心爲噫；又按《靈樞》口問篇曰：寒氣客於胃，厥逆從下上散，復出於胃，故爲噫。夫《素問》言心，而《靈樞》言胃，則此篇兼言陰氣走於胃，胃走於心，見三經相須而爲噫也。所謂食則嘔者，冬時物藏深固，惟物之入胃脾者，盛滿太過，而爲之上溢，故爲嘔也。所謂得後與氣，則快然如衰者，時至十一月，乃隆寒之候，陰氣下衰，而陽氣將出，故脾氣應之，所以得後與氣，則快然如衰也。後者，圊也。氣者，肛門失氣也。

張志聰曰：太陰爲陰中之至陰，故主陰盡之十一月也。十一月萬物之氣皆藏於中，故主病脹。陽明者，太陰之表也。太陰爲陰中之至陰，陰極則復，故上走於陽明，陽明絡屬心，故上走心爲噫。噫者，噯氣也。《靈樞經》云：脾是動病，腹脹善噫。口問篇曰：氣出於胃則爲噫。五氣論曰：心爲噫。是太陰之氣，從陽明而上出於心則爲噫也。十一月萬物氣皆藏於中，則盛滿而上溢，故嘔也。經云：足太陰獨受其濁，太陰之清氣上出則爲噫，陰之濁氣上溢則爲嘔也。十一月一陽初生，至十二月陽氣且出，陰氣從下而衰，所謂臟中之氣，得以下行，故快然如衰也。夫土位中央，上走心爲噫者，厥逆從上散也。得後與氣者，厥逆從下散也。夫奇恆之陰陽，各以六十日爲首，而始於太陰，故論太陰之氣曰十一月十二月，則餘氣可知。張兆璜曰：十一月律起黄鍾，爲一歲之首，行奇恒之法，以太陰始，故以太陰主子也。太陽爲諸陽主氣，太陰乃陰中之至陰，以正月起太陽，十二月終太陰，用周一歲之氣。

少陰所謂腰痛者，少陰者腎也，十月萬物陽氣皆傷，故腰痛也。所謂嘔欬上氣喘者，陰氣在下，陽氣在上，諸陽氣浮，無所依從，故嘔欬上氣喘也。所謂色色不能久立久坐，起則目𥉂𥉂無所見者，萬物陰陽不定，未有主也，秋氣始至，微霜始下，而方殺萬物，陰陽內奪，故目𥉂𥉂無所見也。所謂少氣善怒者，陽氣不治；陽氣不治，則陽氣不得出，肝氣當治而未得，故善怒。善怒者，名曰煎厥。所謂恐如人將捕之者，秋氣萬物未有畢去，陰氣少，陽氣入，陰陽相薄，故恐也。所謂惡聞食臭者，胃無氣，故惡聞食臭也。所謂面黑如地色者，秋氣內奪，故變於色也。所謂欬則有血者，陽脈傷也，陽氣未盛於上而脈滿，滿則欬，故血見於鼻也。

馬蒔曰：此言腎肝脾肺諸證，應於純陰之候也。足少陰者，腎經也，腎脈上股內後廉貫脊，又腰者爲腎之腑，故腎經所謂腰痛者，正以少陰者初陰也，十月爲孟冬，是亦少陰也，萬物陽氣皆以陰氣而傷，故腎亦應之則爲腰痛也。又有所謂嘔欬上氣喘者，正以其脈從腎上貫鬲入肺中，今腎之陰氣不能上升，而膀胱之陽氣不能下降，大凡諸經陽氣皆主於浮，惟膀胱之氣上浮，而下無所依從，故其氣不降，所以爲嘔爲欬爲上氣喘也。上二證者，自腎經而言之耳。又有所謂坐立難久，起則目𥉂𥉂然色色無所見者，正以十月之時，萬物之內皆有陰陽，陰盡陽生尚未有主，秋氣始至，微霜始下，而方殺萬物，其陰陽內相攻奪，故人之目𥉂𥉂然，凡物色色無所見也。又有所謂少氣善怒者，時則亥陰已生，陽氣未治，則少陽之氣尚未得出，少陽與肝爲表裏，所以肝氣當治而未治也，故發之爲善怒，名曰煎厥，正以氣逆則怒也。此二證者，又自肝經而言之耳。又有所謂恐如人將捕之者，秋氣在於萬物，未爲盡去，此時陰氣漸少，陽氣已入，陰陽相薄，故有所擊而爲恐也。此一證者，又自腎經而言之耳。宣明五氣論曰：精氣幷於腎則爲恐也。又有所謂惡聞食臭者，正以陰氣內藏而胃陽不和，所以胃無氣而惡聞食臭也。此一證者，自脾經而言之耳。又有所謂面黑如地色者，正以秋氣盡而入於內，陽氣出而不能大形於外，所以變之爲黑色。黑爲冬之色也。此一證者，亦自腎經而言之耳。又有所謂欬則有血者，正以陽脈初生，脈當受傷，則陽氣未盛於上，而陰氣當滿於諸脈，故滿則欬，欬則見血於鼻也。此一證者，蓋自肺經而言之耳。

張志聰曰：少陰之氣，主九月十月爲首，十月寒水用事，故主於足少陰腎少陰之上，君火主之，故九月主手少陰心，然陰陽六氣，止合六經，皆從下而生，故不及於手，惟少陰主水火陰陽之氣，有標本寒熱之化，故九月主手少陰，而十月主足少陰，其餘臟腑陰陽，止論足而不論手也。夫少陰寒水在下，君火之氣在上，上下水火不交，則諸陽之氣，上浮而無所依從，是以陽熱上逆而爲嘔欬氣喘之病。七月之交，陰氣上升，陽氣下降，萬物陰陽不定，而未有所主，是以色色不能而亦未有定也。色色，猶種種也。秋氣始至，則陽氣始下，而未盛於内，陰氣正出而陰氣内虚，則陰陽之氣奪於内矣。陰陽内奪，故目䀮䀮無所見也。夫少陽主一陽初生之氣，奚復始於秋乎？不知少陽主初生之氣者，乃三陽之次序也。以七月爲首者，論陰陽之化運也。是以少陽主甲子，而復主於寅申，在初生之氣，其運風鼓，其化鳴紊啓拆，在相火主氣，其運暑，其化暄囂鬱燠，氣化在申，其運凉，其化霧露清切。陰陽之道，有常有變，此論陰陽之變易者也。少陽主氣，秋時陽氣下降，而不治於外，則少陽之氣亦不得出，故少氣也。厥陰肝氣與少陽標本相合，少陽之氣不得出，則肝氣當治而亦未得矣。肝氣内鬱，故善怒煎厥者，焦煩顛倒也。按陰陽系日月論曰：戌者九月，主左足之厥陰。故至七八月少陽主氣，而厥陰肝氣將治矣。秋時陽氣雖入，而陰氣尚少，故萬物雖衰而未盡去，陰氣少則陰氣正出矣，陽氣入則與所出之陰相薄矣。陰陽相薄，則少陽厥陰之氣皆傷，肝氣虚則恐，膽病者心下澹澹，如人將捕之也。秋深之時，陽盡而陰盛，是以胃無氣而惡聞食臭也。論少陽而提胃氣者，言奇恆所主之四時，皆以胃氣爲本也。秋時陰氣正出，則内奪其所藏之陰，陰氣上乘，故面黑如地色也。陽氣未盛於上者，言至九月而少陽始盛也。夫血隨氣行，氣未盛而脈先滿，則血留而上逆矣。張兆璜曰：少陽主氣，心主血脈，少陽爲心之表，故脈滿當於陽氣盛時。

厥陰所謂癩疝，婦人少腹腫者，厥陰者辰也，三月陽中之陰，邪在中，故曰癩疝少腹腫也。所謂腰脊痛不可以俛仰者，三月一振，榮華萬物，一俛而不仰也。所謂癩癃疝膚脹者，曰陰亦盛而脈脹不通，故曰癩癃疝也。所謂甚則嗌乾熱中者，陰陽相薄而熱，故嗌乾也。癩，音頽。

馬蒔曰：此言肝經諸證，亦應時也。足厥陰肝經之脈，循股陰入毛中，環陰器，抵少腹。今肝經有所謂癩疝，婦人少腹腫者，正以厥陰者屬木，木爲春三月，三月屬辰爲五陽。然肝爲厥陰，則是陽中之陰也，陰伏陽中，則邪亦在中，故肝屬下部。邪爲有積，名曰癩疝，其少腹當爲腫也。有所謂腰痛不可以俛仰者，正以三月一振，榮華萬物，則萬物自然生成，凡俛者不可以仰，仰者不可以俛，故肝應其時，腰痛之病，俛仰似難也。有所謂癩癃疝膚脹者，正以厥陰亦盛，脈脹不通，故曰癩、曰癃、曰疝等病，皆陰病也，從此成矣。有所謂甚則嗌乾熱中者，正以三月爲五陽，厥陰爲一陰，陰陽相薄，而在内爲熱中，在上爲嗌乾也。

張志聰曰：厥陰木火主氣，故主於三月四月之交，三月陽盛之時，而厥陰主氣，故爲陽中之陰，邪謂陰氣也。厥陰之氣在內，而未得盡出，故爲癩疝腹腫也。三月陽氣振發，萬物榮華，草木繁茂，枝葉下垂，一惟俯而不仰，人爲萬物之靈，是以腰脊痛而亦不可以俯仰也。陰亦盛者，厥陰之氣，亦盛於外也。陰盛而脈脹不通，故癩癃而膚脹也。癩癃疝者，陰器腫而不得小便也。

刺要論篇第五十

林億曰：按全元起本，此篇在刺齊篇中。

馬蒔曰：刺要者，刺鍼之要法，故名篇。自此以後，有刺齊、刺禁、刺志等篇，其義深，其意遠，學者宜深玩之。

黄帝問曰：願聞刺要？岐伯對曰：病有浮沉，刺有淺深，各至其理，無過其道。過之則内傷，不及則生外壅，壅則邪從之。淺深不得，反爲大賊，内動五臟，後生大病。

王冰曰：過之内傷，以大深也。不及外壅，以妄益他分之氣也。氣益而外壅，故邪氣隨虚而從之也。賊謂私害，動謂動亂。然不及則外壅，過之則内傷，既且外壅内傷，是爲大病之階漸爾。故曰，後生大病也。

馬蒔曰：此戒刺要不可不知，如下五節者，正刺要也。

張志聰曰：理者，皮膚肌肉之紋理；道者，血氣循行之道路也。蓋脈肉筋骨之間，各有淺深之理路，隨病之浮沉而取之，無使其過與不及也。刺過其道，則内動五臟，不及其理，則妄傷其外而生壅，壅則血氣不行，而邪氣從之矣。不得其淺深之法，反爲大害矣。皮傷則内動肺，肉傷則内動脾，後生温瘧腹脹心痛之大病矣。

故曰，病有在毫毛腠理者，有在皮膚者，有在肌肉者，有在脈者，有在筋者，有在骨者，有在髓者。

王冰曰：毛之長者曰毫毛，皮之紋理曰腠理，然二者皆皮之可見者也。

馬蒔曰：此承上文而言病各有在，以見病有浮沉，而刺之當有淺深也。

張志聰曰：此論形層之有次第，而鍼刺之有淺深也。夫皮肉筋骨，内合五臟，腎主之骨而有髓之深，肺主之皮而有毛之淺，是鍼刺之道，由極淺而至於深也。腠理者，皮膚肌肉之紋理，從大小分肉而至於肌理皮毛之間，皆三焦通會元真之處。毫毛腠理者。鬼門元府也，謂氣之理路，内通於臟腑，外出於毫毛，雖極淺而可以致氣者也。

是故刺毫毛腠理無傷皮，皮傷則内動肺，肺動則秋病温瘧，泝泝然寒慄。泝，音素。

王冰曰：《鍼經》曰，凡刺有五以應五臟，一曰半刺，半刺者，淺内而疾發鍼，令鍼傷多如拔髮狀，以取皮氣，此肺之氣也。然此其淺以應於肺，腠理毫毛，猶應更淺，當取髮根淺深之半爾。肺之合皮，王於秋氣，故肺動則秋病温瘧，泝泝然寒慄也。

馬蒔曰：此已下五節，正陳鍼刺之要，而此則言刺毫毛腠理者，無傷皮也。蓋毫毛腠理在外，皮在内，則皮爲肺之合，皮傷當内動其肺，肺主秋，肺動當至秋病成温瘧，泝泝然寒慄也。

張志聰曰：刺毫毛腠理，刺之極淺者也。肺主秋收之令，秋時陽氣下降，陰氣外出，妄動其肺，則收令化薄，陰陽之氣，反相得於外而爲温瘧矣。逆流而上曰泝，泝泝然者，氣上逆而寒慄也。動謂動其臟氣也。

刺皮無傷肉，肉傷則内動脾，脾動則七十二日，四季之月，病腹脹，煩不嗜食。

王冰曰：脾之合肉，寄王四季，又其脈從股内前廉，入腹屬脾絡胃，上鬲俠咽，連舌本，散舌下，其支別者，復從胃別上鬲注心中，故傷肉則動脾，脾動則四季之月，腹脹煩而不嗜食也。七十二日四季之月者，謂三月六月九月十二月各十二日後，土寄王十八日也。

張志聰曰：肉爲脾之合，妄動其脾，則脾傷而不能運轉水穀，是以所主之日，病脹煩而不嗜食也。

刺肉無傷脈，脈傷則内動心，心動則夏病心痛。

王冰曰：心之合脈，王於夏氣。真心少陰之脈，起於心中，出屬心系。心包，心主之脈，起於胷中，出屬心包。平人氣象論曰：臟真通於心，故脈傷則動心，心動則夏病心痛。

張志聰曰：脈在肉中，肉有分理，不知其道則傷脈矣。脈乃心之合，心主夏令，故至夏病心痛。

刺脈無傷筋，筋傷則内動肝，肝動則春病熱而筋弛。

王冰曰：肝之合筋，王於春氣。《鍼經》曰：熱則筋緩，故筋傷則動肝，肝動則春病熱而筋弛緩。

張志聰曰：筋深於脈，刺過其道則傷筋，筋乃肝之合，肝主春令，故動肝則肝氣虚而春病熱，筋傷則弛縱矣。

刺筋無傷骨，骨傷則内動腎，腎動則冬病脹腰痛。

王冰曰：腎之合骨，王於冬氣。腰爲腎腑，故骨傷則動腎，腎動則冬病腰痛。腎之脈直行者，從腎上貫肝鬲，故脹也。

張志聰曰：筋生於骨，骨深於筋矣。骨爲腎之合，而主冬令，動腎氣則所藏者少，故當病虚脹而腰痛，腰乃腎之腑也。夫五臟主藏者也。經云：有故無殞，無故而動之，則虚其所藏之氣，故至其所主之時，則病矣。

刺骨無傷髓，髓傷則銷鑠胻酸，體解㑊然不去也。 解，音懈。㑊，音亦。

王冰曰：髓者骨之充。《鍼經》曰：髓海不足，則腦轉耳鳴，胻酸眩冒，故髓傷則腦髓銷鑠，胻酸，體解，㑊然不去也。解㑊，謂强不强，弱不弱，熱不熱，寒不寒。解解㑊㑊然不可名之。腦髓銷鑠骨空之所致也。

馬蒔曰：《靈樞》海論曰：髓海不足則腦轉耳鳴，胻酸眩冒，目無所見，懈怠安臥者是也。蓋《靈樞》雖言腦，而凡髓皆腦統之也。

張志聰曰：髓者骨之充，刺骨太過則傷髓，傷則髓銷鑠而胻酸也。解㑊，懈惰也。　盧良侯曰：骨穴多在節之交，節交會處有髓道，故刺太過則傷髓矣。愚按鍼刺之要，首忌太過，故曰，各至其理，無過其道，而此篇先論其太過焉。

刺齊論篇第五十一

馬蒔曰：齊，劑同，刺以爲劑，猶以藥爲劑，故名篇。

黄帝問曰：願聞刺淺深之分。岐伯對曰：刺骨者無傷筋，刺筋者無傷肉，刺肉者無傷脈，刺脈者無傷皮，刺皮者無傷肉，刺肉者無傷筋，刺筋者無傷骨。 分，去聲。

王冰曰：淺深之分，謂皮肉筋脈骨之分位也。

張志聰曰：齊者所以一之也，言刺有淺深一定之分，無使其太過不及。前四句言宜深者勿淺，後三句言宜淺者勿深，所謂各至其理，無過其道。

帝曰：余未知其所謂，願聞其解。岐伯曰：刺骨無傷筋者，鍼至筋而去，不及骨也。刺筋無傷肉者，至肉而去，不及筋也。刺肉無傷脈者，至脈而去，不及肉也。刺脈無傷皮者，至皮而去，不及脈也。

王冰曰：是皆謂遺邪也。然筋有寒邪，肉有風邪，脈有濕邪，皮有熱邪，則如是遺之。所謂邪者，皆言其非順正氣而相干犯也。

馬蒔曰：此明言上文前四句之義也。刺骨無傷筋者，鍼至筋而去，不及於骨，則骨病自治，筋無所傷矣。刺筋無傷肉者，鍼至肉而去，不及於筋，則筋病自治，肉無所傷矣。刺肉無傷脈者，鍼至脈而去，不及於肉，則肉病自治，脈無所傷矣。刺脈無傷皮者，鍼至皮而去，不及於脈，則脈病自治，皮無所傷矣。其治皆以不及爲主耳。

張志聰曰：此申明刺宜深者，勿淺而去也。刺骨無傷筋者，言其病在骨，刺當及骨，若鍼至筋而去，不及於骨，則反傷筋之氣，而骨病不除，是刺骨而反傷其筋矣。蓋皮肉筋骨，各有所主之氣，故必當至其處，而候其主病之氣焉。盧良侯曰：脈在肉中，肉有谿谷，脈有脈道，理路各別者也。所謂至脈而去，不及肉者，謂刺在皮膚絡脈之間，不及裏之筋骨，非鍼從脈而再入於肉也。是以略去刺脈無傷肉句者，使後學之意會也。

所謂刺皮無傷肉者，病在皮中，鍼入皮中，無傷肉也。刺肉無傷筋者，過肉中筋也。刺筋無傷骨者，過筋中骨也。此之謂反也。

王冰曰：此則誡過分太深也。

馬蒔曰：此明言首節末三句之義也。蓋刺皮止於皮則肉不傷，刺肉止於肉則筋不傷，刺筋止於筋則骨不傷，若過之則爲逆矣，其法以不可太過爲主耳。

張志聰曰：此言無過其道也。病在皮，鍼入皮中，以候皮氣，不至於肉，則不傷其肉矣。如病在肉，鍼過肉而中筋，則傷其筋矣，此謂刺之反也。盧良侯曰：皮肉筋骨，是屬一道，而各有淺深之分。絡脈經脈，另屬一道，而亦有淺深之分。

古今圖書集成醫部全録卷二十四

黄帝素問

刺禁論篇第五十二

馬蒔曰：刺有禁刺之穴，故名篇。

黄帝問曰：願聞禁數。岐伯對曰：臟有要害，不可不察。肝生於左，肺藏於右，心部於表，腎治於里，脾爲之使，胃爲之市。鬲肓之上，中有父母，七節之旁，中有小心。從之有福，逆之有咎。

王冰曰：肝象木，王於春，春陽發生，故生於左也。肺象金，王於秋，秋陰收殺，故藏於右也。心部於表者，陽氣主外而象火也。腎治於裏者，陰氣主内而象水也。脾則營動不已，糟粕水穀，故爲使。胃則水穀所歸，五味皆入如市雜，故爲市也。鬲肓之上，氣海居中，氣者生之原，生者命之主，故氣海爲人之父母也。小心謂真心神靈之宫室。從，謂隨順也。八者，人之所以生，形之所以成，故順之則福延，逆之則咎至。按楊上善云，肝爲陽長之始，故曰生。肺爲陰藏之初，故曰藏。心爲五臟主，故稱部。腎間動氣，内治五臟，故曰治。心爲陽父，肺爲陰母。肺主氣，心主血，共營衛於身，故爲父母。腎神曰志，神之所以得任名爲志者，心之神也。

馬蒔曰：夫刺臟腑者，皆有要害，不可不察也。肝象木，木主東方，故肝生於左。肺象金，金主西方，故肺藏於右，雖其形爲五臟之華蓋，而其用則在於右也。肝爲少陽，陽主於生，故曰生。肺爲太陰，陰主於藏，故曰藏。心屬陽，居於鬲上，故心部在表。腎屬陰，居於鬲下，故腎治於裏。心爲五部主，故稱曰部。腎間動氣内治，故稱曰治。脾所以運化水穀，以灌五臟，故脾爲之使。胃所以承受五味，無物不受，故胃爲之市。且鬲者，鬲膜也。心下鬲上之間，心爲陽，父也，肺爲陰，母也。肺主於氣，心主於血，主宰於身，故鬲肓之上，中有父母者，正此心肺也。心在五椎之下，故背之中行有神道，開一寸五分爲心俞，又開一寸五分爲神堂，皆主於心藏神之義。然心之下有心包絡，其形有黄脂裹心者，屬手厥陰經。自五椎之下而推之，則包絡當垂至第七節而止，故曰七節之旁，中有小心。蓋心爲君主，爲大心，而包絡爲臣，爲小心也。《靈樞》邪客篇謂諸邪之在心者，皆在心之包絡，而少陰之脈，出入屈折，皆如心主之脈行也，則小心之義曉然矣。夫臟腑在人之位次隆重如此，故刺之者，順其所而不傷則有福，逆其所而傷之則有咎，所謂要害之當察者以此。

張志聰曰：數，幾也，言所當禁刺之處有幾也。然五臟有緊要爲害之處，不可不細察焉。聖人南面而立，前曰廣明，後曰太衝，左東而右西，是以肝左而肺右也。曰生曰藏者，謂臟体藏於内，臟氣之從左右而出於外也。部，分也。心爲陽臟而主火，火性炎散，故心氣分部于表。腎爲陰臟而主水，水性寒凝，故腎氣主治於裏。脾主爲胃行其津液，以灌四旁，故爲之使。胃爲水穀之海，無物不容，故爲之市。内之鬲肉，前連于胷之鳩尾，旁連於腹脅，後連於脊之十一椎。肓者，即募原之屬，其原出於臍下，名曰脖胦。夫陰陽者，變化之父母；水火者，陰陽之兆徵。中有父母者，謂心爲陽臟而居鬲之上，腎爲陰臟而居肓之上，鬲肓之上，其間有陰陽水火之神藏焉。七節之旁，鬲俞之間也。中有小心者，謂心氣之出於其間，極微極細，不可逆刺以傷其心也。蓋背爲陽，心爲陽中之太陽，是以臟腑之氣皆從鬲而出，惟心氣之上出於俞也。從之者，順其臟氣之所出，神轉而不回者也。逆之者，逆其臟氣回還，而有回則不轉之咎矣。若刺傷其臟氣，則有死亡之大患焉。蓋臟腑之氣，皆從内鬲而出，如逆刺其心氣則傷心，逆刺其肝氣則傷肝，非鍼之中心與中肝也。故胗要經終篇曰：凡刺胷腹者，必避五臟。避五臟者，知逆從也。所謂從者，鬲與脾腎之處，不知者反之。所謂鬲處者，謂内鬲前連胸脅之處，及背之鬲俞處也。所謂脾處者，鬲肉之下連於腹脅處也。所謂腎處者，十四椎之間腎注之俞處也。是肝膽之氣出於左脅，肺臟之氣出於右間，脾氣出於腹，心氣出於俞，腎氣之注於十四椎也。故所謂從者，知臟氣之從此而轉，不知而反逆之，則有死傷之咎矣。　張兆璜曰：臟腑之經俞，皆屬於背，臟腑之氣，從鬲氣而轉。故曰：中鬲者皆爲傷中。

刺中心，一日死，其動爲噫。刺中肝，五日死，其動爲語。刺中腎，六日死，其動爲嚏。刺中肺，三日死，其動爲欬。刺中脾，十日死，其動爲呑。中，去聲。下同。

馬蒔曰：此言誤刺五臟者，有死期與死證也。心爲五臟六腑之大主，故刺之中心者，即日死，其動爲噫。噫見則死矣。刺之中肝者，五日死，其動爲語。語見則死矣。五日疑作三日，乃木生數也。刺之中腎者，六日死，以六乃水之成數也，其動爲嚏。嚏見則死矣。刺中肺者三日死，其三疑爲五，蓋金生數四日畢，當至五日而死者是也。其動爲欬，欬見則死矣。刺中脾者十日死，以十爲土之成數也，其動爲呑，呑見則死矣。

張志聰曰：日爲陽，心爲陽中之太陽，故環轉一周而死。動者，傷其臟真而變動也。心在氣爲噫，噫則心氣絶矣。肝在志爲語，語則肝氣絶矣。夫聲合五音，五日者，五音之數終也。陰終於六，六日者，腎臟之陰氣終也。夫腎爲本，肺爲末，其動爲嚏者，腎氣從上泄也。臟真高於肺，主行營衛陰陽，刺中肺，故死於天地之生數也。肺在氣爲欬，欬則肺氣絶矣。十日者，陰數之極也。呑，呑嚥也。蓋脾主涎，脾氣絶而不能灌溉于四旁，故變動爲呑也。夫心爲陽中之太陽，肺爲陽中之少陰，肝爲陰中之少陽，三者皆爲陽臟，故死於一三五之奇。腎爲陰中之太陰，脾爲陰中之至陰，故死於六十日之偶。夫天爲陽，地爲陰，天主生，地主成，故陽臟死於生數之始終，陰臟絶於成數之始終也。

刺中膽，一日半死，其動爲嘔。

王冰曰：膽氣勇，故爲嘔。

馬蒔曰：此言刺中膽者，一日半死，以其爲生數之半也。其動爲嘔，嘔見則死矣。嘔出於胃，而膽證見之，以木爲土剋也。

張志聰曰：膽汁洩者嘔苦，嘔則膽氣絶矣。夫十一臟腑，皆取決於膽，是膽爲臟腑陰陽生氣之始，故中膽者，一日半死。蓋一者奇之始，二者偶之基。一日半者，死於一二日之間也。按陰陽終始之道，有變有常，理路不一，不宜膠執也。盧良侯曰：陰陽別論論五臟不得胃脘之陽，而臟真漸絶，故死之緩。此篇論刺中五臟之真氣，而真臟受傷，故死之速。

刺跗上中大脈，血出不止死。

王冰曰：大脈動而不止者，胃之大經也。胃爲水穀之海，然血出不止，則胃氣將傾，海竭氣亡，故死。

馬蒔曰：此言中跗上而誤中大脈者爲死也。跗上者，足面也。刺跗上者，刺衝陽脈也。衝陽穴爲胃經之原，若刺此穴者，誤中大脈，以致血出不止，則胃爲五臟六腑之大海，其氣漸衰，必至於死也。前篇言刺肉者無傷脈，則自此以下，凡中脈之義皆相同矣。

張志聰曰：此中傷胃氣而死也。跗上，足陽明之衝陽處也。大脈，大絡也。胃爲臟腑血氣之生原，血出不止，原將絶矣。

刺面中溜脈，不幸爲盲。

王冰曰：面中溜脈者，手太陽任脈之交會，手太陽脈自顴而斜行至目内眥，任脈自鼻鼽兩旁，上行至瞳子下，故刺面中溜脈，不幸爲盲。

馬蒔曰：此言刺面部而誤中溜脈者爲盲也。溜脈者，凡脈與目流通者皆是也。《靈樞》大惑論云：五臟六腑之精，皆上注于目而爲之精。論疾診尺篇云：赤脈從上下者，太陽病；從下上者，陽明病。從外走内者，少陽病。此皆溜脈之義也。不知其脈與目通，而刺面部者，誤中溜脈，則不幸而目當爲盲也。然溜脈不止小腸任脈兩經也。

張志聰曰：此中傷小腸之脈而爲盲也。溜脈者，脈之支别，浮見于皮膚之間者也。經曰：中於陽則溜于經，諸陽之會皆在於面，謂邪中於面頰皮膚之陽，從支絡而溜入于經，故曰溜脈也。手太陽之脈，其支者至目内眥，故中手太陽之支别而爲盲也。曰不幸者，言刺浮淺之溜脈，而猶有不幸之盲也。夫刺避五臟者，必以布憿著之，乃從單布上刺，如刺深而誤逆其臟氣者死，刺脈而中大絡，血出不止者死。今刺浮淺之脈，而猶有不幸之誤，以戒用鍼者之慎毋太過也。即有宜於深者，其要害之處，所當避忌，勿妄忽也。

刺頭中腦户，入腦，立死。

王冰曰：腦户，穴名也，在枕骨上，通於腦中。然腦爲髓之海，真氣之所聚，鍼入腦則真氣泄，故立死。

張志聰曰：此言頭頸骨空之間，而更不宜深刺也。腦户，督脈穴名。督脈從腦户而上，至於百會、顖會，乃頭骨兩分，内通於腦。若刺深而誤中於腦者，立死。

刺舌下中脈太過，血出不止爲瘖。

王冰曰：舌下脈，脾之脈也。脾脈者，俠咽連舌本，散舌下。血出不止，則脾氣不能營運于舌，故瘖不能言語。

馬蒔曰：此言刺舌下而失之太過者爲瘖也。舌下者，廉泉穴也，屬任脈經。任脈爲陰脈之海，今刺廉泉而中其脈氣，至於太過，則必血出不止而爲瘖矣。蓋人之音聲，必發於會厭，以會厭爲音聲之户。《靈樞》憂恚無言篇云：會厭之脈，上絡任脈，取之天突，其厭乃發。今中脈太過，則廉泉與天突相通，天突與會厭相通，宜其爲瘖疾也。

刺足下布絡中脈，血不出爲腫。

王冰曰：布絡，謂當内踝前足下空處布散之絡，正當然谷穴分也。絡中脈，則衝脈也。衝脈者，並少陰之經，下入内踝之後入足下也。然刺之而血不出，則腎脈與衝脈氣，並歸於然谷之部，故爲腫。

馬蒔曰：此言刺足下布絡，而誤中其脈者，當爲腫也。布絡者，凡足之六經，皆有絡脈也。誤中其脈，而血又不出，則必邪不得散而爲腫矣。王註爲然谷之中，則鑿之甚也。

張志聰曰：此論瀉衝脈血不出而爲腫也。衝脈者，經血之海，邪入於經，則血有餘而當瀉，血不出則氣亦不行，故爲腫矣。

刺郄中大脈，令人仆，脱色。

王冰曰：郄中，即委中也。郄中大脈者，足太陽經脈也。足太陽之脈，起於目内眥，合手太陽。手太陽脈，自目内眥，斜絡于顴。足太陽脈，上頭下項，又循於足，故刺之過禁，則令人仆倒，而面色如脱去也。

張志聰曰：此刺膀胱之脈，太過而爲仆也。郄，浮郄也。足太陽之脈，循於腰者，下貫臀至承扶、浮郄、委陽，入膕中之委中。所謂浮郄者，其脈浮於分肉之隙間，所當淺刺者也。若刺之太過而中大脈，則傷太陽之氣矣。太陽爲諸陽主氣，陽氣暴厥則爲仆，氣傷則脱色也。經云，精明五色者，氣之華也。

刺氣街中脈，血不出爲腫鼠僕。

王冰曰：氣街之中，膽胃脈也。膽之脈，循脅里出氣街，胃之脈，俠齊入氣街中；其支別者，起胃下口循腹裏至氣街中而合。今刺之而血不出，則血脈氣并聚於中，故内結爲腫，如伏鼠之形。氣街在腹下俠齊兩旁相去四寸，鼠僕上一寸，動脈應手也。

馬蒔曰：此言刺氣街而誤中其脈者，當爲腫也。氣街者，一名氣衝，係足陽明胃經穴，在臍下横骨端鼠鼷上一寸。刺氣衝者，誤中其脈，而血又不出，則血氣并聚於中，故内結爲腫，在鼠鼷之中也。

張志聰曰：氣街者，謂脛氣之街。經云：氣在脛者，止之於氣街與承山踝上以下。氣街即足陽明之氣衝穴，在鼠鼷上一寸。承山，足太陽穴，在腨下分肉間。鼠僕，謂腫於鼠鼷、僕參之間也。鼠鼷在横骨盡處，僕參在承山以下踝骨之間。蓋氣街與承山之踝上以下相交，故直及於踝以下之僕參也。此言刺在上而證見於下，經氣上下之相通也。

刺脊間中髓，爲傴。

王冰曰：傴，謂傴僂，身踡屈也。脊間，脊骨節間也。

馬蒔曰：此言刺脊中，而誤中其脊髓者爲傴也。脊間者，督脈經脊中穴，一名神宗，一名脊俞，在十一椎下，鍼五分，得氣即瀉，禁灸，灸之亦令人腰傴僂。一説：凡一切刺脊間而中其髓，則精氣泄，皆成傴僂，不止脊中一穴而已。

刺乳上，中乳房，爲腫，根蝕。

王冰曰：乳之上下，皆足陽明之脈也。乳房之中，乳液滲泄，胸中氣血皆外湊之，然刺中乳房，則氣更交湊，故爲大腫。中有膿根，内蝕肌膚，化爲膿水而久不愈。

張志聰曰：根蝕，言乳根有如蟲食之痛癢也。

刺缺盆中，内陷，氣泄，令人喘欬逆。

王冰曰：五臟者，肺爲之蓋，缺盆爲之道。肺藏氣而主息，又在氣爲欬，刺缺盆中内陷，則肺氣外泄，故令人喘欬逆也。

張志聰曰：缺盆在喉旁兩横骨陷中，若缺盆然，故以爲名。缺盆之中央，任脈也。任脈側之動脈，足陽明也，名曰人迎。人迎之旁，手陽明也，名曰扶突。刺缺盆中者，刺手陽明太陽脈也。手陽明之脈，下入缺盆，絡肺，下屬大腸。内陷氣泄者，脈内陷而氣反泄於内也。《鍼經》曰：人之所以生成者，血脈也。故爲之治，鍼必大其身而圓其末，令可以按脈勿陷，以致其氣。蓋刺之要，氣至而有效，故脈内陷而氣反下泄，則爲欬喘之逆證矣。經云：氣上衝胷，喘不能久立，病在大腸，蓋大腸爲肺之腑也。

刺手魚腹内陷，爲腫。

王冰曰：手魚腹内，肺脈所流，故刺之内陷，則爲腫也。

張志聰曰：魚腹在手大指下，如魚腹之圓壯，手太陰之魚際穴也。肺主氣而與大腸爲表裏，脈内陷則血不得散，氣不得出，故爲腫。以上論手足頭項胷背，皆有要害之處。

無刺大醉，令人氣亂。無刺大怒，令人氣逆。無刺大勞人，無刺新飽人，無刺大饑人，無刺大渴人，無刺大驚人。

王冰曰：大勞，經氣越也。大驚，神蕩越而氣不治也。

馬蒔曰：此歷舉刺禁之大義也。大醉者，脈數過度，刺之則脈氣愈亂。大怒者氣逆，刺之則令人氣愈逆。大勞者氣乏，刺之則氣愈耗。新飽者氣滿，刺之則氣不行。大饑者氣虚，刺之則氣愈散。大渴者血乾，刺之則血愈涸。大驚者氣亂，刺之則氣愈越。

張志聰曰：此論要害之外，而又有禁刺之人也。飲酒大醉，衛氣先充絡脈，先行皮膚，刺之則令人氣亂矣。怒則氣上，刺之則逆其氣矣。大勞則陽氣外張，刺之則泄其氣矣。飲食未進，則絡脈調勻，新飽者穀氣盛滿，營衛未舒也。穀入於胃，脈道乃行，饑則脈道虛濇矣。水入於經，而血乃成，渴則血液燥竭矣。驚則氣亂，必定其氣而後可刺之。夫鍼刺之道，通其經脈，調其氣血，是以神氣不定，血氣不調者，皆當避忌者也。

刺陰股中大脈，血出不止，死。

王冰曰：陰股之中，脾之脈也。脾者，中央土，孤臟以灌四旁。今血出不止，脾氣將竭，故死。

張志聰曰：陰股，足少陰經脈所循之處。大脈，大絡也。夫血氣始於先天足少陰腎，生於後天足陽明胃。刺中大脈，血出不止，則血氣皆脫矣。是以刺跗上與陰股，誤中大絡而血不止者俱死，謂其生始之原絶也。愚按先輩註疏，皆謂陰股爲脾脈，按《傷寒論》平脈篇曰：少陰脈不至，腎氣微少，精血奔，氣促迫，上入胷膈，宗氣反聚，血結心下，陽氣退下，熱歸陰股，與陰相動，令身不仁，此爲尸厥。蓋謂少陰之虛氣奔逆於上，上之陽熱，乘虛而下歸於陰，與陰相搏，以致少陰之生氣不出而爲尸厥也。再按足少陰之脈，出於然谷上股内後廉，在足三陰之後，循足内之魚腹股上，故曰陰股。盧良侯曰：上節首言刺跗上中大脈，血出不止，死，中以無刺大醉節間之，而此節復首提曰，刺陰股中大脈，血出不止，死。節文先後序次，皆有意存，俱當著眼。

刺客主人，内陷中脈，爲内漏，爲聾。

馬蒔曰：此言刺客主人而内陷中脈者，爲内漏爲耳聾也。客主人者，一名上關，足少陽膽經之穴，在耳上廉起骨，開口有空，手足少陽足陽明三脈之會。内陷者，刺太深也。刺太深以中其脈，則交脈破決，故爲耳内之漏，及氣不營而爲聾也。

張志聰曰：内陷中脈，謂客主人内之脈也。蓋手足少陽之脈，盤錯於耳前目側浮淺之内，而又有陷中之深脈也。足少陽之脈，有從耳後入耳中者。手少陽之脈，亦有從耳後入耳中，出走耳前，過客主人，病則耳聾渾渾焞焞。此言刺客主人太過，則誤中内陷交過之脈，而爲耳内漏而聾也。盧良侯曰：浮淺者爲絡脈，深者爲經脈，而經脈之内，又有深隧之大經，所取之脈，而内有交過之陷脈。是以刺跗上陰股太過，則中大經；刺客主人太過，則中交過之脈。當知經脈内又有經脈之交錯也。

刺膝髕，出液爲跛。跛，波上聲。

王冰曰：膝爲筋府，筋會於中，液出筋乾，故跛。

馬蒔曰：此言刺膝髕而出液者，當爲跛也。犢鼻在膝髕之下，則犢鼻兩旁之上爲膝髕也。刺之者出液，則液出筋乾，當爲跛也。

張志聰曰：髕，膝蓋骨也。膝乃筋之會，液者所以灌筋濡空竅者也，液脱則筋無以濡養，屈伸不利而爲跛矣。

刺臂太陰脈，出血多，立死。

王冰曰：臂太陰者，肺脈也。肺者主行榮衛陰陽，治節由之，血出多則榮衛絶，故立死也。

馬蒔曰：此言刺肺脈而出血過多者，當立死也。臂太陰，即手太陰肺經之脈，按《靈樞》寒熱病篇亦有臂太陰，以其脈行於臂，故既曰手，又曰臂也。

張志聰曰：肺者主行榮衛陰陽，出血過多則榮衛不續，所以一息不運，則穹壤判矣。

刺足少陰脈，重虚出血，爲舌難以言。重，平聲。

馬蒔曰：此言刺腎經而使之重虚出血者，當爲瘖也。足少陰腎經之脈，循喉嚨，俠舌本，故腎既虚而刺之出血，則爲重虚，其舌必難以言也。

刺膺中陷中肺，爲喘逆仰息。首中，平聲，下去聲。

馬蒔曰：此言刺膺中而誤中其肺者，當爲喘逆仰息也。刺膺中，誤中肺經雲門、中府，則肺氣上泄，故爲病喘急而逆，仰首而息也。

張志聰曰：胸前之兩旁，謂之膺，足陽明之俞在膺中，肺經之脈，亦循膺中之雲門、中府而出。若刺膺中之脈，陷而入深，誤中肺脈，則令人喘逆仰息，蓋因無故而傷之也。

盧良侯曰：此與客主人内陷中脈同義，蓋謂經脈所循，有淺深而同道者也。

刺肘中内陷，氣歸之，爲不屈伸。中，平聲。

王冰曰：肘中，謂肘屈折之中，天澤穴也。刺中陷脈，惡氣歸之，氣固關節，故不屈伸也。

張志聰曰：内陷者，不能瀉出其邪，而致氣歸於内也。氣不得出，則血不得散，故不能屈伸也。按《靈樞經》云：肺心有邪，其氣留於兩肘；肝有邪，其氣留於兩腋；脾有邪，其氣留於兩髀；腎有邪，其氣留於兩膕。凡此八虚者，皆機關之室，真氣之所過，血脈之所遊，邪氣惡血，故不可留住，留住則傷絡脈，骨節機關不得屈伸而病攣也。

楊君立曰：絡脈者，所以濡筋骨，利關節者也。

刺陰股下三寸，內陷，令人遺溺。

王冰曰：股下三寸，腎之絡也。冲脈與少陰之絡，皆起於腎下，出於氣街，並循於陰股，其上行者，出胞中，故刺陷脈則令人遺溺也。

馬蒔曰：此言刺肝穴而誤使內陷者，當遺溺也。陰股下三寸，腎經無穴，肝經有陰包穴，治遺溺，在膝上四寸，則正當股下三寸之處。又按脾經有箕門穴，亦治遺溺，其穴在魚腹上越筋間，陰股內動脈應手，則當在肝脾兩經，然又以肝經爲長也。刺之而內陷其脈，則溺反不止矣。

張志聰曰：陰股下三寸，足少陰之絡也。夫刺之要，氣至而有效。內陷者，氣不至而反陷於內也。腎開竅於二陰，故令人遺溺。

刺腋下脅間內陷，令人欬。掖、腋同。

王冰曰：掖下，肺脈也。肺之脈，從肺系橫出腋下。真心臟脈直行者，從心系却上腋下。刺陷脈，則心肺俱動，故欬也。

馬蒔曰：此言刺肺脈而誤使內陷者，當爲欬也。腋下當爲天府穴，在腋下三寸，肺脈也。肺脈從肺系橫出腋下，今刺之而內陷其脈，則當爲欬也。

刺少腹中膀胱，溺出，令人少腹滿。

王冰曰：胞氣外泄，穀氣歸之，故少腹滿也。少腹，謂臍下也。

馬蒔曰：此言刺少腹而誤中膀胱，則溺出而少腹滿也。胞氣外泄，膀胱虛脹，故溺出而少腹痛也。

刺腨腸內陷，爲腫。

馬蒔曰：此言刺腨腸而誤使內陷者，當爲腫也。腨腸者，足魚腹中承筋穴，俗云腿肚，系足太陽膀胱經。內陷則氣泄，故爲腫。銅人明堂俱禁鍼。張介賓曰：肉厚氣深，不易行散，氣反內陷，故爲腫也。

刺匡上陷骨中脈，爲漏爲盲。匡，眶同。

王冰曰：匡，目眶。骨中，目匡骨中也。匡骨中脈，目之系，肝之脈也。刺内陷則眼系絶，故爲目漏目盲。

張志聰曰：陷骨中脈，匡骨上之陷脈也。經曰，裹擷筋骨氣血之精，而與脈並爲系，刺脈而傷其目系，則淚流不止而爲漏，視無所見而爲盲。

刺關節中，液出，不得屈伸。中，平聲。

王冰曰：諸筋皆屬於節，津液滲潤之，液出則筋膜乾，故不得屈伸也。

張志聰曰：關節者，骨節交會之機關處也。液者，淖澤注於骨，骨屬屈伸，故液脱者，骨肉屈伸不利。按以上要害之處，有誤中而立死者，有刺之而計日死者，有爲跛、爲傴、為瘖、為盲之痼疾者。行鍼之時，如臨淵履冰，慎勿輕忽也。

刺志論篇第五十三

馬蒔曰：志者，記也。篇内言虚實之要，及瀉實補虚之法，當記之不忘，故名篇。

張志聰曰：夫志意者，所以御精神，收魂魄，適寒温，和喜怒者也。是以營衛調，志意和，則筋骨强健，腠理緻密，精神專直，身不受邪。如形氣穀氣之相反，血脈虚實之變常，皆緣志意不和，以致邪氣從之，故名之曰刺志論。　盧良侯曰：此篇帝問虚實之要，而伯所答者，皆爲邪病所傷，蓋邪實則正虚矣。然取邪氣之淺深，在用志之專一，故曰刺志論。

黄帝問曰：願聞虚實之要。岐伯對曰：氣實形實，氣虚形虚，此其常也，反此者病。穀盛氣盛，穀虚氣虚，此其常也，反此者病。脈實血實，脈虚血虚，此其常也，反此者病。

王冰曰：陰陽應象大論曰：形歸氣，由是故虚實同焉。反，謂不相合應，失常平之候也。形氣相反，故病生。氣謂脈氣，形謂身形也。《靈樞經》曰：榮氣之道，内穀爲實，穀入於胃，氣傳與肺，精專者上行經隧，由是故穀氣虚實，占必同焉。候不相應，則爲病也。脈者血之腑，故虚實同焉。反不相應，則爲病也。

馬蒔曰：此言虚實之要，凡氣與形，穀與氣，脈與血，相稱者為常，而相反者爲病也。氣者，人身之氣也。形者，人之形體也。氣實則形實，氣虚則形虚，此其相稱者為常，而相反則爲病矣。然此氣之虚實，必於脈而驗之，但不可即謂氣爲脈也，觀下文有血脈對舉者可知。穀盛穀虛者，用穀有多少，而穀氣斯有盛虛也。故穀多則氣盛，穀虛則氣虛，此其相稱者爲常，而相反則爲病矣。此曰氣者，即上文之所謂氣也。脈要精微論謂：脈者血之腑。言血之多少，必聚於經脈之中，故脈實則血實，脈虛則血虛，此其相稱者爲常，而相反則爲病矣。

張志聰曰：形歸氣，氣生形，形氣之宜相應也。反此者，謂氣盛身寒，氣虛身熱，皆爲寒暑之所病。人受氣於穀，穀入於胃，以傳於肺，五臟六腑，皆以受氣，清者爲營，濁者爲衛，是以穀之多少，與氣之盛虛，宜相應也。反此者，謂穀入多而氣少，穀不入而氣多，亦爲邪氣之所致。脈者血之腑，故虛實之宜相應也。反此者，或因飲中熱，或風氣留於脈中，亦因病之所致也。

帝曰：如何而反？岐伯曰：氣盛身寒，此謂反也。氣虛身熱，此謂反也。穀入多而氣少，此謂反也。穀不入而氣多，此謂反也。脈盛血少，此謂反也。脈少血多，此謂反也。

王冰曰：氣虛爲陽，氣不足，陽氣不足，當身寒，反身熱者，脈當氣盛，脈不盛而身熱，證不相符，故謂反也。胃之所出者穀氣，而布於經脈也。穀入於胃，脈道乃散，今穀入多而氣少者，是胃氣不散，故謂反也。若穀不入而氣多，乃胃氣外散，肺并之也。脈盛血少，脈少血多，皆謂反者，由經脈行氣，絡脈受血，經氣入絡，絡受經氣，候不相合，故皆反常也。

馬蒔曰：此承上文而言相反爲病者之有三也。氣盛者身宜溫，而今反寒；氣虛者身宜清，而今反熱；穀多者氣宜多，而今反少；穀少者氣宜少，而今反多；脈盛者血宜多，而今反少；脈小者血宜少，而今反多。此皆謂之相反也。氣盛身寒，此謂反也。八字，乃舊本脱簡，愚僭入之。

張志聰曰：盛者，實也。少者，虛也。脈盛者，脈大也。脈少者，脈小也。

氣盛身寒，得之傷寒。氣虛身熱，得之傷暑。穀入多而氣少者，得之有所脱血，濕居下也。穀入少而氣多者，邪在胃及與肺也。脈小血多者，飲中熱也。脈大血少者，脈有風氣，水漿不入，此之謂也。

王冰曰：寒傷形，故氣盛身寒。熱傷氣，故氣虛身熱。脱血則血虛，血虛則氣盛内鬱，化成津液，流入下焦，故云濕居下也。胃氣不足，肺氣下流於胃中，故邪在胃，然肺氣入胃，則肺氣不自守，氣不自守則邪氣從之，故云邪在胃與肺也。飲，謂留飲也。飲留脾胃之中，則脾氣溢。氣溢則發熱中，若風氣盛滿，則水漿不入於脈。

馬蒔曰：此承上文而究以其所爲相反者，由於邪氣之所致也。氣本盛矣，而身反寒，蓋得之傷寒，惟寒傷形，故傷寒則身寒也。氣本虛矣，而身反熱，蓋得之傷暑，惟熱傷氣，故傷暑則身熱也。穀入多者，而氣則反少，以其有所脱血，血去過多則氣少也。又濕居下部，濕勝則經脈壅滯而氣亦衰也。穀入少者而氣則反多，以其邪在於胃，胃本多氣多血，而邪氣壅塞，斯氣益多也。又邪在於肺，而肺氣喘滿，斯氣益多也。此所謂邪，凡風寒暑濕燥火皆是也。脈體本小，而血則反多，以其當熱飲之時，而爲熱中，故血似滿溢而爲多也。脈體本大，而血則反少，以其外感於風氣，而脈之所以爲大，水漿不入，而血之所以爲少，此皆反者爲病之謂也。然則氣盛身寒者，盛爲僞實而寒爲真虛。氣虛身熱者，虛爲真虛而熱爲僞實。穀多氣少者，多爲僞實而少爲真虛。穀少氣多者，少爲真虛而多爲僞實。脈小血多者，小爲真虛而多爲僞實。脈大血少者，大爲僞實而少爲真虛也。其爲虛實之要者如此。

張志聰曰：此申明形氣虛實之相反者，爲邪氣之所傷也。氣盛身熱者，邪氣實也。氣虛身寒者，形氣虛也。寒傷形，故氣盛身寒。暑傷氣，故氣虛身熱。夫腎爲生氣之原，胃爲血氣之海，穀入多而氣反少者，得之有所脱血，濕居下也。蓋脱血者，陰氣下泄，濕居下則下焦受傷，以致生原虧損而氣少，病不在上，故穀入多也。夫上焦主納，中焦主化，邪在肺胃則不能納化水穀，而穀入少矣。穀入少而反氣多者，生氣之原不傷也。此言氣之發於下焦也。經云，水入於經，而血乃成。又曰，中焦之汁，奉心化赤而爲血。熱者，心火之氣也，飲中熱，則飲皆化赤而爲血，故血多。脈中之氣不盛，故脈小也。風氣乘於脈中，故脈大。水漿不入，則血無所資生，故血少也。此言血之生於中焦也。　盧良侯曰：經云，淺深在志，遠近若一。又曰，始淺刺，以去陽分之邪，再深刺之，以去陰分之邪。　張兆璜曰：邪氣去則正氣自復，瀉實之中而有補虛在焉。

夫實者，氣入也；虛者，氣出也。氣實者，熱也；氣虛者，寒也。入實者，右手開鍼空也；入虛者，左手閉鍼空也。

王冰曰：入爲陽，出爲陰，陰生於内，故出，陽生於外，故入。陽盛而陰内拒，故熱，陰盛而陽外微，故寒。入實入虛者，言用鍼之補瀉也。右手持鍼，左手掐穴如實者，右手開鍼空以瀉之。虛者左手閉鍼，空以補之也。

馬蒔曰：此言瀉實補虛之有法也。夫所謂實者，邪氣之入而實也，非真實也。所謂虛者，正氣之出而虛也，乃真虛也。邪實者，其體必熱，氣虛者，其體必寒，寒熱之間，虛實括矣。故雖有氣盛身寒，其寒爲邪，然終必熱也。大凡用鍼之法，右手持鍼，左手掐穴，方其入鍼瀉實之時，則左手掐穴，開鍼空以瀉之，及其去鍼補虛之時，則左手閉穴，開鍼空以補之。先治僞實而後補真虛，此要法也。然則今之用藥者，亦惟瀉實補虛如鍼法耳，孰謂理之不可類推哉？

張志聰曰：夫虛者，須其實氣入則實矣；實者，須其虛氣出則虛矣，此言氣之開闔也。虛者補之，鍼下熱則實矣；實者瀉之，鍼下寒則虛矣，此言陰陽之氣至也。開鍼空則氣出，閉鍼空則氣入，所謂補瀉之時，與氣開闔之相合也。

張兆璜曰：開闔者，三陽之氣發於下焦。營衛者，中焦水穀之所生也。用鍼取氣在於營衛，而此篇獨論氣出下焦，血出中焦，候下焦所生之氣，出入開闔以行補瀉之法，又一法也。然三陽之氣，發原於腎臟水腑，腎主藏志，故曰刺志論。

鍼解篇第五十四

馬蒔曰：按《靈樞》有九鍼十二原篇，而小鍼解篇，正所以解九鍼十二原篇之鍼法，此篇與小鍼解篇大同小異，故亦謂之鍼解篇。愚故以小鍼解篇之詞參入而釋之。

黄帝問曰：願聞九鍼之解，虛實之道。岐伯對曰：刺虛則實之者，鍼下熱也，氣實乃熱也。滿而泄之者，鍼下寒也，氣虛乃寒也。菀陳則除之者，出惡血也。邪盛則虛之者，出鍼勿按。徐而疾則實者，徐出鍼而疾按之。疾而徐則虛者，疾出鍼而徐按之。言實與虛者，寒温氣多少也。若有若無者，疾不可知也。察後與先者，知病先後也。爲虛與實者，工勿失其法。若得若失者，離其法也。虛實之要，九鍼最妙者，爲其各有所宜也。補瀉之時者，與氣開闔相合也。九鍼之名各不同形者，鍼窮其所當補瀉也。刺實須其虛者，留鍼，陰氣隆至，乃去鍼也。刺虛須其實者，陽氣隆至，鍼下熱乃去鍼也。經氣已至，慎守勿失者，勿變更也。深淺在志者，知病之内外也。近遠如一者，淺深其候等也。如臨深淵者，不敢墮也。手如握虎者，欲其壯也。神無營於衆物者，静志觀病人，無左右視也。義無邪下者，欲端以正也。必正其神者，欲瞻病人目制其神，令氣易行也。菀，音鬱。爲其各有之爲，去聲。

王冰曰：邪者不正之目，非本經氣，是則謂邪，非言鬼毒精邪之所勝也。出鍼勿按，穴俞且開，故得經虛邪氣發泄也。疾按，謂鍼出穴已，速疾按之，則真氣不泄，經脈氣全，故徐而疾乃實也。徐按，謂鍼出穴已，徐緩按之，則邪氣得泄，精氣復固，故疾而徐乃虚也。寒温，謂經脈陰陽之氣也。若無若有者，言其冥昧不可即而知也。夫不可即知，故若無；慧然神悟，故若有也。爲虚與實者，經氣已至，慎守勿失也。若得若失者，妄爲補瀉，離亂大經，誤補實者，轉令若得，誤瀉虚者，轉令若失也。《鍼經》曰：無實實，無虚虚。此其誠也。九鍼最妙者，熱在頭身宜鑱鍼，肉分氣滿宜員鍼，脈氣虚少宜鍉鍼，瀉熱出血發泄固病宜鋒鍼，破腫出膿血宜鈹鍼，調陰陽去暴痺宜員利鍼，治經絡中痛痺宜毫鍼，痺深居骨解腰脊節腠之間者宜長鍼，虚風舍於骨解皮膚之間宜大鍼，此之謂各有所宜也。氣當時刻謂之開，已過未至謂之闔。時刻者然，水下一刻人氣在太陽，水下二刻人氣在少陽，水下三刻人氣在陽明，水下四刻人氣在陰分，水下不已，氣行不已，如是則當刻者謂之開，過刻及未至者謂之闔也。謹候其氣之所在而刺之，是謂逢時，此所謂補瀉之時也。各不同形，謂長短鋒穎不等。窮其補瀉，謂各隨其療而用之也。陰氣隆至乃去鍼，陽氣隆至鍼下熱乃去鍼者，言要以氣至而有效也。變更，謂變更其法也。言得氣至必宜謹守，無變其法以招損也。志一爲意，志、意皆行鍼之用也。近遠如一，言氣雖近遠不同，然其測候，皆以氣至而有效也。神無營於衆物者，目絶妄視，心專一務，則用之必中，無惑誤也。必正其神者，檢彼精神，令無散越，則氣爲神使，中外易調也。

馬蒔曰：此詳解鍼法之義也。《鍼經》有所謂刺虚則實之也，言氣口虚而當補之也。補之者，即下文刺虚須其實，候其陽氣隆至，鍼下既熱，乃去鍼也，蓋氣實乃熱，此補法也。其滿而泄之者，言氣口盛而當瀉之也。瀉之者，即下文刺實須其虚，候其陰氣隆至，鍼下已寒凉，乃去鍼也，蓋氣虚乃寒也。菀陳則除之者，言絡脈之中，血積而久者，去其血脈以出惡血也。邪盛則虚之者，言諸經邪氣之盛者，皆瀉其邪，出鍼之時，勿按其穴，令邪氣之發泄也。此上皆瀉法也。其徐而疾則實者，言得經氣已久，乃徐出之，然鍼既出穴，則速按之，故人之正氣不泄而實矣，此補法也。其疾而徐則虚者，言鍼既入穴，已至於經脈，即疾出之，然鍼既出穴，則徐按之，而人之邪氣泄之而虚矣，此瀉法也。言實與虚者，鍼下寒而氣少者爲虚，邪氣已去也。鍼下熱而氣多者爲實，正氣已復也。若無若有者，其寒温多少，至疾而速，正恍惚於有無之間，真不可易知也。察後與先者，言知病之虚實先後，然後施以補瀉之法也。爲虚與實者，言醫工實則虚之，虚則實之，有失補瀉之法也。若得若失者，言醫工自離其法，誤施補瀉，若有所得，其實若有所失也。夫虚實之要，九鍼最妙，爲其各有所宜也。補瀉之時者，言各經脈氣之行，自手太陽以至厥陰者，晝夜共行五十度，其鍼入之後，若當其氣來謂之開，可以迎而瀉之，氣過謂之闔，可以隨而補之，鍼與氣開闔相合也。九鍼之名，各不同形者，言九鍼之異，則當窮其以何鍼爲補，以何鍼爲瀉也。刺實須其虚者，留鍼候其陰氣隆至，鍼下寒，乃去其鍼也。刺虚須其實者，候其陽氣隆至，鍼下熱，乃去其鍼也。經氣已至，慎守勿失者，言得各經之氣已至，則當謹慎守之，無得更用他法治之也。深淺在志者，言病深則鍼深，病淺則鍼淺，分病之在内在外也。近遠如一者，言或深或淺，氣之近遠不同，然其所候者，唯以氣至爲期，其候則如一不二也。如臨深淵者，言候氣已畢，補瀉之法不敢少懈墮也。手如握虎者，言持鍼堅定，欲其壯勇也。神無營於衆物者，醫工之神也。静志觀病人，無左右視之，以或紛馳己之神也。義無斜下者，言正指直鍼，欲端以正而無使偏斜也。必正其神者，病人之神也。欲瞻病人之目，制其神氣，使之專一，令其氣易行也。

張志聰曰：按《鍼經》首篇，論九鍼虚實之法，而小鍼解有未盡之義，故帝復有此問焉。然此篇與小鍼解不同。小鍼解曰：徐而疾則實者，言徐内而疾出也。疾而徐則虚者，言疾内而徐出也。蓋以鍼之出入，分疾徐也。本篇之所謂疾徐者，論出鍼之疾徐，按痏之疾徐也。故名之曰鍼解者，解小鍼解之未盡也。夫刺之微在遲速疾徐，而兩經各盡其妙，所謂迎之隨之，以意和之，鍼道始備。所謂若無若有者，言氣之虚實，若有若無，當静守其氣疾則不可知也。夫病有標本，先病爲本，後病爲標。治有取標而得者，有取本而得者，故當知病之先後，察其應後者後取之，應先者先取之。虚則實之，實則虚之，補瀉之法，當守勿失。若有得若有失者，是失其法也。九鍼之用，如九鍼十二原篇之各有所宜也。氣來謂之開，氣去謂之闔，補瀉之時，與氣開闔相合。故曰，刺實者，刺其來也；刺虚者，刺其去也。九鍼之名有鑱圓鍉利之殊分，九鍼之形有大小長短之不等，各盡其所當補瀉之用而制之也。留鍼所以候氣也，陰氣隆至，鍼下寒也，陽氣已退，實者虚矣。陽氣隆至，鍼下熱也，元氣已復，虚者實矣。俱當候其氣至而後乃可去鍼，鍼已得氣，慎守而勿失，勿使其氣有變更也。志者，心之所之也。病在外者宜刺淺，病在内者宜刺深，當屬意痛者，知所取之處也。刺之或淺或深，雖有遠近不同，然俱以得氣爲期，故其候相等無二也。行鍼之際，當謹慎之至。如臨深淵然，惟恐墮也。持鍼如握虎，欲其堅定而不怯也。尤貴守神定志，以觀病人，以候其氣，無左右視，以惑亂其神志焉。按小鍼解云：上守神者，守人之血氣有餘不足，可補瀉也。此篇先論守己之神，以合彼之神，所謂神乎神，耳不聞，昭然獨明，若風吹雲。按以上諸節之上句，與九鍼篇相同，下句則與小鍼解各别，蓋復解九鍼虚實之道，以補未盡之義。

所謂三里者，下膝三寸也。所謂跗上者，舉膝分易見也。巨虛者，蹻足胻獨陷者。下廉者，陷下者也。易，去聲。

王冰曰：三里，穴名，正在膝下三寸，胻外兩筋肉分間，極重按之，則足跗上動脈止矣，故曰舉膝分易見。下廉穴，在胻外兩筋間，獨陷下者，則其處也。

馬蒔曰：此言取穴之法也。三里，足陽明胃經穴。跗上者，即足陽明胃經衝陽穴，舉膝，下三里而重按之，則衝陽動脈止矣。故曰，舉其膝分則易見也。巨虛有巨虛上廉，又名上巨虛，在三里下三寸；有巨虛下廉，又名下巨虛，在上廉下三寸。蹻，足胻獨陷者，取之蹻者舉也。蓋大骨之分有陷者，直路可以取此二穴也。故曰下廉者，陷下者也，言下廉則上廉可推矣。

張志聰曰：自三里循上廉下廉，而至跗上衝陽之動脈，皆屬足陽明胃經，獨舉此胃經而言者，言鍼之候氣，候陽明所出之榮衛也。故《鍼經》曰：用鍼之類，在於調氣，氣積於胃，以通榮衛。又曰：胃者水穀氣血之海也。海之所行雲氣者，天下也。胃之所出氣血者，經隧也。經隧者，五臟六腑之大絡也。迎而奪之而已矣。如迎奪太過，則反傷其性命。是取氣在陽明，而絶命亦在陽明矣，故特舉此以令民之勿犯也。

盧良侯曰：先定足經而上合於手也。

帝曰：余聞九鍼上應天地四時陰陽，願聞其方，令可傳於後世以爲常也。岐伯曰：夫一天、二地、三人、四時、五音、六律、七星、八風、九野，身形亦應之，鍼各有所宜，故曰九鍼。人皮應天，人肉應地，人脈應人，人筋應時，人聲應音，人陰陽合氣應律，人齒面目應星，人出入氣應風，人九竅三百六十五絡應野。故一鍼皮，二鍼肉，三鍼脈，四鍼筋，五鍼骨，六鍼調陰陽，七鍼益精，八鍼除風，九鍼通九竅，除三百六十五節氣，此之謂各有所主也。人心意應八風，人氣應天，人髮齒耳目五聲應五音六律，人陰陽脈血氣應地，人肝目應之九。

王冰曰：筋應時者，堅固真定，時之象也。聲應音者，備五音也。陰陽合氣應律者，交會氣通，相生無替，則律之象也。人面應七星者，所謂面有七孔應之也。九竅三百六十五絡應野者，身形之外，野之象也。一鑱鍼，二圓鍼，三鍉鍼，四鋒鍼，五鈹鍼，六圓利鍼，七毫鍼，八長鍼，九大鍼也。心意應八風者，動静不形，風之象也。氣應天者，運行不息，天之象也。髮齒生長，耳目清通，五聲應同，故應五音及六律也。人陰陽有交會，生成脈血氣，有虛盈盛衰，故應地也。肝氣通目，木生數三，三而三之，則應之九也。

馬蒔曰：此詳人與天地相參，無非因九鍼之義而擴推之也。夫天爲一、爲陽、爲奇也。地爲二、爲陰、爲偶也。人爲三，參天地而爲三也。時有四，音有五，律有六，星有七，風有八，野有九，故象之而有九鍼者此也。不惟是也，人之皮應天，天復萬物，而皮爲身之庇也。人之肉應地，地以厚德載物，而肉則柔厚安静者象之也。人之脈應人，人有盛衰變易，而脈則虚實不常者象之也。人之筋應時，時候各有所司，而筋各有所分束者象之也。人之陰陽合氣應六律，律有損益相生，而氣則陰陽象之也。人有出入之氣應風，風有往來，而氣則象之也。人有九竅者，陽竅七，在面部；陰竅二，前陰後陰也，在下部。其九竅爲統，而三百六十五絡爲之相攝者應野。蓋野有九，而野之中，萬物紛雜，其象相類也。故用九鍼以刺之者，亦所以合此九數耳。其一鍼皮，其二鍼肉，其三鍼脈，其四鍼筋，其五鍼骨，其六鍼之以調陰陽，其七鍼之以益精，其八鍼之以除風，其九鍼之以通九竅，除三百六十五節之邪氣，此之謂各有所主也。不惟是也，人之心意應八風，八風不常，而心意之變化如之。人氣應天，天道不息，而人氣出入如之。人髮齒耳目，共爲六則應六律。人五聲則應五音。人之陰陽十二經及脈血應地，蓋地承載萬物，而人身無乎不備，與之同象也。人肝目亦應之九，蓋木生於三，三而三之則爲九矣。

張志聰曰：夫九鍼之應，已詳悉於《鍼經》，此篇與《鍼經》之多有不同，後之學者，當合而參之，鍼道始備，斯爲常法矣。夫一者天也，天者陽也，五臟之應天者肺，肺者五臟六腑之蓋也，皮者肺之合也，人之陽也，故人皮以應天。二者地也，人之所以應上者脾也，脾合肉，故人肉應地。三者人也，人之所以成生者血脈也，故人脈應人。按此三者，與鍼經之理論相同，蓋天地人三者不易之道也。四時之氣，皆歸始春，筋乃春陽甲木所生，故人筋應時。人之發聲以備五音，故應音。合氣者，六臟六腑陰陽相合而爲六，以六氣之相合而應六律也。七者，星也，人面有七竅以應七星。《靈樞經》曰：天有列星，人有牙齒。是也。人氣之行於周身，猶風之偏於六合，故應風。陰陽應象論曰：地有九野，人有九竅。九野者，九州之分野，人之三百六十五絡，猶地之百川流注，通會於九州之間也。一至五鍼，刺形層淺深之次序，人之聲音，由腎所發，故五鍼骨也。陰陽二氣，分爲三陰三陽，故六鍼調陰陽氣。陰精七損，故當益之。八風爲邪，故當除之。節之交三百六十五會，絡脈之滲灌諸節者也。故九竅節氣閉者通之，實者除而去之，此之謂九鍼之各有所主也。夫聖人起天地之數也，一而九之，故以立九野。九而九之，九九八十一，以起黄鐘數焉，蓋以鍼應數也。是九鍼之道，一中有九，九九八十一以應律數，若謂一鍼在皮，六鍼調氣，又不可與言鍼矣。髮齒耳目共六，齒又爲六六之數，而髮之數不可數矣。

律吕之數，推而廣之，可千可萬，而萬之外不可數矣。此又反復言之者，謂天地人之相應，通變之無窮也。地有十二經水，人有十二經脈，水循地行，脈隨氣轉，故應地。肝開竅於目，九竅之一也。一之九者，九而九之，九九八十一也。

九竅三百六十五。

張志聰曰：六節臟象論曰，天以六六之節以成一歲，人以九九制會，計人亦有三百六十五節以爲天地久矣。是人之經脈有三百六十五穴，孫絡有三百六十五穴，谿谷之分，亦有三百六十五穴，節之交亦有三百六十五會，皆外通於九竅，内本於九臟者也。

人一以觀動靜天二以候五色七星應之以候髮母澤五音一以候宫商角徵羽六律有餘不足應之二地一以候高下有餘九野一節俞應之以候閉節三人變一分人候齒泄多血少十分角之變五分以候緩急六分不足三分寒關節第九分四時人寒温燥濕四時一應之以候相反一四方各作解。

王冰曰：此一百二十四字，蠹簡爛文，義理殘缺，莫可尋究，而上古書，故且載之，以佇後之具本也。

長刺節論篇第五十五

馬蒔曰：篇内言刺家節要之法，惟長於此者，則雖不診脈，而聽病者之言，亦可以行鍼也，故名篇。

張志聰曰：按此篇無問答之辭而曰論者，此伯承上章復補論刺節篇之未盡，而後人記之也，故曰長刺節論。

刺家不診，聽病者言。

馬蒔曰：此言刺家不能診脈者，當審病者之言以刺之也。夫病形於脈，脈有虚實，則補瀉可施。按《靈樞》九鍼十二原篇云：凡將用鍼，必先診脈，視氣之劇易，乃可以治也。但後世之士，既不能診，又不詳審病源，故神聖言此，爲不能診脈者設耳，非謂刺家不必診脈也。觀前後諸篇之言脈者可知矣。

張志聰曰：按《鍼經》刺節論曰：刺有五節，一曰振埃，二曰發矇，三曰去爪，四曰徹衣，五曰解惑。此刺之大約，鍼之極也，神明之類也。故曰，刺家不診，謂用鍼之妙，神而明之，不待診而後知之也。

在頭，頭疾痛，爲藏鍼之，刺至骨病已，上無傷骨肉及皮，皮者道也。

王冰曰：藏猶深也，言深刺之也。

馬蒔曰：此言刺頭痛之法也。言頭痛者，其病在腦，腦即骨也，乃深入其鍼，如藏物然，故曰爲藏鍼之，直刺至骨，則病自已也。病所在骨已上，無傷骨上之肉及皮，蓋皮乃經脈往來之道，不可傷也。

張志聰曰：此陽氣大逆，故疾痛在頭也。藏，隱也，謂隱鍼而藏刺之也。蓋頭之皮肉最薄，易至於骨，故刺至骨而無傷骨，淺之而又無傷皮。蓋皮者鍼之道路也，鍼必由皮而進，淺則傷之，深則傷骨，在淺深之間則傷肉，此言淺深在意，而頭刺之更難也。能難其所難，則易其所易矣。按《靈樞》刺節篇首言陽氣大逆，上滿於胷中。蓋陽氣從胷膈而上升，或逆滿於胷中，或上逆於巔頂。故曰：補《靈樞》之未盡，而以下諸病，大義相同。

陰刺，入一旁四處，治寒熱。深專者，刺大臟。迫臟刺背，背俞也，刺之迫臟。臟會，腹中寒熱去而止。與刺之要，發鍼而淺出血。

王冰曰：頭有寒熱，則用陰刺法治之。陰刺，謂卒刺之如此數也。深專者，刺大臟，言寒熱病氣深專攻中者，當刺五臟以拒之。漸近於臟，則刺背，五臟之俞也，刺之迫臟。臟會，言刺近於臟，乃臟氣之會發也。腹中寒熱去而止，言刺背俞者無問其數，要以寒熱去乃止鍼。發鍼而淺出血，言與諸俞刺之則如此。

馬蒔曰：此言治寒熱之法也。凡腹中有寒熱病者，則陽刺之，正入一，旁入四。若寒熱病氣深而且專，則病在五臟，當刺大臟以治之。惟其邪氣迫臟，故刺五臟之俞在於背者，即肺俞、心俞、肝俞、脾俞、腎俞。蓋五臟爲大臟，而刺五俞，即所以刺大臟也。然刺之迫近於臟，以五俞爲臟氣之所會耳。刺之無問其數，必使腹中寒熱去而止鍼，且刺之要，不宜出血太多，須發鍼而淺，少出其血耳。按《靈樞》官鍼篇云：五曰揚刺，揚刺者，正納一，旁納四而浮之，以治寒氣之博大者也。本篇乃揚刺之法，則陰當作陽。

張志聰曰：按《靈樞》官鍼篇曰：凡刺有十二節，以應十二經。五曰揚刺，揚刺者，正內一旁內四而浮之，以治寒氣之淺者也。十曰陰刺，陰刺者，左右卒刺之，以治寒厥，中寒厥，足踝後少陰也。今此篇以陰刺而取少陰之俞，用揚刺之法以治寒熱之病，所謂寒與熱爭，能合而調之，又一法也。

治腐腫者，刺腐上，視癰小大深淺刺。刺大者多血，小者深之，必端內鍼爲故止。內、汭同。

馬蒔曰：此言刺腐腫之法也。腐腫，謂腫中肉腐敗爲膿血者。刺其腐上，癰小者則淺其鍼，大者則深其鍼。蓋刺大者欲其多出血，故深刺之；刺小者不欲其多出血，故淺刺之也。但端納其鍼，候病去復故則止鍼矣。小者深之之深，當作淺。

張志聰曰：腐腫者，謂腫中肉腐故爲膿血者。刺其腐上，當視其癰腫之大小而淺深之。腐腫之大者多膿血，淺刺之而膿血易出也。小者毒内陷而尚未外潰，故當深之，必端内鍼以取膿血，蓋恐有壞良肉，爲此故當端内其鍼，刺至血處而止。大刺節論曰，刺大者用鋒鍼，刺小者用圓利鍼，與此論亦少有別。

病在少腹有積，刺皮腯以下，至少腹而止，刺俠脊兩旁四椎間，刺兩髂髎、季脅肋間，導腹中氣，熱下已。

腯，音突。髂，音格。髎，音髎。

王冰曰：少腹積，謂寒熱之氣結積也。皮腯，謂臍下同身寸之五寸横約文。審刺而勿過深之。刺禁論曰：刺少腹中，膀胱溺出，令人少腹滿。由此故不可深之矣。俠脊四椎之間，據經無俞，恐當云五椎間。五椎之下兩旁，正心之俞，心應少腹，故當言椎間也。髂爲腰骨，髎謂居髎，腰側穴也。季脅肋間，當是刺季肋之間京門穴也。

馬蒔曰：此言刺少腹有積者之法也。凡病在少腹有積者，刺皮腯以下至少腹而止，又刺四椎兩旁間，乃手厥陰包心絡之俞也。按脈要精微論，帝曰：診得心脈而急，此爲何病？病形何如？岐伯曰：病名心疝，少腹當有形，心爲牡臟，小腸爲之使，故曰少腹當有形也。由此則少腹有積，刺厥陰俞宜矣。髂爲腰骨兩髂。髎者，居髎穴也，系足少陽膽經。季脅肋間，章門穴也。引腹中之氣，至有熱氣下行，則病已矣。蓋熱下則積散也。皮腯，原非穴名，愚意自少腹之皮肥厚以下，盡其少腹内取穴而止。王註謂皮腯在臍下同身寸之五寸，則是曲骨穴也。夫既曰曲骨，則當言爲已上，不宜言已下也。今按曲骨雖治少腹脹滿，但王註言已下，則可驗其爲强解也。全元起作皮髓，亦未爲得。王註謂四椎旁無俞，欲以五椎旁心俞易之，蓋不考厥陰俞，即爲心包絡之俞也。居髎在章門下八寸三分，果治腰引小腹痛。王註另以季脅肋間爲章門穴，亦治小腹痛，亦係肝經，在臍上二寸開兩旁各九寸。

張志聰曰：此論刺少腹積之法也。腯，肌厚也，謂下至少腹間，視皮之肌厚處，即下鍼取之。蓋腹内有積，則外見於皮間，故循於少腹之上，下至少腹而止，是其處也。俠脊兩旁四椎間，乃膏肓穴處，肓之原在臍下也。髂爲腰骨兩髂髎季脅肋間，乃足少陽經脈之所循。蓋少腹之積，邪在肝腎，故取少陽之經，導積熱從鍼下而出也。

病在少腹，腹痛，不得大小便，病名曰疝，得之寒。刺少腹兩股間，刺腰髁骨間，刺而多之，盡炅病已。炅、炯同。

王冰曰：厥陰之脈，環陰器，抵少腹。衝脈與少陰之絡，皆起於腎下，出於氣街，循陰股，其後行者，自少腹以下骨中央。女子入係廷孔，其絡循陰器合篡間，繞篡後，別繞臀至少陰與巨陽中絡者，合少陰上股内後廉，貫脊屬腎。其男子循莖下至篡與女子等，故刺少腹及兩股間，又刺腰髁骨間也。腰髁骨者，腰房俠脊平立陷者中，按之有骨處也。疝爲寒生，故多刺之，少腹盡熱，乃止鍼也。

馬蒔曰：此言刺寒疝之法也。小腹間痛，而大小便皆難，其病名疝，得之寒氣所致也。蓋疝成於肝腎二經，肝經環陰器，抵少腹腎脈，上股内後廉，貫脊屬腎，其氣衝亦腎與衝脈之所經，故即少腹腰股髁骨間而多取其穴，候少腹盡熱則病已矣。炅者，熱也。

張志聰曰：此厥陰寒疝之爲病也。肝主疎泄，肝氣逆，故不得大小便也。此爲寒疝，故少腹痛而上連於腹也。少腹兩股及腰踝骨間，爲厥陰肝脈之所循，刺而多留之，俟其盡熱而病自已。

痛在筋，筋攣節痛不可以行，名曰筋痹。刺筋上，爲故刺分肉間，不可中骨也。病起筋炅，病已止。中，去聲。

王冰曰：分，謂肉分間有筋維絡處也。刺筋無傷骨，故不可中骨也。筋寒痹生，故得筋熱，病已乃止。

馬蒔曰：筋痹則筋攣節痛，而難以起行，刺筋之痛上，以復其舊。且筋在分肉之間，刺筋者，不可刺至骨而傷之也。若病已起，筋已熱，則病已而可止鍼也。

張志聰曰：此論刺筋痹之法也。諸筋皆屬於節，故筋攣節痛。病在筋者，屈而不伸，故不可行也，名曰筋痹。痹者閉也，痛也。故者，因也，爲因於筋，故當刺在筋。筋在分肉間而生於骨，故當從分肉内鍼而不可中骨也。筋舒而病起，筋熱而病已，即當止其鍼。

病在肌膚，肌膚盡痛，名曰肌痹，傷於寒濕。刺大分小分，多發鍼而深之，以熱爲故，無傷筋骨，傷筋骨，癰發若變。諸分盡熱，病已止。

王冰曰：大分，謂大肉之分；小分，謂小肉之分。《鍼經》曰：病淺鍼深，内傷良肉，皮膚爲癰。又曰：鍼太深則邪氣反沉，病益甚。傷筋骨則鍼太深，故癰發若變也。熱可消寒，故病已乃止。

馬蒔曰：傷於寒濕，肌膚盡痛，故成肌痹。刺大肉、小肉之分，多發鍼於穴所而深刺之，候其氣至而熱，爲復其舊，俱無至太深以傷筋骨，若傷之當發癰而有他變也。必得大小肉分盡熱，則病已而可止鍼矣。

張志聰曰：此論刺肌痹之法也。邪痹於肌，是以肌膚盡痛。此因傷於寒濕，蓋寒勝爲痛痹，濕勝爲著痹也。宜刺大小分肉之間，分肉之間有三百六十五穴會，故當多發鍼而深取之。蓋谿谷屬骨，故當深之而又無傷於筋骨也。傷筋骨者，則癰發而若有所變矣。候其氣至而諸分肉盡熱，則病已而可以止鍼矣。按脈要精微篇帝曰：諸癰腫筋攣骨痛，此皆安生？岐伯曰：此寒氣之腫，八風之變也。如刺傷筋骨，而筋骨腫痛，有若風寒之變，故曰癰發若變。

病在骨，骨重不可舉，骨髓酸痛，寒氣至，名曰骨痹。深者刺無傷脈肉，爲故其道大分小分。骨熱病已止。

王冰曰：骨痹刺無傷脈肉者何？自刺其氣，通肉之大小分中也。

馬蒔曰：骨重難舉，髓中痠疼，而寒冷氣至，致病成骨痹，此邪在骨，當深刺之，然無傷脈肉，爲復其舊，其鍼路在大小分肉間，候至骨熱，則病已而可止鍼也。

張志聰曰：此論刺骨痹之法也。骨重難舉，骨髓酸痛，而寒氣至者，腎主骨而寒水主氣也。病在骨，故當深刺之，以候骨氣，爲因其鍼道在於大小分肉之間，故當從其道而無傷脈肉也。候骨氣至而鍼下熱，病即已而可止其鍼。

病在諸陽脈，且寒且熱，諸分且寒且熱，名曰狂。刺之虚脈，視分盡熱，病已止。

馬蒔曰：此言刺狂病之法也。手足諸陽經之脈，及大小肉之分，發爲寒熱，是氣亂爲狂，刺之者當乘其脈之盛而瀉之使虚，視諸分肉盡熱，則病已而可止鍼也。

張志聰曰：夫邪併於陽，則狂邪之中人，始於皮膚肌肉，留而不去，則入於經脈，在肌腠之陽邪，而入於陽脈，所謂重陽則狂矣。血氣相乘，是以在陽脈分肉之間，俱且寒且熱也。當先刺其脈，使在脈陽實之邪，已虚而復出於肌肉，視其分肉盡熱，是邪從肌肉而外散矣。

病初發，歲一發；不治，月一發；不治，月四五發，名曰癲病。刺諸分諸脈。其無寒者，以鍼調之，病已止。

馬蒔曰：病有初得之者，或每歲一發，或每月一發，皆治之可愈。至每月四五次發者，名爲癲病，先刺各經之分肉與脈，如不至於寒，則可以鍼補之，候病已可止鍼也。上文言病在諸陽脈爲狂，則此當在諸陰脈爲癲。上文言發寒熱，是寒亦熱極所致也。此曰無寒，則病在陰分，但寒而不熱。若至於無寒，則爲病已之兆，此乃陽經陰經之分，熱與寒之異，曰狂曰癲之殊也。《難經》謂諸陽爲狂，諸陰爲癲者，以此。

張志聰曰：此論刺癲疾之法也。蓋以癲疾者，乃久逆之所生也，故有病初得而歲一發者，不亟治之，則月一發矣。又不治之，則一月四五發矣。當取諸分肉諸脈之有過者而刺之。夫重陰則癲，故當候其寒氣外至，其無寒者以鍼調之。　盧良侯曰：寒者須其熱，熱者須其寒，候邪正陰陽之變易也。病在陽者候其熱，病在熱者候其寒，取邪氣之外出也。此用鍼機變之妙，不可不知。

病風且寒且熱，炅汗出，一日數過，先刺諸分理絡脈。汗出且寒且熱，三日一刺，百日而已。

馬蒔曰：此言刺風證之法也。凡病風發爲寒熱，熱時汗出，一日數過，此即風論之所謂寒熱證也。先刺諸經分肉腠理絡脈。其汗隨出，仍發寒熱，但須三日一刺，至百日而病可已矣。

張志聰曰：風之傷人也，或爲寒熱，腠理開則洒然寒，閉則熱而悶，故且寒且熱也。如熱時汗出，一日數過者，先刺諸分理絡脈。如汗出而且寒且熱，是寒熱之邪，將與汗共併而出，故當三日一刺，至百日而病已矣。蓋病而汗出者，因邪氣相搏而汗出也。刺而汗出者，取汗而邪出也。

病大風，骨節重，鬚眉墮，名曰大風。刺肌肉，爲故汗出百日；刺骨髓，汗出百日。凡二百日，鬚眉生而止鍼。

王冰曰：刺肌肉，爲故汗出百日者，泄衛氣之怫熱也。刺骨髓汗出百日者，泄榮氣之怫熱也。二百日鬚眉生而止鍼者，怫熱屏退，陰氣內復，故多汗出鬚眉生也。

馬蒔曰：此言刺大風證之法也。病大風者，即風論及《靈樞》四時氣篇皆謂之癘也。其骨節重，鬚眉墮，當刺其肌肉以復其舊。但刺肌肉以出其汗者百日，又刺骨髓以出其汗者亦百日。凡二百日，則鬚眉生而可止鍼矣。

張志聰曰：大風從肌肉而直傷於骨髓，故骨節重在肌肉，而傷衝任之血氣，故鬚眉墮也。因邪從肌肉而入，故當先刺肌肉，取汗出而至百日，復刺骨髓，取汗出而亦至百日。凡二百日，俟鬚眉生而止鍼。夫風之在分理絡脈，而爲寒熱病者，百日而已。大風而深入骨髓者，倍已。蓋百日者，氣數之大周也。

盧良侯曰：刺骨無傷髓，今癘毒入深，而刺髓百日，不致銷鑠，所謂有故無殞，在知病外內之不惑也。此與風論之癘瘍，因證少有差別。

古今圖書集成醫部全録卷二十五

黄帝素問

皮部論篇第五十六

馬蒔曰：篇内有皮有分部之語，故名篇。

黄帝問曰：余聞皮有分部，脈有經紀，筋有結絡，骨有度量。其所主病各異，别其分部左右上下，陰陽所在，病之始終，願聞其道。岐伯對曰：欲知皮部以經脈爲紀者，諸經皆然。

王冰曰：循經脈行止所主，則皮部可知。

馬蒔曰：此言皮部以經脈爲紀，各經皆然也。人身之皮，分爲各部，如背之中行爲督脈，兩旁四行屬足太陽經，肋後背旁屬足少陽經，肋屬足厥陰經是也。脈有經紀，故《靈樞》有經脈篇；筋有結絡，故《靈樞》有經筋篇；骨有度量，故《靈樞》有骨度篇是也。

張志聰曰：此論十二經之絡脈，分絡于皮膚間，病之始生，必先皮毛，入客絡脈，隨皮部所循之脈，而傳入于經，入舍于所主之臟腑，如不入絡，則留於筋骨間，而爲筋攣骨痛也。分部，分屬之部署也。經紀，言脈絡有徑之經，横之紀也。結絡，言筋之繫於分肉，連於骨節也。度量，大小長短也。邪在皮肉筋骨絡脈臟腑，各有淺深，或爲筋攣骨痛肉鑠破䐃，或入舍於臟腑，而爲臟腑之病也。别其絡脈所分之上下左右，十二經脈之陰陽所在，而知病之始終也。夫徑而深者爲經，浮而見於皮者爲絡，欲知皮之分部，當以所見之脈絡分也。然又以經脈爲紀，蓋絡乃經脈之支别，如肺之經脈，循魚際尺澤臑腋之間，而所見之絡脈，乃肺之絡，而絡外之皮，即肺上之部矣。視其色，多青則寒，黄赤則熱。熱盛則入客於經，經滿則入舍於肺臟，十二經皆然。

陽明之陽，名曰害蜚，上下同法，視其部中有浮絡者，皆陽明之絡也。其色多青則痛，多黑則痹，黄赤則熱，多白則寒，五色皆見則寒熱也。絡盛則入客於經，陽主外，陰主内。少陽之陽，名曰樞持，上下同法，視其部中有浮絡者，皆少陽之絡也。絡盛則入客于經，故在陽者主內，在陰者主出，以滲於內，諸經皆然。太陽之陽，名曰關樞，上下同法，視其部中有浮絡者，皆太陽之絡也。絡盛則入客於經。蜚，音飛。

王冰曰：蜚，生化也。害，殺氣也。殺氣行則生化弭，故曰害蜚。上謂手陽明，下謂足陽明也。陽謂陽絡，陰謂陰絡，此通言之也。手足身分所見經絡皆然。樞，謂樞要，持，謂執持，關司外動以静鎮爲事，如樞之運則氣和平也。

馬蒔曰：此言手足三陽經之皮部也。陽明之陽，名曰害蜚。蜚者，飛也。害蜚者，即後害肩之義推之，則蜚當爲輕揚，而肩當爲沉重也。即後關蟄之義推之，則蜚當與蟄正相應也。夫陽明而曰害蜚者，陽氣自盛，萬物陽極，則有歸陰之義，故曰害蜚。物之飛者，尤爲屬陽也。上者，手也，爲手陽明大腸經，下者，足也，爲足陽明胃經，上下同一法耳，視其上下部中有浮絡者，皆陽明之絡也。大腸經之絡曰偏歷穴，胃經之絡曰豐隆穴，然謂之曰浮絡，則孫絡大絡皆在其中。其色多青則爲痛，多黑則爲痺，黄赤則有熱，多白則有寒，五色皆見，則有寒有熱也。絡盛則方入客於經脈，蓋絡自旁行之脈言，而經自直行之脈言也。大腸與胃主外爲表，而肺與脾主內爲裏，由絡入經，則由經入裏之漸也。又少陽之陽之義，名曰樞持，陰陽離合論以太陽爲開，陽明爲闔，少陽爲樞，則此少陽者，乃其執持，此樞之經也。手少陽爲三焦經，足少陽爲膽經，故上下同一法耳。視其上下部中有浮絡者，皆少陽之絡也。三焦之絡曰外關穴，膽經之絡曰光明穴，然謂之曰浮絡，則孫絡大絡皆在其中。其色多青則爲痛，多黑則爲痺，黄赤則有熱，多白則有寒，五色皆見，則有寒有熱也。絡盛則方入客于經脈，故在陽者主內，少陽爲一陽而在外，陽明爲二陽，太陽爲三陽，則此少陽所主在內也。其心包絡爲三焦之裏，肝爲膽之裏，主出以應于少陽，而又滲灌於內，是表裏相須之理宜然也。推之諸經皆如此耳。又太陽之陽之義，名曰關樞，蓋少陽爲樞，而此太陽爲三陽最在外，則此太陽爲關樞也。陰陽離合論以陽明爲闔，太陽爲開，而此以太陽爲關，關者闔也。蓋彼就表之表而言，而此對少陽而言耳。手太陽爲小腸經，足太陽爲膀胱經，故上下同一法耳。視其上下部中有浮絡者，皆太陽之絡也。小腸之絡曰支正穴，膀胱之絡曰飛揚穴，然謂之曰浮絡，則孫絡大絡，皆在其中。其色多青則爲痛，多黑則爲痺，黄赤則有熱，多白則有寒，五色皆見，則有寒有熱也。絡盛則方入客於經脈，陽經主外，而心爲小腸之裏，腎爲膀胱之裏者，則在內也。上文言陽明少陽，皆曰陽主外，陰主內，而又曰諸經皆然，故此太陽不言陽外陰内之義耳。及下節陰經，亦不必言也。

張志聰曰：陽明者，午也，爲盛陽之時，如萬物之飛動，陽盛而氣陰加之，有害於飛，故名曰害蜚。上下同法，謂手足二經，皆同此法。部中，皮之分部中也。夫邪之中人，始于皮膚，次于絡脈，留而不去。則傳舍於經，故視其皮部之浮絡，多青則痛，多黑則痺，黃赤則熱，多白則寒，五色皆見則爲寒熱。絡盛而不瀉其邪，則入客于經矣。在陽明之分部，則爲陽明之病；在少陽之分部，則爲少陽之病；在三陰之分部，則爲三陰之病。故列於首節，而六經皆然。經云：內有陰陽，外有陰陽，在外者皮膚爲陽，筋骨爲陰。故見於皮膚間者，爲絡爲陽而主外，絡於筋骨間者，爲經爲陰而主內。蓋在陽者可從外解，在陰者則內入而舍於臟腑矣。少陽主樞，故名樞持。夫五臟內合五行，地之陰陽也。六經外合六氣，天之陰陽也。天之六氣，下合地之五行，地之五行，上呈天之六氣。是以在外六經之氣，從陽而內，在內經脈之氣，從陰而外，出於皮膚，復從皮膚而入於肌肉筋骨，以滲於臟腑募原之間，而內通於五臟。此論經脈之氣，環轉無端，蓋從內而外也。關，衛固也。太陰主諸陽之氣而主表，陽氣生於陰中，樞轉而外出，太陽之氣，從內而出，衛固於外，故曰關樞。然六氣止合六經，足之六經，上合於手，故止曰上下同法，而不言手之小腸足之膀胱也。六經皆然。

少陰之陰，名曰樞儒，上下同法，視其部中有浮絡者，皆少陰之絡也。絡盛則入客於經。其入經也，從陽部注於經；其出者，從陰內注於骨。心主之陰，名曰害肩，上下同法，視其部中有浮絡者，皆心主之絡也，絡盛則入客於經。太陰之陰，名曰關蟄，上下同法，視其部中有浮絡者，皆太陰之絡也，絡盛則入客於經。凡十經絡脈者，皮之部也。

王冰曰：儒，順也，守要而順，陰陽開闔之謂也。害肩，言心主脈入腋，下氣不和，則妨害肩腋之運動。關蟄，言關閉蟄類，使順行藏也。部，皆謂本經絡之所部分。浮，謂浮息，列陰陽位部主於皮，故曰皮之部也。

馬蒔曰：此言手足陰經之皮部也。少陰之陰之義，名曰樞儒。陰陽離合論以少陰爲樞，則此所謂樞儒者，正以少陰爲初陰，當有柔順之義也。手少陰爲心經，足少陰爲腎經，故上下同一法耳。視其上下部中有浮絡者，皆少陰之絡也。心經之絡曰通里穴，腎經之絡曰大鐘穴。然謂之曰浮絡，則孫絡大絡皆在其中。其色多青則爲痛，多黑則爲痹，黃赤則有熱，多白則有寒，五色皆見，則有寒有熱也。絡盛則方入客於經脈，其入經也，從小腸膀胱部以入於經脈，其自陽經而出也，則從心少陰經以內注於骨矣。又心主之陰，當是厥陰之陰，名曰害肩，肩者重也。萬物從陰而沉，而此陰氣實有以殺之，故曰害肩。手厥陰爲心主包絡經，足厥陰爲肝經，故上下同一法耳。視其上下部中有浮絡者，皆厥陰之絡也。夫曰心主之陰，而又曰上下同法，則肝在所遺耳。心包絡之絡曰內關穴，肝經之絡曰蠡溝穴，謂之曰浮絡，則孫絡大絡皆在其中。其色多青則爲痛，多黑則爲痺，黃赤則有熱，多白則有寒，五色皆見，則有寒有熱也。絡盛則方入客於經脈。其入於經也，從三焦膽部以入於經脈，其自經而出也，則從心包與肝以内入於血脈矣。又太陰之陰之義，名曰關蟄。蟄，藏也，太陰爲三陰，故為關蟄也。手太陰肺經，足太陰脾經，是以上下同一法耳。視其上下部中有浮絡者，皆太陰之絡也。肺經之絡曰列缺穴，脾經之絡曰公孫穴，然謂之曰浮絡，則孫絡大絡皆在其中。其色多青則爲痛，多黑則爲痹，黃赤則有熱，多白則有寒，五色皆見，則有寒有熱也。絡盛則方入客於經脈。其入於經也，從大腸胃部以入於經，其自經而出也，則從肺脾以入於肌肉矣。凡此十二經絡之脈者，乃皮之部也，能知之則可以知百病之始終矣。

張志聰曰：儒，柔順也。少陰爲三陰開闔之樞，陰氣柔順，故名樞儒。夫經脈之氣，從經脈而出於孫絡，從孫絡而溢於皮膚，復從皮膚而入於肌内筋骨。故曰：其出者，從陰内注於骨。陰，謂經脈也，言脈氣之環轉從經而出，復從外而内注於骨，諸經皆然。此論三陰而少陰又主冬主骨，故復申明之。按邪氣之來，其入經也，從陽部注於經，此論邪氣之從外而入也。其出者從陰内注於骨，論正氣之從内而出也。其心主之陰，謂厥陰之絡也。兩陰交盡，故曰厥陰。肩，任也，謂任一身之陰，陰極而一陽加之，故曰害肩。上謂手厥陰心主，下謂足厥陰肝經，此篇論絡脈經脈，而手厥陰心主之脈，故曰手厥陰焉。蟄者，陰藏蟄動之蟲。蓋氣藏於陰，而欲動蟄於外，乃太陰關之，故名關蟄。夫内爲陰，外爲陽也。榮衛篇曰：太陰主内，太陽主外。樞轉外出之陽，而太陽關之，故名關樞。陰藏動蟄之氣，而太陰關之，故名關蟄。兩陽合明，故曰陽明。兩陰交盡，故曰厥陰。以陽盛而一陰加之，故曰害蜚。陰極而一陽加之，故曰害肩。少陽主三陽之樞，故曰樞持。少陰主三陰之樞，故曰樞儒。以三陰三陽對待論之，命名之義自得矣。此篇見凡六臟六腑所合十二經之絡脈，各分屬於皮之部署也。

是故百病之始生也，必先於皮毛；邪中之則腠理開，開則入客於絡脈；留而不去，傳入於經；留而不去，傳入於腑，廪於腸胃。邪之始入於皮也，泝然起毫毛，開腠理；其入於絡也，則絡脈盛色變；其入客於經也，則感虛乃陷下；其留於筋骨之間，寒多則筋攣骨痛，熱多則筋弛骨消，肉爍䐃破，毛直而敗。中，去聲。䐃，音窘。

王冰曰：泝然，惡寒也。起，謂毛起豎也。腠理者，謂皮空及文理也。經虛邪入，故曰感虛。脈氣虛少，故陷下也。寒則筋急，熱則筋緩。寒勝爲痛，熱勝爲氣消。䐃者肉之標。肉消則䐃破，故毛直而敗也。

馬蒔曰：此承上文而言。百病之漸，始於皮毛，入於絡脈，又入於經脈，又入於腑，又入於臟，其寒熱異邪，則證候悉分也。由上文觀之，故知百病之始生也，必先入於皮毛。邪中皮毛，則腠理開，開則客於絡脈，留而不去，傳入於經脈，又留而不去，傳入於六腑，廩積於腸胃，又入於五臟。方邪之始入皮也，泝然起毫毛，開腠理，其入於絡也，則絡滿色變，如上文有青黑黄赤白等色皆是也。入於經也，由經之虚，故邪從而陷下矣。乃留於筋骨之間，寒多則有筋攣骨痛之證，熱多則有筋弛骨消肉爍䐃破毛直而敗之證，又由是而傳入於腑，傳入於臟矣。

張志聰曰：此言邪入於經，有不動臟而溜于腑者。傳入於腑，謂入大腸、小腸、胃腑也。夫經絡受邪，則内干臟腑。其臟氣實者，不必動臟則溜於腑矣。蓋陽明居中土，爲萬物之所歸，邪入於胃，則積於腸胃之間，爲賁嚮腹脹諸證。然邪有入於經絡，而虚陷於内者；有留於筋骨之間，而爲筋攣骨痛者。蓋皮肉筋骨，皆屬氣分；絡脈經俞，皆屬血分。經絡内連臟腑，是以經絡受邪，入臟腑爲内所因。如不入於絡，則留於皮肉筋骨之間，爲外皮膚所中也。泝然，寒慄逆起之貌。邪盛於絡，則變見青黄赤黑之色於皮部，轉入於經，則感臟腑之氣虚而陷下也。如留於筋骨之間，則爲筋攣骨痛，爍肉破䐃，毛直夭焦之敗證。

帝曰：夫子言皮之十二部，其生病皆何如？岐伯曰：皮者，脈之部也。邪客於皮則腠理開，開則邪入，客於絡脈，絡脈滿則注於經脈，經脈滿則入舍於臟腑也。故皮者有分部，不與而生大病也。帝曰：善。

王冰曰：脈氣留行，各有陰陽，氣隨經所過，而部主之，故云脈之部。夫脈行皮中，各有部分，脈受邪氣，隨則病生。非由皮氣而能生也。

馬蒔曰：此因帝復問而申言上文之義也。不與而生大病者，言皮部邪初感時，不與治理，而大病從是生也。

張志聰曰：此言邪入於經而内干臟腑也。不與，不及也，言皮毛之表氣虚微，以致邪入於經，而爲干臟之危病也。

經絡論篇第五十七

馬蒔曰：内論經絡所見之色，故名篇。

黄帝問曰：夫絡脈之見也，其五色各異，青黄赤白黑不同，其故何也？岐伯對曰：經有常色而絡無常變也。

帝曰：經之常色何如？岐伯曰：心赤，肺白，肝青，脾黄，腎黑，皆亦應其經脈之色也。帝曰：絡之陰陽，亦應其經乎？岐伯曰：陰絡之色應其經，陽絡之色變無常，隨四時而行也。寒多則凝泣，凝泣則青黑；熱多則淖澤，淖澤則黄赤，此皆常色，謂之無病。五色具見者，謂之寒熱。帝曰：善。

王冰曰：經行氣，故色見常應於時。絡主血，故受邪則變而不一矣。澤，謂微濕潤也。

馬蒔曰：此言絡脈無病之色有常，有病之色無常，皆異於經脈有常之色而可以驗病也。前篇言絡脈之色，多青則痛，多黑則痹，黄赤則熱，多白則寒，五色皆見則爲寒熱等語，故帝以絡脈之見五色所以異者問之。伯言經有常色者，心主赤，肺主白，肝主青，脾主黄，腎主黑，故筋脈之色，與此相應也。絡有不常而爲變者，或五色各見，或五色俱見而無常者也。然而陰絡之色，與經相應。如太陰肺經之絡，其色亦白；少陰心經厥陰心包經之絡，其色亦赤；太陰脾經之絡，其色亦黄；厥陰肝經之絡，其色亦青；少陰腎經之絡，其色亦黑。故謂陰絡之色，應其經者是也。至於陽絡之色變無常，不與經而相應，乃隨四時而行。凡大腸、小腸、胃、膽、膀胱、三焦，在春則皆青，在夏則皆赤，在至陰則皆黄，在秋則皆白，在冬則皆黑，不與陰經之絡爲一也。此乃陰絡陽絡之常色，無病之時如此。及其感邪爲病之時，寒多則血氣凝澀，凝澀則色青黑，熱多則血氣淖澤，淖澤則色黄赤。五色具見者，謂之寒熱相兼也。所謂絡有不常而爲變者如此。

張志聰曰：此承上章而復問也，言絡脈之五色各異，而爲痛痹寒熱之證者，其故何也？蓋經脈有五行之常色，絡脈則隨四時之變而無常色也。夫經脈應五臟，故有常色也。經謂十二經脈，五臟具五色，亦皆應其經脈，而爲青黄赤白黑之常色也。然經脈既應五臟而成五色，絡脈之陰陽亦應其經乎？不然也。陰絡應經脈而成五色，陽絡隨四時而成五色也。蓋陰絡者，六陰經之絡，應五臟之經，各有常色而不變。陽絡者，六陽經之絡，合六腑之陽，隨四時之春青、夏赤、秋白、冬黑，並爲變易者也。此皆四時五行之常色，謂之無病。若四時之中，五臟之絡，見青黑爲寒，見黄赤則爲熱矣。凝泣淖澤，謂絡中之血氣。此皆常色，謂之無病八字，當在隨四時而行也之下，誤脱在此。

氣穴論篇第五十八

馬蒔曰：詳論周身氣穴，故名篇。

黄帝問曰：余聞氣穴三百六十五以應一歲，未知其所，願卒聞之。岐伯稽首再拜對曰：窘乎哉問也！其非聖帝孰能窮其道焉？因請溢意，盡言其處。帝捧手逡巡而却曰：夫子之開余道也，目未見其處，耳未聞其數，而目以明，耳以聰矣。岐伯曰：此所謂聖人易語，良馬易御也。帝曰：余非聖人之易語也。世言真數開人意，今余所訪問者真數，發蒙解惑未足以論也。然余願聞夫子溢志盡言其處，令解其意，請藏之金匱，不敢復出。易，去聲。

王冰曰：開氣穴真數，庶將解彼之疑惑，未足以論述深微之意也。處，謂穴俞處所。

張志聰曰：穴乃氣之所注，故曰氣穴，而不論及於經脈也。所謂氣穴所在之處。夫人臟之堅脆，腑之大小，穀之多少，脈之長短，血之清濁，氣之多少，非聖者孰能窮其道焉？未覩未聞而耳聰目明者，神志會通也。真數者，脈絡之穴數。藏之金匱者，謂非其人勿教，非其真勿授，乃金匱之真言，上帝之所貴也。

岐伯再拜而起曰：臣請言之。背與心相控而痛，所治天突與十椎及上紀。上紀者，胃脘也。下紀者，關元也。背胷邪系陰陽左右如此。其病前後痛濇，胷脅痛而不得息，不得卧，上氣短氣，偏痛，脈滿起。斜出尻脈絡胷脅，支心貫鬲，上肩加天突，斜下肩交十椎下。尻，苦刀反。

王冰曰：天突在頸結喉下同身寸之四寸中央宛宛中，陰維任脈之會，低鍼取之，刺可入同身寸之一寸，留七呼，若灸者，可灸三壯。胃脘者，謂中脘也。中脘者，胃募也，在上脘下同身寸之一寸，居心蔽骨與臍之中，手太陽、少陽、足陽明三脈所生，任脈氣所發也，刺可入同身寸之一寸二分，若灸者，可灸七壯。關元者，少陽募也，在齊下同身寸之三寸，足三陰任脈之會，刺可入同身寸之二寸，留七呼，若灸者，可灸七壯。督脈支絡，自尾骶出各上行斜絡脅，支心貫鬲，上加天突，斜之肩而下交十椎。

馬蒔曰：此言治背心相控而痛之法也。天突鍼五分，留三呼，灸三壯。十椎者，按脊屬督脈一經十椎下無穴，當是大椎也。蓋在胷治天突，則在背治大椎者，甚爲相合。在後爲背，在前爲胷，在背爲陽，在胸爲陰。正以背與胷斜繫陰陽左右如此，故其前後之病，爲痛，爲濇，爲胷脅痛，爲不得息，爲不得卧，爲上氣，爲短氣，爲偏痛，爲脈滿起。此正金匱真言論之所謂背爲陽，腹爲陰，陰陽表裏，内外雌雄相輸應也。又背之督脈，斜出尻上絡胷脅，支心貫鬲上肩，加天突之上，又斜下肩交背大椎之下，是以必刺天突大椎胃脘關元耳。

張志聰曰：心，謂心胷也。夫背爲陽，胷腹爲陰。督脈循於背，總督一身之陽；任脈循於腹，統任一身之陰。背與心相控而痛者，陰陽相引而痛也。此先論陰陽二氣，總屬任督之所主，而後論臟腑陰陽之氣，各有所注之穴焉。十椎在大椎下第七椎，乃督脈至陽之穴，督脈陽維之會也。蓋大椎上尚有三椎，總數之爲十椎也。天突、十椎、胃脘、關元，乃陰陽氣之交會也。夫背胷之邪繫於陰陽，引及於左右，偏痛亦如此，蓋左爲陽而右爲陰也。其病前後痛濇者，背胷邪繫陰陽也。胷脅痛者，其脈絡胷脅，故左右如此也。不得息，不得卧，上氣短氣者，督脈上貫心膈入喉，任脈入膻中上喉嚨也。偏痛者，其脈邪出尻絡脅，上肩而斜下也。然陰陽繫邪，胷背相引，由任督之相交，任督之合，又由督之大絡，而交通於任脈也。督之大絡名曰長强，俠脊上項散頭上下，當肩胛左右，別走太陽入貫膂。所謂大絡者，若江河之外，別有江河，經脈滿則轉溢於大絡，故督脈滿則斜出於尻脈。蓋督脈之別，斜出於尻絡胷脅也；其絡支心貫膈上肩胛，而與任脈交會於天突，復斜下肩而與督脈交合於十椎下間，故胷背相控而痛。所治在天突與十椎間者，乃大絡之通會處也。

張兆璜曰：先以胷背分陰陽，後以上下分陰陽。又曰，陽常有餘而陰常不足，故不曰交而曰加者，謂陽加於陰，有陽施陰受之義也。

臟俞五十六。

王冰曰：臟謂五臟，肝心脾肺腎，非兼四形臟也。俞謂井滎俞經合，非背俞也。然井滎俞經合者：肝之井，大敦也；滎，行間也；俞，太衝也；經，中封也；合，曲泉也。大敦在足大指端，去爪甲角如韭葉及三毛之中，足厥陰脈之所出也，刺可入同身寸之三分，留十呼，若灸者，可灸三壯。行間在足大指之間，脈動應手陷者中，足厥陰脈之所流也，刺可入同身寸之六分，留十呼，若灸者，可灸三壯。太衝在足大指本節後，同身寸之二寸陷者中，足厥陰脈之所注也，刺可入同身寸之三分，留十呼，若灸者，可灸三壯。中封在足内踝前同身寸之一寸半陷者中，仰足而取之，伸足乃得之，足厥陰脈之所行也，刺可入同身寸之四分，留七呼，若灸者，可灸三壯。曲泉在膝内輔骨下大筋上下筋下陷者中，屈膝而得之，足厥陰脈之所入也，刺可入同身寸之六分，留十呼，若灸者，可灸三壯。心包之井，中衝也；滎，勞宫也；俞，太陵也；經，間使也；合，曲澤也。中衝在手中指之端，去爪甲角如韭葉陷者中，手心主脈之所出也，刺可入同身寸之一分，留三呼，若灸者，可灸一壯。勞宫在掌中央動脈，手少陰心主脈之所流也，刺可入同身寸之三分，留六呼，若灸者，可灸三壯。太陵在掌後骨兩筋間陷者中，手少陰心主脈之所注也，刺可入同身寸之六分，留七呼，若灸者，可灸三壯。間使在掌後同身寸之三寸兩筋間陷者中，手少陰心主脈之所行也，刺可入同身寸之六分，留七呼，若灸者，可灸七壯。曲澤在肘内廉下陷者中，屈肘而得之，手少陰心主脈之所入也，刺可入同身寸之三分，留七呼，若灸者，可灸三壯。脾之井，隱白也；滎，大都也；俞，太白也；經，商丘也；合，陰陵泉也。隱白在足大指之端内側，去爪甲角如韭葉，足太陰脈之所出也，刺可入同身寸之一分，留三呼，若灸者，可灸三壯。大都在足大指本節後陷者中，足太陰脈之所流也，刺可入同身寸之三分，留七呼，若灸者，可灸三壯。太白在足内側核骨下陷者中，足太陰脈之所注也，刺可入同身寸之三分，留七呼，若灸者，可灸三壯。商丘在足内踝下微前陷者中，足太陰脈之所行也，刺可入同身寸之四分，留七呼，若灸者，可灸三壯。陰陵泉在膝下内側輔骨下陷者中，伸足乃得之，足太陰脈之所入也，刺可入同身寸之五分，留七呼，若灸者，可灸三壯。肺之井，少商也；滎，魚際也；俞，太淵也；經，經渠也；合，尺澤也。少商在手大指之端内側，去爪甲角如韭葉，手太陰脈之所出也，刺可入同身寸之一分，留一呼，若灸者，可灸三壯。魚際在手大指本節後内側散脈，手太陰脈之所流也，刺可入同身寸之二分，留三呼，若灸者，可灸三壯。太淵在掌後陷者中，手太陰脈之所注也，刺可入同身寸之二分，留二呼，若灸者，可灸三壯。經渠在寸口陷者中，手太陰脈之所行也，刺可入同身寸之三分，留三呼，不可灸，傷人神明。尺澤在肘中約上動脈，手太陰脈之所入也，刺可入同身寸之三分，留三呼，若灸者，可灸三壯。腎之井者，涌泉也；滎，然谷也；俞，太谿也；經，復溜也；合，陰谷也。涌泉在足心陷者中，屈足踡指宛宛中，足少陰脈之所出也，刺可入同身寸之三分，留三呼，若灸者，可灸三壯。然谷在足内踝前起大骨下陷者中，足少陰脈之所流也，刺可入同身寸之三分，留三呼，若灸者，可灸三壯，刺此多見血，令人立飢欲食。太谿在足内踝後跟骨上動脈陷者中，足少陰脈之所注也，刺可入同身寸之三分，留七呼，若灸者，可灸三壯。復溜在足内踝上同身寸之二寸陷者中，足少陰脈之所行也，刺可入同身寸之三分，留三呼，若灸者，可灸五壯。陰谷在膝下内輔骨之後，大筋之下，小筋之上，按之應手屈膝而得之，足少陰脈之所入也，刺可入同身寸之四分，若灸者，可灸三壯。

馬蒔曰：心之井曰少衝，手小指内廉端，去爪甲如韭葉，鍼一分，灸三壯。滎曰少府，小指本節後骨縫陷中，對勞宮，鍼二分，灸三壯。俞曰神門，掌後鋭骨端陷中，鍼三分，留七呼，灸七壯。經曰靈道，掌後一寸半，鍼三分，灸三壯。合曰少海，肘内廉節後大骨外，去肘端五分，鍼二分，留三呼，禁灸。按：王冰作心包者非。

張志聰曰：俞，經俞之穴也。臟各有五，五五二十有五，左右合之，共五十六也。五者，井滎俞經合。所出爲井，俱在手足指上，離爪甲一韭許，所入爲合，皆在手足之肘膝間，而不過肘膝，五臟六腑皆然。夫五臟之五俞，出於井木，溜於滎火，注於俞土，行於經金，入於合水也。

腑俞七十二穴。

王冰曰：腑謂六腑。肝之腑膽，膽之井，竅陰也；滎，俠谿也；俞，臨泣也；原，坵墟也；經，陽輔也；合，陽陵泉也。竅陰在足小指次指之端，去爪甲角如韭葉，足少陽脈之所出也，刺可入同身寸之一分，留一呼，若灸者，可灸三壯。俠谿在足小指次指岐骨間，本節前陷者中，足少陽脈之所流也，刺可入同身寸之三分，留三呼，若灸者，可灸三壯。臨泣在足小指次指本節後間陷者中，去俠谿同身寸之一寸半，足少陽脈之所注也，刺可入同身寸之三分，留五呼，若灸者，可灸三壯。坵墟在足外踝下如前陷者中，去臨泣同身寸之三寸，足少陽脈之所過也，刺可入同身寸之五分，留七呼，若灸者，可灸三壯。陽輔在足外踝上四寸輔骨前絶骨之端，如前同身寸之三分，去坵墟同身寸之七寸，足少陽脈之所行也，刺可入同身寸之五分，留七呼，若灸者，可灸三壯。陽陵泉在膝下同身寸之一寸胻外廉陷者中，足少陽脈之所入也，刺可入同身寸之六分，留十呼，若灸者，可灸三壯。脾之腑胃，胃之井，厲兑也；滎，内庭也；俞，陷谷也；原，衝陽也；經，解谿也；合，三裏也。厲兑在足大指次指之端，去爪甲角如韭葉，足陽明脈之所出也，刺可入同身寸之一分，留一呼，若灸者，可灸一壯。内庭在足大指次指外間陷者中，足陽明脈之所流也，刺可入同身寸之三分，留十呼，若灸者，可灸三壯。陷谷在足大指次指外間本節後陷者中，去内庭同身寸之二寸，足陽明脈之所注也，刺可入同身寸之五分，留七呼，若灸者，可灸三壯。衝陽在足跗上同身寸之五寸骨間動脈上，去陷谷同身寸之三寸，足陽明脈之所過也，刺可入同身寸之三分，留十呼，若灸者，可灸三壯。解谿在衝陽後同身寸之二寸半，腕上陷者中，足陽明脈之所行也，刺可入同身寸之五分，留五呼，若灸者，可灸三壯。三里在膝下同身寸之三寸，胻骨外廉兩筋肉分間，足陽明脈之所入也，刺可入同身寸之一寸，留七呼，若灸者，可灸三壯。肺之腑大腸，大腸之井，商陽也；滎，二間也；俞，三間也；原，合谷也；經，陽谿也；合，曲池也。商陽在手大指次指内側，去爪甲角如韭葉，手陽明脈之所出也，刺可入同身寸之一分，留一呼，若灸者，可灸三壯。二間在手大指次指本節前内側陷者中，手陽明脈之所流也，刺可入同身寸之三分，留六呼，若灸者，可灸三壯。三間在手大指次指本節後内側陷者中，手陽明脈之所注也，刺可入同身寸之三分，留三呼，若灸者，可灸三壯。合谷在手大指次指岐骨之間，手陽明脈之所過也，刺可入同身寸之三分，留六呼，若灸者，可灸三壯。陽谿在腕中上側兩筋間陷者中，手陽明脈之所行也，刺可入同身寸之三分，留七呼，若灸者，可灸三壯。曲池在肘外輔骨屈肘兩骨中，手陽明脈之所入也，以手拱胸取之，刺可入同身寸之五分，留七呼，若灸者，可灸三壯。心之腑小腸，小腸之井，少澤也；滎，前谷也；俞，後谿也；原，腕骨也；經，陽谷也；合，少海也。少澤在手小指之端，去爪甲下同身寸之一分陷者中，手太陽脈之所出也。刺可入同身寸之一分，留二呼，若灸者，可灸一壯。前谷在手小指外側本節前陷者中，手太陽脈之所流也，刺可入同身寸之一分，留三呼，若灸者，可灸三壯。後谿在手小指外側本節後陷者中，手太陽脈之所注也，刺可入同身寸之一分，留二呼，若灸者，可灸一壯。腕骨在手外側腕前起骨下陷者中，手太陽脈之所過也，刺可入同身寸之二分，留三呼，若灸者，可灸三壯。陽谷在手外側腕中鋭骨之下陷者中，手太陽脈之所行也，刺可入同身寸之二分，留三呼，若灸者，可灸三壯。少海在肘内大骨外，去肘端同身寸之五分陷者中，屈肘乃得之，手太陽脈之所入也，刺可入同身寸之二分，留七呼，若灸者，可灸五壯。心包之腑三焦，三焦之井，關衝也；滎，液門也；俞，中渚也；原，陽池也；經，支溝也；合，天井也。關衝在手小指次指之端，去爪甲角如韭葉，手少陽脈之所出也，刺可入同身寸之一分，留三呼，若灸者可灸三壯。液門在手小指次指間陷者中，手少陽脈之所流也，刺可入同身寸之二分，留二呼，若灸者，可灸三壯。中渚在手小指次指本節後間陷者中，手少陽脈之所注也，刺可入同身寸之二分，留三呼，若灸者，可灸三壯。陽池在手表腕上陷者中，手少陽脈之所過也，刺可入同身寸之二分，留六呼，若灸者，可灸三壯。支溝在腕後同身寸之三寸兩骨之間陷者中，手少陽脈之所行也，刺可入同身寸之二分，留七呼，若灸者可灸三壯。天井在肘外大骨之後，同身寸之一寸兩筋間陷者中，屈肘得之，手少陽脈之所入也，刺可入同身寸之一寸，留七呼，若灸者，可灸三壯。腎之腑膀胱，膀胱之井，至陰也；滎，通谷也；俞，束骨也；原，京骨也；經，崑崙也；合，委中也。至陰在足小指外側，去爪甲角如韭葉，足太陽脈之所出也，刺可入同身寸之一分，留五呼，若灸者，可灸三壯，通谷在足小指外側本節前陷者中，足太陽脈之所流也，刺可入同身寸之二分，留五呼，若灸者，可灸三壯。束骨在足小指外側本節後赤白肉際陷者中，足太陽脈之所注也，刺可入同身寸之三分，留三呼，若灸者，可灸三壯。京骨在足外側大骨下赤白肉際陷者中，按而得之，足太陽脈之所過也，刺可入同身寸之三分，留七呼，若灸者，可灸三壯。崑崙在足外踝後跟骨上陷者中，細脈動應手，足太陽脈之所行也，刺可入同身寸之五分，留十呼，若灸者，可灸三壯。委中在膕中央約文中動脈，足太陽脈之所入也，刺可入同身寸之五分，留七呼，若灸者，可灸三壯。如是六腑之俞，腑各六穴，則三十六俞，以左右脈具而言之，則七十二穴。

張志聰曰：六腑各有六，六六三十六穴，左右合之，共七十二穴，亦皆出於手足之指端，入於肘膝之合穴。六者，井滎俞經原合也。此六腑之俞，出於井金，溜於滎水，注於俞木，行於原經火，入於合土。蓋天爲陽，地爲陰，腑爲陽，臟爲陰。故臟合地之五行，腑合天之六氣。六氣之中有二火，故多原穴也。原者，謂火之原，生於陰中之少陽也。 張兆璜曰：臟氣出於井木，腑氣出於井金。蓋春夏者，天之陰陽也；秋冬者，地之陰陽也。臟始於天之春木，而終於冬令之水，腑始於地之秋金，而復交於春夏，此皆臟腑陰陽更互之妙用。故曰，天有陰陽，地亦有陰陽。木火土金水，地之陰陽也，生長化收藏下應之。故陽中有陰，陰中有陽。夫生長化收藏，四時之氣也，而五臟五行應之。故曰陽中有陰，陰中有陽。

熱俞五十九穴。

馬蒔曰：此言刺熱之俞，共有五十九穴也。頭上五行，每行五穴，中行上星、顖會、前頂、百會、後頂也。又次兩旁，五處、承光、通天、絡郄、玉枕也。又次兩旁，臨泣、目窻、正營、承靈、腦空也，已上共二十五穴。又大杼、膺俞、缺盆、風門，左右共八穴。又氣衝、三里、上巨虛、下巨虛，左右共八穴。又雲門、髃骨、委中、腰俞，左右共八穴也。已上共三八二十四穴。又五俞之旁，魄户、神堂、魂門、意舍、志室，左右共十穴。通共五十九穴。其分寸刺灸之數，俱見水熱穴論中。

水俞五十七穴。

馬蒔曰：此言刺水之俞，共有五十七穴也。尻上五行，行五，乃背脊當中行，督脈氣所發者，即脊中、懸樞、命門、腰俞、長强，計五穴。次俠督脈兩旁，足太陽脈氣所發者，即大腸俞、小腸俞、膀胱俞、中膂內俞、白環俞，左右共十穴。又次外俠兩旁，亦足太陽脈氣所發者，即胃倉、肓門、志室、胞肓、秩邊，左右共十穴。又伏兔上各二行，行五，乃足少陰脈氣所發者，即中注、四滿、氣穴、大赫、横骨，左右共十穴。又次俠衝脈足少陰兩旁，乃足陽明脈氣所發者，即外陵、大巨、水道、歸來、氣衝，左右共十穴。又踝上各一行，行六，乃足少陰陰蹻脈氣所發者，即太谿、復溜、築賓、照海、交信、陰谷，左右共十二穴。通共五十七穴，其分寸鍼灸之數，見水熱穴論中。

頭上五行，行五，五五二十五穴。行，音杭，下同。

張志聰曰：此節熱俞内穴重言之者，謂熱俞即是氣穴，可以取氣，可以瀉熱，亦可使熱邪隨氣而洩，故下文曰熱俞在氣穴。

中䏚兩旁各五，凡十穴。

王冰曰：謂五臟之背俞也。肺俞在第三椎下兩旁，心俞在第五椎下兩旁，肝俞在第九椎下兩旁，脾俞在第十一椎下兩旁，腎俞在第十四椎下兩旁。此五臟俞者，各俠脊相去同身寸之一寸半，並足太陽脈之會，刺可入同身寸之三分，肝俞留六呼，餘並留七呼，若灸者，可灸三壯。俠脊數之，則十穴也。

張志聰曰：䏚、膂同，在脊骨兩旁，各開一寸五分，足太陽膀胱經之五臟俞也。

大椎上兩旁各一，凡二穴。

馬蒔曰：按大椎乃督脈經穴，至腰俞，共二十一椎，其曰二十四椎者，以項骨三椎不算也，至尾骶穴亦不算。今人灸大椎者，俱是項骨高起者，見其骨高而大，誤以爲大椎而取之。愚今除項骨三節，則大椎又數爲第一椎，其兩旁即大杼穴，乃足太陽膀胱經穴名也。新校正以爲大椎旁無穴意者，亦若今人以項之高骨爲大椎耳。

張志聰曰：大椎兩旁，足太陽膀胱經之大杼穴也。脊骨之高起曰椎，大椎上者，謂大椎高起間之兩旁，非椎之上節也。王氏誤認爲椎之上節，故云。《甲乙》、《經脈流注孔穴圖經》並不載，未詳何俞。　王芳侯曰：兩旁各一凡此五字爲首節之總綱，故以後不言此五字者，以每節咸準此也。

目瞳子、浮白二穴。

王冰曰：童子髎在目外，去眥同身寸之五分，手太陽手足少陽三脈之會，刺可入同身寸之三分，若灸者，可灸三壯。浮白在耳後入髮際，同身寸之一寸，足太陽少陽二脈之會，刺可入同身寸之三分，若灸者，可灸三壯。左右言之各二爲四也。

兩髀厭分中二穴。

王冰曰：兩髀厭分中，即環跳穴，在髀樞後，足少陽太陽二脈之會，刺可入同身寸之一寸，留二呼，若灸者，可灸三壯。

馬蒔曰：環跳穴屬足少陽膽經，在髀樞中，側臥，伸下足，屈上足，以右手摸穴，左右搖撼取之。所謂髀厭者，即髀樞是也。

犢鼻二穴。

王冰曰：犢鼻在膝髕下骭上，俠解大筋中，足陽明脈氣所發，刺可入同身寸之六分，若灸者，可灸三壯。

馬蒔曰：犢鼻形如牛鼻，故名。《靈樞》本輸篇云：刺犢鼻者，屈不能伸。

耳中多所聞二穴。

王冰曰：多所聞即聽宮穴，在耳中珠子，大如赤小豆，手足少陽手太陽三脈之會，刺可入同身寸之一分，若灸者，可灸三壯。

眉本二穴。

王冰曰：眉本即攢竹穴，在眉頭陷者中，足太陽脈氣所發，刺可入同身寸之三分，留六呼，若灸者，可灸三壯。

完骨二穴。

王冰曰：完骨在耳後，入髮際，同身寸之四分，足太陽少陽之會，刺可入同身寸之三分，留七呼，若灸者，可灸三壯。

項中央一穴。

王冰曰：項中央風府穴，在項上入髮際，同身寸之一寸大筋内宛宛中，督脈陽維二經之會，疾言其肉立起，言休其肉立下，刺可入同身寸之四分，留三呼，灸之不幸，使人瘖。一名舌本。

枕骨二穴。

王冰曰：枕骨，竅陰穴也，在完骨上，枕骨下，摇動應手有空，足太陽少陽之會，刺可入同身寸之三分，若灸者，可灸三壯。一名上竅陰。

上關二穴。

王冰曰：上關，《鍼經》所謂刺之則呿不能欠者也，在耳前上廉起骨，開口有空，手少陽足陽明之會，刺可入同身寸之三分，留七呼，若灸者，可灸三壯。刺深，令人耳無所聞。

馬蒔曰：上關一名客主人，足少陽膽經穴，耳前起骨上廉，開口有空，張口取之乃得。《靈樞》本輸篇云：刺上關者，呿不能欠。

大迎二穴。

王冰曰：大迎在曲頷前同身寸之一寸三分，骨陷中動脈，足陽明脈氣所發，刺可入同身寸之三分，留七呼，若灸者，可灸三壯。

下關二穴。

王冰曰：下關，《鍼經》所謂刺之則欠不能呿者也，在上關下，耳前動脈下廉，合口有空，張口則閉，足陽明少陽二脈之會，刺可入同身寸之三分，留七呼，若灸者，可灸三壯。耳中有乾擿者，不得灸也。

馬蒔曰：下關屬足陽明胃經穴，閉口有穴。《靈樞》本輸篇云：刺下關者，欠不能呿。

天柱二穴。

王冰曰：天柱在俠項後髮際大筋外廉陷中，足太陽脈氣所發，刺可入同身寸之二分，留六呼，若灸者，可灸三壯。

巨虛上下廉四穴。

王冰曰：巨虛上廉，足陽明與大腸合也，在膝犢鼻下胻外廉，同身寸之六寸，足陽明脈氣所發，刺可入同身寸之八分，若灸者，可灸三壯。下廉，足陽明與小腸合也，在上廉下同身寸之三寸，足陽明脈氣所發，刺可入同身寸之三分，若灸者，可灸三壯。

馬蒔曰：巨虛上廉，一名上巨虛，在三里下三寸，舉足取之。巨虛下廉，一名下巨虛，在上廉下三寸，蹲地舉足取之。

曲牙二穴。

王冰曰：曲牙，頰車穴也，一名機關，在耳下曲頰端陷者中，開口有空，足陽明脈氣所發，刺可入同身寸之三分，若灸者，可灸三壯。

天突一穴。

張志聰曰：天突穴在結喉下四寸宛宛中，屬任脈所發。

天府二穴。

王冰曰：天府在腋下同身寸之三寸，臂臑內廉動脈陷中，手太陰脈氣所發，禁不可灸，刺可入同身寸之四分，留三呼。

馬蒔曰：天府以鼻取之。

天牖二穴。

王冰曰：天牖在頸筋間缺盆上，天容後，天柱前，完骨下，髮際上，手少陽脈氣所發，刺可入同身寸之一寸，留七呼，若灸者，可灸三壯。

扶突二穴。

王冰曰：扶突在頸當曲頰下，同身寸之一寸，人迎後，手陽明脈氣所發，仰面取之，刺可入同身寸之四分，若灸者，可灸三壯。

馬蒔曰：扶突一名水突，手陽明大腸經，氣舍後一寸半，在頸大筋間，當曲頰下一寸，人迎後一寸半，仰面取之，鍼三分，灸三壯。

天窗二穴。

王冰曰：天窗在曲頰下扶突後動脈應手陷者中，手太陽脈氣所發，刺可入同身寸之六分，若灸者，可灸三壯。

馬蒔曰：天窗一名窗籠，屬手太陽小腸經，頸大筋間前曲頰下扶突後應手陷中，鍼三分，灸三壯。

肩解二穴。

王冰曰：肩解，謂肩井也，在肩上陷解中，缺盆上，大骨前，手足少陽陽維之會，刺可入同身寸之五分，若灸者，可灸三壯。

馬蒔曰：肩解即肩井，又名膊井，屬足少陽膽經穴，肩上陷中，缺盆上，大骨前二寸半，以三指按取，當中指下陷中，鍼四分，不宜灸。

關元一穴。

馬蒔曰：關元屬任脈經穴，在齊下三寸。

委陽二穴。

王冰曰：委陽，三焦下輸俞也，在膕中外廉兩筋間，此足太陽之别絡，刺可入同身寸之七分，留五呼，若灸者，可灸三壯，屈身而取之。

馬蒔曰：委陽屬足太陽膀胱經，承扶下一寸六分，屈伸取之，鍼七分，留六呼，灸三壯。

肩貞二穴。

王冰曰：肩貞在肩曲胛下兩骨解間，肩髃後陷者中，手太陽脈氣所發，刺可入同身寸之八分，若灸者，可灸三壯。

馬蒔曰：肩貞鍼五分，灸三壯。

瘖門一穴。

王冰曰：瘖門在項髮際宛宛中，入繫舌本，督脈陽維二經之會，仰頭取之，刺可入同身寸之四分，不可灸，灸之令人瘖。

馬蒔曰：瘖門一名瘂門，一名舌厭，又名舌横，在項後風府後一寸，入髮際五分，項中央宛宛中，鍼三分，留三呼。禁灸，令人啞。

齊一穴。齊、臍同。

王冰曰：齊中禁不可刺，刺之使人齊中惡瘍潰矢出者，死不可治。若灸者，可灸三壯。

張志聰曰：齊中有神闕穴，一名氣舍，當齊中，禁刺，屬任脈。

胷俞十二穴。

王冰曰：胷俞十二穴，謂俞府、彧中、神藏、靈墟、神封、步廊，左右則十二穴也。俞府在巨骨下俠任脈兩旁横，去任脈各同身寸之二寸陷者中；下五穴，遞相下同身寸之一寸六分陷者中，並足少陰脈氣所發，仰而取之，刺可入同身寸之四分，若灸者，可灸五壯。

馬蒔曰：俞府，巨骨下璇璣旁二寸陷中，仰而取之。神藏並鍼三分，灸五壯。餘同王注。

背俞二穴。

王冰曰：背俞，大杼穴也，在脊第一椎下兩旁，相去各同身寸之一寸半陷者中，督脈别絡、手足太陽三脈氣之會，刺可入同身寸之三分，留七呼，若灸者，可灸七壯。

馬蒔曰：大杼屬足太陽膀胱經穴，在大椎下一寸半，鍼三分，留七呼，灸三壯。按前云大椎上兩旁各一，當是大杼，此又重言之，故王氏以彼爲未詳。

張志聰曰：背俞謂膈俞穴，在大椎下第七椎間，各開中行一寸五分。

膺俞十二穴。

王冰曰：膺俞十二穴，謂雲門、中府、周榮、胷鄉、天谿、食竇，左右共十二穴也。雲門在巨骨下，俠任脈旁，横去任脈各同身寸之六寸陷者中，動脈應手。雲門、中府，相去同身寸之一寸，餘五穴，遞相去同身寸之一寸六分陷者中，並手太陰脈氣所發。雲門、食竇，舉臂取之，餘並仰而取之。雲門刺可入同身寸之七分，太深，令人逆息。中府刺可入同身寸之三分，留五呼。餘刺可入同身寸之四分，若灸者，可灸五壯。

馬蒔曰：雲門、中府屬手太陰肺經穴，胷鄉、周榮、天谿、食竇，屬足太陰脾經穴。雲門在巨骨下俠氣户旁二寸陷中，去胷中任脈兩旁相去各六寸，鍼三分，灸五壯。中府在雲門下一寸，鍼三分，留五呼，灸五壯。周榮在中府下一寸六分，仰而取之。胷鄉在周榮下一寸六分陷中，仰而取之。天谿在胷鄉下一寸六分陷中，仰而取之。食竇在天谿下一寸六分陷中，舉臂取之。並鍼四分，灸五壯。

張志聰曰：胷之兩旁曰膺，中府下雲門一寸，餘五穴，遞相下同身寸之一寸六分陷者中，

分肉二穴。

王冰曰：分肉在足外踝上絶骨之端，同身寸之三分筋肉分間，陽維脈氣所發，刺可入同身寸之三分，留七呼，若灸者，可灸三壯。

馬蒔曰：分肉一名陽輔，足少陽膽經穴，足外踝上四寸，輔骨前絶骨端三分，去坵墟七分。

踝上横二穴。

王冰曰：内踝上者，交信穴也。交信去内踝上同身寸之二寸，少陰前，太陰後，筋骨間，足陰蹻之郄，刺可入同身寸之四分，留五呼，若灸者，可灸三壯。外踝上，附陽穴也。附陽去外踝上同身寸之三寸，太陽前，少陽後，筋骨間，陽蹻之郄，刺可入同身寸之六分，留七呼，若灸者，可灸三壯。

馬蒔曰：内踝上即交信穴，屬足少陰腎經。外踝上即附陽穴，屬足太陽膀胱經。

陰陽蹻四穴。

王冰曰：陰蹻穴，在足内踝下，是謂照海，陰蹻所生，刺可入同身寸之四分，留六呼，若灸者，可灸三壯。陽蹻穴，是謂申脈，陽蹻所生，在外踝下陷者中，容爪甲，刺可入同身寸之三分，留七呼，若灸者，可灸三壯。

馬蒔曰：陰蹻屬足少陰腎經穴，陽蹻屬足太陽膀胱經穴。

水俞在諸分，熱俞在氣穴，寒熱俞在兩骸。

王冰曰：分謂肉之分理間，治水取之。熱俞，瀉熱則取之。

馬蒔曰：此重言治水治熱治寒熱之俞各有所在也。言水俞固有五十七穴，其穴在諸經分肉之間；熱俞固有五十九穴，其穴皆爲氣

會之穴；寒熱俞自有灸寒熱之法，其穴皆在兩骸之中。

張志聰曰：此節當與下厭中二穴節串讀。夫百病之始生也，皆生於風雨寒暑。風暑，天之陽熱；雨水，地之陰寒。感天地之寒熱，病吾身之陰陽，是氣分之邪，當從氣分而出，故名之曰氣穴論，謂以上三百六十五穴，以應周天之氣數，所以取氣所以瀉邪者也。諸分者，大小分肉之間，皮膚肌腠之氣分也。氣穴者，榮衛血氣之所注也。

厭中二穴。

王冰曰：骸厭，謂膝外俠膝之骨厭中也。

馬蒔曰：厭中二穴，是重言髀厭中之穴，左右共有二也。此穴即前環跳穴，王注以上節骸字連爲骸厭穴，則上節兩字可讀乎？甚非。

張志聰曰：膝解爲骸，兩骸厭中二穴，謂足少陽之陽陵泉也。夫十一臟腑之氣，皆取決於膽，謂少陽主初生之氣也。故寒熱獨取兩骸厭中，謂在臟在腑，其寒熱之邪，皆從少陽之氣以升散，故邪氣臟腑病形篇曰：其寒熱者取陽陵泉。若王注，誠非。

大禁二十五，在天府下五寸。

馬蒔曰：大禁二十五者，即五里穴，肘上三寸行向裏大脈中央，屬手陽明大腸經。《靈樞》本輸篇云：尺動脈在五里，五腧之禁也。《靈樞》玉版論云：迎之五里，中道而止，五至而已，五往而藏之氣盡矣。故五五二十五而竭其俞矣。蓋言鍼之二十五次而俞氣盡，其人必死，故大禁刺五，非穴有二十五也。

張志聰曰：此言有大禁之穴，在天府下五寸，乃手陽明大腸經之五里穴也。五往，五刺也，謂五臟各有五俞，五俞五刺，五五二十五刺，則五臟之氣盡矣。故曰大禁二十五，謂禁二十五刺也。此言三百六十五穴之血氣，由五臟大絡之所注也。

凡三百六十五穴，鍼之所由行也。

林億曰：詳自臟俞五十至此，並重複，共得三百六十穴，通前天突、十椎、上紀、下紀，共三百六十五穴，除重複實有三百一十三穴。

馬蒔曰：通共計之，有三百五十七穴。其天突、大椎、上脘、關元俱在內，天突、關元、環跳俱重複。想有脱簡，故不全耳。

張志聰曰：自天突、十椎、上紀、關元至厭中二穴，共計三百六十四穴，然内多重複，想有脱簡，故不全耳。

黄帝曰：余已知氣穴之處，遊鍼之居，願聞孫絡谿谷，亦有所應乎？岐伯曰：孫絡三百六十五穴會，亦以應一歲，以溢奇邪，以通榮衛。榮衛稽留，衛散榮溢，氣竭血著，外爲發熱，内爲少氣。疾瀉無怠，以通榮衛。見而瀉之，無問所會。

王冰曰：孫絡，小絡也，謂絡之支别者。榮積衛留，内外相薄者，見其血絡當即瀉之，亦無問其脈之俞會。

馬蒔曰：此言孫絡亦應一歲之數，其有奇邪爲病，當瀉之也。孫絡者，其絡盛多，如子化而爲孫，不特十五絡而已。言孫絡亦會於三百六十五穴，亦以應一歲也。奇邪者，不正之邪也。一值此邪，則漸至外爲發熱，而内爲少氣，須當急瀉無怠，以通榮衛可也。何必問其所會而始治之乎？

張志聰曰：居謂鍼所止之處。遊鍼者，謂得鍼之道，而以神遇之，若遊刃然，恢恢乎有餘地矣。脈度篇曰：經脈爲裏，支而横者爲絡，絡之别者爲孫。孫絡亦有三百六十五穴，以應一歲之氣。孫絡滿則流溢于大絡而生奇病，蓋大絡之血氣，外出於皮膚，而與孫絡相遇。是以脈外之衛，脈内之榮，相交通於孫絡皮膚之間，是孫絡外通於皮膚，内連於經脈以通榮衛者，故邪客之，則榮衛稽留，榮衛不能相將而行，則氣竭而血著矣。邪氣在外則爲發熱，正氣稽留，内爲少氣，當疾瀉無怠，以通榮衛，見其血留色變之處，即刺洩之，無問其穴會之所在也。王芳侯曰：按脈度篇云：盛而血者疾誅之，盛者瀉之，虚者引藥以補之。是病在絡脈者，止用鍼瀉而不補，故不必論其穴會也。

帝曰：善。願聞谿谷之會也。岐伯曰：肉之大會爲谷，肉之小會爲谿。肉分之間，谿谷之會，以行榮衛，以會大氣。邪溢氣壅，脈熱肉敗，榮衛不行，必將爲膿。内銷骨髓，外破大膕。留于節湊，必將爲敗。積寒留舍，榮衛不居。卷肉縮筋，肋肘不得伸，内爲骨痹，外爲不仁，命曰不足，大寒留于谿谷也。谿谷三百六十五穴會，亦應一歲。其小痹淫溢，循脈往來，微鍼所及，與法相同。

王冰曰：内銷骨髓，外破大膕，熱過故致是。若留于骨節之間，津液所湊之處，則骨節之間，髓液皆潰爲膿。故必敗爛筋骨而不得屈伸矣。卷肉縮筋，肋肘不伸，内爲骨痹，外爲不仁，乃邪氣甚盛，真氣不榮，髓溢内消，故爲是也。不足，謂陽氣不足也。寒邪外薄,久積淹留,陽不外勝,内銷筋髓,故曰不足,大寒留于谿谷之中也。若小寒之氣,流行淫溢,隨脈往來爲痺病,用鍼調者,與常法相同爾。

馬蒔曰:此言谿谷亦應一歲之數,其有奇邪爲病,當調之也。應一歲者,言亦有三百六十五也。肉之大會爲谷,故有合谷、陽谷、陰谷、通谷之類。内之小會爲谿,故有解谿、後谿、天谿、俠谿之類。凡谿谷者,所以行榮衛而會大氣也。今邪溢氣壅,脈熱肉敗,漸致爲膿,消髓破䐃,必將爲敗,敗則甚於膿矣。消髓破䐃,卷肉縮筋,内爲骨痺,外爲不仁,命曰不足,大寒留於谿谷故耳。須微鍼刺之,運以常法,則谿谷之病可却也。

張志聰曰:此言肌腠之間,亦所以行榮衛者也。夫肉有大分小分,大分者,如股肱之肉,各有界畔;小分者肌肉之内,皆有文理。然理路雖分,而交相會合,是大分處即是大會處,小分處即是小會處也。分會之間,以行榮衛之氣,故名之曰谿谷。《易》曰:山澤通氣。如山澤之氣,從谿谷以相通大氣宗氣也。愚按榮氣生于中焦,水穀之精流溢于脈中,布散于脈外,專精者行于經隧。經隧者胃之大絡,與五臟六腑之大絡也。是榮氣之有行于脈中,有行于脈外,有同宗氣出于胃之經隧,注于臟腑之大絡,而出于肌腠之間,三者之氣交相會合,故曰以行榮衛,以會大氣。是以上節論脈中之榮氣,與衛氣交通於孫絡之間,此論布散之榮氣,與衛氣宗氣大會于分肉之外,是衛氣之通於脈中,而榮氣之行於脈外者也。夫氣爲陽邪,留於肌腠之氣分,邪正相搏則爲病熱,故有壅膿消破之敗證矣。邪氣淫溢,則正氣自壅,谿谷之氣,與脈相通,故脈熱於内而肉敗於外也。榮衛不行,則血氣留滯而爲癰膿。䐃,足之股肉也,節湊筋骨相連之處,邪留其間,則筋骨必將爲敗矣。此論邪因氣以化熱,故止言熱證而不言熱邪。下論寒邪所客,故曰積寒。積寒留舍,致榮衛不能居其間,寒邪凝滯,又不得正氣以和之,以致肉卷而筋縮也。肋肘乃筋骨之機關,故不得伸舒,邪閉于外,故内爲骨痺;榮衛内逆,故外爲不仁。命曰不足,蓋熱邪淫溢,是屬有餘。寒性凝濇,故爲不足。此大寒之邪,流于谿谷之間,以致筋骨皆爲病也。夫谿谷之間,亦有三百六十五穴會,以應一歲,與孫絡相同,可以微鍼刺取,以瀉其邪。小痺者,謂邪始入於皮膚,未傷筋骨。脈,謂孫絡脈也。邪在皮膚,循脈往來,見而瀉之,與治孫絡之法相同,而亦不必問其穴會之所在也。此言邪之客於人也,必先始於皮膚,次於孫絡,入於肌肉,以及於筋骨,在淺之時,微鍼所及,易於散解,無使其入深而爲大痺也。　張兆璜曰:皮膚爲之不仁,緣榮衛不居於外,不居於外者,逆於脈内也,故此節無脈病。

莫仲超曰:熱邪流行,則榮衛不行,寒邪留舍,則榮衛不居,邪正之不相合也。

帝乃辟左右而起，再拜曰：今日發蒙解惑，藏之金匱，不敢復出。乃藏之金蘭之室，署曰氣穴所在。岐伯曰：孫絡之脈別經者，其血盛而當瀉者，亦三百六十五脈，並注于絡，傳注十二脈絡，非獨十四脈絡也。內解瀉于中者，十脈。解，去聲。

王冰曰：十四絡者，謂十二經絡，兼任脈督脈之絡也。脾之大絡起自于脾，故不幷言之也。解謂骨解之中經絡也，雖則別行，然所受邪，亦隨注瀉於五臟之脈，左右各五，故十脈也。

馬蒔曰：此言孫絡當瀉者衆，而總括于五臟之十穴也。孫絡者，絡之最盛，如子化而爲孫也。孫絡之脈，別其正經，其凡血盛而當瀉者，亦有三百六十五，然始注於一經之絡，而傳注於手足十二經之絡，故名雖有十五絡，其脾之大包有公孫絡在，其陰陽蹻二絡，又盡於膀胱腎經，不必以十四脈爲説，而始知傳注者之遍也。內知當瀉者十脈，止將十脈瀉之，而孫絡之邪盡去矣，又不必取十二絡也。蓋五臟之俞穴，左右各五，故曰十脈也。

張志聰曰：此復申明孫絡之與大絡相通也。夫經脈之支別曰絡脈，絡脈之支別曰孫絡，而孫絡之脈又有與經脈相別，而與大絡相通者，亦三百六十五脈，並注於大絡，復傳注於十二脈絡，非獨十四脈絡也。蓋言十四脈絡之外，而又有十二脈絡。十四脈絡者，十二臟腑與任督之別，共十四大絡也。十二脈絡者，十二臟腑之經正也。是十二經正與十四大絡相通，十四大絡復與三百六十五絡相通，是以邪舍於孫絡，留而不去，閉塞不通，不得入於經流，溢於大絡，而生奇病。故曰以溢奇邪，以通榮衛。十脈者，謂五臟之脈也。此言孫絡三百六十五脈，與十二脈絡，十四大絡，設有邪客於其間者，當從五臟之經脈以瀉解之，蓋諸絡之原本於五臟也。故繆刺篇曰：凡刺之數，先治其經脈，切而從之，審其虛實而調之。不調者經刺之有病，而經不病者繆刺之，因視其皮部有血絡者，盡取之。

張兆璜曰：上節云以痹淫溢，循脈往來，微鍼所及。末結曰內解於中者十脈，是從外而循於內也。繆刺篇曰：先治其經脈，因視其皮部有血絡者，盡取之。是從內而循於外也。蓋邪之中人，始於皮膚孫絡，入筋骨經脈，有留舍於外者，有流溢於內者，有從淺而入深者，有從裏而復出之表者，邪氣淫溢，無有恒常也。

古今圖書集成醫部全録卷二十六

黄帝素問

氣府論篇第五十九

馬蒔曰：氣府者，各經脈氣交會之府也。故有言本經而他經之穴入其中者，止論脈氣所發所會，不以本經别經爲拘也。其穴有多少，亦不拘於本經故耳。前篇論穴，故名氣穴，而此論脈氣所發，故名曰氣府也。

張志聰曰：此篇無問答之辭，而曰論者，伯承上章復論三陽經脈氣所發者，亦三百六十五穴，以應周天之數，然止論手足之三陽而不及於陰也。

足太陽脈氣所發者七十八穴：兩眉頭各一，入髮至項三寸半，旁五，相去三寸，其浮氣在皮中者凡五行，行五，五五二十五。項中大筋兩旁各一，風府兩旁各一，俠背以下至尻尾二十一節十五間各一，五臟之俞各五，六腑之俞各六，委中以下至足小指旁各六俞。行，並音杭。

王冰曰：七十八穴，兼氣浮薄相通者言之，當言九十三穴，非七十八穴也。正經脈會發者七十八穴，浮薄相通者一十五穴，則其數也。兩眉頭各一，謂攢竹穴也。入髮至項三寸半，旁五，相去三寸，謂大杼、風門各二穴也。以上所在，刺灸分壯，與氣穴同法。浮氣，謂氣浮而通之可以去熱者也。五行，謂頭上自髮際中同身寸之二寸，後至項之後者也。二十五者，其中行則顖會、前項、百會、後頂、强間，計五，督脈氣也。次俠旁兩行，則五處、承光、通天、絡却、玉枕各五，本經氣也。又次旁兩行，則臨泣、目窻、正營、承靈、腦空各五，足少陽氣也。兩旁四行，各五則二十穴，中行五則二十五也，其刺灸分壯，與水熱穴同法。項中大筋兩旁，謂天柱二穴也。風府兩旁各一，謂風池二穴也。以上刺灸分壯，與氣穴同法。十五間各一者，今《中誥孔穴圖經》所存者十三穴，左右共二十六，謂附分、魄户、神堂、譩譆、鬲關、魂門、陽綱、意舍、胃倉、肓門、志室、胞肓、秩邊十三也。附分在第二椎下，附項内廉兩旁，各相去俠脊同身寸之三寸，足太陽之會，刺可入同身寸之八分，若灸者，可灸五壯。魄户在第三椎下兩旁上直附分，足太陽脈氣所發，下十二穴並同，正坐取之，刺可入同身寸之五分。神堂在第五椎下兩旁上直魄户，刺可入同身寸之三分。譩譆在第六椎下兩旁上直神堂，以手厭之，令病人呼譩譆之聲，則脈動應手，足太陽脈氣所發，刺可入同身寸之六分，留七呼，灸並如附分法。鬲關在第七椎下兩旁上直譩譆，正坐開肩取之，刺可入同身寸之五分，若灸者，可灸三壯。魂門在第九椎下兩旁上直鬲關，正坐取之，刺灸分壯如鬲關法。陽綱在第十椎下兩旁上直魂門，正坐取之，刺灸分壯如魂門法。意舍在第十一椎下兩旁上直陽綱，正坐取之，刺灸分壯如陽綱法。胃倉在第十二椎下兩旁上直意舍，刺灸分壯如意舍法。肓門在第十三椎下兩旁上直胃倉，刺同胃倉，可灸三十壯。志室在第十椎下兩旁上直肓門，正坐取之。胞肓在第十九椎下兩旁上直志室，伏而取之。秩邊在第二十一椎下兩旁上直胞肓，伏而取之，刺灸分壯並如魄户法。五藏之俞各五：肺俞在第三椎下兩旁，俠脊相去各同身寸之一寸半，刺可入同身寸之三分，留七呼，若灸者，可灸三壯。心俞在第五椎下兩旁，相去及刺如肺俞法。肝俞在第九椎下兩旁，相去及刺如肺俞法，留六呼。脾俞在第十一椎下兩旁，相去及刺如肺俞法。腎俞在第十四椎下兩旁，相去及刺如肺俞法。六府之俞各六：膽俞在第十椎下兩旁，相去同身寸之一寸半，正坐取之，刺可入同身寸之五分，留七呼，灸三壯。胃俞在第十二椎下兩旁，相去及刺如肺俞法。三焦俞在第十三椎下兩旁，相去及刺如膽俞法。大腸俞在第十六椎下兩旁，相去及刺如肺俞法，留六呼。小腸俞在第十八椎下兩旁，相去及刺如肺俞法，留六呼。膀胱俞在第十九椎下兩旁，相去及刺如肺俞法，留六呼。五藏六府之俞若灸者，並可灸三壯。委中以下至足小指旁，各六俞，謂委中、崑崙、京骨、束骨、通谷、至陰六穴也。左右言之，則十二俞也。其所在刺灸，如氣穴法。經言脈氣所發者七十八穴，今此所有兼亡者九十三穴，由此則大數差錯，傳寫有誤也。

馬蒔曰：此言足太陽膀胱經脈氣所發之穴。凡本經與別經有關於脈氣所發者七十八穴，不必盡拘于本經也。攢竹在兩眉頭少陷宛宛中，鍼一分，留三呼，瀉三吸，禁灸。入髮至項三寸半者，蓋自後項上至入髮，則自入髮至項而下，計有三寸半許，其數正如二穴所在也。中乃督脈，旁有四行，俱足太陽經穴，故曰旁五。二穴各開中行一寸半，則在左之穴，至在右之穴，共相去三寸也。大杼在第一椎下兩旁，相去脊中一寸半，鍼三分，留七呼，禁灸。風門在二椎下兩旁，相去脊中各一寸半，鍼五分，留七呼，灸三壯。入髮者，入後髮際也。其浮氣在皮中者凡五行，行五，五五二十五。夫浮氣者，謂氣浮于頭上，在頭上之皮中者，凡有五行，此五行者，太陽經兼中行督脈經及旁行足少陽經而言也。五處，夾中行上星穴一寸半，鍼三分，留七呼，灸三壯。承光，五處後一寸半，鍼三分，禁灸。通天，承光後一寸半，鍼三分，留五呼，灸三壯。絡却，通天後一寸半，鍼三分，留五呼，灸三壯。玉枕，絡却後一寸半，鍼三分，留三呼，灸三壯。天柱係足太陽膀胱經穴，在項後髮際大筋外廉陷中，鍼二分，留三呼，瀉五吸，灸不及鍼。風府係督脈經，風池係足少陽膽經，乃手足少陽陽維之會，鍼三分，灸三壯。俠背以下至尻尾二十一節，言人之項骨有三節，自三節以下至尾骶，共有二十一節，蓋自大椎以下數之耳。十五間各一，謂内有十五椎之間各一穴，則左右計有三十穴，其五臟之俞各五，六腑之俞各六，皆在于其中矣。蓋指肺俞、厥陰俞、心俞、鬲俞、肝俞、膽俞、脾俞、胃俞、三焦俞、腎俞、大腸俞、小腸俞、膀胱俞、中膂内俞、白環俞，共計一十有五也。肺俞：第三椎下兩旁，相去各一寸五分；可對乳引繩度之；又搭手左取右，右取左，當中指末是穴，正坐取之，鍼五分，留七呼，灸至百壯者有之。厥陰俞：一名厥陰，即手厥陰心胞絡之俞也。四椎下兩旁，相去各一寸半，鍼三分，灸七壯。心俞：五椎下兩旁，相去各一寸半，鍼三分，留七呼，禁灸。鬲俞：七椎下兩旁，相去一寸半。《難經曰》：血會鬲俞。上則心俞，心生血，下則肝俞，肝藏血，故鬲俞爲血之會。刺三分，留七呼，灸三壯。胃俞：十三椎下，相去各一寸半，鍼三分，留七呼，灸七壯。腎俞：十四椎下兩旁，相去各一寸半，鍼三分，留七呼，灸以年爲壯。大腸俞：十六椎下兩旁，相去各一寸半，鍼三分，留六呼，灸三壯。小腸俞：十八椎下兩旁，相去各一寸半，鍼三分，留六呼，灸三壯。膀胱俞：十九椎下兩旁，相去各一寸半，鍼三分，留六呼，灸七壯。中膂内俞：二十椎下兩旁，相去各一寸半，鍼三分，留十呼，灸三壯。白環俞：二十一椎下兩旁，相去各一寸半，鍼五分，得氣則先瀉，瀉即補之，不宜灸。委中：在膕中央約文動脈陷中，令人面挺伏地臥取之，鍼五分，留三呼，灸三壯。崑崙：足踝外後起骨上陷中，鍼三分，留十呼，灸三壯。姙婦刺之落胎。京骨：足外側大骨下赤白肉際陷中，鍼三分，留七呼，灸七壯。束骨：足小指肉側本節後赤肉際陷中，鍼三分，留三呼，灸三壯。至陰：足小指外側陷中，鍼二分，留四呼，灸三壯。其肝俞、膽俞、脾俞、三焦俞所在，刺灸分壯並同王注，故不贅。

張志聰曰：脈者血氣之腑，穴者脈氣所發，入髮至項二句，照應末節手足諸魚際脈氣所發者句，皆無各一二字。蓋謂穴乃氣之所發，經外亦可取穴，不必拘於脈中，故下文云，其浮氣在皮中者，五五二十五穴，言太陽之氣浮於皮中，而少陽督脈，皆從太陽之氣，而爲太陽之穴矣。夫脈氣行於脈中，三陽之氣行於脈外，氣循脈而行，脈隨氣而轉，脈氣之相從也。是以太陽之氣，循脈上升於頭項，而中行督脈之五穴，旁兩行太陽經之十穴，又旁兩行少陽經之十穴，皆從太陽之氣，而爲太陽之脈氣所發，是剛健柔順脈隨氣發者也。後六經皆然。彼熱病論傷寒一日，太陽受之，其脈連于風府，故頭項痛腰脊强，此氣循脈而行也。此篇曰，其浮氣在皮中者，五五二十五穴，乃脈隨氣而發也。陰陽血氣，外内相將，雌雄相應者也。復提出臟腑俞者，以三百六十五之脈氣所發，皆本于五臟六腑也。

足少陽脈氣所發者六十二穴：兩角上各二，直目上髮際内各五，耳前角上各一，耳前角下各一，鋭髮下各一，客主人各一，耳後陷中各一，下關各一，耳下牙車之後各一，缺盆各一，腋下三寸，脅下至胠八間各一，髀樞中旁各一，膝以下至足小指次指各六俞。

王冰曰：兩角上各二，謂天衝、曲鬢左右各一也。天衝在耳上如前，同身寸之三分，足太陽少陽二脈之會，刺可入同身寸之三分，若灸可灸五壯。曲鬢在耳上入髮際曲隅陷者中，鼓頷有空，足太陽少陽二脈之會，刺灸分壯如天衝法。直目上髮際内各五，謂臨泣、目窻、正營、承靈、腦空左右是也，所在刺灸分壯，並與水熱穴同法耳。前角上各一，謂頷厭二穴也，在曲角下顳顬之上廉，手足少陽足陽明三脈之會，刺可入同身寸之七分，留七呼，若灸者，可灸三壯，刺深令人耳無所聞。耳前角下各一，謂懸釐二穴也，在曲角上顳顬之下廉，手足少陽陽明四脈之交會，刺可入同身寸之三分，留七呼，若灸者，可灸三壯。鋭髮下各一，謂和髎二穴也，在耳前鋭髮下横動脈，手足少陽二脈之會，刺可入同身寸之三分，若灸者可灸三壯。客主人二穴，在耳前上廉起骨，開口有空，手足少陽足陽明三脈之會，刺可入同身寸之三分，留七呼，若灸者，可灸三壯。耳後陷中各一，謂翳風二穴，在耳後陷中，按之引耳中，手足少陽二脈之會，刺可入同身寸之三分，若灸者，可灸三壯。下關穴在耳下。牙車之後各一，謂頰車二穴也。刺灸分壯，並與氣穴同法。缺盆，穴名，在肩下横骨陷者中，足陽明脈氣所發，刺可入同身寸之二分，留七呼，若灸者，可灸三壯，太深令人逆息。腋下三寸，同身寸也，腋下謂淵腋、輒筋、天池；脅下至胠，則日月、章門、帶脈、五樞、維道、居髎，九穴，左右共計十八穴也。淵腋在腋下同身寸之三寸宛宛中，足少陽脈氣所發，舉臂得之，刺可入同身寸之三分，禁不可灸。輒筋在腋下同身寸之三寸，復前行同身寸之一寸著脅，足少陽脈氣所發，刺可入同身寸之六分，若灸者，可灸三壯。天池在乳後同身寸之二寸，腋下三寸，著脅直腋撅肋間，手心主足少陽二脈之會，刺可入同身寸之三分，若灸者可灸三壯。日月，膽募也，在第三肋端横直心蔽骨旁，各同身寸之二寸五分，上直兩乳，期門下五分，手足太陰少陽二脈之會，刺可入同身寸之七分，若灸者，可灸五壯。章門，脾募也，在季肋端，足厥陰少陽二脈之會，側臥，屈上足伸下足，舉臂取之，刺可入同身寸之八分，留六呼，若灸者，可灸三壯。帶脈在季肋下同身寸之一寸八分陷中，足少陽帶脈二經之會，刺可入同身寸之六分，若灸者，可灸五壯。五樞在帶脈下同身寸之三寸，足少陽帶脈二經之會，刺可入同身寸之一寸，若灸者，可灸五壯。維道在章門下同身寸之五寸三分，足少陽帶脈二經之會，刺灸分壯如章門法。居髎在章門下同身寸之八寸三分骼骨上陷者中，陽蹻足少陽二脈之會，刺灸分壯如維道法。所以謂八間者，自腋下三寸至季肋，凡八肋骨也。髀樞中旁各一，謂環跳二穴也。膝以下至足小指次指各六俞，謂陽陵泉、陽輔、坵墟、臨泣、俠谿、竅陰六穴也。左右言之，則十二俞也。其所在刺灸分壯，並與氣穴同法。

馬蒔曰：此言足少陽膽經脈氣所發之穴名。凡本經與別經有關于脈氣所發者，計六十二穴，不必盡拘于本經也。髀樞中旁各一，謂環跳穴也。蓋環跳在髀樞之中旁各一者，言左右各一，非謂環跳在髀樞中旁也。天衝在耳後髮際二寸，鍼三分，灸三壯。曲鬢在耳上髮際曲隅陷中，鼓頷有空，鍼三分，灸三壯。頷厭在曲角上顳顬之上廉，刺三分，留七呼，灸三壯。客主人一名上關，在耳前起骨上廉，開口有空，張口得之，禁刺灸。翳風在耳後尖角陷中，按之引耳中痛，令人口咬錢二十文，取穴鍼三分，灸七壯。下關在客主人下耳前動脈下廉，合口有空，開口則閉，閉口有穴，鍼三分，留七呼，灸三壯。頰車在耳下曲頰端近前陷中，開口有空，鍼三分，灸三壯。輒筋期門下五分陷中，第三肋端，横直蔽骨旁二寸半，上直兩乳，側臥，屈上足取之，鍼五分，灸五壯。天池，手厥陰心包絡經穴，腋下三寸，乳後一寸，著脅直腋撅肋間，鍼二分，灸三壯。章門係足厥陰肝經，季脅肋端，臍上二寸，兩旁開九寸，側臥肘尖盡處是穴，刺八分，留六呼，灸三壯。環跳，側臥，伸下足屈上足，以右手摸穴，左搖撼取之爲得。陽陵泉在膝下一寸胻外廉陷中，端坐取之。陽輔，足外踝上四寸輔骨前，從骨角三分，去坵墟七寸，鍼五分，留七呼，灸三壯。坵墟，足外踝下如前陷中，在臨泣二寸，鍼五分，留七呼，灸三壯。臨泣，足小指次指本節後間陷中，去俠谿一寸五分，鍼二分，留五呼，灸三壯。俠谿，足小指次指岐骨間本節前陷中，鍼三分，留三呼，灸三壯。竅陰，足小指次指之端，去爪甲如韭葉，鍼一分，留二呼，灸三壯。懸釐、和髎、缺盆、淵掖、日月、帶脈、五樞、維道、居髎所在，刺灸分壯，並同本節王注。臨泣、目窻、正營、承靈、腦空所在，刺灸分壯亦同王注。見後水熱穴篇。

張志聰曰：夫太陽之氣，升上於頭項；少陽之氣，上升於頭顖。故此五脈從太陽之氣，則爲太陽之氣所發；從少陽之脈，則爲少陽之脈氣所發也。按邪氣臟腑篇曰：諸陽之會，皆在於頭面。邪中於面則下陽明，中於項則下太陽，中於頰則下少陽。中者謂始中於三陽氣分，下者謂下於三陽之脈中。手足三陽之脈，盤錯於頭面頸頰之間，而手足三陽之氣，分部於頭面項頰之上，是以手少陽足陽明之脈，交過於足少陽之部署，而皆爲足少陽之脈氣所發，餘經皆然。

張兆璜曰：太陽之氣，在頭正中而下於後項。少陽之氣，在頭兩旁，連於兩頰，而下於兩肩。陽明之氣，在面而下於膺喉。在經脈亦然，而支別則互相交錯於耳鼻前後上下之間。

足陽明脈氣所發者六十八穴：額顱髮際旁各三，面鼽骨空各一，大迎之骨空各一，人迎各一，缺盆外骨空各一，膺中骨間各一，俠鳩尾之外當乳下三寸俠胃脘各五，俠齊廣三寸各三，下齊二寸俠之各三，氣街動脈各一，伏菟上各一，三里以下至足中指各八俞，分之所在穴空。 鼽，音求。齊，臍同。

王冰曰：額顱髮際旁各三，謂懸顱、陽白、頭維，左右共六穴也，正面髮際横行數之。懸顱在曲角上顳顬之中，足陽明脈氣所發，刺可入同身寸之三分，留三呼，若灸者，可灸三壯。陽白在眉上同身寸之一寸，直瞳子，足陽明、陰維二脈之會，刺可入同身寸之三分，灸三壯。頭維在額角髮際，俠本神兩旁，各同身寸之一寸五分，足少陽陽明二脈之交會，刺可入同身寸之五分，禁不可灸。面鼽骨空各一，謂四白穴也，在目下同身寸之一寸，足陽明脈氣所發，刺可入同身寸之四分，不可灸。大迎，穴名，在曲頰前，同身寸之一寸三分骨陷者中動脈，又以口下當兩肩是穴，足陽明脈氣所發，刺可入同身寸之三分，留七呼，若灸者，可灸三壯。人迎，穴名，在頸俠結喉旁，大脈動應手，足陽明脈氣所發，刺可入同身寸之四分，過深殺人，禁不可灸。缺盆外骨空各一，謂天髎二穴也，在肩缺盆中上伏骨之陬陷者中，手足少陽陽維三脈之會，刺可入同身寸之八分，若灸者，可灸三壯。膺中骨間各一，謂膺窗等六穴也。膺窗在胷兩旁俠中行，各相去同身寸之四寸巨骨下同身寸之四寸八分陷者中，足陽明脈氣所發，仰而取之，刺可入同身寸之四分，若灸者，可灸五壯。此穴之上，又有氣户、庫房、屋翳，下又有乳中、乳根。氣户在巨骨下下直膺窗，去膺窗上同身寸之四寸八分。庫房在氣户下同身寸之一寸六分。屋翳在氣户下同身寸之三寸二分，下即膺窗也，膺窗之下即乳中。乳中穴下同身寸之一寸六分陷者中，則乳根穴 並足陽明脈氣所發，仰而取之。乳中禁不可灸刺，灸刺之不幸生蝕瘡，瘡中有清汁膿血者可治，瘡中有瘜肉若蝕瘡者死。餘五穴並刺可入同身寸之四分，若灸者可灸三壯。俠鳩尾之外，當乳下三寸俠胃脘各五，謂不容、承滿、梁門、關門、太乙五穴，左右共十六穴也，俱俠腹中行兩旁，相去各同身寸之四寸，並足陽明脈氣所發，刺可入同身寸之八分，若灸者可灸五壯。廣，謂去齊横廣也。廣三寸者，各如太乙之遠近也。各三，謂滑肉門、天樞、外陵也。滑肉門在太乙下同身寸之一寸，天樞在滑肉門下同身寸之一寸，正當於齊，外陵在天樞下同身寸之一寸，并足陽明脈氣所發。天樞刺可入同身寸之五分，留七呼。滑肉門、外陵各刺可入同身寸之八分，若灸者並可灸五壯。下齊二寸，則外陵下同身寸之一寸大巨穴也。各三者，謂大巨、水道、歸來也。大巨在外陵下同身寸之一寸，足陽明脈氣所發，刺可入同身寸之八分，若灸者，可灸五壯。水道在大巨下同身寸之三寸，足陽明脈氣所發，刺可入同身寸之二寸半，若灸者，可灸五壯。歸來在水道下同身寸之二寸，刺可入同身寸之八分，若灸者，可灸五壯。氣街，穴名，在毛際兩旁歸來下鼠鼷上，同身寸之一寸脈動應手，足陽明脈氣所發，刺可入同身寸之三分，留七呼，若灸者，可灸三壯。伏菟上各一，謂髀關二穴也，在膝上伏菟後交分中，刺可入同身寸之六分，若灸者，可灸三壯。三里以下至足中指各八俞，謂三里、巨虚上廉、巨虚下廉、解谿、衝陽、陷谷、内庭、厲兑八穴也。左右言之，則十六俞也。巨虚上廉，足陽明與大腸合；巨虚下廉，足陽明與小腸合也，其所在刺灸分壯與氣穴同法。所謂分之所在穴空者，足陽明脈自三里穴分而下行，其直者循胻過跗，入中指，出其端則厲兑也。其支者與直者，俱行至足跗上，入中指次間，故云分之所在穴空也。言分而各行往指間穴空處也。

馬蒔曰：此言足陽明胃經脈氣所發之穴，凡本經與别經有關于脈氣所發者，計六十八穴，不必盡拘于本經也。其懸顱，陽白，係足少陽膽經穴也。懸顱在曲角下顳顬上廉，鍼三分，留三呼，刺深令人耳無所聞。陽白眉上一寸直瞳子，鍼二分，灸三壯。頭維額角入髮際本神旁一寸半，神庭旁四寸半，鍼三分，禁灸。四白在目下一寸直瞳子，鍼三分，如鍼太深，令人目烏。人迎在頸大脈動應手，夾結喉兩旁一寸半，禁鍼。天髎在肩缺盆上骨際陷中，缺盆上起肉，是穴若誤鍼陷中，令人卒死。氣户在柱骨下，俞府兩旁各二寸陷中，鍼三分，留三呼，灸三壯。庫房，氣户下一寸六分陷中，鍼三分，灸五壯。屋翳，庫房下一寸六分陷中，鍼二分灸五壯。膺窻，屋翳下一寸六分陷中，鍼四分，灸五壯。乳中，當乳中是穴，刺三分，禁灸。不容、承滿、梁門、關門、太乙，此五穴去中行各三寸，不容、幽門旁相去一寸半，第四肋端下，至下承滿、梁門、關門、太乙上下相去各一寸。其不容鍼五分，灸五壯，承滿鍼三分，灸五壯，梁門鍼三分，灸五壯。關門太乙俱鍼八分，灸五壯。滑肉門在太乙下一寸一分，夾臍下至天樞，去中行各三寸，鍼八分，灸五壯。天樞夾臍兩旁各二寸陷中，《千金》云：魂魄之舍不可鍼，灸五壯。外陵，天樞下一寸，去中行各二寸，鍼三分，灸五壯。大巨，外陵下一寸，鍼三分，灸五壯。水道，大巨下二寸，鍼三分，灸五壯。歸來，水道下二寸，鍼五分，灸五壯。八俞者，謂三里、巨虛上廉、巨虛下廉、解谿、衝陽、陷谷、內庭、厲兑也。三里在膝下三寸胻骨外廉大筋內宛宛中，鍼五分，灸七壯，可至百壯。上廉一名上巨虛，三里下三寸，鍼二分，灸七壯。下廉一名下巨虛，上廉下三寸，鍼三分，灸七壯。解谿，衝陽後一寸半腕上陷中，刺五分，留五呼，灸三壯。衝陽足跗上五寸，去陷谷三寸，鍼三分，灸三壯。陷谷，足大指次指下本節後陷中，鍼五分，灸三壯。內庭，足大指次指外間陷中，鍼三分，灸三壯。厲兑，足大指次指端，去爪甲如韭葉，鍼一分，灸三壯。乳根、氣街、髀關，所在刺灸分壯並同王注。

手太陽脈氣所發者三十六穴：目內眥各一，目外各一，鼽骨下各一，耳郭上各一，耳中各一，巨骨穴各一，曲腋上骨穴各一，柱骨上陷者各一，上天窗四寸各一，肩解各一，肩解下三寸各一，肘以下至手小指本各六俞。

鼽，當作頄。

王冰曰：目內眥各一，謂睛明二穴也，在目內眥，手、足太陽，足陽明，陰蹻，陽蹻五脈之會，刺可入同身寸之一分，留六呼，若灸者，可灸三壯。目外各一，謂瞳子髎二穴也，在目外去眥同身寸之五分，手太陽，手、足少陽三脈之會，刺可入同身寸之三分，若灸者，可灸三壯。鼽骨下各一，謂顴髎二穴也，在面頄骨下陷者中，手太陽、少陽二脈之會，刺可入同身寸之三分。耳郭上各一，謂角孫二穴也，在耳上郭表之中間上，髮際之下，開口有空，手太陽手足少陽三脈之會，刺可入同身寸之三分，若灸者，可灸三壯。耳中各一，謂聽宮二穴也，所在刺灸分壯，與氣穴同法。巨骨，穴名，在肩端上行兩叉骨間陷者中，手陽明蹻脈二經之會，刺可入同身寸之一寸半，若灸者，可灸三壯。曲腋上骨穴各一，謂臑俞二穴也，在肩臑後大骨下胛上廉陷者中，手太陽陽維蹻脈三經之會，舉臂取之，刺可入同身寸之八分，若灸者，可灸三壯。柱骨上陷者各一，謂肩井兩穴，在肩上陷解中，缺盆上，大骨前，手足少陽陽維三脈之會，刺可入同身寸之一寸五分，若灸者，可灸三壯。上天窗四寸各一，謂天窗、竅陰四穴也，所在刺灸分壯，與氣穴同法。肩解各一，謂秉風二穴也，在肩上小髃骨後，舉臂有空，手太陽陽明手足少陽四脈之會，舉臂取之，刺可入同身寸之五分，若灸者，可灸三壯。肩解下三寸各一，謂天宗二穴也，在秉風後大骨下陷者中，手太陽脈氣所發，刺可入同身寸之五分，留六呼，若灸者，可灸三壯。肘以下至手小指本各六俞皆起于指端，經言至小指本，則以端爲本，言上之本也，下文陽明少陽同也。六俞，謂小海、陽谷、腕骨、後谿、前谷、少澤六穴也。左右言之，則十二俞也。其所在刺灸分壯，與氣穴同法。

馬蒔曰：此言手太陽小腸經脈氣所發之穴，凡本經與别經有關於脈氣所發者，計有三十六穴，不必盡拘於本經也。睛明，在内眥外一分宛宛中，鍼一分，禁灸。顴髎，在面頄骨下廉鋭骨端陷中，鍼三分，禁灸。角孫，在耳郭中間上郭下，開口有空，鍼七分，灸三壯。聽宫，耳中珠子大如赤小豆，鍼一分，灸三壯。巨骨穴，在肩尖端上行兩叉骨罅間，禁鍼，灸一壯。肩井，在肩上陷中缺盆上大骨前一寸半，禁灸，刺亦慎之。天窻，在頸大筋間前曲頰下扶突後，動脈應手，鍼三分，灸三壯。竅陰，完骨上枕骨下，動摇有空，鍼三分，灸三壯。天髎，外肩上小髃後，舉臂有空，鍼五分，灸五壯。小海，在肘内大骨外，去肘端五分陷中，鍼三分，留七呼，灸五壯。陽谷，手外側腕中鋭骨下，鍼二分，留三呼，灸三壯。腕骨，手外側腕前起骨下陷中，鍼二分，留三呼，灸三壯。後谿，手小指外側本節後陷中，捏拳取之，鍼一分，留二呼，灸一壯。前谷，手小指外側本節前陷中，鍼一分，留三呼，灸三壯。少澤，手小指端外側，去爪甲角下一分陷中，鍼一分，留二呼，灸一壯。瞳子髎、臑會、肩井、天宗，所在刺灸分壯，並同王注。

手陽明脈氣所發者二十二穴：鼻空外廉項上各二，大迎骨空各一，柱骨之會各一，髃骨之會各一，肘以下至手大指次指本各六俞。

王冰曰：鼻空外廉項上各二，謂迎香、扶突各二穴也。迎香在鼻下孔旁五分，手足陽明二脈之會，刺可入同身寸之三分。扶突在曲頰下同身寸之一寸，人迎後一寸半，手陽明脈氣所發，仰而取之，刺可入同身寸之四分，若灸者，可灸三壯。大迎所在刺灸分壯，已見本篇。柱骨之會各一，謂天鼎二穴也，在頸缺盆上，直扶突，氣舍後同身寸之半寸，手陽明脈氣所發，刺可入同身寸之四分，若灸者，可灸三壯。髃骨之會各一，謂肩髃二穴也。肘以下至手大指、次指本各六俞，謂三里、陽谿、合谷、三間、二間、商陽六穴也，左右言之，則十二俞也。所在刺灸分壯，並與氣穴同法。

馬蒔曰：此言手陽明大腸經脈氣所發之穴，凡本經與别經有關於脈氣所發者，計二十二穴，不必盡拘於本經也。迎香，鼻下空旁五分，鍼三分，留三呼，不宜灸。扶突在頸當曲頰下一寸，人迎後一寸半，鍼三分，灸三壯。天鼎，在頸缺盆上扶突後一寸，鍼三分，灸七壯。肩髃，在膊骨頭肩端上兩旁罅間陷者宛宛中，舉臂取之，鍼六分，留七呼，灸七壯。三里，一名手三里，曲池下二寸，鍼二分，灸三壯。陽谿，腕中上側兩筋間陷中，鍼三分，留七呼，灸三壯。合谷，手大指次指岐骨間陷中，鍼三分，留六呼，灸三壯。三間，食指本節後内側陷中，鍼三分，留三呼，灸三壯。二間，食指本節前内側陷間，鍼三分，留六呼，灸三壯。商陽，手大指次指内

側，去爪甲角如韭葉，鍼一分，留一呼，灸一壯。大迎已見本篇

手少陽脈氣所發者三十二穴：鼽骨下各一，眉後各一，角上各一，下完骨後各一，項中足太陽之前各一，俠扶突各一，肩貞各一，肩貞下三寸分間各一，肘以下至手小指次指本各六俞。

王冰曰：鼽骨下各一，謂顴髎二穴也，所在刺灸分壯，與手太陽脈同法。此穴手少陽太陽脈氣俱會於中，等無優劣，故重説於此，下有者同。眉後各一，謂絲竹空二穴，在眉後陷者中，手少陽脈氣所發，刺可入同身寸之三分，留六呼不可灸，灸之不幸，使人目小及盲。角上各一，謂懸釐二穴也，此與足少陽脈中同以是二脈之會也。下完骨後各一，謂天牖二穴也，所在刺灸分壯，與氣穴同法。項中足太陽之前各一，謂風池二穴也，在耳後陷者中，按之引於耳中，手足少陽脈之會，刺可入同身寸之四分，若灸者，可灸三壯。俠扶突各一，謂天窻二穴也，在曲頰下扶突後，動脈應手陷者中，手太陽脈氣所發，刺可入同身寸之六分，若灸者，可灸三壯。肩貞，穴名，在肩曲胛下兩骨解間，肩髃後陷者中，手太陽脈氣所發，刺可入同身寸之八分，若灸者，可灸三壯。肩貞下三寸分間各一，謂肩髎、臑會、消濼各二穴也，其穴名在肉分間也。肩髎在肩端臑上斜，舉臂取之，手少陽脈氣所發，刺可入同身寸之七分，若灸者，可灸三壯。臑會在臂前廉去肩端同身寸之三寸，手陽明少陽二絡氣之會，刺可入同身寸之五分，若灸者，可灸五壯。消濼在肩下臂外關腋斜肘分下行間，手少陽脈之會，刺可入同身寸之五分，若灸者，可灸三壯。肘以下至手小指次指本各六俞，謂天井、支溝、陽池、中渚、液門、關衝六穴也，左右言之，則十二俞也，所在刺灸分壯，與氣穴同法。

馬蒔曰：此言手少陽三焦經脈氣所發之穴，凡本經與別經有關於脈氣所發者計三十二穴，不必盡拘於本經也。天牖在耳後入髮際四分，鍼二分，灸七壯。風池在耳後腦空下髮際陷中，鍼七分，留三呼，灸三壯。肩貞在曲胛兩骨解間，肩髃後陷中，鍼五分，灸三壯。肩髎當缺盆上突起肉，灸三壯，鍼宜慎。消濼在肩下臂外間腋斜肋分下，鍼一分，灸三壯。天井在肘外大骨後肘上一寸，輔骨上兩筋叉罅中，鍼三分，灸五壯。支溝，腕後臂外三寸兩骨間陷中，鍼二分，留七呼，灸三壯。外關，腕後二寸兩筋間，陽池上一寸，鍼三分，留七呼，灸二壯。陽池，手表腕上陷中，從指本節直摸下至腕中心，鍼二分，留六呼，禁灸。中渚，手小指次指本節後間陷中，鍼二分，留三呼，灸三壯。液門，手小指次指本節間陷中，捏拳取之，鍼二分，留三呼。關衝，手小指次指端，去爪甲如韭葉，鍼一分，留三呼，灸一壯。顴髎、絲竹空、懸釐、天窻、臑會，所在刺灸分壯，並同王注。

督脈氣所發者二十八穴：項中央二，髮際後中八，面中三，大椎以下至尻尾及旁十五穴。至骶下凡二十一

節，脊椎法也。

王冰曰：項中央二，謂風府、瘖門二穴也。風府在項上入髮際，同身寸之一寸大筋内宛宛中，督脈陽維之會，刺可入同身寸之四分，留三呼，不可妄灸，灸之不幸，令人瘖。瘖門在項髮際宛宛中，去風府同身寸之一寸，督脈陽維二經之會，仰頭取之，刺可入同身寸之四分，禁不可灸，灸之令人瘖。髮際後中八，謂神庭、上星、顖會、前頂、百會、後頂、强間、腦户八穴也。其正髮際之中也。神庭在髮際直鼻，督脈足太陽陽明脈三經之會，禁不可刺，若刺之令人癲疾，目失睛，若灸者，可灸三壯。上星在顱上直鼻中央入髮際，同身寸之一寸陷者中，容豆。顖會在上星後同身寸之一寸陷者中。前頂在顖會後同身寸之一寸五分骨間陷者中。百會在前頂後同身寸之一寸五分，頂中央旋毛中陷容指，督脈足太陽之交會。後頂在百會後同身寸之一寸五分。强間在後頂後同身寸之一寸五分。腦户在强間後同身寸之一寸五分，督脈足太陽之會，不可灸。此八者，並督脈氣所發也。上星、百會、强間、腦户，各刺可入同身寸之三分，上星留六呼，腦户留三呼，餘穴並刺可入同身寸之四分，若灸者，可灸五壯。面中三，謂素髎、水溝、齗交三穴也。素髎在鼻柱上端，督脈氣所發，刺可入同身寸之三分。水溝在鼻柱下人中，直脣取之，督脈手陽明之會，刺可入同身寸之二分，留六呼，若灸者，可灸三壯。齗交在脣内齒上齗縫，督脈任脈二經之會，可逆刺之，入同身寸之三分，若灸者，可灸三壯。此三者，正居面左右之中也。大椎以下至尻尾及旁十五穴，謂大椎、陶道、身柱、神道、靈臺、至陽、筋縮、中樞、脊中、懸樞、命門、陽關、腰俞、長强、會陽十五俞也。大椎在第一椎上陷者中，三陽督脈之會，陶道在項大椎節下間，身柱在第三椎節下間，神道在第五椎節下間，靈臺在第六椎節下間，至陽在第七椎節下間，筋縮在第九椎節下間，中樞在第十椎節下間，脊中在第十一椎節下間，並俛而取之。脊中禁不可灸，令人僂。懸樞在第十三椎節下間，命門在第十四椎節下間，並俛而取之。陽關在第十椎節下間，坐而取之。腰俞在第二十一椎節下間，長强在脊骶端，督脈別絡少陰二脈所結會。陽穴在陰尾骨兩旁，凡此十五者，並督脈氣所發。腰俞、長强，各刺可入同身寸之二分，留七呼。懸樞刺可入同身寸之三分，會陽刺可入同身寸之八分，餘並刺可入同身寸之五分。陶道、神道，各留五呼。陶道、身柱、神道、筋縮，可灸五壯。大椎可灸九壯，餘並可灸三壯。至骶下凡二十一節，通項骨三節，即二十四節。

馬蒔曰：此言督脈經脈氣所發之穴，與別經有關脈氣所發者，計二十八穴，不盡本經也。瘖門，一名瘂門，在風府後一寸，入髮際五分中央宛宛中，入繫舌本，鍼三分，禁灸，令人瘂。顖會在上星後一寸陷中，鍼二分，留三呼，得氣即瀉，人八歲已下，不宜鍼，灸二七壯至七七壯，初灸不痛，病去即痛。前頂在上星後一寸半陷中，鍼一分，灸三壯。百會在前頂後一寸半，頂中央略退些子，猶天之極星居北，鍼一分，灸三壯。後頂在百會後一寸半，鍼二分，灸五壯。强間在後頂後一寸半，鍼二分，灸五壯。腦户在强間後一寸半，鍼三壯，禁灸，令人瘂。素髎，一名面正，在鼻柱上端準頭，鍼一分，禁灸。水溝，一名人中，在鼻柱下，近鼻孔陷中，鍼三分，留六呼，灸三壯。大椎在一椎上陷中，鍼五分，留三呼，瀉五吸，灸以年爲壯。脊中在十一椎下間，鍼五分，禁灸。長强在脊骶端，鍼三分，可灸三十壯。會陽在陰尻骨兩旁，屬足太陽膀胱經，左右有二穴，鍼八分，灸五壯。脊椎法者，謂自大椎以下，至尻尾共二十一節，此乃取脊中各椎之法也。然大椎之上，有項骨三節，則總計爲二十四節也。人言應二十四氣者以此。風府、神庭、上星、齗交、陶道、身柱、神道、靈臺、至陽、筋縮、中樞、懸樞、命門、陽關、腰俞，所在刺灸分壯，並同王注。

任脈之氣所發者二十八穴：喉中央二，膺中骨陷中各一，鳩尾下三寸，胃脘五寸，胃脘以下至横骨六寸半一，腹脈法也。下陰别一，目下各一，下脣一，齗交一。

王冰曰：喉中央二，謂廉泉、天突二穴也。廉泉在頷下結喉上舌本下，陰維任脈之會，刺可入同身寸之三分，留三呼，若灸者，可灸三壯。天突在頸結喉下同身寸之四寸中央宛宛中，陰維任脈之會，低鍼取之。刺可入同身寸之一寸，留七呼，若灸者，可灸三壯。膺中骨陷中各一，謂璇璣、華蓋、紫宫、玉堂、膻中、中庭六穴也。璇璣在天突下同身寸之一寸，華蓋在璇璣下同身寸之一寸，紫宫、玉堂、膻中、中庭各相去同身寸之一寸六分陷者中，並任脈氣所發，仰而取之，各刺可入同身寸之三分，若灸者，可灸五壯。鳩尾，心前穴名，其正當心蔽骨之端，言其骨垂下，如鳩鳥尾形，故以爲名也。鳩尾下有鳩尾、巨闕、上脘、中脘、建里、下脘、水分、齊中、陰交、脖胦、丹田、關元、中極、曲骨十四俞也。鳩尾在臆前蔽骨下同身寸之五分，任脈之别，不可灸刺。無蔽骨者，從岐骨際下行同身寸之一寸。下次巨闕、上脘、中脘、建里、下脘、水分，遞相去同身寸之一寸。上脘則足陽明手太陽之會，中脘則手太陽少陽足陽明三脈所生也。齊中禁不可刺，刺之使人齊中惡瘍潰矢出者，死不治。陰交在齊下同身寸之一寸，任脈陰衝之會。脖胦在齊下同身寸之一寸。丹田，三焦募也，在齊下同身寸之二寸。關元，小腸募也，在齊下同身寸之三寸，足三陰任脈之會也。中極在關元下一寸，足三陰之會也。曲骨在横骨上，中極下，毛際中，同身寸之一寸，足厥陰之會。凡此十四者，並任脈氣所發。建里、丹田並刺，可刺入同身寸之六分，留七呼。上脘、陰交並刺，可入同身寸之八分。下脘、水分並刺，可入同身寸之一寸。中脘、脖胦並刺，可入同身寸之一寸二分。曲骨刺可入同身寸之一寸半，留七呼。餘並刺可入同身寸之一寸二分。若灸者，關元、中脘各可灸七壯，齊中、中極、曲骨各三壯，餘並可五壯。至鳩下，至陰間，並任脈主之，此腹脈法也。下陰別一，謂會陰一穴也。自曲骨下至陰，陰之下，兩陰之間，則此穴也，是任脈別絡俠督脈者衝脈之會，故曰，下陰別一也。刺可入同身寸之二寸，留七呼，若灸者，可灸三壯。目下各一，謂承泣二穴也，在目下同身寸之七分上直瞳子，陽蹻任脈足陽明三經之會，刺可入同身寸之三分，不可灸。下脣一，謂承漿穴也，在頤前下脣之下陷中，足陽明脈任脈之會，開口取之，刺可入同身寸之二分，留五呼，若灸者，可灸三壯。

馬蒔曰：此言任脈氣所發之穴也。廉泉在頷下結喉上四寸中央，仰面取之，刺一分，留七呼，灸三壯。天突在結喉下四寸宛宛中，鍼五分，留三呼，灸三壯。紫宮在華蓋下一寸六分陷中，鍼三分，灸七壯。膻中在玉堂下一寸六分兩乳間陷中，禁鍼，灸七壯。中庭在膻中下一寸六分陷中，鍼三分，灸三壯。鳩尾下三寸，胃脘五寸，言鳩尾下一寸曰巨闕，又下一寸半，曰上脘，今曰三寸者，正以鳩尾上之蔽骨數起也。鳩尾下三寸半，爲胃之中脘，今五寸者，字之訛也。以下至横骨，言自中脘以下，有建里、下脘、水分、神闕、陰交、氣海、石門、關元、中極、曲骨等穴，共計一十三寸，今曰六寸半一者，疑一當爲二，六寸半者二，則爲十三寸也。此乃腹部中行之脈法耳。巨闕在鳩尾下一寸，鍼六分，留七呼，灸七壯。上脘在巨闕下一寸五分，去蔽骨二寸，鍼八分，灸二七壯。中脘在上脘下一寸，臍上四寸，鍼八分，灸七壯。建里在中脘下一寸，臍上三寸，鍼五分，灸五壯。下脘在建里下一寸，臍上二寸，鍼八分，留三呼，灸二七壯。水分在下脘下一寸，臍上一寸，鍼五分，留三呼，灸七七壯。陰交在臍下一寸，鍼八分，灸三七壯。氣海在臍下一寸半，鍼八分，灸七壯。石門一名丹田，在臍下二寸，鍼五分，灸七壯。婦人禁鍼灸，犯之無子。關元臍下三寸，鍼八分，留三呼，瀉五吸，灸百壯。妊婦禁鍼。中極在關元下一寸，臍下四寸，鍼八分，留七呼，灸三七壯。曲骨在中極下一寸横骨之上，毛際中，鍼六分，灸七壯至七七壯。會陰在曲骨之下，兩陰之間則此穴耳，禁鍼，灸三壯。承泣在目下七分上直瞳子，禁鍼，灸三壯。璇璣、華蓋、玉堂、鳩尾、神闕、承漿、齗交，所在刺灸分壯，並同王注。

張志聰曰：胃脘者，言上脘、中脘、下脘，皆胃之脘也。此言蔽骨以下，至胃之上脘計三寸間，有鳩尾巨闕之穴，自臍之中央，至胃之上脘五寸間，有上脘、中脘、建里、水分之穴，自胃之下脘至横骨毛際横紋間，計六寸半，有下脘、水分、神闕、陰交、氣海、石門、關元、中極、曲骨之穴。一者，謂六寸半之零一分也。蓋以量盡處取穴，而上下穴間有一分之餘也。所取腹穴之法，上以蔽骨，下以横骨，中以臍之中央爲準，各分而度之也。下陰别一，謂下兩陰之間，别有一穴，名曰會陰。齗交穴一，在脣内齒下齗縫中，蓋上古以齗交有二，督脈之齗交入上齒，任脈之齗交入下齒也，以上下之齗齒相交，故名齗交。以上共二十七穴，尚少一穴，愚謂脖胦乃臍下另有一穴，非氣海也。

衝脈氣所發者二十二穴：俠鳩尾外各半寸，至齊寸一；俠臍下旁各五分，至横骨寸一，腹脈法也。

王冰曰：衝脈氣所發者二十二穴，俠鳩尾外各半寸，至齊寸一，謂幽門、通谷、陰都、石關、商曲、肓俞六穴，左右則十二穴也。幽門俠巨闕兩旁，相去各同身寸之半寸陷者中，下五穴各相去同身寸之一寸，並衝脈足少陰二經之會，各刺可入同身寸之一寸，若灸者，可灸五壯。俠齊下旁各五分，至横骨寸一，腹脈法也，謂中注、髓府、胞門、陰關、下極五穴，左右則十穴也。中注在肓俞下同身寸之五分，上直幽門，下四穴各相去同身寸之一寸，並衝脈足少陰二經之會，各刺可入同身寸之一寸，若灸者，可灸五壯。

馬蒔曰：此言衝脈經脈氣所發之穴也。通谷在幽門下一寸，俠上脘五分，鍼五分，灸五壯。陰都在通谷下一寸，中脘旁五分，鍼三分，灸三壯。石關在陰都下一寸，去中行五分，鍼一寸，灸三壯。商曲在石關下一寸，去中行五分，鍼一寸，灸五壯。肓俞在商曲下一寸，去齊五分，鍼一寸，灸五壯。至齊寸一，言已上之穴，至齊上下相去各一寸也。中注在肓俞下一寸，去中行一寸半，鍼一分，灸五壯。四滿一名髓中，一名髓府，在中注下一寸，去中行一寸半，鍼三分，灸三壯。氣穴一名胞門，又名子户，四滿下一寸，去中行一寸半，鍼三分，灸三壯。大赫一名陰關，又名陰維，氣穴下一寸，去中行一寸半。下極一名横骨，大赫下一寸，肓俞下五寸，去中行一寸半，鍼一寸，灸五壯。其曰旁五分者，當云一寸五分也。至横骨寸一者，言至横骨每穴各一寸也。此乃腹中二行之脈法耳。幽門所在刺灸分壯，並同王注。

張志聰曰：衝脈之俠齊下兩旁，各開五分，每穴相去一寸，此取腹脈之法。蓋腹穴無陷中可取，止可以分寸度量，上以蔽骨鳩尾，中以齊中，下以横骨爲準繩也。

足少陰舌下。

王冰曰：足少陰舌下二穴，在人迎前陷中，動脈前，是日月本左右二穴也。足少陰脈氣所發，刺可入同身寸之四分。

馬蒔曰：此言腎經有脈氣所發之穴也。按刺瘧篇第二十一節，有刺舌下出血。又云舌下兩脈者，廉泉也。此雖係任脈經，而實爲言腎脈之終，意言陽氣生於陰氣之始，陽脈交於陰脈之終。

脈五，而陽中之有陰也。然脈氣又皆本於五臟五行之所生，而三陽之氣，亦由於陰中之所出也。張兆璜曰：毛中言肝脈之始，舌下

張志聰曰：本篇手足三陽之脈氣所發者，三百六十五穴，以應周天之數，而末言足少陰舌下，厥陰毛中手足魚際，謂內有五臟之

腎經脈氣所發，故言之。廉泉所在刺灸分壯，已詳本篇中。

厥陰毛中急脈各一。

王冰曰：急脈在陰毛中陰上兩旁，相去同身寸之二寸半，按之隱指堅然，甚按則痛引上下也。其左者中寒則上引少腹，下引陰丸，善爲痛，爲少腹急，中寒。此兩脈皆厥陰之大絡通行其中，故曰，厥陰急脈，即睪之系也。可灸而不可刺。病疝，少腹痛，即可灸。

馬蒔曰：此言肝經有脈氣所發之穴也。按急脈，灸書中亦無穴名，當在睪丸直衝於上，即歸來等穴之所，今偏墜弔疼者，果有急脈引痛，此之驗也。

手少陰各一。

王冰曰：手少陰各一，謂手少陰郄穴也，在腕後同身寸之半寸，手少陰郄也，刺可入同身寸之三分，若灸者，可灸三壯，左右二穴也。

馬蒔曰：此言手少陰心經，有脈氣所發之穴也。王註以爲手少陰之郄穴，當是陰郄穴也，在掌後五分，刺三分，灸七壯。

張志聰曰：言三百六十五穴之中，有心脈之穴二也。

陰陽蹻各一。

王冰曰：陰蹻一，謂交信穴也。交信在足內踝上，同身寸之二寸，少陰前太陰後筋骨間，陰蹻之郄，刺可入同身寸之四分，留五呼，若灸者，可灸三壯。陽蹻一，謂附陽穴也。附陽在足外踝上，同身寸之三寸，太陽前少陽後筋骨間，謹取之，陽蹻之郄，刺可入同身寸之六分，留七呼，若灸者，可灸三壯。左右四也。

馬蒔曰：此言陰蹻、陽蹻，有脈氣所發之穴也。陰蹻脈氣所發，乃足少陰腎經照海穴。陽蹻脈氣所發，乃足太陽膀胱經申脈穴。照海在內踝下，鍼二分，灸三壯。申脈在外踝下五寸，鍼三分，灸三壯。

張志聰曰：陰蹻謂交信二穴，陽蹻謂附陽二穴，本篇雖論手足三陽之脈氣所發，而內有衝任陰蹻五臟之陰脈焉。

手足諸魚際脈氣所發者。

馬蒔曰：此言手足及諸魚際，有脈氣之所發也，無穴名。

張志聰曰：魚際者，謂手足之白肉隆起處，有如魚腹而穴在其際也。手之魚際，肺之脈氣所發；足之魚際，脾之脈氣所發也。

凡三百六十五穴也。

王冰曰：經之所存者多，凡一十九穴，此所謂氣府也。然散穴俞諸經脈部分皆有之，故經或不言，而《甲乙經》經脈流注多少不同者以此。

張志聰曰：手足三陽經脈氣所發者，二百九十八穴，督任衝脈所發者七十八穴，五臟脈氣所發者十穴，陰陽蹻四穴，通共三百九十穴。內太陽經內重督脈五穴、重足少陽十穴，手陽明內重大迎二穴，手少陽內重懸釐二穴、風池二穴、天窻二穴、顴髎二穴，共重二十五穴。除去所重，實三百六十五穴也。

古今圖書集成醫部全録卷二十七

黄帝素問

骨空論篇第六十

馬蒔曰：骨必有空，空即穴也，故名篇。

張志聰曰：按此篇論骨空，而帝所問在風者，謂治大風寒熱諸證，皆取刺于骨空也。夫人有三百六十五節，節之交，神氣之所遊行出入。骨空者節之交會處，非皮肉筋骨也。

黄帝問曰：余聞風者百病之始也，以鍼治之奈何？岐伯對曰：風從外入，令人振寒，汗出頭痛，身重惡寒。治在風府，調其陰陽，不足則補，有餘則瀉。大風，頸項痛，刺風府，風府在上椎。

王冰曰：風中身形則腠理閉密，陽氣内拒，寒復外勝，勝拒相薄，榮衛失所，故振寒汗出，身重惡寒也。風府穴所在刺灸分壯，與氣府同法。用鍼之道，必法天常，盛瀉虚補，此其常也。上椎謂大椎上入髮際同身寸之一寸。

馬蒔曰：此言感風及有大風疾者，皆可以取風府穴也。人之感風者，有振寒汗出，頭痛身重惡寒之證，則當取風府穴治之，調其陰陽表裏之經，以虚實爲補瀉耳。及有大風病者，致頸項皆痛，則亦治在此穴也。按長刺節論有曰：病大風骨節重，鬚眉墮，名曰大風。此其病名也。風府所在刺灸分壯，已詳氣府篇中。

張志聰曰：風從外入者，風氣客於皮膚之間也。風爲陽邪，傷人陽氣，故令人振寒汗出，頭痛身重惡寒也。調其陰陽，和其血氣也。正氣不足則補之，邪氣有餘則瀉之。此言風在皮膚之氣分，而治在風府者，風府乃督脈陽維之會也。如風邪入於經者，亦當治其風府也。夫風傷衛，衛氣一日一夜，大會於風府，是以大風之邪，隨衛氣而直入於風府者，致使其頭項痛也。風府督脈之穴名上椎，大椎也。曰風府在上椎者，謂經脈之穴，在于骨空之間也。

大風汗出，灸譩譆。譩譆在背下俠脊旁三寸所，厭之令病者呼譩譆，譩譆應手。厭，讀作壓。

馬蒔曰：此言感大風而欲汗出者，當灸譩譆穴也。譩譆所在刺灸分壯，已詳氣府篇中，此不贅。

張志聰曰：汗爲陰液，大風汗出者，陽氣傷而邪陷于經脈之下，故當灸之。譩譆，足太陽經脈之穴，在背骨六椎間旁開三寸。所以草厭之，令病者呼譩譆，其脈應手。蓋意爲脾志，喜爲心志，心有所憶謂之意，意之所在，神亦隨之。夫血氣者，神氣也，節之交，神氣之所遊行出入，言脈氣之出于骨空者，神氣之所注也。

從風憎風刺眉頭。

王冰曰：眉頭，謂攢竹穴也，在眉頭陷者中，動脈應手，足太陽脈氣所發，刺可入同身寸之三分，若灸者，可灸三壯。

馬蒔曰：此言感風惡風者，當刺攢竹穴也，係足太陽膀胱經穴，在眉頭故云。

張志聰曰：從風，迎風也。迎風憎風，是邪在頭額間，故當取眉間之骨穴。

失枕在肩上横骨間。

王冰曰：失枕，謂缺盆穴也，在肩上横骨陷者中，手陽明脈氣所發，刺可入同身寸之一分，留七呼，若灸者，可灸三壯，刺入深，令人逆息。

馬蒔曰：此言失枕者有當刺之穴也。肩上横骨間，乃肩尖端上行兩叉骨罅間陷中，名巨骨穴，係手陽明陽蹻之會，鍼一寸半，灸三壯至七壯。治肩臂不得屈伸。王註以爲缺盆穴者，恐缺盆難治失枕，蓋因横骨間，遂誤以爲缺盆也。

張志聰曰：失枕則爲頸項强痛之患，故當刺肩上横骨間之穴。夫髓乃骨之精，腦爲髓之海，髓之上會於腦者，由枕骨間之腦空而入，故此節論失枕，下節曰頭横骨曰枕。

折使揄臂齊肘，正灸脊中。折音舌。揄，同搖。

王冰曰：揄讀爲搖，搖謂動也。然失枕非獨取肩上横骨間，乃當正形灸脊中也。然驗之則使搖動其臂，屈折其肘，自項之下，横齊肘端，當其中間，則其處也，是曰陽關。所在刺灸分壯，與氣府同法。

馬蒔曰：此言折臂者當有灸之之法也。凡人折臂者，使人自搖其臂而曲之，上與肘齊，即臂脊之中而灸之，以疏通其肘臂之氣。

蓋細詳之，乃三陽絡之所也，係手少陽三焦經腕後臂外四寸，灸七壯，禁鍼。按督脈十一椎下有脊中，此穴與折臂無義，故當爲臂脊之中，王註以爲此節治上節失枕者尤非。

張志聰曰：折者，謂脊背磬折而不能伸舒也。搖其手臂，下垂齊肘尖，而正對於脊中，以灸脊中之節穴。

䏚絡季脅引少腹而痛脹，刺譩譆。䏚，音杪。

王冰曰：䏚謂俠脊兩旁空軟處也。少腹，齊下也。

馬蒔曰：此言䏚絡及季脅引少腹而痛脹者，當刺譩譆也。䏚絡間者，䏚間之絡。季脅者，章門之所。譩譆所在刺灸分壯，已詳氣府篇中。

張志聰曰：䏚絡季脅，肋骨之盡處，少陽厥陰之部署也。痛引少腹者，連及於膀胱也。夫太陽爲諸陽主氣，故陽氣陷下者，灸太陽之譩譆。脅腹引痛者，亦刺譩譆以疏洩。蓋志意和則筋骨强健，而邪病自解矣。　張兆璜曰：少陽主骨，厥陰太陽主筋，少厥屬木，木生于水，故痛引少腹。

腰痛不可以轉搖，急引陰卵，刺八髎與痛上。八髎在腰尻分間。

王冰曰：分，謂腰尻筋肉分間陷下處。

馬蒔曰：此言腰痛不可以轉搖者，當刺八髎穴也。八髎者，上髎、次髎、中髎、下髎也，左右相同，故曰八，係足太陽膀胱經，上髎在第一空，腰髁第一寸俠脊陷中，次髎在第二空，中髎在第三空，下髎在第四空，俱俠脊陷中，鍼三分，灸三壯。

張志聰曰：腰痛不可以轉搖者，腎將憊也。急引陰卵，連及於厥陰也，亦當取足太陽之上髎、次髎、中髎、下髎之八穴，及與少陰厥陰本部之痛處。蓋八髎在腰尻之骨間，筋骨爲病，當從骨空之穴以刺之。

鼠瘻寒熱，還刺寒府，寒府在附膝外解營。取膝上外者使之拜，取足心者使之跪。

王冰曰：寒府在膝外骨間屈伸之處，寒氣喜中，故名寒府也。解謂骨解，營謂深刺而必中其營也。

馬蒔曰：此言刺鼠瘻病者之有穴，而示以取穴之法也。凡生鼠瘻而發爲寒熱者，還須刺寒府穴，其穴在附膝外骨解之營也。凡取膝上外穴者，使之拜，則膝穴空開，而骨解之間可按而取之。至於取足心穴者，使之跪，則宛宛深處，即穴之所在，亦可按而取之矣。

按鍼灸書並無寒府穴，今細推之，足少陽膽經有陽關穴，在陽陵泉上三寸，犢鼻外陷中，疑是此穴。蓋鼠瘻在頸腋之間，正屬足少陽膽經也。其曰寒府者，大凡人之膝上，片骨最寒，故命名如此耶？又曰陽關者，足三陽以此爲關耶？如足太陽膀胱經風門穴，又曰熱府。其古人命穴，必有取義，猶手有曲池，足有曲泉，手有三陽絡，足有三陰交，膝外有陽陵泉，膝内有陰陵泉之類。故風門爲熱府，而陽關爲寒府也。

張志聰曰：鼠瘻寒熱，病也，其本在臟，其末上出於頸腋之間。夫天開於子，足少陰者天一所生之水臟也。其本在臟者，在少陰之腎臟也。寒府者，膀胱爲腎臟寒水之腑也。病在臟而還取之腑者，謂陰臟之邪，當從陽氣以疎洩也。營，營穴也，謂所取寒腑之穴，在附於膝之外筋營間之委中穴也。拜，揖也，取膝上外解之委中者，使之拜則膝挺而後直，其穴易取也。如當再取腎臟之本經者，使之跪，跪則足折而涌泉之穴，宛在於足心之横紋間矣。以上論大風寒熱諸證，當取頭項脊背足膝之骨空者，皆太陽之穴也。

任脈者，起於中極之下，以上毛際，循腹裏上關元，至咽喉上頤，循面入目。

王冰曰：任脈，奇經也。任脈當齊中而上行中極者，謂齊下同身寸之四寸也。中極之下，言中極從少腹之内上行，而外出於毛際而上，非謂本起於此也。關元者，謂齊下同身寸之三寸也。

馬蒔曰：此言任脈之所起所止也。任脈，奇經八脈之一也。中極者，臍下四寸，起於中極之下，則始於會陰穴也。會陰在兩陰間，任脈由會陰而行腹，督脈由會陰而行背也。從會陰以上曲骨之毛際，復循腹裏之中極上關元，又上石門、氣海、陰交、神闕、水分、下脘、建里、中脘、上脘、巨闕、鳩尾、中庭、膻中、玉堂、紫宮、華蓋、璇璣、天突至廉泉、承漿以上咽喉中，其脈至上頤，循面以入於目也。曲骨、中極、關元、石門、氣海、陰交、神闕、水分、下脘、建里、中脘、上脘、巨闕、鳩尾、中庭、膻中、玉堂、紫宮、華蓋、璇璣、天突、廉泉、承漿所在刺灸分壯，已詳氣府篇中。

張志聰曰：此言任脈之有骨空也。任脈乃循於腹之肉穴，然起於中極之下，上毛際而交於横骨，循膺胸之鳩尾、膻中、天突，而至於咽喉上頤，循承漿而入絡於齒齗，復循面入目下，而絡於承泣，是始終之有骨穴也。

衝脈者，起於氣街，并少陰之經，俠齊上行，至胷中而散。

王冰曰：衝脈，奇經也。俠齊兩旁而上行氣街者，謂毛際旁兩鼠鼷上，同身寸之一寸也。言衝脈起於氣街者，亦從少腹之内，與任脈并行而至於是乃循腹也。何以言之？《鍼經》曰：衝脈者，十二經之海，與少陰之絡，起於腎下，出於氣街。又曰：衝脈任脈者，皆起於胞中，上循脊裏，爲經絡之海，其浮而外者，循腹各行會於咽喉，别而絡唇口，血氣盛則皮膚熱，血獨盛則滲灌皮膚，生毫毛。由此言之，則任脈衝脈從少腹之内，上行至中極之下，氣街之内明矣。

馬蒔曰：此言衝脈之所起所止也。氣街所在刺灸分壯，已詳氣府篇中。

張志聰曰：氣街即氣衝，係足陽明經穴，在少腹毛中兩旁各二寸横骨之兩端。衝脈並足陽明少陰二經之間，循腹上行，俠齊左右各五分，上至胷中而散。再按衝任二脈，皆起於胞中，上循背裏，爲經絡之海，其浮而外者，起于竅衝，循腹右上行至胷中而散，淡滲於肌腠，充膚熱肉，生毫毛，此衝脈之血氣，行於脈外也。今止言腹而不言背者，謂衝脈之血氣，散於脈外而充於骨空也。故所謂骨空者，謂經脈之氣，注於節之交而爲穴也。至於骨空之血氣，乃脈外之血氣也。

任脈爲病，男子内結七疝，女子帶下瘕聚。

王冰曰：任脈、衝脈、督脈者，一源而三岐也，故經或謂衝脈為督脈也。何以明之？今《甲乙》及古《經脈流注圖經》，以任脈循背者謂之督脈，自少腹直上者謂之任脈，亦謂之督脈，是則以背腹陰陽别爲各自爾。以任脈自腹上過帶脈貫齊而上，故男子爲病，内結七疝；女子爲病，則帶下瘕聚也。

馬蒔曰：此言任脈之為病也。内者，腹也。腹之中行，乃任脈所行之脈路，則宜其爲病。若是七疝者，乃五臟疝及狐疝、癩疝也。丹溪七疝：寒、水、筋、血、氣、狐、癩。《袖珍方》七疝：厥、癥、寒、氣、盤、附、狼。似丹溪合於經旨，雖其名色各異，豈出《内經》之範圍耶？然後世但知病在下部者爲疝，豈知五臟背有疝？又但知男子疝，豈知婦人亦有疝？蓋皆不考《内經》故耳。瘕聚者，即積聚也。大奇論曰：三陽急爲瘕。按後世有八瘕者，亦因七疝而遂有八瘕也。即蛇瘕、脂瘕、青瘕、黄瘕、燥瘕、血瘕、狐瘕、鼈瘕是也。《内經》無之。

張志聰曰：此下三節，言衝任之脈循於腹，故其病在腹，督脈循於背，故爲病在背也。七疝者，其病各異，其名不同。瘕者，假血液而時下汁沫；聚者，氣逆滯而爲聚積也。

衝脈爲病，逆氣裏急。

馬蒔曰：此言衝脈之爲病也。言衝脈起於氣衝，並足少陰夾齊上行至胷中而散，則裏者其所行之脈絡也。故其爲病，氣逆而不能上，何以至胷中而散？氣聚腹中而不能散，何以免在裏之急也？

督脈爲病，脊强反折。

馬蒔曰：此言督脈之爲病也。言督脈行於脊中，故其爲病，脊强反折而不能屈伸也。

張志聰曰：背爲陽，督脈循於背，而總督一身之陽。經云：陽病者不能俛，陰病者不能仰。

督脈者，起於少腹以下骨中央，女子入繫廷孔，其孔溺孔之端也。其絡循陰器，合篡間，繞篡後，別繞臀至少陰，與巨陽中絡者合少陰上股内後廉，貫脊屬腎。與太陽起於目内眥，上額交巔上入絡腦，還出別下項，循肩髆内，俠脊抵腰中，入循膂絡腎，其男子循莖下至篡，與女子等。其少腹直上者，貫齊中央，上貫心，入喉，上頤環脣，上繫兩目之下中央。此生病從少腹上衝心，而痛不得前後，爲衝疝。其女子不孕，癃痔，遺溺，嗌乾。督脈生病治督脈，治在骨上，甚者在齊下營。溺，音鳥，去聲。臀，音屯。髆，音搏。

王冰曰：起非初起，亦猶任脈衝脈起於胞中也，其實乃起於腎下，至於少腹，則下行於腰橫骨圍之中央也。繫廷孔者，謂窈漏之所，即前陰穴也。以其陰廷繫屬於中，故名之孔，則窈漏也。窈漏之中，其上有溺孔焉。端謂陰廷，在此溺孔之上端也。而督脈自骨圍中央則至於是。督脈別絡，自溺孔之端，分而各行，下循陰器，乃合篡間也。所謂間者，謂在前陰後陰之兩間也。自兩間之後，已復分而行繞篡之後。別謂別絡，分而各行之於焦也。足少陰之絡者，自股内後廉，貫脊屬腎。足太陽絡之外行者，循髀樞絡股陽而下，其中行者，下貫臀至膕中，與外行絡合故言至少陰與巨陽中絡合。少陰上股内後廉，貫脊屬腎也。自與太陽起於目内眥下，至女子等並督脈之別絡，其直行者，自尻上循脊裏而至於鼻，自其少腹直上，至兩目之下中央，並任脈之行，而云是督脈所繫。由此言之，則任脈、衝脈、督脈，異名而同體也。尋此生病，正是任脈。經云爲衝疝者，正明督脈以別主而異目也。何者？若一脈一氣，而無陰陽之異主，則此生病者，當心背俱痛，豈獨衝心而爲疝乎？嗌乾者，以衝脈、任脈、並自少腹上至於咽喉，又以督脈循陰器合篡間，繞篡後別繞臀，故不孕、癃痔、遺溺、嗌乾也。所以謂之任脈者，女子得之以任養也，故經云，此病當女子不孕也。所以謂之衝脈者，以其氣上衝也，故經云此生病從少腹上衝心而痛也。所以謂之督脈者，以其督領經脈之海也。由此三用，故一源三岐。骨上謂腰横骨上，毛際中曲骨穴也，任脈足厥陰之會，刺可入同身寸之一寸半，若灸者，可灸三壯。齊下謂齊直下同身寸之一寸陰交穴，任脈陰衝之會，刺可入同身寸之八分，若灸者，可灸五壯。

馬蒔曰：此復言督脈所起所止，而又指其病名與治法也。任衝督三脈，一源而三岐，督由會陰而行背，任由會陰而行腹，衝由氣衝而行足，少陰惟督脈，由會陰而起，而會陰在於少腹之下，横骨之中央。女子入繫廷孔，以其陰廷繫屬於中，故名之爲繫廷孔也。其孔即溺孔之端，蓋竅漏之中有溺孔，其端正在陰廷，乃溺孔之端也。督脈有別脈，蓋自溺孔之端，分而各行，循陰器合篡間，正在前陰後陰之兩間也。又自兩間之後，已復分而行繞篡之後。又別絡者，分而行之，繞其臀肉内廉，貫脊屬腎。彼足太陽膀胱經之絡從外行者，循髀樞絡股陽而下，其中行者下貫臀至膕中，與外行絡合。足少陰腎經，自股内後廉，貫脊屬腎。督脈之別繞臀者，至此則與二經相合而行也。又與足太陽起於目内眥，上額交巔，上入絡腦，還出別下項，循肩髆内，俠脊抵腰中，入循膂絡腎，一如足太陽經脈之所行也。若男子始於會陰之時，即循下至篡，與女子同。然而督脈、任脈名色雖異，而氣脈不殊。其督脈所行者，一如任脈之行，故自少腹直上者，貫齊中央，上貫心入喉，上頤環脣，上繫兩目之中央。其督脈爲病者，又如任脈之病，從少腹上衝心而痛不得前後爲衝疝，其女子所生之病，一如任衝之病，爲不孕、爲癃、爲痔、爲遺溺、爲嗌乾也。究而言之，所以謂之任脈者，以女子賴此任養也，故曰，女子不孕也。所以謂之衝脈者，以其氣上衝也，故自其生病少腹上衝心而痛也。所以謂之督脈者，以其督領經脈之海也。由此三用，故其脈相交引，病亦互名耳。且此督脈爲病，而欲治之者，治在横骨之上，毛際之中名曲骨穴者是也。病之甚者，則在臍下之營，乃陰交穴耳。陰交、曲骨，所在刺灸分壯，已詳氣府篇中。

張志聰曰：此論督脈之循於骨空也。下骨中央，毛際下横骨内之中央也。廷孔，陰户也。溺孔之端，陰内之産門也。此言督脈起於少腹之内，故舉女子之産户以明之，當知男子之督脈，亦起於少腹内宗筋之本處也。故下文曰，其男子循莖下至篡，與女子等。蓋此舉女子，則男子可知。下則論男子與女子等也。篡間，前後陰相交之處。臀，尻也。言督脈之別絡，前循陰氣合篡間，繞前後二陰之後。又別絡者，分而行之，繞臀，與足太陽之中絡者合。少陰上股内後廉，貫脊屬腎，蓋足太陽之中絡者，循髀樞絡股陽而下貫臀，合足少陰自股内後廉貫脊屬腎，而督脈之別繞臀者，至少陰與太陽中絡所合之處相合，而同上股貫脊屬腎也。至於督脈之循於背者，乃從上而下，蓋背爲陽，腹爲陰，督脈總督一身之陽，故其脈之循於背者，復從上而下，若天氣之下降也。蓋陽生於陰，故其原出於前陰，循腹而上至於目。太陽主諸陽之氣，其脈起於兩目之睛明穴，而督脈亦與太陽之脈，同上額交巔絡腦出項，循脊而下，此陽氣之環轉於上下前後，猶天道之遶地而一週也。原雖起於少腹内，而分爲兩岐：一循陰莖下至篡，而與女子等；一從少腹直上貫齊入喉，上頤環脣，入齗交上齒縫中，上繫於兩目之下中央，會太陽於睛明穴也。故循於腹之督脈爲病，而取刺當在骨間，蓋病雖在腹之陰，而所治當從陽也。其脈從少腹直上貫心，故此生病從少腹上衝心，而痛遶於前後二陰之篡間，故病則不得前後，而或爲衝痛之疝。督脈同衝任並起於胞間，故在女子則爲不孕。如病在前後兩陰之間，而男女皆爲癃痔；如在於廷孔陰莖之内，則皆爲遺溺；如上入於喉，則咸爲嗌乾。此在腹之督脈生病，而所治當在骨上，若病甚而不已者，兼取於齊下之營。營謂腹間肉穴，骨謂脊背骨穴也。

其上氣有音者，治其喉中央在缺盆中者。其病上衝喉者，治其漸，漸者上俠頤也。

王冰曰：中謂缺盆兩間之中天突穴。陽明之脈，漸上頤而環脣，故以俠頤名爲漸也，是謂大迎。天突、大迎，所在刺灸分壯，並與氣府同法。

馬蒔曰：此言上息有音者，當治天突；而上衝喉者，當治大迎也。

蹇膝伸不屈，治其楗。坐而膝痛，治其機。立而暑解，治其骸關。膝痛，痛及拇指，治其膕。坐而膝痛如物隱者，治其關。膝痛不可屈伸，治其背内。連胻若折，治陽明中俞髎，若別治巨陽少陰滎。淫濼脛痠，不能久立，治少陽之維，在外上五寸。輔骨上横骨下爲楗，俠髖爲機，膝解爲骸關，俠膝之骨爲連骸，骸下爲輔，輔上爲膕，膕上爲關，頭横骨爲枕。楗，音健。髖，音寬。膕，音國。維，當作絡。

王冰曰：關在膕上，當楗之後，背立按之，以動摇筋應手。光明穴，足少陽之絡，刺可入同身寸之七分，留十呼，若灸者，可灸五壯。

馬蒔曰：此言膝痛諸證，各有當治之所也。蹇膝，謂伸而不能屈，即膝之艱難也。下文曰，輔骨上横骨下爲楗，蓋言股外之中，輔骨之上，横骨之下，即髀樞中也。膝痛能伸不能屈者，當取此穴治之。坐而膝痛者，治其機，下文曰，俠髖爲機，謂髖骨兩旁相接處也。立而暑解者治其骸關，下文曰膝解爲骸關，言膝骨之分解處也。若膝痛而立，其骨解中熱者，則取骸關以治之，即膝解處也。膝痛，痛及拇指者，治其膕，下文曰俠膝之下爲連骸，骸下爲輔骨，輔骨之上爲膕，蓋膝下解骨，既爲骸關，則俠膝之骨，當爲連骸也。連骸之上爲輔骨，輔骨之上爲膕中，膕中者，即委中也，係足太陽膀胱經穴。坐而膝痛如物隱者，治其關，下文曰膕上爲關，蓋關在膕上，當楗之後，今坐而膝痛如膝中有物隱于内者，當治其關，疑是承扶穴也，係足太陽膀胱經，在尻臀下陰紋中，鍼七分，灸三壯。膝痛不可屈伸者，治其背内，謂大杼穴也，係足太陽膀胱經。連胻若折，治陽明中俞髎者，謂膝痛不可屈伸，連胻骨痛如折者，則治足陽明胃經之俞髎耳，蓋指三里穴也。若別治巨陽少陰榮，謂捨三里穴而欲取別穴，則取足太陽膀胱經之榮穴通谷，足少陰腎經之榮穴然谷也。淫濼者，謂似酸痛而無力也。脛酸難立，治少陽之絡光明穴，在外踝上五寸者是也。由是言之，則膝輔骨上爲腰，髖骨下爲楗，膝上爲機，膝外爲骸關，楗後爲關，關下爲膕，膕下爲輔骨，輔骨上爲連骸，連骸者，是骸骨相連接處也，及頭上之橫骨爲枕骨，此皆不可不知者也。委中、大杼、三里、通谷，所在刺灸分壯，已詳氣府篇中。

張志聰曰：夫膝之爲病，當治其機楗骸關之骨空也。坐而膝痛者，屈而不伸也，故當治其機，機關利則屈伸皆利矣。夫屈而不伸者，其病在筋；伸而不屈者，其病在骨。膝者筋之會，而諸筋皆屬於節，故特論其膝焉。足之拇指，厥陰肝經之井榮。骸下爲輔骨，輔骨之上爲膕中，厥陰之脈，上膕内廉，故當治其膕。如物隱者，邪留於骨節間也，故當治其關，關開則邪出矣。膝痛不可屈伸，筋骨皆病也，當取背内太陽經以治之。太陽寒水主骨，而陽氣養筋也。若別謂連胻若折，而有別治之法，可取太陽少陰之榮穴，蓋骨乃太陽少陰之所主也。少陽爲樞，樞折則骨繇而不安于地。骨繇者，節緩而不收，故淫濼脛痠，不能久立，當治少陽之維，在外踝上五寸之光明穴。夫腰脊者，身之大關節也。膝脛者，人所以趨翔者，故獨舉腰膝，而曰關、曰楗、曰機、曰骸，命名之義，良有以也。夫少陽少陰主骨，而陰陽之氣，皆從下而生，則骨氣亦從下而上矣。骨之精髓，從枕骨之髓空而會於腦，故論膝胻之骨，而曰頭橫骨爲枕，言骨氣之上下相通也。

水俞五十七穴者，尻上五行，行五。伏菟上兩行，行五；左右各一行，行五。踝上各一行，行六穴。

王冰曰：所在刺灸分壯，具水熱穴論中，此皆是骨空，故氣穴篇内與此重言爾。

馬蒔曰：此言治水之俞，計有五十七穴也。尻上五行，每行五穴，謂背脊當中行督脈經脈氣所發者，乃脊中、懸樞、命門、腰俞、長強是也。次俠督脈兩旁足太陽脈氣所發者，乃大腸俞、小腸俞、膀胱俞、中膂内俞、白環俞是也。又次外俠兩旁，亦足太陽脈氣所發，乃胃倉、肓門、志室、胞肓、秩邊是也。伏菟上兩行行五者，中行任脈兩旁，乃中注、四滿、氣穴、大赫、橫骨是也。次俠足少陰兩旁，足陽明脈氣所發，乃外陵、大巨、水道、歸來、氣衝是也。已上在背在腹者，俱左右之穴相同，每穴在左在右，各有一行，故在背在腹，數之各有五行也。每行六者，謂足内踝之上，足少陰脈即太衝、復溜、陰谷三穴，陰蹻脈有照海、交信、築賓等三穴，共爲六穴也。各穴所在刺灸分壯，並詳水熱穴論篇中。

髓空在腦後三分，在顱際鋭骨之下；一在齗基下；一在項後中，復骨下；一在脊骨上，空在風府上。脊骨下空在尻骨下空。數髓空在面俠鼻，或骨空在口下當兩肩。兩髆骨空，在髆中之陽。臂骨空在臂陽，去踝四寸，兩骨空之間。股骨上空，在股陽出上膝四寸。胻骨空在輔骨之上端。股際骨空在毛中動下。尻骨空在髀骨之後，相去四寸。扁骨有滲理湊，無髓孔，易髓無空。齗，音銀。

王冰曰：髓空在腦後，是謂風府，通腦中。齗基下，在當頤下骨陷中，有穴容豆，名下頤也。項後中，復骨下，謂瘖門穴也。風府上，謂腦户穴也。數髓空在面俠鼻，謂顴髎等穴也。經不二指，明其處小者爾。骨空在口下當兩肩，謂大迎穴也。兩髆骨空，謂近肩髃穴，經無名。臂骨空在支溝上同身寸之一寸，是謂通間。股骨上空，在陰市上伏菟穴下在承楗也。胻骨空，謂犢鼻穴也，在膝髕下，胻骨上，俠解大筋中，足陽明脈氣所發，刺可入同身寸之六分，若灸者，可灸三壯。尻骨空，謂尻骨八髎穴也。扁骨，謂尻間扁戾骨也，其骨上有滲灌文理歸湊之無別髓孔也。易，亦也。骨有孔則髓有孔，骨若無孔，髓亦無孔也。瘖門、腦户、大迎，所在刺灸分壯，已詳氣府篇中。

馬蒔曰：此舉遍身之骨空而極言之，正明凡有骨空之義，故無病名與治法也。髓必有空，在腦後三分，顱際鋭骨之下，即項後入髮際一寸，乃風府穴也，係督脈經。有一骨空在齗基之下，蓋齗交在脣内上齒縫中，則下齒之下，乃齗基也。今居齗基之下者，當頤之下骨陷中有穴，夫是之謂齗基之下也，係任脈經。有一骨空在項後之中，復骨之下，即瘖門穴也，係督脈經。有一骨空在脊骨之上，其空在風府之上，即腦户穴也，係督脈經。有一骨空在脊骨之下，其空在尻骨之俠間有空，即長强穴也，係督脈經。有數處髓空在面鼻處，乃顴髎等穴也，係足陽明胃經。或有骨空在口之下，當兩肩處，即大迎穴也，係足陽明胃經。其兩髆間骨有空在髆中之表，即近肩髃穴之處也，係手陽明大腸經。其臂間之骨亦有空，在臂之表，去踝四寸，兩骨空之間，即手少陽三焦經之三陽絡穴也。其股骨之上亦有空，在股之陽上膝四寸，即伏菟穴也，係足陽明胃經。其胻骨亦有空，在輔骨之上端，即犢鼻穴也，係足陽明胃經。其股際亦有空，在毛中動脈之下，疑是任脈經曲骨穴。其尻骨下亦有空，在髀骨之後，相去四寸，即上次中下八髎穴也。其尻間扁骨有滲灌文理歸湊，則無髓孔，蓋凡有骨者必有髓，今以滲灌文理者易之，則無髓亦無空也。

張志聰曰：本篇之所謂骨空者，言經脈之循於骨空之間而爲穴也。然骨空間乃節之交，精髓上下相通之處，故復總論其通體骨節之空焉。諸髓皆會於腦，而爲精髓之海，故先言髓空在腦後鋭骨之下，謂腦髓相通之處，在腦後鋭骨之下有空也。一在齗基下者，謂腦前有空，而通於齒根之上，鼻頞之間，故腦滲則爲涕也。一在項後中復骨下者，在督脈之瘂門，入繫舌本，謂腦之中通于舌下也。一在脊骨上，空在風府上者，謂諸髓之從脊骨而上於風府，從風府而入通於腦也。所謂脊骨下空在尻骨下空者，言脊髓之上通於腦，而下通於尻臀之骨空也。數骨空在面俠鼻者，言面之俠鼻間，而有數處之髓空也。或骨空在口下當兩肩者，言在面數處之骨空，或有在口下而通於肩骨也。兩髆骨空，在髆中之陽者，此言兩肩髆之通於兩臂也。陽，外側也。臂骨空在臂陽者，此言兩臂骨之相通也。踝謂手踝，去踝四寸兩骨空之間者，謂髓在肱骨之中央，上通於肩臂，下通於手指也。股骨謂大腿之骨，在膝上四寸，是在骨之中央矣。蓋言大骨之中空，而髓充于內，從兩頭之髓孔，上通於腰尻，下通於䯒骨，故下文云扁骨無髓孔，而中亦無空，䯒骨小腿之骨空在輔骨之上，上通於股骨，下通於跗指之骨也。股際者，謂兩大腿骨之上，小腹下之横骨，在兩股骨之間，毛中動脈之下。尻骨，臀骨也。髀骨在股骨之上，少腹兩旁突起之大骨，前下連於横骨，後連於尻骨也。若扁骨之無髓空，而亦無髓孔之易髓也。髓孔者，謂節之交，有孔竅之相通。易髓者，謂通體大小之骨，精髓互相資易者也。扁骨，肋骨也，其骨扁而中實無空，其節交之處，亦無髓孔以易髓。然於骨外之筋膜理腠間，而津液亦互相灌滲，是上下周身之骨度髓氣流通，亦如經脈之環轉無端者也。

灸寒熱之法：先灸項大椎，以年爲壯數；次灸橛骨，以年爲壯數，視背俞陷者灸之；舉臂肩上陷者灸之；兩季脅之間灸之；外踝上，絶骨之端灸之；足小指次指間灸之；腨下陷脈灸之；外踝後灸之；缺盆骨上，切之堅痛如筋者灸之；膺中陷骨間灸之；掌束骨下灸之；齊下關元三寸灸之；毛際動脈灸之；膝下三寸分間灸之；足陽明跗上動脈灸之；巔上一灸之。犬所嚙之處，灸之三壯，即以犬傷病法灸之。凡當灸二十九處。傷食灸之不已者，必視其經之過於陽者，數刺其俞而藥之。　橛，音掘。嚙，魚結反。末數字，音朔。

王冰曰：以年爲壯數，如患人之年數也。尾窮謂之橛骨。背俞陷者，背胛骨際有陷者也。舉臂肩上陷者，肩髃穴也。兩季脅之間者，京門穴，腎募也，在髂骨與腰中季脅本俠脊，刺可入同身寸之三分，留七呼，若灸者，可灸三壯。外踝上絶骨之端者，陽輔穴也，在足外上輔骨前，絶骨之端，如前同身寸之三分，所去坵墟七寸，足少陽脈之所行也。《甲乙經》作在外髁上四寸〔一〕。刺可入同身寸之五分，留七呼，若灸者，可灸三壯。足小指次指間者，俠谿穴也，在足小指次指岐骨間，本節前陷者中，足少陽脈之所流也，刺可入同身寸之三分，留三呼，若灸者，可灸三壯。腨下陷脈者灸之，謂承筋穴也，在腨中央陷者中，足太陽脈氣所發也，禁不可刺，若灸者，可灸三壯。外踝後者，崑崙穴也，在足外踝後跟骨上陷者中，細脈動應手，足太陽脈之所行也，刺可入同身寸之五分，留十呼，若灸者，可灸三壯。缺盆骨上切之堅痛如筋者，經闕其名，當隨其所有而灸之。膺中陷骨間者，天突穴也，所在刺灸分壯，與前缺盆中同法。掌束骨下者，陽池穴也，在手表腕上陷者中，手少陽脈之所過也，刺可入同身寸之二分，留六呼，若灸者，可灸三壯。齊下關元三寸者，謂關元在齊下同身寸之三寸也。毛際動脈者，以脈動應手爲處，即氣街穴也。膝下三寸分間者，三里穴也。足陽明跗上動脈者，衝陽穴也。巔上者，百會穴也。肩髃、三里，所在刺灸分壯，並與水熱穴同法。氣街、關元、百會，並與氣府同法。衝陽與氣穴同法。

馬蒔曰：此舉灸寒熱之穴而悉言之也。凡灸寒熱之法，先灸項下大椎穴，係督脈經。以年爲壯數，如十歲灸十壯之謂。謂之壯者，蓋唯年壯則灸艾易加，故即以壯名之耳。次灸橛骨者，即尾窮之穴，亦以年爲壯數。視背胛間有陷者灸之。舉臂肩上陷者灸之，謂肩髃穴也，係手陽明大腸經。兩季脅間灸之，謂京門穴也，係足少陽膽經。外踝上絶骨之端灸之，謂陽輔穴也，係足少陽膽經。足小指次指間灸之，謂俠谿穴也，係足少陽膽經。腨下陷脈灸之，謂承筋穴也，在腨中央陷者中，係足太陽膀胱經。外踝後灸之，謂崑崙穴也，係足太陽膀胱經。缺盆骨上切之堅痛如筋者灸之，經闕其名，當隨其所在而灸之。膺中陷骨間灸之，謂天突穴也，係任脈經。掌束骨下灸之，謂之陽池穴也，係手少陽三焦經。臍下三寸灸之，即關元穴也，係任脈經。毛際動脈灸之，謂氣衝穴也，係足陽明胃經。膝下三寸分間灸之，謂三里穴也，係足陽明胃經。足陽明跗上動脈灸之，謂衝陽穴也，係足陽明胃經。巔上一穴灸之，謂百會穴也，係督脈經。有爲犬所嚙而發寒熱者，即以犬傷病法灸之三壯，蓋灸其所傷處。凡當灸者有二十九處。又有傷食而發寒熱者灸之，如灸之而寒熱不止，必視其各部陽經有病者，數刺其俞，而用藥以調治之，則寒熱少却矣。所謂過者，病也。俞者，如手陽明大腸之

註〔一〕《甲乙經》作在外踝上四寸　此句爲《新校正》註文。

俞穴三間是也。京門、承筋、氣街，所在刺灸分壯，並同王注。肩髃、陽輔、俠谿、崑崙、天突、陽池、三里、衝陽、關元、百會，所在刺灸分壯，已詳氣府篇中。

張志聰曰：此言鼠瘻寒熱之病，而有二十九穴之灸法也。夫鼠瘻之本，在於水臟，其病出於三陽頸項之間，故當先灸督脈之大椎，次灸尾窮之橛骨。蓋督脈之原在腎，其脈在陽，而骨穴亦皆屬于腎也。以年爲壯者，謂子鼠爲生少之始，十二歲一週，週而復始也。太陽乃腎臟之寒府，故視太陽經之背俞陷者灸之。按《靈樞》經脈篇手太陽手足少陽陽明五脈，皆入於缺盆兩骨之間，故不必論其何經，切之堅痛如筋者，即灸之。是鼠瘻之毒，出於頸項三陽之脈，其毒留之處，則累累如連珠，而所病之經脈，亦堅鞕如筋也，共計二十九處。其犬所嚙之處，謂三陽之皮部，故曰灸之三壯。此在三陽之氣分，而不涉於經脈，故不在於數内，然此乃經脈之邪，亦可令從氣分而出也。夫鼠瘻之病，本於水臟之陰，而交于戌火之陽，故爲寒爲熱也。曰鼠曰犬者，謂子之天一水邪，戌之包絡火邪，相合而爲患也。犬所嚙之處，腿之魚腹間也，魚腹之外側，乃少陽之部署，少陽之上，相火主之，少陽之氣，上與包絡相合而爲火也。故當於犬所嚙之處灸之，即以犬傷病法灸之者，蓋犬傷者亦發寒熱，謂鼠瘻之寒熱，有如蟲獸所傷之不内外因，非外感之寒熱而欲治其表也。即如開闔不得，寒氣從之，陷脈爲瘻，留連肉腠，此屬外感風寒之瘻，而與其本在臟者之因不同也。再按《靈樞經》曰：目中有赤脈，上下貫瞳子，見一脈，一歲死。夫瞳子，水臟之精也；脈者，心包絡之所主也。火爲陽，水爲陰，脈從上而下貫瞳子，是爲陰陽交者，死不治。是鼠瘻之毒，爲害最厲，故當先於大椎、橛骨、肩、背、膂、膺二十九處，灸三陽之經脈，以起腎臟之毒，復於犬所嚙之處，以絶心包絡之交焉。若鼠瘻之過於膺喉者，再以傷食之法灸之。夫鼠瘻之上出於頸項之間，乃太陽少陽之部署，如過於膺喉，則及於陽明，而爲馬刀俠癭矣，故又當以傷食之法，而灸其膺膂焉。然太陽、少陽之氣，發原於下焦水臟，而陽明之氣，出於中焦土腑，故凡當二十九處，再以傷食之法，灸其胃脘，以清陽明之原也。夫鼠瘻之本，在於水之陰臟，而其病上出於頸腋三陽之間，今灸背俞揣中之太陽，肩背兩脅之少陽，膝下跗上之陽明，而又如犬所嚙之病，及傷食之法，灸之不已者，此陰毒之氣盛也，故當視其經之過於陽者之處，數刺其俞而泄之，使陰臟之毒，與陽相絶，而再飲以解毒之藥治其陰，此治鼠瘻寒熱之全法也。

高士宗曰：骨者，腎所主也。此篇論骨空，故首論刺太陽，而曰還刺寒腑，謂太陽乃腎臟寒水之腑也。次論衝任督脈者，三脈皆發原於腎也。次論通體之骨空髓空者，腎生骨髓而髓乃腎之精也。論刺灸鼠瘻寒熱者，鼠瘻之毒本於腎臟也。倪衝之曰：有一種腫痛潰爛者，乃外感風寒之瘻，此爲易治。如在頸腋之間，累累如連珠，不痛不腫者，其本在臟，後至破潰而見赤脈者，死證也。

莫仲超曰：近時有灸肩井及經外穴之肘尖者，亦皆取少陽之經也。

張兆璜曰：上節論刺者，瀉脈中之毒也。此復論灸者，起在下之本也。

水熱穴論篇第六十一

馬蒔曰：內論治水治熱之穴，故名篇。

黃帝問曰：少陰何以主腎？腎何以主水？岐伯對曰：腎者，至陰也。至陰者，盛水也。肺者，太陰也。少陰者，冬脈也。故其本在腎，其末在肺，皆積水也。帝曰：腎何以能聚水而生病？岐伯曰：腎者，胃之關也，關門不利，故聚水而從其類也。上下溢於皮膚，故爲胕腫。胕腫者，聚水而生病也。帝曰：諸水皆生于腎乎？岐伯曰：腎者牝臟也，地氣上者，屬於腎而生水液也，故曰至陰。勇而勞甚則腎汗出，腎汗出逢於風，內不得入於臟腑，外不得越於皮膚，客於元府，行於皮裏，傳爲胕腫，本之於腎，名曰風水。所謂元府者，汗空也。

王冰曰：陰者，謂寒也。冬月至寒，腎氣合應，故云腎者至陰也。水王於冬，故云，至陰者腎水也。牝，陰也，腎主陰位，故云牝臟。汗液色元，從空而出，以汗聚於裏，故謂之元府。

馬蒔曰：此言風水之病，本之於腎而傳之於肺也。帝言人有病水證者，皆曰屬之於腎，但不知足少陰何以屬腎？而腎何以主水？伯言腎居下焦爲陰中之陰乃至陰也。水爲陰，腎亦爲陰，今腎爲至陰，則水病乃盛水也。彼肺爲手太陰經，腎爲足少陰經，少陰者，主於冬水之脈也。其脈從腎上貫鬲，入肺中，故其病本在腎，其病末在肺。本者，病之根也。末者，病之標也。腎氣上逆，則水氣客於肺中，此所以皆爲積水也。且腎何以聚水而成病？正以腎爲胃之關，關者，有出入所司之義也。腎主下焦，膀胱爲腑，開竅于二陰。故腎氣化則二陰通，腎氣不化則二陰閉，閉則胃上滿，故曰腎者胃之關也。關閉則氣停，氣停則水積，水積則水盛，水盛則氣溢，故曰關門不利，當聚水而從其類也。由是上者之肺，下者之腎，俱溢于皮膚則爲胕腫，此乃聚水而生病之驗也。況腎爲牝臟，地氣應之，地氣上者爲水，故感之而生水液耳。惟地與腎皆爲陰，此腎之所以爲至陰也。方其病始之際，强力入房，勇而勞甚，則腎汗出，腎汗出逢於風，內不得入於臟腑，外不得越於皮膚，風乃客於元府之內，行於皮肉之中，傳爲胕腫之證，其實本之於腎也，故有風又有水，其名曰風水。然所謂元府者，即皮膚上之汗空也。汗空雖細微，最爲元遠，故曰元。後世止知水腫，不知有風水之義，但知利水，而並不用風藥，此朱丹溪治水腫法，誠有未全，後世循法用之，致人夭枉者，不知幾千萬人也。如果審得遍身浮腫，色黑或白不黃，目下腫亮，膚如脂澤，信爲風水證也，用羌活以入膀胱，獨活以入腎，防風行四肢，蒼朮發表勝濕，乾葛、白芷入陽明，柴胡和解表裏，甚則用十二經引經藥，無不應手而愈。但止腹中堅脹者，則又以鼓脹治之，不在此例，當用腹中論治以鷄屎醴之類是也。

張志聰曰：水由地中生，上升于天，下歸于泉，天氣與水氣上下相通，故在地爲水，而在天爲寒。夫天爲陽，地爲陰，泉在地之下，故爲至陰而盛水。盛者，受盛而多也。夫肺主天，太陰之氣主濕土，土氣上升於天而爲雲，天氣下降而爲水，是水由天降，雲自地生，故曰，肺者太陰也，謂天地之氣相合也。少陰主水而司冬令，其脈貫鬲入肺中，故其本在腎，其末在肺，上下皆積水也。又水由中焦入胃之飲而生，從下焦決瀆而出，故關門不利，則聚水而從其類。蓋腎者主水，水不沾流，則水亦類聚矣。胕腫，脹也。皮膚者，肺之合。水聚於下，則反溢於上，故腫脹于皮膚之間，蓋因水聚而生此病也。然水生於中焦之胃土，然由下焦之氣上升以合化。夫胃爲陽腑，腎爲牝臟，腎氣上交於陽明，戊癸合化，而後入胃之飲，從地土之氣，上輸于肺，肺氣通調而下輸決瀆，故曰地氣上者屬於腎而生水液也。夫水在地之下，地氣上者，直從泉下之氣而生，故曰至陰，是地氣上通於天，而水氣亦上通於天也。以上論水液生始之原，聚則爲水爲腫，和則清中之濁者從決瀆而下行，清中之清者，爲精、爲液、爲氣、爲血，生肌肉而充皮膚，濡筋骨而利關節，莫不由此入胃之飲也。其勞動腎液上出爲汗，逢於風而閉溢於皮膚之間，則爲胕腫，當知胕腫有二因也。經云，用力過度則傷腎。又曰，持重遠行，汗出於腎。蓋勇而勞甚則傷骨，骨即爲腎，腎氣動則水液上升而爲汗矣。逢於風，則內不得入於臟腑，外不得越於皮膚，客於元府，行於皮裏，傳爲胕腫，本之於腎，名曰風水，蓋因風而致水腫於皮膚間也。元府者，乃汗所出之空孔，又名鬼門，蓋幽元而不可見者也。夫腎者主水，受胃之津液而藏之，腎之津液，復還入胃中，而資養其臟腑。又入心爲汗，入肝爲淚，入肺爲涕，入脾爲涎，自入爲唾，是五液皆出於腎，而五臟六腑之氣，亦借腎臟之津液以濡養，故曰內不得入於臟腑。此論水從上降，而復從下升，乃津液環轉之道也。

帝曰：水俞五十七處者，是何主也？岐伯曰：腎俞五十七穴，積陰之所聚也，水所從出入也。尻上五行行五者，此腎俞。故水病下爲胕腫，大腹，上爲喘呼不得臥者，標本俱病。故肺爲喘呼，腎爲水腫，肺爲逆不得臥，分爲相輸俱受者，水氣之所留也。伏菟上各二行行五者，此腎之街也。三陰之所交結於脚也。踝上各一行行六者，此腎脈之下行也，名曰太衝。凡五十七穴者，皆臟之陰絡，水之所客也。

王冰曰：背部之俞，凡有五行，當其中者，督脈氣所發穴，兩旁四行，皆足太陽脈氣也。水下居於腎，則腹至足而胕腫，上入於肺，則喘息賁急而大呼也。肺爲標，腎爲本，如此者是肺腎俱水爲病也。肺爲喘呼，氣逆不得臥者，以其主呼吸也。腎爲水腫者，以其主水也。分其居處以名之，則是氣相輸應，本其俱受病氣，則皆是水所留也。腹部正俞凡有五行，俠齊兩旁，則腎臟足少陰脈及衝脈氣所發，次兩旁則足陽明氣所發，此四行穴則伏菟之上也。腎脈與衝脈並下行循足，合而盛大，故曰太衝。經所謂五十七者，然尻上五行行五，則背脊當中行，督脈氣所發者，脊中、懸樞、命門、腰俞、長强當其處也。次俠督脈兩旁，足太陽脈氣所發者，有大腸俞、小腸俞、膀胱俞、中膂內俞、白環俞當其處也。又次外俠兩旁，足太陽脈氣所發者，有胃倉、肓門、志室、胞肓、秩邊當其處也。伏菟上各二行行五者，腹部正俞，俠中行任脈兩旁，衝脈足少陰之會者，有中注、四滿、氣穴、大赫、横骨當其處也。次俠衝脈足少陰兩旁，足陽明脈氣所發者，有外陵、大巨、水道、歸來、氣街當其處也。踝上各一行行六者，足內踝之上，有足少陰陰蹻脈，並循腨上行，足少陰脈有大鍾、復溜、陰谷三穴，陰蹻脈有照海、交信、築賓三穴，陰蹻既足少陰脈之別，亦可通而主之，兼此數之，猶少一穴。脊中在第十一椎節下間，俛而取之，刺可入同身寸之五分，不可灸，令人僂。懸樞在第十三椎節下間，伏而取之，刺可入同身寸之三分。命門在第十四椎節下間，伏而取之，刺可入同身寸之五分。腰俞在第二十一椎節下間，刺可入同身寸之三分，留七呼。長强在脊骶端，督脈別絡少陰所結，刺可入同身寸之二分，留七呼，若灸者，並可灸三壯。此五穴者，並督脈氣所發也。次俠督脈兩旁，大腸俞在第十六椎下，俠督脈兩旁，去督脈各同身寸之一寸半，刺可入同身寸之三分，留六呼，若灸者，可灸三壯。小腸俞在第十八椎下兩旁，膀胱俞在第十九椎下兩旁，中膂內俞在第二十椎下兩旁，相去及刺灸分壯法，並如大腸俞，俠脊膂胛起肉，留十呼。白環俞在第二十一下兩旁，相去如大腸俞，伏而取之，刺可入同身寸之五分，若灸者，可灸三壯。此五穴者，並足太陽脈氣所發，所謂腎俞者即此也。又次外兩旁，胃倉在第十二椎下兩旁，相去各同身寸之三寸，刺可入同身寸之五分，若灸者，可灸三壯。肓門在第十三椎下兩旁，志室在第十四椎下兩旁，正坐取之。胞肓在第十九椎兩旁，伏而取之。秩邊在第二十一椎下兩旁，相去及刺灸分壯法，並如胃倉，伏而取之。此五穴並足太陽脈氣所發也。次伏菟上兩行，中注在齊下同身寸之五分，兩旁相去任脈，各同身寸之五分。四滿在中注下，氣穴在四滿下，大赫在氣穴下，横骨在大赫下，遞相下同身寸之一寸，各横相去同身寸之一寸，並衝脈足少陰之會，刺可入同身寸之一寸，若灸者，可灸五壯。次外兩旁穴，外陵在齊下同身寸之一寸，兩旁去衝脈各同身寸之一寸半。大巨在外陵下同身寸之一寸，水道在大巨下同身寸之三寸，歸來在水道下同身寸之三寸，氣街在歸來下鼠鼷上同身寸之一寸，各横相去同身寸之二寸。此五穴者，並足陽明脈氣所發。水道刺可入同身寸之二寸半，若灸者，可灸五壯。氣街刺可入同身寸之三分，留七呼，若灸者，可灸三壯。餘三穴並刺可入同身寸之八分，若灸者，並可灸五壯。所謂腎之街者此也。踝上各一行行六者，大鍾在足内踝後街中，足少陰絡，别走太陽者，刺可入同身寸之二分，留三呼，若灸者，可灸三壯。復溜在内踝上同身寸之二寸陷者中，足少陰脈之所行也，刺可入同身寸之三分，留三呼，若灸者，可灸五壯。照海在内踝下，刺可入同身寸之四分，留六呼，若灸者，可灸三壯。交信在内踝上同身寸之二寸，少陰前太陰後筋骨間，陰蹻之郄，刺可入同身寸之四分，留五呼，灸者可灸三壯。築賓在内踝上腨分中，陰維之郄，刺可入同身寸之三分，若灸者，可灸五壯。陰谷在膝下内輔骨之後，大筋之下，小筋之上，按之應手，屈膝而得之，足少陰脈之所入也，刺可入同身寸之四分，若灸者，可灸三壯。所謂腎經之下行，名曰太衝者，則此也。

馬蒔曰：此言治水之俞，有五十七穴也。腎屬水，治腎水之俞，有五十七穴者，積陰之所聚也，其俞皆水所從出入之處。尻上計有五行，旁四行係足太陽膀胱經，而今曰腎之俞者，以腎與膀胱爲表裏，故不曰膀胱而曰腎俞也。水病者，下爲胕腫腹大之證，上爲喘呼不得臥之證，下病爲本，上病爲標，是乃標本俱病也。故在肺則爲喘呼，在腎則爲水腫，肺氣逆所以不得臥也。此二經之分，本爲相輸相應，俱受其病者，以水氣之所留也。三陰之所交，必結于脚者，内踝上三寸，有穴名三陰交，以腎肝脾三經之所交也。其踝上各一行，每行六穴者，此腎脈之所行，名曰太衝，以腎與衝脈，並皆下行于足，合而盛大，故曰太衝。凡此五十七穴者，皆陰臟之陰絡，水之所客處也。故治水者，治此諸穴耳。

張志聰曰：此言水隨經而上下也。腎者，至陰也。穴者，氣之所聚。故腎五十七穴，積陰之所聚也，水隨此經俞而外内出入者也。尻上五行，中行乃督脈之所循，旁四行乃太陽之經脈，蓋督脈起於至陰，循陰器繞篡後，别繞臀，合少陰太陽，貫脊入腎，太陽爲少陰之寒府，是此五行乃水陰之所注，故皆爲腎俞。是以病水則下爲胕腫大腹，上則爲喘呼不得臥者，此標本俱病。蓋腎爲本，肺爲標，在肺則爲喘呼，在腎則爲水腫，肺爲氣逆，故不得臥也。此水分爲相輸，而上下俱受病者，蓋腎俞之循尻而下，復循腹而上貫肺中，水氣之留於經俞故也。夫有形之血，行於脈中，無形之氣，行於脈外，是以有形之水，行於無形之氣分，無形之水氣，行於有形之脈中，水隨經而行於上下，而水氣亦隨經而留於脈中也。故胕腫大腹者，水所從出入於外內，喘呼不得臥者，水氣上逆於脈中也。伏兎在膝上六寸起肉，以左右各三指按膝上，有肉起如兎之狀，故以爲名。各二行者，謂少陰之大絡，與少陰之經，左右各二，共四行也。行五者，謂少陰經之陰谷、築賓、交信、復溜，及三陰之所交結之三陰交穴也。街，氣街也。氣街者，氣之徑路也。經路者，經別之大絡也。如經絡之氣結，則別走於氣街，故絡絶則徑通，此少陰之經，同少陰之大絡，下行於脚，而交結於三陰，故曰腎之街也。夫少陰之本，直起於至陰之下者也。踝上各一行者，左右二足各一行也。行六者，謂照海、水泉、大鍾、太谿、然谷、涌泉六穴也。此腎脈之直下行於至陰也。凡此五十七穴，皆水臟之陰絡，水之所客也。客者，謂留舍於脈絡之間，非入於脈中也。

帝曰：春取絡脈分肉，何也？岐伯曰：春者木始治，肝氣始生，肝氣急，其風疾，經脈常深，其氣少不能深入，故取絡脈分肉間。

馬蒔曰：此言春時行刺法者，所以必取絡脈分肉之義也。蓋以春屬木，木始治時，肝屬木，臟氣始生，斯時肝氣雖急，天之風亦疾，然人之經脈常深，而風木之氣常少，不能深入於經脈之內，僅在絡脈分肉之間，故刺之者必取此所也。如列缺爲肺之絡脈，其手腕側後爲列缺分肉也。

張志聰曰：按《靈樞》四時氣篇内風水膚脹爲五十七痏，取皮膚之血者，盡取之，而首論四時各有淺深之所，在帝復引經而問，故曰，春取絡脈分肉，何也？東方生風，風生木，木生肝，風木之氣其性急疾而直達於絡脈分肉之間，其經脈之氣，隨冬令伏藏，久深而始出，其在經之氣尚少，故不能深入而取之經，當淺取之絡脈分肉間也。按鍼刺之道，有皮肉筋骨之淺深，病有浮沉，刺有淺深，此病之有淺深也。四時各有所取，四時之有淺深也。故曰，四時之氣，各有所在。灸刺之道，得氣穴爲定。

帝曰：夏取盛經分腠，何也？岐伯曰：夏者火始治，心氣始長，脈瘦氣弱，陽氣留溢，熱熏分腠，內至於經，故取盛經分腠。絶膚而病去者，邪居淺也。所謂盛經者，陽脈也。長，上聲。

王冰曰：絶謂絶破，令病得出也。

馬蒔曰：此言夏時行刺法者，所以必取盛經分腠之義也。蓋以夏屬火，火始治時，心屬火，臟氣始長，其脈尚瘦，其氣尚弱。火者陽氣也，陽氣留溢於人身，熱氣熏蒸於分腠內，而遂至於盛經，故盛經者，人身陽經之脈也。用刺法者，必取此盛經分腠以治之。先以左手按絶其皮膚，而右手刺之，即病去者，邪尚淺也。然所謂盛經者，乃陽經之脈也。

張志聰曰：南方生熱，熱生火，火生心，而心主血脈，故脈氣尚瘦弱也。其陽盛之氣，留溢於外，而外之暑熱，熏蒸於分腠內，至於經脈，故當取之盛經分腠。絶膚者，謂絶其膚腠之邪，不使內入於經脈，蓋邪居膚腠之淺也。陽脈謂浮見於皮膚之脈，陽盛於外，故曰盛經。按此二節，論取氣而不論脈。

帝曰：秋取經俞，何也？岐伯曰：秋者金始治，肺將收殺，金將勝火，陽氣在合，陰氣初勝，濕氣及體，陰氣未盛，未能深入，故取俞以瀉陰邪，取合以虚陽邪，陽氣始衰，故取於合。

王冰曰：三陰已升，故火將收殺。金王火衰，故云金將勝火。以漸於雨濕霧露，故云濕氣及體。

馬蒔曰：此言秋時行刺法者，所以必有取於經俞之義也。經俞者，據下節井滎推之，則是各經之經穴俞穴也。蓋以秋屬金，金始治時，肺亦屬金，臟氣將收將殺，金氣旺反欲勝火，正以金旺火衰故也。然而火氣方在陽經之合穴，斯時陰氣初勝，濕氣及體，陰氣未盛，未得深入，故取陰經之俞穴，以瀉陰經之火邪，取陽經之合穴，以瀉陽經之火邪，則陽氣始衰矣。陽氣者，火氣也，所以取陰穴耳。

張志聰曰：夫秋刑官也，於時爲金，其令收降，故肺氣將收而萬物當殺，清肅之氣將勝炎熱，陽氣始降，而在所合之腑，其臟陰之氣，始升而初勝也。夫立秋處暑，乃太陰濕土主氣，故濕氣及體，其陰氣未盛，故未能深入而取之，當刺俞土以瀉太陰之濕，取合穴以虚陽腑之邪，以陽氣始衰，故取之於合。蓋秋時陽氣下降，始歸於腑，而後歸於陰也。

帝曰：冬取井滎，何也？岐伯曰：冬者水始治，腎方閉，陽經衰少，陰氣堅盛，巨陽伏沉，陽脈乃去，故取井以下陰逆，取滎以實陽氣，故曰冬取井滎，春不鼽衄，此之謂也。

王冰曰：去謂下去。

馬蒔曰：此言冬時行刺法者，所以必有取於井滎之義也。蓋以冬屬水，水始治時，腎亦屬水，其臟方閉，陽經之氣始衰，少陰腎經之氣堅盛。故巨陽者，太陽也，與腎爲表裏，其脈亦伏沉，而陽脈乃下去矣。故取陰經之井穴，以陰邪之欲下逆故也。故陽經之滎穴，以實其陽氣，而不使陰邪之下逆故也。經有之曰，冬取井滎，春不鼽衄，此之謂也。

張志聰曰：腎爲水臟，冬令閉藏，陽氣已衰，而陰寒之氣，堅盛於外，太陽之氣伏沉，其陽脈亦乃去陽而歸伏於內矣，故當取井以下陰逆之氣，取滎以實沉伏之陽，順時令也。夫井，木也，木生於水，故取井木以下陰氣，勿使其發生而上逆也。滎，火也，故取滎穴以實陽氣，乃助其伏藏也。蓋冬令閉藏，以奉春生之氣，故冬取井滎，助藏太陽少陰之氣，至春時陽氣外出，衛固於表，不使風邪有傷膚腠絡脈，故春不鼽衄，此之謂也。以上論刺風水所取五十七俞，而又有四時之分別也。

帝曰：夫子言治熱病五十九俞，余論其意，未能領別其處，願聞其處，因聞其意。岐伯曰：頭上五行行五者，以越諸陽之熱逆也。大杼、膺俞、缺盆、背俞，此八者，以瀉胷中之熱也。氣街、三里、巨虛上下廉，此八者，以瀉胃中之熱也。雲門、髃骨、委中、髓空，此八者，以瀉四肢之熱也。五臟俞旁五，此十者，以瀉五臟之熱也。凡此五十九穴者，皆熱之左右也。帝曰：人傷於寒而傳爲熱，何也？岐伯曰：夫寒盛則生熱也。行，音杭。髃，音耦。

王冰曰：頭上五行者，當中行謂上星、顖會、前頂、百會、後頂，次兩旁謂五處、承光、通天、絡却、玉枕，又次兩旁謂臨泣、目窻、正營、承靈、腦空也。上星在顱上，直鼻中央，入髮際同身寸之一寸陷者中，容豆，刺可入同身寸之三分。顖會在上星後同身寸之一寸陷者中，刺可入同身寸之四分。前頂在顖會後同身寸之一寸五分骨間陷者中，刺如顖會法。百會在前頂後同身寸之一寸五分，頂中央旋毛中陷容指，督脈足太陽脈之交會，刺如上星法。後頂在百會後同身寸之一寸五分，枕骨上，刺如顖會法。然是五者，皆督脈氣所發也。上星留六呼，若灸者，並可灸五壯。次兩旁穴，五處在上星兩旁同身寸之一寸五分，承光在五處後同身寸之一寸，通天在承光後同身寸之一寸五分，絡却在通天後同身寸之一寸五分，玉枕在絡却後同身寸之七分。然是五者，並足太陽脈氣所發，刺可入同身寸之三分。五處、通天各留七呼，絡却留五呼，玉枕留三呼，若灸者，可灸三壯。臨泣在直目上，入髮際同身寸之五分，足太陽少陽陽維三脈之會，留七呼。目窻在臨泣後同身寸之一寸，正營在目窻後同身寸之一寸，承靈在正營後同身寸之一寸半，腦空在承靈後同身寸之一寸半，俠枕骨後，枕骨上，並足少陽陽維二脈之會，刺可入同身寸之四分，餘並刺可入同身寸之三分，若灸者，並可灸五壯。大杼在項第一椎下兩旁，相去各同身寸之一寸半陷者中，督脈別絡手足太陽三脈氣之會，刺可入同身寸之三分，留七呼，若灸者，可灸五壯。膺俞者，膺中之俞也，正名中府，在胷中行兩旁相去同身寸之六寸，雲門下一寸，乳上三肋間，動脈應手陷者中，仰而取之，手足太陰脈之會，刺可入同身寸之三分，留五呼，若灸者，可灸五壯。缺盆在肩上横骨陷者中，手陽明脈氣所發，刺可入同身寸之二分，留七呼，若灸者，可灸三壯。背俞，即風門熱府俞也，在第二椎下兩旁，各同身寸之一寸三分，督脈足太陽之會，刺可入同身寸之五分，留七呼，若灸者，可灸五壯。今《中誥孔穴圖經》雖不名之，既曰風門熱府，即治熱之背俞也。氣街在腹齊下横骨兩端，鼠鼷上同身寸之一寸，動脈應手，足陽明脈氣所發，刺可入同身寸之三分，留七呼，若灸者，可灸三壯。三里在膝下同身寸之三寸，胻外廉兩筋肉分間，足陽明脈之所入也，刺可入同身寸之一寸，留七呼，若灸者，可灸三壯。巨虚上廉，足陽明與大腸合，在三里下同身寸之三寸，足陽明脈氣所發，刺可入同身寸之八分，若灸者，可灸三壯。巨虚下廉足陽明與小腸合，在上廉下同身寸之三寸，足陽明脈氣所發，刺可入同身寸之三分，若灸者，可灸三壯。雲門在巨骨下胷中行，兩旁相去同身寸之六寸，動脈應手，足太陰脈氣所發，舉臂取之，刺可入同身寸之七分，若灸者，可灸五壯。驗今《中誥孔穴圖經》無髃骨穴，有肩髃穴，穴在肩端兩骨間，手陽明蹻脈之會，刺可入同身寸之六分，留六呼，若灸者，可灸三壯。委中在足膝後屈處膕中央約文中動脈，足太陽脈之所入也，刺可入同身寸之五分，留七呼，若灸者，可灸三壯。按今《中誥孔穴圖經》云：腰俞穴一名髓空，在脊中第二十一椎節下，主汗不出，足清不仁，督脈氣所發也，刺可入同身寸之二寸，留七呼，若灸者，可灸三壯。俞旁五者，謂魄户、神堂、魂門、意舍、志室五穴，俠脊兩旁各相去同身寸之三寸，並足太陽脈氣所發也。魄户在第三椎下兩旁，正坐取之，刺可入同身寸之五分，若灸者，可灸五壯。神堂在第五椎下兩旁，刺可入同身寸之三分，若灸者，可灸五壯。魂門在九椎下兩旁，正坐取之，刺可入同身寸之五分，若灸者，可灸三壯。意舍在第十一椎兩旁，正坐取之，刺可入同身寸之五分，若灸者，可灸三壯。志室在第十四椎下兩旁，正坐取之，刺可入同身寸之五分，若灸者，可灸五壯。寒氣外凝，陽氣内鬱，腠理堅致，元府閉封，致則氣不宣通，封則濕氣内結，中外相薄，寒盛熱生，故人傷於寒轉而爲熱，汗之而愈，則外凝内鬱之理可知，斯乃新病數日者也。

馬蒔曰：此詳言刺熱病者，有五十九穴，復明感寒生熱之義也。頭上五行，中行每穴止一，而旁二行左右相同，故共有五行也。此乃所以瀉諸陽之熱逆於上者，謂手足六陽經也。其大杼、膺俞、缺盆、背俞左右計八穴，此皆所以瀉胷中之熱也。氣街、三里、上下巨虛左右計八穴，此皆所以瀉胃中之熱也。雲門、肩髃、委中、腰俞左右計八穴，此皆所以瀉四肢之熱也。但腰俞在中行止有一穴耳。五臟俞旁五，謂五臟之俞旁有五穴，即肺俞之旁有魄户，以肺藏魄也；心俞之旁有神堂，以心藏神也；肝俞之旁有魂門，以肝藏魂也；脾俞之旁有意舍，以脾藏意也；腎俞之旁有志室，以腎藏志也。左右計十穴，此皆所以瀉五臟之熱也。凡此五十九穴者，皆治熱之左右穴也。夫熱必始于寒，人傷於寒而傳爲熱者，正以寒盛則生熱，乃寒極生熱，陰勝則爲陽之義耳。

張志聰曰：氣穴論中言熱俞有五十九穴，故帝曰，夫子言治熱病五十九穴。余論其意，但未能别其處，因問其意者，因其處而知其瀉熱之意也。頭上五行，每行有五穴，俱在頭之巔頂。諸陽之氣，上升於頭，故取刺以越諸陽之熱逆。其胷中胃中之熱，亦求其俞而瀉之也。髓空即横骨穴，所謂股際骨空在毛中動下，屬足少陰腎經。蓋手太陰與陽明爲表裏，足少陰與太陽爲表裏。手之太陰，從腹走手；手之陽明，從手走頭；足之少陰，從足走腹；足之太陽，從頭走足，並主血氣。故雲門之八者，以瀉手足之熱也。按王氏輩以督脈之腰俞爲髓空，是止七穴而非八矣。五臟俞旁五者，謂各開中行一寸五分，肺俞在三椎間，心俞在五椎間，肝俞在九椎間，脾俞在十一椎間，腎俞在十四椎間，左右各五，並屬足太陽膀胱經，以瀉五臟之熱。凡此五十九穴，皆熱之左右而瀉之也。夫在地爲水，在天爲寒，寒極生熱，是熱生於寒，而寒生於水也，故曰水熱穴論。

古今圖書集成醫部全録卷二十八

黄帝素問

調經論篇第六十二

馬蒔曰：内言病有虚實，宜善調其經脈，如末節之謂，故名篇。

張志聰曰：此篇論五臟所生之氣血神志，而歸重于血氣，故篇名調經論。

黄帝問曰：余聞刺法言有餘瀉之，不足補之。何謂有餘，何謂不足？岐伯對曰：有餘有五，不足亦有五。帝欲何問？帝曰：願盡聞之。岐伯曰：神有餘有不足，氣有餘有不足，血有餘有不足，形有餘有不足，志有餘有不足。凡此十者，其氣不等也。

王冰曰：神屬心，氣屬肺，血屬肝，形屬脾，志屬腎，以各有所宗，故不等也。

馬蒔曰：此言神氣血形志，各有有餘不足也。

張志聰曰：其氣謂五者之氣，各有虚實之不等。

帝曰：人有精氣津液，四肢九竅，五臟十六部，三百六十五節，乃生百病。百病之生，皆有虚實。今夫子乃言有餘有五，不足亦有五，何以生之乎？岐伯曰：皆生於五臟也。夫心藏神，肺藏氣，肝藏血，脾藏肉，腎藏志，而此成形。志意通内連骨髓，而成身形五臟。五臟之道，皆出於經隧，以行血氣，血氣不和，百病乃變化而生，是故守經隧焉。

王冰曰：《鍼經》云：兩神相薄，合而成形，常先身生，是謂精。上焦開發，宣五穀味，熏膚充身澤毛，若霧露之溉，是謂氣。腠理發泄，汗出腠理，是謂津。液之滲於空竅，留而不行者爲液也。十六部者，謂手足二，九竅九，五臟五，合爲十六部也。三百六十五節者，非謂骨節，是神氣出入之處也。言人身所有則多，所舉則少，病生之數何以論之？五臟，謂五神臟也。言病皆生於五臟者，何哉？以內藏五神而成形也。志意者，通言五神之大凡也；骨髓者，通言表裏之成化也。言五神通泰，骨髓化成，身形既立，乃五臟互相爲有矣。隧，潛道也，經脈伏行而不見，故謂之經隧焉。血氣者，人之神，邪侵之則血氣不正，血氣不正，故變化而百病乃生矣。然經脈者，所以決死生，處百病，調虛實，故守經隧焉。

馬蒔曰：此言人有虛實而生百病者，以血氣之不和也。四肢者，手足也，手足各二。九竅者，陽竅七，在面部；陰竅二，前陰後陰也，在下部。五臟者，心肝脾肺腎也，共爲十六部，及有三百六十五節。《靈樞》九鍼十二原篇有曰：所謂節之交三百六十五會。又云：所言節者，神氣之所遊行出入也，非皮肉筋骨也。是皆能生百病者也。百病之生，各有虛有實，是虛者即所謂不足也，實者即所謂有餘也。今約有餘不足而分之則爲五，統之則爲十。果何以生此不足有餘也？伯言皆生於五臟也。夫所謂神氣血肉志者，皆藏之於五臟，而人之形始成焉。唯志意通暢，內連骨髓，而身形五臟，始無百病，正以五臟之道，皆出於經隧，如《靈樞》經脈篇論各經脈氣之流行，所以行血氣者也。血氣不和，則爲有餘不足，而百病乃生。是故善治生者，必守此經隧焉，真可以決死生、處百病、調虛實也。

張志聰曰：《靈樞經》云：兩神相搏，合而成形，常先身生，是謂精。上焦開發，宣五穀味，熏膚充身澤毛，若霧露之溉，是謂氣。腠理開發，汗出溱溱，是謂津。穀入氣滿，淖澤注於骨，骨肉屈伸洩澤，補益腦髓，皮膚潤澤，是謂液。中焦受氣，取汁變化而赤，是謂血。壅遏營氣，令無所避，是謂脈。四肢爲諸陽之本，九竅爲水注之氣。五臟者，所以藏精神血氣魂魄者也。十六部者，十六部之經脈也，手足經脈十二，蹻脈二，督脈一，任脈一，共十六部脈，計十六丈二尺，而一周于身。節之交三百六十五會，神氣之所游行出入，乃百病之所從而生，皆有虛有實。然五者之氣，皆生於五臟，而五臟所藏之血氣神志以成此形也。志意者，所以御精神，收魂魄，適寒溫，和喜怒者也。志意通內連骨髓而成身形五臟。上言有形之五臟，以生無形之五志，此言無形之五志，以成有形之身形。五志者，心藏神，肝藏魂，肺藏魄，脾藏意，腎藏志也。然五臟之道，皆歸於經隧，經隧者，五臟之大絡以行血氣者也。血氣不和，百病乃變化而生，是故調治之道，亦守其經隧焉。

帝曰：神有餘不足何如？岐伯曰：神有餘則笑不休，神不足則悲，血氣未并，五臟安定，邪客於形，洒淅起于毫毛，未入於經絡也，故命曰神之微。帝曰：補瀉奈何？岐伯曰：神有餘則瀉其小絡之血出血，勿之深斥，無中其大經，神氣乃平。神不足者，視其虚絡，按而致之，刺而利之，無出其血，無泄其氣，以通其經，神氣乃平。帝曰：刺微奈何？岐伯曰：按摩勿釋，著鍼勿斥，移氣於不足，神氣乃得復。

王冰曰：幷謂幷合也，未與邪合，故曰未幷。邪入小絡，故可瀉其小絡之脈，出其血，勿深推鍼，鍼深則傷肉也。以邪居小絡，故不欲令鍼中大經，絡血既出，神氣自平。斥，推也。小絡，孫絡也。但通經絡，令其和利，按虚絡令其氣致，以神不足，故不欲出血及泄氣也。刺微之問，復前初起于毫毛，未入於經絡者也。按摩其病處，手不釋散，著鍼於病處，亦不推之，使其人神氣内朝於鍼，移其人神氣令自充足，則微病自去，神氣乃得復常。

馬蒔曰：此言神有虚實爲病者，皆當刺之，而復有刺邪之法也。神者，心之所藏也。《靈樞》本神篇言心藏脈，脈舍神，心氣虚則悲，實則笑不休，然則有餘不足者，正虚實之謂也。觀此則知有餘不足，皆能爲病者矣。蓋心在聲爲笑，在志爲喜，故實則笑不休。肺在志爲憂，在聲爲哭，故心氣衰而不能勝肺，則不足而悲，此乃血氣已幷，所以爲虚實而成病也。然方其血未幷於氣，氣未幷於血，而五臟安定之時，邪或客之，則邪在小絡，起於毫毛，有洒淅惡寒之貌，尚未入於大經與大絡也。故命曰，神之微病耳。帝復疑神爲有餘不足，而病有爲笑爲悲，則不可無補瀉法也。伯言神有餘者病也，過猶不及也，當瀉小絡之脈出血，勿深推其鍼，恐鍼深則傷肉也。又無中其大經，恐因小絡而兼傷大經也。蓋以經脈爲裏支，而横者爲絡，絡之别者爲孫絡，孫絡者，小絡也。神本無形，宜其善鍼之若此。必使神氣既平，不至於有餘而爲笑不休，斯已矣。神不足者，其絡必虚，當治其心經之絡爲虚者治之，按而致其氣之來，刺而令其氣之和利也。無出血泄氣以通其經脈，使神氣乃平，不至於不足而爲悲斯已矣。且其邪客於形，而初起於毫毛，未入於經絡，則乘其微而刺之者，當按摩其病處，勿釋其手，著鍼其病處，勿推其鍼，使移邪氣於不足而爲衰，復其真氣之如故而無虧，則神氣自全矣。愚按此節當分爲四段，其曰神有餘則笑不休，神不足則悲，言有餘不足皆能爲病也。是乃本體之病，自血氣未幷至，故曰神之微，言始時皆能感邪，其病必微，是乃外感之病。其曰神有餘者，至神氣乃平，言刺其有餘之法，非刺其邪也。其曰神不足，至神氣乃平，言刺其不足之法，亦非刺其邪也。至於刺微奈何，至末方與第二段相應，此微字正是命曰神之微也，乃所以刺其邪也，若以第二段爲三，第三段爲二，則文理自無不明。王註以第三四段皆爲有邪，則末段又何爲有刺微之問？又奚必另有刺法？反有不明者矣。

又按按摩勿釋四句，似爲空虛未著何經。愚意即第七節志有虛實爲病，乃腎經也，故刺然谷、復溜本經之穴。則刺神者，當在心包絡經；刺氣者，當在肺經；刺血者，當在肝經；刺形者，當在脾經。否則週身之內，何以知其爲神之病，或氣之病？又何以知其爲何經之病乎？

張志聰曰：鍼刺之道，通利經脈，無泄其氣血，即所以補虛也。蓋血氣流通，而形神自生矣。人之爲病，因鬱滯而成虛者，十居其半。醫者但知補虛，不知通利之中，更有補虛之妙。用著鍼者，如以布憿著之，乃從單布上刺，謂當刺之極淺，而勿推內其鍼，移其邪氣於不足，而神氣乃自復矣。　張兆璜曰：血氣相并，則有虛有實，邪入深而客於肌肉經脈，亦有虛有實，此血氣平而邪客之淺者也。

帝曰：善。氣有餘不足，奈何？岐伯曰：氣有餘則喘欬上氣，不足則息利少氣。血氣未并，五臟安定，皮膚微病，命曰白氣微泄。帝曰：補瀉奈何？岐伯曰：氣有餘則瀉其經隧，無傷其經，無出其血，無泄其氣；不足則補其經隧，無出其氣。帝曰：刺微奈何？岐伯曰：按摩勿釋，出鍼視之，曰我將深之，適人必革，精氣自伏，邪氣散亂，無所休息，氣泄腠理，真氣乃相得。

王冰曰：肺合皮，其色白，故皮膚微病，命曰白氣微泄。氣，謂榮氣也。鍼瀉若傷其經，則血出而榮氣泄脱，故不欲出血泄氣，但瀉其衛氣而已。鍼補則又宜謹閉穴俞，然其衛氣亦不欲泄之。刺微之問，覆前白氣微泄者也。按摩，謂按摩其病處。革，皮也。我將深之，適人必革者，謂其深而淺刺之也。如是脅從則人懷懼色，故精氣潛伏也。以其調適於皮，精氣潛伏，邪無所據，故亂散而無所休息，發泄於腠理也。邪氣既泄，真氣乃與皮腠相得矣。

馬蒔曰：此言氣有虛實爲病者，皆當刺之而復有刺邪之法也。氣者，肺之所藏也。《靈樞》本神篇言肺藏氣，氣舍魄，肺虛則鼻塞不利。少氣即本文之少氣也。實則喘喝，胷盈仰息，即本文之喘欬上氣也。此乃氣血已并，所以爲虛實而成病也。然方其血未并於氣，氣未并於血，而五臟安定之時，邪來客之。肺主皮膚，皮膚微病，命曰白氣微泄，蓋肺屬金，爲色之白也。然而氣有餘者，則審其有餘之在肺經。而瀉其經隧，無得傷經出血，及泄其榮氣也。氣不足者，則審其不足之在肺經，而補其經隧，雖衛氣亦不泄之斯可也。且其邪客於形，當按摩其病處，勿釋其手，出鍼視之，仍駭此病人，曰我將深此鍼以刺之，適致此人革其常度，不能自寧，則精氣必斂伏，邪氣必散亂，此邪且無所安息，外泄腠理，真氣乃相得矣。

張志聰曰：肺主氣而司呼吸，故有餘則喘欬上逆，不足則呼吸不利而少氣也。肺合皮，其色白，微邪客於皮膚，命曰白氣微泄，謂微傷其肺氣也。經隧，大絡也，五臟之所以出血氣者也，故有餘則瀉其經隧之血氣，而勿再傷其經脈之血氣也。不足則補其經隧之血氣，而無洩其經隧之氣焉。出鍼，出而淺之也。視之，視其淺深之義也。曰我將深之。適人之邪淺客於皮，必與正氣相格，庶邪散而正氣不泄，故曰我將深之，謂將持内之而使精神自伏。復放而出之，令邪無散亂，迎之隨之，以意和之，無所休息。使邪氣泄於皮毛腠理，而真氣乃相得復於肌表。此用鍼淺深之妙法也。

帝曰：善。血有餘不足，奈何？岐伯曰：血有餘則怒，不足則恐。血氣未并，五臟安定，孫絡水溢，則經有留血。帝曰：補瀉奈何？岐伯曰：血有餘則瀉其盛經，出其血；不足則視其虛經，内鍼其脈中，久留而視脈大疾，出其鍼，無令血泄。帝曰：刺留血奈何？岐伯曰：視其血絡，刺出其血，無令惡血得入於經，以成其疾。

王冰曰：絡有邪盛則入於經，故云孫絡水溢，則經有留血。脈盛滿則血有餘，故出之。經氣虛則血不足，故無令血泄也。久留疾出，是謂補之。血絡滿者，刺按出之，則惡色之血不得入於經脈。

馬蒔曰：此言血有虛實爲病者，皆當刺之，而復有刺邪之法也。血者，肝所藏也。《靈樞》本神篇言肝藏血，血舍魄，肝氣虛則恐，實則怒，正與此同。蓋以肝在志爲怒，腎在志爲恐，不足則母氣虛而爲恐也。此血氣已并，所以有虛實而爲病耳。然方其血未并於氣，氣未并於血，而五臟安定之時，孫絡爲濕所勝，其水泛溢，則入於經而有留血，此乃邪之爲病也。然而血有餘者，則審其在肝經之盛，而瀉之以出其血，血不足者，則視其在肝經之虛而補之，鍼其脈中，久留而視，所謂如待貴人，不知日暮者是也。候脈已大疾，則氣已至矣，乃出其鍼，無令出血可也。且邪之所感，致有留血，則當視其血在絡時，即刺出其血，無令惡血入經，以成他疾可也。

張志聰曰：肝志怒，腎志恐，故血有餘則肝盛而主怒，不足則母氣衰而并於脾，故恐。蓋以木氣不足則土氣盛，土氣盛則并於所不勝之腎臟而爲恐也。然下文之所謂病在脈調之血者，心包絡所主之血也。此所謂血者，肝臟之所主也。肝臟之血本於衝脈，衝脈起於胞中，其浮而外者，循腹上行，散於皮膚肌肉之間，充膚熱肉，生毫毛。卧則歸於肝臟，寤則隨衛氣而行於脈外。孫絡水溢者，胞中之津水也，水穀之津，流溢於中，奉心神化赤而爲血。故曰：水入於經，而血乃成。夫經脈之血，從經而脈，脈而絡，絡而孫，脈外之血，從皮膚而轉注於孫脈，從孫絡而入於經俞，此脈内脈外之血氣互相交通者也，故曰：孫絡水溢，則經有留血。此肝有微病，致經水之溢於經也。盛經，衝脈也。衝脈爲經絡之海，故曰盛經。虚經，虚而不盛也。久留，候氣至也。脈大疾，氣至而血復也。經云：經脈爲裏，支而横者爲絡，絡之別者爲孫，盛而血者疾誅之，盛者瀉之，蓋血在于絡，是孫絡之水溢留於絡中，而成敗惡之血矣，此將入於經，故當疾刺以瀉出之。

張兆璜曰：凡病虚中有實，實中有虚，出鍼視之，曰我將深之，適人必革，此瀉邪而兼補其正氣也。久留而視脈大，疾出其鍼，此補虚而兼出其微邪也。迎之隨之，淺深在意，斯盡調經之妙用。

帝曰：善。形有餘不足奈何？岐伯曰：形有餘則腹脹，涇溲不利，不足則四肢不用。血氣未并，五臟安定，肌肉蠕動，命曰微風。帝曰：補瀉奈何？岐伯曰：形有餘則瀉其陽經，不足則補其陽絡。帝曰：刺微奈何？岐伯曰：取分肉間，無中其經，無傷其絡，衛氣得復，邪氣乃索。溲，音叟。蠕，音輭。

王冰曰：涇，大便；溲，小便也。邪薄肉分，衛氣不通，陽氣内鼓，故肉蠕動。陽經，陽絡胃之經絡也。衛氣者，所以温分肉而充皮膚，肥腠理而司開闔，故肉蠕動，即取分肉間，但開肉分以出其邪，故無中其經，無傷其絡，衛氣復舊，而邪氣盡索散盡也。

馬蒔曰：此言形有虚實爲病者，皆當刺之，而復有刺邪之法也。形者，脾所藏也，蓋形成於肉，脾主肌肉故也。《靈樞》本神篇言脾藏營，營舍意，脾氣虚則四肢不用，五臟不安，實則腹脹，涇溲不利，正與此同。此氣血已并，所以爲虚實而成病耳。然方其血未并於氣，氣未并於血，而五臟安定之時，則風或客之，肌肉如蠕蟲之動，然而風氣尚微，命曰微風。故形之有餘，則當瀉足陽明胃經，形之不足，則當補足陽明胃絡。正以脾胃爲土，土主肌肉，而今曰陽經，非胃而何？且也微風所客，必當刺之，取其感風之分肉間，無中其經，無傷其絡，使衛氣得復，而邪氣乃盡矣。

張志聰曰：腹乃脾土之郛郭，故有餘則脹。《靈樞經》云 脾氣實則涇溲不利。蓋土氣盛實，則剋制其水而不流。脾主四肢，故虚而不用。蠕，蟲行動貌。蓋風傷衛，衛氣行於肌肉之間，故蠕動也。陽，謂陽明也。陽明與太陰爲表裏，蓋皮膚氣分爲陽，脾所主在肌肉，故當從陽以補瀉，瀉刺其經者，從内而出於外也。補刺其絡者，從外而入於内也。微風傷衛，衛氣行于脈外，故當取之分肉，而無傷其經絡，所謂病在肉，調之分肉也。

帝曰：善。志有餘不足，奈何？岐伯曰：志有餘則腹脹飧泄，不足則厥。血氣未并，五臟安定，骨節有動。帝曰：補瀉奈何？岐伯曰：志有餘則瀉然筋血者，不足則補其復溜。帝曰：刺未并奈何？岐伯曰：即取之，無中其經，邪所乃能立虛。然筋，當是然谷。

王冰曰：脹，謂脹起。厥，謂逆行上衝也。足少陰脈下行，今氣不足，故隨衝脈逆行而上衝也。腎合骨，故骨有邪薄，則骨節鼓動，或骨節之中，如有物鼓動之也。然，謂然谷，足少陰滎也，在內踝之前，大骨之下陷者中，血絡盛則泄之，其刺可入同身寸之三分，留三呼，若灸者，可灸三壯。復溜，足少陰經也，在內踝上同身寸之二寸陷者中，刺可入同身寸之三分，留三呼，若灸者，可灸五壯。不求穴俞而直取居邪之處，故云即取之。

馬蒔曰：此言志有虛實爲病者，皆當刺之，而復有刺邪之法也。《靈樞》本神篇言腎藏精，精藏志，腎氣虛則厥，實則脹，五臟不安，正與此同。蓋以腎脈上行於腹，下行於足故也。此乃血氣已并，所以爲虛實而成病耳。然方其血未并於氣，氣未并於血，而五臟安定之時，腎主骨，骨感於邪，則骨節有動，此乃邪之爲病也。然而志有餘者，則瀉腎經之滎穴名然谷者，其筋有血，乃刺出之。志不足者，則補腎經之經穴名復溜者，無出血泄氣可也。帝問血氣未并之時，感邪而骨中有動，則所以刺未并者，必有法也。伯言即取之邪所以刺之，無中其大經，則邪所自能立去而虛矣。

張志聰曰：腎者，胃之關也，關門不利，則聚水而爲腹脹飧泄矣。腎爲生氣之原，故不足則厥逆而冷，骨節有動者，亦爲微風所傷也。故下文曰，邪所以能立虛。然谷穴，足少陰之滎穴也，滎爲火，故有餘則當瀉其坎中之滿。復溜，足少陰之經穴也，經屬金，虛則補其母也。即取之者，即於骨節有動之處而取之也。邪所，謂邪客而有動之所也。此病在骨者調之骨，故無中其經。

帝曰：善。余已聞虛實之形，不知其何以生？岐伯曰：氣血以并，陰陽相傾，氣亂於衛，血逆於經，血氣離居，一實一虛。血并於陰，氣并於陽，故爲驚狂。血并於陽，氣并於陰，乃爲炅中。血并於上，氣并於下，心煩惋善怒。血并於下，氣并於上，亂而喜忘。以、已同。炅、烔同。惋，宜作悗，音悶。

王冰曰：衛行脈外，故氣亂於衛。血行經內，故血逆於經。血氣不和，故一虛一實。氣幷於陽，則陽氣外盛，故爲驚狂。氣幷於陰，則陽氣內盛，故爲熱中。上謂鬲上，下謂鬲下。

馬蒔曰：此言血氣之所以偏勝而皆有其病也。帝問已聞虛實之病形，如笑不休與悲之類，然所以生此虛實者，必有故也。伯言虛實之生，在乎陰陽相幷之間耳。故氣幷於血，血幷於氣，是氣血之已幷也。榮爲陰，氣血則從生；衛爲陽，氣悍於營。氣血相幷，是陰陽之相幷也。陰血幷於陽氣，則氣亂於衛，而血之離居者爲實，其虛則在氣也。陽氣幷於陰血，則血逆於經，而氣之離居者爲實，其虛則在血也。虛實之所以生者如此。然氣血固不可以專幷，亦不可以不幷。專幷者爲偏勝，不幷者爲不和。試以不幷者言之：血屬陰，今血幷於陰，而無與於氣，氣屬陽，今氣幷於陽，而無與於血，則論血氣之大分，血當以氣爲主。故血幷於陰者，其病徐，而氣幷於陽者，其病剛，當爲驚狂之證。又以專幷者言之：血專幷於陽，氣專幷於陰，是血必以氣爲主，故血幷於氣者，其病緩，而氣幷於血者，其病速，當爲熱中之證。且是血氣者，不但表裏爲病，抑且上下爲病，正以上與表同，下與裏一也。故血幷於鬲之上，而氣幷於鬲之下，其病在鬲下，心氣不下通，故爲煩心，肝氣乃上逆，故爲善怒也。血幷於鬲之下，而氣幷於鬲之上，其病在鬲上，心在鬲下者，神以氣盛而亂，又以神失而善忘也。

張志聰曰：此言五者之有餘不足，生於血氣之相幷也。血氣者，陰陽也。陰陽者，皮膚氣分爲陽，經脈血分爲陰，表爲陽，裏爲陰，身半以上爲陽，身半以下爲陰。氣亂於衛者，血幷於氣也。血逆於經者，氣幷於血也。血幷於氣，則血離其居。氣幷於血，則氣離其居矣。血離其居，則血虛而氣實，氣離其居，則氣虛而血實，故曰，一實一虛，蓋有者爲實，無者爲虛也。此論血氣相幷之總綱也。夫衛者，水穀之悍氣也。肺主之氣，乃三陽之表氣，肌腠之元真，故曰氣亂於衛，謂亂於衛之部署也。下文曰，取氣於衛，病在氣，調之衛，皆屬此意。蓋皮膚肌肉之腠理處，皆衛氣游行出入之所，所謂當取之於皮膚肌腠，而無動其經脈也。當知衛氣出於陽明，日行於陽，夜行於陰，大會於風府，游行於外內者也。太陽三焦之氣，生於下焦水中，從下而上，自內而外，主司於膚表，通會於肌腠，故曰三焦膀胱者，腠理毫毛其應，分別血氣生始出入之原也。夫血分氣分之爲陰陽也，脈外氣分爲陽，脈內血分爲陰，陰血滿之於外，陽氣注之於脈中，是爲陰陽勻平。如血幷居於陰，則陰盛而血實。心主血脈，故陰盛則驚。氣幷於陽，則陽盛而氣實，陽盛則發狂也。又有外內之陰陽也。血幷於陽，則陰虛而生內熱，氣幷於陰，則陽氣內盛而爲熱中矣。故陰陽外內相幷，而總屬炅中也。乃上下之爲陰陽則何如？血幷於上，則脈氣實而心煩悗，氣幷於下，則氣不舒而多怒也。血幷於下，則血蓄於下而喜忘；氣幷於上，則氣逆於上而爲悗亂。《靈樞經》曰：清濁之氣相干，亂於胷中，是爲大悗。《傷寒論》曰：其人喜忘者，必有蓄血，宜抵當湯下之。按抵當湯証，乃血蓄於氣分，當知氣幷於上，匪則幷於脈外，而兼幷於脈中。故曰清濁之氣相干。血幷於下，匪則幷於脈中，而兼幷於脈外，故其人喜忘。經云：上氣不足，下氣有餘，腸胃實而心氣虛，虛則營衞留之於下，久之不以時上，故喜忘也。

帝曰：血幷於陰，氣幷於陽，如是血氣離居，何者爲實？何者爲虛？岐伯曰：血氣者，喜温而惡寒，寒則泣不能流，温則消而去之。是故氣之所幷爲血虛，血之所幷爲氣虛。帝曰：人之所有者血與氣耳，今夫子乃言血幷爲虛，氣幷爲虛，是無實乎？岐伯曰：有者爲實，無者爲虛。故氣幷則無血，血幷則無氣。今血氣相失，故爲虛焉。絡之與孫脈，俱輸於經，血與氣幷，則爲實焉。血之與氣，幷走于上，則爲大厥，厥則暴死。氣復反則生，不反則死。

王冰曰：泣，謂如雪在水中，凝住而不行去也。氣幷於血則血少，故血虛。血幷于氣則氣少，故氣虛。有者爲實，無者爲虛，言爲幷於血則血無，血幷於氣則氣無也。血與氣相失，言氣幷於血，則血失其氣，血幷於氣，則氣失其血。

馬蒔曰：此詳論血氣之虛實，有以不幷言者，有以專幷言者。帝承上文而言血幷於氣，氣幷於血，固宜其有虛實矣。若血屬陰，理當歸於陰，氣屬陽，理當歸於陽。今曰，血幷於陰，氣幷於陽，此正血氣不相爲幷，而各離所幷之居，與上節離居不同。上言血離其所居而幷之於氣，氣離其所居而幷之於血，而此則血不幷氣是離其幷氣之所居，氣不幷血，是離其幷血之所居，是無實無虛也。當以何者而定其爲虛實邪？伯言血氣雖不同，其性則同也，皆喜温而惡寒，寒則濇滯而不通，温則消釋而易行，故不幷固不可，而專幷亦不可。蓋不幷則爲寒，寒則濇滯而不通。專幷則爲熱，熱則太温而病勝。是以氣之所幷者在於陽，則氣分無血也，是爲血虛矣。血之所幷者在於陰，則血分無氣也，是爲氣虛矣。此不幷之幷，亦有虛實在也。然而既曰血虛，又曰氣虛，是血氣皆無實也，帝之所以又疑而問也。殊不知氣幷於陽，氣爲有而血爲無，乃氣實而血虛也。血幷於陰，血爲有而氣爲無，乃血實而氣虛也。故曰有者爲實，無者爲虛也。不唯是也，彼氣血相幷者，氣幷於血，則氣盛而血少，是無血也。血幷於氣，則血盈而氣少，是無氣也。惟氣血相失，故名之曰虛。大絡與孫絡，俱運於經脈之中，氣幷於血，其實在氣，血幷於氣，其實在血，故名之曰實。且是氣血也，專幷於上，則氣上而不下，當爲大厥之證，厥則暴死者有之。幸而氣復於下則生，不復則死矣。

張志聰曰：此復申明血氣各自幷居而成虛也。夫血滿於外，氣注於陰，是陰陽相合而爲和平，如血幷於陰，氣幷於陽，是血氣各自分其居矣。故血氣喜其温和相合，而惡其寒濇獨居。如血幷於陰，則寒泣而不能流行，血不流行，則氣不得以和之矣。氣幷於陽，則氣温而血消去，氣熱消鑠，則血不得以和之矣。是故氣之所幷爲血虛，血之所幷爲氣虛。蓋血幷於陰者，血幷而氣不幷也。血幷於陰，則陰盛而寒，寒則血中之氣，亦濇而不能流行矣。氣幷於陽者，氣幷而血不幷也。氣幷於陽，則陽盛而熱，熱則氣分之血，亦消鑠而去矣。故曰氣幷則無血，血幷則無氣也。然血氣幷而成虛者，因無而爲虛也。如血幷於陰，則陰寒盛，而血中之氣亦無矣。如氣幷於陽，則陽熱盛，而氣分之血亦消去矣。故氣幷則無血，血幷則無氣。今血與氣相失，而不能相和，故皆爲虛焉。絡者，經脈之支別也。孫脈者，乃孫絡之脈別經者，亦三百六十五脈，內通於十二大絡，外通於膚腠皮毛。五臟之血氣，從大絡而出於孫脈，從孫脈而出於膚表。表陽之氣，從孫絡而入於大絡，從大絡而注於經俞。此外內交通血氣之經路也。是絡脈之血氣，孫絡之氣血，俱輸於經，是血與氣共幷於血分則爲實也。血之與氣幷走於上，則爲大逆，逆則暴死。氣復反則生，不反則死，此血與氣共幷於上則爲實也。　王芳侯曰：氣復反則生，謂復歸於下也。蓋陽氣生於下，而升於上，血氣幷逆，則氣機不轉而暴死，反則旋轉而復生。

帝曰：實者何道從來？虛者何道從去？虛實之要，願聞其故。岐伯曰：夫陰與陽皆有俞會，陽注於陰，陰滿之外，陰陽勻平，以充其形，九候若一，命曰平人。

馬蒔曰：此言氣血之虛實，必有道以爲之往來也。陰陽者，陰經陽經也。帝問氣血相幷則爲虛實，然何道以爲之往來？此乃虛實之要也。伯言手足有六陽經，有六陰經，皆有俞穴所會，陽經注而之內，陰經注而之外，如《靈樞》經脈篇始於手太陰肺經，遂行於手陽明大腸經，足陽明胃經，遂行於足太陰脾經者是也。陰陽和平，以充其形，九候不偏，命之曰無病之人。若氣血相幷，則不能勻平而爲虛實矣。此陽經陰經之經隧，乃道之所以往來也。

張志聰曰：道謂血氣出入之道路，來則爲實，去則爲虛，有來有往則和平矣。蓋以血氣相通，陰陽交互之爲和平也。俞者，謂三百六十五俞穴，乃血脈之所流注。會者，謂三百六十五會，乃神氣之所游行，皆陰陽血氣之所輸會者也。脈外之陽氣，從孫脈而注於陰中，在內之陰血，從經俞而溢之脈外，此陰陽相和，是爲勻平。血氣相通，以充其形，則三部九候之脈，上下若一，是爲平人矣。

夫邪之生也，或生於陰，或生於陽。其生於陽者，得之風雨寒暑；其生於陰者，得之飲食居處，陰陽喜怒。

馬蒔曰：此言陽經之邪，得之外感，而陰經之邪，得之内傷也。何也？陽經主表，陰經主裏故也。

張志聰曰：上節論陰陽不和，血氣相幷，而有虚實之分，此復論外因於風雨寒暑，内因於飲食七情，而亦有陰陽虚實之分焉。外爲陽，内爲陰。故生於陽者，得之風雨寒暑；其生於陰者，得之飲食居處，陰陽喜怒。

帝曰：風雨之傷人奈何？岐伯曰：風雨之傷人也，先客於皮膚，傳入於孫脈，孫脈滿則傳入於絡脈，絡脈滿則輸於大經脈。血氣與邪幷客於分腠之間，其脈堅大，故曰實。實者，外堅充滿，不可按之，按之則痛。帝曰：寒濕之傷人奈何？岐伯曰：寒濕之中人也，皮膚不收，肌肉堅緊，營血泣，衛氣去，故曰虚。虚者，聶辟氣不足，按之則氣足以温之，故快然而不痛。

王冰曰：聶謂聶皺，辟謂辟疊也。

馬蒔曰：此言陽經病有虚實，皆得之外感，而以痛否爲驗也。上文神氣血形志，以血氣相幷而爲虚實，乃血氣之虚實，不必外感於邪也。此言感邪而有虚實，乃病之虚實也。是必有血氣之虚實，而後有病之虚實，其實有不同也。試以陽經之生實者言之：風雨之傷人也，先客於皮膚，傳入於孫絡，又傳入於絡脈，又傳入於經脈，血氣與邪，幷客於分腠之間，其脈堅大，故曰實。實者，按之則痛者是也。又以陽經之生虚者言之：寒暑之中人也，皮膚不仁，肌肉堅緊，營血濇而衛氣散，故曰虚。虚者聶辟，乃肌肉僻積之意，按之則氣足以温之而不痛者是也。此乃陽經之病，生虚生實者如此。

張志聰曰：此論外因之風雨寒暑，而有虚有實也。夫經脈爲裏，支而横者爲絡，絡之别者爲孫。風雨之傷人也，先客於皮膚，而次入於裏，血氣與邪，幷客於分腠之間，其脈堅大，故曰實。此邪在於分腠之陽，迫及於脈而爲堅大，未入於裏，故按之則痛。夫表陽之氣，主於皮膚，寒濕之陰邪，傷人陽氣，是以皮膚不收，陽氣不能外御，致邪入於肌肉，而肌肉堅緊也。榮血泣而不行，衛氣去於膚表，故爲虚也。《靈樞經》曰：血氣竭枯，腸胃聶辟，蓋言此虚者，虚於外而僻積於内也。此表氣不足，故按摩之，則裏氣出以温之，故快然而不痛。此論陽受之風雨寒濕，陽氣主於膚表，蓋以陽氣實者爲實，而陽氣虚者爲虚也。

帝曰：善。陰之生實奈何？岐伯曰：喜怒不節，則陰氣上逆，上逆則下虚，下虚則陽氣走之，故曰實矣。

帝曰：陰之生虛奈何？岐伯曰：喜則氣下，悲則氣消，消則脈虛空。因寒飲食，寒氣熏滿，則血泣氣去，故曰虛矣。

王冰曰：實謂邪氣盛，虛謂精氣奪也。

馬蒔曰：此言陰經病有虛實，皆得之於內傷也。試以陰經之生實者言之：怒氣不節，則肝爲陰經，陰氣上逆，上逆則下虛，下虛則陽氣專走而上行，故曰實。又以陰經之生虛者言之：正以喜則氣下，悲則氣消，而脈氣虛空，又因用寒冷飲食，而寒氣熏滿，則血濇氣去，故曰虛。

張志聰曰：此論內因之虛實也。夫內爲陰，外爲陽，身半以下爲陰，身半以上爲陽。喜怒之氣，由衷而發，故不節則陰氣上逆，逆則下虛，虛則陽氣相乘，而下走之，故爲實矣。夫心藏神，喜則神氣散而下，肺藏氣，悲則傷肺而氣消，神氣消而脈空虛者，脈隨氣而消長也。飲食於胃，喜温而惡寒，兼之寒飲，致寒氣熏滿於胷中，則血泣而氣去。蓋榮衛血氣，皆陽明之所生也。此論飲食居處，陰陽喜怒，皆生於陰，故論在內之氣，及經脈之爲虛爲實也。

帝曰：經言陽虛則外寒，陰虛則內熱，陽盛則外熱，陰盛則內寒。余已聞之矣，不知其所由然也。岐伯曰：陽受氣於上焦，以温皮膚分肉之間。令寒氣在外，則上焦不通，上焦不通，則寒氣獨留於外，故寒慄。帝曰：陰虛生內熱奈何？岐伯曰：有所勞倦，形氣衰少，穀氣不盛，上焦不行，下脘不通，胃氣熱，熱氣熏胷中，故內熱。帝曰：陽盛生外熱奈何？岐伯曰：上焦不通利，則皮膚緻密，腠理閉塞，元府不通，衛氣不得泄越，故外熱。帝曰：陰盛生內寒奈何？岐伯曰：厥氣上逆，寒氣積於胷中而不瀉，不瀉則温氣去，寒獨留則血凝泣，凝則脈不通，其脈盛大以濇，故中寒。

王冰曰：甚用其力，致勞倦也。貪役不食，故穀氣不盛，外傷寒毒，內薄諸陽，寒外盛則皮膚收，皮膚收則腠理密，故衛氣稸聚，無所流行矣。寒氣外薄，陽氣內爭，積火內燔，故生外熱也。温氣，謂陽氣也。陰逆內滿，則陽氣去於皮外也。

馬蒔曰：此言陰陽之有虛實，而寒熱之在內外者不同也。陽者，衛氣也。陰者，營氣也。經言陽虛則外寒，陽盛則外熱，陰虛則內熱，陰盛則內寒，是虛實殊而內外分，何寒熱之難拘也？伯言陽虛則外寒者，正以衛氣自下焦之陰中有陽者，隨中焦之氣以升於上焦，而生此衛氣，故謂之衛氣出於下焦，濁者爲衛是也。此衛氣即陽氣也，陽受氣於上焦而生，故出而温於皮膚分肉之間，所以衛行脈外，肥腠理而司開闔也。今寒氣在於外體，則上焦不通，衛氣不得入，而寒氣獨留于外，故寒而且慄也。此外感之證也。所謂陰虚生内熱者，正以有所勞倦，致形衰氣少，而飲食隨減，所以穀氣不盛也。夫上焦之宗氣，生於穀氣之精微，今飲食倦勞如此，故上焦之氣不能行，而下脘之氣亦不通，則胃氣虚而爲熱，熱氣熏於胷中，故内熱也。此内傷之證也。所謂陽盛生外熱者，正以衛氣本於上焦，今外傷寒毒，陽邪反盛，上焦不通，皮膚腠理，皆緻密而閉塞，元府不得通利，衛氣不得外越，故外體菀熱，此外感之證也。所謂陰盛生内寒者，正以下氣大逆而爲厥，寒物之氣，積於胷中而不瀉，熱氣漸去，寒氣獨留，血亦凝濇，脈亦不通，經脈在内者，盛大而脹，并皆濇滯，故内寒，此亦内傷之證也。按此四段，其首段陽虚生外寒，後人以爲陽虚畏外寒，蓋言陽氣既虚，外無所衛，雖不感邪，亦必畏寒。次段陰虚生内熱，後人以爲腎水既滅，火能勝陰，煩躁眩暈，内熱自盛，此亦有理，但與正文不同。其曰陽盛則外熱，陰盛生内寒者，斷如所解云云也。但陰盛生内寒，或欲作外感之邪説，則是傳經之邪也，傳經之邪，内當熱，脈當沉，今何爲反寒？須知欲作外感，乃是暫時寒氣入中，或爲寒物所傷耳，非傳經之邪也。此節脈若作外診之脈，理宜沉濇，今曰盛大而濇，恐是在中之脈，非外見者。

張志聰曰：此承上文而復論表裏陰陽，有寒熱虚實之别。上節論陽在外而陰在内，然表陽之氣，有虚之寒，裏陰之氣，有虚之熱，故帝引經而復問焉。陽謂諸陽之氣。經云：三焦開發，宣五穀味，熏膚充身澤毛，是謂氣。是陽受氣於上焦，以温皮膚分肉，假令寒氣客於外，則上焦之氣不通，而寒氣獨留，故寒慄也。所以凡傷於寒則爲病熱者，得陽氣以化熱也。寒慄而不能爲熱者，上焦之氣不通也。至若陰虚生内熱者，因中土之受傷也。如飲食勞倦則傷脾，脾主肌肉，故形氣衰少也。水穀入胃，由脾氣之轉輸，脾不運行，則穀氣不盛矣。上焦不能宣五穀之味，下焦不能受水穀之津，胃爲陽熱之腑，氣留而不行，則熱氣熏於胷中而爲内熱矣。上爲風雨寒濕，此即飲食居處也。上焦爲宗氣之海，宗氣積於胷中，上出於肺，以司呼吸，肺主氣而上合於皮毛，是以上焦通利，則充膚澤毛，有若霧露之漑。上焦不通，則皮膚緻密，腠理閉塞，而元府不通矣。毫毛之腠理閉塞，則衛氣不得泄越而爲熱矣。厥氣上逆，下焦之陰氣厥逆於上也。陰寒之氣，積於胷中而不瀉，則中上二焦之陽氣消，而寒氣獨留於上，寒則血凝泣而脈不通矣。陰盛則脈大，血凝泣，故脈濇也。陽熱去而寒獨留，故中寒也。

帝曰：陰與陽幷，血氣以幷，病形以成，刺之奈何？岐伯曰：刺此者，取之經隧，取血於營，取氣於衛，用形哉，因四時多少高下。帝曰：血氣以幷，病形以成，陰陽相傾，補瀉奈何？岐伯曰：瀉實者，氣盛乃内鍼，鍼與氣俱内，以開其門，如利其户；鍼與氣俱出，精氣不傷，邪氣乃下，外門不閉，以出其疾，摇大其道，如利其路，是謂大瀉，必切而出，大氣乃屈。帝曰：補虚奈何？岐伯曰：持鍼勿置，以定其意，候呼内鍼，氣出鍼入，鍼空四塞，精無從去，方實而疾出鍼，氣入鍼出，熱不得還，閉塞其門，邪氣布散，精氣乃得存，動氣候時，近氣不失，遠氣乃來，是謂追之。内、納同。

王冰曰：營主血，陰氣也。衛主氣，陽氣也。夫行鍼之道，必先知形之長短，骨之廣狹，循三備法通計身形以施分寸，故曰用形也。瀉實，言欲開其穴而泄其氣也。切，謂急也，言急出其鍼也。鍼解論曰：疾而徐則虚者，疾出鍼而徐按之也。大氣，謂大邪氣也。屈，謂退屈補虚，言但密閉穴俞，勿令其氣散泄也。近氣謂已至之氣，遠氣謂未至之氣。欲動經氣而爲補，補者皆必候水刻，氣之所在而刺之，是謂得時而調之，追，猶言補也。《鍼經》曰：追而濟之，安得無實，則此謂也。

馬蒔曰：此言刺病取乎營衛，而補瀉又有其法也。陰幷於陽，是血幷於氣；陽幷於陰，是氣幷於血。血氣病形，所以各有虚實也。刺之何如？蓋十二經中，皆有經隧，血有虚實，而營氣屬陰，血生於營，故刺血者取之營氣而已。氣有虚實，而衛氣屬陽，氣亦屬陽，故刺氣者取之衛氣而已。且人之形體，有長短、肥瘦、大小不同，天之四時，有寒熱、温涼不一，必用人之形，因天之時，以爲鍼之多少高下耳。是以欲瀉實者，候其邪氣方盛之時，乃令病人吸氣以納鍼。鍼與氣俱納，然後開其門，利其户，無令氣忤，静以久留，無令邪布。吸則轉鍼以得氣爲故，候呼引鍼，呼盡乃去鍼，與氣俱出。精氣不傷，邪氣乃下，外門不閉，以出其疾，摇大其道，如利其路，是謂大瀉，必切而出，大氣乃屈。故命曰瀉。欲補其虚者，持鍼勿置，以定其意，必先捫而循之，切而散之，推而按之，彈而怒之，抓而下之，通而取之，候呼納鍼，呼盡納鍼，氣出鍼入，鍼空四塞，精無從去，静以久留，以氣至爲故，如待所貴，不知日暮，其氣已至，適而自護，候呼引鍼，方實而疾出鍼，氣入鍼出，氣不得出，熱不得還，各在其處，推闔其門，閉塞其户，邪氣弗散，令神氣存，精氣乃得存，動氣候時，近氣不失，大氣留止，遠氣乃來，是謂追之，故命曰補。

張志聰曰：陰與陽幷者，謂表裏上下，陰陽相幷也。血氣以幷者，血幷於氣，氣幷於血也。蓋五臟之神志血氣，生於胃腑水穀之精。胃之所出氣血者，經隧也。經隧者，五臟六腑之大絡也。故當取之經隧，以調其五臟焉。夫取之經隧，調其神也；取之營衛，調其氣也。又當以調其形。形者，皮膚肌肉。哉者，未盡之辭。蓋言上守神，粗守形，神氣固當調，而形之不可不用也。因時氣之升降浮沉，而用之以多少高下。如曰以月生死爲痏數，此多少之謂也。如春時俞在頸項，夏時在胸脅，秋時在肩背，冬時在腰股，高下之謂也。虛實者，謂并者爲實，無者爲虛。邪氣盛則實，精氣奪則虛，氣盛者，謂所并之氣，所受之邪盛也。蓋候病氣至而内鍼也。鍼與氣俱内者，隨正氣而深之也。以開其門利其户者，開其門而伏其精氣於内也。鍼與氣俱出者，同病氣俱出也。《鍼經》云：客者，邪氣也。在門者，邪循正氣之所出入也。是以瀉邪當先歸伏其正氣，而後引邪以出其門，則精氣不傷，而邪氣乃下，故外門勿閉以出其邪，摇大其鍼孔，如利其所出之道路，是謂大瀉。切，急也。屈，降也。大氣，大邪之氣也。此論瀉邪之中，而兼用内正之法也。持鍼勿置，謂持鍼在手，勿置之意外，以定其迎隨之意。候其呼出而内鍼，氣出而鍼入，鍼空勿摇，使精氣無從而去，候正氣方實，而疾出其鍼，使正氣内入，而鍼即外出，則熱邪不得還入於内，内之氣門已閉，則邪氣布散於外，而精氣乃得存矣。鍼下動氣，候時而至，使淺近之氣，不散失於外，深遠之氣，來復於其間，是謂追而濟之之法。此補正之中，兼瀉散其邪，蓋邪之所湊，其正乃虛也。

張兆璜曰：此先追實其正氣，次散其邪，再候其時，而使精氣來復，迎之隨之，得出入補瀉之妙，而後能調其經焉。

帝曰：夫子言虛實者有十，生於五臟，五臟五脈耳。夫十二經脈，皆生其病，今夫子獨言五臟。夫十二經脈者，皆絡三百六十五節，節有病，必被經脈，經脈之病皆有虛實，何以合之？岐伯曰：五臟者，故得六腑與爲表裏，經絡支節，各生虛實，其病所居，隨而調之。病在脈，調之血；病在血，調之絡；病在氣，調之衛；病在肉，調之分肉；病在筋，調之筋；病在骨，調之骨。燔鍼劫刺其下及與急者。病在骨，焠鍼藥熨；病不知所痛，兩蹻爲上；身形有痛，九候莫病，則繆刺之；痛在於左而右脈病者，巨刺之。必謹察其九候，鍼道備矣。

王冰曰：隨而調之者，從其左右經氣支節而調之也。脈者血之腑，脈實血實，脈虛血虛，由此脈病而調之血也。血病則絡脈易，故調之於絡。衛主氣，故氣病而調之衛也。調之分肉，謂候寒熱而取之。調之筋，調適緩急而刺熨之。調之骨，謂察輕重而調之。燔鍼劫刺其下及與急者，調筋法也。言筋急則燒鍼而劫刺之。焠鍼藥熨，調骨法也。焠鍼，火鍼也。兩蹻，謂陰陽蹻脈，陰蹻之脈出於照海，陽蹻之脈出於申脈，申脈在足外踝下陷者中，容爪甲，刺可入同身寸之三分，留六呼，若灸者，可灸三壯。照海在足内踝下，刺可入同身寸之四分，留六呼，若灸者，可灸三壯。莫病謂無病也。

馬蒔曰：此言臟腑虛實之病，相爲表裏，隨病而當施以治法也。神氣血肉志，各有虛實，是計之有十也，生於五臟，則似於十二經脈有所遺也，故帝疑而問之。殊不知五臟六腑，相爲表裏，所生諸病，各有虛實。其病所在，隨處可以調之。在脈則調之血，以脈者血之腑，脈實則血實，脈虛則血虛也；在血則調之絡，以血病則絡脈結也；在氣則調之衛，以衛爲陽氣也；在肉則調之分肉，以分肉爲肉之部也；在筋則調之筋，下文用燔鍼以刼刺其下，及其所急處是也；在骨則調之骨，下文用焠鍼及藥熨者是也；病有不知所痛者，刺兩蹻之上，謂申脈照海二穴也；身形有痛，九候莫病，則用繆刺法以刺其絡穴，左痛刺右，右痛刺左也。痛在於左，而右脈病者，則用巨刺法，以刺其經穴，左痛刺右，右痛刺左者是也。繆刺巨刺，特有經絡之不同耳，必謹察其九候之脈，而刺之鍼道備矣。

張志聰曰：神志血氣肉五者，各有虛實，故虛實有十，而皆生於五臟，三百六十五節，乃筋骨之會，十二經脈，支分三百六十五絡，而皆絡於節，節有病，必被及於經脈，蓋言筋骨血脈外內之相通耳。五臟者，內合五行，外合脈肉筋骨，故得六腑與爲表裏，以應十二經脈，故五者之虛實，止歸於五臟。若經絡支節，各生其虛實，則隨其病處而調之。如病在心包絡所主之脈，即調之脈；在心臟所主之血，即調之絡；在肺臟所主之氣，即調之於衛；在脾臟所主之肉，即調之分肉；在肝臟所主之筋，即調之筋；在腎臟所主之骨，即調之骨。蓋五臟者，五行之所生也，故先言其五臟，地之五行，化生六氣，六氣之中，有二火一合，心臟之陽火一合，包絡之陰火共爲六臟，得六腑與爲表裏，以應十二經脈，以合血氣脈肉筋骨。此論五臟之氣不和，以致外合之血氣筋骨爲病，各以其氣而調之。若風雨寒濕，爲病於脈肉筋骨之間者，亦各有取刺之法也。按《靈樞》官鍼篇曰：九曰焠刺，焠刺者，刺燔鍼則取痹也。又曰：刺寒痹之法，刺布衣者，以火焠之，刺大人者，以藥熨之。蓋陽受之風雨寒濕，客於脈肉筋骨之間，皆能爲痹，故當以燔鍼，刼刺其所病之下，而及與筋痹之急者。若病在骨，又當用焠鍼及藥熨之，若痛而不知其所者，當取之蹻脈也，按兩蹻脈起於足踝，上入陰上循胷裏，故痛在蹻脈之上者，不知痛處也。其有痹在於肌肉，而不及於經脈者，當繆刺之。按繆刺篇曰：凡痹往來行無常者，在分肉間，痛而刺之，左刺右，右刺左，病已止，不已復刺之如法。又有病在於經別者，當巨刺也。繆刺篇曰：邪客於經，左盛則右病，右盛則左病，亦有移動者，左痛未已，而右脈先痛，如此者，必巨刺之巨大也。九鍼論曰：八曰長鍼，取法於綦鍼，長七寸，主取深邪遠痹者也。蓋經脈在裏而入深，故當用長大之鍼以取之。九候，三部九候也，九候外合九竅。內合九臟，循行於上中下之三部，皆五臟所生之血氣也。此篇首論五臟所藏之神志血氣，有虛有實，復總歸於血氣陰陽，復調之於皮肉筋骨，幷取邪痹於身形蹻脈之間，然必察其九候之脈，而知病之所在，調經之道，於斯備矣。

古今圖書集成醫部全録卷二十九

黄帝素問

繆刺論篇第六十三

馬蒔曰：邪客於各經之絡，則左痛取右，右痛取左，與經病異處，故以繆刺名篇。

張志聰曰：按《靈樞經》有經脈篇，論臟腑之十二經脈者也。有經别篇，即巨刺之經也。有十五大絡，即繆刺之絡也。在十二經脈，則曰盛則瀉之等語，未論其繆刺巨刺之法，故補論於諸刺篇之后，名曰繆刺論。

黄帝問曰：余聞繆刺，未得其意。何謂繆刺？岐伯對曰：夫邪之客於形也，必先舍於皮毛。留而不去，入舍於孫脈；留而不去，入舍於絡脈；留而不去，入舍於經脈。内連五臟，散於腸胃，陰陽俱感，五臟乃傷，此邪之從皮毛而入，極於五臟之次也，如此則治其經焉。今邪客於皮毛，入舍於孫絡，留而不去，閉塞不通，不得入於經，流溢於大絡，而生奇病也。夫邪客大絡者，左注右，右注左，上下左右，與經相干，而布於四末，其病無常處，不入於經俞，命曰繆刺。帝曰：願聞繆刺，以左取右，以右取左，奈何？其與巨刺，何以别之？岐伯曰：邪客於經，左盛則右病，右盛則左病，亦有移易者，左病未已，而右脈先病，如此者必巨刺之，必中其經，非絡脈也。故絡病者，其痛與經脈繆處，故命曰繆刺。

王冰曰：繆刺，言所刺之穴，應用如紕繆綱紀也。病在血絡，是謂奇邪。四末，謂四肢也。先病者，謂彼痛未止，而此先病，以承之絡，謂正經之旁支，非正别也，亦兼公孫、飛揚等之别絡。

馬蒔曰：此言繆刺之所以異於巨刺也。繆刺者，以邪客於絡，而左痛取右，右痛取左也。巨刺者，以邪客於經，而必刺其經也。蓋邪之始客於形也，必先舍於皮毛。留而不去，入舍於孫絡；留而不去，入舍於十五絡脈；留而不去，入舍於十二經脈。内連五臟，散於腸胃，陰陽諸經，相感於邪，五臟皆已被傷，此邪之從皮毛而入極於五臟之次也。若此者，必治其經穴焉。夫是之謂正刺也。今邪客於皮毛，入舍於孫絡，留而不去，其孫絡閉而不通，不得內入於經，流溢於十五大絡之中，而生奇邪之病。惟其邪客大絡，左注於右，右注於左，上下左右，與經雖相干，其實不得入於經，而止布於四末，其氣無常處，當以左病者而取其右絡，右病者而取其左絡，是繆刺之法也。若邪客於經，左病盛而右亦痛，右病盛而左亦痛。亦有互相移易者，如左痛未已，而右脈先病，如此者必巨刺之，以中其經脈，而不取其絡脈，是巨刺之法也。然則絡病者，其痛與經脈繆處，故命之曰繆刺也。繆者，異也。

張志聰曰：此先言邪氣循序而入於經者，則當治其經也。夫經脈爲裏，支而横者爲絡，絡之别者爲孫。絡脈外見於皮部，經脈内連於臟腑。邪之始客於形也，必先舍於皮毛，留而不去，則傳入於孫絡，蓋從孫而絡，絡而經也。陰陽俱感者，謂皮毛氣分爲陽，經絡血分爲陰，言五臟之血氣外充於形身，有陰而有陽也。夫十二經脈，三陰者屬臟絡腑，三陽者屬腑絡臟，而云内連五臟，散於腸胃者，謂地之五行以生人之五臟，三陰三陽之六氣，亦由五行之所生，故凡論經脈以五臟五行之氣爲主，而六腑爲其合也。此言邪入於經，而至於五臟之次者，不宜繆刺，若邪入於大絡者，當繆刺也。孫絡者，孫脈也。孫絡之脈别經者，亦三百六十五脈，並注於大絡。大絡者，臟腑之經隧也。《靈樞經》曰：胃之所出血氣者，經隧也。經隧者，五臟六腑之大絡也，閉塞不通者，絡脈不通也。絡脈閉塞，則皮膚孫絡之邪，不得入於經，而流溢於大絡矣。奇病者，謂病氣在左，而證見於右，病氣在右，而證見於左，蓋大絡乃經脈之别，陽走陰而陰走陽者也。按此論乃大絡與皮膚孫絡相通，胃腑所出之氣血，從胃絡而注於臟腑之大絡，從大絡而先行皮膚，先充絡脈，從絡脈而復入於經，以養五臟氣，此胃氣之所由出也。至於水穀所生之津液，以資養五臟之精者，由脾臟之轉輸也。是津液氣血，皆由水穀之所生，胃腑之所出，而各有其道。故曰孫絡三百六十五穴會，以溢奇邪，以通榮衛。又曰，肉分之間，谿谷之會，以行榮衛，以會大氣。大氣者，宗氣也，是胃腑之宗氣血氣，有由經隧而先行於皮膚孫絡之間，與榮衛交會者也。其所謂左注右而右注左者，因大絡之左右互交，邪隨絡脈之氣而流注也。經，經隧也。言臟腑之大絡，與胃之經隧相通，而布於四末，蓋四支乃爲諸陽之本，陽明胃氣之所生也。其氣無常處者，布於四末，而散於脈外，不入於經俞，故命曰繆刺。夫大絡之邪，由孫絡之流注，故可淺刺絡脈，以取大絡之氣。如邪在經者，必當巨刺以取之，必中其經，非絡脈之比也。經謂十二經之别，即《靈樞經》别篇之所謂足太陽之正與足少陰之正爲一合，足少陽之正與足厥陰之正爲二合，足陽明之正與足太陰之正爲三合，手太陽之正與手少陰之正爲四合，手少陽之正與手厥陰之正爲五合，手陽明之正與手太陰之正爲六合是也。此亦陰陽相貫，左右相交，是以左病則右盛，右病則左盛。亦有移易者，謂有病在陽經而移入陰經者，有病在陰經而移入於陽經者，故左病未已，而右脈先病，如此者必巨刺之，必中其經，非絡脈也。絡脈者，大絡也。故絡病者，其痛與經脈繆處，故命曰繆刺。按此節分別大絡與經脈，各走其道，不相交通，然爲病皆左注右，而右注左，俱宜繆刺者也。故以巨刺之法少分別之。故曰絡病者，其痛與經脈繆處，故命曰繆刺。

帝曰：願聞繆刺奈何？取之何如？岐伯曰：邪客於足少陰之絡，令人卒心痛暴脹，胷脅支滿，無積者，刺然骨之前出血，如食頃而已。不已，左取右，右取左。病新發者，取五日已。卒、猝同。

王冰曰：足少陰之絡，支別者，並正經從腎上貫肝鬲，走於心包，故邪客之則病心痛暴脹，胷脅支滿。刺然谷多見血，令人立飢欲飲。左取右，右取左，言痛在左取之右，痛在右取之左。病新發者，取五日已，言素有此病而新發，先刺之五日，乃盡已。

馬蒔曰：此以下至末，承上文而言繆刺之實，此則指腎絡爲病，當有繆刺之法也。腎經之絡穴，即大鍾也。腎脈支別者，並正經從腎上貫肝鬲，走於心包，故邪客之，令人病如是也。內無積者，刺然骨之前曰然谷者出血。然谷在內踝前大骨下陷中，別於太陰蹻脈之郄，鍼三分，留三呼，灸三壯，食頃而病自已。如痛不已，左痛者，當取之右然谷，右痛者，當取之左然谷。此乃素無此病而新發者，刺之五日，病自已矣。

張志聰曰：足少陰之絡，名曰大鍾，當踝后遶跟，別走太陽，其別者，幷經上走於心包下，外貫腰脊。故邪客之，令人卒心痛暴脹，胷脅支滿。無積者，無盛血之結也。刺然骨之前，出血不已，繆刺之。

邪客於手少陽之絡，令人喉痹舌卷，口乾心煩，臂外廉痛，手不及頭，刺手中指次指爪甲上，去端如韭葉，各一痏，壯者立已，老者有頃已。左取右，右取左。此新病，數日已。

王冰曰：手少陽之脈，循手表出臂外，上肩入缺盆，布膻中，散絡心包，其支者從膻中上出缺盆上項；又心主舌，故病如是。手中指次指，謂關衝穴，少陽之井也，刺可入同身寸之一分，留三呼，若灸者，可灸三壯。左右手皆刺之，故言各一痏。

馬蒔曰：此言三焦絡爲病，當有繆刺之法也。三焦經之絡穴，即外關也，在腕後二寸兩筋間，陽池上一寸，左病則取右之關衝，右病則取左之關衝，此乃新病，刺之數日，當自已。

張志聰曰：手少陽之別，名曰外關，去腕二寸，外遶臂，注胷中，合心主。夫手少陽乃三焦相火主氣，注胷中而合於心主包絡，故邪客之，令人喉痺舌卷，口乾心煩。脈循臂，故痛不能擧也，當刺中指心包絡之中衝，次指手少陽之關衝。去爪甲如韭葉許，各一痏。壯者之氣盛，故立已。老者之氣衰，故有頃。此言手少陽三焦之主氣也。如不已者，乃左注右而右注左，當繆刺之。此爲新病，當數日已。蓋言邪始客於皮毛孫絡，而流溢於大絡者，非久病也。

邪客於足厥陰之絡，令人卒疝暴痛，刺足大指爪甲上與肉交者各一痏，男子立已，女子有頃已。左取右，右取左。

馬蒔曰：此言肝絡爲病，而有繆刺之法也。肝經絡穴，蠡溝也，在內踝肉前上五寸。其支別者，循脛上睾結於莖，故令人卒暴疝痛也。睾，陰丸也。當刺足大指爪甲上與肉交者大敦穴，左右各一痏，男子立已，女子少頃亦已。左痛者取右足之大敦，右痛者取左足之大敦，在足大指端去爪甲如韭葉，厥陰之井也，刺三分，留七呼，灸三壯。

張志聰曰：男子之血盛，故立已。女子之生，不足於血，故有頃。此言厥陰肝經之主血也。如不已，再繆取之。

邪客於足太陽之絡，令人頭項肩痛，刺足小指爪甲上與肉交者各一痏，立已。不已，刺外踝下三痏。左取右，右取左，如食頃已。

王冰曰：足太陽之經之正者，從腦出別下項，支別者，從髆內左右別下，又其絡自足上行，循背上頭，故頭項肩痛也。足小指，謂至陰穴太陽之井也，刺可入同身寸之一分，留五呼，若灸者，可灸三壯。外踝下謂金門穴，足太陽郄也，刺可入同身寸之三分，若灸者，可灸三壯。

馬蒔曰：此言膀胱絡脈爲病，當有繆刺之法也。膀胱經之絡穴，即飛揚也，在外踝骨上七寸。頭項肩痛者，支絡之所過也，刺足小指爪甲上與肉交者名至陰穴，左右各一痏，立已。如不已，刺外踝下金門穴，即足太陽之郄三痏。左痛取右金門，右痛取左金門，如食頃則病自已。

張志聰曰：足太陽爲諸陽主氣，其氣上升於頭項，故邪客於絡，而致頭項肩痛也。

邪客於手陽明之絡，令人氣滿胷中，喘息而支胠，胷中熱，刺手大指次指爪甲上，去端如韭葉各一痏。左

取右，右取左，如食頃已。

王冰曰：手陽明之經，自肩端入缺盆絡肺，其支別者，從缺盆中直而上頸，故病如是。手大指次指，謂商陽穴手陽明之井也，刺可入同身寸之一分，留一呼，若灸者，可灸一壯。

馬蒔曰：此言大腸經絡脈爲病，有繆刺之法也。大腸經之絡穴，即偏歷也。在腕中後三寸。刺手大指之次指爪甲上，去端如韭葉者名商陽也，左右各一痏。如不已，左病取右商陽，右病取左商陽，如食頃則病自已。

張志聰曰：邪客於手陽明之絡，令人氣滿胷中喘息，及支胠胷熱者，蓋手太陰主氣以司呼吸，而脈循於胷中也。

邪客於臂掌之間，不可得屈，刺其踝後，先以指按之，痛乃刺之，以月死生爲數，月生一日一痏，二日二痏，十五日十五痏，十六日十四痏。

王冰曰：以月死生爲數者，隨日數也。月半以前，謂之生，月半以後，謂之死，虧滿而異也。

馬蒔曰：此言心包絡經，客邪爲病，當刺心經之通里穴也，在腕後一寸陷中。手少陰心脈之絡，邪客於臂掌之間，不可得屈，乃手厥陰心包絡受邪也，刺通里穴，先以手按之，痛則乃刺通里。以月死生爲數，自初一以至十五月生數也。故一日一痏，一痏者，即一刺也。至十五日當增至十五刺矣。自十六日至三十日，月死數也，故十六日十四刺，至三十日當減至一刺矣，皆言每日一刺也。夫以心包絡之邪，而刺心經之絡，正以心爲五臟六腑之大主，與別經不同，故其所以刺者，非左右互取之謂也。

張志聰曰：臂掌之間，手厥陰之絡也。厥陰之絡，名曰内關，去腕二寸，出於兩筋之間，循經以上，繫於心包絡，故當刺其腕踝之後，循臂而上，按其痛處乃刺之，以月生死爲數。蓋手厥陰心主主血脈，是謂得時而調之也。

邪客於足陽蹻之脈，令人目痛從内眥始，刺外踝之下半寸所，各二痏。左刺右，右刺左，如行十里頃而已。

王冰曰：陽蹻之脈，起於足，上行至頭，而屬目内眥，故令人目痛從内眥始也。申脈穴，陽蹻之所生，在外踝下陷者中，容爪甲，刺可入同身寸之三分，留六呼，若灸者，可灸三壯。

馬蒔曰：此申言陽蹻客邪爲病，當有繆刺之法也。病目痛從内眥始者，陽蹻脈之所過也，刺外踝之下半寸所，即申脈穴左右各二痏。如不已，左刺右申脈，右刺左申脈，如人行十里頃而病自已。

張志聰曰：此言陽蹻之脈，亦左右互交會於睛明，所當繆刺者也。陽蹻者，足太陽之別，起於足外踝下，太陽之申脈穴，當踝後遶跟，以僕參爲本，上外踝三寸，以附陽爲郄，循股脅上肩髆，上人迎俠口吻至目内眥，會於足太陽之睛明穴，故邪客之，令人目痛從内眥始也，當刺外踝下之僕參、申脈，左右各二痏。如痛在左目者，取之右；痛在右目者，取之左。蓋蹻脈俠口吻左右互交，而上於目内眥也。按《靈樞》寒熱篇曰：足太陽有通項入於腦者，正屬目本，名曰眼系，乃別陰蹻陽蹻，陰陽相交，陽入陰，陰入陽，交於目銳眥，是陰蹻陽蹻，左右交轉於面，故病在上者，當繆取之下也。

人有所墮墜，惡血留内，腹中滿脹，不得前後，先飲利藥，此上傷厥陰之脈，下傷少陰之絡，刺足内踝之下，然骨之前，血脈出血，刺足跗上動脈；不已，刺三毛上各一痏，見血立已。左刺右，右刺左。善悲驚不樂，刺如右方。 樂，音洛。

王冰曰：足内踝之下，然骨之前，少陰之絡也。足跗上動脈，謂衝陽穴，胃之原也，刺可入同身寸之三分，留十呼，若灸者，可灸三壯。主腹大不嗜食，以腹脹滿故爾。取之三毛上，謂大敦穴，厥陰之井也。善悲驚不樂，亦如上法刺之。

馬蒔曰：此言惡血爲病，當有繆刺之法也。人以墮墜，而惡血積内，腹中滿脹，前後不通，先曾用通利藥，上傷厥陰肝經之脈，下傷少陰腎經之絡，當刺内踝之下，然骨之前，曰然谷者出血，此乃少陰之絡也。及足跗上動脈，即衝陽穴，乃胃經之原也。如不已，刺三毛上大敦穴，左右各一痏，見血立已。如不已，左刺右大敦，右取左大敦也。如病善悲善驚而不樂，則亦刺如右方之然谷與衝陽耳。

張志聰曰：此言墮傷者，亦當用繆刺之法也。惡血留内，則氣脈不通，是以腹中滿脹。肝主疏泄，腎開竅於二陰，故不得前後也。先服利藥以去惡血，所謂先治其標也。夫墮墜者，有傷筋骨，筋即爲肝，骨即爲腎，是以上傷厥陰之脈，下傷少陰之絡，當刺足内踝下厥陰之中封，然谷前少陰之絡脈血脈，出血以調其經，再刺足跗上陽明之動脈，以消腹脹，如不已，再刺三毛上肝經之大敦。蓋墮墜者，傷筋骨與血，肝主筋而主血也。如悲驚不樂者，亦刺如前法。蓋墮傷血脈筋骨，傷五臟外合之有形，悲驚不樂，傷五臟内藏之神志，皆當以針調之。張兆璜曰：神有餘不足，志有餘不足，皆調之於經，蓋言用鍼之神妙，匪惟調之於有形也。

邪客於手陽明之絡，令人耳聾，時不聞音，刺手大指次指爪甲上，去端如韭葉各一痏，立聞；不已，刺中

指爪甲上與肉交者，立聞。其不時聞者，不可刺也。耳中生風者，亦刺之如此數。左刺右，右刺左。

王冰曰：手陽明之經，支者從缺盆上頸貫頰，又其絡支別者，入耳會於宗脈，故病令人耳聾，時不聞聲。中衝穴，手心主之井也，在手中指之端，去爪甲如韭葉陷者中，刺可入同身寸之一分，留三呼，若灸者可灸三壯。不時聞者，絡氣已絶，故不可刺。

馬蒔曰：此言大腸經絡脈爲病，當有繆刺之法也。大腸經之絡，即偏歷穴，病耳聾者，其經絡之支別之所過也。手大指次指爪甲上，去端如韭葉名商陽穴，左右各刺一痏，當立聞。如不已，刺中指爪甲上與肉交者，即中衝穴也，當立聞。其不聞者，絡氣已絶，不可復刺也。有等耳中生風者，亦刺商陽一痏。左耳病者刺右商陽，右耳病者刺左商陽也。

張志聰曰：手陽明之絡，其別者入耳，合於宗脈，故邪客之，令人耳聾，時不聞音，謂有時聞而有時不聞也。蓋邪客於絡，絡脈閉塞，則有時而不聞，脈氣有時而通，則有時而聞矣。亦當取手太陰之少商，手陽明之商陽。蓋耳者，宗脈之所聚也，宗脈出於陽明，而合於手太陰，故刺之立聞。如不已，刺中指心主之中衝，蓋十二經脈，三百六十五絡，皆上於面，而走空竅，心主脈而開竅於耳也。其不時有聞者，乃内傷之聾證，非邪客於絡不可刺也。耳中生風者，耳鳴如風生也。此邪在於絡，從外竅而欲出，故刺之亦如此數。

凡痹往來，行無常處者，在分肉間，痛而刺之，以月死生爲數。用鍼者，隨氣盛衰，以爲痏數，鍼過其日數，則脱氣，不及日數則氣不瀉。左刺右，右刺左，病已止。不已，復刺之如法。月生一日一痏，二日二痏，漸多之；十五日十五痏，十六日十四痏，漸少之。

馬蒔曰：此言痺病無常，當有繆刺之法也。凡痹痛往來，行無常處者，即其所痛在何經之絡，分肉之間刺之，以月之死生爲數，正以人之用鍼，當隨氣盛衰以爲痏，數月之死生，乃氣之盛衰所係也。若鍼數過其日數，則脱氣，鍼數不及日數，則邪氣不瀉，此所以必如月之死生爲數也。左痛者，刺右之分肉；右痛者，刺左之分肉。痛已則止鍼，若不已則復刺之如前法耳。夫所謂以月生數爲鍼數者，初一日一痏。一痏者，一刺也。刺有痏瘡，故不曰刺而曰痏也。初二日二痏，日漸多之。至十五日則十五痏矣。以月死數爲鍼數者，十六日十四痏，十七日十三痏。日漸少之，至三十日則止一痏，如初一日矣。

張志聰曰：此言邪痹於肌腠之氣分者，亦當以繆取也。凡痹往來，行無常處者，邪隨氣轉，謂之行痹，故當於分肉間，隨其痛處而取之。夫月始生則血氣始精，衛氣始行，月郭滿則血氣實，肌肉堅，月郭空則肌肉減，經絡虚，衛氣去，形獨居。是以邪客於手厥陰心主之血分，客於肌腠分肉之衛分，皆當以月生死盈虧而加減之。

邪客於足陽明之經，令人鼽衄上齒寒，刺足中指次指爪甲上與肉交者各一痏。左刺右，右刺左。

王冰曰：足陽明之脈，起於鼻交頞中，下循鼻外，入上齒中，還出俠口環脣，下交承漿，却循頤後下廉，出大迎，循頰車上耳前，故病令人鼽衄上齒寒也。復以其脈左右交於面部，故舉經脈之病，以明繆處之類。中指次指爪甲上無穴，當是刺足大指厲兑也，在足大指次指之端，去爪甲穴如韭葉，陽明之井也，刺可入同身寸之一分，留一呼，若灸者可灸一壯。

馬蒔曰：此言胃絡爲病，當有繆刺之法也。刺足大指之次指上與肉交者，即厲兑穴也，左右各一痏。如不已，左病刺右厲兑，右病刺左厲兑也。

張志聰曰：此言經脈之有互交者，亦當以繆取也。經謂陽明之經脈，邪客陽明之經，而令人鼽衄上齒寒者，亦當以繆刺也。足陽明之脈，下入中指外間，其支者别跗上，入大指間，出其端，故當取中指間之内庭，大指次指間之厲兑，各一痏而繆刺之。此言臟腑之經脈，如左右互交而爲病於相交之上者，亦當左取右，而右取左也。

邪客於足少陽之絡，令人脅痛不得息，欬而汗出，刺足小指次指爪甲上與肉交者各一痏，不得息立已，汗出立止。欬者温衣飲食，一日已。左刺右，右刺左，病立已。不已，復刺如法。

王冰曰：足少陽之脈，支别者，從目鋭眥下大迎，合手少陽於䪼下，加頰車下頸，合缺盆以下胷中，貫鬲絡肝，屬膽循脅，故令人脅痛，欬而汗出。足小指次指，謂竅陰穴，少陽之井也，刺可入同身寸之一分，留一呼，若灸者，可灸三壯。

馬蒔曰：此言膽絡爲病，當有繆刺之法也。足少陽經之絡，光明穴也，病脅痛不得息，欬而汗出者，以支絡之所過也。刺足小指之次指爪甲上與肉交者，即竅陰穴也，左右各一痏。其不得息，汗出之證立止。其欬之證，當温衣煖食，一日則欬遂已。如不已，左病刺右竅陰，右病刺左竅陰，亦當立已。又不已，當復刺如前法耳。

張志聰曰：足少陽之絡，名曰光明，去踝五寸，别走厥陰，下絡足跗。一呼一吸曰息，肺所司也。足少陽厥陰之脈，並循於脅；厥陰之脈，上注肺，循喉嚨。邪客於少陽之絡，令人脅痛不得息者，陽邪而走於陰絡，病而及子脈，蓋陰陽經脈之相通也。足少陽所生病者，汗出上逆於肺則欬也，當刺足小指次指之竅陰穴，蓋此穴在四指五指之間，故各刺一痏。其不得息，汗出立已。欬者，邪干肺也，故宜温衣及温煖飲食。若形寒飲冷，是謂重傷矣。

邪客於足少陰之絡，令人嗌痛不可内食，無故善怒，氣上走賁上，刺足下中央之脈各三痏，凡六刺立已。左刺右，右刺左。嗌中腫不能内，唾時不能出唾者，刺然骨之前，出血立已。左刺右，右刺左。內，同納，下同。

王冰曰：賁，鬲也。涌泉穴，少陰之井也，在足心陷者中，屈足踡指宛宛中，刺可入同身寸之三分，留三呼，若灸者，可灸三壯。然骨之前，亦足少陰之絡也，以其絡並大經循喉嚨，故爾刺之。

馬蒔曰：此又言腎絡爲病，當有繆刺之法也。腎經之絡，大鍾穴也，其支別者，從肺出絡心，注胷中，又正經從腎上貫肝鬲，入肺中，循喉嚨，俠舌本，故病如是也，當刺足心下中央之脈，即涌泉也，左右各三痏，其病立已。如不已，左痛則刺右足涌泉，右痛則刺左足涌泉。有等嗌中作痛，不但不能納食，雖唾亦不能出納者，當刺本經然骨之前曰然谷者，以出其血，病自立已。如不已，則左病而刺其右之然谷，右病而刺其左之然谷也。

張志聰曰：此邪客於絡而并於經者，亦當以繆取也。邪客於足少陰之絡，而并入於經，迫其心火上炎，故令人嗌痛，不可内食。上逆於肝膈，則無故善怒也。賁者，胃之賁門，腎氣上通於胃，故氣上走賁上，宜刺足下中央之涌泉，左右各三痏，凡六刺立已。如甚至嗌中腫而唾亦不能出内者，此君相之火並熾也，當刺然谷前之絡脈出血立已。此邪客於絡而并於經，經脈上絡於心，絡脈上走於心包，下先見經證，故先刺經脈之涌泉，後并見絡證，故復刺然谷前之絡脈。蓋大絡乃經脈之別，血氣之相通者也。

邪客於足太陰之絡，令人腰痛，引少腹控䏚，不可以仰息，刺腰尻之解，兩胂之上，是腰俞。以月死生爲痏數，發鍼立已。左刺右，右刺左，胂，音申。

王冰曰：足太陰之絡，從髀合陽明上貫尻骨中，與厥陰少陽，結於下髎，而循尻骨内入腹，上絡嗌，貫舌中，故腰痛則引少腹控於䏚中也。䏚謂季脅下之空輭處，受邪氣則絡拘急，故不可以伸而喘息也。腰尻骨間曰解，當中有腰俞，刺可入同身寸之二寸，留七呼，主與經同。《中誥孔穴圖經》云：左取右，右取左，穴當中不應爾也。次腰下俠尻有骨空各四，皆主腰痛。下髎主與經同，是足太陰厥陰少陽所結，刺可入同身寸之二寸，留十呼，若灸者，可灸三壯。胂，謂兩髁胂也。腰俞髁胂，皆當取之也。

馬蒔曰：此言脾絡之爲病，當有繆刺之法也。脾經之絡，公孫穴是也。在足大指内廉本節後一寸，其病腰痛，引少腹控䏚，不可仰息者，以絡之所過也。尻骨之間曰解，夾脊之肉曰胂。腰尻之解，兩胂之上，是骨空，當刺之，而隨氣之盛衰以爲痏數。若鍼過其日數則脱氣，不及日數則邪氣不泄，此所以必如月之死生爲數也。刺之當立已，如不已，則左病而刺其右之骨空，右病而刺其左之骨空也。

張志聰曰：以月生死爲痏數，發鍼立已。蓋脾主肌肉，肌腠之間，乃衛氣之出入，故以月爲痏數。

邪客於足太陽之絡，令人拘攣背急，引脅而痛，刺之從項始數脊椎，俠脊疾按之，應手如痛，刺之旁，三痏立已。數，上聲。

王冰曰：足太陽之經，從髆內左右別下貫胛合膕中，故絡病令人拘攣，背急引脅而痛。從項始數脊椎者，謂從大椎數之，至第二椎兩旁各同身寸之一寸五分，內循脊兩旁，按之有痛應手，則邪客之處也。隨痛應手深淺，即而刺之。邪客在脊骨兩旁，故言刺之旁也。

張志聰曰：此邪客於絡而入於經者，即當取之經也。夫筋攣背急，引脅而痛，足太陽之經證也，故刺之當從項之大椎始。數脊椎而下俠脊，疾按之應手如痛，即於脊骨之旁，刺之三痏立已。蓋十五大絡，乃十二經脈之別，交相貫通者也。故邪客於絡，而爲絡病者，則繆取之。如邪客於絡，轉入於經，而爲經病者，即隨經脈之痛處而取之也。

邪客於足少陽之絡，令人留於樞中，痛髀不可舉，刺樞中以毫鍼，寒則久留鍼，以月死生爲數，立已。

王冰曰：足少陽之經，出氣街，繞毛際，橫入髀厭中，故絡病令人留於髀樞中，痛髀不可舉也。髀樞之中，則環跳穴正在髀樞中，故言刺髀樞中也，乃足少陽脈氣所發，刺可入同身寸之一寸，留二十呼，若灸者，可灸三壯。毫鍼者第七鍼也。

馬蒔曰：此言膽絡爲病，當有刺之之法也。膽經之絡，光明穴也。痛留於髀樞之中，其髀不可舉者，乃其脈之所過也，當以毫鍼刺髀樞中之環跳穴。若寒者，則久留其鍼，以月死生爲數，其病立已。

張志聰曰：此言邪留其處而爲痛者，亦當隨其痛處而取之也。樞中，髀樞之中。兩髀厭分中，即環跳二穴。毫鍼取法於毫毛，長一寸六分，主寒熱痛痺之在絡者，故當以毫鍼刺樞中。寒則久留鍼以待陽熱之氣至，以月死生爲數，立已。按邪舍於絡，有隨絡氣而留行者，則繆取之。有客於絡而轉入於經者，有客於絡而留其處者，皆隨其痛處而刺之。蓋邪氣之無經常也。少陽主初生之氣，故亦以月死生爲痏數。

治諸經，刺之所過者，不病，則繆刺之。

王冰曰：經不病則邪在絡，故繆刺之。若經所過有病，是則經病不當繆刺矣。

馬蒔曰：此言各經有病者，當巨刺之，而邪在於絡，則當繆刺之也。凡治諸經，當刺之有過者，蓋經旨以病爲有過也。經不病則邪在絡，乃繆刺之耳。

張志聰曰：此復申明治諸經者，亦有繆刺之法也。經，經別走。足太陽之正別入膕中，其一道下尻五寸，別入於肛，屬於膀胱，散之腎。足少陰之正至膕中，別走太陽而合上至腎。足少陽之正，繞髀入毛際，合於厥陰，別者，入季脅之間，循胷裏屬膽，散之上肝。足厥陰之正，別跗上，上至毛際，合於少陽。足陽明之正，上至髀，入於腹裏，屬胃，散之脾。足太陰之正，上至髀，合於陽明。手太陽之正，列於肩解，入腹走心，繫小腸。手少陰之正，別入淵液兩筋之間，屬於心，上走喉嚨，出於面，合目内眥。手少陽之正，指天別於巔下，走三焦，散於胷中。手心主之正，別下淵液三寸，入胷中，別屬三焦。手陽明之正，從手循膺乳下，走大腸，屬於肺，上循喉嚨。手太陰之正，別入淵液，少陰之前，入走肺，散之太陽，上出缺盆，復合陽明。此十二經之別脈，亦陽走陰而陰走陽者也，故治在諸經者巨刺之。如邪在所過者不病，是邪盛於左而病反在右，邪在於右而病反在左，或邪在於陽之經而移易於陰經者，或在陰之經而移易於陽經者，又當左取右而右取左也。按以上十二經別，亦皆繫於五臟，是以下文論邪客於五臟之間，引脈而痛者，當繆取之也。

耳聾，刺手陽明；不已，刺其通脈出耳前者。

王冰曰：據《中誥孔穴圖經》，手陽明脈中商陽、合谷、陽谿、偏歷四穴，並主耳聾，今經所指，謂前商陽不謂此合谷等穴也。耳前通脈，手陽明脈，正當聽會之分，刺可入同身寸之四分，若灸者，可灸三壯。

馬蒔曰：此言耳聾者，當刺大腸經之商陽穴；若不已，則刺其聽宮穴也。商陽在手大指次指之端，去爪甲如韭葉，鍼三分，留一呼，灸三壯。聽宮，手太陽小腸經穴，鍼三分，灸三壯。

張志聰曰：此言經別之與經脈相通也。夫十二經正及十二經脈之別，道路雖分，其源流通貫，故刺經不已，當復刺其別焉。通脈出於耳前者，謂手陽明之脈，上出於耳前，循禾髎、迎香，而通於足陽明胃脈者。耳聾刺手陽明者，承上文而言。邪客於手陽明之經，而病耳聾者，則當治其經。如不已，此邪入於脈，即取耳前之脈以刺之，則其病立已矣。

齒齲，刺手陽明；不已，刺其脈入齒中者，立已。齲，臼許切。

王冰曰：據《甲乙流注圖經》，手陽明脈商陽、二間、三間、合谷、陽谿、偏歷、温溜七穴，並主齒痛。手陽明脈，貫頰入下齒中；足陽明脈，循鼻外入上齒中也。

馬蒔曰：此言齒病者當刺大腸經之商陽穴；若不已，則刺其脈之入齒中者。手陽明脈，貫頰入下齒中，故不已則刺之也。

張志聰曰：齒齲，齒痛也。此言邪客於手陽明之經別而爲齒痛者，則當取之經；如不已，此邪入於脈，即刺其入齒中之脈，舉一經而十二經可類推矣。然獨提手陽明者，何也？手陽明之脈，交人中而左之右，右之左，如病在耳而取之耳，痛在齒而取之齒，是隨其病之所在而取之。若病在上而取之下，又當以繆刺者也。上論大絡與經脈相通，此論經別與經脈相通。上論邪客於足陽明之經，下論繆傳引上齒痛，皆病在上而取之下，所當繆刺。此論邪在於手陽明之脈，病在上而取之上者，不必繆刺。蓋手足陽明經，皆左右相交於人中承漿之間。言繆刺之證，不則大絡之奇病。如十二經別、足陽蹻之脈及手足陽明二經，皆有繆刺之證。當知繆刺者，因經脈之左右互交而取之也。

邪客於五臟之間，其病也，脈引而痛，時來時止。視其病，繆刺之於手足爪甲上，視其脈，出其血，間日一刺；一刺不已，五刺已。

馬蒔曰：此言五臟客邪爲病，當有繆刺之法也。邪客於五臟之間，脈引而痛，來止不常，當視其病而繆刺其手足爪甲之上，即井穴是也。夫曰繆刺，則亦左取右，右取左也。視其經穴以出其血，間日一刺。一刺不已，則五刺之，而病必已矣。此亦自其絡脈爲病者而言之耳。

張志聰曰：此邪客於五臟之間，而病及於經別也。蓋十二經別，内散通於五臟，外交絡於形身，故邪在五臟之間，其爲病也，引脈而痛者，當取手足之井穴，隨其所病之經而繆刺之。時來時止者，邪隨氣而或出或入也。視其脈者，視其皮部有血絡者，即瀉出之。間日一刺者，邪客之深也。五刺已者，五臟之氣平也。張兆璜曰：以其時來時止，始知邪客於五臟之間。

繆傳引上齒，齒脣寒痛，視其手背脈，血者去之，足陽明中指爪甲上一痏，手大指次指爪甲上各一痏，立已。左取右，右取左。

王冰曰：《鍼經》曰，齒痛不惡清飲，取足陽明；惡清飲，取手陽明。

馬蒔曰：此言齒脣寒痛者，當刺其手陽明之絡穴，手足陽明之井穴也。病有繆傳而脈引上齒，齒脣寒痛者，視其手背脈之有血者去之，蓋指手陽明之絡穴偏歷也。在腕中後三寸，鍼三分，留七呼，灸三壯。足陽明胃經之足次指，去爪甲上之厲兑穴，及手次指爪甲上之商陽穴各一痏，其病立已。左病而取右之厲兑、商陽，右病而取左之厲兑、商陽也。此亦自絡脈爲病而言之耳。

張志聰曰：繆傳者，謂手陽明之邪，繆傳於足陽明之脈也。足陽明之脈，入上齒中，還出俠口，左右相交於承漿。此邪客於手陽明之經別，而繆傳於足陽明之脈，致引入上齒，而使齒脣寒痛，當先視其手背之脈，有留血者去之，以瀉手陽明經別之邪，取足陽明中指之内庭，以瀉上齒之痛；再刺手大指之少商，手次指之商陽，以瀉手陽明經別之本病。此左右相交於承漿，而取刺在下，故當繆刺者也。此章論十二經別與十二經脈相通，而手之陽明，又可通於足阳明者也。

邪客於手足少陰太陰足陽明之絡，此五絡皆會於耳中，上絡左角，五絡俱竭，令人身脈皆動，而形無知也，其狀若尸，或曰尸厥。刺其足大指内側爪甲上，去端如韭葉，後刺足心，後刺足中指爪甲上各一痏，後刺手大指内側，去端如韭葉，後刺手心主少陰鋭骨之端各一痏，立已。不已，以竹管吹其兩耳，鬄其左角之髮方一寸，燔治，飲以美酒一杯，不能飲者灌之，立已。鬄，音替。

王冰曰：手少陰真心脈，足少陰腎脈，手太陰肺脈，足太陰脾脈，足陽明胃脈，此五絡皆會於耳中，而出絡左額角也。身脈皆動，而形無知，言其卒冒悶而如死尸身，脈猶如常人而動也。然陰氣盛於上，則下氣熏上而邪氣逆，邪氣逆則陽氣亂，陽氣亂則五絡閉結而不通，故其狀若尸也，以是從厥而生，故或曰尸厥。足大指内側謂隱白穴，在爪甲上去端如韭葉，足太陰之井也，刺可入同身寸之一分，留三呼，若灸者，可灸三壯。足心謂涌泉穴，足少陰之井也，刺見前取涌泉穴法中。足中指謂第二指，足陽明之井也，刺見前取厲兑穴法中。手大指内側，謂少商穴，手太陰之井也，刺可入同身寸之一分，留三呼，若灸者，可灸三壯。手心主謂中衝穴，手心主之井也，刺可入同身寸之一分，留三呼，若灸者，可灸一壯。少陰鋭骨之端謂神門穴，在掌後鋭骨之端陷者中，手少陰之俞也，刺可入同身寸之三分，留三呼，若灸者，可灸三壯。竹管吹其兩耳者，使氣入耳中，内助五絡，令氣復通也。當内管入耳，以手密擫之，勿令氣泄而極吹之，氣蹙然從絡脈通也。左角之髮，是五絡血之餘，故鬄之燔治飲之以美酒也。酒者，所以行藥，勢又炎上，而內走於心，心主脈，故以美酒服之。林億按陶隱居云：吹其左耳極三度，復吹其右耳三度也。

馬蒔曰：此言五絡爲病，當有刺治之法也。邪客於手少陰心經，足少陰腎經，手太陰肺經，足太陰脾經，足陽明胃經，則是心腎肺脾胃之五絡，而皆有邪矣。此五絡者，皆會於耳中，上絡於左耳之額角，惟五絡俱竭，則足經之腎脾胃者，其脈逆於上而不得下，手經之心肺者，其脈逆於上而不得通，令人身脈雖動，而昏暈迷心，其形任人推呼，而無有知覺，狀類于尸，名曰尸厥，刺之者，亦惟取五井及神門而已。脾之隱白，腎之涌泉，胃之厲兑，肺之少商，心包之中衝，心之神門，刺左右各一痏，其病立已。夫自脾以至於心，其刺皆有先後，故皆指之曰後也。如不已，以兩竹管納入兩耳，以手密擫之，勿令氣泄，左右吹之，令氣入耳內，助五絡令氣可復通也。又鬄其左角之髮，內與五絡相通者，方一寸許，燔而治之以爲末，用美酒一杯以送之，如不能飲則灌之。蓋髮爲血餘，而以左髮治左絡，酒行藥勢，且入於心，此病之所以立已也。少商刺三分，留三呼。灸三壯。餘穴所在刺灸分壯，並同王註。

張志聰曰：此申明諸脈生始出入之原。耳者，宗脈之所聚也。所謂宗脈者，百脈之宗也。百脈皆始於足少陰腎，生於足陽明胃，輸於足太陰脾，主於手少陰心，朝於手太陰肺，是以五脈之氣，皆會於耳中。絡左角者，肝主血而居左，其氣直上於巔頂也。五絡俱竭，則榮衛不行，故令人身脈振振而形無知也。其狀若尸，或曰尸厥。蓋人之所以生動者，藉氣呴而血濡，血氣不行，則其形若尸矣。刺隱白、涌泉、厲兑、少商、神門，使血氣疎通，其厥立已。如不已，用竹管吹其兩耳，以通宗脈之氣，鬄其左角之髮，方一寸燔治，飲以美酒一杯，不能飲者灌之。蓋髮者，血所生也，充膚熱肉，生毛髮之血，肝所主也。肝居左，故鬄其左角之髮，以通榮血。酒者，熟穀之悍液也。衛者，水穀之悍氣也。故飲酒者，隨衛氣先行皮膚，先充絡脈，故飲以美酒一杯以通衛氣，榮衛運行，則其人立甦矣。此復結大絡之氣，先行於皮膚，先充絡脈，是以皮膚孫絡之邪，不入於經，則流溢於大絡而生奇病也。按《神農本經》髮者血之餘，服之仍自還神化。蓋血者神氣也，中焦之汁，奉心神化赤而爲血，故服之有仍歸於神化之妙。曰方寸者，言其心所主也。灌者，欲其灌溉於四旁也。

凡刺之數，先視其經脈，切而從之，審其虛實而調之。不調者，經刺之有痛，而經不病者，繆刺之。因視其皮部有血絡者，盡取之，此繆刺之數也。

馬蒔曰：此言繆刺之有術數也。凡刺之術數，先視其何經之脈，從而切之，審其虚實而調之，調之者，如湯藥按摩百計調治之謂，但調之而不調，則刺其經脈，所謂巨刺者是也。其有痛處而經脈不病者，其病在絡，當繆刺之，左痛取右穴，右痛取左穴，因視其各經皮部有血絡者盡取之，此乃繆刺之術數也。

張志聰曰：此總結治法，又當先治其經脈也。數，幾也，言凡刺之有幾，而各有所取也。經脈者，臓腑之十二經脈，如江河之徑道。絡脈者，如江河之支流。孫絡者，如支流之更有支流也。經者，經別也，如江河之別道，江從此而通於河，河從此而通於江，此陰陽相合之道路，故又曰經正。絡者，大絡也，如江河之外，別有江河，而外與經脈之孫絡相通，然而總歸出於海，海之所以行雲氣於天下者，從大絡而充於皮膚，海之潮汐，從經脈而流溢於支絡，是以始受之邪，從皮膚而入於孫絡，從孫絡而入於絡脈，從絡脈而入於經脈，極於五臓，散於腸胃，故當先治其經脈，切而從之，審其虚實而調之。不調者，以經刺之。如身有痛而經脈不病者，此流溢於大絡，所當繆刺者也。因視其皮部有血絡者盡取之，此繆刺之數也。

王芳侯曰：邪氣從外而入，正氣從内而出，知其所出之道路，然後能知邪入之淺深，故爲根本之學。

古今圖書集成醫部全録卷三十

黄帝素問

四時刺逆從論篇第六十四

張志聰曰：愚按繆刺篇論衛氣先行皮膚，先充絡脈，絡脈先盛，故衛氣已平，榮氣乃滿，而經脈大盛，是衛氣之通於脈内也。此篇言血氣之從經而絡，從絡而皮，復從皮膚肌肉而内著骨髓，通於五臟，是榮血之行於脈外也。當知榮行脈中，衛行脈外者，論通體之經脈也。至於血氣之生始出入，榮於脈中，滲於脈外，充皮熱肉，生毫毛，内入於募原，而通於臟腑表裏上下，無處不遇，醫者能洞悉血氣之原流，而後能導邪病之竅郤也。

厥陰有餘病陰痹，不足病生熱痹；滑則病狐疝風，濇則病少腹積氣。少陰有餘病皮痹隱軫，不足病肺痹；滑則病肺風疝，濇則病積溲血。太陰有餘病肉痹寒中，不足病脾痹；滑則病脾風疝，濇則病積，心腹時滿。隱軫，當作癮疹。

王冰曰：痹，謂痛也。陰，謂寒也。有餘，謂厥陰氣盛滿，故陰發於外而爲寒痹。陰不足則陽有餘，故爲熱痹。厥陰脈循股陰，入毛中，環陰器，抵少腹，又其絡支別者，循脛上睾，結於莖，故爲狐疝，少腹積氣也。足少陰脈，從腎上貫肝鬲，入肺中，故有餘病皮痹隱軫，不足病肺痹。又腎水逆連於肺母故也。其正經入肺貫腎絡膀胱，故爲肺疝及積溲血也。太陰之脈，入腹屬脾絡胃，其支別者，復從胃別上鬲注心中，故爲脾疝，心腹時滿也。

馬蒔曰：此言足之三陰經，其經有虚有實，其脈有滑有濇，而病有寒有熱，有内有外也。厥陰者，足厥陰肝經也。有餘者，以其氣血相并而爲實也。不足者，以其氣血皆衰而爲虚也。痹，病名也。疝有如山積之義，五臟及男婦皆有之。其有餘則陰重，故病痹當爲寒。不足則陽勝，故病痹當爲熱。其脈若滑，則必病狐疝風，外感之邪也。其脈若濇，則必小腹有積氣，内傷之邪也。正以肝脈之所過，故病狐疝風及少腹積氣也。又少陰者，足少陰腎經也。腎脈入肺，又爲肺之子，其水上逆於肺母，故皮爲肺之合。今腎有餘，當病皮痹癮疹，其病在表也。不足當爲肺痹，其病在裏也。其脈若滑，則當病肺風疝，外感之邪也。其脈若濇，則當病有積及溲血，内傷之邪也。正以腎脈入肺貫腎絡膀胱，故病肺疝及有積與溲血耳。又太陰者，足太陰脾經也。脾主肉，其有餘故爲肉痹。其中則冷，陰氣勝也。其不足則病脾痹，陽氣虧也。其脈若滑，則病脾風疝，外感之邪也。其脈若濇，則病當有積，及心腹時滿，内傷之邪也。正以脾脈及支別者之所過，故爲脾疝，心腹時滿也。

張志聰曰：此論六氣之内合於五臟也。曰厥陰、少陰、太陽、少陽，論六氣之爲病也。曰皮、肉、筋、骨、脈者，因六氣而及於五臟之外合也，曰心、肝、脾、肺、腎者，因六氣而及於五臟之次也。有餘者多氣少血，不足者血氣皆少。滑者陽氣盛微有熱。濇者多血少氣，微有寒。痺者，閉也。血氣留著於皮肉筋骨之間，而爲痛也。氣病之謂疝，血病之謂積。蓋氣盛而生熱，則爲疝痛，血多而凝泣，故成積也。厥陰者，陰之極也。陰極而陽生，得中見少陽之火化，故有寒有熱也。厥陰主春生風木之氣，故首論厥陰焉。

陽明有餘病脈痹，身時熱，不足病心痹；滑則病心風疝，濇則病積，時善驚。太陽有餘病骨痹身重，不足病腎痹；滑則病腎風疝，濇則病積，時善巔疾。少陽有餘病筋痹脅滿，不足病肝痹；滑則病肝風疝，濇則病積，時筋急目痛。

王冰曰：胃有餘則上歸於心，不足則心下痹。心主之脈，起於胷中，出屬心包，下鬲歷絡三焦，故爲心疝，時善驚。太陽與少陰爲表裏，故有餘不足，皆病歸於腎也。太陽之脈，交於巔上，入絡腦，下循膂絡腎，故爲腎風及巔病也。少陽與厥陰爲表裏，故病歸於脾，肝主筋，故時筋急。厥陰之脈，上出額與督脈會於巔，其支別者，從目系下頰裏，故目痛。

馬蒔曰：此言足之三陽經，其經有虛有實，其脈有滑有濇，而病有寒有熱，有内有外也。陽明者，足陽明胃經也。胃乃心之子，有餘則病脈痹，以心主脈，脈在半表也。不足則病心痹，心主裏也。其脈若滑，則病心風疝，外感之邪也。其脈若濇，則病積，時善驚，内傷之邪也。正以心主之脈，出屬心包，故爲心疝，時善驚也。又太陽者，足太陽膀胱經也。膀胱與腎爲表裏，有餘則病骨痹身重，以腎主骨也，不足則病腎痹，以腎在内也。其脈若滑，則病腎風疝，外感之邪也。其脈若濇，則病積時巔疾，内傷之邪也。以太陽之脈，交於巔上，下絡腎，故爲腎風及頂巔有病也。又少陽者，足少陽膽經也。膽與肝爲表裏，有餘則病筋痹，以肝主筋也，不足則病肝痹，以肝在内也。其脈若滑，則病肝風疝，外應之邪也。其脈若濇，則病積，時筋急目痛，内傷之邪也。正以肝脈之所過，故爲筋急目痛也。

張志聰曰：三陰三陽，有多血少氣者，有多氣少血者，惟陽明血氣皆多。蓋血氣之生於陽明也，榮血行於脈中，乃陽明水穀之精，上歸於心，淫精於脈，脈氣歸於肺，肺朝百脈，輸精於皮毛，毛脈合精，行氣於腑，腑者在外之皮肉筋骨也，腑精與神明相合，而通於五臟，氣復歸於權衡，此脈氣之生始出入也。是以陽明之有餘不足，則爲脈痹心痹。心主脈而上歸於肺，肺主皮毛，毛脈合精於皮膚之間，是以少陰之爲皮痹、肺痹也。脈散氣於皮毛，復從太陰所主之肉，少陽所主之筋，太陽所主之骨，而内通於五臟，是以有餘而在外，則爲肉痹、筋痹、骨痹，不足而陷於内，則爲脾痹、肝痹、腎痹矣。至氣有餘於内而爲熱，則爲疝，血有餘於内而爲寒，則爲積矣。故所謂風者，熱所生也。所謂身重者，病在氣也。所謂溲血、腹滿、善驚、目痛者，病在血也。此三陰三陽所主之血氣，生始出入，各有太過不及之爲病也。

是故春氣在經脈，夏氣在孫絡，長夏氣在肌肉，秋氣在皮膚，冬氣在骨髓中。帝曰：余願聞其故。岐伯曰：春者，天氣始開，地氣始泄，凍解冰釋，水行經通，故人氣在脈。夏者，經滿氣溢，入孫絡受血，皮膚充實。長夏者，經絡皆盛，内溢肌中。秋者，天氣始收，腠理閉塞，皮膚引急。冬者蓋藏，血氣在中，内著骨髓，通於五臟。是故邪氣者，常隨四時之氣血而入客也。至其變化不可爲度，然必從其經氣辟除其邪，除其邪則亂氣不生。塞，入聲。辟，闢同。

王冰曰：引急，謂牽引縮急也。

馬蒔曰：此言四時之氣，合於人身，當隨時以刺其邪也。春氣在經脈者，正以春時天氣始開，地氣始泄，凍解冰釋，此地之水行，而人之經脈通，所以人氣在於脈也。又夏氣在孫絡者，正以夏時經脈甚滿，其氣溢入孫絡，孫絡受血，而外之皮膚皆已充實，所以人氣在孫絡也。又長夏者，六月建未之月，其氣在肌肉者，正以長夏經脈絡脈皆盛，内溢於肌中，所以人氣在肌肉也。又秋氣在皮膚者，正以秋時天氣始收，人之腠理閉塞，皮膚引急，所以人氣在皮膚也。又冬氣在骨髓中者，正以冬主蓋藏，血氣在中，著於骨髓之内，通於五臟之間，所以人氣在骨髓中也。是故風寒暑濕燥火之邪氣者，當隨四時之氣血，而入客於人身。至其變化，不可爲度，然必須四時之經氣以刺之，辟除其邪，則亂氣不生矣。

張志聰曰：此承上文而言脈氣之隨四時生長收藏，外出於皮膚，內通於五臟，環轉無端也。夫經脈爲裏，支而横者爲絡，絡之别者爲孫，是血氣之從經脈，而外溢於孫絡，從孫絡而充於皮膚，從皮膚而復內溢於肌中，從肌肉而著於骨髓，通於五臟，是脈氣之散於脈外，而復內通於五臟也。夫天爲陽，地爲陰，陰陽合而血氣始生。腎主冬令之水，而爲生氣之原，陽明乃血氣所生之腑。故曰，穀入於胃，脈道乃行，水入於經，而血乃成。然借腎中之生氣，戊癸合化而後生此水穀之精微，故天氣開，地氣泄，凍解冰釋，水行經通，腎臟之冬令，已得春生之氣，而人氣始在脈，是人氣之通於天也。故曰，春生夏長，秋收冬藏，是氣之常也，人亦應之。以一日分爲四時，朝則爲春，日中爲夏，日入爲秋，夜半爲冬。朝則人氣始生，日中人氣長，夕則人氣收，夜則人氣在臟，人與天地參也。夫邪氣者在天，六淫之邪也。四時之氣血者，春氣在經脈，夏氣在孫絡，長夏氣在肌肉，秋氣在皮膚，冬氣在骨髓中也。至其變化，不可爲度者，謂天有六淫之邪，而人有六氣之化也。如邪留於外，則爲皮肉筋骨之痹；合於內，則爲心肝脾肺之痹矣。如留於氣分則爲疝，留於血分則爲積矣。如身中之陽盛則爲熱，虚寒則爲寒矣。此皆吾身中陰陽虚實之變化也。然必從其四時之經氣，辟除其邪，則變亂之氣不生矣。

帝曰：逆四時而生亂氣奈何？岐伯曰：春刺絡脈，血氣外溢，令人少氣；春刺肌肉，血氣環逆，令人上氣；春刺筋骨，血氣內著，令人腹脹。夏刺經脈，血氣乃竭，令人解㑊；夏刺肌肉，血氣內却，令人善恐；夏刺筋骨，血氣上逆，令人善怒。秋刺經脈，血氣上逆，令人善忘；秋刺絡脈，氣不外行，令人臥不欲動；秋刺筋骨，血氣內散，令人寒慄。冬刺經脈，血氣皆脱，令人目不明；冬刺絡脈，內氣外泄，留爲大痹；冬刺肌肉，陽氣竭絶，令人善忘。凡此四時刺者，大逆之病，不可不從也。反之，則生亂氣相淫病焉。故刺不知四時之經病之所生，以從爲逆，正氣內亂，與精相薄，必審九候，正氣不亂，精氣不轉。

王冰曰：血氣溢於外則中不足，故少氣。血逆氣上，故上氣。內著不散，故脹。血氣竭少，故解㑊。却，閉也。血氣內閉，則陽氣不通，故善恐。血氣上逆，則怒氣相應，故善怒。血氣上逆，滿於肺中，故善忘。臥不欲動，以虚甚也。血氣內散，則中氣虚，故寒慄。血氣無所營，故目不明。陽氣不壯，至春而竭，故善忘。淫，不次也，不次而行，如浸淫相染而生病也。不轉，謂不逆轉也。

馬蒔曰：此承上文言刺逆四時者，必生亂氣而爲病也。春時當刺經脈，若刺絡脈，是以夏時之所刺者，而刺之於春，則血氣溢於外，大氣少於中矣。若刺肌肉，是以長夏之所刺者而刺之於春，則血氣旋逆，令人氣上逆矣。若刺筋骨，是以冬時之所刺者而刺之於春，則血氣著於內，腹必有所脹矣。又夏時當刺孫絡，若刺經脈，是以春時之所刺者而刺之於夏，則血氣至於竭，令人當解亦矣。解㑊者，寒不似寒，熱不似熱，壯不似壯，弱不似弱，故解㑊而不可以名狀也。若刺肌肉，是以長夏之所刺者而刺之於夏，則血氣却於內，恐懼之心生矣。若刺筋骨，是以冬時之所刺者而刺之於夏，血氣當上逆，令人當善怒矣。又秋時當刺皮膚，若刺經脈，是以春時之所刺者而刺之於秋，其氣當上逆，心亂而善忘矣。若刺絡脈，是以夏時之所刺者而刺之於秋，則氣不外行，令人甚虛，而臥不欲動矣。若刺筋骨，是以冬時之所刺者，而刺之於秋，則血氣當內散，中氣虛而寒慄生矣。又冬時當刺骨髓，若刺經脈，是以春時之所刺者而刺之於冬，則血氣皆脱，令人目不明矣。若刺絡脈，是以夏時之所刺者而刺之於冬，則內氣當外泄，留而爲大痹矣。若刺肌肉，是以長夏之所刺者而刺之於冬，陽氣當竭絶，令人當善忘矣。凡此四時刺者，大逆爲病，不可不順焉。否則亂氣生而浸淫爲病，正氣亂而精薄不通，此所以當審九候而順四時也。

張志聰曰：此言血氣之隨時環轉，自有出入之度，不可使之妄行也。夫刺者，所以取氣也。春氣在經脈，而取之於絡脈，則血氣外溢，而令人少氣矣。至於肌肉，則血氣環逆，而令人上氣矣。環逆者，逆其環轉也，言血氣之從經而絡，從絡而皮，從皮膚而復環轉於肌中也。至於筋骨，則血氣內著，而令人腹脹矣。夫夏氣盛長，而血氣已外出於孫絡，若再取之於經脈，則血氣內竭而令人懈惰也。血脈出於陽明，外溢於肌腠，夏氣在孫絡而使之溢於肌中，則血氣虛却於內矣。陽明脈虛，則恐，如人將捕之。上逆當作下逆，夏氣浮長於上，而反逆之使下，則氣郁不疎，而使人善怒也。如秋令降收，而反令其生長，故使血氣上逆，而令人善忘。血氣從絡脈而充於皮膚，從皮膚而內溢於肌肉，秋刺絡脈，則血氣不外行於皮膚肌肉之間，故令人臥不欲動。蓋肌肉者，脾所主也。脾病者，嗜臥不欲動。夫秋令始降，而反取之筋骨，使血氣散於內，而令人寒慄矣。冬主閉藏，以奉春生之氣，應藏而反泄之，故使血氣皆脱於內，而令人目不明。蓋五臟之精，皆注於目而爲之睛。冬者血氣在中，內著骨髓，通於五臟，血氣內脱，則五臟皆虛，故令人目不明也。冬刺絡脈，則內氣外泄，而留爲大痹，大痹者，臟氣虛而邪痹於五臟也。陽氣生於陰中，出於肌腠，至冬令之時，復歸於陰臟，冬刺肌肉，是取所藏之氣於肌腠之外，故使陽氣竭絶於內，而令人善忘也。凡逆刺其四時之經氣，則變生大病，故不可不從也。亂氣者，變亂之氣也。相淫者，血氣淫佚也。此言不從四時之氣，則正氣變亂而爲病也。蓋以邪氣常隨四時之氣血而入客也。故不知四時之經病之所生，以從爲逆，使正氣内亂，而邪與精相薄矣。若知四時之逆從，則必審察其九候也。九候者，有天，有地，有人。在天主氣，在地主血，在人主脈。知血氣經脈出入之源流，則正氣不致内亂，而精氣不逆回矣。

帝曰：善。刺五臟中心，一日死，其動爲噫；中肝五日死，其動爲語；中肺三日死，其動爲欬；中腎六日死，其動爲嚏欠；中脾十日死，其動爲呑。刺傷人五臟必死，其動則依其臟之所變候，知其死也。

馬蒔曰：此言誤刺五臟之死期，其變動之候，隨各臟而見之也。凡刺胷腹者必避五臟，刺傷五臟，故爲必死也。其各臟變動，則依其臟之所變，以候知其死耳。

張志聰曰：刺五臟者，謂刺傷其五臟之氣也。蓋三陰三陽之六氣，外合於皮肉筋骨脈，脈肉筋骨内合於五臟，如病肺痹、肺風、脾痹、脾疝，則當取氣於皮，取氣於肉，不可逆刺以傷其臟真。故曰，刺傷人五臟必死，各依其臟之所變候而知其死期。蓋刺五臟則動其臟氣，動臟氣則變候見於外矣。按五臟外合五時六經，上應六氣，診要經終篇以六氣應五臟，而終於六經，此篇以六經應四時，而終於五臟。診要篇以經脈之生於五臟，而外合於六經，此篇以經脈之本於六氣，而内連於五臟。蓋脈氣之循於皮肉筋骨，内合五行，外合六氣，外内之交相生始出入者也。是以一篇之章句雖同，而旨意各别，學者宜分析體會，不可以其重而忽之。張兆璜曰：診要篇論逆刺其臟氣之所出，而中傷五臟，故曰，凡刺胷腹者，必避五臟。此篇論刺六經之内入，而中傷五臟，故曰，内通五臟。刺五臟中心一日死，謂刺外合之皮肉筋骨脈，而不可中傷其臟也。

標本病傳論篇第六十五

馬蒔曰：本篇前二節論標本，後八節論病傳，故名篇。《靈樞》以病本篇論標本，以病傳篇論病之所傳，分爲二篇，其義全同。

張志聰曰：標本者六氣之化，病傳者五臟相傳，此篇承上章而言六氣爲病，有四時之順逆，而又有標本之逆從，五臟受傷，有刺中之死期，而又有病傳之日數。是以《靈樞》原屬二篇，本經合而爲一，蓋謂五臟六氣，外内相合，始病在六氣，而不亟治之，則傳入五臟，而爲不救之死證矣。

黄帝問曰：病有標本，刺有逆從，奈何？岐伯對曰：凡刺之方，必别陰陽，前後相應，逆從得施，標本相移。故曰有其在標而求之於標，有其在本而求之於本，有其在本而求之於標，有其在標而求之於本。故治有取標而得者，有取本而得者，有逆取而得者，有從取而得者。故知逆與從，正行無間，知標本者，萬舉萬當，不知標本，是謂妄行。

王冰曰：得病之情，知治大體，則逆從皆可，施必中焉。道不疑惑，識既深明，則無問於人，而所行皆當，不知妄行，謂識猶褊淺，道未高深，舉且見違，故行多妄。

馬蒔曰：此言病有標本，刺有逆從也。標者病之後生，本者病之先成，此乃病體之不同也。逆者，如病在本而求之於標，病在標而求之於本；從者，如在本求本，在標求標。此乃治法之不同也。蓋凡刺之方，必别病在陰經陽經，或前或後，前後者，背腹也。其經絡互相爲應，於是而施逆從之法，以移標本之病。故病有在後來而爲標者，乃止治其標而不治其本，然亦有不求之於標而必求之於本者；病有先成而爲本者，乃止治其本而不治其標，然亦有不求之於本而必求之於標者。故治有取標而愈，有取本而愈，有逆取而愈，有順取而愈。故知刺法之逆從者，乃正行之法，而不必問之於人也。若問之於人，人知此法者鮮而反惑矣。知病体之標本者，必萬舉萬當，而不妄行刺法也。若不知標本，則病體未明，而不免妄行耳。故治病者，無論刺灸用藥，皆當分其標本以取其經也。

張志聰曰：陰陽者，三陰三陽之六氣也。少陽標陽而本火，太陰標陰而本濕，少陰標陰而本熱，太陽標陽而本寒，陽明標陽而本燥，厥陰標陰而本風。少陽太陰從本，少陰太陽從本從標，陽明厥陰不從標本，從乎中也。從本者，化生於本；從標本者，有標本之化；從中者，以中氣爲化也。前後相應者，有先病後病也。逆從得施者，有逆取而得者，有從取而得者。標本相移者，有取標而得者，有取本而得者。故曰者，引至真要論而言也。有其在標而求之於標者，謂病三陰三陽之六氣，即於六經中求之以治標。有其在本而求之於本者，謂病風寒暑濕燥火六淫之邪，即於六氣中求之以治本。有其在本而求之於標者，如寒傷太陽，乃太陽之本病，而反得標陽之熱化，即求之於標，而以凉藥治其標熱。有其在標而求之於本者，如病在少陰之標陰，而反得君火之本熱，即求之於本，以急瀉其火。故百病之起，有生於本者，有生於標者；有取本而得者，有取標而得者；有逆取而得者，有從取而得者。逆取而得者，謂寒者熱之，熱者寒之，結者散之，散者收之，留者攻之，燥者濡之。从取而得者，謂熱因寒用，寒因熱用，塞因塞用，通因通用。必伏其所主，而先其所因，其始則同，其終則異，可使破積，可使潰堅，可使氣和，可使必已。

夫陰陽逆從標本之爲道也，小而大，言一而知百病之害。少而多，淺而博，可以言一而知百也。以淺而知深，察近而知遠。言標與本，易而勿及。治反爲逆，治得爲從。先病而後逆者治其本，先逆而後病者治其本；先寒而後生病者治其本，先病而後生寒者治其本；先熱而後生病者治其本，先熱而後生中滿者治其標；先病而後泄者治其本，先泄而後生他病者治其本。必且調之，乃治其他病。先病而後生中滿者治其標，先中滿而後煩心者治其本。人有客氣，有同氣。小大不利治其標，小大利治其本。病發而有餘，本而標之，先治其本，後治其標；病發而不足，標而本之，先治其標，後治其本。謹察間甚，以意調之。間者幷行，甚者獨行。先小大不利而後生病者，治其本。間，去聲。

王冰曰：別陰陽，知逆順，法明著，見精微，觀其所舉則小，尋其所利則大，以斯明著，故言一而知百病之害。言少可以貫多，舉淺可以料大者，何法之明，故非聖人，孰能至於是耶？故學之者，猶可以言一而知百病也。雖事極深遠，人非咫尺，略以淺近而悉貫之。然標本之道，雖易可爲言，而世人識見無能及者。本先病，標後病，必謹察之。本而標之，謂有先病復有後病也。以其有餘，故先治其本，後治其標也。標而本之，謂先發輕微緩者，後發重大急者，以其不足，故先治其標，後治其本也。間謂多也。甚謂少也。多謂多形證而輕易，少謂少形證而重難也。以意調之，謂審量標本，不足有餘，非謂捨法而以意妄爲也。幷謂他脈共受邪氣而合病也，獨謂一經受病而無異氣相參也。幷甚則相傳，傳急則亦死。

馬蒔曰：此言凡病皆當先治其本，惟中滿及大小便不利者，則不分爲標爲本，而必先治之也。夫經分陰陽，刺分逆從，病分標本，其爲道真妙矣哉！至小而有至大者存，至少而有至多者存，至淺而有至博者存，言一病而遂知百病之害，真可以因淺而知深，察近而知遠也。故言大與標，特至易者，而人自弗及耳。且反其病而治之者爲逆，順其病而治之者爲從，此亦所可及者。試以標本逆從而詳言之：凡先生病而後病勢逆者，必先治其初病之爲本；若先病勢之逆而後生他病者，則又以病勢逆之爲本而先治之也。凡先病寒證而後生他病者，必先治其寒證之爲本；若先生別病而後生寒證者，則又以別病之爲本而先治之也。凡先生熱病而後生別病者，必先治其熱病之爲本；若先生熱病而後生中滿者，則又以中滿雖爲標而必先治之也。凡先生別病而後生泄瀉者，必先治其別病之爲本；若先生泄瀉而後生別病者，則又以泄瀉之爲本而先治之也。此則先治之者，正以必且調之而後治別病耳。不惟是也，凡先生別病而後生中滿者，必先治其中滿之爲標；若先生中滿而後煩心者，則又以中滿之爲本而先治之也。蓋以人之病氣有二，病本不同而彼此相傳者，謂之客氣；有二病之氣，本相同類，而彼此相傳者，謂之同氣。即如先中滿而後二便不利者，必先治小大便不利之爲標；若中滿而小大便利者，則又以中滿之爲本而先治之也。何也？以中滿與小大便不利，二者爲同氣之病也。大凡病發而大勢有餘者，則先治其初病之爲本，而後治其後病之爲標。蓋先治其本，則有餘之勢一攻，而後諸病可去矣，正本而標之之謂也。病發而大勢不足者，則先治其後病之爲標，而後治其先病之爲本。蓋先治其標，則不足之勢一補，而後本病自培矣，正標而本之之謂也。然而病之生也，有五臟相剋而病勢日甚者，如肝剋脾、脾剋腎之類是也。有五臟間傳而病勢有生者，如肝生心、心生脾之類是也。間者，病證并行而勢輕；甚者，病證獨行而勢重。即如中滿與小大便不利，是亦并行之類也。且先小大便不利而後生別病者，則又以小大便不利之爲本而先治之也。上文小大便不利者，對先有中滿而言；此小大便不利者，對後有別病而言。由此觀之，則百病不同，皆必先治其本，惟中滿之與百病，先以治中滿爲主；若中滿而有小大便不利，則又以治小大便爲先；其小大便不利之與百病，則亦治小大便不利爲先。蓋不必分其爲本爲標，而先治此二病也。

張志聰曰：陰陽逆從者，謂三陰三陽之氣，有勝有復也。相反而治爲逆治，相得而治爲從治。相得者，如熱與熱相得，寒與寒相得也。後逆者，勝剋之氣也。先病者，謂吾身中先有其病也。先逆先寒先熱者，謂在天之六氣也。先病而後逆者，如吾身中先有脾土之病，而後復感其風邪，重傷脾土，則當先治其脾土，而後治其風邪；如先感天之風邪，剋傷中土，以致脾臟爲病，是當先治其風邪，而後調其脾土。故曰，言標與本易而勿損，察本與標氣可令調，明知勝復，爲萬民式，天之道畢矣。先寒者，寒淫所勝也，以吾身感之而生病者，是當治其寒邪。如先病而後生寒者，當治其身之本病，而寒氣自解矣。蓋先寒者客氣，生寒者同氣也。先熱者，熱淫所勝也，以吾身感之而生病者，是當治其本熱；如吾身感之而生中滿者，又當治其中滿。蓋六淫之邪，始傷六氣，若致中滿，則病氣入內，故當治其內泄者，濕土之病也。他病者，如濕邪所勝民病心痛耳聾之類，故當先治其虛泄，必且調之脾土而後治其他病。至真要論曰：諸脹腹大，皆屬於熱。如先病熱而後生中滿者，是當治其中滿；如先病中滿而濕熱之氣上乘於心，以致心煩者，亦當治其中滿而煩自解矣。夫先熱而後生中滿者，感天之熱淫而致生中滿也；先病而後生中滿者，病吾身中之熱而生中滿也。故曰，人有客氣，有同氣。

客氣者，謂在天之六氣；同氣者，謂吾身中亦有此六氣，而與天氣之相同也。如中滿而小大便不利者，當先利其二便。如小大便利者，仍治其中滿。蓋邪氣入於腹內，必從二便而出。有餘者，邪氣之有餘；不足者，正氣之不足也。邪氣者，風寒暑濕燥火六淫之邪；正氣者，三陰三陽之六氣也。六微旨論曰：少陽之上，火氣治之；陽明之上，燥氣治之；太陽之上，寒氣治之；厥陰之上，風氣治之；少陰之上，熱氣治之；太陰之上，濕氣治之，所謂本也。本之下，氣之標也。此皆以風寒暑濕燥火六氣爲本，而以三陰三陽之六氣爲標。故病發而有餘者，此風寒暑濕之本氣有餘，故當先散其邪氣，而後理其陰陽；如病發而不足，當先調其陰陽，而後治其本氣。蓋邪氣盛則實，精氣奪則虛。是以邪氣有餘者，先散其邪氣；精氣不足者，先補其正虛，此標本之大綱領也。然標本之間，而又當以意調其間甚也。夫邪之所湊，其正必虛。間者，謂邪正之有餘不足二者兼於其間，故當并行其治，蓋以散邪之中，兼補其正，補正之中，兼散其邪。如偏甚者，則當獨行其法，謂邪氣甚者，竟瀉其邪，正虛甚者，竟補其正，此爲治之要道也。如先小大便不利而後生病者，當專治其小大二便，又無論其邪正之間甚矣。　朱永年曰：此間甚之中，又分緩急也。

夫病傳者，心病先心痛，一日而欬，三日脅支痛，五日閉塞不通，身痛體重。三日不已，死，冬夜半，夏日中。

王冰曰：三日不已死，以勝相伐，唯弱是從，五臟四傷，豈其能久？故爲死。冬夜半，夏日中，謂正子午之時。或言冬夏有異，非也。晝夜之半，事甚昭然。

馬蒔曰：此承上文甚者獨行，而言五臟相剋之死期，此以心病言之也。夫傳其所勝，謂之甚。夫病傳者五臟皆然，試以心言之：心病者，臟真通於心，故先心痛。火來乘金，一日傳之於肺，即發而爲欬，以肺之變動爲欬也。又三日，則四日矣，肺邪勝木，故脅支痛，以肝脈循脅肋也。又五日則九日矣，肝邪勝土，故閉塞不通，身痛體重，以脾不運化，及脾主肉，故病及肉。又三日則十二日矣，其病不已則死。但冬則死於半夜，夏則死於日中耳。蓋夜半爲水，而冬之夜半，其水尤甚，以水來剋火，故死。日中爲火，而夏之日中，其火尤甚，以心火已絶，火不能持，故亦死。

張志聰曰：夫所謂標本者，感在天之六氣，而病吾身中之陰陽，即入於腹內以致中滿者，在於募原腠理之氣分，若淫邪泮衍於血脈之中，則入臟腑爲內所因矣。故曰，善治者治皮毛，其次治肌膚，其次治筋脈，其次治六腑，其次治五臟。治五臟者，半死半生也。如心先痛者，病先發於心，欬者一日而之肺；脅支痛者，三日而之肝；閉塞不通，身痛體重者，五日而之脾。皆此逆傳其所勝，是以三日不已而死。心爲火臟，冬之夜半者，水勝而火滅也。夏之日中者，亢極而自焚矣。

肺病喘欬，三日而脅支滿痛，一日身重體痛，五日而脹。十日不已，死。冬日入，夏日出。

馬蒔曰：此言肺病相傳之死期也。肺病者，臟真高於肺而主息，故喘欬三日，則肺傳於肝，脅支滿而痛。又一日則四日矣，肝傳於脾，身重體痛。又五日則九日矣，脾傳於胃腑，腹中作脹。又十日則十九日矣，其痛不已則死。但冬死於日入，夏死於日出耳。蓋冬之日入在申，申雖屬金，金衰不能扶也。夏之日出在寅，木旺火將生，肺氣已絶，不能待火之生也。

張志聰曰：肺病喘欬者，先發於肺也。夫冬氣收藏，夏氣浮長。日出氣始生，日入氣收引。肺主氣，故終於氣之出入。止言冬夏者，重陰陽寒暑之氣也。　王子律曰：日出爲春，日中爲夏，日入爲秋，夜半爲冬。以上二節，四時之氣已備。

肝病頭目眩，脅支滿，三日體重身痛，五日而脹，三日腰脊少腹痛脛痠。三日不已，死。冬日入，夏早食。

馬蒔曰：此言肝病相傳之死期也。肝病者，臟真散於肝，其脈内連目脅，故頭目眩，脅支滿。三日則肝傳於脾，體重身痛。又五日則八日矣，脾傳於胃腑，故腹内爲脹。又三日則十一日矣，脾傳於腎，腰脊少腹皆痛，脛中覺痠，正以腎脈起於足，循腨内出膕内廉上股内後廉，貫脊屬腎絡膀胱，又腰爲腎之腑，故病如是也。又三日則十四日矣，其病不已則死。但冬以日入，夏以早食耳。蓋冬之日入在申，以金旺木衰也。夏之早食在卯，以木旺氣反絶也。

脾病身痛體重，一日而脹，二日少腹腰脊痛脛痠，三日背䏚筋痛，小便閉。十日不已，死。冬人定，夏晏食。

王冰曰：人定謂申後二十五刻，晏食謂寅夜二十五刻。

馬蒔曰：此言脾病相傳之死期也。脾病者，臟真濡於脾，而主肌肉，故身痛體重，一日而脹，自傳於胃腑也。又二日則三日矣，乃傳於腎，故少腹腰脊皆痛，其脛覺痠也。又三日則六日矣，腎自傳於膀胱腑，故背䏚筋痛，小便自閉也。又十日則十六日矣，其病不已則死。但冬以人定，夏以晏食耳。蓋冬之人定在亥，以土不勝水也。夏之晏食在寅，以木來剋土也。　王子律曰：膀胱之脈循於背，足太陽主筋，故背䏚筋痛。

腎病少腹腰脊痛胻痠，三日背䏚筋痛小便閉，三日腹脹，三日兩脅支痛。三日不已，死。冬大晨，夏晏晡。

王冰曰：大晨，謂寅後九刻，大明之時也。晏晡，謂申後九刻，向昏之時也。

馬蒔曰：此言腎病相傳之死期也。腎病者臟真下於腎，其經脈之行，在於少腹，腰脊胻骨，故其痛痠有如是也。三日則自傳於膀胱腑，背胆之筋痛，小便亦閉。又三日則六日矣，膀胱傳於小腸，故腹脹。又三日則九日矣，小腸傳於心臟，故兩脅支痛。又三日則十二日矣，其病不已則死。但冬以大晨，夏以晏晡耳。蓋冬之大明在寅末，木旺水衰也。夏之晏晡在向昏，土能剋水也。

張志聰曰：冬之大明在辰，土旺而水滅也。夏之晏晡在亥，水絶而不能生也。按《靈樞》病傳篇曰：三日而上之心，三日而之小腸，是水乘其所勝之火臟火腑也。此節與《靈樞》之不同者，心乃君主之官，多不受邪，膀胱之氣，上與陽明相合，水邪上乘，上焦不受，則還轉於中焦，而留於陽明矣。陽明主秋金之令，故復傳之肝木而死。

胃病脹滿，五日少腹腰脊痛胻痠，三日背胆筋痛小便閉，五日身體重。六日不已，死。冬夜半後，夏日昳。

王冰曰：夜半後，謂子後八刻丑正時也。日昳，謂午後八刻未正時也。

馬蒔曰：此言胃病相傳之死期也。胃病者，其脈循腹，故爲脹滿。五日則胃傳於腎，少腹腰脊痛胻痠。又三日則八日矣，腎病傳膀胱腑，則背　之筋痛，小便自閉也。又五日則十三日矣，膀胱水傳於脾，身體自重也。又六日則十九日矣，其病不已則死。但冬以夜半，夏以日昳耳。蓋冬之夜半在子，土不勝水也。夏之日昳在未，土正衰也。

張志聰曰：冬夜半後者土敗而水勝也。夏日昳者，乃陽明所主之時，土絶而不能生也。按《靈樞經》曰：五日而上之心，二日不已死。此言五日身體重者，亦心不受邪還之脾，水行乘土，腑邪傳臟而死。　徐東屏曰：一者數之始，十者數之終，陽數起於一，陰數起於二。三日死者，死於生數之始；六日死者，終於成數之始；十日死者，終於成數之終。是有終其所始，而終其所終者，有死於其所不勝者，有死於本氣所生之時者，此皆陰陽終始之微妙。

膀胱病小便閉，五日少腹脹，腰脊痛，胻痠，一日腹脹，一日身體痛。二日不已，死。冬雞鳴，夏下晡。

王冰曰：雞鳴，謂早雞鳴，丑正之分也。下晡，謂日下于晡時，申之後五刻也。

馬蒔曰：此言膀胱病相傳之死期也。膀胱爲州都之官，津液所藏，必氣化乃能得出，今有病，故小便閉。五日少腹脹腰痛胻痠，自傳於腎臟，蓋膀胱爲腎之腑也。又一日則六日矣，腎復傳於小腸，故爲腹脹。又一日則七日矣，小腸傳於脾，故身體痛。又二日則九日矣，其病不已死。但冬以雞鳴，夏以下晡耳。蓋冬之雞鳴在丑，土剋水也。夏之下晡在申，金衰不能生水也。

張志聰曰：此亦腑邪傳臟，水泛土敗而死。冬雞鳴在丑，乃少陽太陽生氣之時，氣絶而不能生也。夏下晡，乃陽明生氣之時，陽明之氣亦絶矣。

諸病以次是相傳如是者，皆有死期，不可刺。間一臟止，及至三四臟者，乃可刺也。

王冰曰：五臟相移皆如此，有緩傳者，有急傳者。緩者或一歲、二歲、三歲而死，其次或三月若六月而死。急者一日、二日、三日、四日或五六日而死，則此類也。尋此病傳之法，皆五行之氣，考其日數，理不相應。夫以五行爲紀，以不勝之數，傳於所勝者，謂火傳於金，當云一日；金傳於木，當云二日；木傳於土，當云四日；土傳於水，當云三日；水傳於火，當云五日也。若以已勝之數，傳於不勝者，則木三日傳於土，土五日傳於水，水一日傳於火，火二日傳於金，金四日傳於木，經之傳日，似法三陰三陽之氣。玉機真臟論曰：五臟相通，移皆有次，不治。若三月，若六月，若三日，若六日，傳而當死。此與同也。雖爾，猶當臨病詳視日數，方悉是非爾。間一臟止者，謂隔過前一臟而不更傳也。謂木傳土，土傳水，水傳火，火傳金，金傳木而止，皆間隔一臟也。及至三四臟者，皆謂至前第三第四臟也。諸至三臟者，皆至其已不勝之氣也。至四臟者，皆至已所生之父母也。不勝則不能爲害於彼，所生則父子無剋伐之期，氣順以行，故刺之可矣。

馬蒔曰：此結言相傳而爲甚者死，不必刺間臟而爲生者，乃可刺也。諸經之病，皆有相剋之次，是相傳者爲病之甚，甚者獨行，故有死期，不可刺。若間病而爲相生，則間一臟爲始，及三四臟，是乃相生之次。所謂間者幷行，乃可刺以治之也。

張志聰曰：以上諸病如是相勝剋而傳者，皆有速死之期，非刺之可能救也。或間一臟相傳而止，不復再傳別臟者，乃可刺也。假如心病傳肝，肺病傳脾，此乃子行乘母，至肝臟脾臟而止，不復再勝剋相傳於他臟者可刺也。假如心病傳脾，肺病傳腎，乃母行乘子，得母臟之生氣不死之證也。如心病傳腎，肺病傳心，肝病傳肺，此從所不勝來者爲微邪，乃可刺也。　金西銘曰：五臟相傳，止可間二臟、三臟，經言四臟者，或臟傳之於腑，而後傳於他臟，以腑亦可名臟也。

古今圖書集成醫部全録卷三十一

黄帝素問

天元紀大論篇第六十六

馬蒔曰：自此篇及後五運行大論、六微旨大論、氣交變大論、五常政大論、六元正紀大論、刺法論、本病論、至真要大論諸篇，皆論五運六氣南北政。凡天時民病人事等義，至詳至備，爲醫籍中至寶。其刺法、本病二篇，則遺亡矣。學者熟究，明其大義，則每年每月氣候病證，治法無有不應。按《運氣類註》云：五運屬陰，守於地內；六氣屬陽，週於天外。其化生於人也，五運化生五臟屬內，六氣化生六腑十二經屬外。其變病於人也，五運內變病於五臟，甚則兼外；六氣外變病於六腑十二經，甚則入內。內外變極，然後死也。五運有平氣、太過、不及之殊，六氣有常化、淫勝、反勝、相勝之異。五運平氣者，其歲化生皆當本位，如平木氣敷和之紀，其色蒼其味酸之類是也。其變病皆在本臟，如木平氣之病在肝也。太過者，歲變平氣爲太過，其化生皆兼非位，如太過發生之紀，其色青黄白，其味酸甘辛，如兼非位之土金是也。其變病皆在已所勝之臟，如木太過則木勝脾土而脾病也。其勝乃本氣有餘而勝，故不爲他氣報復，間有復者，是不務其德，暴虐失常也。不及者，歲變平氣爲不及，其化生亦兼非位，如木不及委和之紀，其果棗李，其味酸辛，亦兼非位之土金是也。其變病皆己所不勝者，乘虛勝之而本臟病，勝極則己所生者報復其勝，而勝者之臟亦病，如木不及則金勝之而肝病，勝則火復金讎而肺亦病也。其勝乃乘我之虛而勝，勝之根本不固，故爲化氣報復。凡此五運之氣，皆有定紀者也。六氣常化者，天地六位之化，各守常位，生病各當本處，其天地之常化，如厥陰司天，少陽在泉之歲，風化居上，火化居下，風病行於上，熱病行於下之類，而不出他位也。其六位之常化，如厥陰司天之歲初之氣化風燥，民病寒於右之下。二之氣化寒熱，民病熱於中之類而不雜他氣也。凡此六氣之常化，皆有定紀，猶五運平氣也。淫勝者，天地之氣變常內淫而勝也。天地內淫而上勝於下，則己所勝之臟經，受邪而病甚。如厥陰司天風淫所勝，其病在足太陰脾經也。地氣內淫而外勝於內，非病在足陽明胃經也。凡此六氣之淫勝，猶五運之過，皆有勝無復。其勝之盛，雖有定紀，其勝之動否，則無定紀而不可必也。反勝相勝者，六位之左右變常，乘虛而勝也。其乘天地之虛而勝者爲反勝，左右自有相勝，乘虛而勝者爲相勝。皆視所虛之氣侮不勝己者勝之，勝極則仍爲虛者之子復之。如所虛之氣屬太陰，則所勝之氣屬厥陰，而病在脾胃經，所復之氣屬陽明，而病在肝膽經。蓋天地歲氣猶王也，左右步氣猶諸侯，左右勝天地，猶諸侯僭亂，故曰反勝。左右自相勝，猶諸侯自相攻伐，故曰相勝。凡此六氣之反勝、相勝，五運不及，故皆有勝有復。其氣其動皆無定紀，但隨虛而勝，隨勝而復也。諸五運皆有定紀者，陰静有常也。六氣少有定紀者，陽動多變也。五運之平氣之常化爲常，其化生爲常之常，變病爲常之變，五運之太過不及，與六氣之淫勝、反勝、相勝爲變，其化生爲變之常，變病爲變之變，太過淫勝爲變之盛，不及反勝、相勝爲變之虛，察其常變以定生死，詳其虛實以斷補瀉。王註不得經旨，不分常變，釋六氣勝復，無定紀之變，爲有定紀之常，不分盛虛，釋左右乘虛之相勝，爲司天之淫勝，是則運氣之義不明，自此始矣。後雖有林氏校正，孫氏考誤，與夫託名所著《元珠密語》、《天元玉册》及諸家運氣圖説之類，然皆不能出王氏之右，而救其失，反使運氣之義愈晦，而書愈繁。至於河間所註病機，其形容病化之情狀，推究火熱之衆多，真有發前人未發之妙，奈何又以運氣之所屬皆爲盛，而不察其所屬各有盛虛，以盛虛所兼非位之化，皆爲似而不察，其所兼之盛者似虛者，是爲重失矣。夫王氏釋變氣爲常氣，相勝爲淫勝，則人不識變，而占運氣不應年辰。河間釋運氣之所屬皆爲盛，所兼非位之化皆爲似，則人不識虛，而施治法不對病證。遂使世俗皆愀然不信而棄之也。其不知變者，曰某氣司天屬陰寒，今又炎熱，某運合太過，今反不及，此乃上古之天道，非可占之於今世也。其不知虛者，曰某病屬熱，投寒劑不痊，某證當瀉，施瀉法反劇，此乃北方之治法，非可用之於南人也。惟戴人云，病如不是當年氣，看與何年氣運同，便向某年求活法，方知都在至真中之歌，似破世之惑，又引而不發。嗚呼，有定紀之年辰，與無定紀之勝復，相錯常變，今獨求年辰之常，不求勝復之變，豈得運氣之真哉？六氣之盛寒盛熱，與虛寒虛熱，同其所屬，今獨求寒熱之所屬，不求寒熱之盛虛，豈得寒熱之情哉？苟以常變盛虛，觀運氣寒熱，則古今南北，皆可一以貫之，而所謂參天地，贊化育，可知已。本篇末有署曰：天元紀，故名篇。

張志聰曰：此篇總論五運主歲，六氣司天，皆本乎天之運化，故曰天元紀大論。

黃帝問曰：天有五行，御五位，以生寒暑燥濕風；人有五臟，化五氣，以生喜怒憂思恐。論言五運相襲，而皆治之，終期之日，週而復始，予已知之矣。願聞其與三陰三陽之候，奈何合之？鬼臾區稽首再拜對曰：昭乎哉問也！夫五運陰陽者，天地之道也，萬物之綱紀，變化之父母，生殺之本始，神明之府也，可不通乎？故物生謂之化，物極謂之變，陰陽不測謂之神，神用無方謂之聖。夫變化之爲用也，在天爲元，在人爲道，在地爲化。化生五味，道生智，元生神。神在天爲風，在地爲木；在天爲熱，在地爲火；在天爲濕，在地爲土；在天爲燥，在地爲金；在天爲寒，在地爲水。故在天爲氣，在地成形，形氣相感而化生萬物矣。然天地者，萬物之上下也；左右者，陰陽之道路也；水火者，陰陽之徵兆也；金木者，生成之終始也。氣有多少，形有盛衰，上下相召而損益彰矣。帝曰：願聞五運之主時也何如？鬼臾區曰：五氣運行，各終期日，非獨主時也。帝曰：請聞其所謂也。鬼臾區曰：臣積考《太始天元册》文曰，太虛寥廓，肇基化元，萬物資始，五運終天，布氣真靈，總統坤元，九星懸朗，七曜週旋，曰陰曰陽，曰柔曰剛，幽顯既位，寒暑弛張，生生化化，品物咸章，臣斯十世，此之謂也。夫，音扶。

王冰曰：御謂臨御，化謂生化也。天真之氣，無所不週，器象雖殊，參應一也。論謂六節臟象論，運謂五行應天之五運，各周三百六十五日而爲紀者也。故曰，終期之日，周而復始也。帝以六合五數未參同，故問之也。道謂化生之道，綱紀謂生長化成收藏之綱紀也，父母謂萬物形之先也，本始謂生殺皆因而有之也。夫有形禀氣而不爲五運陰陽之所攝者，未之有也。所以造化不極，爲萬物生化之元始者，何哉？以其是神明之府故也。然合散不測，生化無窮，非神明運爲不能也。所謂化變者，聖神之道也。化施化，變散易，神無期也，聖無思也。氣之施化故曰生，氣之散易故曰極，無期禀候故曰神，無思測量故曰聖。由化與變，故萬物無能逃五運陰陽，由聖與神，故衆妙無能出幽元之理，深乎妙用，不可得而稱之。天道元遠，變化無窮。道謂妙用之道，經術政化，非道不成。在地爲化，謂化生萬物，非土氣孕育，則形質不成也。化生五味，謂金石草木，根葉華實，酸苦甘淡辛鹹，皆化氣所生，隨時而有也。智通妙用，唯道所生，故曰道生智。元遠幽深，故生神也。神之爲用，觸遇元通，契物化成，無不應也。風者，教之始天之使，又天之號令。木東方之化，熱應火爲用，火南方之化；濕應土爲用，土中央之化；燥應金爲用，金西方之化；寒應水爲用，水北方之化。神之爲用，如上五化。木爲風所生，火爲熱所熾，金爲燥所發，水爲寒所資，土爲濕所全，蓋初因而成立也。雖初因之以化成，卒因之以敗散爾。豈五行之獨有是哉？凡因所因而成立者，悉因所因而散落爾。氣謂風熱濕燥寒，形謂木火土金水，此造化生成之大紀，天覆地載，上下相臨，萬物化生，無遺略也。由是故萬物自生自長，自化自成，自盈自虚，自復自變也。夫變者何？謂生之氣極本而更始化也。天有六氣御下，地有五行奉上。當歲者爲上主司天，承歲者爲下主司地。不當歲者二氣居右，北行轉之；二氣居左，南行轉之。金木水火運北面正之常，左爲右，右爲左，則左者南行，右者北行而反也。以水火之寒熱，彰陰陽之先兆也。木主發生應春，春爲生化之始。金主收斂應秋，秋爲成實之終。終始不息，其化常行，故萬物生長化成收藏自久。氣有多少，謂天之陰陽多少不同秩也。形有盛衰，謂五運之氣有太過不及也。由是多少盛衰，天地相召，而陰陽損益，昭然可見也。一運之日，終三百六十五日四分度之一，乃易之非主一時，當其王相囚死而爲絶法也。氣交之内迢然而别有之也。《天元册》所以紀天真元氣運行之紀也。自神農之世，鬼臾區十世祖，始誦而行之。此太古占候靈文，洎乎伏羲之時，已鐫諸玉版，命曰册文，太古靈文，故命曰《太始天元册》也。太虚謂空元之境，真氣之所充，神明之宫府也。真氣精微，無運不至，故能爲生化之本始，運氣之真元矣。終天，謂一歲三百六十五日四分度之一也。終始更代，週而復始也。言五運更統於太虚，四時隨部而遷復，六氣分居而異主，萬物因之以化生，非曰自然，其誰能始？故曰萬物資始。夫太虚真氣無所不至也，氣齊生有故禀氣含靈者，抱真氣以生焉。總統坤元，言天元氣常司地氣，化生之道也。九星上古之時也。上古世質人淳，歸真返朴，九星懸朗，五運齊宣。中古道德稍衰，標星藏曜，故計星之見者七焉。九星，謂天蓬、天芮、天衝、天輔、天禽、天心、天任、天柱、天英，此蓋從標而爲始也。七曜，謂日月五星，爲擧動吉凶之信也。周謂周天之度，旋謂左循天度而行五星之行，猶各有進退高下小大矣。陰陽，天道也；柔剛，地道也。天以陽生陰長，地以柔化剛成也。幽顯既位，言人神各得其序；寒暑弛張，言陰陽不失其宜也。人神各守所居，無相干犯；陰陽不失其序，物得其宜。天地之道且然，人神之理亦猶也。上生，謂生之有情有識之類；下生，謂生之無情無識之類。上化，謂形容彰顯者也；下化，謂蔽匿形容者也。有情有識，彰顯形容，天氣主之；無情無識，蔽匿形質，地氣主之，禀元靈氣之所化育爾。

馬蒔曰：此言五運治政令於内，合于六氣之治政令於外者也。五行者，金木水火土也。在天則爲天干之五行，如甲乙屬木之類。然在運則爲氣化之五行，如甲己化土之類；在中運則爲甲己太宫少宫之類。在地則爲地支之五行，如子丑寅卯之類。然在歲氣則爲子午，屬少陰君火之類。故天有五行生六氣，天之六氣又生在地有形之五行，無非五行之妙也。五位者，東西南北中央也。寒暑燥濕風火者，即六氣也。五臟者，心肝脾肺腎也。五氣者，五臟之氣也。喜怒思憂恐者，五志也。論者，謂六節臟象論也。三陰者，少陰太陰厥陰也。三陽者，少陽太陽陽明也。帝問天地初分之時，天分五氣，地列五行，五行定位，布政於四方，五氣分流，散支於十干，當是時黄氣横於甲己，白氣横於乙庚，黑氣横於丙辛，青氣横於丁壬，赤氣横於戊癸，故甲己應土運，乙庚應金運，丙辛應水運，丁壬應木運，戊癸應火運。天有此五行之氣，以御於東西南北中央之五位，而寒暑燥濕風火所由以生。不言火者，暑該之也。後五運行大論有東方生風、南方生熱等語，及在天爲風、在天爲熱等語，皆是也，正謂之六氣也。在人則有心肝脾肺腎之五臟，以化五臟之氣，而喜怒思憂恐之五志，所由以生也。六節臟象論有云：五日謂之候，言五日即有一候，如立春初五日東風解凍之類。三候謂之氣，言半月有三候則爲一氣，如立春正月節爲一氣之類。六氣謂之時，言六氣則有三月而爲一時，如自立春、雨水、驚蟄、春分、清明、穀雨而爲春，自立夏、小滿、芒種、夏至、小暑、大暑而爲夏之類。四時則合春夏秋冬而爲一歲，皆各從其所旺之時而主治之。木而火，火而土，土而金，金而水，水而木，五運之氣，相爲承襲而皆治之。每終一歲之日，周而復始，今歲之候如此，明歲之候亦然，故曰不知年之所加，氣之盛衰，虚實之所起，不可以爲工矣。帝言已知五運相襲而皆治之，終期之日，周而復始，但五運者，地之木火土金水，治政令於内政也。三陰三陽者，天之風熱濕燥寒，治政令於外者也。故五運相襲而治者，其於三陰三陽外治之候，如何合之？區言太極分爲陰陽，陰陽分爲五行，故五行一陰陽，陰陽一太極。彼五運乃天地初分之氣，而列之於五方者也。陰陽者，雖有三陰三陽之分，而天氣運氣地氣舉不能外之也。天干主於降，地支主於升，而五運則主於升降，而行於天地之間，乃謂之中運也。是之謂天地之道也。萬物以之而爲綱紀，其變化以之而爲父母，其生殺以之而爲本始，真有神明以爲之府也，可不通此理乎？蓋萬物之初生謂之化，物之已極謂之變，其陰陽莫測謂之聖，神用無方謂之神。由化與變，故萬物無能逃五運陰陽。由聖與神，故衆妙無能出幽元之理。其變化神聖之爲用也，合天地人之理而一之者也。在天爲元，其理元遠，而元之所生者爲神。在人爲道，其性咸備，而道之所生者爲智。在地爲化，孕育萬物，而化之所生者爲五味。惟元生神而爲風爲熱爲濕爲燥爲寒，此乃三陰三陽之氣也。故風之氣爲木，熱之氣爲火，濕之氣爲土，燥之氣爲金，寒之氣爲水，而成五運之形。由是在天之氣，與在地之形相感，而化生萬物也。然天地者，萬物之上下，謂歲上下見陰陽之所在也。左右者，陰陽之道路，如五運行大論曰：左右者，諸上見厥陰，左少陰，右太陽；見少陰，左太陰，右厥陰；厥陰在上，則少陽在下，左陽明，右太陰；少陰在上，則陽明在下，左太陽，右少陰之類是也。此在天三陰三陽之氣，右旋於外以加地也。水火者，陰陽之徵兆，謂以水火之寒熱，彰信陰陽之先兆也。金木者，生成之終始，謂木主發散應春，春爲生化之始，金主收斂應秋，秋爲成實之終也。此在地五運之形，左轉於内以臨天也。天上之氣有多少，地下之形有盛衰，故天上多少之氣，與地下盛衰之形，相召而損益彰，以爲物極之變也。其氣之多與形之盛相召者益，益爲變之盛也。氣之少與形之衰相召者損，損爲變之虚也。蓋物生之化者，天地之常氣，在五運曰平氣，在六氣曰常化也。物極之變者，天地之變氣在五運曰太過不及，在六氣曰淫勝反勝相勝也。其變之盛者，則五運之太過，六氣之淫勝也。其變之虚者，則五運之不及，六氣之反勝相勝也。凡此五運六氣，所謂變化盛虚，本經後篇千言萬語，皆所以發明此四者也。五運氣行，各終期日，非獨主時者，言木火土金水，治政各終一歲之期日，不獨治歲内六步之時令也。六節臟象論但論五運不及六氣，但論主時不及治歲，今始於此篇論五運六氣相感相召而治，不獨五運也。次論五運各治一歲，不獨主時也。帝復問其所謂，區乃以《太始天元册》文，徵之太虚者，無極也。廖廓者，無有邊際之義。肇基，開始也。化元者，生化萬物之根元也。五運者，木火土金水運也。承上文言太虚肇基萬物之化元，而萬物得之以成其始，五運流行，與天終始而不變也。真靈者，即太虚之精也。天以六氣布其真靈，右旋於外，以加於地；地以五運左旋於内，以臨於天。然天包地而地隨天，則乾元之資始，實所以總統坤元之資生也。故於乾元資始，而曰乃統天；坤元資生，而曰乃順承天，正此節之大旨。九星：天蓬一，水正之宫也；天芮二，土神之應宫也；天衝三，木正之宫也；天輔四，木神之應宫也；天禽五，土正之宫也；天，心六金神之應宫也；天柱七，金正之宫也；天任八，火神之應宫也；天英九，火正之宫也。七曜，謂日月金木水火土星也。運行於天，有遲有速，有順有逆，猶人君之有政事也。陰陽柔剛，言天道資始，陰陽而已，地道資生，剛柔而已。兩陰交盡，故曰幽；兩陽合明，故曰顯。幽顯之配，寒暑之異也。生生化化，品物咸章者，言生生不絶，化化無窮也。臣斯十世，此區自言傳習此義，十世于兹，不敢廢墜也

張志聰曰：天有五行者，丹黅蒼素元之五氣也。五位，五方之位，地之五行也。寒暑燥濕風，天之六氣也。蓋言天之五氣，經於十干之分；十干之氣，以化地之五行；地之五行，以生天之六氣也。五臟，五行之所生也。五氣，五行之氣，風熱濕燥寒也。喜怒憂思恐，五臟之神智也。夫在天爲氣，在地成形，形氣相感而萬物化生，人本乎地之五行而成此形，以有形之五臟，化五氣，生五志，而復通乎天氣也。三陰三陽者，子午之歲，少陰主之；丑未之歲，太陰主之；寅申之歲，少陽主之；卯酉之歲，陽明主之；辰戌之歲，太陽主之；巳亥之歲，厥陰治之。蓋五運獨主一歲，三陰三陽之主歲，有司天在泉間氣客氣，故曰，五運相襲，而皆治之。帝言五運

之氣遞相沿襲，而一歲皆爲之主治，終期年之三百六十五日，周而復始，其與三陰三陽之主歲相合，何以候之？曰，天之十干，運化地之五行；地之五行，上呈三陰三陽之六氣。故曰，五運陰陽者，天地之道也。六微旨論曰：物之生從於化，物之極由乎變。變化之相薄，成敗之所由也。五常政論曰：氣始而生化，氣散而有形，氣布而蕃育，氣終而象變。陰陽者，天地之道也，陰中有陽，陽中有陰，莫可窮測，用施於四時，變化乎萬物，無可矩量者也。五味，五行之所生也，萬物之有情有性者，莫不具五行之氣味，故曰化生五味也。能循乎天理之自然，則是非邪正，自然分別，而運無不周，故曰道生智也。夫風寒熱燥濕，天之陰陽也。木火土金水，地之陰陽也。故在天爲氣，在地成形，形氣相感而萬物化生也。天地者，萬物之上下，言天覆地載，而萬物化生於其間。左右者，陰陽之道路，言陰陽之氣，左右旋轉之不息。水火爲陰陽之徵兆，言天一生水，地二生火，火爲陽，水爲陰，陰陽不可見，而水火爲陰陽之徵驗。蓋水火即陰陽，在先天止有水火，至後天而始備五行。木主春令，其氣生長而生萬物，金主秋令，其氣收斂而成萬物，故爲生成之始終。夫在天爲氣，而氣有多少；在地成形，而形有盛衰。上下相感，而太過不及之氣，昭然彰著矣。時，四時也，謂木運主春，火運主夏，土運主長夏，金運主秋，水運主冬也。然五運之氣，各終期年之三百六十五日，終而復始，非獨主於時也。蓋五運主時，乃四時寒熱温凉之氣。主歲者，五行太過不及之年也。《天元册》乃太古之文，所以紀天真元氣運行之書也。太虛，謂空元之境，大氣之所充，神明之宫府也。化原，造化之本元也。終天者，日日行一度，五運各主一歲，終周天之三百六十五度四分度之一也。萬物借化元而始生五行，終天運而無已。真靈者，人與萬物也。總統坤元者，地居天之中，天包乎地之外也。九星懸朗於天下，應九州之分野。七曜，虞書謂之七政。周謂周天之度，旋謂左循天度而行。陰陽柔剛者，《易》曰，立天之道曰陰與陽，立地之道曰柔與剛也。陽主晝，陰主夜，幽顯既位者，陰陽定位也。寒暑弛張者，寒暑往來也。天地絪緼，萬物化醇，此所以生生不息，化化無窮，而品物咸章矣。所謂積考《太始天元册》文者，此之謂也。

帝曰：善。何謂氣有多少，形有盛衰？鬼臾區曰：陰陽之氣，各有多少，故曰三陰三陽也。形有盛衰，謂五行之治，各有太過不及也。故其始也，有餘而往，不足隨之；不足而往，有餘從之。知迎知隨，氣可與期。應天爲天符，承歲爲歲直，三合爲治。

王冰曰：由氣有多少，故隨其升降分爲二别也。氣至不足，太過迎之；氣至太過，不足隨之。天地之氣，虧盈如此，故云形有盛衰也。始，謂甲子歲也。始甲子之歲，三百六十五日，所禀之氣當不足也。次而推之，終六甲也。故有餘已則不足，不足已則有餘。亦有歲運非有餘非不足者，蓋以同天地之化也。若餘已復餘，少已復少，則天地之道變常，而災害作，苛疾生矣。應天，謂木運之歲，上見厥陰；火運之歲，上見少陽少陰；土運之歲，上見太陰；金運之歲，上見陽明；水運之歲，上見太陽。此五者天氣下降，如合符運，故曰應天爲天符也。承應，謂木運之歲，歲當亥卯；火運之歲，歲當寅午；土運之歲，歲當辰戌丑未；金運之歲，歲當巳酉；水運之歲，歲當申子。此五者歲之所直，故曰承歲爲歲直也。三合，謂火運之歲，上見少陰，年辰臨午；土運之歲，上見太陰，年辰臨丑未；金運之歲，上見陽明，年辰臨酉。此三者天氣運氣與年辰俱會，故云三合爲治也。歲直亦曰歲位，三合亦爲天符。

馬蒔曰：此承上文而明氣有多少，形有盛衰之義，不外乎天氣地氣運氣而已。陰陽之氣各有多少者，謂三陰三陽之氣各分多少，陰多者爲太陰，次少者爲少陰，又次者爲厥陰也。陽多者爲太陽，次少者爲陽明，又次者爲少陽也。形有盛衰，謂五行之治，各有太過不及者也。五運之形各有盛衰，土有太少宮，金有太少商，水有太少羽，木有太少角，火有太少徵，而太者太過，少者不及也。六微旨大論曰：天氣始於甲，地氣始於子，子甲相合，命曰歲立。《運氣全書》曰：運有盛衰，氣有虛實，更相迎隨以司歲也。陽盛陰衰，如土運甲陽而己陰。陰虛陽實，如六氣子實而丑虛。迎隨如六十甲子，一陽一陰，盛衰虛實，遞相接送以司歲。次而推之，以終六甲，故有餘已則不足隨，不足已則有餘從，亦有歲運非有餘非不足者，蓋以同天地之化也。若餘已復餘，少已復少，則天地之道變常，而災害苛疾至矣。知其來而迎之，知其往而隨之，則歲氣自可與期也。應天爲天符者，六微旨大論曰：木運之歲，上見厥陰之類。蓋司天與運氣相符，故曰應天爲天符也。又六元正紀大論曰：戊子戊午，太徵，上臨少陰；戊寅戊申，太徵，上臨少陽；丙辰丙戌，太羽，上臨太陽。如是者三。丁巳丁亥，少角，上臨厥陰；乙卯乙酉，少商，上臨陽明；己丑己未，少宮，上臨太陰。上者，謂司天也，如是者三。承歲爲歲直者，當年十干建運，與年辰十二律五行相會，故又曰歲會，氣之平也。不分陰年陽年，乃自取四時正中之月，爲四直承歲子午卯酉是也。其土無定位，各寄王於四季之末，一十八日有奇，則通論承歲辰戌丑未是也。計有八年，如木運之歲，歲當寅卯之類。六微旨大論曰：非其位則邪，當其位則正。邪則變甚，正則微。帝曰：何謂當位？岐伯曰：木運臨卯，火運臨午，金運臨酉，水運臨子，所謂歲會，氣之平也。然歲直亦曰歲會，則直爲值之義耳。三合者，謂火運之歲，上見少陰，年辰臨午，即戊午歲也；土運之歲，上見太陰，年辰臨丑未，即己丑己未歲也；金運之歲，上見陽明，年辰臨酉，即乙酉歲也。此三者，天氣運氣與年辰俱會，故曰三合爲治也。三合亦爲天符。六微旨大論曰：太乙天符，謂天運與歲俱會也。按應天爲天符三句，止論天符歲會太乙天符，不論及同天符同歲會之義，蓋天符主司天而言，歲會主年辰而言，同天符同歲會主在泉而言之矣。六元正紀大論云：甲辰甲戌，太宫，下加太陰；壬寅壬申，太角，下加厥陰；庚子庚午，太商，下加陽明，如是者三。癸巳癸亥，少徵，下加少陽；辛丑辛未，少羽，下加太陽；癸卯癸酉，少徵，下加少陰，如是者三。帝曰：加者何謂？岐伯曰：太過而加同天符，不及而加同歲會也。下者，即在泉也。運氣與在泉合，其氣化陽年曰同天符，陰年曰同歲會。故六十年中，太乙天符四年，天符十二年，歲會八年，同天符六年，同歲會六年。五者分而言之，共三十六年；合而言之，止有三十二年。經言二十四歲者，不言歲會也，不可不審。

張志聰曰：太陽少陽少陰，運行先天而主有餘；陽明太陰厥陰，運行後天而主不足，此三陰三陽之氣有多少也。形謂五行之有形也。五形之治，各有太過不及者，謂五運之主歲，如諸壬年之木運太過，則諸丁年之木運不及矣；諸戊年之火運太過，諸癸年之火運不及矣；諸甲年之土運太過，諸己年之土運不及矣；諸庚年之金運太過，諸乙年之金運不及矣；諸丙年之水運太過，諸辛年之水運不及矣。如甲年之土運太過，則乙年之金運不足隨之；子年之少陰有餘，則丑年之太陰不足隨之。所謂有餘而往，不足隨之也。如乙年之金運不及，則丙年之水運有餘從之；丑年之太陰不足，則寅年之少陽有餘從之。所謂不足而往，有餘從之也。迎，往也。隨，來也。知歲運之往來，則太過不及之氣，可與之相期而定矣。其六十歲之中，又有天符歲會三合主歲，此爲平氣之年，無太過不及者也。所謂天符者，土運之歲，上見太陰之類，乃五運之氣，與司天之氣相合，故爲天符直會也。謂木運臨卯，火運臨午，土運臨四季，金運臨酉，水運臨子，乃地支之主歲，與五運之主歲，五行之氣，正值會合，故曰歲合。三合者謂司天之氣，五運之氣，主歲之氣，三者相合，又名太乙天符，此皆平氣之年，無太過不及者也。俱詳註六微旨論。

帝曰：上下相召，奈何？鬼臾區曰：寒暑燥濕風火，天之陰陽也，三陰三陽上奉之。木火土金水火，地之陰陽也，生長化收藏下應之。天以陽生陰長，地以陽殺陰藏。天有陰陽，地亦有陰陽。木火土金水火，地之陰陽也，生長化收藏，故陽中有陰，陰中有陽。所以欲知天地之陰陽者，應天之氣動而不息，故五歲而右遷；應地之氣静而守位，故六期而環會。動静相召，上下相臨，陰陽相錯，而變由生也。帝曰：上下周紀，其有數乎？鬼臾區曰：天以六爲節，地以五爲制。周天氣者，六期爲一備。終地紀者，五歲爲一周。君火以明，相火以位。五六相合，而七百二十氣爲一紀。凡三十歲千四百四十氣，凡六十歲而爲一周。不及太過，斯皆見矣。

王冰曰：太陽爲寒，少陽爲暑，陽明爲燥，太陰爲濕，厥陰爲風，少陰爲火，皆其元在天，故曰，天之陰陽也。木，初氣也；火，二氣也；相火，三氣也；土，四氣也；金，五氣也；水終氣也。以其在地應天，故云下應。然氣在地，故曰地之陰陽。天有陰，故能下降；地有陽，故能上騰。陰陽交泰，故化變由之成也。陰陽之氣，極則過亢，故各兼之。陰陽應象大論曰：寒極生熱，熱極生寒。又曰：重陰必陽，重陽必陰。言氣極則變也，故陽中兼陰，陰中兼陽。《易》之卦，離中虛，坎中滿，此其義象〔一〕也。五歲而右遷，謂天有六氣，地有五位，天以六氣臨地，地以五位承天，蓋以天氣不加君火故也。以六加五，則五歲而餘一氣，故遷一位，若以五承六，則常六歲乃備盡天元之氣，故六年而環會，所謂周而復始也。地氣左行，往而不返，天氣東轉，常自火運數五歲已，其次氣正當君火之上，法不加臨，則右遷君火氣上以臨相火之上，故曰五歲而右遷也。由斯動靜，上下相臨，而天地萬物之情，變化之機可見矣。天地之道，變化之微，其由是而生焉。六節，謂六氣之分。五制，謂五位之分。位應一歲，氣統一年，故五歲爲一週，六年爲一備。備謂備歷天氣，週爲週行地位，所以地位六而言五者，天氣不臨君火也。然君火在相火之右，但立名於君位，不立歲氣，故天之以氣不偶，其氣以行君火之政，守位而奉天之命，以宣行火令爾。以名奉天，故曰君火以明。守位禀命，故曰相火以位。歷法一氣十五日，因而乘之，積七百二十氣即三十年，積千四百四十氣即六十年也。經云：有餘而往，不足隨之；不足而往，有餘從之。故六十年中，不及太過，斯皆見矣。

馬蒔曰：此承上文論上下相召之義，而合之以週紀之數也。上文言氣有多少，形有盛衰，上下相召而損益彰，故帝以上下相召之義問之。區言上者天也，下者地也，上下相召者，天右旋之陰陽加於地下，地左轉之陰陽臨於天上，而相召以治歲治步也。天之陰陽，風熱燥濕寒，又增火爲六數者，在天之熱，分爲暑火二氣，故三陰三陽各上奉之也。地之陰陽，木火土金水，亦增火爲六數者，在地之火分爲君相二形，故生長化收藏各下應之也。生長者天之道，藏殺者地之道。天陽主生，陽中有陰，故以陽生陰長。地陰主殺，陰中有陽，故以陽殺陰藏。天地雖高下不同，而各有陰陽之運用。天惟有陰，故能下降；地惟有陽，故能上升，是以謂之各有陰陽也。即如木火土金水火，地之陰陽也，生長化收藏，故陽中有陰，陰中有陽。所以欲知天地陰陽者，天之陰陽下加地氣，共治歲也，則應天

註〔一〕象：原脱，據《素問·天元紀大論篇》王冰註文補。

之氣，動而不息，蓋地之治歲，君火不主運，惟五運循環，故天之六氣加之，常五歲而右餘一氣，與地遷移一位而動不息也。地之陰陽，上臨天氣，共治步也，則應地之氣靜而守位，蓋地之治步，其木君相土，金水皆各主一步以終期，故其上臨天之六氣共治也。常六期齊周復於始治之步，環會而靜守位也。故治歲動者與治步靜者相召，外旋上者與内運下者相臨，則陰陽相錯，而損益盛虚之變所由生也。天以六爲節，地以五爲制者，上下相召之數也。蓋天之六氣各治一歲，故六期一備；地之六位，其君火以明，相火以位，故五歲一周。五六相合，凡三十歲爲一紀，六十歲爲一週，其間相錯之陰陽，或氣類同多而益，爲太過之盛者，或氣類異少而損，爲不及之虚者，斯皆可見其變也。

張志聰曰：寒暑燥濕風火，天之六氣也。太陽之上，寒氣主之；少陰之上，熱氣主之；陽明之上，燥氣主之；太陰之上，濕氣主之；厥陰之上，風氣主之；少陽之上，火氣主之。是三陰三陽，上奉天之六氣也。木火土金水火，地之五行也。在春主木而主生，在夏主火而主長，長夏主土而主化，在秋主金而主收，在冬主水而主藏，是以生長化收藏下應之。蓋天之五氣，運化地之五行，地之五行，上呈天之六氣，是以上下相感召，而三陰三陽之氣，天地之所共有，故下文曰，天有陰陽，地亦有陰陽也。夫歲半以上，天氣主之，是春夏者，天之陰陽也，故天以陽生陰長。歲半以下，地氣主之，是秋冬者，地之陰陽也，故地以陽殺陰藏。蓋司天之氣，主上半歲，在泉之氣，主下半歲，故曰歲半以上，天氣主之，歲半以下，地氣主之。然司天之氣，始於地之左，在泉之氣，本乎天之右。天地之氣互相感召，而共主一歲，又非獨天主上半歲，而地主下半歲也。夫風寒暑濕燥火，三陰三陽上奉之，是天有陰陽也。木火土金水火，生長化收藏，下應之，是地有陰陽也。夫天爲陽，而天有三陰三陽之氣，是陽中有陰也。地爲陰，地有三陰三陽之氣，是陰中有陽也。應天之氣者，丹黅蒼素元之氣也，動而不息。五歲而右遷者，自甲而乙，乙而丙，丙而丁，丁而戊，五運之氣已終，而復起五運也。應地之氣者，木火土金水火之氣也。靜而守位，六期而環會者，自子而丑，丑而寅，六歲已週，至午歲而復起少陰也。動靜相召者，天地之氣相感也。上下相臨者，天之五氣，下御地之五行，地之木火土金水火，上臨天之六氣，是以天五地六，天六地五，陰陽交錯而變生。三十年之一紀，六十歲之一週也。夫天之五氣，經于十干之分，運化地之五行，是天五地五也。地之木火土金水火，分主十二支之位，子午少陰君火司天，丑未太陰濕土司天，寅申少陽相火司天，卯酉陽明燥金司天，辰戌太陽寒水司天，巳亥厥陰風木司天，是地六天六也。是以上文云，應天之氣，五歲而右遷，應地之氣，六期而還會；下文云，週天氣者，六期爲一備，終地紀者，五歲爲一周也。上下周紀者，天干地支，五六相合，凡三十歲爲一紀，六十歲爲一周也。天以六爲節者。以三陰三陽爲節度也。地以五爲制者，以五行之位爲制度也。周天氣者，子屬少陰君火司天，丑屬太陰濕土司天，寅屬少陽相火司天，卯屬陽明燥金司天，辰屬太陽寒水司天，巳屬厥陰風木司天，六期爲三陰三陽之一備。終地紀者，甲主土運，乙主金運，丙主水運，丁主木運，戊主火運，五歲五運之一周，是以君火以明而在天，相火以位而在下。蓋言地以一火而成五行，天以二火而成六氣也。十五日爲一氣，五運六氣相合而主歲，一歲凡二十四氣，計七百二十氣爲一紀。紀，小會也。蓋以五六爲三十，六五亦爲三十，故以三十歲爲一會，自甲子而終于癸亥，凡六十歲爲一周，其太過不及之氣，於此皆可見矣。

帝曰：夫子之言，上終天氣，下畢地紀，可謂悉矣。余願聞而藏之，上以治民，下以治身，使百姓昭著，上下和親，德澤下流，子孫無憂，傳之後世，無有終時，可得聞乎？鬼臾區曰：至數之機，迫迮以微，其來可見，其往可追，敬之者昌，慢之者亡，無道行私，必得天殃，謹奉天道，請言真要。帝曰：善言始者，必會於終。善言近者，必知其遠。是則至數極而道不惑，所謂明矣。願夫子推而次之，令有條理，簡而不匱，久而不絶，易用難忘，爲之綱紀。至數之要，願盡聞之。鬼臾區曰：昭乎哉問！明乎哉道！如鼓之應桴，響之應聲也。臣聞之：甲己之歲，土運統之；乙庚之歲，金運統之；丙辛之歲，水運統之；丁壬之歲，木運統之；戊癸之歲，火運統之。帝曰：其於三陰三陽合之奈何？鬼臾區曰：子午之歲，上見少陰；丑未之歲，上見太陰；寅申之歲，上見少陽；卯酉之歲，上見陽明；辰戌之歲，上見太陽；巳亥之歲，上見厥陰。少陰所謂標也，厥陰所謂終也。厥陰之上，風氣主之；少陰之上，熱氣主之；太陰之上，濕氣主之；少陽之上，相火主之；陽明之上，燥氣主之；太陽之上，寒氣主之。所謂本也，是謂六元。帝曰：光乎哉道！明乎哉論！請著之玉版，藏之金匱，署曰天元紀。迮，音窄。

王冰曰：安不忘危，存不忘亡，大聖之至教也。求民之瘼，恤民之隱，大聖之深仁也。行私謂傳非其人，授於情狎，及責求民利者，然必申誓戒於君主，乃明言天道至真之要旨。數術明著，應用不差，故遠近於言，始終無謬也。太始，謂天地初分之時，陰陽析位之際，天分五氣，地列五行，五行定位，布政於四方，五氣分流，散支於十干。終謂當三甲六甲之終，三陰三陽爲標，寒暑燥濕風火爲本，故云所謂本也。天真元氣分爲六化，以統坤元生成之用，徵其應相，則六化不同，本其所生，則正是真元之一氣，故曰六元也。

馬蒔曰：此承上文而明五運所統，三陰三陽所合，合者爲標，而主之者爲本也。言天地初分之時，黄氣横于甲己，故甲己應土運，而甲己之歲，土運統之。白氣横于乙庚，故乙庚應金運，而乙庚之歲，金運統之。黑氣横於丙辛，故丙辛應水運，而丙辛之歲，水運統之。青氣横於丁壬，故丁壬應木運，而丁壬之歲，木運統之。赤氣横於戊癸，故戊癸應火運，而戊癸之歲，火運統之。然子午之歲，上見少陰熱氣；丑未之歲，上見太陰濕氣；寅申之歲，上見少陽相火；卯酉之歲，上見陽明燥氣；辰戌之歲，上見太陽寒氣；巳亥之歲，上見厥陰木氣。則上見少陰太陰少陽陽明太陽厥陰者，不過謂之標耳。標者，猶所謂上首也。自少陰子午而數至厥陰巳亥，故曰厥陰爲三甲六甲之終也。實由天有風氣，以爲厥陰之主；天有熱氣，以爲少陰之主；天有濕氣，以爲太陰之主；天有相火，以爲少陽之主；天有燥氣，以爲陽明之主；天有寒氣，以爲太陽之主，則有此天之六元以爲之本也。何也？天真元氣，分爲六化，以統坤元生成之用，徵其應用，止是真元之一氣，故曰六元也。須知天地之數五，而火熱居三，可見天地間熱多于寒，火倍於水，而人之病化可推也。惟運分爲五，則上文地五歲一周之數，標分爲六，則上文天六期一備之數，皆從兹始也。

張志聰曰：此以下復申明五運六氣之主歲，周而復始，循環無端，使天下萬世，子孫黎民，知天地陰陽之數，不罹災眚之患，此皆聖人憂民之心，德澤下流之不窮也。至數者，太過不及之定數。機者，先期而動也。言氣機之動甚微，能追思已往之氣，則其來者可知。如敬畏者，則災眚可避，忽慢者，必罹天殃。無道，謂不修養生之道。行私，謂放縱嗜慾也。真要，至真之要道也。夫陰陽之道，自始至終，由近至遠，簡而明，易而難，有條有理，有紀有綱也。然陰陽之道，昭也明也，能明乎斯道，如桴鼓聲響，未有不相應者矣。運，化運也。統者，五運相襲而皆治之也。合者，以五運而合六氣，以天干而合地支也。標，高也。子午爲少陰君火，君爲尊，故以少陰爲始；而標見于上，厥陰爲陰之盡，故以厥陰爲終。陰極而一陽之子又復矣。風寒暑濕燥火，在天之六氣也。三陰三陽合于地之十二支，而上奉天之六氣，是以天氣爲本，而三陰三陽爲標。故下文曰，本之下，中之見也。見之下，氣之標也。六元者，謂天有此三陰三陽之六氣，地亦有此三陰三陽之六氣，天地渾元，上下相召，是以六氣司天而六氣在泉也。著之玉版，藏之金匱，垂永久，示貴重也。

古今圖書集成醫部全録卷三十二

黄帝素問

五運行大論篇第六十七

馬蒔曰：内論司天在泉左右及南北政等義，皆五運以爲運行，故名篇。

黄帝　明堂，始正天綱，臨觀八極，考建五常，請天師而問之曰：論言天地之動静，神明爲之紀，陰陽之升降，寒暑彰其兆。予聞五運之數於夫子，夫子之所言，正五氣之各主歲耳。首甲定運，予因論之。鬼臾區曰：土主甲己，金主乙庚，水主丙辛，木主丁壬，火主戊癸。子午之上，少陰主之；丑未之上，太陰主之；寅申之上，少陽主之；卯酉之上，陽明主之；辰戌之上，太陽主之；巳亥之上，厥陰主之。不合陰陽，其故何也？岐伯曰：是明道也。此天地之陰陽也。夫數之可數者，人中之陰陽也，然所合數之可得者也。夫陰陽者，數之可十，推之可百，數之可千，推之可萬。天地陰陽者，不可〔一〕以數推以象之謂也。帝曰：願聞其所始也。岐伯曰：昭乎哉問也！臣覽《太始天元册》文，丹天之氣，經於牛女戊分；黅天之氣，經於心尾己分；蒼天之氣，經於危室柳鬼；素天之氣，經於亢氐昴畢；元天之氣，經於張翼婁胃。所謂戊己分者，奎壁角軫，則天地之門户也。夫候之所始，道之所生，不可不通也。夫，音扶。第一三六數字，並去聲，餘上聲。黅，音今。

王冰曰：明堂，布政宫也。八極，八方目極之所也。五常，謂五氣行天地之中者也。首甲，謂甲子年也。上古聖人，仰觀天象，以正陰陽。夫陰陽之道，非不昭然，而人昧宗元，迷其本始，則百端疑議，從是而生。黄帝恐至理真宗，便因誣廢，愍念黎庶，故啓問之。天師知道出從真，必非謬述，故對上曰，是明道也，此天地之陰陽也。使智識褊淺，不見源由，雖所指彌遠，其知彌近，

註〔一〕可　《素問・天元紀大論》無此字。

得其元始，桴鼓非遥。夫戊土屬乾，己土屬巽，《遁甲經》曰，六戊爲天門，六己爲地户是也。

馬蒔曰：此復論前文五運六氣所化陰陽之義也。五天之象所經星宿爲運氣之化，皆干與支同屬者及連位者齊化也。彼土主甲己，及丑未之上，太陰主之者，正由黅天之氣，經於心尾己分之象，而心尾者甲地，己分者中宫，故甲與丑連位，己與未同屬，而齊化濕土也。金主乙庚，及卯酉之上，陽明主之者，正由素天之氣，經於亢氐昴畢之象，而氐亢者乙地，昴畢者庚地，故乙與卯同屬，庚與酉連位，而齊化燥金也。水主丙辛，及辰戌之上，太陽主之者，正由元天之氣，經於張翼婁胃之象，而張翼者丙地，婁胃者辛地，故丙與辰連位，辛與戌同屬，而齊化寒水也。木主丁壬，及巳亥之上，厥陰主之者，正由蒼天之氣，經於危室柳鬼之象，而危室者壬地，柳鬼者丁地，故壬與亥同屬，丁與巳連位，而齊化風木也。火主戊癸，及子午之上，少陰主之，寅申之上，少陽主之者，正由丹天之氣，經於牛女戊分之象，而牛女者癸地，戊分者中宫，故癸與子同屬，戊與午連位，而齊化火熱也。干之甲乙屬木位東，丙丁屬火位南，庚辛屬金位西，壬癸屬水位北，戊己屬土位中宫。支之寅卯配甲乙，巳午配丙丁，申酉配庚辛，亥子配壬癸。辰位東南，未位西南，戌位西北，丑位東北，爲四維，屬戊己。故乙卯同屬木，丁巳同屬火，己未同屬土，辛酉同屬金，壬癸亥子同屬水也。甲寅位東之首，癸丑位北方尾，而甲丑連位癸寅連位也。丙位南之首，辰位東之尾，而丙辰連位也。戊己位木火金水中間，在天地爲門户，在四時爲長夏，南連午，西連申，而戊己午申連位，故戊己無方位，而經獨表戊分己分也。辛戌皆位西之尾，而辛戌連位也。獨戊火連申夾未土於中，癸火連寅夾丑土於中者，蓋濕土在中火，游行其間，在天居土前，在地居土後，而土火常相混也，故土旺長夏火熱之内。丹溪發明濕熱相火爲病，十居八九，及有濕鬱生熱，熱久生濕之論，良以此也。其五天之象所經星宿分野，獨當五運之干位，不及六氣之支位者，蓋干之與支，即根本之與枝葉，經言干則支在其中矣。故其化皆干與支之同屬者連位。齊化者，是根本與枝葉同化者也。夫五氣之至，各有五色，經於分野，氣太過則先天而至，氣不及則後天而至，嘗以寅卯前候之自然可見，故曰，候之所始，道之所生，不可不通也。

張志聰曰：天綱，天之度數也。八極，地之八方也。五常，五行政令之常也。神明者，日月斗星也。紀者，以日月紀度，星斗定位也。寒暑者，陰陽之徵兆也。予聞五運之數於夫子者，言五運之氣，以論於六節臟象論中矣，予因論之。鬼臾區復以五運六氣相合主歲而論者，即上篇天元紀論也。不合陰陽者，五運六氣之陰陽不相合也。伯言臾區所論五運六氣相合而主治者，是明天地陰陽之道也。夫數之可數者，人中之陰陽也。所謂人中之陰陽者，其生五，其氣三，三而成天，三而成地，三而成人，三而三之，合則爲九，九分爲九野，九野爲九臟，以應天六六之節，此人中之陰陽，與天地相合，其所合之數，可得而數者也。若夫天地之陰陽者，數之可十可百，推之可萬可千，難以數推，止可以象推之。象者，即下文之丹黅蒼素元之天象，南面北面之圖象是也。然五行之化運，皆始於五方之天象。丹赤色，火之氣也。牛女在癸度，經於牛女戊分，戊癸合而化火也。黅黃色，土之氣也。心尾在甲度，經於心尾己分，甲己合而化土也。蒼青色，木之氣也。危室在壬度，柳鬼在丁度，丁壬合而化木也。素白色，金之氣也。亢氐在乙度，昴畢在庚度，乙庚合而化金也。元黑色，水之氣也。張翼在丙度，婁胃在辛度，丙辛合而化水也。戊己居中宮，爲天地之門戶。

帝曰：善。論言天地者萬物之上下，左右者陰陽之道路，未知其所謂也。岐伯曰：所謂上下者，歲上下見陰陽之所在也。左右者，諸上見厥陰，左少陰，右太陽；見少陰，左太陰，右厥陰；見太陰，左少陽，右少陰；見少陽，左陽明，右太陰；見陽明，左太陽，右少陽；見太陽，左厥陰，右陽明。所謂面北而定其位，言其見也。帝曰：何謂下？岐伯曰：厥陰在上，則少陽在下，左陽明，右太陰；少陰在上，則陽明在下，左太陽，右少陽；太陰在上，則太陽在下，左厥陰，右陽明；少陽在上，則厥陰在下，左少陰，右太陽；陽明在上，則少陰在下，左太陰，右厥陰；太陽在上，則太陰在下，左少陽，右少陰。所謂面南而命其位，言其見也。上下相遘，寒暑相臨，氣相得則和，不相得則病。帝曰：氣相得而病者，何也？岐伯曰：以下臨上，不當位也。帝曰：動靜何如？岐伯曰：上者右行，下者左行，左右週天，餘而復會也。帝曰：予聞鬼臾區曰，應地者靜。今夫子乃言下者左行，不知其所謂也。願聞何以生之乎？岐伯曰：天地動靜，五行遷復，雖鬼臾區其上候而已，猶不能遍明。夫變化之用，天垂象，地成形，七曜緯虛，五行麗地。地者，所以載生成之形類也。虛者，所以列應天之精氣也。形精之動，猶根本之與枝葉也。仰觀其象，雖遠可知也。帝曰：地之爲下否乎？岐伯曰：地爲人之下，太虛之中者也。帝曰：馮乎？岐伯曰：大氣舉之也。燥以乾之，暑以蒸之，風以動之，濕以潤之，寒以堅之，火以溫之。故風寒在下，燥熱在上，濕氣在中，火遊行其間，寒暑六入，故令虛而化生也。故燥勝則地乾，暑勝則地熱，風勝則地動，濕勝則地泥，寒勝則地裂，火勝則地固矣。馮，音憑。

王冰曰：諸上以面向北而言，上南下北，左西右東也。主歲者位在南，故面北而言其左右；在下者位在北，故面南而言其左右也。上天位，下地位也。面南，左東也，右西也，下上異而左右殊也。木火相臨，金水相臨，水木相臨，火土相臨，土金相臨，爲相得也。木土相臨，土水相臨，水火相臨，火金相臨，金木相臨，爲不相得也。上臨下爲順，下臨上爲逆，亦鬱抑而病生，土臨相火、君火之類也。假令土臨火，火臨木，木臨水，水臨金，金臨土，皆爲以下臨上，不當位也。以子臨父，不亦逆乎？動靜，言天地之行左右也。天垂六氣，地布五行。天順地而左回，地承天而東轉。木運之後，天氣常餘，餘氣不加於君火，却退一步，加臨相火之上，是以每五歲已退一位而右遷，故曰左右周天餘而復會，言天地之道，常五歲畢則以餘氣遷加，復與五行座位，再相會合而爲歲法也。周天謂天周地位，非周天之六氣也。不能遍明，無求備也。觀五星之東轉，則地體左行之理，昭然可知。根本之與枝葉，言有形之物未有不依據物而得全者。地之爲下否者，言轉不居爲下乎？爲否乎？地爲人之下者，言人之所居，可謂下矣。徵其至理，則是太虚之中一物爾。馮者，言太虚無礙地體，何馮而止住也？大氣，謂造化之氣，任持太虚者也。所以太虚不屈。地久天長者，蓋由造化之氣任持之也。氣化而變，不任持之，則太虚之器亦敗壞矣。夫落葉飛空，不疾而下，爲其乘氣，故勢不得速焉。凡有形處地之上者，皆有生化之氣任持之也。然器有大小不同，壞有遲速之異，及至氣不任持，則大小之壞一也。然地體之中凡有六入，一曰燥，二曰暑，三曰風，四曰濕，五曰寒，六曰火。受燥故乾性生焉，受暑故蒸性生焉，受風故動性生焉，受濕故潤性生焉，受寒故堅性生焉，受火故温性生焉，此謂天之六氣也。乾熱動泥裂固，此六氣之用也。

馬蒔曰：此言天右旋於外，而寒暑六入以舉其地，地受天六入以爲五行，左轉化生人物於天之中也。天地萬物之上下，左右陰陽之道路者，天右旋六節之位也。上下，謂在上者司天之位，在下者在泉之位。左右，謂在上之左右即司天左間右間之位，在下之左右，即在泉左間右間之位也。故天之三陰三陽，於其六位右旋，如巳亥歲上見厥陰，而左間少陰，右間太陽，至子午歲厥陰右旋下降，則上見少陰，而左間太陰，右間厥陰，常如此逐歲自上旋降於右也。面北命其位言其見者，謂司天之位在南而面北，命其左右，則西南爲左間之位，東南爲右間之位，而言其所見之陰陽也。厥陰在上，則少陽在下，而左間陽明，右間太陰，至厥陰右旋下降，而少陰在上，則陽明在下，而左間太陽，右間少陽，常如此隨司天旋轉也。面南命其位言其見者，謂地之位在北而面南，命其左右，則東北爲左間之位，西北爲右間之位，而言其所見之陰陽也。自天地萬物之上下，至此獨論天右旋之氣也。上下相遘，寒暑相臨，氣相得則和，不相得則病者，言天之右旋遶地方位，而其氣與地方位氣相遘相臨，其遘同類相生之氣則和，不同類相制之氣則病也。或氣雖同類，相得亦病者，惟相火臨於君火，爲不當位故也。後六微旨大論篇云：君位臣則順，臣位君則逆，逆則病近害速者是也。動靜何如者，帝謂天動能臨於地，地靜不能臨天，而難上下相遘寒暑相臨之語。伯言上者右行，下者左行，則知天常於上，自右降東南而旋廻以臨地，地常於下，自左升東北而循顯明木君相土金水之位，循環臨天而皆動也。故左右臨動，各皆周天，過則復相會也。應地者靜，帝復難下者左行之言也。伯言天地之體動靜雖殊，而其用之變化，在地則五行麗地，而載生成之形類運於內，在天則七曜緯虛，而列應天之精氣運於外，其形類與精氣之相隨運動，猶根本之與枝葉，同乎一氣而不殊，故但仰觀七曜之象，周旋雖遠，可知其動也。自上下相遘至此，通論天右旋地左轉之氣也。地之爲下否者，帝謂天象周旋，皆轉於地下，而地居其上，今曰下者左行，則地之左行爲下，得非否乎？伯言地爲人之下，太虛之中者，則上下之義始明矣。蓋以其所屬言之，則司天在泉之氣，屬天者爲上，五行之屬地者爲下。以其所在言之，則司天者爲上，在泉者爲下，而地之五行居中，伯以所屬言之，故曰，下者左行。帝以所在言之，故難地之左行非下也。馮者，附也。地居太虛之中，何所憑附而不墜也。大氣舉之，謂風寒暑濕燥火六節，大氣旋轉於外，任持其地，而乾蒸動潤堅溫以入其體也。故其入也，風寒在下，而風居東，寒居北；燥熱在上，而燥居西，熱居南；濕氣居中央，火於未入之前在濕上，已入之後在濕下，而遊行上下之間也。自地之爲下至此，原地氣一皆本於天也。

張志聰曰：此論六氣之上下左右也。司天在上，在泉在下，萬物化生於其間，故天地爲萬物之上下。左右者，間氣也，間氣者紀步，故爲陰陽之道路。如子午歲少陰在上，則陽明在下之類，此三陰三陽上下所在也。如見厥陰在上，則少陰在左，太陽在右之類，此三陰三陽在上之左右也。如巳亥歲厥陰在上，則少陽在下，陽明在少陽之左，太陰在少陽之右之類，此三陰三陽在下之左右也。相臨者，加臨之六氣也。此言司天在泉之氣，則上下相遇，左右間氣之氣，則四時加臨，如太陽寒水之氣，加臨於上半歲，則少陰少陽暑熱之氣，加臨於下半歲。如暑熱之氣加臨於上半歲，則寒水之氣，加臨於下半歲。蓋上下主歲，上下左右六氣紀時，如與時相得則和，與時相逆則病矣。氣相得者，如少陰君火之氣，與少陽相火之氣相合，君臣相得也。君位在上，臣位在下，如君火加臨於相火之上爲順，相火加臨於君火之上，是爲下臨上，不當其位也。舉此君臣之上下加臨而言，則六氣之順逆可類推矣。夫司天在泉之氣，六期而環會也。動靜者，天地之道也。在上者司天，在下者紀地，如子年少陰在上，則陽明在下矣。週天之三百六十五日，則在上者右行於太陰，在下者左行于太陽也。上下左右，周司天之六歲，尚餘午未申酉戌亥之六歲，又環轉而復會也。上之所謂面南面北者，蓋以左皆在東，右皆在西，此以圖象無分南北，平以觀之，是在下者左行，則在上者右行矣。總以六氣之圖，推看静者地之體也。生謂動之所生，天地動静，謂司天在泉之氣，遶地而環轉也，五行遷復，謂五運相襲，週而復始也。其上謂鬼臾區之上至於十世，止能占候其天之動象，地之静形，猶不能遍明天地陰陽之運行也。復言在上之天氣右旋，在下之地氣左轉也。變化之用者，謂天地陰陽之運動也。在天則無形而垂象，在地則有蹟而成形。緯虚謂七曜，亦經緯於太虚之間，遶地而環轉也。五行麗地者，五方五氣之所生，而成形以章著於地也。地者，所以載生成之物類。精者，天乙所生之精水，應天之精氣者，在天爲氣，在下爲水也。形謂地之體，静而不動。形精之動者，謂地下在泉之氣旋轉，猶根本不動而枝葉動摇，然根氣又與枝葉之相通也。仰觀其天象。見日月五星之遶地右旋，道雖深遠，可得而知矣。地之爲下者，謂天居上而地居下也。太虚者，虚元之氣也，言地居太虚之中，大氣舉之，無所馮依者也。風寒暑濕燥火，在天無形之氣也。乾蒸動潤堅温，在地有形之徵也。天包乎地，是以在天之上，在泉之下，在地之中，八極之外，六合之内，無所不至，蓋言太虚之氣，不惟包乎地之外，而通貫乎地之中也。寒水在下，而風從地水中生，故風寒在下。燥乃乾金之氣，熱乃太陽之火，故燥熱在上。土位中央，故濕氣在中。火乃太極中之元陽，即天之陽氣，故遊行於上下之間。《易》曰：日月運行，一寒一暑，寒暑往來，而六者之氣，皆入於地中，故令有形之地，受無形之虚氣，而生化萬物也。此下復結上文六入之義。

帝曰：天地之氣，何以候之？岐伯曰：天地之氣，勝復之作，不形於診也。脈法曰：天地之變，無以脈診，此之謂也。帝曰：間氣何如？岐伯曰：隨氣所在，期於左右。帝曰：期之奈何？岐伯曰：從其氣則和，違其氣則病。不當其位者病，迭移其位者病，失守其位者危，尺寸反者死，陰陽交者死。先立其年，以知其氣，左右應見，然後乃可以言死生之逆順。

王冰曰：不形於診，言平氣及勝復，皆以形證觀察，不以診知也。無以脈診，言天地以氣不以位，故不當以脈知之。隨氣所在，期於左右者，於左右尺寸四部分位承之，以知應與不應過與不過也。違，謂當沉不沉，當浮不浮，當濇不濇，當鉤不鉤，當弦不弦，當大不大之類。不當其位，謂見於他位也。迭移其位，謂左見右脈，右見左脈，氣差錯故爾。失守其位，謂已見於他鄉本宮見賊殺之氣，故病危。尺寸反，子午卯酉四歲有之。反謂歲當陰在寸而脈反見於尺，歲當陽在尺而脈反見於寸，尺寸俱乃謂反。若尺獨然，或寸獨然，是不應氣，非反也。陰陽交者，寅申巳亥丑未辰戌八年有之。交謂歲當陰在右脈反見左，歲當陽在左脈反見右，左右交見是謂交。若左獨然，或右獨然，是不應氣，非交也。

馬蒔曰：此言天地之氣，及勝復之作，統貫六位，難以診候。惟間氣偏治一位，故可隨其所在，期之於尺寸左右也。候，診候也，蓋五運以甲己土運爲尊，六氣以少陰君火爲尊，故以甲己土運爲南政，乃南面而行令，其餘四運爲北政，以臣事之，則面北而受令者也。又以少陰爲君主，凡脈之司天在泉，而尺寸不應者，皆以少陰而論之，其脈主於沉也。是以期之之法，陽之所在，其脈應謂不沉也；陰之所在，其脈不應謂沉也。北政之歲，人氣面北而寸北尺南，地左間之氣在右寸，右間之氣在左寸，天左間之氣在左尺，右間之氣在右尺，所以少陰在泉，則左間太陰，右間厥陰，而兩寸之脈俱不應，厥陰在泉，則左間少陰，右間太陽，而少陰在左，其右寸之脈不應。太陰在泉，則左間少陽，右間少陰，而少陰在右，其左寸之脈不應。故至真要大論曰：北政之歲，三陰在下，則寸不應者此也。少陰司天，則左間太陰，右間厥陰，而兩尺之脈俱不應。厥陰司天，則左間少陰，右間太陽，而少陰在左，其左尺之脈不應。太陰司天，則左間少陽，右間少陰，而少陰在右，其右尺之脈不應也。故至真要大論曰：北政之歲，三陰在上，則尺不應者此也。南政之歲，人氣面南而寸南尺北，天左間之氣在右寸，右間之氣在左寸，地左間之氣在左尺，右間之氣在右尺，所以少陰司天，則左間太陰，右間厥陰，而兩寸之脈俱不應。厥陰司天，則左間少陰，右間太陽，而少陰在左，其右寸之脈不應。太陰司天，則左間少陽，右間少陰，而少陰在右，其左寸之脈不應。故至真要大論曰：南政之歲，三陰在天，則寸不應者此也。少陰在泉，則左間太陰，右間厥陰，而兩尺之脈俱不應。厥陰在泉，則左間少陰，右間太陽，而少陰在左，其左尺之脈不應。太陰在泉，則左間少陽，右間少陰，而少陰在右，其右尺之脈不應也。故至真要大論曰：南政之歲，三陰在泉，則尺不應者此也。從其氣則和者，陰陽各當尺寸本位也。違其氣則病者，即下文陰陽或不當其位，或迭移其位，或失守其位，或尺寸反，或陰陽交也。所謂不當其位者，乃陰陽之見，不當尺寸本位也。所謂迭移其位者，乃陰陽皆迭移轉一位也。仍如南政少陰司天，陰皆在寸，陽皆在尺。迭相左轉者，則陰皆移左而左不應，陽皆移右而右應。迭皆右轉者，則陰皆移右而右不應，陽皆移左而左應之類也。所謂失守其位者，謂本位他位，皆失守不見也。如陰失守則尺寸皆無陰，陽失守則尺寸皆無陽，非如迭移而相反相交見於他位也。所謂尺寸反者，假如北政少陰司天，陽在寸，陰在尺，而陽反見尺，陰反見寸之類也。所謂陰陽交者，假如北政太陰司天，陽在左，陰在右，而陽反見右，陰反見左之類也。如本篇云，不當其位者病，迭移其位者病，止南政少陰司天在泉，北政少陰司天在泉。本篇云，失守其位者危，論南北二政内行之法，甲己爲南政，歲四運爲北政，南政司天在泉，皆行土運，其餘北政皆以在泉行運。如北政，巳亥厥陰司天，則行在泉，少陽火運；又如寅申少陽司天，則行在泉，厥陰木運。餘仿此。惟有北政辰戌年太陽司天，當行在泉，太陰土運，緣北政以臣不敢行君之令，故行金運，是土之子，以足木火金水四運焉。

【南政司天脈歌】北政在泉同。

南政司天北在泉，厥陰右寸不虚言。太陰左寸休能應，少陰兩寸盡沉潛。

【北政司天脈歌】南政在泉同。

北政司天南在泉，厥陰左尺却空閒。太陰右尺不相應，少陰兩尺盡皆殘。

【南北二政司天在泉脈宜應否歌訣】

子午南少北卯酉，兩手沉寸口。

如子午年南政少陰司天，卯酉年北政少陰在泉，南政甲子、甲午，北政乙卯、乙酉、丁卯、丁酉、辛卯、辛酉、癸卯、癸酉，是少陰司天在泉，主兩手寸口脈俱不應。

子午北少南卯酉，兩手尺欠有。

如子午年北政少陰司天，卯酉年南政少陰在泉，北政丙子、丙午、戊子、戊午、庚子、庚午、壬子、壬午，南政己卯己酉，亦少陰司天在泉，兩手尺俱不應。

丑未南太北辰戌，左手寸不出。

如丑未年南政太陰司天，辰戌年北政太陰在泉，南政己丑、己未，北政丙辰、丙戌、戊辰、戊戌、庚辰、庚戌、壬辰、壬戌，太陰司天在泉，左手寸不應。

丑未北太南辰戌，右尺脈無力。

如丑未年北政太陰司天，辰戌年南政太陰在泉，北政乙丑、乙未、丁丑、丁未、辛丑、辛未、癸丑、癸未、南政甲辰、甲戌，亦太陰司天在泉，右手尺不應。

巳亥南厥北寅申，右寸脈潛形。

如巳亥年南政厥陰司天，寅申年北政厥陰在泉，南政己巳、己亥，北政丙寅、丙申、戊寅、戊申、庚寅、庚申、壬寅、壬申，厥陰司天在泉，右手寸不應。

巳亥北厥南寅申，左尺定無根。

如巳亥年北政厥陰司天，寅申年南政厥陰在泉，北政乙巳、乙亥、辛巳、辛亥、癸巳、癸亥、丁巳、丁亥，南政甲寅、甲申，亦厥陰司天在泉，左手尺不應。

本篇云尺寸反者死，止以南北二政少陰司天在泉論，蓋少陰司天，則司天之左右皆陰，在泉則在泉之左右皆陰，陰脈主沉，以君爲主，故南政少陰司天在泉，北政少陰司天在泉。訣云：子午南少北卯酉，兩手沉寸口。子午北少南卯酉，兩手尺欠有。今寸該沉而不沉則反應，尺該應而不應則反沉，是謂尺寸反者死也。又云陰陽交者死，此除少陰司天在泉，止以厥陰太陰司天在泉論，則厥陰司天，左少陰而右太陽，在泉亦左少陰而右太陽，太陰司天則左少陽而右少陰，在泉則左太陽而右少陰，若其脈陽見陰，而陰見陽，是謂陰陽交者死也。

張志聰曰：天地之氣者，五運六氣也。勝復之作者，淫勝鬱復也。言氣運之變而爲民病者，非診候之可知也。蓋每歲有司天之六氣，在主歲之五運，有間氣之加臨，有四時之主氣，人在天地氣交之中，一氣不和，即爲民病，是天地四時之氣而爲民病者，不能以脈診而別某氣之不和也。按平脈篇曰：伏氣之病，以意候之。今月之內，欲有伏氣，假令舊有伏氣，當須脈之。蓋天地之氣淫勝，則所不勝之氣鬱伏矣，民感之而爲病者，亦鬱伏於內而不形於診也。故欲知伏氣之病，當以意候之，候今月之內，有何氣之不和，則知民有伏氣之病矣。鬱伏之氣復發，而民病始作，然後發見於脈，故曰假令舊有伏氣，當須脈之。此與暴感風寒暑濕之邪，而卒病傷寒中風，即見於脈診者之不同。故曰，天地之氣，無以脈診，此之謂也。間氣者，加臨之六氣也。以上之左右，下之左右，兼於其間，共爲六氣，故曰間氣。每一氣加臨於四時之中，各主六十日，故曰間氣者紀步，步者以六十日零八十七刻半爲一步也。六微旨論曰：天樞之上，天氣主之。天樞之下，地氣主之。又曰，加者，地氣也；中者，天氣也。蓋以在下之氣左轉，在上之氣右旋，各主六十日以終一歲，故曰隨氣所在，期於左右，謂隨在上在下之氣之所在，而期於左右之旋轉也。如子年少陰在上，則陽明在下；少陰在上，則厥陰在左太陰在右，陽明在下，則太陽在左，少陽在右。蓋以地之左轉而主初氣，故以太陽主正月朔日之寅初一刻爲始，次厥陰，次少陰，以司天之氣，終三氣而主歲半以上，次太陰，次少陽，次陽明，以在泉之氣，終六氣而主歲半以下，各加臨六十日，以終一歲也。六氣環轉相同，蓋司天之氣，始於地而終於天，在泉之氣，始於天而終於地，此地天升降之妙用也。間氣者，加臨之客氣也。而一歲之中，又有主時之六氣，如主從其客則和，主違其客則病矣。如子午歲初之氣，係太陽寒水加臨，主氣係厥陰風木，如寒勝其風爲從，風勝其寒則逆。故下經曰，主勝逆，客勝從，六氣皆然。不當其位者，即上文之所謂以下臨上也。迭移其位者，如初之氣，太陽寒水加臨而反熱，三之氣，少陰君火加臨而反寒。本位之氣，互相更迭，氣之反也，故爲民病六氣皆然。失守其位，謂失守其所主之本位也。如丑未歲太陰司天，則初之客氣主氣，並主厥陰風木，而清肅之氣，乘所不勝而侮之，是金氣失守其位矣。至五之氣，陽明燥金主歲，而本位反虚。風木之子氣復讎，火熱爍金則爲病甚危，所言侮反受邪，此之謂也。南政北政之歲有寸不應、尺不應之分。如應不應者而反應之，是爲尺寸相反。又有左右尺寸之不應者，蓋左爲陽，右爲陰，寸爲陽，尺爲陰，如陰陽交相應者死。夫六氣之加臨，先立其主氣之年，以知其司天在泉之氣，則間氣之應見於左右，或從或違，然後乃可以言死生之逆順也。

帝曰：寒暑燥濕風火，在人合之奈何？其於萬物，何以生化？岐伯曰：東方生風，風生木，木生酸，酸生肝，肝生筋，筋生心。其在天爲元，在人爲道，在地爲化，化生五味。道生智，元生神，化生氣。神在天爲風，在地爲木，在體爲筋，在氣爲柔，在臟爲肝。其性爲暄，其德爲和，其用爲動，其色爲蒼，其化爲榮，其蟲毛，其政爲散，其令宣發，其變摧拉，其眚爲隕，其味爲酸，其志爲怒。怒傷肝，悲勝怒；風傷肝，燥勝風；酸傷筋，辛勝酸。南方生熱，熱生火，火生苦，苦生心，心生血，血生脾。其在天爲熱，在地爲火，在體爲脈，在氣爲息，在臟爲心。其性爲暑，其德爲顯，其用爲躁，其色爲赤，其化爲茂，其蟲羽，其政爲明，其令鬱蒸，其變炎爍，其眚燔焫，其味爲苦，其志爲喜。喜傷心，恐勝喜；熱傷氣，寒勝熱；苦傷氣，鹹勝苦。中央生濕，濕生土，土生甘，甘生脾，脾生肉，肉生肺。其在天爲濕，在地爲土，在體爲肉，在氣爲充，在臟爲脾。其性靜兼，其德爲濡，其用爲化，其色爲黄，其化爲盈，其蟲倮，其政爲謐，其令雲雨，其變動注，其眚淫潰，其味爲甘，其志爲思。思傷脾，怒勝思；濕傷肉，風勝濕；甘傷脾，酸勝甘。西方生燥，燥生金，金生辛，辛生肺，肺生皮毛，皮毛生腎。其在天爲燥，在地爲金，在體爲皮毛，在氣爲成，在臟爲肺。其性爲凉，其德爲清，其用爲固，其色爲白，其化爲斂，其蟲介，其政爲勁，其令霧露，其變肅殺，其眚蒼落，其味爲辛，其志爲憂。憂傷肺，喜勝憂；熱傷皮毛，寒勝熱；辛傷皮毛，苦勝辛。北方生寒，寒生水，水生鹹，鹹生腎，腎生骨髓，髓生肝。其在天爲寒，在地爲水，在體爲骨，在氣爲堅，在臟爲腎。其性爲凛，其德爲寒，其用爲缺，其色爲黑，其化爲肅，其蟲鱗，其政爲静，其令缺，其變凝冽，其眚冰雹，其味爲鹹，其志爲恐。恐傷腎，思勝恐；寒傷血，燥勝寒；鹹傷血，甘勝鹹。五氣更立，各有所先，非其位則邪，當其位則正。帝曰：病之生變何如？岐伯曰：氣相得則微，不相得則甚。帝曰：主歲何如？岐伯曰：氣有餘則制己所勝而侮所不勝，其不及則己所不勝侮而乘之，己所勝輕而侮之，侮反受邪。侮而受邪，寡於畏也。帝曰：善。

王冰曰：合謂中外相應，生謂承化而生，化謂成立衆象也。東方生風者，東者日之初，風者教之始，天之使也，所以發號施令，故生自東方也。陽升風鼓，草木敷榮，故曰風生木，此和氣之生化也。若風氣施化，則飄揚鼓坼，其爲變極，則木拔草除。運乘丁卯、丁丑、丁亥、丁酉、丁未、丁巳之歲，則風化不足，若乘壬申、壬午、壬辰、壬寅、壬子、壬戌之歲，則風化有餘於萬物也。木生酸，謂凡物之味酸者，皆始自木氣之生化。酸生肝，謂酸味入胃，生養於肝臟也。肝生筋者，入肝則自肝臟布化生成於筋膜也。酸氣榮養筋膜畢已，自筋流化，乃入於心，故曰筋生心。丑之終，東方白，寅之初，天色反黑，太虚皆闇，在天爲元，象可見也。道者，正理之道，生養之政化也。化，生化也，有生化而後有萬物，萬物無非化氣以生成。化生五味者，以金玉土石草木菜果根莖枝葉花榖實核無識之類，皆地化生也。智，正知慮遠也。知正則不疑於事，慮遠則不涉於危，以道處之，理符於智也。神用無方，深微莫測，蹟見形隱，物鮮能期，由是則元冥之中，神明棲據，隱而不見，故曰元生神。飛走蚑行鱗介毛倮羽五類變化，内屬神機，雖爲五味所該，然其生禀則異，故曰化生氣也。此上七句，通言六氣五行生化之大法，非獨東方有之也。神在天爲風者，鳴紊啓坼，風之化也。振拉摧拔，風之用也。歲屬厥陰在上，則風化於天，厥陰在下則風行於地。在地爲木者，長短曲直木之體也。乾舉機發，木之用也。在體爲筋者，維結束絡，筋之體也。緛縱卷舒，筋之用也。木化宣發，風化所行，則物體柔耎故爲柔。在臟爲肝者，肝有二布葉，一小葉如木，甲坼之象也，各有支絡脈遊中，以宣發陽和之氣，魂之宮也，爲將軍之官，謀慮出焉。乘丁歲則肝臟及經絡見，受邪而爲病也。膽腑同。暄，温也，肝木之性也。爲和者。以敷布和氣於萬物，木之德也。風摇而動，無風則萬類皆静，故爲動。蒼，薄青色，有形之類，乘木之化，則皆見薄青之色，今東方之地，草木之上，色皆蒼，遇丁歲則蒼物兼白及黄色不純也。榮，美色也。四時之中，物見華榮，顔色鮮麗者，皆木化之所生也。其蟲毛者，萬物發生，如毛在皮也。其政爲散者，發散生氣於歲物也。其令宣發者，陽和之氣舒而散也。其變則摧拔已成者也。大風暴起，草泯木墜，故其眚爲隕。夫物之化之變而有酸味者，皆木氣之所成敗也。今東方之野，生味多酸，則爲酸可見。其志爲怒，而怒傷肝者，凡物之用極，皆能自傷，怒發於肝，故反傷肝臟也。悲發而怒止，勝之信也。風傷肝者，亦猶風之折木也。風生於木而反折之，用極而衰也。燥勝風者，風自木生，燥爲金化，風餘則制之以燥，肝盛則治之以凉，凉清所行，金之氣也。酸傷筋者，酸瀉肝氣，瀉甚則傷其肝氣也。氣血肉骨同辛金味，故勝木之酸，酸餘故勝之以辛也。南方生熱，蓋熱乃陽盛所生，相火君火之政也。熱盛之氣，火運盛明，故曰熱生火。火者盛陽之生化，熱氣施化則炎暑鬱燠，其爲變極則燔灼銷鎔，運乘癸酉、癸未、癸巳、癸卯、癸丑、癸亥歲，則熱化不足，若乘戊辰、戊寅、戊子、戊戌、戊申、戊午歲，則熱化有餘，蓋火有君火相火，故又云火也。火生苦，謂凡物之味苦者，皆始自火之生化也。甘物遇火體焦則苦，苦從火化，其可徵也。苦生心，謂苦物入胃，化入於心，故諸癸歲則苦化少，諸戊歲則苦化多。心生血者，苦味自心化已，則布化生血脈也。苦味營血已，自血流化，生養夫脾，故曰血生脾。在天爲熱者，亦神化氣也。暄暑鬱蒸，熱之化也。炎赫沸騰，熱之用也。歲屬少陰，少陽在上，則熱化於天，在下則熱行於地也。在地爲火者，光顯焫明，火之體也。燔燎焦然，火之用也。在體爲脈者，流行血氣，脈之體也。壅泄虚實，脈之用也。絡脈同在臟爲心者，心形如未敷蓮花，中有九空，以導引天真之氣，神之宇也。心爲君主之官，神明出焉。乘癸歲則心與經絡受邪而爲病，小腸腑亦然。暑，熱也，心之性也。爲顯者，明顯見象，定而可取，火之德也。爲躁者，火性躁動，不專定也。爲赤者，凡生化之物，乘火化者悉表備赭丹之色，今南方之地，草木之上，皆兼赤色，乘癸歲則赤色之物，兼黑及白也。其蟲羽者，參差長短，象火之形也。爲明者，明曜彰見，無所蔽匿，火之政也。其令鬱蒸者，言盛熱之氣如蒸也。熱甚炎赫，爍石流金，火之極變也。燔焫山川，旋及屋宇，火之災也。凡物之化之變，而有苦味者，皆火氣之所合散也。今南方之野，生物多苦，則爲苦可見也。喜爲心，志傷心，言其過也。喜發於心而反傷心，亦猶風之折木也，過則氣竭故見傷。恐爲水氣，恐至則喜樂皆泯故勝喜。天熱則氣伏不見，人熱則氣促喘急，熱之傷氣，理亦可徵，此皆謂大熱也。小熱之氣，猶生之氣也。寒盛則熱退，陰盛則陽衰，制熱以寒，是求勝也，故寒勝熱。苦之傷氣，以其燥也，若加以熱，則傷尤甚，飲酒之人，氣促多則喘急，此其信也。苦寒之物，偏服歲久，益火滋甚，亦傷氣也。酒得鹽而解，物理昭然。火苦之盛，制以水鹹，故鹹勝苦。中央生濕者，中央土也，高山土濕，泉出地中，水源山隈，雲生巖谷，則其象也。夫性內蘊動而爲用，則雨降，雲騰生濕，不信然乎？濕生土者，濕氣內蘊，土體乃全。濕則土生，乾則土死。死則庶類凋喪，生則萬物滋榮，此濕氣之化爾。濕氣施化，則土宅而雲騰雨降，其爲變極則驟注土崩。運乘己巳、己卯、己丑、己亥、己酉、己未之歲，則濕化不足，乘甲子、甲戌、甲申、甲午、甲辰、甲寅之歲，則濕化有餘也。土生甘，謂凡物之味甘者，皆始自土之生化也。甘物入胃，先入於脾，故諸己歲則甘少化，諸甲歲則甘多化，故曰甘生脾。甘味入脾，自脾臟布化，生長脂肉，故曰脾生肉。甘氣營肉已，自肉流化，乃生養肺臟，故曰肉生肺也。在天爲濕者，言神化也。柔潤重澤，濕之化也。埃鬱雲雨，濕之用也。歲屬太陰在上，則濕化於天，太陰在下，則濕化於地也。在地爲土者，敦靜安鎮，聚散復形，羣品以生，土之體也。含垢匿穢，靜而下民，爲變化母，土之德也。在體爲肉者，復裹筋骨，氣發其間，肉之用也。疎密不時，中外否閉，肉之動也。土氣施化，則萬象盈，故氣爲充。在臟爲脾者，脾形象馬蹄，內包胃脘，象土形也。經絡之氣，交締於中，以營運真靈之氣，意之舍也，爲倉廩之官，化物出焉。乘己歲則脾及經絡，受邪而爲病也。胃腑亦然。兼，謂兼寒熱暄涼之氣也。津溫潤澤，土之德也，故曰爲濡化，謂兼諸四化，并己爲五化，所謂風化、熱化、燥化、寒化，周萬物而爲生長化成收藏也。爲黄者，物乘土化，則表見黅黄之色，今中央之地，草木之上，皆兼黄色，乘己歲則黄色之物，兼蒼及黑也。爲盈者土化所及，則萬物盈滿。倮者倮露，皮革無毛介也。其政爲謐者，土性安靜也。雲雨濕氣布化之所成，其變動注者，地之動則土失性，風摇不安也。注淫，皆久雨也。其眚則爲久雨，崩潰垣岸，復爲土矣。凡物之化之變而有甘味者，皆土化之所終始也。今中原之地，物味多甘，淡則爲甘可見。思以成務，過思則勞於智而傷脾。怒爲肝志，怒則不思，忿而忘禍，則勝可知矣。思甚不解，以怒制之，調性之道也。濕傷肉者，濕甚爲水，水盈則腫，水下去已，形肉已消，傷肉之驗近可知矣。風乃木氣，故勝土濕。甘傷脾者，亦過節也。酸勝甘者，甘餘則制之以酸，所以救脾氣也。西方生燥者，陽氣已降，陰氣復升，氣爽風勁，故生燥也。燥生金者，氣勁風切，金鳴聲遠，此則燥化，能令萬物堅定也。燥之施化於物如是，其爲變極，則天地悽慘，肅殺氣行，人悉畏之，草木凋落。運乘乙丑、乙卯、乙巳、乙未、乙酉、乙亥之歲，則燥化不足，乘庚子、庚寅、庚辰、庚午、庚申、庚戌之歲，則燥化有餘，歲氣不同，生化異也。凡物之辛味者，皆始自金化之所成，故曰金生辛。辛生肺者，辛物入胃，先入於肺，故諸乙歲則辛少化，諸庚歲則辛多化也。肺生皮毛者，辛味入肺，自肺臟布化，生養皮毛也。皮毛生腎者，辛氣自入皮毛，乃流化生氣，入腎臟也。在天爲燥，言神化也。霧露清勁，燥之化也。肅殺凋零，燥之用也。歲屬陽明在上，則燥化於天，陽明在下，則燥行於地也。從革堅剛，金之體也。鋒刃銛利，金之用也，故曰爲金。在體爲皮毛者，柔靭包裹，皮毛之體，滲泄津液，皮毛之用。物乘金化則堅成，故曰爲成。在臟爲肺者，肺之形似人肩，二布葉，數小葉中有二十四空，行列以分布諸臟清潤之氣，主藏魄也，爲相傅之官，治節出焉，乘乙歲則肺與經絡受邪而爲病。大腸腑亦然。金以清涼爲德化，故曰性涼德清也。爲固者，金用堅定也。爲白者，物乘金化，則表彰縞素之色。今西方之野，草木之上，色皆根白，乘乙歲則白色之物，兼赤及蒼也。爲斂者，金化流行，則物體堅斂也。凡蟲之外被介甲者，金堅之象也。勁者，前鋭也。霧露者，涼氣化生也。其變肅殺者，天地慘悽，人所不喜，則其氣也，其眚則青乾而凋落。夫物之化之變而有辛味者，皆金氣之所離合也。今西方之野，草木多辛，則爲辛可見。愁憂則氣閉塞而不行，肺藏氣，故憂傷肺。喜爲心志，故勝憂。火氣薄爍則物焦乾，故熱氣盛則皮毛傷。以陰消陽，故寒勝熱。辛傷皮毛，亦過節也，辛熱又甚焉。苦火味，故勝金之辛。北方生寒者，陽氣伏，陰氣升，政布而大行，故寒生也。寒生水者，寒資陰化，水所由生，此寒氣之生化爾。寒氣施化則水冰雪雹，其爲變極，則水涸冰堅。運乘丙寅、丙子、丙戌、丙申、丙午、丙辰之歲，則寒氣大行，乘辛未、辛巳、辛卯、辛丑、辛亥、辛酉之歲，則寒化少。水生鹹，謂凡物之鹹味者，皆始水化之所成結也。滄海味鹹，鹽從水化，則鹹因水産焫然。鹹生腎者，鹹物入胃，先歸於腎，故諸丙歲鹹物多化，諸辛歲鹹物少化也。腎生骨髓者，以鹹味入腎，自腎臟布化，生養骨髓也。髓生肝者，鹹氣自生骨髓，乃流化生氣，入肝臟也。在天爲寒，言神化也。凝慘冰雪，寒之化也。凛冽霜雹，寒之用也。歲屬太陽在上，則寒化於天，太陽在下，則寒行於地。爲水者，以陰氣布化，流於地中，則爲水泉。澄澈流衍，水之體也。漂蕩沒溺，水之用也。爲骨者，以强幹堅勁，骨之體也。包裹髓腦，骨之用也。爲堅者，以柔耎之物，遇寒則堅，寒之化也。在臟爲腎者，腎臟有二形，如紅豆相並，而曲附於膂，筋外有脂裹，裏白表黑，主藏精也，爲作强之官，伎巧出焉。乘辛歲則腎臟及經絡，受邪而爲病也。膀胱腑同。凛寒腎之性，水以寒爲德化也。爲黑者，物稟水成，則表被黑色，今北方之野，草木之上，色皆兼黑，乘辛歲則黑色之物，兼黄及赤也。鱗，謂魚蛇之族類。其政爲静者，以水性澄澈而清静也。變則寒甚故凛冽。其眚冰雹者，以非時而有及暴過也。凡物之化之變而有鹹味者，皆水化之所凝散也。今北方川澤，地多鹹鹵，則爲鹹可見。恐爲腎志，恐甚動中則傷腎，亦太過也。寒傷血者，腎勝心也。寒甚血凝，故傷血。燥勝寒者，寒化則水積，燥用則物堅，燥與寒兼，故相勝也。天地之化，物理之常也。鹹傷血者，味過於鹹，則咽乾引飲，傷血之義可知。渴飲甘泉，咽乾自已。甘爲土味，故勝水鹹。各有所先者，當其歲時氣乃先，然必先立運氣，始知非位與當位也。木居火位，火居土位，土居金位，金居水位，水居木位，如是者爲相得。又木居水位，水居金位，金居土位，土居火位，火居木位，如是者雖爲相得，終以子僭居父母之位，下凌上尤爲小逆。木居金土位，火居金水位，土居水木位，金居火木位，水居火土位，如是者爲不相得，故病甚也。皆先立運氣及司天之氣，則氣之所在，相得與不相得可知矣。木餘則制土，輕忽於金，以金氣不爭，故木恃其餘而欺侮也。又木少金勝，土反侮木，以木不及，故土妄凌之也。四氣率同，侮反受邪，言或以己强盛，或遇彼衰微，不度卑弱，妄行凌忽，雖侮而求勝，故終必受邪。受邪，謂受己所不勝之邪也。然外强中乾，邪勝真弱，寡於敬畏，由是納邪，故曰寡於畏也。

馬蒔曰：此言天外旋轉大氣，六入地中，生化人物。其在人臟腑形體則合，其在萬物，則有以生化之也。東方生風者，天六入之風，居東方地體中，爲生生之始也。自風而生木酸，肝筋心矣。凡東方性用德化政令之類，皆本乎風，而内合人之肝氣者也。故肝居左，象風之生於東。筋爲屈伸，象風之動也。南方生熱者，天六入之熱，居南方地體中，爲生長之始也。自熱而生火苦心血脾矣。凡南方性用德化政令之類，皆本乎熱，而内合人之心氣者也。故心居前，象熱之生於南，血爲人之神，象火之明曜也。中央生土者，天六入之濕，居中央地體中，爲生化之始也。自濕而生土甘脾肉肺矣。凡中央性用德化政令之類，皆本乎濕，而内合人之脾氣者也。故脾居腹，象濕之生於中央，肉充一身，象土之充實大地也。西方生燥者，天六入之燥，居西方地體中，爲生收之始也。自燥而生金辛肺皮毛腎矣。凡西方性用德化政令之類，皆本乎燥，而内合人之肺氣者也。故肺居右，象燥之生於西，皮毛乾於身，表象氣之燥也。北方生寒者，天六入之寒，居北方地體中，爲生藏之始也。自寒而生水鹹腎骨肝矣。凡北方性用德化政令之類，皆本乎寒，而内合人之腎氣者也。故腎居後，象寒之生於北，骨爲百骸，象寒之堅也。五氣更立，各有所先其所先，非其位則邪，當其位則正者，謂前五方之氣，各治一部之令者也。五氣更立治令，皆各有所先其所先者，風之立非春令，熱之立非夏令，濕之立非長夏令，燥之立非秋令，寒之立非冬令，是皆非其位之立爲勝復之邪也。風當春令立，熱當夏令立，濕當長夏令立，燥當秋令立，寒當冬令立，是皆當其位之立爲本氣之正也。蓋必先立其運，然後知非位與當位也。氣相得則微，不相得則甚者，言非位所立之邪，生變之病，其邪與治令之氣，相得則病微，不相得則病甚也。主歲者，亦謂前五方之氣，各治一歲之政者也。歲氣有餘則制所勝，而侮所不勝，如歲木治政之氣有餘，則制土氣而濕化減少，侮金氣而風化大行也。其不及則己所不勝侮而乘之，己所勝輕而侮之，如歲木治政之氣不及，則金氣時侮而乘之，燥化乃行，土氣輕而侮之，濕氣反布也。侮反受邪，侮而受邪，寡於畏者，金侮木不及，從而乘之，則木之子火，報復其勝而侮金反受邪也。侮金受邪，則其不及之木，寡於畏而氣復疎伸也。自上節天地之氣，何以候之，至此原人氣一皆本於天地。

張志聰曰：寒暑燥濕風火，乃天地之氣，而合於人民萬物者也。五方生天之五氣，五氣生地之五行，五行生五味而生五臟，五臟生外合之五體，蓋人乘天地五方之氣味而生成者也。至於陰陽不測之變化，運行於天地人之間，爲元爲道爲化，爲有形之五行五體五臟，皆神用無方之妙用也。柔者，風木之氣也。性者，五行之性也。德化者，氣之祥也。政令者，氣之章也。變眚者，氣之易也。用者，體之動也。毛蟲木森森之氣也。夫天有五行，御五位以生寒暑燥濕風；人有五臟，化五氣以生喜怒憂思恐。是人秉五氣五味所生，而復傷於五氣五志，猶水之所以載舟而亦所以覆舟也。是以上古之人，飲食有節，起居有常，順天地之變易，以和調其陰陽，故能苛疾不起，而常保其天命。今時之人，能知歲運之變遷，避勝復之災眚，不唯可以治人，而亦可以養生。推而廣之，可以救斯民於萬世，功莫大焉。息者，火氣之蕃盛也。顯，明也。躁，火之動象也。其蟲羽者，火化之遊行於虛空上下也。鬱盛蒸熱也。炎燥燔焫，熱之極也，極則變，變則爲災眚矣。充者，土氣充貫於四旁也。靜者土之性，兼者土王四季，兼有寒熱温涼之四氣也。化生萬物，土之用也。倮蟲，肉體之蟲，土所生也。在地爲土，在天爲濕，濕氣上升而爲雲爲雨也。動主淫潰，濕之極也。成者，萬物感秋氣而成也。肅殺者，物過盛而當殺，於時爲金，又兵象也。蒼，老也。落者，肅殺盛而隕落也。夫在春曰風傷肝，在夏曰熱傷氣，在長夏曰濕傷肉，在冬曰寒傷血，謂四時之本氣自傷也。在秋曰熱傷皮毛，爲所勝之氣傷也。蓋言五臟之有受傷於四時之本氣者，抑亦有受傷於所勝之氣者，舉一臟之不同，而可以類推於五臟也。堅者，寒氣之化也。凛，寒凛也。肅，靜也。靜者，水之政令也。鱗蟲，水所生也。凝冽，寒之極也。冰雹，水之變也。夫在春曰風傷肝，在長夏曰濕傷肉，是自傷其本體也。在夏曰熱傷氣，在冬曰寒傷血，謂傷其所勝也。亦舉二臟之不同，而可類推於五臟也。五氣，五方之氣也。更立，四時之更換也。各有所先者，如春之風，夏之熱，秋之涼，冬之寒，各先應期而至也。各當其所主之位，四時之正氣也。如冬時應寒而反熱，夏時應熱而反寒，非其所主之位則邪，邪者爲萬物之賊害也。上節之不當其位，謂客氣加臨之位。此節之位，謂四時主氣之位。結復論五運之氣，主歲主時，而兼論六氣之上下左右，蓋五六相合而後成歲也。故篇名五運行，而未結五運之太過不及。

五天五運之圖

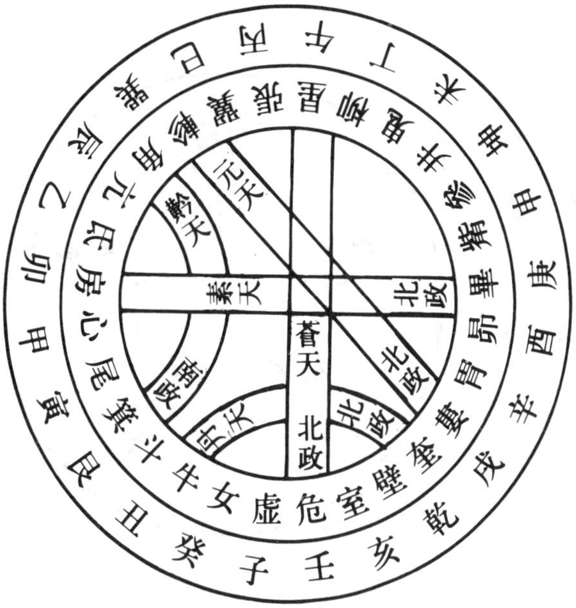

南北政之圖

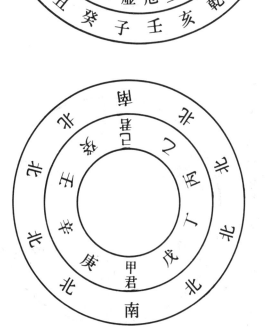

歌　曰：

土位居南號曰君，火金木水北方臣。

運須濕土當尊位，六氣仍先君火論。

五運主歲之圖

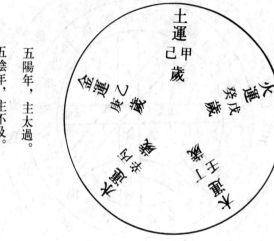

五陽年，主太過。
五陰年，主不及。

六氣主歲及間氣加臨之圖

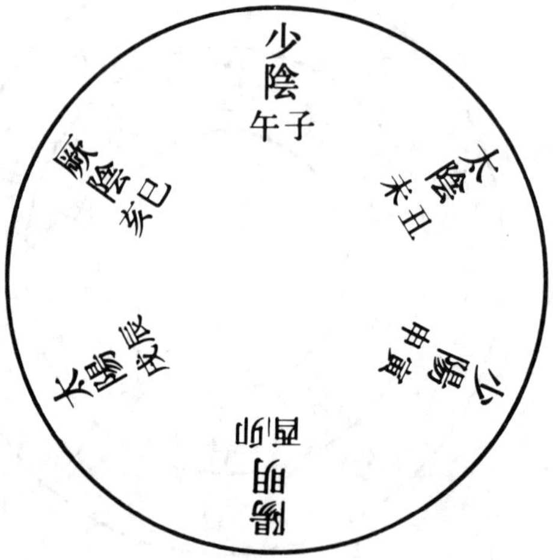

少陰司天，則陽明在泉。少陰在上，則左太陰，右厥陰。陽明在下，則左太陽，右少陽。上下主歲，左右主時，六期環轉，周而復始。

六氣主歲太過不及之圖

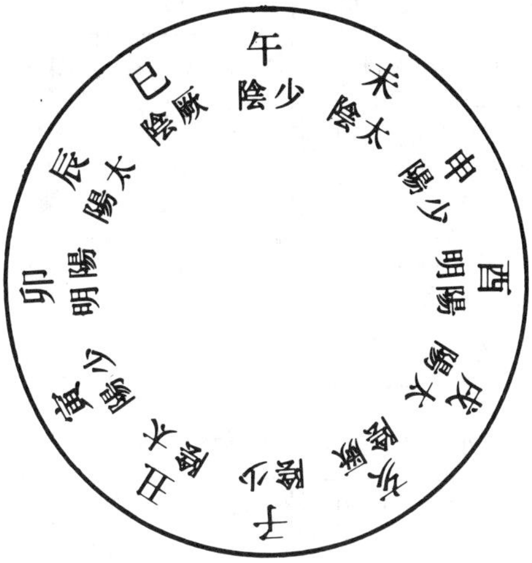
午 少陰
未 太陰
申 少陽
酉 陽明
戌 太陽
亥 厥陰
子 少陰
丑 太陰
寅 少陽
卯 陽明
辰 太陽
巳 厥陰

子午寅申辰戌爲陽，主太過。丑未卯酉巳亥爲陰，主不及。

六氣主時之圖

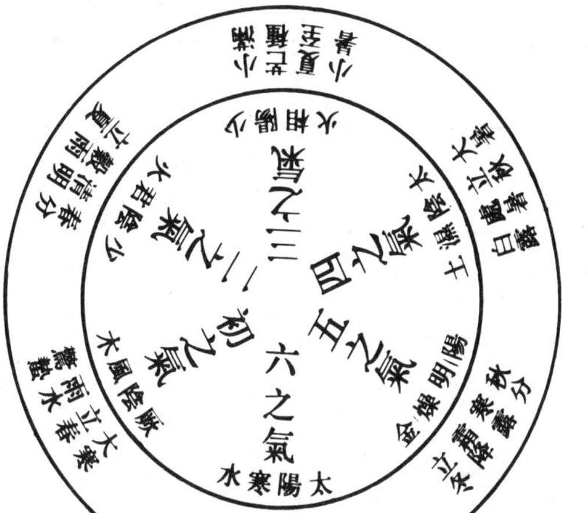
初之氣
厥陰風木
大寒 立春 雨水 驚蟄
二之氣
少陰君火
春分 清明 穀雨 立夏
三之氣
少陽相火
小滿 芒種 夏至 小暑
四之氣
太陰濕土
大暑 立秋 處暑 白露
五之氣
陽明燥金
秋分 寒露 霜降 立冬
六之氣
太陽寒水
小雪 大雪 冬至 小寒

主時之氣，謂之主氣。加臨之氣，謂之客氣。主氣不移，靜而守位，加臨之氣，隨司天在泉，六氣環轉。

少陰司天　**子午之歲**　陽明在泉

太陽寒水加	厥陰風木加	少陰君火加
初之氣 厥陰風 木主氣	二之氣 少陰君 火主氣	三之氣 少陽相 火主氣

三之氣，少陰君火加臨，以終司天之三氣。

太陰濕土加	少陽相火加	陽明燥金加
四之氣 太陰濕 土主氣	五之氣 陽明燥 金主氣	終之氣 太陽寒 水主氣

六之氣，陽明燥金加臨，以終在泉之三氣。故曰，歲半之前，天氣主之。歲半之後，地氣主之。司天之氣，始於在泉之左，是天氣之本於地也。

太陰司天　**丑未之歲**　太陽在泉

厥陰風木加	少陰君火加	太陰濕土加
初之氣 厥陰風 木主氣	二之氣 少陰君 火主氣	三之氣 少陽相 火主氣

司天在泉之氣主歲，加臨之氣主時。

少陽相火加	陽明燥金加	太陽寒水加
四之氣 太陰濕 土主氣	五之氣 陽明燥 金主氣	終之氣 太陽寒 水主氣

在泉之氣，始於司天之右，是地氣之本於天也。加臨爲客氣，六氣爲主氣。客勝爲從。主勝爲逆。

少陽司天　**寅申之歲**　厥陰在泉

少陰君火加	太陰濕土加	少陽相火加
初之氣 厥陰風 木主氣	二之氣 少陰君 火主氣	三之氣 少陽相 火主氣

陽明燥金加	太陽寒水加	厥陰風木加
四之氣 太陰濕 土主氣	五之氣 陽明燥 金主氣	終之氣 太陽寒 水主氣

陽明司天　**卯酉之歲**　少陰在泉

太陰濕土加	少陽相火加	陽明燥金加
初之氣 厥陰風 木主氣	二之氣 少陰君 火主氣	三之氣 少陽相 火主氣

二之氣，少陽相火加臨於少陰君火，是以下臨上，爲不當其位：民善暴死。

太陽寒水加	厥陰風木加	少陰君火加
四之氣 太陰濕 土主氣	五之氣 陽明燥 金主氣	終之氣 太陽寒 水主氣

太陽司天	辰戌之歲	太陰在泉
少陽相火加	陽明燥金加	太陽寒水加
初之氣厥陰風木主氣	二之氣少陰君火主氣	三之氣少陽相火主氣
厥陰風木加	少陰君火加	太陰濕土加
四之氣太陰濕土主氣	五之氣陽明燥金主氣	終之氣太陽寒水主氣

厥陰司天	巳亥之歲	少陽在泉
陽明燥金加	太陽寒水加	厥陰風木加
初之氣厥陰風木主氣	二之氣少陰君火主氣	三之氣少陽相火主氣
司天之厥陰，加臨於三氣之上，以主歲半之前。		
少陰君火加	太陰濕土加	少陽相火加
四之氣太陰濕土主氣	五之氣陽明燥金主氣	終之氣太陽寒水主氣
在泉之少陽，加臨於六氣之上，以主歲半之後。六氣准此。		

張志聰曰：歲運七篇，總以後項圖象推之，其五運六氣，司天在泉，間氣加臨，主時主歲，總括於中矣。再以天時民病，合而推之，已了然在目，不必多贅也。

古今圖書集成醫部全録卷三十三

黄帝素問

六微旨大論篇第六十八

馬蒔曰：内言天道六六之節，地理應六節等義，故名篇。

張志聰曰：此篇分論六節，應天應地，主歲主時，及加臨之六氣，故曰六微旨大論，言陰陽之數，其旨甚微。

黄帝問曰：嗚呼遠哉，天之道也！如迎浮雲，若視深淵。視深淵尚可測，迎浮雲莫知其極。夫子數言謹奉天道，予聞而藏之，心私異之，不知其所謂也。願夫子溢志盡言其事，令終不滅，久而不絶。天之道可得聞乎？岐伯稽首再拜，對曰：明乎哉問天之道也！此因天之序，盛衰之時也。帝曰：願聞天道六六之節盛衰何也？岐伯曰：上下有位，左右有紀。故少陽之右，陽明治之；陽明之右，太陽治之；太陽之右，厥陰治之；厥陰之右，少陰治之；少陰之右，太陰治之；太陰之右，少陽治之。此所謂氣之標，蓋南面而待之也。故曰，因天之序，盛衰之時，移光定位，正立而待之，此之謂也。少陽之上，火氣治之，中見厥陰；陽明之上，燥氣治之，中見太陰；太陽之上，寒氣治之，中見少陰；厥陰之上，風氣治之，中見少陽；少陰之上，熱氣治之，中見太陽；太陰之上，濕氣治之，中見陽明。所謂本也。本之下，中之見也。見之下，氣之標也。本標不同，氣應異象。帝曰：其有至而至，有至而不至，有至而太過，何也？岐伯曰：至而至者和。至而不至，來氣不及也。未至而至，來氣有餘也。帝曰：至而不至，未至而至，何如？岐伯曰：應則順，否則逆，逆則變生，變生則病。帝曰：善。請言其應。岐伯曰：物，生其應也。氣，脈其應也。

王冰曰：深淵淨瀅而澄澈，故視之可測其深淺，浮雲飄泊而合散，故迎之莫詣有邊涯。言蒼天之象加淵，可視乎鱗介，運化之道猶雲，莫測其去留。六氣深微，其於運化當如是喻矣。道者，運化生成之道也。上下謂司天地之二氣，餘左右四氣，在歲之左右也。標，末也。聖人南面而立，以閱氣之至也。移光謂日移光，定位謂面南觀氣，正立觀歲，數氣之至，則氣可待之也。少陽南方火，故上見火氣治之，與厥陰合，故中見厥陰也。陽明西方金，故上燥氣治之，與太陰合，故燥氣之下，中見太陰也。太陽北方水，故上寒氣治之，與少陰合，故寒氣之下，中見少陰也。厥陰東方木，故上風氣治之，與少陽合，故風氣之下，中見少陽也。少陰東南方君火，故上熱氣治之，與太陽合，故熱氣之下，中見太陽也。太陰西南方土，故上濕氣治之，與陽明合，故濕氣之下，中見陽明也。本，謂元氣也。氣别爲王則文言著矣。本者應之元，標者病之始。病生形用求之標，方施其用求之本，標本不同求之中，見法萬全。至，謂天之六氣也。初之氣，起於立春前十五日，餘二三四五終氣，次至而分治六十日餘八十七刻半，如時至而氣至，和平之應，此爲平歲也。假令甲子歲氣有餘，於癸亥歲未當至之期，先期而至也。乙丑歲氣不足，於甲子歲當至之期，後時而至也。故曰，來氣不及，來氣有餘也。言初氣之至期如此。歲氣有余，六氣之至皆先期；歲氣不及，六氣之至皆後時。先時後至，後時先至，各差十三日而應也。當期爲應，愆期爲否。天地之氣，生化不息，無止礙也。不應有而有，應有而不有，是造化之氣失常，失常則氣變，變常則氣血紛撓而爲病。天地變而失常，則萬物皆病也。夫物之生榮有常時，脈之至應有常期，有餘歲早，不及歲晚，皆依時至。

馬蒔曰：此言天道右轉，有六節之盛衰者，乃天道之常，正所謂上者右行，又因所見而命標本中氣之所在，又因氣應而察病變之所生也。天道六六之節盛衰者，天之三陰三陽，右旋天外，更治歲政，每歲各一盛衰，至六歲周遍，通得盛衰之節六六也。上下有位，左右有紀者，謂每歲陰陽盛衰之位。上下，謂司天在泉二位也。左右，謂司天之左間右間，及在泉之左間右間爲四紀也。凡天右旋之陰陽，臨司天之位者，其天之氣盛，至三之氣始布；臨在泉之位者，其地之氣盛，至終之氣始布。而上下二位，有二節陰陽盛衰也。臨司天之左間者，其氣至四之氣盛；右間者，其氣至二之氣盛。臨在泉之左間者，其氣至初之氣盛；右間者，其氣至五之氣盛，而左右四紀，有四節陰陽盛衰也。故此六節陰陽，每歲各一盛衰，而數得六。寅申歲少陽旋來司天，治之爲初六；少陽之右，卯酉歲陽明旋來司天，治之爲六二；陽明之右，辰戌歲太陽旋來司天，治之爲六三；太陽之右，巳亥歲厥陰旋來司天，治之爲六四；厥陰之右，子午歲少陰旋來司天，治之爲六五；少陰之右，丑未歲太陰旋來司天，治之爲六六。太陰之右，週而復始，始於少陽治，故曰，六六之節盛衰也。凡此三陰三陽，爲治之氣，皆所謂六氣之標也，南面待之者，明前少陽之右云云者，皆南面立而待之，乃右居西，而從西旋過東也。少陽之上，火氣治之，中見厥陰；陽明之上，燥氣治之，中見太陰；太陽之上，寒氣治之，中見少陰；厥陰之上，風氣治之，中見少陽；少陰之上，熱氣治之，中見太陽；太陰之上，濕氣治之，中見陽明者，其火燥風寒熱濕爲治之氣，皆所謂六氣之本也。其中見之氣，乃六氣之中氣也。通前六氣之標言之，則本居上，標居下，中氣居本標之中，故曰本之下，中之見也，見之下，氣之標也。中氣者，三陰三陽，各猶夫婦之配合相守，而人之臟腑經脈皆應之也。故少陽本標之中見厥陰，厥陰本標之中見少陽，而互爲中氣相守，則人之膽三焦少陽經，亦絡肝心包，肝心包厥陰經，亦絡膽三焦而互交也。陽明本標之中見太陰，太陰本標之中見陽明，而互爲中氣相守，則人之胃大腸陽明經亦絡脾肺，脾肺太陰經亦絡胃大腸而互交也。太陽本標之中見少陰，少陰本標之中見太陽，而互爲中氣相守，則人之膀胱小腸太陽經亦絡腎心，腎心少陰經亦絡膀胱小腸而互交也。本標不同，氣應異象者，謂太陽少陰二氣也。太陽之上，寒氣治之，是標陽本寒，不同其氣應，則太陽所至爲寒，生中爲溫，而寒溫異象也。少陰之上，熱氣治之，是標陰本熱，不同其氣應，則少陰所至爲熱，生中爲寒，而熱寒異象也。至於脈從病反，如瓜甜蒂苦，葱白葉青，參補蘆瀉，麻黄發汗、根節止汗之類，皆太陽少陰本標不同之氣異象也。其有至而至，有至而不至，有至而太過者，言陰陽旋來治歲之候至，而其氣化亦應候至者，爲至而至者和也。候至而其氣化不至者，爲至而不至，旋來之氣不及也。候未至而氣化先至者，爲未至而至，旋來之氣有餘也。故氣化應候至者爲順，未至而至、至而不至者爲逆。逆則勝復之變生，變生則病作矣。物生其應，氣脈其應者，復説應則順之義也。即六元正紀大論所謂厥陰所至爲風生之類，是物生之應；厥陰之至，其肝弦之類，是氣脈之應也。

張志聰曰：天之道者，陰陽之道也，言陰陽之道，高遠而淵深也。夫有形者尚可測，在天之爲氣者，莫知其極也。夫天包乎地，六氣遶地環轉，故不曰在地而曰在泉。視深淵尚可測者，喻六氣之在泉也。因天之序者，天以六爲節，因六氣而環序也。盛衰者，六氣之有太過不及也。六六者，謂司天之三陰三陽，上合天之六氣也。上下有位者，言少陰在上則陽明在下，太陰在上則太陽在下，少陽在上則厥陰在下，厥陰在上則少陰在下，太陽在上則太陰在下，厥陰在上則少陽在下，六期環轉，而各有上下之定位也。左右有紀者，如少陰在上則厥陰在左、太陰在右，太陰在上則少陰在左、少陽在右，少陽在上則太陽在左、陽明在右，陽明在上則少陽在左、太陽在右，太陽在上則陽明在左、厥陰在右，厥陰在上則太陽在左、少陰在右，各隨氣之在上，而有左右之定紀也。故少陽之右，陽明治之，陽明之右，太陽治之，蓋以右位之陰陽，轉遷於上而主歲也。氣之標者，標見於上也。夫天氣右旋，故南面觀之，而待其循序環轉也。移光者，日月運行也。以日行一週天，以定一氣之位。正立，正南面而立也。夫三陰三陽，有六氣之化，有上下之本標，有中見之標本也。風寒暑濕燥火，天之陰陽也，三陰三陽上奉之，故以天氣爲本而在上，以三陰三陽之氣標見於下也。然三陰三陽之六氣，雖上下相應，而各有不同。少陰標陰而本熱，太陽標陽而本寒，是本標之不同也。少陰太陽從本從標，太陰少陽從本，陽明厥陰不從標本，從乎中也。故有從本而得者，有從標而得者，有從標本而得者，有從中見而得者，是氣應之異象也。其三陰三陽之主歲，而各有太過不及也。至而至者，此平氣之年，無太過不及，四時之氣，應期而至，氣之和平也。如春應温而寒，夏應熱而温，此應至而不至，來氣之不及也。如未至春而先温，未至夏而先熱，此未應至而先至，來氣之有餘也。按天元正紀大論曰：凡此陽明太陰厥陰司天之政，氣化運行後天，太陽少陽少陰司天之政，氣化運行先天。蓋不及之歲，則司天之氣後天時而至；有餘之歲，則司天之歲先天時而至。又陽年主實，陰年主虛，其天符歲會之年，是爲平氣，無太過不及者也。如不及之歲，應至而不至，有餘之歲，應未至而至，是爲應則順。如不及之歲，反未至而至，有餘之歲，反至而不至，是爲否則逆。逆則變生，變則爲民之災病矣。請言其應者，謂應太過不及之氣也。物生其應者，如厥陰司天，毛蟲静、羽蟲育，少陽司天，草木早榮，太陰司天，萬物以榮，此生物以應司天之候也。氣脈其應者，如太陽司天，寒臨太虛，陽氣不令，陽明司天，陽專其令，炎暑大行，太陰司天，陰專其政，陽氣退避；又厥陰之至，其脈弦，少陰之至，其脈鉤，太陰之至，其脈沉，少陽之至，大而浮，陽明之至，短而濇，太陽之至，大而長，此皆氣脈其應也。

帝曰：善。願聞地理之應六節氣位何如？岐伯曰：顯明之右，君火之位也。君火之右，退行一步，相火治之；復行一步，土氣治之；復行一步，金氣治之；復行一步，水氣治之；復行一步，木氣治之；復行一步，君火治之。相火之下，水氣承之；水位之下，土氣承之；土位之下，風氣承之；風位之下，金氣承之；金位之下，火氣承之；君火之下，陰精承之。帝曰：何也？岐伯曰：亢則害，承乃制，制則生化，外列盛衰，害則敗亂，生化大病。帝曰：盛衰何如？岐伯曰：非其位則邪，當其位則正。邪則變甚，正則微。帝曰：何謂當位？岐伯曰：木運臨卯，火運臨午，土運臨四季，金運臨酉，水運臨子，所謂歲會，氣之平也。帝曰：非其位何如？岐伯曰：歲不與會也。帝曰：土運之歲，上見太陰；火運之歲，上見少陽少陰；金運之歲，上見陽明；木運之歲，上見厥陰；水運之歲，上見太陽。奈何？岐伯曰：天與之會也。故《天元册》曰天符。帝曰：天符歲會何如？岐伯曰：太乙天符之會也。帝曰：其貴賤何如？岐伯曰：天符爲執法，歲會爲行令，太乙天符爲貴人。帝曰：邪之中也奈何？岐伯曰：中執法者，其病速而危；中行令者，其病徐而持；中貴人者，其病暴而死。帝曰：位之易也何如？岐伯曰：君位臣則順，臣位君則逆。逆則其病近，其害速；順則其病遠，其害微。所謂二火也。帝曰：善。願聞其步何如？岐伯曰：所謂步者，六十度而有奇，故二十四步，積盈百刻而成日也。中，並去聲。

王冰曰：日出謂之顯明，則卯地氣分春也。自春分後六十日有奇，斗建卯正，至於巳正，君火位也。自斗建巳正未之中，三之氣分，相火治之，所謂少陽也。君火之位，所謂少陰，熱之分也。天度至此，暄淑大行，居熱之分，不行炎暑，君之德也。少陽居之爲僭逆，大熱早行，疫癘乃生；陽明居之爲温涼不時；太陽居之爲寒雨間熱；厥陰居之爲風濕，雨生羽蟲；少陰居之爲天下疵疫，以其得位，君令宣行故也。太陰居之爲時雨。火有二位，故以君火爲六氣之始也。相火則夏至日前後各三十日也。少陽之分，火之位也。天度至此，炎熱大行。少陽居之爲熱暴，至草萎河乾，炎亢濕化晚布；陽明居之爲涼氣間發；太陽居之爲寒氣間至，熱爭冰雹；厥陰居之爲風熱大行，雨生羽蟲；少陰居之爲大暑炎亢；太陰居之爲雲雨雷電。退謂南面視之在位之右一步，凡六十日八十七刻半，餘氣同法。復行一步，土氣治之，雨之分也，即秋分前六十日有奇，斗建未正至酉之中，四之氣也。天度至此，雲雨大行，濕蒸乃作。少陽居之爲炎熱沸騰，雲雨雷雹；陽明居之爲清雨霧露；太陽居之爲寒雨害物；厥陰居之爲暴風雨摧拉，雨生倮蟲；少陰居之爲寒熱氣反用，山澤浮雲，暴雨溽蒸；太陰居之爲大雨霪霔也。復行一步金氣治之，燥之分也，即秋分後六十日有奇，自斗建酉正至亥之中，五之氣也。天度至此，萬物皆燥。少陽居之爲温清更正，萬物乃榮；陽明居之爲大涼燥疾；太陽居之爲早寒；厥陰居之爲涼風大行，雨生介蟲；少陰居之爲秋濕熱病時行；太陰居之爲時雨沉陰也。復行一步，水氣治之，寒之分也，即冬至前後各三十日，自斗建亥至丑之中，六之氣也。天度至此，寒氣大行。少陽居之爲冬温，蟄蟲不藏，流水不冰；陽明居之爲燥寒勁切；太陽居之爲大寒凝冽；厥陰居之爲寒風飄揚，雨生鱗蟲；少陰居之爲蟄蟲出見，流水不冰；太陰居之爲凝陰寒雪地氣濕也。復行一步，木氣治之，風之分也，即春分前六十日有奇也，自斗建丑正至卯之中，初之氣也。天度至此，風氣乃行，天地神明，號令之始，天之使也。少陽居之爲温疫至；陽明居之爲清風霧露朦昧；太陽居之爲寒風切冽，霜雪水冰；厥陰居之爲大風發榮，雨生毛蟲；少陰居之爲熱風傷人，時氣流行；太陰居之爲風雨凝陰不散也。復行一步，君火治之，熱之分也，復春分始也，自斗建卯正至巳之中，二之氣也。凡此六位，統一年六六三百六十日，六八四百八十刻，六七四十二刻，其餘半刻分而爲三，約終三百六十五度也，餘奇細分率之可也。相火之下，水氣承之者，熱盛水承，條蔓柔弱，湊潤衍溢，水象可見。水位之下，土氣承之者，寒甚物堅，水冰流涸，土象斯見承下明矣。土位之下，風氣承之者，疾風之後，時雨乃零，是則濕爲風吹，化而爲雨，風位之下，金氣承之者，風動氣清，萬物皆燥，金承木下，其象昭然。金位之下，火氣承之者，鍛金生熱則火流金，乘火之上，理無妄也。君火之下，陰精承之者，君火之位，大熱不行，蓋爲陰精制承其下也。諸以所勝之氣乘於下者，皆折其慓盛，此天地造化之大體爾。若非太過非不及，是謂平運主歲。平歲之氣，物生脈應，皆必合期無先後也。歲不與會者，不與本辰相逢會也。天之與會者，天氣與運氣相逢會也。太乙天符之會，是謂三合，一者天會，二者歲會，三者運會也。執法猶相輔，行令猶方伯，貴人猶君主。執法官人之繩準，自爲邪僻，故病速而危。方伯無執法之權，故無速害病，但執持而已。貴人義無淩犯，故病則暴死。相火居君位，是臣位居君位故逆。君火居相火，是君位居臣位，故順。遠近謂里之遠近。奇謂八十七刻又十分刻之五也。夫周天之度，三百六十五度四分度之一也。二十四步，正四歲也。四分度之一，二十五刻也。四歲氣成積已盈百刻，故成一日度一日也。

馬蒔曰：此論地道左遷以外，列爲盛衰，正所謂下者左行，而有當位非位之正變，又因邪之所在而命其有微甚也。地理應六節氣位者，地之四方分爲六步，更治時令，以應天外六節氣位之治也。顯明之右，君火之位者，日出顯明卯地之右，在方屬東南，在時屬春分，卯中之後，爲君火之位也。君火之右，退行一步，相火治之者，地氣至南方，相火位行令，治夏至前後三之氣，以應司天之政布，其運主戊癸歲以應司天之政治歲也。復行一步，土氣治之者，地氣至西南，土位行令，至秋分前四之氣，以應司天左間之氣盛，其運主甲己歲，以應司天之政治歲也。復行一步，金氣治之者，地氣至西北，金位行令，治秋分後五之氣，以應在泉右間之氣，其運主乙庚歲，以應司天之政治歲也。復行一步，水氣治之者，地氣至北方，水位行令，治冬至前後終之氣，以應在泉之氣布，其運主丙辛歲，以應司天之政治歲也。復行一步，木氣治之者，地氣至東北，木位行令，治春分前初之氣，以應在泉左間之氣盛，其運主丁壬歲，以應司天之政治歲也。復行一步，君火治之者，地氣至東南，君火位行令，治春分後二之氣，以應司天右間之氣盛，其運週歲，相火代之不主歲，故餘皆曰復行，惟相火曰退行也。六步各行本方之氣，入於中國，故木於東方治令，時春氣西行，而中國皆東方溫氣，歲泉左間所居之氣也。君相於南方治令，時夏氣北行，而中國皆南方熱氣，與天右間所居之氣也。金於西方治令，時秋氣東行，而中國皆西方涼氣，與天左間所居之氣也。水於北方治令，時冬氣南行，而中國皆北方寒氣，與泉右間所居之氣也。六氣之下，各有所制之氣承之者，蓋五行之氣，一極則一生，而循環相承，無一息間斷也。相火之下，水氣承之者，夏相火極水生承之，從微漸化，至冬著也。水位之下，土氣承之者，冬水極土生承之，從微漸化，至長夏著也。土位之下，水氣承之者，長夏土極木生承之，從微漸化，至春著也。木位之下，金氣承之者，春木極金生承之，從微漸化，至秋著也。金位之下，火氣承之者，秋金極火生承之，從微漸化，至夏著也。君火之下，陰精承之者，夏君火極陰精承之，從微漸化，至冬著也。其義與陰陽家水胎於午、金胎於卯等説，大同小異，而皆循環相承以爲胎也。亢，過極也。亢則害，承乃制，制則生化，外列盛衰，害則敗亂，生化大病者，言六位之氣，過極則必害作，承氣乃生於下，制之使不過也。故制則從微化著，承者自外列盛，極者自外列衰，而生化循環，害作則敗壞擾亂，而生化大病也。外列，謂天之六氣運列於外者，非即謂下承之氣也。故下文帝復問盛衰何如，而答以當其位則正，非其位則邪，所謂同者盛之，異者衰之也。下文又以天符歲會言之，則當其位者可知矣。盛衰非其位則邪，當其位則正者，復明上文制則生化，外列盛衰之盛衰也。蓋制亢下承生化之盛衰，惟歲氣和平，則其所化，循序漸進，從微至著，而皆當六位之正，其歲氣有太過不及，則其所化無序，或躐等陵節，或乘危往勝，故變或兼化而爲半。非其位之邪，變或復勝而爲全，非其位之邪也。木運臨卯，即丁卯歲；火運臨午，即戊午歲；土運臨四季，即甲辰、甲戌、己未、己丑歲；金運臨酉，即乙酉歲；水運臨子，即丙子歲。所謂歲會氣之平者，言此八歲皆歲與五運相會而氣和平，又爲太乙天符，其盛衰皆能循序，當六位之正，此正所謂歲會之義也。如餘歲不與運會，則氣有太過不及，其盛衰皆無序而非其位也。至於土運之歲，上見太陰，即己丑、己未歲；火運之歲，上見少陽，即戊寅、戊申歲，上見少陰，即戊子、戊午歲；金運之歲，上見陽明，即乙卯、乙酉歲；木運之歲，上見厥陰，即丁巳、丁亥歲；水運之歲，上見太陽，即丙辰、丙戌歲。内己丑、己未、戊午、乙酉，以爲太乙天符，此乃司天與運氣相會，故《天元册》名曰天符。然天符中之己丑、己未、戊午、乙酉，歲會中之戊午、己丑、己未、乙酉，乃天符歲會相同，又名曰太乙天符也。太乙者，至尊無二之稱也。帝遂以此三者分之，所擬貴賤何如爲問，伯言天符之歲，猶之執法之臣，法不可假，故邪中執法，其病速而危。假如戊子日，戊爲火運，子爲火氣，亦是天符，此日得病者困半也。歲會之歲，猶之行令之臣，當有主之者在，故邪中行令，其病徐而持。假如甲辰，甲爲土運，辰爲土支，乃歲會也。年月日時，同太乙天符之歲，猶之君主之貴人也。故邪中貴人者，其病暴而死。假如戊午日，戊爲火運，午爲火支，又爲火氣，即太乙天符，此日病者死。帝又以位之易者爲問，伯言以少陰君火，而位於少陽相火之位則爲順，順則其病遠而害微也。以少陽相火，而位於少陰君火之位則爲逆，逆則其病近而害速也。惟二火以易位言耳。步者，帝復問地之六步也。六十度有奇者，地之六步，繞天一周，凡三百六十五度，以爲一歲之日數，而每步各得六十度有奇也。故一日爲一度，六十日八十七刻半爲一步而不盈日，積二十四步凡四歲，則其餘奇積盈百刻而成日，於歲終以爲一紀也。曰六位下承之氣，其所以爲正化之常者，爲兼化勝復之變者，爲和者，爲乖者之詳，可得聞之，而一證之以經旨乎？曰至誠無息者，道體也。陰陽五行，在天地間流行，一極一生，而更互相承，循環無端者，與道爲體也。故其相承以陰陽言，則冬至陰極陽生承之，夏至陽極陰生承之也。以五行言之，則五行即陰陽之相承，特有盛穉之分耳。故火盛陽，水盛陰，木穉陽，金穉陰，土負陰抱陽爲冲氣。其在陰陽相承，則冬至陰極，陽生承之。始於長夏，土之冲氣極，木穉陽生承之。次於秋，金之穉陰極，火盛陽生承之。終於冬，生之盛陰極，土冲氣生承之也。夏至陽極，陰生承之。終於春，木之穉陽極，金穉陰生承之。次於夏，君火之盛陽極，陰精生承之。終於夏，相火之盛陽極，陰生承之，而一歲一週也。其在五行自相承，則君火相火之下，陰精水氣承之。水位之下，土氣承之者，初歲也。土位之下，木氣承之者，二歲也。木位之下，金氣承之，金位之下，火氣承之者，凡三歲週而復始也。故混而陰陽，分而五行，常如是更互相承，循環無端者，實由相承之體，至誠無息而然也。以其相承之體言之，則至誠無息，隨極而承，無常變和乖之殊。以其流行之用言之，則極於平氣之紀，而當其位承之者，爲正化之常而爲和，極於太過不及之紀，而非其位承之者，爲兼化勝復之變而爲乖也。其常者，則循序漸進，以爲四時之周流。其變者，則或肆威太過，而綦極於非位；或勢位不及，而夭極於非位。故所承者，皆隨其極制於下，而躐等陵節，變其本氣，以爲旦夕之暴化。是故半變者，本氣半衰，下承半盛而爲半，非位之兼化。全變者，本氣全衰，下承全盛而爲全，非位之勝復。和而變者爲德化政令，乖而變者爲災害眚傷也。經所謂發生之紀，其變振拉摧拔之類，乃太過之兼化。木不勝德則收氣復之類，乃太過之勝復。委和之紀，其動緛戾拘緩之類，乃不及之兼化。肅殺炎赫沸騰之類，乃德化政令之勝復。水發而雹雪風發而毀折之類，乃災害眚傷之兼化。厥陰所至爲飄怒大涼，少陰所至爲大暄寒之類，乃災害眚傷之勝復也。故均是至誠無息之體，但其所極所承者，自常變和乖之不齊，則其應見者，有正化兼化勝復及微甚災祥之各異也。

張志聰曰：此論六節應地而主時也。節，度也。氣位，六氣所主之步位也。顯明者，寅正立春節候，乃初之氣也。顯明之右，乃少陰君火之位，主二之氣也。退行一步者，從右而退轉一位也。君火之右，乃少陽相火之位，主三之氣也。復行一步者，復行一位也。復行一位，乃太陰濕土，主四之氣也。復行一位，乃陽明燥金，主五之氣也。復行一位，乃太陽寒水，主六之氣也。復行一位，乃厥陰風木，主初之氣也。復行一位，乃少陰君火之所，主週而復始也。六氣以君火爲尊，故以少陰爲始。然五行之中，有生有化，有制有剋，如無承制而亢極則爲害，有制剋則生化矣。治，主也，謂六氣定位而各有所主也。承者，謂承奉其上而制之也。陰精者，天乙所生之精水也。如木位之下，乃陽明燥金，太陽寒水母子之氣以承之，母氣制之，則子氣生化其木矣。如金位之下，乃君相二火，太陰濕土母子之氣承之，母氣剋之，則子氣生化其金矣。土位之下，乃厥陰風木君相二火，母子之氣以承之，木制其土，則火氣生化矣。餘三氣相同，是爲制則生化也。如火亢而無水以承之，則火炎鑠金，而水之生原絶矣。無水以制火，則火愈亢矣。如水亢而無土以承之，則水濫火滅，而土之母氣絶矣。無土以制水，則水愈亢矣。是以亢則爲五行之賊害，害則生化承制之氣，皆爲敗亂，而生化大病矣。外列盛衰者，謂外列主歲之氣，有盛有衰，如主歲之氣與主時之氣，交相亢極，則爲害更甚，故曰害則敗亂，生化大病也。夫太過不及之歲，而有盛衰之氣也，非其位者，謂氣來有餘，則制己所勝，而侮所不勝，此歲氣之盛也。氣來不及，則己所不勝，侮而乘之，己所勝，輕而侮之，此歲氣之衰也。此皆不守本位而交相乘侮，則邪僻内生矣。當其位者，乃平氣之年，無太過不及之乘侮，而各當其本位，此氣之正也。邪則變甚，正則變微也。若平氣之歲，則無盛衰，木運臨卯火運臨午之類。會，合也，以天干之化運，與地支之主歲相合，故爲歲會，此平氣之年也。如非歲會之年，則有太過不及之相承，是爲不當其位矣。若司天之氣，與五運之氣相合，是爲天符。上見者，謂司天之氣，見於歲運之上也。土運之歲，上見太陰，火運之歲，上見少陽之類是也。天符與歲會相合，名太乙天符，乃戊午、己丑、己未、乙酉四歲，此乃司天之氣，五運之氣，主歲之氣，三者相合，故又名曰三合。夫地理之應六節，乃主時之六氣不易之位也。然又有加臨之六氣，隨司天在泉六期環轉，故曰位之易也。如少陰君火，加臨於少陽相火之上，是爲君位臣則順。如少陽相火，加臨於少陰君火之上，是爲臣位君則逆。所謂二火之順逆也。類而推之，餘四氣亦有母子之分，如母加於子爲順，子加於母爲逆。步，位也，以一氣各主六十日零八十七刻半，故爲六十度而有奇。四歲之中，共計二十四步，每步氣盈八十七刻半，共積盈二千一百刻，以二千刻分爲四歲之氣盈五日，尚積盈一百刻而成有餘之一日也。

帝曰：六氣應五行之變何如？岐伯曰：位有終始，氣有初中上下不同，求之亦異也。帝曰：求之奈何？岐伯曰：天氣始於甲，地氣始於子，子甲相合，命曰歲立。謹候其時，氣可與期。帝曰：願聞其歲，六氣始終，早晏何如？岐伯曰：明乎哉問也！甲子之歲，初之氣，天數始於水下一刻，終於八十七刻半；二之氣，始於八十七刻六分，終於七十五刻；三之氣，始於七十六刻，終於六十二刻半；四之氣，始於六十二刻六分，終於五十刻；五之氣，始於五十一刻，終於三十七刻半；六之氣，始於三十七刻六分，終於二十五刻。所謂初六，天之數也。乙丑歲，初之氣，天數始於二十六刻，終於一十二刻半；二之氣，始於一十二刻六分，終於水下百刻；三之氣，始於一刻，終於八十七刻半；四之氣，始於八十七刻六分，終於七十五刻；五之氣，始於七十六刻，終於六十二刻半；六之氣，始於六十二刻六分，終於五十刻。所謂六二，天之數也。丙寅歲，初之氣，天數始於五十一刻，終於三十七刻半；二之氣，始於三十七刻六分，終於二十五刻；三之氣，始於二十六刻，終於一十二刻半；四之氣，始於一十二刻六分，終於水下百刻；五之氣，始於一刻，終於八十七刻半；六之氣，始於八十七刻六分，終於七十五刻。所謂六三，天之數也。丁卯歲，初之氣，天數始於七十六刻，終於六十二刻半；二之氣，始於六十二刻六分，終於五十刻；三之氣，始於五十一刻，終於三十七刻半；四之氣，始於三十七刻六分，終於二十五刻；五之氣，始於二十六刻，終於一十二刻半；六之氣，始於一十二刻六分，終於水下百刻。所謂六四，天之數也。次戊辰歲，初之氣，復始於一刻，常如是無已，週而復始。帝曰：願聞其歲候何如？岐伯曰：悉乎哉問也！日行一週，天氣始於一刻；日行再周，天氣始於二十六刻；日行三周，天氣始於五十一刻；日行四周，天氣始於七十六刻；日行五周，天氣復始於一刻。所謂一紀也。是故寅午戌歲氣會同，卯未亥歲氣會同，辰申子歲氣會同，巳酉丑歲氣會同，終而復始。帝曰：願聞其用也。岐伯曰：言天者求之本，言地者求之位，言人者求之氣交。帝曰：何謂氣交？岐伯曰：上下之位，氣交之中，人之居也。故曰，天樞之上，天氣主之；天樞之下，地氣主之；氣交之分，人氣從之。萬物由之，此之謂也。帝曰：何謂初中？岐伯曰：初凡三十度而有奇，中氣同法。帝曰：初中何也？岐伯曰：所以分天地也。帝曰：願卒聞之！岐伯曰：初者地氣也，中者天氣也。帝曰：其升降何如？岐伯曰：氣之升降，天地之更用也。帝曰：願聞其用何如？岐伯曰：升已而降，降者謂天；降已而升，升者謂地。天氣下降，氣流於地；地氣上升，氣騰於天。故高下相召，升降相因，而變作矣。分，去聲。

王冰曰：位，地位也。氣，天氣也。氣與位互有差移，故氣之初，天用事，氣之中，地主之，地主則氣流於地，天用則氣騰於天，初與中皆分天步而率刻爾。初中各三十日，餘四十三刻四分刻之三也。子甲相合，命曰歲立，則甲子歲也。謹候水刻早晏，則六氣悉可與期。甲子之歲，初之氣，天數始於水下一刻者，常起於平明寅初一刻艮中之南也。終於八十七刻半者，子正之中夜之半也。外十二刻半，入二氣之初，諸餘刻同入也。二之氣，始於八十七刻六分者，子中之左也。終於七十五刻者，戌之後四刻也。外二十五刻，入次三氣之初率。三之氣，始於七十六刻者，亥初之一刻也。終於六十二刻半者，酉正之中也。外三十七刻半差入後。四之氣，始於六十二刻六分者，酉中之北也。終於五十刻者，未後之四刻也。外五十刻差入後，五之氣，始於五十一刻者，申初之一刻也。終於三十七刻半者，午正之中，晝之半也。外六十二刻半差入後。六之氣，始於三十七刻六分者，午中之南也。終於二十五刻者，辰正之後四刻也。外七十五刻差入後。天地之數，二十四氣乃大會而同，故命曰，初六天數也。乙丑歲，初之氣，天數始於二十六刻者，巳初之一刻也。終於一十二刻半者，卯正之中也。二之氣，始於一十二刻六分者，卯中之南也。終於水下百刻者，丑後之四刻也。三之氣，始於一刻者，又寅初之一刻也。終於八十七刻半者，子正之中也。四之氣，始於八十七刻六分者，子中正東也。終於七十五刻者，戌後之四刻也。五之氣，始於七十六刻者，亥初之一刻也。終於六十二刻半者，酉正之中也。六之氣，始於六十二刻六分者，酉中之北也，終於五十刻者，未後之四刻也。一六爲初六，二六爲六二名次也。丙寅歲，初之氣，天數始於五十一刻者，申初之一刻也。終於三十七刻半者，午正之中也。二之氣，始於三十七刻六分者，午中之酉也。終於二十五刻者，辰後之四刻也。三之氣，始於二十六刻者，巳初之一刻也。終於一十二刻半者，卯正之中也。四之氣，始於一十二刻六分者，卯中之南也。終於水下百刻者，丑後之四刻也。五之氣，始於一刻者，寅初之一刻也。終於八十七刻半者，子正之中也。六之氣，始於八十七刻六分者，子中之左也。終於七十五刻者，戌後之四刻也。故命曰，六三，天數也。丁卯歲，初之氣，天數始於七十六刻者，亥初之一刻也。終於六十二刻半者，酉正之中也。二之氣，始於六十二刻六分者，酉中之北也。終於五十刻者，未後之四刻也。三之氣，始於五十一刻者，申初之一刻也。終於三十七刻半者，午正之中也。四之氣，始於三十七刻六分者，午中之西也。終於二十五刻者，辰後之四刻也。五之氣，始於二十六刻者，巳初之一刻也。終於一十二刻半者，卯正之中也。六之氣，始於一十二刻六分者，卯中之南也。終於水下百刻者，丑後之四刻也。故命曰六四，天數也。始自甲子年，終於癸亥歲，常以四歲爲一小週，一十五週爲一大週，以辰命歲，則氣可與期，日行一週，天氣始於一刻者，甲子歲也。日行再週，天氣始於二十六刻者，乙丑歲也。日行三週，天氣始於五十一刻者，丙寅歲也。日行四周，天氣始於七十六刻者，丁卯歲也。日行五週，天氣復始於一刻者，戊辰歲也。餘五十五歲循環，週而復始也。法以四年爲一紀，循環不已，餘三歲一會同，故有三合也。氣會同如陰陽法以是爲三合者，緣其氣會同也。不爾則各在一方，義無由合。本謂天六氣，寒暑燥濕風火也，三陰三陽，由是生化，故云本，所謂六元者也。位，謂金木火土水君火也。天地之氣，上下相交，人之所處也。上下之位，氣交之中，言自天之下，地之上，則二氣交合之分也。人居地上，故氣交之中，人之居也。是以化生變易，皆在氣交之中。天樞，當齊之兩旁也，所謂身半矣。伸臂指天，則天樞正當身之半也。三分析之，上分應天，下分應地，中分應氣交。天地之氣，交合之際，所遇寒暑燥濕風火勝復之變之化，故人氣從之，萬物生化，悉由此而合散也。奇，謂三十日餘四十三刻又四十分刻之三十也。初中相合，則六十日餘八十七刻半也。以各餘四十分刻之三十，故云中氣同法也。以初中而知氣高下生人病主之也。氣之初，天用事，天用事則地氣上騰於太虛之內。氣之中，地氣主之，地氣主則天氣下降於有質之中，升極則降，降極則升，升降不已，故彰天地之更用也。氣之初，地氣升，氣之中，天氣降，升已而降，以下彰天氣之下流，降已而升，以上表地氣之上應。天氣下降，地氣上騰，天地交合，泰之象也。天地之氣，升降常以三十日半下上，下上不已，故萬物生化，無有休息，而各得其所也。變作者，氣有勝復，故變生也。

馬蒔曰：此論天之陰陽，與地之陰陽，相錯而變生，所謂動静相召，上下相臨，陰陽相錯者也。六氣應五行之變者，帝復取上文天道六六之節，及地理應六節氣位二節之義，合而問之也。言天六氣風熱濕火燥寒之盛衰，相應地五行木君火相火土金水之治令者，同一歲步，而其氣錯之變，何如求之也。位即步也，位有終始者，即天六氣之盛者，應地五行之治令者，同在一步，而其候有終始也。氣有初中者，即每步始終之盛，而治令之氣，分爲前後，前半步爲初氣，主地氣升，後半步爲終氣，主天氣降也。天上地下之氣，相錯於位之終始，氣之初中不同，而求之之法亦異也。天氣始於甲，地氣始於子者，求位有終始之法也。言天地之氣，皆自甲子歲始，求之者，謹按其始終之時，則其氣候之至，可與之期也。歲六氣始終早晏者，蓋天地二氣之始終，有步候之分，其在步候，則一歲六步，每步天地之氣，始終各治六十日八十七刻半，其在歲候，則每歲天地之氣，始終各治三百六十五日二十五刻，今帝先問一歲六步之氣，始終之候早晏也。甲子之歲，始於水下一刻，終於八十七刻半者，甲子歲六步，其天之氣，少陰司天，而左間太陰，右間厥陰，陽明在泉，而左間太陽，右間少陽，皆各於所在之步，更盛而相應地氣，同治其令。今初之氣，則在泉左間，太陽寒氣盛，相應地東北木氣治令，而同主春分前六十日八十七刻半，始終之候早晏也。二之氣，始於八十七刻六分，終於七十五刻者，司天右間厥陰風氣盛，相應地東南君火治令，而同主春分後六十日八十七刻半，始終之候早晏也。三之氣始於七十六刻，終於六十二刻半者，司天少陰熱政布，相應地南方相火治令，而同主夏至前後六十日八十七刻半，始終之候早晏也。四之氣，始於六十二刻六分，終於五十刻者，司天左間濕氣盛，相應地西南土氣治令，而同主秋分前六十日八十七刻半，始終之候早晏也。五之氣，始於五十一刻，終於三十七刻半者，在泉右間火氣盛，相應地西北金氣治令，而同主秋分後六十日八十七刻半，始終之候早晏也。終之氣，始於三十七刻六分，終於二十五刻者，在泉陽明燥氣盛，相應地北方水氣治令，而同主冬至前後六十日八十七刻半，始終之候早晏也。天地之氣，在甲子歲六步，始終之候早晏，餘歲同例推之也。歲候者，帝因步候而問及歲候也。蓋天地於一歲之政，天氣之司天在上者，共主一歲，地氣之主運者，居中配之，凡二氣之候，同其始終於一歲也。日行一歲，日行一週天也。氣始於一刻者，甲子歲司天，少陰熱氣在泉，陽明燥氣中運大宮土氣之候，始同治其歲也。日行二週，天氣始於二十六刻者，乙丑歲司天，太陰濕氣在泉，太陽寒氣中運少商金氣之候，始同治其歲也。日行三週天氣始於三十一刻者，丙寅歲司天，少陰火氣在泉，厥陰風氣中運太羽水氣之候，始同治其歲也。日行四周天氣始於七十六刻者，丁卯歲司天，陽明燥氣在泉，少陰熱氣中運少角水氣之候，始同治其歲也。此天地之氣，在初紀四歲始終之候，餘紀同例推之也。用者，用前歲步始終之候，求天地之氣也。言天者求之本，言地者求之用，言人者求之氣交者，言用前歲步始終之候也。言求天氣者，則求風寒暑濕燥火之本氣，其標與中氣不必求之也。言求地氣者，則求木火土金水火之位氣，其下承之氣不必求之也。言求人氣者，則求氣交中所應見之氣，其不應見者不必求之也。就甲子歲初之氣言之，則言求天氣者，求司天之熱，在泉之燥，泉左間之寒也。言求地氣者，求中運之土，本部之木也。言求人氣者，則求氣交所應見者，或熱或燥，或寒或土或木，五者之氣爲常，非是五者，皆勝復之邪變也。氣交者，天地二氣之交接，以人之身半天樞爲界。天樞之上，至司天之位屬天氣主之；天樞之下，至在泉之位屬地氣主之。天地二氣，於天樞交接之界分，屬人氣之所從，萬物之所由，故曰氣交也。凡此天地始終之候，亘古不易之體也。

初凡三十度有奇，中氣同法者，求氣有初中之法也。言每步六十日八十七刻半，其前三十日有奇則爲初氣而月屬陽，主天樞已下之氣皆升，後三十日有奇，則爲中氣而月屬陰，主天樞已上之氣皆降。以甲子天歲之氣言之，天樞已下者，謂在泉燥氣，泉左間寒氣，中運土氣，本部水氣，皆上升也。天樞已上者，謂司天熱氣下降也。升已而降，降者流地，降已而升，升者騰天，故高下相召，升降相隨，而氤氲錯雜，勝侮相乘，而定變常化於氣交而作勝復也。蓋天地之氣，各皆均平，則於升降之間，各守界分，而應歲步本位始終之常化。其有盈虚多少，則盈而同類多者勝，勝則越出歲步之本位，虚而同類少者侮，侮則爲非歲步本位之氣，氣乘來勝，故常化變而勝復作矣。皆天地升降之氣，隨時變化之用也。曰天之陰陽六節，惟司天在泉二節，統盛一歲，餘四節獨盛一步者，何也？曰司天在泉二節，正當天地之中，其升降常在中國相持，故統盛一歲，餘四節各居四方，其升降不在中國，惟治令一方所居之氣，隨春令西行，夏令北行，秋令東行，冬令南行，入歸中國盛之，故此四節各隨四時之令，獨盛一步也。若夫勝復作而出位變常者，雖不居治令之力，亦入中國往復也。曰天氣以風暑濕火燥寒爲序，而濕居火前；地氣以木火土金水爲序，而土居火後。夫濕土一氣，其位不同何也？曰，在天爲氣，故天以三陰三陽之氣多少爲序；在地成形，故地以五行之形相生爲序。其以氣之多少爲序者，從少漸多，則陰之序始厥陰，厥陰者，一陰也；次少陰，少陰者，二陰也；終太陰，太陰者，三陰也。陽之序始少陽，少陽者，一陽也；次陽明，陽明者，二陽也；終太陽，太陽者，三陽也。此則天氣以陰陽之多少爲序，而濕居火前也。其以形之相生爲序者，生生不已，則其氣始於木初之氣，木生火，故君火爲二之氣，相火爲三之氣；火生土，故土爲四之氣；土生金，故金爲五之氣；金生水，故水爲終之氣而復生木。此則地氣以五行之相生爲序，而土居火後也。王太僕以少陽次太陽，陳無擇以濕土生相火，皆昧經旨也。

張志聰曰：此論加臨之六氣，與主時之氣相應，而各有不同也。五行者，謂厥陰風木主初氣，君相二火主二氣、三氣，太陰濕土主四氣，陽明燥金主五氣，太陽寒水主六氣，此主時之五行，守定位而不移者也。如加臨之六氣，應主時之五行，則更變不同矣。位有終始者，謂主時之六位，始於厥陰，終於太陽，有一定之本位也。氣有初中者，謂加臨之六氣，始於地之初氣，而終於天之中氣也。上下不同者，謂客氣加於上，主氣主於下，應各不同，是以求之亦異也。天干之氣始於甲，地支之氣始於子，子甲相合而歲立矣。先立其歲以候其時，則加臨之六氣，可與之相期而定矣。其歲者，謂其一歲之中，有加臨之六氣也。始終者，始於一刻，終於八十七刻半也。早晏者，如卯子辰歲，天氣始於一刻，氣之早也。如寅未亥歲，天氣始於七十六刻，氣之晏也。天數者，以一歲之日數，應周天之三百六十五度四分度之一也。初之氣，始於寅正朔日子初之水下一刻，終於六十日零八十七刻半。六氣共計三百六十日零五百二十五刻，是三百六十五日零二十五刻，此初之六氣應天之數也。乙丑歲初之氣，始於甲子歲三百六十六日之二十六刻，終於六十一日之一十二刻半，計六十日零八十一刻半，六氣共計三百六十五日零二十五刻，所謂六氣之二，以應天之數也。丙寅歲初之氣，始於前二歲七百三十一日之五十一刻，終之氣，終於一千九十六日之七十五刻，計三百六十五日零二十五刻，所謂三歲之六氣也。丁卯歲初之氣，始於一千九十六日之七十五刻，終於一千四百六十一日之水下百刻，是每年各三百六十五日零二十五刻，四年共計一千四百六十日，又積盈百刻而成一日也。每年計朔虚六日，氣盈五日零二十五刻，二十歲中之氣盈朔虚，其積餘二百二十五日，是以三歲一閏，五歲再閏，十有九歲七閏，而除三日之有奇也。此論六氣之紀步也。復論一歲之氣，以應周天之數焉。周天三百六十五度四分度之一日，一日遶地一周而過一度，每歲計三百六十五日零二十五刻，是日行一歲一周天，而復行於再周，四歲共積盈百刻而爲一紀也。若天數之與地支會同，是以四歲而爲一紀，寅午戌歲皆主日行三周；天氣始於五十一刻，卯未亥歲皆主日行四周；天氣始於七十六刻，辰申子歲皆主日行一周；天氣始於一刻，巳酉丑歲皆主日行二周；天數始於二十六刻，四會而地支已周，終而復始。用者，陰陽升降之爲用也。本者，天以風寒暑濕燥火之六氣爲本。位者，三陰三陽之步位也。氣交者，天地陰陽之氣，上下出入之相交也。上下之位，天地定位也。天樞之上下者，天包乎地，地居天之中也。人與萬物生於天地氣交之中，人氣從之而生長壯老已，萬物由之而生長化收藏也。夫歲半之前，天氣主之，而司天之初氣，又始於地之左；歲半之後，地氣主之，而在泉之初氣，又始於天之右，是上下之相交也。而一氣之内，又有初中之分，有奇者，各主三十日零四十三刻七分五釐，地主初氣，天主中氣，是一氣之中，而又有天地陰陽之交會，故曰陰中有陽，陽中有陰。夫以司天在泉之氣，皆始於地之初氣，而終於天之中氣，故曰，初者地氣也。又司天之氣，始於地之左，而地中有天；在泉之氣，始於司天之右，而天中有地，皆氣交之妙用也。天氣主降，然由升而降，是所降之氣，從地之升；地氣主升，然由降而升，是所升之氣，從天之降，此天地更用之妙也。天氣流於地，地氣騰於天，高天下地之氣，交相感召，因升而降，因降而升，升降相因，而變化作矣。

帝曰：善。寒濕相遘，燥熱相臨，風火相值，其有間乎？岐伯曰：氣有勝復，勝復之作，有德有化，有用有變，變則邪氣居之。帝曰：何謂邪乎？岐伯曰：夫物之生從於化，物之極由乎變，變化之相薄，成敗之所由也。故氣有往復，用有遲速，四者之有，而化而變，風之來也。帝曰：遲速往復，風所由生，而化而變，故因盛衰之變耳。成敗倚伏遊乎中，何也？岐伯曰：成敗倚伏生乎動，動而不已則變作矣。帝曰：有期乎？岐伯曰：不生不化，静之期也。帝曰：不生化乎？岐伯曰：出入廢則神機化滅，升降息則氣立孤危。故非出入則無以生長壯老已，非升降則無以生長化收藏，是以升降出入，無器不有。故器者生化之宇，器散則分之，生化息矣。故無不出入，無不升降，化有小大，期有近遠，四者之有，而貴常守，反常則災害至矣。故曰，無形無患，此之謂也。帝曰：善。有不生不化乎？岐伯曰：悉乎哉問也！與道合同，惟真人也。帝曰：善。問，去聲。

王冰曰：撫掌成聲，沃火生沸，物之交合，象出其間，萬類交合，亦由是矣。天地交合，則八風鼓坼，六氣交馳於其間，故氣不能止者，反成邪氣。天地勝復，時寒暑燥濕風火六氣，互爲邪也。夫氣之有生化也，不見其形，不知其情，莫測其所起，莫究其所止，而萬物自生自化，近成無極，是謂天和。見其象，彰其動，震烈剛暴，飄泊驟卒，拉堅摧殘，摺折鼓慄，是謂邪氣，故物之生也静而化成，其毁也躁而變革，是以生從於化，極由乎變，變化不息，此成敗之由來也。天地易位，寒暑移方，水火易處，當動用時，氣之遲速往復故不常在，雖不可究識意端，然微甚之用，而爲化爲變，風所由來也。人氣不勝，因而感之，故病生焉。若倚伏者，禍福之萌也。有禍者，福之所倚也。有福者，禍之所伏也。由是故禍福互爲倚伏。物盛則衰，樂極則哀。是福之極，故爲禍所倚。否極之泰，未濟之濟，是禍之極，故爲福所伏。故吉凶成敗，自然之理。彼動静之理，氣有常運，其微也爲物之化，其甚也爲物之變。化流於物，故物得之以生；變行於物，故物得之以死。由是成敗倚伏，生於動之微甚遲速爾。豈惟氣獨有是哉？人在氣中，養生之道，進退之用，皆然也。期者，言人之期，可見者二，天地之期不可見也。夫二可見者，一曰生之終也，二曰變易與土同體。然後捨小生化，歸於大化，以死後猶變化未已，故可見者二。天地終極，人壽有分，長短不相及，故人見之者鮮矣。不生化，言亦有不生不化者乎？出入謂喘息，升降謂化氣也。夫毛羽倮鱗介，及飛走跂行，皆生氣根於身中，以神爲動静之主，故曰神機。然金玉土石，鎔埏草木，皆生氣根於外，假氣以成立主持，故曰氣立。故無出入升降之四者，則神機與氣立皆絶也。夫因氣以成形者，假出入息以爲化主，因物以全質者，本陰陽升降之氣以作生源，若非此道，則無能致生者也。故包藏生氣者，皆謂生化之器，觸物然矣。夫竅横者，皆有出入去來之氣；竅豎者，皆有陰陽升降之氣往復於中。何以明之？則壁窻户牖兩面伺之，皆承來氣衝擊於人，是則出入氣也。夫陽升則井寒，陰升則水煖，以物投井，及葉墜空中，翩翩不疾，皆升降所碍也。虚管既滿，捻上懸之，水固不泄，爲無升氣而不能降也。空瓶小口，頓溉不入，爲氣不出而不能入也。由是觀之，升無所不降，降無所不升；無出則不入，無入則不出。夫羣品之中，皆出入升降，不失常守，而云非化者，未之有也。有失無失，有情無情，去出入、已升降而云存者，未之有也。故曰，升降出入，無器不有。器，謂天地及諸身也。宇，謂屋宇也。以其身形包藏腑臟，受納神靈，與天地同，故皆名器也。諸身者，小生化之器宇；太虚者，廣生化之器宇也。生化之器，自有小大，無不散也。夫小大器皆生有涯，分散有遠近也。故真生假立，形器者無不有升降。近者不見遠，謂遠者無涯，遠者無常，見近而嘆其有涯矣。既近遠不同期，合散殊時節，即有無交竟，異見常乖，及至分散之時，則近遠同歸於一變也。四者，謂出入升降，有出入升降則爲常守。有出無入，有入無出，有升無降，有降無升，則非生之氣也。若非胎息道成，居常而生，則未之有屏出入息，泯升降氣而能存其生化者，故貴常守。然出入升降生化之元主，故不可無之，若反常之道，則神去其室，生化微絶，非災害而何哉？夫喜於遂，悦於色，畏於難，懼於禍，外惡風寒暑濕，内繁饑飽愛慾，皆以形無所隱，故常嬰患累於人間也。不生不化，言人有逃陰陽，免生化，而不生不化，無始無終，同太虚自然也。夫惟真人與道合一耳。

馬蒔曰：帝問其有間乎者，蓋承上文天地初中升降之義，而問寒暑燥熱風火等氣，其於升降相遘相臨相值之交接處，有空隙之間乎否也？伯言氣有勝復者，言天地相遘相臨相值者，凡五氣有盈虚多少，常於升降之交接處，强弱侵陵，乘勢勝復，無空隙之間也。故其勝復之作於升降交接處，有爲敷和、彰顯、溽蒸、清潔、淒滄之德者，有爲生榮、蕃茂、豐備、緊斂、清謐之化者，有爲曲直、燔爍、高下、散落、沃衍之用者，有爲摧拉、炎燥、淫潰、肅殺、凝冽之變者，惟變則邪氣居之，於人爲病死也。帝問何爲邪乎？言何故而變爲邪也。伯言物之生從於化，物之極由乎變者，言變化二氣，猶陰陽晝夜之相反，而物之生從化，極由變，故變之於化更相薄物，則化者成之所由而爲正氣，變者敗之所由而爲邪氣。是故謂變爲邪也。氣有往復，用有遲速者，言變化之氣皆有往復，其往復之用，皆有遲速也。如後篇氣交變大論所謂春有鳴條律暢之化，則秋有霧露清涼之政者，是其化氣往復之類是也。冬有慘悽殘賊之勝，則夏有炎暑燔爍之復者，是變化往復之類，又皆其往復之用遲者也。所謂少陰所至爲太暄寒，陽明所至爲散落温者，是其往復之用速者也。凡變化必有此往復遲速四者播扇，然後化之正風，變之邪風，始來薄人也。成敗倚伏遊於中，即冬傷於寒，春必病温，春傷於風，夏必飧泄，及仲景所謂伏氣伏寒之類是也。帝問遲速往復播扇，風所由生而化而變，故因運氣盛衰之變，而常然生風者耳。人感其風以爲成敗者，則倚伏遊行於中，不於當時隨感而發作者何也？伯言成敗倚伏生於動，動而不已則變作者，倚伏之義始明矣。所謂傷寒屬内傷十居八九者，蓋言成敗倚伏遊於中者，皆生於人之所動，人動有節而自養，則其氣和，而所感者亦化，氣之和來居，以爲成身之生氣倚伏遊於中焉。人動無節而煩勞，則其氣乖，而所感者亦化氣之乖來居，以爲敗身之病根倚伏遊於中焉。至於動而不已，煩勞無休，而重感變氣以啓之，然後舊之倚伏者，始發而變作矣。有期乎者，兼動静而問，但生化以動爲期，不生化以静爲期。上已言成敗倚伏生於動，故此但言静之爲期而死耳。期者，變作之期也。言變動而不以之動作也。不生不化，静之爲期而列矣。故曰不生不化，静之期也。故動物静，則以口鼻出入之息廢，而神機化滅爲期，植物静，則以根柯升降之化已，而氣立孤危爲期也。故動物非息出入，則無以生長壯老已，植物非化升降，則無以生長化收藏，是以升降出入，無器不有。故動植之器，乃化生之宅宇，氣散則出入升降各相離分，而生化息矣。器，謂天地及諸身也。宇，謂屋宇也。以其身形包藏腑臟與天地同，故皆名器。諸身者，小生化之氣宇，太虛者，廣生化之氣宇也。夫無不出入，無不升降，化有小大，自蠢動之微，至天地之廣，期有遠近，自蜉蝣之朝生暮滅至聃彭之壽年千百，凡此出入升降四者，何物不有，而貴常守，否則災害至矣。故曰無形無患者，蓋言動而不已則變作，人能忘形而常守出入升降之氣，不至煩勞，則自無化滅之患。正此四者之有而貴常守，反常則災害至之謂也。帝又問人之陰陽免生化而不生不化者乎？伯言真人與道爲一，生化與天地同久，而不假於生化也。

張志聰曰：此論六氣臨御於天地上下之間，有勝復之作，有德化之常，有災眚之變，人與萬物生於天地氣交之中，莫不由陰陽出入之變化，而爲之生長壯老已。能出於天地之外，而不爲造化之所終始者，其唯真人乎！遘，謂六氣之遇合。臨，謂六氣之加臨。值，謂六氣之直歲。勝復，淫勝鬱復也。德化者，氣之祥。用者，體之動。變者，復之紀。邪者，變易之氣也。五常政大論曰：氣始而生化，氣終而象變。是以生長收藏，物之成也。災眚變易，物之敗也。故人與萬物生長於陰陽變化之内，而成敗倚伏於其中。氣有往復，謂天地之氣有升有降也。用有遲速，謂陰陽出入有遲有速也。風者，天地之動氣，能生長萬物，而亦能害萬物者也。動者，升降出入之不息也。萬物之成敗，由陰陽之變化，是以成敗之機，倚伏於變化之中，如不生不化，静而後已，蓋言天地之氣，動而不息者也。不生化，言有不生不化之期乎？夫天地開闔而未有不運動生化者也。出入，闔闢也。機，樞機也。神機者，陰陽不測之變化也。夫闔闢猶户扇，樞即轉樞，蓋舍樞則不能闔闢，舍闔闢則無從轉樞，是以出入廢則神機之化滅矣。升降，寒暑之往來也。夫陰陽升降，皆出乎地，天包乎地之外，是以升降息，在外之氣孤危，孤則不生矣。《下經》曰，根於外者，命曰氣立，氣止則化絶；根於中者，命曰神機，神去則機息也。已，死也。生長壯老已，指動物而言。生長化收藏，指植物而言。凡有形者謂之器，言人與萬物生於天地氣交之中，有生長壯老已，皆由乎升降出入之氣化，是以無器不有此升降出入也。凡有形之物，無不感此天地四方之氣，而生而化，故器者，乃生化之宇，器敗則陽歸於天，陰歸於地，而生化息矣。故萬物無不有此升降出入，亦由成敗而後已。然天地之氣化動静，又有小大近遠之分，如朝菌不知晦朔，蟪蛄不知春秋，此化之小者也。靈蓂大椿，以千百歲爲春，千百歲爲秋，此化之大者也。夫天地之氣，陽動陰静，晝動夜静，此期之近者也。天開於子，地闢於丑，天地開闢，動而不息，至戌亥而復，天地渾元静而不動，此期之遠者也。而人生於天地之間，有此升降出入之氣，而貴常守此形，常懷憂患，如反常則災害並至。故曰無形無患，謂能出於天地之間，脱履形骸之外，而後能無患也。然生於天地之間，而不爲造化之所囿者，其惟真人乎！真人者，提挈天地，把握陰陽，壽敝天地之外，而無有終時，是不與天地之同動静者也。

古今圖書集成醫部全録卷三十四

黄帝素問

氣交變大論篇第六十九

馬蒔曰：此篇專明氣交之變，乃五運太過不及，德化政令常變勝復爲病之事，故名篇。

黄帝問曰：五運更治，上應天期。陰陽往復，寒暑迎隨。真邪相薄，内外分離。六經波蕩，五氣傾移。太過不及，專勝兼並。願言其始，而有常名。可得聞乎？岐伯稽首再拜，對曰：昭乎哉問也！是明道也！此上帝所貴，先師傳之，臣雖不敏，往聞其旨。帝曰：余聞得其人不教，是謂失道，傳非其人，慢泄天寶。余誠菲德，未足以受至道，然而衆子哀其不終，願夫子保於無窮，流於無極，余司其事，則而行之，奈何？岐伯曰：請遂言之也。《上經》曰，夫道者，上知天文，下知地理，中知人事，可以長久，此之謂也。帝曰：何謂也？岐伯曰：本氣位也。位天者，天文也；位地者，地理也；通於人氣之變化者，人事也。故太過者先天，不及者後天，所謂治化而人應之也。

王冰曰：期，三百六十五日四分日之一也。專勝，謂五運主歲太過也。兼並，謂主歲之不及也。常名，謂布化於太虚，人身參應病之形診也。至道者，非傳之難，非知之艱、行之難，聖人愍念蒼生，同居永壽，故屈身降志，請受於天師，太上貴德，故後己先人，苟非其人，則道無虚授。黄帝欲仁慈惠遠，博愛流行，尊道下身，拯乎黎庶，乃曰，余司其事，則而行之。夫道者，大無不包，細無不入，故天文地理人事，咸通三陰三陽，司天司地，以表定陰陽生化之紀，是謂位天位地也。五運居中，司人氣之變化，故曰通於人氣。先天後天，謂生化氣之變化所主時也。

馬蒔曰：此帝欲聞道，而伯以運氣即道告之也。五運更治，上應天期者，即六節臟象論、天元紀大論皆云，五運相襲，而皆治之，終期之日，周而復始也。陰陽往復，寒暑迎隨，即天元紀大論云，有餘而往，不足隨之，不足而往，有餘從之，知迎知隨，氣可與期也。真邪者，真氣邪氣也。内外者，表裏也。六經者，手足各有六經也。專勝，謂五運主歲太過也。兼並，謂主歲不及也。位天位地者，謂三陰三陽司天司地也。五運居中，司人氣之變化，故曰通於人氣也。先天後天，謂生化氣之變化所主時也。太過歲化先時而至，不及歲化後時而至也。

張志聰曰：上應天期者，每運主期年之三百六十五日，上應週天之三百六十五度也。迎隨，往來也。真邪相薄者，有德化之祥，有變易之氣也。六經，三陰三陽之六經；五氣，五臟之氣也。此言民感勝復之氣而爲病也。專勝兼並者，太過不及之歲所勝之氣，專勝有勝復之氣。兼並如委和之紀，是謂勝生，其果棗李，其穀稷稻，其味酸辛，其色白蒼，其畜犬雞，其音角商是也。始者，天氣始於甲，地氣始於子，子甲相合而歲運立矣。無極者，大聖之業。事者，陰陽通變之事。《上經》謂上世先師所傳之經，能知天地人三才之道，可通於無窮，究於無極也。氣位者，五運六氣各有司天紀地，主歲主時之定位也。位天者，在天之呈象；位地者，地理之應六節也。人居天地氣交之中，隨四時陰陽之變化者，人事也。故運氣之太過者，先天時而至；歲運之不及者，四時之氣，後天時而至，此歲運之變化而人應之也。如蒼黅丹素元，天之象也。風寒暑濕燥火，天之氣也。

帝曰：五運之化，太過何如？岐伯曰：歲木太過，風氣流行，脾土受邪，民病飧泄，食減體重，煩寃腸鳴，腹支滿，上應歲星。甚則忽忽善怒，眩冒巔疾。化氣不政，生氣獨治，雲物飛動，草木不寧，甚而摇落，反脅痛而吐甚，衝陽絶者，死不治，上應太白星。歲火太過，炎暑流行，金肺受邪，民病瘧，少氣，欬喘血溢，血泄注下，嗌燥，耳聾，中熱，肩背熱，上應熒惑星。甚則胷中痛，脅支滿，脅痛，膺背肩胛間痛，兩臂内痛，身熱骨痛，而爲浸淫。收氣不行，長氣獨明，雨水霜寒，上應辰星。上臨少陰少陽，火燔焫，水泉涸，物焦槁，病反譫妄狂越，欬喘息鳴，下甚血溢泄不已，太淵絶者死不治，上應熒惑星。歲土太過，雨濕流行，腎水受邪，民病腹痛，清厥，意不樂，體重煩寃，上應鎮星。甚則肌肉萎，足萎不收，行善瘈，脚下痛，飲發，中滿，食減，四肢不舉。變生得位，藏氣伏，化氣獨治之，泉涌河衍，涸澤生魚，風雨大至，土崩潰，鱗見於陸，病腹滿溏泄，腸鳴反下，甚而太谿絶者，死不治，上應歲星。歲金太過，燥氣流行，肝木受邪，民病兩脅下少腹痛，目赤痛，眥瘍，耳無所聞；肅殺而甚，則體重煩冤，胷痛引背，兩脅滿，且痛引少腹，上應太白星。甚則喘，欬逆氣，肩背痛，尻陰股膝髀腨䯒足皆病，上應熒惑星。收氣峻，生氣下，草木斂，蒼乾凋隕，病反暴痛胠脅，不可反側，欬逆甚而血溢，太衝絶者死不治，上應太白星。歲水太過，寒氣流行，邪害心火，民病身熱，煩心，躁悸，陰厥，上下中寒，譫妄，心痛，寒氣早至，上應辰星。甚則腹大脛腫，喘欬，寢汗出，憎風，大雨至，埃霧朦鬱，上應鎮星。上臨太陽，雨冰雪霜不時降，濕氣變物，病反腹滿，腸鳴，溏泄，食不化，渴而妄冒，神門絶者死不治，上應熒惑、辰星。

王冰曰：太過謂歲氣有餘，木餘則土氣卑屈，故飧泄食不化而下出也。脾虚故食減體重，煩冤腸鳴，腹支滿也。歲木氣太盛，歲星光明，逆守星屬，分皆災也。忽忽善怒，眩冒巔疾者，凌犯太甚，遇於金故自病也。木餘土抑，故不能布政於萬物。生氣，木氣也，太過故獨治而生化。風不務德，非分而動，則太虚之中，雲物飛動，草木不寧，動而不止，金則勝之，故甚則草木摇落也。脅反痛，木乘土也。衝陽，胃脈也。木氣勝而土氣乃絶，故死也。金復而太白逆守屬星者，危也。其災之發害於東方，人之内應，則先害於脾，後傷肝也。此諸壬歲也。少氣，謂氣少不足以息也。血泄，謂血利便血也。血溢，謂血上出於七竅也。注下，謂水利也。中熱，謂胷心之中也。背爲胷中之腑，肩接近之，故胷心中及肩背熱也。火氣太盛，則熒惑光芒，逆臨宿屬，分皆災也。身熱骨痛浸淫者，火無德令，縱熱害金，水爲復讎，故火自病。金氣退避，火氣獨行，水氣折之，故雨零冰雹，及遍降霜寒而殺物也。水復於火，天象應之，辰星逆凌，乃露災於物也。戊午戊子歲，少陰上臨，戊寅戊申歲，少陽上臨，是謂天符之歲。太淵，肺脈也。火勝而金絶，故死。火旣太過，又火熱上臨，兩火相合，故形斯候。熒惑逆犯，宿屬皆危，此諸戊歲也。清厥，謂足逆冷也。意不樂，如有隱憂。土來刑水，天象應之，鎮星逆犯宿屬，則災。脾主肌肉，外應四肢，其脈起於足中指之端，循核骨内側，斜出絡跗，故病肉痿、足不收、行善瘈、足下痛等證也。得位，謂季月也。化氣太過，故水臟伏匿，而化氣獨治。土勝木復，故風雨大至，水泉涌，河渠溢，乾澤生魚。濕旣盛矣，風又鼓之，故土崩潰。土崩潰謂垣頽岸仆，山落地入也。河溢泉涌，枯澤水滋，鱗物豐盛，故見于陸地也。太谿，腎脈也。土勝而水絶，故死。木來折土，天象逆臨，加其宿屬，正可憂也。此諸甲歲也。兩脅，謂乳下兩旁也。少腹，謂齊下兩旁髎骨内也。目赤，謂白睛色赤。痛，謂滲痛。眥，謂四際瞼睫之本。金氣已過，肅殺又甚，木氣内畏，感而病生。金盛應天，太白明大，加臨宿屬，心受災害，喘欬、逆氣、肩背痛等病，火氣復之自生病也。天象示應在熒惑，逆加守宿屬則可憂也。金氣峻虐，木氣被刑，火未來復，則欬逆甚而血溢也。斂，謂已生枝葉，斂附其身也。太衝，肝脈也。金勝而木絶故死。當是之候，太白應之，逆守星屬，病皆危也。此諸庚歲也。悸，心跳動也。譫亂語妄，妄見聞也。天氣水盛，辰星瑩明，加其宿屬，災乃至。水盛不已，爲土所乘，故彰前候。埃霧朦鬱，土之氣，腎之脈，從足下上行入腹，從腎上貫肝鬲，入肺中，循喉嚨，故腹大脛腫喘欬也。腎爲陰，故寢則汗出而憎風。夫土氣勝，折水之强，故鎮星明盛，以昭其應。丙辰丙戌歲，太陽上臨，是謂天符之歲，寒氣太甚，故雨化爲冰雪，雨冰則雹也。霜不時降，彰其寒也。土復其水，則大雨霖霪，濕氣内深，故物皆濕變。神門，心脈也。水勝而火絶，故死。水盛太甚，則熒惑減曜，辰星瑩明，加以逆守宿屬，則危亡也。此諸丙歲也。

馬蒔曰：此即五運之歲氣太過者，而各詳其民病物變星應之異也。太過者，歲氣有餘也。惟歲之木氣太過，則風氣流行，而木來剋土，脾受木邪，故民病有爲飧泄者，脾虚不能化食也；爲食減者，脾虚不能進食也；爲體重者，脾主肉，脾不運水，故體重也；爲煩冤者，脾脈從胃別上膈注心中也；爲腸鳴者，中氣不足，腸爲之苦鳴也；爲腹支滿者，脾虚則腹滿、腸鳴、飧泄、食不化也。木之精氣，上爲歲星，故上與歲星而相應也。甚則木邪有餘，肝氣太過，忽忽然不時多怒，眩冒而頂巔沉重，正以肝脈隨督脈會於巔也。化氣者，土氣也。生氣者，水氣也。水餘土抑，故化氣不能布政於萬物，而水氣太過，故生氣獨治而生化。風不務德，非分而動，則太虚之中，雲物飛動，草木不寧，動而不止，金則勝之，故甚則草木摇落也。爲民病者，在脅則痛，蓋肝脈貫鬲布脅肋也。在胃則吐，水來侮土，而胃氣不足也。衝陽，係足陽明胃經穴，在足跗上五寸，去陷骨上三寸骨間動脈，《傷寒論》謂之趺陽脈。其脈絶者，胃氣絶也，故死不治。金星爲太白而來復之，則肝受災矣，故亦上應于太白星也。歲之火氣太過，則炎暑流行，而火來尅金，肺受火邪，故民病有爲瘧，爲少氣，爲欬喘，爲血溢，爲血泄，爲注下，爲嗌燥，爲耳聾，爲中熱，爲肩背熱。火之精氣爲熒惑星，故上應熒惑星也。甚則火邪有餘，心氣太過，爲胷中痛，脅支滿，脅痛，凡膺背肩胛間兩臂皆痛，正以手少陰心經之脈支别者，循胷出脅，直行者，從心系却上肺，下出腋下，下循臑内後廉下肘，内循臂内後廉，抵掌後鋭骨之端，故諸病有如是也。又爲身熱骨痛，又爲浸淫，蓋火有餘則身熱，水不勝火故骨痛，其痛流布於遍身，故爲浸淫也。收氣者，金氣也。長氣者，火氣也。火盛金衰，所以收氣不行，而長氣獨明。然火氣獨行，而金之子水，乃往折之，故有雨水霜寒也。水精之氣，上爲辰星，故上應辰星也。且戊爲太過之火，而上臨少陰爲戊子、戊午，或臨少陽爲戊寅、戊申，名曰天符，其火當燔焫，其水泉當涸，其物當焦槁，其在民病上而火盛，則爲譫妄狂越，爲欬喘，爲息鳴，下而火盛，則血之溢泄不已，皆火盛金衰之病耳。太淵係手太陰肺經穴，在掌後陷中，脈會於此，其脈絶者，肺氣絶也，故死不治，其星仍應在熒惑也。歲之土氣太過，則濕氣流行，而土來剋水，腎水受邪，故民病有爲大小腹痛，爲清厥，爲意不樂，爲體重，爲煩冤。土之精上爲鎮星，故上應於鎮星也。甚則土邪有餘，脾經爲病，爲肌肉萎，爲足萎不收，爲行善瘈，爲脚下痛，爲水飲發，爲中滿，爲飲食減少，爲四肢不舉，正以足太陰脾經之脈，起於足大指之端，循指內側上內踝前廉，上腨後循胻上膝股內前廉，入腹屬脾絡胃，故諸病有如是也。此皆變之生於得位者，謂土旺時月也。藏氣者，水氣也。化氣者，土氣也。土盛水衰，所以藏氣隱伏，而化氣獨治。然土氣獨行，而水之子爲木者，風氣折之，故風雨大至，泉涌河衍，涸澤生魚，土隨崩潰，鱗見於陸也。其在民病，又爲腹滿，爲溏泄，爲腸鳴反下，皆脾病耳。太谿足少陰腎經穴，在足內踝後骨上動脈陷中，甚至其脈絶者，是腎氣絶也，故死不治。歲星屬木，歲星來現，則脾必受刑，其應在歲星也。以土不務德，木來折之耳。歲之金氣太過，則燥氣流行，而金來剋木，肝受木邪，故民病有爲兩脅下少腹痛，爲目赤痛，爲目眥生瘡瘍，爲耳無所聞，至於肅殺，甚則爲體重，爲煩冤，爲胷痛引背，爲兩脅滿，爲痛引少腹，正以肝脈起於足大指叢毛，上循足跗上廉上內踝上膕內廉，入毛中，過陰器，抵少腹，上貫膈布脅肋，循喉嚨入頏顙，連目系，上出額，與督脈會於巔。足少陽膽經之脈，其支者從耳後入耳中，出走耳前，至目鋭眥，故諸病有如是，其應當在太白星也。甚則金邪有餘，肺氣太過，爲喘欬逆氣，爲肩背痛，爲尻陰股膝髀腨胻足皆痛，正以金虛不能生水，遂使腎經亦病。蓋足少陰腎經之脈，起於足小指之下，斜趨足心，循內踝上腨內出膕內廉上股內，故病如是也。惟金氣太過，而火氣折之，其應當在熒惑星也。收氣者，金氣也。生氣者，木氣也。金氣太過，故收氣峻；而金來剋木，故生氣下。凡草木之類，皆斂之而爲蒼乾凋隕也。至於民病，有爲暴痛，爲胠脅不可反側者，肝病也。有爲欬逆太甚而血溢者，肺病也。太衝係足厥陰肝經穴，在足大指本節後二寸動脈應手，其脈絶者，肝氣絶也，故死不治。惟金盛木衰，其應當在太白星也。歲之水氣太過，則寒氣流行，而水來剋火，心受水邪，故民病有爲身熱，爲煩心，爲躁爲悸，爲陰厥，爲上下中之皆寒，爲譫妄，爲心痛者，皆心病也。其寒氣當早至，水精之氣，上爲辰星，其應在於辰星也。甚則水邪有餘，腎經爲病，爲腹大，爲脛腫，爲喘欬，正以腎脈之所過，故病如是。腎爲陰，故寢則汗出而憎風也。然歲水太過，則藏氣乃盛，長氣失政，故大雨時至，而水氣洪盛也。水盛不已，爲土所乘，故爲埃霧朦郁者，土之氣也。惟土氣折水之强，其上應者，當在鎮星，水勝土復也。且丙爲太過之水，而丙辰、丙戌太羽，上臨太陽，名曰天符，其雨冰雪霜，不時下降，其水濕之氣，變乎物類，及爲民病者，爲腹滿、腸鳴、溏泄、食不化，此皆長夏之候，脾氣虚也。水來剋火，故心失其職，當爲渴而妄冒。神門係手少陰心經穴，在掌後鋭骨端陷中，其脈絶者，心氣絶也，故死不治。其上應之星，當爲熒惑與辰星也。火爲水剋，故熒惑見；土來復水，故辰星見。

張志聰曰：歲木太過，則制勝其土，而爲脾病，飧泄、食減、腸鳴、腹滿，皆脾土之病。脾主肌肉四肢，故體重煩冤者，土傷則不能制水，水氣上乘於心也。上應歲星，光芒倍大。歲星，木星也。木運太過，諸壬歲也。若善怒、眩冒、巔疾，皆肝之病，此淫勝太過，而木反自傷也。化氣，土氣也，風木太過，是以化氣不能章其政令。生氣木氣也，風勝則動，是以在上之雲物飛動，在下之草木不寧，反脅痛而吐甚者，淫極而反招損也。食氣入胃，散精於肝，肝氣虚逆，故味甚。衝陽，胃脈也。木淫而土氣絶，故爲死證，上應太白星明。太白，金星也。蓋歲運太過，畏星失色，而兼其母，歲木太過，則鎮星失色，而火之熒惑亦無光矣。熒惑失明，故太白得見，而復勝其木，此交相承制，自然之理也。又歲火太過，火勝則剋金，故金肺受邪。痎瘧，暑熱病也。壯火食氣，故少氣。肺受火熱，故喘欬也。肺朝百脈，陽脈傷則血溢於上，陰脈傷則血洩於下也。肺乃水之生源。嗌燥者，火熱爍金也。腎開竅於耳，水源已竭，則腎虚而耳聾矣。中熱者，熱淫於内也。肩背者，肺之俞也。熒惑，火星也。火氣勝，故上應熒惑，光芒倍大，火運太過，諸戊運也。膺胷之内，心主之宫城也。背爲陽，心爲陽中之太陽，故胷中膺背肩胛間痛脅支滿痛、兩臂内痛，手少陰之所行也。身熱骨痛者，火亢而水亦傷也。浸淫，火熱瘡也。此皆心火亢極而自傷也。雨水霜寒，寒水之氣復也。上應辰星當明。辰星，水星也。上臨者，司天之氣。上臨歲運，所謂天符之歲也。戊子、戊午歲，上臨少陰，戊寅、戊申歲，上臨少陽，司天與歲運相合，火氣更甚，故水泉涸而物焦枯也。按諸陽年主太過，故止有戊子、戊午、戊寅、戊申及丙辰、丙戌，有司天上臨，與歲運相合，其餘木金土歲，無上臨也。病反者，火亢極而反自傷也。譫妄狂越，熱極之變證，喘欬息鳴者，火上炎而鑠金也。心主血脈，下甚則迫血下泄而不已也。太淵，肺金之俞穴也。火亢極而金氣已絶，故爲不治之死證，上應熒惑，光芒倍大。熒惑，火星也。夫在地爲土，在天爲濕，故歲土太過，雨濕流行。六元正紀論曰，太陰所至爲雲雨。蓋濕土之氣，上升而爲雲爲雨也。腹痛，謂大腹小腹作痛，乃腎臟之病，土勝而水傷也。藏氣法時論曰，腎病者身重，腎虚者大腹小腹痛。腎爲生氣之原，腎氣受邪，故手足厥逆而冷也。意之所存謂之志，腎藏志，志不舒，故意不樂也。人之行動，借氣呴而血濡，腎乃血氣之生原，故體重煩冤者，水不能濟火也。歲土太過，故上應鎮星增明。鎮星，土星也。土運太過，諸甲歲也。肌肉四肢，脾土之所主也。飲者，脾氣不能轉輸，而爲痰飲、水飲也。中滿食減，土虛而不能主化也。此淫勝太甚，則反虛其本位而自傷也。故於四季月之十八日，土氣得位之時，而反變生此病，然以中土而可類推於他臟，如金病在秋，水病在冬，皆反病在於本位之時也。土勝則制水，是以臟氣伏也。泉涌河衍，涸澤生魚，濕淫太過也。風雨大至，木氣來復也。土崩潰，鱗見於陸，土敗而水泛也。腹滿、溏泄、腸鳴，脾土之虛證也。太谿，腎脈也。反下甚而太谿絶者，土敗而水反下甚也。水泛甚則腎氣絶矣。上應歲星倍明，木反勝也。又歲金太過，燥氣流行，則肝木受病矣。兩脅下，少腹痛，肝病也。肝開竅於目，故目痛眥瘍。肝虛則耳無所聞，臟氣法時論曰，肝病者兩脅下，痛引少腹，虛則目䀮䀮無所見，耳無所聞。體重者，肅殺而甚無生動之氣也。煩冤者，肝氣逆而不舒也。本經曰，腎虛脾虛肝虛，皆令人體重煩冤。玉機真臟論曰，肝脈不及，則令人胷痛引背，下則兩脅支滿。按上節之兩脅下，少腹痛，病肝臟之氣也。下節復言兩脅滿，且痛引少腹者，病肝臟之經脈也。蓋運氣與臟氣相合，是以太過不及之氣，先病臟氣而後及於經脈，與四時所感風寒暑濕之邪，先從皮毛而後入於經脈，從經脈而入於臟腑者之不同也。太白，金星也。金氣勝，故上應太白增光，金運太過，諸庚歲也。肅殺太甚，則金氣自虛，而火氣來復也。喘欬逆氣，肺病也。肺俞在肩背，故肩背痛尻陰股膝髀腨胻皆病者，金氣虛而下及於所生之水臟也。夫金淫太過，則反虛其本位，金虛不能生水，則火無所畏，而得以復之矣。故上應熒惑增光。若收氣峻利，而生氣下伏，是以草木斂而蒼乾凋落矣。暴痛胠脅，不可反側者，肝膽病也。肝脈貫肺中，故欬逆甚。肝主藏血，故血溢也。太衝，肝之俞脈也。金氣强甚，上應太白增光。按上節之所謂燥氣流行，民病兩脅下少腹痛者，謂歲運之太過於歲半以下，故至夏而火氣得以復之。此言收氣峻，病反暴痛胠脅者，復淫勝於歲半以下也。秋冬在金水當令之時，故至太衝脈絶，五運之氣同義。又水運太過，寒氣流行，故邪害心火；寒氣上乘，迫其火氣外炎，故身熱心煩。心悸者，水氣上凌於心也。躁者，火氣不交於陰也。陰氣寒甚，故厥逆於上。上下中寒者，三焦之火衰也。心神不寧，故譫妄也。寒主冬令，此歲氣流行，故寒氣早至。辰星，水星也。水氣太甚，故上應辰星倍明。歲水太過，諸丙歲也。夫水淫甚而自傷，所謂滿招損也。臟氣法時論曰，腎病者，腹大脛腫，喘欬，寢汗出憎風。蓋水邪泛溢，土不能制之，則腹大脛腫，水氣上逆，則喘欬也。太陽之氣，生於水中，而主於膚表，水泛則源竭，太陽之氣，無從資生，表陽虛，故汗出憎風也。大雨至，埃霧朦鬱，水淫而土氣復也。六元正紀論曰，太陰所至爲濕生，終爲注雨。埃霧朦鬱者，土之濕氣上蒸也。土氣復，故上應鎮星倍明。上臨太陽者，寒水司天之氣，加臨於上，乃丙辰丙戌二歲，即天符歲也。寒水交盛，是以雨冰雪霜不時降。冰雪者，寒水之變易也。雨水下降，則土濕而物變，民病腹滿、腸鳴、溏泄、食不化者，皆水泛土敗之證也。脾土不能轉輸其津液，故渴。濕氣冒明，故妄冒也。神門，心脈也。水氣甚强，故上應熒惑失色，辰星倍明。

帝曰：善。其不及何如？岐伯曰：悉乎哉問也！歲木不及，燥乃大行，生氣失應，草木晚榮，肅殺而甚，則剛木辟著，柔萎蒼乾，上應太白星。民病中清，胠脅痛，少腹痛，腸鳴，溏泄，涼雨時至，上應太白星。其穀蒼，上臨陽明，生氣失政，草木再榮，化氣乃急，上應太白、鎮星。其主蒼早。復則炎暑流火，濕性燥，柔脆草木焦槁，下體再生，華實齊化，病寒熱、瘡瘍、疿胗、癰痤，上應熒惑、太白，其穀白堅。白露早降，收殺氣行，寒雨害物，蟲食甘黄。脾土受邪，赤氣後化，心氣晚治，上勝肺金，白氣乃屈，其穀不成，欬而鼽，上應熒惑、太白星。歲火不及，寒乃大行，長政不用，物榮而下，凝慘而甚，則陽氣不化，乃折榮美，上應辰星。民病胷中痛，脅支滿，兩脅痛，膺背肩胛間及兩臂内痛，鬱冒朦昧，心痛暴瘖，胷腹大，脅下與腰背相引而痛，甚則屈不能伸，髖髀如别，上應熒惑、辰星，其穀丹。復則埃鬱大雨，且至黑氣乃辱，病鶩溏腹滿，食飲不下，寒中腸鳴，泄注腹痛，暴攣痿痹，足不任身，上應鎮星、辰星，元穀不成。歲土不及，風迺大行，化氣不令，草木茂榮，飄揚而甚，秀而不實，上應歲星。民病飧泄霍亂，體重腹痛，筋骨繇復，肌肉瞤酸，善怒。藏氣舉事，蟄蟲早附，咸病寒中，上應歲星、鎮星，其穀黅。復則收政嚴峻，名木蒼凋，胷脅暴痛，下引少腹，善太息，蟲食甘黄，氣客於脾，黅穀乃減，民食少失味，蒼穀乃損，上應太白、歲星。上臨厥陰，流水不冰，蟄蟲來見，藏氣不用，白乃不復，上應歲星，民乃康。歲金不及，炎火乃行，生氣乃用，長氣專勝，庶物以茂，燥爍以行，上應熒惑星。民病肩背瞀重，鼽嚏血便注下，收氣乃後，上應太白星，其穀堅芒。復則寒雨暴至，乃零冰雹霜雪殺物，陰厥且格，陽反上行，頭腦户痛，延及腦頂發熱，上應辰星，丹穀不成，民病口瘡，甚則心痛。歲水不及，濕乃大行，長氣反用，其化乃速，暑雨數至，上應鎮星。民病腹滿身重，濡泄，寒瘍流水，腰股痛發，膕腨股膝不便，煩寃，足痿，清厥，足下痛，甚則胕腫。藏氣不政，腎氣不衡，上應辰星，其穀秬。上臨太陰，則大寒數舉，蟄蟲早藏，地積堅冰，陽光不治，民病寒疾於下，甚則腹滿浮腫，上應鎮星，其主黅穀。復則大風暴發，草偃木零，生長不鮮，面色時變，筋骨併闢，肉瞤瘛，目視䀮䀮，物疎璺，肌肉胗發，氣并膈中，痛於心腹，黃氣乃損，其穀不登，上應歲星。疿，音費。繇，音搖。璺，音問。

王冰曰：清涼時至，加之薄寒，是謂燥氣。燥，金氣也。後時謂之失應。天地淒滄，日見朦昧，謂雨非雨，謂晴非晴，人意慘然，氣象凝斂，是爲肅殺甚也。辟著，謂辟著枝莖，乾而不落也。柔萎，謂柔木之葉，青色不變而乾捲也。木氣不及，金氣乘之，太白之明，光芒而照其空也。金氣乘木，肝之病也。乘此氣者，腸中自鳴而溏泄者，即胠脅少腹痛之疾也。微者善之，甚者止之，遇夏之氣，亦自止也。遇秋之氣，而復有之，涼雨時至，謂應時而至也。金土齊化，故涼雨俱行，火氣來復，則夏雨少。金氣勝木，太白臨之，加其宿屬分皆災也。金勝畢歲，火氣不復，則蒼色之穀不成實也。此諸丁歲也。丁卯、丁酉歲，陽明上臨，是謂天刑之歲，金氣承天，下勝於木，故生氣失政，木華晚啓，金氣抑木，故秋夏始榮，結實成熟，化氣急速，故晚成也。金氣勝木，天應同之，故太白之見，光芒明盛。木少金勝，天氣應之，故鎮星太白潤明也。蒼色之物早凋，木少金乘之，故若火氣復金，夏生大熱，故萬物濕性，時變爲燥，流火爍物，故柔脆草木及蔓延之類，皆上乾死而下體再生。若辛熱之草，死不再生也。小熱者死少，大熱者死多。火大復已，土氣間至，則涼雨降，其酸苦甘鹹性寒之物，乃再發生。新開與先結者，齊承化而熟，火復其金，太白減曜，熒惑上應則益光芒，加其宿屬，則皆災。以火反復，故白堅之穀，秀而不實也。陽明上臨，金自用事，故白露早降，寒涼大至，則收殺氣行，以太陽居土濕之位，寒濕相合，故寒雨害物，少於成實，金行伐木，假途於土，子居母內，蟲之象也。故甘物黃物，蟲蠹食之。清氣先勝，熱氣後復，復已乃勝，故火赤之氣後生化也。赤後化謂草木赤華及赤實者，皆後時而再榮秀也。其五臟則心氣晚王，勝於肺，心勝於肺，則金之白氣乃屈退也。金穀，稻也。鼽，鼻中水出也。金爲火勝，天象應同，故太白芒減，熒惑益明也。若歲火不及則木勝，故寒乃大行，長政不用，則物容卑下，火少水盛，天象出見，辰星益明，此諸癸歲也。胷脅痛滿諸病，以其脈行於是也。火氣不行，寒氣禁固，髖髀如別，屈不得伸，水行乘火，故熒惑芒減，丹穀不成，辰星臨其宿屬之分，則皆災也。埃鬱大雨，土之氣復寒之氣必以濕，濕氣內淫，則生腹疾身重諸病也。土復於水，故鎮星明潤，臨犯宿屬，則民受病災矣。歲土不及，水無德也。木氣專行，故化氣不令生氣獨擅，故草木茂榮。飄揚而甚，是木不以德。土氣薄少，故物實不成。不實，謂粃惡也。土不及，木乘之，故歲星之見，潤而明也，此諸己歲也。風客於胃，故病飧泄霍亂等病。土氣不及，木與齊化，故藏氣舉事，蟄蟲早附於陽氣之所，人皆病中寒之疾，筋骨摇動，復常則已也。土抑不伸，若歲星臨宿屬，則皆災也。金氣復木，故名木蒼凋。金入於土，母懷子也，故甘物黄物，蟲食其中。金入土中，故氣客於脾。金氣大來，與土復仇，故黅減實穀不成也。太白芒盛，歲減明也。己亥、己巳歲，厥陰上臨，其歲少陽在泉，火司於地，故蟄蟲來見，流水不冰也。金不得復，故歲星之象如常，民康不病。若歲金不及，則火不務德而襲金危，炎火既流，則夏生大熱，生氣舉用，故庶物蕃茂，燥爍氣至，物不勝之，爍勝則爍石流金，涸泉焦草，山澤燔燥，雨乃不降，炎火大盛，天象應之，熒惑之見大明也，此諸乙歲也。瞀，悶也。受熱邪，故生是病。收，金氣也。火先勝，故收氣後。火氣勝金，金不能盛，若熒惑逆守宿屬之分，皆受病。寒氣折火，則見冰雹先傷而霜雪後損，皆寒氣之常也。其災害，乃傷於赤化也。諸不及而爲勝所犯，子氣復之者，皆歸其方。陰厥，謂寒逆也。水行折火，以救困金，天象應之，辰星明瑩，赤色之穀，爲霜雹損之。濕乃大行，謂數雨也。化速，謂物早成也。火濕齊化，故暑雨數至，乘水不及，而土勝之，鎮星之象，增益光明，逆淩留犯，其又甚矣。藏氣不能由其政令，故腎氣不能内致和平，辰星之應，當減其明，或遇鎮星臨屬宿者乃災，此諸辛歲也。辛丑、辛未歲，上臨太陰，太陽在泉，故大寒數舉，土氣專勝，故鎮星益明。黅穀，應天歲威也，木復其土，故黄氣反損，而黅穀不登，木氣暴復，歲星下臨宿屬分者災。

馬蒔曰：此即五運之歲氣不及者，而各詳其民病物變星應之異也。歲之木氣不及，則金之燥氣大行，而木之生氣失應，草木失時而晚榮，至於肅殺而甚，則木之剛者，枝莖辟著，乾而不落也。木之柔者，萎而蒼乾。其應在太白星光芒而照，金傷木之不勝也。爲民病者，其中清冷，其胠脅少腹皆痛，乃肝病也。其腸鳴，其溏泄，以木少則脾土無畏侮，反受邪也。涼雨者，金氣也。惟木衰金盛，故涼雨時至，其應亦在太白星也。其穀則蒼色，金勝而火不復，穀不成實也。歲木不及，而上臨陽明，是丁卯、丁酉，即天刑運也。金歲承天，下勝於木，故生氣失政，草木再榮，言後時始榮也。木氣既少，土氣無制，故化氣生長急速也。其上之所應者，太白鎮星潤而明，凡蒼色之物，又早凋落也。至於火氣復金，則炎暑流火，凡濕性之物反燥，柔脆之草木，上體焦槁，下體再生，其間先開先結者，齊承化而成熟。爲民病者，當爲寒熱，爲瘡瘍，爲疿疹，爲癰爲痤，皆火證也。其在上所應之星，當在熒惑與太白星。火復其金，熒惑光芒，太白減曜也。其穀色白而堅，秀而不實也。然陽明上臨，金自用事，故白露早降，寒涼大至，則收殺氣行，寒雨害物，少於成實，凡甘物黄物，蟲皆食之，以甘黄皆屬土，而在人則爲脾土受邪。夫心氣晚旺，方能勝於肺金，則金之白氣，乃屈而退也，其金之穀則不成。其民病爲欬爲衄，皆肺病也。其在上所應之星，則熒惑與太白星，其熒惑則益明，而太白則芒滅也。歲之火氣不及，則水來剋火，而寒乃大行。長政者，火氣也。此則長政不行，而物之榮者，特榮於下而不發於上。至於凝慘已甚，則榮美乃折。其辰星之上應，當益明也。爲民病者，爲胷中痛，爲脅支滿，爲兩脅痛，爲膺背肩胛間及兩臂内痛，爲鬱冒朦昧，爲心痛，爲暴瘖，爲胷腹大，脅下與腰背相引而痛，甚則腰背屈不能伸，凡爲髖髀之所，與大體似別，此皆心受水抑，故諸病有如是也。其上應者，當熒惑芒滅，辰星益明，水盛火衰也。其丹穀不成，亦水盛火也。至於復寒之氣，則土來勝水，埃鬱大雨，皆土之用也。黑氣者，水氣也。水氣乃屈，土濕流行，亦成民病，爲鶩溏，爲腹滿，爲飲食不下，爲寒中，爲腸鳴，爲泄注，爲腹痛，爲暴攣，爲痿爲痹，爲足不任身，此皆濕之爲病也。其上應者，當爲鎮星明潤，辰星減芒，至於元色之穀當不成耳。歲土之不及者，則風乃大行，而木來乘土，化氣不令。蓋化氣者，土氣也，惟化氣不令，生氣獨擅，草木雖得茂榮，然風乃飄揚而甚，秀而不實，正以土氣薄少也。其上應者，當歲星之明見耳。凡爲民病，爲飧泄，爲霍亂，爲體重，爲腹痛，爲筋骨繇復，爲肌肉瞤酸，皆脾氣不足之病也。爲善怒，肝氣有餘也。藏氣者，水氣也。土不勝水，水與齊化，故藏氣舉事，在物爲蟄蟲早附於陽氣之所在，人咸病中寒之疾，其上應者歲星與鎮星，木星顯而土星微也。其穀則黅，土氣早成也。及夫金氣復木，則收氣乃行，遂爲收斂嚴峻，名木蒼凋。爲民病者，爲胷脅暴痛，下引少腹，爲善於太息，皆肝膽病也。蟲之所食，味甘色黄。邪之所客，尚在於脾。穀之黄者，皆以減去。民病少食失味，皆土氣不足之故也。彼蒼穀者屬木，亦以金復而損。其上之所應者，當太白芒盛，歲星減明也。己爲土氣之不及，而上臨厥陰，則爲己巳、己亥，其歲少陽在泉，火司於地，故流水不冰，蟄蟲來見，其藏氣者，水氣也，不能舉用，而火司於地，金不得復，其上應者，當爲歲星如常也。夫火宜剋於水，而在泉有火，則火未全剋，斯民亦幸而康寧。歲之金氣不及，則火來剋金，而炎火乃行。生氣者，木氣也。長氣者，火氣也。金不勝木，則生氣乃用，而火來乘金，則長氣專勝。惟生氣乃用，故庶物以茂。惟長氣專勝，故燥爍以行其上應者，當在熒惑星之明也。爲民病者，爲肩背瞀重，爲衄，爲嚏，爲血便注下，皆肺金之爲病也。收氣者，金氣也。火先勝，故收氣乃後。其上應者，當在太白星之微也。其穀堅者，止見其芒，以金氣不足，而堅芒早露也。至於水氣來復，則寒雨暴至，乃零冰雹霜雪殺物，爲民物者陰氣治事，故足三陰之厥且革，而足三陽之厥，上行頭腦户痛，延及腦頂發熱，皆火氣不能勝陰耳。其上應者，當在辰星之明也。

惟水勝侮火，故在物爲丹穀不成，而在人爲口生瘡，甚則心痛，皆心氣不足所致耳。歲之水氣不及，則土來剋水，而濕乃大行。長氣者，火氣也。水氣不足，故火氣反用。惟長氣反用，故其化乃速。惟濕乃大行，故暑雨數至，其上應者。當在鎮星明也。爲民病者，爲腹滿，爲身重，爲濡泄，爲寒冷瘡瘍流水，爲腰股痛發，爲膕腨股膝不便，爲煩冤，爲足痿，爲清厥，爲脚下痛，甚則爲胕腫，此皆病於腎水不足者，正以藏氣不政，腎氣不平故耳。其上應者，當爲辰星之微也。其穀之所生者秬。夫辛爲水氣之不及，而上臨太陰，則爲辛丑、辛未，其歲爲太陽在泉，故大寒數舉，在物則蟄蟲早藏，在地則積有堅冰，在天則陽光不治，在人則下有寒疾，甚則爲腹滿浮腫，此皆水氣不足所致耳。其上應者，當爲鎮星之明，而土氣終有餘也。惟土氣有餘，故穀主於黄。至於木復其土，則風氣大行，而大風暴發，草仆木落。凡生長二氣，皆不鮮明，在人則爲面色時變，爲筋骨併辟，爲肉之瞤瘛，爲目視䀮䀮，在物則爲風所裂而爲疎璺，在肌肉則爲風疹所發，爲肝氣並於鬲中，而痛及心腹。凡物受木侮，故黄氣乃損，其穀不登，上之所應者，當在歲星之明耳。

張志聰曰：歲氣不及，則己所不勝，侮而乘之，是以主歲之木運不及，則金之燥氣大行，木之生氣，失時而應，是以草木晚榮。辟，刑也。著，附也。肅殺之氣太甚，故雖堅剛之木，亦受其刑傷，而柔萎者則蒼乾矣。金氣反勝，故上應太白增光。水運不及，六丁歲也。中清者，清涼之氣，乘於中而中氣冷也。食氣入胃，散精於肝，行氣於筋，肝氣虚逆，而更兼中清，故腸鳴溏泄也。金氣清涼，故涼雨時至，金能生水也。金氣勝，故上應太白，光芒倍大。夫五穀受在地五行之氣而生長化收藏者也。木受金制，故其穀色蒼，陽明燥金，臨於司天之上，乃丁卯丁酉二歲，所謂天刑歲也。歲木不及，而又上臨金氣，是以木之生氣失政，草木受金刑而再榮，木不及則不能制土，故化氣乃急，金土之氣勝，上應太白鎮星光明。木受金制，故主蒼色早見，即制則生化之義。按諸陰年主不及，故止有丁卯、丁酉及己巳、己亥、辛丑、辛未歲，其諸癸諸乙歲。無司天之合勝也。復者，母鬱而子復也。流火，大火流下也。夏秋之交，大火西流，暑熱鑠金矣。長夏濕土主氣，因暑熱而濕性反燥，故萬物柔脆，草木焦槁，火主長氣，故下體再生。夫夏主華而秋主成實，火制其金，是以華實齊化。寒熱瘡瘍疿胗，皆暑熱病也。上應熒惑增光，太白減曜，其穀色白而堅實也。蓋秋主收成，因火制之，故早實也。又上臨陽明之歲，金氣用事，故至夏秋之交，白露早降，收殺氣行，而火復在後也。蓋不及之歲，所勝之氣妄行，而反自虚其位，故復氣得以勝之。今上臨陽明，金氣原盛，金氣盛則金之子氣亦能勝火，木之子欲復之，而金之子能勝之，是以赤氣後化也。寒雨，寒水之氣，金之子也。長氣後發，而收藏之令早行，故萬物爲之賊害，而其穀不成也。蟲感雨濕之氣而生，夏秋之交，土氣用事，而反爲寒雨所勝，是以蟲食甘黄，而脾土受邪也。肺開竅於鼻，故欬而鼽也。上應熒惑復曜，太白減明。蓋陽明燥金司天，則少陰君火主終之氣，故赤氣後化而白氣始屈也。其穀不成，當與其穀白堅對看。蓋火主長氣，金主收成，上節火制其金，是以華實齊化，其穀堅成，此收殺氣盛，寒雨早行，而長氣後發，四時失序，故其穀不成也。歲火不及，水反勝之，故寒乃大行，而長政不用也。夫萬物得長氣而榮美，夏長之氣被寒折於上，故物榮而下。凝慘，陰寒之氣也。太陽之氣，生於寒水之中，如凝慘太甚，則陽氣不生化矣。萬物得陽氣而榮，陽氣不化而榮美乃折矣。上句言寒勝於上，則長氣不能上榮；下句言寒凝於下，則陽氣不能施化於上。水氣勝，當上應辰星增曜。歲火不及六癸歲也。火運不及，寒乃勝之，則陽氣不能施化，故爲胷脅膺背諸痛，所謂寒勝爲痛痹也。鬱冒朦昧，寒濕之氣冒明也。水寒乘心，故心痛。心主言，故暴瘖。夫太陽主諸陽之氣，生於寒水之中，寒淫太甚，則生陽自虚。屈不能伸者，其病在筋，太陽主筋，陽氣虚不能養筋也。太陽氣之爲病，腰似折，髀不可以曲，膕如結，踹如裂，是爲踝厥，上應熒惑失色，辰星倍明。火受制，故其穀丹。埃，土。鬱，蒸也。濕土之氣，鬱蒸於上，是以大雨且至，所謂地氣升而爲雲爲雨也。六元正紀論曰，太陰所至爲濕生，終爲注雨溽下也。土氣復而水氣乃下伏也。鶩溏腹滿，足不任身，皆寒濕之證。蓋水寒太甚，而又濕土復之，故爲此諸病。上應鎮星增明，辰星減曜，寒濕相勝，而無燥熱之化，是以元穀不成。土運不及，木反勝之，故風乃大行，而土之化氣，不能章其政令也。風主生物，土主成物，故草木雖茂榮，而多不成實也。上應歲星增光。土運不及，六己歲也。瞤，動也。飧泄霍亂，體重腹痛，肌肉瞤酸，皆風木傷土之病。筋骨摇動，乃厥陰少陽之病。風木太過，故筋骨復摇而善怒也。土氣不及，則水無所制，故藏氣舉事，而蟄蟲早歸附也。咸病寒中者，水寒上乘而火土衰也。上應歲星增光，鎮星失色。土受其制，故其穀黅。土弱水亢，金乃復之，故收政嚴峻，而名木蒼凋，病胷脅暴痛，下引少腹，肝木之病也。《靈樞經》曰：膽病者善太息。蓋木鬱則膽氣不舒，故太息以伸出之。蟲感寒濕之氣而生，蟲食甘黄。水氣客脾，水侵土也。蓋土運不及，而藏氣舉事，故金雖復之，而子亦隨之，金氣復則蒼穀乃損，水氣勝則黅穀乃減，民病食少失味，上應太白增光。又上臨厥陰，己巳己亥歲也。厥陰在上，則少陽在下，是以流水不冰蟄蟲不藏，而藏氣不用，謂歲半以下，得少陽之火，而冬令不寒也。歲運之木，雖不務其德，而乘侮其土，然值厥陰司天木氣不虚，故白乃不復，上應歲星增光。按勝氣在於歲半以前，復氣在於歲半以後。秋冬之時，木氣已平，金氣不復，故民乃得康矣。當知勝氣妄行，反自虚其本位，而子母皆虚，故復氣得以復之。如本氣不虚，則子氣亦實，復氣亦畏其子而不敢復矣。金運不及，則所勝之火氣乃行，金不能制木，故木之生氣乃用。火之長氣專勝，生長之氣盛，故庶物以茂，火氣專勝，故燥爍以行，上應熒惑，光芒倍大。歲金不及，六乙歲也。肺俞在肩背，故民病肩背。低目俯首曰瞀。經脈篇曰，肺氣動則病缺盆中，痛甚則交兩手而瞀。鼽嚏肺病，血便注下，火迫血液下注也。金受其制，是以收氣至秋深而後乃行，上應太白失色。收氣乃後，故其穀後成，堅芒成實也。金弱火亢，水乃復之，故寒雨暴至，繼以冰雹殺物，乃寒水之變也。厥，逆。格，拒也。秋冬之時，陽氣應收藏於陰臟，因寒氣厥逆，且格陽於外，致陽反上行，而頭腦户痛，延及腦頂發熱，上應辰星倍明，水勝其長氣，是以丹穀不成。水寒之氣上乘，迫其心火外炎，故民病口瘡，甚則心痛。水運不及，土乃勝之，故濕氣大行。水弱而不能制火，故長氣反用，火土合化，故土化氣乃速，而暑雨數至。六元政紀論曰，太陰所至爲化，爲雲雨。上應鎮星倍明，水運不及六辛歲也。濕土太過，傷及腎陰，故爲此諸病。《靈樞經》曰：陽氣有餘，榮氣不行，乃發爲癰；陰陽不通，兩熱相搏，乃化爲膿。又曰：寒邪客於經絡之中，不得復反，則爲癰腫。此寒毒而無熱化，故發爲寒瘍流水而無膿也。寒氣上淩，故煩冤也。水之藏氣不能章其政令，水臟之腎氣不得平衡，上應辰星失色。秬，黑黍也。土制其水，故秬穀得成。司天之氣，上臨太陰，乃辛丑辛未歲也。太陰濕土司天，則太陽寒水在泉，是以大寒數舉，而蟄蟲早藏也。寒氣數舉，故陽光不治於上，寒水在泉，故民病寒疾於下。甚則腹滿浮腫者，濕淫太過，而脾土受傷也。上應鎮星增曜，下主黅穀有成，水弱土勝，木後復之，故大風暴發，草偃木落，而生長不鮮澤也。陽明屬土，所主在面，故面色時變，辟，刑傷也。陽明主潤宗筋，諸筋皆屬於骨，陽明之中土氣傷，是以筋骨併辟也。瞤瘛，動掣也。　者，眼目不明，因風勝而傷血也。物裂曰璺，物因風而破裂也。胗，瘮也。風氣入於膈中，在上則痛於心，在下則痛於腹也。土主成物，土氣傷，故其穀不登，上應歲星，光芒倍大。

帝曰：善。願聞其時也。岐伯曰：悉乎哉問也！木不及，春有鳴條律暢之化，則秋有霧露清涼之政；春有慘悽殘賊之勝，則夏有炎暑燔爍之復。其眚東，其臟肝，其病内舍胠脇，外在關節。火不及，夏有炳明光顯之化，則冬有嚴肅霜寒之政；夏有慘悽凝冽之勝，則不時有埃昏大雨之復。其眚南，其臟心，其病内舍膺脇，外在經絡。土不及，四維有埃雲潤澤之化，則春有鳴條鼓折之政；四維發振拉飄騰之變，則秋有肅殺霖霪之復。其眚四維，其臟脾，其病内舍心腹，外在肌肉四肢。金不及，夏有光顯鬱蒸之令，則冬有嚴凝整肅之應；夏有炎爍燔燎之變，則秋有冰雹霜雪之復。其眚西，其臟肺，其病内舍膺脅肩背，外在皮毛。水不及，四維有湍潤埃雲之化，則不時有和風生發之應；四維發埃昏驟注之變，則不時有飄蕩振拉之復。其眚北，其臟腎，其病內舍腰脊骨髓，外在谿谷踹膝。夫五運之政，猶權衡也。高者抑之，下者舉之。化者應之，變者復之。此生長化成收藏之理，氣之常也。失常則天地四塞矣。故曰，天地之動靜，神明爲之紀，陰陽之往復，寒暑彰其兆，此之謂也。

王冰曰：春氣之化和氣也。勝，金氣也。復，火氣也。火復於金，悉因其木，故災眚之作，皆在東方。餘眚同夏氣之化火德也。勝，水虐也。復，土變也。南方，火也。四維爲東南、東北、西南、西北方，日在四隅月也。飄蕩振拉，大風所作，失常之理，則天地四時之氣，閉塞而無所運行，故動必有靜，勝必有復，乃天地陰陽之道。

馬蒔曰：此承上文而言歲氣不及其勝必隨復，亦有不勝則不復也。歲木不及，金當來剋，如金不剋之，而春有鳴條律暢之化，則至秋之時，金無所復，而有霧露清涼之政，各不相悖也。如金來剋之，而春有慘悽殘賊之勝，則木生火，火剋金，而夏有炎暑燔爍之復。惟木被金凌，則木生於東，其災眚當見於東方也。在人之臟屬於肝，肝之分部，內在胠脅，外在關節，故病見於此耳。又歲火不及，水當來剋，如水不剋之，而夏有炳明光顯之化，則至冬之時，水無所復，而有嚴肅霜寒之政，各不相悖也。如水來剋之，而夏有慘悽凝冽之勝，則火生土，土來剋水，而不時有埃昏大雨之復，曰不時者，土主四季也。惟火被水凌，則火主於南，其災眚當見於南方也。在人之臟屬於心，心之分部，內在膺脅，外在經絡，故病見於此耳。又歲土不及，木當來剋，如木不剋之，而日在四隅之月，四維有埃雲潤澤之化，則至春之時，木無所復，而有鳴條鼓折之政，各不相悖也。如木來剋之，而四維發振拉飄騰之變，則土生金，金剋木，而秋有肅殺霖霪之復。惟土主四維，其災眚當見於四維也。在人之臟屬於脾，脾之分部，內在心腹，外在肌肉四肢，故病見於此耳。又歲金不及，火當來剋，如火不剋之，而夏有光顯鬱蒸之令，則至冬之時，水無所復，而有嚴凝整肅之應，各不相悖也。如火來剋之，而夏有炎爍燔燎之變，則金生水，水剋火，而秋有冰雹霜雪之復，惟金主於西，其災眚當見於西方也。在人之臟屬於肺，肺之分部，內在膺脅肩背，外在皮毛，故病見於此耳。又歲水不及，土當剋水，如土不剋之，而四維有湍潤埃雲之化，則四維之日，土無所復，而不時有和風生發之應，各不相悖也。如土來剋之，而四維發埃昏驟注之變，則水生木，木剋土，而不時有飄蕩振拉之復。惟水主於北，其眚當見於北方也。在人之臟屬於腎，腎之分部，內在腰脊骨髓，外在谿谷腨膝，故病見於此耳。夫五運之政猶權衡，然高則亢，故當抑之，此太過之歲也。下則卑，故當舉之，此不及之歲也。化則順，故當應之；變則極，故當復之，此合太過不及之歲而皆然也。然皆生長化收藏之理，氣隨時運，不失其常，否則天地四塞矣。故陰陽應象大論、五運行大論皆曰，天地之動靜，神明爲之綱紀。其五運行大論曰，陰陽之升降，寒暑彰其兆。今曰，往復者，即升降之義，正此五運猶權衡數語之謂也。

張志聰曰：時謂四時，亦有五運之勝復也。至真要論曰：初氣至三氣，天氣主之，勝之常也。四氣至終氣，地氣主之，復之常也。蓋五運主歲，所勝之氣在歲半以前，所復之氣在歲半以後，若夫四時之勝復，隨所主之時以勝之，亦隨所主之時以復之，與歲運不同。夫一歲之中，有歲運之勝復，有四時之勝復，知歲與時而運始詳。木不及則金當勝之，如春有鳴條律暢之化，則秋有霧露清涼之政，此各守四時之本位，無勝無復，氣之和者也。如春有慘悽殘賊之勝，則夏有炎暑燔爍之復，其災眚當主於東方，其臟在肝，其病内舍胠脅，肝之分也。外在關節，肝主筋也。餘四時同義。按不及謂歲運之不及，歲運不及，必有勝有復，如得時氣之和，則無勝復矣。水不勝火，則火有明顯之德化矣。無勝則無復，冬得以章其寒肅之政令矣。埃昏大雨之復土復水也。其災眚當主於南方，其臟爲心，其病内舍膺脅，蓋膺脅之内，心之分也。外在經絡，心主血脈也。埃雲潤澤，土之德化也。鳴條鼓拆，木之政令也。此氣之和平，無勝復也。振拉飄騰，木淫而勝土也。肅殺霖霪，秋金之復也。土王四時，故曰四維，曰不時。心者胃脘之分，腹者脾土之郛郭也。光顯鬱蒸，火之化也。六元正紀論曰：少陽所至爲火，生終爲蒸溽。此德化之常也。膺胷之内，肺之分也。脅内乃雲門、天府之分，肺脈之所出，肩背肺俞之分，皮毛肺所主也。水不及則土勝之，湍潤埃雲，土之德化也。和風生發，木之和氣也。埃昏驟注，土之淫勝也。飄蕩振拉，風木之復也。腰脊者，腎之府。骨髓者，腎所主。谿谷者，骨所屬。踹膝者，腎脈之所循也。夫五運陰陽之政令，猶權衡之平，高而亢者，必有所抑，因太過也。卑而下者，必有所舉，因不及也。德化者四時應之，變易者隨時復之，此生長化收藏之理，四時之常氣也。失常則天地四時之氣皆閉塞矣。夫應天之氣，動而不息，應地之氣，靜而守位。神明者，九星懸朗，七曜周旋也。此承上文而言盛衰勝復，即天地之動靜，生長化收藏，即陰陽之往復。動靜不可見，有神明之紀可察，陰陽不可測，有寒暑之兆可知，此天地陰陽之道也。

帝曰：夫子之言五氣之變，四時之應，可謂悉矣。夫氣之動亂觸遇，而作發無常會，卒然災合，何以期之？

岐伯曰：夫氣之動變固不常在，而德化政令災變，不同其候也。帝曰：何謂也？岐伯曰：東方生風，風生木，其德敷和，其化生榮，其政舒啓，其令風，其變振發，其災散落。南方生熱，熱生火，其德彰顯，其化蕃茂，其政明曜，其令熱，其變銷爍，其災燔焫。中央生濕，濕生土，其德溽蒸，其化豐備，其政安靜，其令濕，其變驟注，其災霖潰。西方生燥，燥生金，其德清潔，其化緊斂，其政勁切，其令燥，其變肅殺，其災蒼隕。北方生寒，寒生水，其德淒滄，其化清謐，其政凝肅，其令寒，其變凓冽，其災冰雪霜雹。是以察其動也，有德有化，有政有令，有變有災，而物由之，而人應之也。

王冰曰：振，怒也。發，出也。散，謂物飄零而散落也。驟注，急雨也。緊，縮也。切，急也。肅殺，謂風動草樹，聲若乾也。殺氣太甚，則木青乾而落也。淒滄，薄寒也。凓冽，甚寒也。冰雪霜雹，寒氣凝結所成。水復火，則非時而有也。夫德化政令，和氣也。動静勝復，施於萬物，皆悉生成。變災，殺氣也。其出暴速，其動驟急，其行損傷，雖皆天地自爲動静之用，然物有不勝，其動者且損、且病、且死焉。

馬蒔曰：此詳四時之德化政令災變，人物之所不能外也。帝問五運太過不及之氣，發作無常，卒然生災，何以期而知之？伯言四時之德化政令變災，各有所屬，物必由之，人必應之，觀其所動屬於何時，則可以期之矣。

張志聰曰：此節復論五運四時之氣，有德化之常，有災眚之變，必察其動而後知之。蓋言太過之歲有淫勝，不及之歲有勝復，此歲運之常，可與之期者也。然五運之氣，生於五方，五方之氣，合於四時，在歲運雖有淫勝鬱復之變，在四時又有德化政令之和，與歲運不同其候也。故必察其氣之動也。是德是化，是政是令，是變是災，萬物由之而或成或敗，人應之而或病或康，此氣運之有歲有時，有常有變，又不能於先期而必者也。

帝曰：夫子之言歲候，其太過不及，而上應五星。今夫德化政令災眚變易，非常而有也。卒然而動，其亦爲之變乎？岐伯曰：承天而行之，故無妄動、無不應也。卒然而動者，氣之交變也，其不應焉。故曰，應常不應卒，此之謂也。帝曰：其應奈何？岐伯曰：各從其氣化也。帝曰：其行之徐疾逆順何如？岐伯曰：以道留久，逆守而小，是謂省下。以道而去，去而速來，曲而過之，是謂省遺過也。久留而環，或離或附，是謂議災與其德也。應近則小，應遠則大。芒而大倍常之一，其化甚大，常之二其眚即也。小常之一，其化減小，常之二，是謂臨視，省下之過，與其德也。德者福之，過者伐之，是以象之見也，高而遠則小，下而近則大，故大則喜怒邇，小則禍福遠。歲運太過，則運星北越，運氣相得，則各行其道。故歲運太過，畏星失色而兼其母，不及則色兼其所不勝。肖者瞿瞿，莫知其妙。閔閔之當，孰者爲良。妄行無徵，示畏侯王。帝曰：其災應何如？岐伯曰：亦各從其化也。故時至有盛衰，淩犯有逆順，留守有多少，形見有善惡，宿屬有勝負，徵應有吉凶矣。帝曰：其善惡何謂也？岐伯曰：有喜有怒，有憂有喪，有澤有燥，此象之常也，必謹察之。帝曰：六者高下異乎？岐伯曰：象見高下，其應一也，故人亦應之。卒，音猝。伐、罰同。見、現同。

王冰曰：德化政令，氣之常也。災眚變易，氣卒交會而有勝負者也。常謂四時之氣，不差晷刻者，不常不久也。以道謂順行，留久謂過應留之日數也。省下，謂察天下人君之有德有過者也。順行已去，已去輒逆行而速，委曲而經過，是謂遺其過而輒省察之也。環，謂如環之繞，盤廻而不去也。火議罪，金議殺，土木水議德也。近，謂犯星常在。遠，謂犯星去久。大小，謂喜慶及罰罪事。甚，謂政令大行也，金火有之。省謂省察人有德有過者也。故侯王人吏，安可不深思誡慎耶？若有德，則天降福以應之；有過，則天降禍以淫之。象之見，見物之理也。象見高而小，既未即禍，亦未即福。象見下而大，福既不遠，禍亦未遥。歲運太過者，謂火運火星木運木星之類也。北越，謂北而行也。運氣相得，則無剋伐之嫌，故守常而各行於中道。兼其母，謂木失色而兼黑，火失色而兼蒼，土失色而兼赤，金失色而兼黄，水失色而兼白也。兼所不勝，謂木兼白色，火兼黑色，土兼蒼色，金兼赤色，水兼黄色也。妄行無徵，示畏侯王，謂不議天意，私心度之，妄言災咎，卒無徵驗，適卒以示畏之兆於侯王，熒惑於庶民矣。五星之至，相王爲盛，囚死爲衰。東行淩犯爲順災輕，西行淩犯爲逆災重。留守日多則災深，留守日少則災淺。星喜潤則爲見善，星怒躁憂喪則爲見惡。宿屬謂所生月之屬二十八宿，及十二辰相分所屬之位也。命勝星，不災不害，不勝星，爲災小重；命與星相得，雖災無害。災者，獄訟疾病之謂也。雖五星淩犯之事，時遇星之囚死時月，雖災不成。然火犯留守逆臨則有誣譖獄訟之憂，金犯則有刑殺氣鬱之憂，木犯則有震驚風鼓之憂，土犯則有中滿下利胕腫之憂，水犯則有寒氣衝稸之憂，故曰徵應有吉凶也。夫五星之見也，從夜深見之。人見之喜，星之喜也；見之畏，星之怒也；光色微曜，乍明乍暗，星之憂也；光色迥然，不彰不瑩，不與衆同，星之喪也；光色圓明，不盈不縮，怡然瑩然，星之喜也；光色勃然臨人，芒彩滿溢，其象懍然，星之怒也。觀象覩色，則中外之應，人天咸一矣。

馬蒔曰：此詳言歲氣上應五星，其所應者，從歲氣之化，其行之徐疾逆順者，合人君之德過，且有星色之可驗。有災應之可據，有善惡之可辨也。上文言歲候有太過不及，而上與歲星、熒惑、鎮星、太白、辰星相應，但歲候之德化政令，而有災眚變易，皆非常而有者，若卒然而動，則五星亦卒然而變乎？伯言歲候承天而行，故無妄動，五星無不與之相應，其卒然而動，乃氣之交變也，五星未必卒然應之。故曰，應常不應卒也。夫上文之勝復，皆上應之。而此言應常不應卒者，蓋無大變易則不應，但其勝復則當色有燥澤之異，無分小大以應之也。所謂應之常者，亦惟歲星之化，以風應之；熒惑之化，以熱應之；鎮星之化，以濕應之；太白之化，以燥應之；辰星之化，以寒應之。氣變則應，故各從其氣化也。星之所行，有徐有速，有逆有順者，有省下之義，有省遺過之義，有議災與德之義，有省下過與德之義。故道者，五星運行之路也，或留久而過於應留之日數，或逆守而小於本然之星體，是謂省下之爲人君者，其有德有過何如也。始以道而去，非留守，非逆守，然去而速來，或委曲而過其日數，是謂省人君之過。始雖少改，繼有所遺，故見象如此也。有久留不去，環遶盤迴，或離或附，是謂無所常時，議其過而欲災之，又議其有德而欲免之，故見象又如此也。凡應之近者，則其象必大，即下文所謂下而近則大，大則喜怒邇也。今應近則星應大，反高遠而小，凡應之遠者，則其象必小，即下文所謂高而遠則小，小則禍福遠也。今應遠則星應小，反下而大，其大何如，較常大者一倍，則政化甚大，蓋得令而適中者也。若大者二倍，則太過矣，其災眚即至。小者何如，較常小者一倍，則政化減小，蓋失令而非中者也。若小者二倍，則太不及矣，其眚亦即至。是皆臨視人君，省其道過與德。故有德則錫之以福，有過則罰之以禍，是以象之見也。凡高而遠者，其象則小，小則禍福之應亦遠。凡下而近者，其象必大，大則喜怒之至必邇。試觀歲運太過，則壬歲歲星，戊歲熒惑，甲歲鎮星，庚歲太白，丙歲辰星，皆運星也，從北而越行。蓋極星在北，顧人君有德有過，自有凌犯退避之象。若運氣相得，而非太過不及，則運星各行纏度而無北越。且其太過之歲，木能剋土，鎮星爲畏，當失其黄色而兼赤。火能剋金，太白爲畏，當失其白色而兼黄。土能剋水，辰星爲畏，當失其元色而兼白。金能剋木，歲星爲畏，當失其蒼色而兼元。水能剋火，熒惑爲畏，當失其赤色而兼蒼也。至於不及之歲，則木不勝金，其色兼白，火不勝水，其色兼元，土不勝木，其色兼蒼，金不勝火，其色兼赤，水不勝土，其色兼黄。由此推之，則運氣相得之歲，五星固各行以道，而又各如其本色也。凡此諸星之色，其肖象甚爲可畏，瞿瞿然宜驚顧也，莫知其妙有如此者。閔閔者，《説文》以爲病，又以爲傷痛也。如有過無德，則獨當其病，尚知何星之爲善耶？彼有不知天象妄行無徵之説，以示畏於侯王，而卒無所驗，致使侯王懈修德之心，此又得罪於主上者也。帝問星象既異，災應何如？伯言各從其歲氣之所化也。故歲有太過不及，則時之至也，有盛有衰，其凌犯有逆有順，其留守之日有多有少，其形見有善有惡，其宿屬有勝有負，其徵應有吉有凶，災應安得而同耶？帝又以星之善惡爲問，伯言星有喜怒、憂喪、澤燥之反，乃天象之常，必謹察之可也。帝又以六者之高下爲問，蓋以何者宜高，何者爲下也。伯言象之所見者，不分高下，其爲應一也。故人之應於下者，亦各有以致之耳。

張志聰曰：此承上文而言歲運之太過不及，必上應五星，今云德化政令災眚變易，又非一定常有之氣，如卒然而爲德化政令，卒然而爲災眚變易，其於五星亦爲之變乎？而不知五星之應歲運，而不應時氣之卒變也。承天者謂五運之氣，上承天干之化運，承天運而行之，故無妄動，無不上應於五星也。卒然而動者，乃四時氣交之變也，其不上應於五星焉。故曰，應常不應卒，此之謂也。常者，謂五運主歲，有太過不及之氣，有淫勝鬱復之常。卒者，謂五方四時之氣，卒然而爲德化政令，卒然而爲災眚變易也。蓋四時之氣生於五方，五方之氣，在地五行之氣也。因時氣而變歲氣者，地氣之變易天氣也。氣化者，五運之化氣也。甲己運化土，乙庚運化金，丙辛運化水，丁壬運化木，戊癸運化火，五陽年主太過，五陰年主不及，而各上應乎天之五行。徐疾逆順，謂五星之行徐行疾，順行逆行也。道，五星所行之道路也。留久，稽留而延久也。逆守，逆而不進，守其度也。小者，光芒不露也。省下，謂察其分野之下，君民之有德有過也。去而速來，曲而過之，謂既去而復速來，委曲逡巡，而過其度也。省遺過，謂省察有未盡，而復省其所遺之過失也。久留者，守其位而不去也。環，旋轉也。或離或附，欲去不去也。議災與德者，謂君民之有過者，議降之以災，有德者，議降之以福也。應，謂禍福之應。遠近，謂分野之遠近也。芒，五星之光芒也。化，謂淫勝鬱復之氣化也。如勝復之氣盛，則上應之星，光倍常而大。勝復之氣減，則上應之光芒倍常而小。若光芒之大，倍於平常之一，其災眚即至也。若小於平常之二倍，是謂臨視，謂臨上而視下，省察其君民之有德者，降之以福，有過者伐之以災。喜怒者，星象之有喜有怒也。君民有德，星象喜之；君民有過，星象怒之。禍福者，所降之禍福也。光芒倍大，其眚即也。留守而小，欲君民之省過也。首言星象之大小，應分野之遠近，次言星象之大小，因勝復之甚減，末言星象之大小，應禍福之疾遲。運星北越，謂十二年天符之歲，運氣之更盛者也。運星，主歲之星，北越，謂越出本度而近於北也。北乃太乙所居之宮，北越而與天樞相合，故又名曰太乙天符。運氣相得者，謂木運臨卯，火運臨午，土運臨四季，金運臨酉，水運臨子，此運氣與歲氣相得，乃平氣之年，是以運星各自行其本度，而無侵凌之盛强。如歲運太過，則主歲之星不守其度，而侵侮其所不勝，是以畏星失色也。如歲木太過，則歲星乘所不勝之土，而鎮星失色矣。如歲土太過，則鎮星乘所不勝之水，而辰星失色矣。兼其母者，謂畏星之母，亦兼失其色，蓋畏星之母，即勝星之子，謂亢則害而不能生化其子氣也。如不及之歲，則所不勝之星，亦兼見其色，如歲木不及，則所勝之太白增光，而所不勝之土氣無畏，其鎮星亦兼見其色矣。五運相同，肖取法也。瞿瞿，却顧貌。謂取法星象之吉凶，莫能知其微妙。閔閔，多憂也。憂瞻星象喜怒燥澤之當，當以孰法爲良，蓋甚言其星象之不易占，使不求良法而妄言占象，則所言之吉凶皆無徵驗矣。反以禍福之説，而示畏於侯王，此天官家之不學無術也。災應謂五星之變，下應民物之災眚，各從其五運之氣化也。五星之應時而至，有盛有衰，彼此淩犯，有順有逆，留守之日，有多有少，所見之象，有喜潤之善，有憂怒之惡。五宿之屬，有勝星之勝，有畏星之負，下應於君民，有福德之吉，有災病之凶。澤，光潤也。燥，乾枯也。按班固曰：五行精氣，其成形在地，則結爲木火土金水；其成象在天，則木合歲星居東。火合熒惑居南，金合太白居西，水合辰星居北，土合鎮星居中央，分旺四時，則春木夏火秋金冬水，各王七十二日，土王四季，辰戌丑未之月各十八日，合之爲三百六十日。其爲色也，則木青火赤金白水黑土黃。其爲分野，各有歸度，旺相休廢，其色不同。旺則光芒，相則内實，休則光芒無角不動摇，廢則光少。色白圜者喪，赤圜者兵，青圜者夏水，黑圜者疾多死，黃圜者吉。白角者哭泣之聲，赤角者犯我城，黑角者水行窮兵。太史公曰：五星同色，天下偃兵，百姓安寧，五穀蕃昌，春風秋雨，冬寒夏暑，日不食朔，月不食望，是爲有道之國，必有聖人在乎其位也。夫六者之象，雖高遠而小，下近而大，其應一也。故人應之而爲吉凶禍福，亦無有分別也。

帝曰：善。其德化政令之動静損益，皆何如？岐伯曰：夫德化政令，災變不能相加也。勝復盛衰，不能相多也。往來小大，不能相過也。用之升降，不能相無也。各從其動而復之耳。

王冰曰：天地動静，陰陽往復，以德報德，以化報化，政令災眚及動復亦然，故曰不能相加也。勝盛復盛，勝微復微，不應以盛報微，以化報變，故曰不能相多也。勝復之數，多少皆同，故曰往來小大，不能相過。木之勝金必報，火土金水皆然，未有勝而無報者，故用之升降，不能相使無也。從動而復，謂動必有復，察動以言復也。

馬蒔曰：此言歲氣之德化政令，災變勝復，往來升降，各從其動而復之，皆自有相稱之妙。上文有德化政令，故帝以動静損益問之。

張志聰曰：往來小大者，太過爲大年，不及爲小年。有餘而往，不足隨之，不足而往，有餘從之，故曰不能相過也。用，謂陰陽氣之爲用也。天地陰陽之氣，升已而降，降已而升，寒往則暑來，暑往則寒來，故曰不能相無也。從其動而復之者，謂勝復之往來，陰陽之升降，各從其氣之動而復之。六微旨論曰：成敗倚伏生乎動，動而不已則變作矣。

帝曰：其病生何如？岐伯曰：德化者氣之祥，政令者氣之章，變易者復之紀，災眚者傷之始。氣相勝者和，不相勝者病，重感於邪則甚也。

王冰曰：變易，綱之紀，謂復紀爲報復之綱紀也。重感，謂年氣已不及，天氣又見剋殺氣，是爲重感。

馬蒔曰：此言民病之生，亦存乎人之所感也。上文言民病，故帝以病何從生問之。伯言歲候有德化，乃氣之祥瑞者也。歲候有政令，乃氣之彰著者也。歲候有變易，乃報復乙紀也。歲候有災眚，乃傷物之始也。人之氣與歲氣相勝則病，不生而爲和，否則病生，又否則重感於邪而病更甚矣。

張志聰曰：此言病生於變易也。歲氣之有德有化，乃氣之和祥，有政有令，乃氣之彰著也。變易者，報復之紀；災眚者，乃民病所傷之始也。氣謂變易之氣。按六節臟象論曰：變至則病，所勝則微，所不勝則病，因而重感於邪則死矣。故非其時則微，當其時則甚也。蓋謂春時變長夏之氣，長夏變冬氣，冬變夏熱之氣，夏變秋氣，秋變春氣，所謂得五行時之勝，乃時氣相勝變氣，故爲和平。如歲木不及，歲金太過，春時反變爲肅殺；如歲火不及，歲水太過，夏時而反寒氣流行，是時氣與變氣不相勝，則病矣。故非其所勝之時則微，當其所勝之時則甚也。重感於邪者，謂四時不正之邪也。

帝曰：善。所謂精光之論，大聖之業，宣明大道，通於無窮，究於無極也。余聞之，善言天者，必應於人；善言古者，必驗於今；善言氣者，必彰於物；善言應者，同天地之化；善言化言變者，通神明之理。非夫子孰能言至道歟？乃擇良兆，而藏之靈室，每旦讀之，命曰氣交變，非齋戒不敢發，慎傳也。

王冰曰：太過不及，歲化無窮，氣交遷變，流於無極。然天垂象，聖人則之，以知吉凶，何者？歲太過而星大或明瑩，歲不及而星小或失色，故吉凶可指而見也。吉凶者何？謂物禀五常之氣以生成，莫不上參應之，有否有宜，故曰吉凶斯至矣。故曰，善言天者，必應於人也。言古之道，而今必應之，故曰善言古者，必驗於今也。化氣生成，萬物皆禀，故言氣應者以物明之，故曰善言應者，必彰於物也。氣化之應，如四時行，萬物備，故善言應者，必同天地之造化也。物生謂之化，物極謂之變，言萬物化變，終始必契於神明運爲，故言化變者，通於神明之理。聖人智周萬物，無所不通，故言必有發，動無不應之也。靈室，謂靈蘭祕室，黄帝之書府也。

張志聰曰：精光之論，論神明之理也。大聖之業，通於無窮者，上以治民，下以治身，德澤下流，傳之後世，無有終時也。蓋天地陰陽之道，上帝之貴也，非齋戒不敢發，敬謹之至，恐傳非其人，慢泄天寶也。

古今圖書集成醫部全録卷三十五

黄帝素問

五常政大論篇第七十上

馬蒔按林億曰：詳此篇統論五運有平氣不及太過之事，次言地理有四方高下陰陽之異，又言歲有不病而臟氣不應，爲天氣制之而氣有所從之説，仍言六氣五類相制勝而歲有胎孕不育之理。而後明在泉六化，五味有厚薄之異，而以治法終之，此篇之大概如此。而專名五常政大論者，舉其所先者言也。

張志聰曰：言五運有政令之常，有常而後有變。上章論五運之氣，有餘而往，不足隨之，不足而往，有餘從之。太過不及，爲民病物變，上應五星，故曰氣交變大論。此篇論五運主歲，有平氣有太過有不及，各主果穀蟲畜草木生物數聲色味生長收藏，皆五行政令之常，故曰五常政大論。運氣七篇，大略相同，而各有條理，學者各宜體認。

黄帝問曰：太虚寥廓，五運迴薄，衰盛不同，損益相從。願聞平氣何如而名？何如而紀也？岐伯對曰：昭乎哉問也！木曰敷和，火曰升明，土曰備化，金曰審平，水曰静順。帝曰：其不及奈何？岐伯曰：木曰委和，火曰伏明，土曰卑監，金曰從革，水曰涸流。帝曰：太過何謂？岐伯曰：木曰發生，火曰赫曦，土曰敦阜，金曰堅成，水曰流衍。

王冰曰：敷和，謂敷布和氣，物以生榮。升明，謂火氣高明。備化，謂廣被化氣，周於羣品，審平，謂金氣清審平而定。静順，謂水體清静，順於物也。委和，謂陽和之氣，委屈少用。伏明，謂明曜之氣，屈伏不申。卑監，謂土雖卑，猶監萬物之生化。從革，謂從順革易，堅成萬物。涸流，謂水少，故流注乾涸也。發生，謂宣發生氣，萬物以榮，赫曦，謂盛明。敦阜，謂土餘，故高厚。堅成，謂氣爽風勁，堅成庶物。流衍，謂泮溢也。

馬蒔曰：此言歲分平氣太過不及，而有三氣之紀名也。迴薄者，迴遶而依薄也。氣盛則損，氣衰則益，故氣之平，必有名以紀之。伯言木歲平氣，名曰敷和，敷布其和氣也。火歲平氣，名曰升明，火升而顯明也。土歲平氣，名曰備化，土以化物爲德，其化及羣品而周備也。金歲平氣，名曰審平，氣至金而平定，而其氣詳審也。水歲平氣，名曰静順，水性本順，而其氣又沉静也。至於木歲不及，名曰委和，蓋氣以敷和爲平，而不及則和氣委屈也。火歲不及，名曰伏明，蓋氣以升明爲平，而不及則明顯有所伏也。土氣不及，名曰卑監，土於五運爲尊，而不及則氣之卑者，得以制之也。金氣不及，名曰從革，金性至剛，而不及則從彼氣以變革也。水氣不及，名曰涸流，水以流衍爲性，而不及則水少而流涸也。至於歲木太過，名曰發生，蓋木主生氣，而木盛則發生也。歲火太過，名曰赫曦，曦乃日光，而其氣則烜赫也。歲土太過，名曰敦阜，土本高厚，而其氣尤敦厚也。歲金太過，名曰堅成，金以成物爲德，而氣盛則甚堅也。歲水太過，名曰流衍，水盛則泮衍洋溢也。

張志聰曰：太虛，謂空冥之境。寥廓，幽遠也。迴薄，旋轉也。盛衰，太過不及也。有盛衰則損益相從矣。平氣乃歲會之紀，氣之平者也。若五運之平氣，而各有紀名也。東方生風，風生木，木得其平，則敷布陽和之氣，以生萬物，火性炎上，其德顯明。土主化物，而周備於四方。金主肅殺，得其和平，不妄刑也。水體清静，性柔而順。復言五運不及，而各有紀名也。木氣不及，則不能敷布陽和而委弱矣。火氣不及，則光明之令不升，而下伏矣。土氣不及，則卑下堅守，而不能週備於四方矣。金性本剛，不及則從火化而變革矣。水氣不及，則源流乾涸矣。若五運太過，而亦各有紀名也。木氣有餘，發生盛也。赫曦，光明顯盛之象。敦厚，阜高也。金體堅剛，用能成物，衍滿而溢也。

帝曰：三氣之紀，願聞其候。岐伯曰：悉乎哉問也！敷和之紀，木德週行，陽舒陰布，五化宣平，其氣端，其性隨，其用曲直，其化生榮，其類草木，其政發散，其候温和，其令風，其臟肝，肝其畏清，其主目，其穀麻，其果李，其實核，其應春，其蟲毛，其畜犬，其色蒼，其養筋，其病裏急支滿，其味酸，其音角，其物中堅，其數八。升明之紀，正陽而治，德施周普，五化均衡，其氣高，其性速，其用燔灼，其化蕃茂，其類火，其政明曜，其候炎暑，其令熱，其臟心，心其畏寒，其主舌，其穀麥，其果杏，其實絡，其應夏，其蟲羽，其畜馬，其色赤，其養血，其病瞤瘛，其味苦，其音徵，其物脈，其數七。備化之紀，氣協天休，德流四政，五化齊修，其氣平，其性順，其用高下，其化豐滿，其類土，其政安靜，其候溽蒸，其令濕，其臟脾，脾其畏風，其主口，其穀稷，其果棗，其實肉，其應長夏，其蟲倮，其畜牛，其色黃，其養肉，其病否，其味甘，其音宮，其物膚，其數五。審平之紀，收而不爭，殺而無犯，五化宣明，其氣潔，其性剛，其用散落，其化堅斂，其類金，其政勁肅，其候清切，其令燥，其臟肺，肺其畏熱，其主鼻，其穀稻，其果桃，其實殼，其應秋，其蟲介，其畜鷄，其色白，其養皮毛，其病欬，其味辛，其音商，其物外堅，其數九。靜順之紀，藏而勿害，治而善下，五化咸整，其氣明，其性下，其用沃衍，其化凝堅，其類水，其政流演，其候凝肅，其令寒，其臟腎，腎其畏濕，其主二陰，其穀豆，其果栗，其實濡，其應冬，其蟲鱗，其畜彘，其色黑，其養骨髓，其病厥，其味鹹，其音羽，其物濡，其數六。故生而勿殺，長而勿罰，化而勿制，收而勿害，藏而勿抑，是謂平氣。瞤，音純。否，同痞。

王冰曰：陽舒陰布，五化宣平，謂自當其位，不與物爭，故五氣之化，各布政令於四方，無相干犯也。隨，謂順於物化也。曲直，材幹皆應於肝。生榮，謂木化宣行，則物生榮而美。其類草木，謂木體堅高，草形卑下，然各有堅脆剛柔蔓結條屈者。春氣發散，物禀以生，木之政也。和乃春之氣令。風謂木之令行以和風。其臟肝，謂五臟之氣，與肝同。清爲金令，木性暄，故畏清。陽升明見，故主目，麻，蒼色。李，味酸也。其實核，謂中有堅核者。四時之中，春化同木，故應春。木化宣行，則毛蟲生。故其蟲毛。犬，謂如草木之生無所避也。色蒼者，木化宣行，則物浮蒼翠也。養筋者，酸入筋也。裏急支滿者，木氣所生也。味酸者，木化敷和則物酸味厚。其音角，調而直也。中堅，象土中之有木也。八者，木之成數也。升明之紀，真氣高，火炎上也。火躁疾，故性速。燔灼皆火之用，長氣盛，故物蕃茂。其類火，謂五行之氣，與火同類。德合高明，火之政。炎暑，氣之至令。熱，謂熱至乃令行也。其臟心者，心氣應火也。寒爲水令，心性暑熱故畏寒，火以燭幽，舌申明故主舌。麥色赤，杏味苦。絡，謂中有支絡者。四時之氣，夏氣同，故應夏。其蟲羽，火化宣行則羽蟲生。馬，謂健決躁速，火類同之。色赤，同火明也。瞤瘈，火之性動也。味苦者，外明氣化，則物苦味純也。其音徵，和而美也。脈，謂中多支脈，火之化也。七者，火之成數。備化之紀，其土德靜，分助四方，贊成金木水火之政。土之氣厚，應天休和之氣，以生長收藏，終而復始，故曰五化齊修。氣平，謂土之生平而正也。其性順，謂應順羣品悉化成也。其用高下，謂田土高下皆應之。其化豐滿，謂豐滿萬物，非土化不可。類土者，五行之化土類同也。土體厚，土德靜，故政化安靜。脾氣同土，故臟脾。風，木令也，脾性雖四氣兼並，然獨畏木也。土體包容，口主受納，故主口。稷色黄，棗味甘。其實肉，謂中有肌肉者。倮無毛羽鱗甲，故土同之。成彼稼穡，土之用也。牛之應用，其緩而和，故土同之。色黄同土，厚静養肉也。土性壅礙，故病否。備化氣豐，則物味甘厚，故味甘。其音宫，大而重也。其物膚，謂物稟備化之氣，則多肌肉也。五者土之生數，正土不虚加也。犯，謂刑犯於物也。收而不爭，殺而無犯，匪審平之德，何以能爲是哉？金氣以潔白瑩明爲事，故氣潔。金性剛，故摧缺於物。其用散落，謂金用則萬物散落也。收斂堅强，爲金之化。審平之化金類同，故類金。惟其類金，故化急速而整肅。其臟肺，謂肺氣之用，同金化也。熱，火令也。肺性涼，故畏火熱。其主鼻，謂肺藏氣鼻通息也。其穀稻，色白也。其果桃，味辛也，其實殼，謂外有堅殼者。其應秋，謂四時之化，秋氣同也。介，外被堅甲者。雞之性善鬭，象金用也。其色白，色同也，其養皮毛，堅同也。欬爲有聲之病，金之應也。審平化治，則物辛味正。其音商，和利而揚也。其物外堅者，金化宣行，則物體外堅也。九者，金之成數也。又静順之紀，其水之性下，所以德全。江海所以能爲百穀主者，以其善下之也。其氣明者，清淨明昭，水氣所主，其性歸流於下也。沃沫衍溢，用非淨事，故沫生而流溢也。其化凝堅，以藏氣布化，則水物凝堅也。其類水，以静順之化，與水同類也。井泉不竭，河流不息，則流寅之義。凝肅，寒來之氣候也。水令宣行，則寒司物化，故其令寒。其臟腎者，腎臟之用，同水化也。濕，土氣也。腎性凛，故畏土濕。其穀豆，色黑也。其果栗，味鹹也。其實濡，中有津液也。四時之化，與冬氣同。其蟲鱗，水化生也。其畜彘，善下也。其色黑，色同也。其養骨，髓氣入也。其病厥，倒行不順也。鹹，味同也。羽，深而和也。其物濡者，水化豐洽，則庶物濡潤也。六者，水之成數也。

馬蒔曰：此詳言歲運平氣之紀也。木氣之平，爲敷和之紀，故木德週行，陽氣舒而陰氣布。凡生長化收藏之五化，無不宣平。木之氣端正，木之性順從，木之用曲直咸宜，木之化生發榮美。五行之木，類同草木，木之政主於發散，木之候主於温和，在天之令爲風，在人之臟爲肝。肝之性暄，故畏金令之清冷。肝之外候爲目，在五穀爲麻，在五果爲李。凡果必有核，其實核當堅。在五時爲春，在五蟲爲毛，在五畜爲犬，在五色爲蒼。肝主筋，故人之當養者在筋，不養則病，病則爲裏急支滿也。在五味爲酸，在五音爲角。凡物得木氣者，其中必堅，天以三生木，而地以八成之，故其數八。火氣之平，爲升明之紀，故火主南方，爲正陽，而治德之所施者周普。凡生長化收藏之五化，無不均衡。火之氣甚高，火之性最速，火之用燔灼，火之化蕃茂。五行之火，類與火同。火之政明曜，火之候炎暑，火之令熱。在人之臟爲心，心屬火，火畏水，水性寒，故心畏寒。舌爲心竅，故其主在舌。在五穀爲麥，在五果爲杏，其實中當有絡，在五時爲夏，在五蟲爲羽，在五畜爲馬，在五色爲赤。心主血脈，故所養在血脈，血脈不養，則病形於目爲瞤，形於體爲瘈。在五味爲苦，在五音爲徵，凡物得火氣者，其物多脈。地以二生火，而天以七成之，故其數七。土氣之平，爲備化之紀，以土爲化氣也。天主生，土爲地主成；天主覆，土爲地主載，其化氣協於上天之休德。土王於四時，故德流於四政。凡生長化收藏之五化，無不齊修。土之氣平正，土之性柔順，土之用可高可下，土之化爲豐爲滿。五行之土，類與土同。土之政主於安靜，土之候溽濕蒸熱，土之令以濕，在人之臟爲脾，脾主土，木主風，故木能剋土，則脾之所畏者惟風。口爲脾竅，故其主在口。在五穀爲稷，在五果爲棗。土主肉，故果之實多肉。在五時爲長夏，在五蟲爲倮，在五畜爲牛，在五色爲黄。脾主土，又主肉，故所養在肉，脾不養則其病爲否塞。在五味爲甘，在五音爲宮。凡物得土氣者，則其膚必厚。天以五生土，而地以十成之，故其數五，土常以生也。金氣之平，爲審平之紀。收氣者，金氣也。殺氣者，亦金氣也。惟氣得其平，故收而不爭，殺而無犯。凡生長化收藏之五化，無不宣明金之氣潔，金之性剛，金之用則散落，金之化爲堅斂。五行之金，類同於金。金之政勁肅，金之候清切，金之令爲燥，在人之臟屬於肺，肺屬金，金畏火，火主熱，故畏熱。鼻爲肺竅，故其主鼻。在五穀爲稻，在五果爲桃。金性堅，其果實之殼當堅。在五時爲秋，在五蟲爲介，在五畜爲雞，在五色爲白。肺主皮毛，故所養者當在皮毛，皮毛不養則傷肺，故其病欬。在五味爲辛，在五音爲商。凡外得金之氣者，其外必堅。地以四爲金，而天以九成之，故其數九。水氣之平，爲靜順之紀。藏氣者，水氣也，惟氣之平，故藏而勿害。水性下，故治而善下。凡生長化收藏之五化，咸各整齊。水之氣明，水之性下，水之用沃衍，水之化凝堅，五行之水，類同於水。水之政流演。水之候凝肅，水之令寒。在人之臟爲腎，腎屬水，土性濕，故腎畏濕。腎開竅於二陰，故其主在二陰。在五穀爲豆，在五果爲栗，水以濡之，故其實必濡。在五時爲冬，在五蟲爲鱗，在五畜爲彘，在五色爲黑。腎主骨髓，故所養在於骨髓。腎爲足經，故其氣逆則病爲厥。在五味爲鹹，在五音爲羽。凡物得水氣者，皆濡而潤，天以一生水，而地以六成之，故其數六。凡此平氣之歲，惟生氣主歲則木，氣平，金爲收氣者，不能縱其殺。長氣主歲則火氣平，水爲藏氣者，不能縱其罰。化氣主歲則土氣平，木爲生氣者，不能縱其制。收氣主歲則金氣平，火爲長氣者，不能縱其害。藏氣主歲則水氣平，土爲化氣者，不能縱其抑。是謂天氣平，地氣正，五化之氣，不以勝剋爲用，故曰平氣也。

張志聰曰：紀，年也。三氣，謂平氣之與太過不及也。木之平運，是爲敷和。木德周行，則陽氣舒而陰氣布，蓋生長化收藏之五氣，先由生氣之宣布，生氣和則五氣皆平矣。端，正直也。隨，柔順也。曲直，木之體用也。生榮，木之生化也。類，物類也。發生散蔓，木布之政也。温和，春之候也。在天之風氣，木之號令也。其在臟爲肝，畏清者，木畏金也。在竅爲目，在穀爲麻，麻體象木，其色蒼也。在果爲李，色青而味酸也。核内有仁，仁分兩片，木之生原也。毛蟲，如草木之森叢而生於草木者也。犬性勇往直前，感春生怒發之氣也。肝主筋，故其養在筋，裏急支滿，肝之病也。角，木音也。木生於水，爲堅多心，故主中堅。火之平氣，是爲升明。蓋火位南方，故正陽而治。火主陽氣，故德施周普。陽和之氣四布，五化俱以均平，皆感火之化也。火氣炎上，故其氣高。火性動急，故性速也。燒炙曰燔灼，火之用也。萬物蕃茂，夏長之化也。凡在地之火，皆與之同類，明曜，火布之政也。炎暑，夏之候也。在天爲熱，火之令也。在臟爲心，心其畏寒，火畏水也。心開竅於舌，麥乃夏成之穀也。杏色赤而味苦。絡者，果實之脈絡也。羽蟲飛翔，而上感火氣之生也。馬屬午，火之畜也。心主血脈，故其養在血。瞤瘈，動掣也，經脈感火氣而縮急也。徵，火之音。苦，火之味。脈，物之脈絡也。土之平氣，是爲備化，蓋天主生，地主成，土氣和平，合天之休美，而化生萬物也。土德流於四方，而五化齊修矣。平夷土之氣，柔順土之性，高下土之體，或高或下咸備。其化土之用豐厚滿溢。濕，土之化也。五方五土，與之同類。安静而化，土之政也。溽蒸，長夏之候也。在天爲濕，土之令也。其在臟主脾畏風者，木乃土之勝也。脾開竅於口。稷，黅穀也。棗色黄而味甘。肉，果實之肉也。倮蟲，肉體之蟲。牛，土之畜也。脾主肌肉，故其養在肉。否者，脾病於中，而上下之氣不交也。宫音，中土之音。膚，物之膚肉也。金之平氣，是爲審平。夫金，兵象也，金氣和平，故收而不爭。天地之氣，春生秋殺，殺而無犯，不殘害於物也。金氣清肅，故五化得之，咸有宣明。潔白，金之氣也。剛堅，金之性也。萬物散落，金之用也。其氣收斂，秋之化也。五金之類，與之同類。其政肅清，秋之政也。清切，秋之候也。在天爲燥，金之令也。其臟爲肺，肺畏熱者，金畏火也。肺開竅於鼻。稻，乃秋成之穀也。桃色白而有毛，肺之果也。堅穀之實，介中之蟲，皆感堅剛之氣而生也。雞性善鬭，感肅殺之氣也。肺主皮毛，故其養在皮毛也。欬者，肺之病也。商主西方之音，辛乃金之味也。其於萬物，咸如實殼，蟲介之外堅也。水之平運，是謂静順。夫萬物得生長之氣而茂盛，水運和平，故雖主藏而不害於物也。整，齊也。平治而善下，故五氣感之而咸整也。天一生水，故其氣高明。水性就下，故性下也。沃，灌溉也。衍，滿溢也。萬物凝堅，藏氣之化也。大地之水，與之同類。流演不竭，水之政也。凝肅，冬之候也。在天爲寒，水之令也。在臟爲腎，腎其畏濕，水畏土也。腎開竅於二陰，故主之。豆乃水之穀也。栗色黑味鹹，腎之果也。濡者，實中之有津液者也。鱗蟲，水中之所生。彘，豕也。腎主骨髓，故其養在骨髓。厥，逆也，蓋腎爲生氣之原，故病則手足厥冷也。羽音屬水，故其音羽也。夫以木運之歲，得生氣而無金氣之肅殺；火運之歲，得長氣而無水氣之剋罰；土運之歲，得化氣而無木氣之制勝；金運之歲，得收氣而無火氣之賊害；水運之歲，得藏氣而無土氣之遏抑。是皆謂平氣之歲也。

委和之紀，是謂勝生，生氣不政，化氣乃揚，長氣不平，收令乃早，涼雨時降，風雲並興，草木晚榮，蒼乾凋落，物秀而實，膚肉內充，其氣斂，其用聚，其動緛戾拘緩，其發驚駭，其臟肝，其果棗李，其實核殼，其穀稷稻，其味酸辛，其色白蒼，其畜犬雞，其蟲毛介，其主霧露淒滄，其聲角商，其病搖動注恐，從金化也。少角與判商同，上角與正角同，上商與正商同。其病肢廢癰腫瘡瘍，其甘蟲，邪傷肝也。上宮與正宮同，蕭飋肅殺，則炎赫沸騰，眚於三，所謂復也。其主飛蠹蛆雉，乃爲雷霆。伏明之紀，是謂勝長，長氣不宣，藏氣反布，收氣自政，化令乃衡，寒清數舉，暑令乃薄，承化物生，生而不長，成實而稚，遇化已老，陽氣屈伏，蟄蟲早藏，其氣鬱，其用暴，其動彰伏變易，其發痛，其臟心，其果栗桃，其實絡濡，其穀豆稻，其味苦鹹，其色元丹，其畜馬彘，其蟲羽鱗，其主冰雪霜寒，其聲徵羽，其病昏惑悲忘，從水化也。少徵與少羽同，上商與正商同，邪傷心也。凝慘凓冽，則暴雨霖霪，眚於九，其主驟注雷霆震驚，沉黅淫雨。卑監之紀，是謂減化，化氣不令，生政獨彰，長氣整，雨乃愆，收氣平，風寒並興，草木榮美，秀而不實，成而粃也。其氣散，其用靜定，其動瘍湧分潰癰腫，其發濡滯，其臟脾，其果李栗，其實濡核，其穀豆麻，其味酸甘，其色蒼黃，其畜牛犬，其蟲倮毛，其主飄怒振發，其聲宮角，其病留滿否塞，從木化也。少宮與少角同，上宮與正宮同，上角與正角同，其病飧泄，邪傷脾也。振拉飄揚，則蒼乾散落，其眚四維，其主敗折虎狼，清氣乃用，生政乃辱。從革之紀，是謂折收，收氣乃後，生氣乃揚，長化合德，火政乃宣，庶類以蕃，其氣揚，其用躁切，其動鏗禁瞀厥，其發欬喘，其臟肺，其果李杏，其實殼絡，其穀麻麥，其味苦辛，其色白丹，其畜雞羊，其蟲介羽，其主明曜炎爍，其聲商徵，其病嚏欬鼽衄，從火化也。少商與少徵同，上商與正商同，上角與正角同，邪傷肺也。

炎光赫烈，則冰雪霜雹，眚於七，其主鱗伏彘鼠，藏氣早至，乃生大寒。涸流之紀，是謂反陽，藏令不舉，化氣乃昌，長氣宣布，蟄蟲不藏，土潤水泉減，草木條茂，榮秀滿盛，其氣滯，其用滲泄，其動堅止，其發燥槁，其臟腎，其果棗杏，其實濡肉，其穀黍稷，其味甘鹹，其色黅元，其畜彘牛，其蟲鱗倮，其主埃鬱昏翳，其聲羽宮，其病痿厥堅下，從土化也。少羽與少宮同，上宮與正宮同。其病癃閉，邪傷腎也。埃昏驟雨，則振拉摧拔，眚於一，其主毛顯狐狢，變化不藏，故乘危而行，不速而至，暴瘧無德，災反及之，微者復微，甚者復甚，氣之常也。黅，音陰。

王冰曰：委和之紀，是謂勝生。木少故生氣不政，土寬故化氣乃揚。火無忤犯，故長氣自平。木氣既少，故收令乃早。涼，金化也。雨，濕氣也。風，木化也。雲，濕氣也。草木晚榮，蒼乾凋落者，金氣有餘，木不能勝也。歲生雖晚，成者滿實，土化氣速，故膚肉內充也。氣斂，兼金氣也。用聚，不布散也。緛，縮短也。戾，了戾也。拘，急也。緩，不收也。大屈卒申，驚駭象也。內應肝臟，果應棗李，棗土李木實也。核木穀金，稷稻金土穀也。味酸之物，熟兼辛也。蒼色之物，熟兼白也。犬雞，木從金畜也。毛介，毛從介者也。淒滄，金之化也。角商，角從商者也。搖動注恐。木受邪也。此皆木不自攻，故化從金。少角與判商同者，少角木不及，故半與商金化同也。上角與正角同者，上見厥陰，與敷和歲化，同謂丁亥、丁巳歲上之所見者也。上商與正商同者，上見陽明，則與平金歲化，同丁卯、丁酉歲上見陽明也。肢廢癰腫瘡瘍，金刑木也。甘蟲，子在母中也。雖化悉與金同，然其所傷則歸於肝木。上宮與正宮同者，土蓋其木，與未出等也。木未出土，與無木同，土自用事，故與正土運歲化同也。上見太陰，就謂上宮丁丑、丁未歲，上見太陰司天化之也。復，報復也。飛，羽蟲也。蠹內生蟲如蛆蠅，此物內自化者爾。雉，鳥耗也。伏明之紀，是謂勝長者，藏氣勝長也。火之長氣，不能施化，故水之藏氣反布於時，金土之義，與歲氣素無干犯，故金自行其政，土自平其氣也。寒清數舉，暑令乃薄者，火氣不用也。火令不振，故承化生之物，皆不長也。物實成熟，苗尚稚短，及遇化氣未長，而氣已老矣。陽氣屈伏，蟄蟲早藏者，陽不用而陰勝也。若上臨癸卯癸酉歲，則蟄反不藏。變易，謂不常其象見也。其發痛，由心所生。其臟心，歲運之氣，通於心也。栗水桃金果也。絡，支脈也。濡，有汁者也。豆水稻金穀也。苦鹹者，苦兼鹹也。元丹者，色丹之物，熟兼元也。馬彘，火從水畜。羽鱗，羽從鱗也。冰雪霜寒，乃水之氣。徵羽，徵從羽也。火之躁動，不拘常律，陰冒陽火，故昏惑不治。心氣不足，故喜悲善忘，此皆火弱水强，故伏明之紀，半從水之政化也。少徵與少羽同者，火少故半同水化也。上商與正商同者，歲上見陽明，則與平金歲化，同癸卯及癸酉歲上見陽明也。邪傷心，謂受病者心也。凝慘凓冽，水無德也。暴雨霖霪，土之復也。九，南方也。驟注震驚者，天地氣爭而生是變氣交之內，害及粢盛及傷鱗類也。沉陰淫雨，濕變所生。卑監之紀，是謂減化，謂化氣減少也。生政獨彰者，土少而木專其用也。不相干犯，則平整。化氣減，故雨愆期。風，木也。寒，水也。土少，故寒氣得行。生氣獨彰，故草木敷榮而端美，榮秀而美。氣生於木，化氣不滿，故物實中空，是以粃惡。氣散，謂氣不安靜，水且乘之，從木之風，故施散也。靜定，謂雖不能專政於時物，然或舉用，則終歸土德而靜定也。其發濡滯，土性也。其臟脾，謂主臟病也。李木栗，水果也。濡，中有汁者。核，中堅者。豆水麻，木穀。酸甘，甘味之物，熟兼酸也。蒼黄，色黄之物，外兼蒼也。牛犬土從木畜。倮毛，倮從毛也。飄怒振發，木之氣用。宫角，宫從角也。留滿否塞，土氣壅礙故也。此皆不勝，故從木化。少宫與少角同者，土少故半從木化。上宫與正宫同者，上見太陰，則與平土運生化同，己丑己未，其歲見也。上角與正角同者，上見厥陰，則悉是敷和之紀，己亥己巳，其歲見也。飧泄，風之勝也。縱諸氣金病即自傷脾。振拉飄揚，木無德也。蒼乾散落，金之復也。敗折虎狼，謂諸四足之獸，害於粢盛及生命也。生政乃辱，謂金氣行則木氣屈也。從革之紀，是謂折收者，火折金收之氣也。後謂不及時，收氣不能以時而行，則生氣自應布揚而用也。長化合德，火政乃宣者，火土之氣同生化也。氣揚，順火也。躁切，謂少雖後用，用則切急隨火躁也。鏗欬聲禁，謂二陰禁止也。瞀，悶也。厥氣，上逆也。欬，金之有聲，喘肺藏氣也。其臟肺，主臟病也。李木杏，火果也。穀絡，謂外有穀，内有支絡之實也。麻木麥，火穀，又色赤也。苦辛，謂苦味勝辛，辛兼苦也。白丹，赤加白也。雞羊金從火，土之兼化也。介羽，介從羽也。明曜炎爍，爲火之勝。商徵，商從徵也，噓欬鼽衄，爲金之病，從火化者，火氣來勝，故屈己以從之也。少商與少徵同者，金少故半同火化。上商與正商同者，上見陽明則與平金運生化同，乙卯乙酉，其歲上見也。上角與正角同者，上見厥陰，則與平木運生化同，乙巳乙亥，其歲上見也。邪傷肺，謂有邪之勝則歸肺也。水復之作，雹形如半珠。七，西方也。鱗伏彘鼠，謂突戾潛伏，歲主縱之，以傷赤實及羽類也。生大寒者，水之化也。涸流之紀，陰氣不及，反爲陽氣代之，故謂反陽。化氣乃昌者，少水而土盛也。草木條茂者，長化之氣豐而厚也。堅止謂便瀉。水少不濡，則乾而堅止，藏氣不能固，則注下而奔速。燥槁者，陰少而陽盛故爾。棗，土杏火果也。濡，水肉土化也。黍，火稷土穀也。甘鹹，甘入於鹹味甘美也。黅玄，黄加黑也。彘牛，水從土畜也。鱗倮，鱗從倮也。羽宫，羽從宫也。痿厥堅下，謂水土參拜，此皆不勝於土，故從土化。少羽與少宮同者，水土各半化也。上宮與正宮同者，上見太陰，則與平土運生化同，辛丑辛未歲上見之。癃，小便不通。閉，大便乾濇不利也。邪傷腎，邪勝則歸腎也。埃昏驟雨，爲土之虐，振拉摧拔，爲木之復。一，北方也。毛顯，謂毛蟲，麋鹿麞麂猯兎虎狼，顯見傷於黄，實兼害倮蟲之長也。變化，謂爲魅狐狸當之。不藏，謂害粢盛，鼠猯兎狐狢當之，所謂毛顯不藏也。復通言五行氣少，而有勝復之大凡也。乘彼孤危，恃乎强盛，不召而往，專肆威刑，怨禍自招，又誰咎也。

馬蒔曰：此詳言歲運不及之紀也。歲木不及，爲委和之紀。生氣者，木氣也。化氣者，土氣也。長氣者，火氣也。收氣者，金氣也。木氣不及，金能勝之，是謂勝生，乃丁卯、丁酉、丁巳、丁亥、丁丑、丁未之歲也。蓋丁壬爲木運，而丁乃木之不及，故金得以勝之。其生氣不政者，失其政也。化氣乃揚，木不勝土，故土寬則化氣揚也。木衰則火不盛，故長氣自平。木衰則金盛，故收令乃早。凉爲金化，雲雨爲濕氣，風爲木令，三氣並行，故凉雨時降，風雲並興也。草木爲木之類，金剋之，而其榮最晚，蒼乾凋落者多。凡物之秀者，必有成實。其膚肉内充，以土氣揚而金氣堅也。其氣收斂，其用翕聚，兼金氣也。其動緛戾拘緩，其發驚駭，其臟之病者在肝，凡五果、五穀、五味、五色、五畜、五蟲、五音之類，皆木從金化，故各兼見也。在天爲霧露淒滄，在病爲摇動注恐，蓋霧露屬木，而淒滄則金化也。摇動屬木，而注恐則金化也。此則不及之木，爲少角而半，與商金化同也。故丁巳、丁亥，上見厥陰，是上之所見者屬角，而與敷和之歲化相同，謂之與正角同也。丁卯、丁酉，上見陽明，是上之所見者屬商，而與審平之歲化同，謂之與正商同也。金來刑木，故病爲肢廢癰腫瘡瘍；木不勝土，故所生之蟲惟甘，此皆邪氣傷肝故也。至於丁丑、丁未，上見太陰，是上之所見者屬宮，而與備化之歲化相同，謂之與正宮同也。蕭飋肅殺，金無德也。炎赫沸騰，火爲木來復也。大約木被金刑，火來復金，其眚必見於三。三者，東方也，正以天三生木也。此其所以謂之復也。及物象有飛蟲、蠹蟲、蛆蟲、雉鳥，天象有雷、有霆，皆火之炎赫沸騰者然耳。歲火不及，爲伏明之紀，長氣屬火，藏氣屬水，收氣屬金，火氣不及，水能勝之，是謂勝長，乃癸卯、癸酉、癸丑、癸未、癸巳、癸亥之歲也。蓋戊癸爲火運，而癸乃火之不及，故水得以勝之。其長氣不宣者，失其政也。藏氣反布者，水氣盛也。水不犯金，故收氣自行其政。水不犯土，故化令自得其平。寒清數舉，暑令乃薄，火爲水乘也。化令乃衡，物生承之，雖由木氣而生，而火之長氣不宣，故物有生而不長也。惟其生而不長，故有成實而猶有稚者，正以遇土化之候，而物已老矣。是以陽氣屈伏，蟄蟲早藏。其氣鬱，火不顯明也。其用暴，火性不滅也。其動或彰或伏，變易不常，水火相見也。其發爲痛。痛由心生，心由水傷也。凡五臟五果、五穀、五味、五色、五畜、五蟲、五音之類，皆火從水化，故兼見也。在天爲冰雪霜寒，水之氣也。在病爲昏惑悲忘，蓋陰冒陽火，故昏惑；而心氣不足，故喜悲善忘也。此則不及之火爲少徵，而火從水化，當與少羽同。癸卯癸酉，上見陽明，是上之所見者屬商，而與審平之歲化相同，謂之與正商同也。此皆邪氣傷心，人之所以受病耳。凝慘凓冽，水無德也。暴雨霖霪，土來復也。大約火被水刑，土來復水，其眚必見於七。七者，南方也，以五氣成火也。其天象爲驟注雷霆震驚，沉黔淫雨，皆濕變之所生也。歲土不及，爲卑監之紀。化氣屬土，生氣屬木，長氣屬火，收氣屬金，土氣不及，木能勝之，是謂減化，乃己巳、己亥、己卯、己酉、己丑、己未之歲也。蓋甲己爲土運，而己乃土之不及，故木得以勝之。其化氣不令者，火失其令也。生政獨彰者，木政獨行也。木與火金無犯，故長氣整而收氣平，化氣減故雨愆期也。風爲木，寒爲水，土少則木能勝土，土不勝水，而風寒並興，其草木亦榮美。但化氣不令，雖秀而不能成實，縱成而亦粃也。其氣散，風使然也。其用静定，土德然也。其動爲瘡瘍，爲嘔涌，爲裂潰，爲癰腫，肉被風動也。其發濡濕而凝滯，亦土性也。其臟之病皆在脾。凡五臟五果、五穀、五味、五色、五畜、五蟲、五音之類，皆土從木化，故兼見也。在天爲飄怒振發，木之氣也；在病爲留注否塞，土之病也，皆從木化故耳。此則不及之土爲少宫，而土從木化，當與少角同，故己丑己未，上見太陰。是上之所見者屬宫，而與備化之歲化相同，謂之上宫與正宫同也。己巳己亥，上見厥陰，是上之所見者屬角，而與敷和之歲化相同，謂之上角與正角同也。其病爲飧泄，邪傷脾也。至於振拉飄揚，木無德也。蒼乾散落，金來復也。土爲木剋，金來復木，其眚見於四維。四維者，四隅也，虎狼之類，四足之獸也。主於敗折粢盛及生命者，金氣殺也。萬物以清氣乃用，所以生政獨被挫辱，此其復之爲害者如此。歲金不及，爲從革之紀。收氣屬金，生氣屬木，長氣屬火，化氣屬土，金氣不及，火能折之，是謂折收，乃乙丑、乙未、乙巳、乙亥、乙卯、乙酉之歲也。蓋乙爲金之不及，故火得以勝之。其收氣乃後者，失其政也。生氣乃揚者，金不能制也。火不犯土，故長化合德，火政乃宣。惟長化合德，故庶類以蕃。火之氣揚，金隨火用則躁切。火之動而爲病，則鏗然而欬，爲禁止而二陰不通，爲瞀悶，爲氣逆而厥。其發欬喘，其病在肺。凡五果、五穀、五味、五色、五畜、五蟲、五音，皆金從火化，故兼見也。在天則明曜炎爍，在病則嚏欬鼽衄，皆從火化也。此則不及之金爲少商，而金從火化，當與少徵相同。故乙卯乙酉，上見陽明，是上之所見者屬商，而與審平之歲化相同，謂之上商與正商同也。乙巳乙亥，上見厥陰，是上之所見者屬角，而與敷和之歲化相同，謂之上角與正角同也。皆邪氣傷肺也。至於炎光赫烈，火無德也。冰雪霜雹，水來復也。地以四生金，而天以九成之，其眚當見於九。九者，西方也。凡物之爲鱗爲伏，如龜鼠之類，皆縱之以傷赤實及羽物之類。其藏氣則早至而乃生大寒也。歲水不及，爲涸流之紀。藏令屬水，化氣屬土，長氣屬火，水氣不及，是陰氣不及也，而陽氣反來代之，是反陽也，乃辛未、辛丑、辛卯、辛酉、辛巳、辛亥之歲也。蓋辛爲水之不及，故土得以勝之，其藏令不舉者，水失其令也。化氣乃昌者，土氣盛也。上不犯火，故長氣宣布。藏氣失令，故蟄蟲不藏。土主濕，故土潤，土勝水，故水泉減，惟化氣乃昌，而長氣宣布，故草木條茂，榮秀滿盛。其氣凝滯，從土化也。其用滲泄，不能流也，其動而爲病，則爲堅止，蓋以水少不濡，則便乾而且止也。其發燥而枯槁，亦水少也。在人之臟爲腎，故病在腎也。凡五果、五穀、五味、五色、五畜、五蟲、五音之類，皆水從土化，故各兼見也。主於埃鬱昏翳，土氣勝也。此則不及之水爲少羽，而水從土化，當與少宫相同，故辛丑、辛未，上見太陰，是上之所見者屬宫，而與備化之歲化同，謂之上宫與正宫同也。腎屬水，其病爲癃閟，以邪氣傷腎也。至於埃昏驟雨，土之虐也。振拉摧拔，木來復也。天以一生水，故其眚見于一。一者，北方也。毛蟲屬木，凡蟲之有毛者，不隱以傷黄實及倮蟲之類。其狐貉變化不藏，以害柔盛，以藏氣衰也。大凡勝氣乘彼孤危而行，恃其强盛。不速而至，暴虐無德，至於子來復讎，災反及之，其勝微則復微，勝甚則復甚，乃五氣之常也。即如木弱金勝，暴虐倉卒，是無德也。木被金害，火必讎之，金受火燔，則災及也。微甚相復，其自然之理，迭相貞勝者乎？

張志聰曰：木運不及，是謂委和，則所勝之氣，勝其生氣矣。金氣勝，則木之生氣不能章其政令矣。木政不章，則土氣無畏，而化氣乃揚，木衰則火氣不盛，故長氣自平，金氣盛，故收令迺早也。涼爲金化，風爲木化，雲雨爲土化，此以木運不及，故兼有金土之化也。生氣不政，故草木晚榮。收令乃早，故蒼乾刑落。化氣與秋成之氣專令，是以物秀而實，膚肉内充。收斂，金之氣也。生聚，木之用也。動者，病機動於内，發者，病證發於外也。緛戾拘緩，皆筋之爲病也。金匱真言曰：東方肝木，其病發驚駭，其臟主肝。其果之棗李，實之核殼，穀之稷稻，味之酸辛，色之蒼白，畜之犬鷄，蟲之毛介，聲之角商，因木運不及，故兼從金土之化也。其主霧露淒滄，金之勝也。其病摇動注恐，肝之病也。此從金化故也。判，半也。少角與判商同者，總謂六丁年木運不及之歲也。角乃木音，木運不及，故主少角，金兼用事，故半與商金同其化也。上角與正角同者，乃丁巳、丁亥二歲，上見厥陰司天，歲木不及，而得司天之助，故與敷和之正角同也。上商與正商同者，乃丁卯、丁酉二歲，上臨陽明司天，故曰上商。木運不及，半商同化，而又值陽明司天，則金全用事，與審平之正商相同也。故其病支廢癰腫瘡瘍，其甘蟲皆金氣盛而邪傷肝也。上宫與正宫同者，乃丁丑、丁未二歲，上臨太陰司天，故曰上宮。歲木不及，化氣乃揚，而又得司天之助，是土得以自專，與備化之紀相同，故上宮與正宮同也。蕭飋肅殺，金淫甚也。炎赫沸騰，火來復也。其災眚當主於東方震位，所謂復也。蟗生於木，飛乃火象，言主復者，乃木中所生之火也。蛆乃蠅之子，蛆入灰中，脱化爲蠅，蠅喜煖惡寒，晝飛夜伏。雉爲離禽，皆火復之氣化也。雷之迅者曰霆，木鬱極而火遶之，其氣則爲雷霆。火運不及，則水勝其長，是以火之長氣不宣，而水之藏氣反布。火氣伏明，則金無所畏，故收氣得自主其政。火不及，則所生之土氣不盛，是以化令平衡。寒清數舉，暑令乃薄，水勝火也。承土之化氣平衡，故物得以生。長氣不宣，故生而不長。生而不長，故稚小即已成實，遇長夏之化氣即老矣。寒清數舉，故陽氣屈伏。藏氣用事，故蟄蟲早藏。其氣鬱，水制其火也。其用暴，火性欲發也。彰者，火之政令也。彰伏則變易而爲寒矣。故其發爲痛，蓋寒勝則痛也。其臟主心，其果之栗桃，實之絡濡，穀之豆稻，味之苦鹹，色之元丹，畜之馬彘，蟲之羽鱗，聲之徵羽，皆火運不及，故兼從金水之化也。冰雪霜寒，水之變易也。昏惑悲忘，心神不足也。上因從水化而心火受虧也。少徵與少羽同者，總謂六癸歲也。徵爲火音，火運不及，故曰少徵。水兼用事，故少徵與少羽同其化也。上商與正商同者，乃癸卯、癸酉二歲，上臨陽明司天，故曰上商，金無所畏，而又得司天之助，是火運之紀，而行審平之政，故上商之歲，與正商之氣同也。金水兼勝，邪傷心也。凝慘凓冽，寒淫甚也。暴雨霖霪，土來復也。災眚當在離位之南方。沉黔，陰雲蔽日也。驟注淫雨，土之變也。雷霆震驚，火鬱發也。土運不及，則化氣乃減，木反勝之，是以化氣不能施其令，而生政獨彰也。木火相生，故長氣整。化氣不令，故雨乃愆期。土氣不及，故收氣自平。木水專令，故風寒並興。生氣章而長氣整，故草木榮美。化氣不令，故雖秀而不實，成而粃也。發散，木之氣。静定，土之用也。瘍涌諸證，逆於肉理，乃生癰腫也。濡滯，水乘土病也。其臟在脾，其果李栗，其實濡核，其穀豆麻，其味酸甘，其色蒼黄，其畜牛犬，其蟲倮毛，其聲宮角，因土運不及，故兼從水木之化也。飄怒振發，木氣勝也。留滿否塞，脾氣傷也。少宮與少角同者，總謂六己歲也，宮爲土音，土運不及，是爲少宮，木兼用事，故少宮與少角同其化也。上宮與正宮同者，乃己丑、己未二歲，上臨太陰濕土司天，故曰上宮，土運不及，而得司天之助，是少宮之紀，行備化之氣，故與正宮相同也。上角與正角同者，謂己巳、己亥二歲，上臨厥陰司天，故曰上角，少宮少角之紀，而角得司天之助，木反獨專，故與正角之歲相同也。其病飧泄，邪傷脾也。振拉飄揚，木淫甚也。蒼乾凋落，金復木也。其災眚當在四維，乃乾坤艮巽之方也。散折，金之用也。虎狼，西方之獸也。辱，屈也。金氣復而生政始辱也。金運不及，則收政乃折矣。收氣在後，則木無所畏，而生氣乃揚。

長化合德，故庶物以蕃。升揚，火之氣也。躁切，金之用也。金主聲鏗。禁者，聲不出也。瞀，肺病也。厥，氣上逆也。欬喘，火刑肺也。其臟主肺，其果之李杏，實之殼絡，穀之麻麥，味之苦辛，色之白丹，畜之鷄羊，蟲之介羽，聲之商徵，皆金運不及，而兼木火之化也。明曜炎爍，火之勝也。嚏欬鼽衄，金之病也。少商與少徵同者，總謂六乙歲也。商主金音，金運不及，故爲少商，火兼用事，故少徵同其化也。上商與正商同者，乃乙卯、乙酉二歲，上臨陽明司天，故曰上商，金運不及，而得司天之助，則金氣平而不爲火勝，與審平之氣相同，故上商與正商同也。上角與正角同者，乃乙巳、乙亥二歲，上臨厥陰司天，故曰上角，生氣乃揚，而又得司天之助，故與正角之歲相同也。水火相勝，故邪傷肺也。炎光赫烈，火淫甚也。冰雪霜雹，水來復也。其災眚是兑之西方。其主鱗伏彘鼠，皆水之蟲獸也。水寒不及，陽反勝之，水之藏令不舉，土之化令乃昌，水令不舉，則火無所畏，故長氣得以宣布。陽熱反盛，是以蟄蟲不藏。土潤水泉減，土勝水也。草木條茂，榮秀滿盈，得長化之氣也。濡滯，土之氣也。滲泄，水之用也。其動堅止，土制水而成積也。其發燥槁，陰液虛也。其臟爲腎，其果之棗杏實之濡肉，穀之黍稷味之甘鹹，色之黅元，畜之彘牛，蟲之鱗倮，聲之羽宮，因水運不及，故兼從火土之化也。埃鬱昏翳，土之勝也。痿厥堅下，腎之病也。此水運不及，而反從土化也。少羽與少宮同者，總謂六辛歲也。羽爲水音，水運不及，故曰少羽，土兼用事，故與少宮同化也。土宮與正宮同者，謂辛丑、辛未二歲，上臨太陰司天，故曰上宮，土兼用事，而又得司天之助，故少羽之紀，反與正宮之歲相同。癃閉，邪傷腎而腎氣乃不化也。埃昏驟雨，土淫甚也。振拉摧拔，木氣復也。其災眚當在坎之北方。毛乃叢聚之象，感春森之氣，而生狐狢，以毛顯而爲裘，故其主狐狢。復結言五運不及，則所勝之氣，乘危而行，不速而至，惟淫勝而無和祥之德，以致子來復讎，災反及之。勝微則復微，勝甚則復甚，此勝復之常氣也。

發生之紀，是謂啓敕。土疎泄，蒼氣達，陽和布化，陰氣乃隨，生氣淳化，萬物以榮。其化生，其氣美，其政散，其令條舒，其動掉眩巓疾，其德鳴靡啓坼，其變振拉摧拔，其穀麻稻，其畜鷄犬，其果李桃，其色青黃白，其味酸甘辛，其象春，其經足厥陰少陽，其臟肝脾，其蟲毛介，其物中堅外堅，其病怒，太角與上商同。上徵則其氣逆，其病吐利。不務其德，則收氣復，秋氣勁切，甚則肅殺，清氣大至，草木凋零，邪乃傷肝。赫曦之紀，是謂蕃茂。陰氣內化，陽氣外榮，炎暑施化，物得以昌。其化長，其氣高，其政動，其令明顯，其動炎灼妄擾，其德暄暑鬱蒸，其變炎烈沸騰，其穀麥豆，其畜羊彘，其果杏栗，其色赤白元，其味苦辛鹹，其象夏，其經手少陰太陽、手厥陰少陽，其藏心肺，其蟲羽鱗，其物脈濡，其病笑瘧，瘡瘍，血流，狂妄，目赤。上羽與正徵同。其收齊，其病痓，上徵而收氣後也。暴烈其政，藏氣乃復，時見凝慘，甚則雨水霜雹切寒，邪傷心也。敦阜之紀，是謂廣化。厚德清静，順長以盈，至陰内實，物化充成，烟埃朦鬱，見於厚土，大雨時行，濕氣迺用，燥政迺辟。其化圓，其氣豐，其政静，其令周備，其動濡積並稸，其德柔潤重淖，其變震驚，飄驟崩潰，其穀稷麻，其畜牛犬，其果棗李，其色黅元蒼，其味甘鹹酸，其象長夏，其經足太陰陽明，其藏脾腎，其蟲倮毛，其物肌核，其病腹滿，四肢不舉。大風迅至，邪傷脾也。堅成之紀，是謂收引。天氣潔，地氣明，陽氣隨陰治化，燥行其政，物以司成，收氣繁布，化治不終。其化成，其氣削，其政肅，其令鋭切，其動暴折瘍疰，其德霧露蕭飋，其變肅殺凋零，其穀稻黍，其畜雞馬，其果桃杏，其色白青丹，其味辛酸苦，其象秋，其經手太陰陽明，其藏肺肝，其蟲介羽，其物殼絡，其病喘喝，胷憑仰息。上徵與正商同。其生齊，其病欬，政暴變則名木不榮，柔脆焦首，長氣斯救，大火流，炎爍且至，蔓將槁，邪傷肺也。流衍之紀，是謂封藏。寒司物化，天地嚴凝，藏政以布，長令不揚。其化凛，其氣堅，其政謐，其令流注，其動漂泄沃涌，其德凝慘寒雰，其變冰雪霜雹，其穀豆稷，其畜彘牛，其果栗棗，其色黑丹黅，其味鹹苦甘，其象冬，其經足少陰太陽，其藏腎心，其蟲鱗倮，其物濡滿，其病脹上羽而長氣不化也。政過則化氣大舉，而埃昏氣交，大雨時降，邪傷腎也。故曰，不恒其德，則所勝來復，政恒其德，則所勝同化，此之謂也。敶，古陳字。

王冰曰：發生之紀，是謂啓敶。謂物乘木氣發生，而啓陳其容質也。歲木有餘，金不來勝，生令布化，故物舒榮。木化宣行，則物容端美也。其政散，謂布散生榮，無所不至。其令條舒，謂端直舒啓，萬物隨之，發生之化，無非順理也。鳴靡啓坼，風氣所生。麻稻，木化齊金也。雞犬，齊孕育也。李齊桃實也。青黄白者，青加於黄白自正也。酸甘辛者，酸入於甘辛齊化也。象春，謂如春氣布散陽和也。其藏肝脾，肝勝脾也。木餘故毛齊介育，中堅謂有核之物，齊等於皮殼外堅之類。木餘故怒。太角與上商同者，太過之木氣，與金化齊等，上見少陰少陽，則其氣逆行。壬子、壬午歲，上見少陰，壬寅、壬申歲，上見少陽，木餘遇火，故氣不順而吐利也。恃己太過，凌犯於土，土氣屯極，金爲復讎，金行殺令，故邪傷肝。赫曦之紀，物遇太陽，則蕃而茂，故謂蕃茂。陰氣内化，陽氣外榮者，陰陽之氣，得其序也。長氣多，故物得以昌。長化行則物容大，高氣達則物色明。其政動者，革易其象不常也。鳴顯，謂火之用而有聲，火之燔而有焰，象無所隱，則其信也。暄暑鬱蒸者，熱化所生長於物也。炎烈沸騰者，勝復之極也。麥豆，火齊水化也。羊彘，齊孕育也。杏栗等實也。赤白元者，赤加白正黑也。苦辛鹹者，辛物兼苦，與鹹化齊成也。象夏者，如夏氣之熱也。其臟心肺，心勝肺也。其蟲羽鱗，火餘故鱗羽齊化也。脈火物，濡水物，水火齊也。上羽與正徵同者，上見太陽，則天氣且制太過之火，反與平火運生化同，戊辰、戊戌歲上見之，若平火運同，則五常之氣，無相淩犯，故金收之氣，生化同等。上徵而收氣後者，上見少陰少陽，則其生化自政，金氣不能與之齊化，戊子、戊午歲上見少陰，戊寅、戊申歲上見少陽火盛，故收氣後化寒。邪傷心者，不務其德，輕侮致之也。敦阜之紀，土餘而化氣廣被於物，故謂廣化。土性順用，無與物爭，故德厚而不躁。順火之長育，使萬物化氣。盈，滿也。至陰，土之精氣。夫萬物所以化成者，皆以至陰之靈氣，生化於中也。化氣豐圓，以其清靜，靜而能久，故政常存，氣緩故週備。靜而柔潤，故厚德常存。震驚，乃雷霆之作。飄驟，暴風雨至也。大雨暴注，則山崩土潰，隨水流注也。稷麻，土木齊化也。牛犬，齊孕育也。棗李，土齊木化也。黅元蒼者，黄色加黑蒼自正也。甘鹹酸者，甘入於鹹酸齊化也。長夏六月之氣，土化同土餘，故毛倮齊化，肌土核木化也。腹滿四肢不舉者，土性靜也。大風迅至，乃木盛怒，故脾土傷。堅成之紀，是謂收引者，陽氣收，陰氣用，故萬物收斂，秋氣高潔，與金氣同明。陽氣隨陰治化，謂陽順陰而生化也。燥氣行化，萬物專司其成熟無遺也。若收殺氣早，土之化不得終其用矣。銳切者，氣用不屈，勁而急也。霧露蕭飋，爲燥之化。蕭飋，風聲也。靜爲霧露，用則風生。肅殺凋零，隕墜於物也。稻黍，金火齊化也。雞馬，齊孕育也。桃杏，金火齊實也。白青丹者，白加於青丹自正也。辛酸苦者，辛入酸苦齊化也。其象氣爽清潔，如秋之化。其臟肺肝者，肺勝肝也。金餘故介羽齊育，殼金絡火化也。喘喝胷憑仰息，金氣餘也。上徵與正商同者，上見少陰少陽，則天氣見抑，故其生化與平金歲同，庚子、庚午歲，上見少陰，庚寅、庚申歲，上見少陽，上火制金，故生氣與之齊化。火乘金肺，故病欬。變謂太甚，政太甚則生氣抑，故木不榮，草首焦死。政暴不已，則火氣發怒，故火流炎爍，至柔條蔓草脆之類，皆乾死也。火乘金氣，故肺傷。流衍之紀，是謂封藏者，陰氣大行，則爲天地封藏之化也。嚴凝，陰之氣。藏政以布，長令不揚，謂藏氣用則長化止，故令不發揚。化凜氣堅，謂寒氣及物則堅定也。流注，水之象。凝慘寒雰，寒之化也。冰雪霜雹，謂非時而有者。豆稷，水齊土化也。彘牛，齊孕育也。栗棗，水土齊實也。黑丹黅者，黑加於丹正黄也。鹹苦甘者，鹹入於苦甘化齊焉。氣序凝肅其象，則似冬之化。其臟腎心，腎勝心也。水餘故鱗倮齊育。濡水滿土化也。脹爲水餘，上羽而長氣不化者，上見太陽，則火不能布化以長養，丙辰丙戌之歲，上見天符水運也。暴寒數舉，是謂政過。火被水淩，土來仇復，故天地昏翳，土水氣交，大雨斯降而邪傷腎也。不恒，謂恃己有餘，淩犯不勝。恒謂守常之化，不肆威刑，如是則剋己之氣，歲同治化也。

馬蒔曰：此詳言歲運太過之紀也。歲木太過，爲發生之紀，乃壬寅、壬申、壬子、壬午、壬辰、壬戌之歲也。啓，開也。陳，布也。四氣調神論曰：春三月，此謂發陳。則此篇曰啓陳，皆就其生發之氣象而形容之也。生氣上達，故土體疎泄。木之色曰蒼，木專其政，故蒼氣上達。少陽之氣，發生於萬物之表，厥陰之氣，營運於萬物之中，故陽和布化而陰氣乃隨也。木爲生氣，淳化萬物以榮。其化土生，其氣生氣自美。其政發散，其令舒暢，其動掉眩巔疾，其德鳴靡啓坼，其變振拉摧拔，凡五穀、五畜、五果、五蟲，皆木齊金化，故各見其二也。其色青黄白，其味酸甘辛，木能勝土，而木盛齊金，故三者並見也。其氣象爲春，萬物榮育也。其經屬足厥陰肝經，足少陽膽經，皆主木也。其臟肝脾，木勝土也其物中堅主核，外堅主殼，金木同也。其病怒，木氣餘也。此則太過之木爲太角，而金不能勝木，故與金化齊等，謂之與上商同也。故壬子、壬午上見少陰，壬寅、壬申上見少陽。木餘遇火則爲上徵，而氣上逆，其病爲吐利也。惟木不務其德，則金來復之，收氣當勝生氣也。故秋氣勁切，甚則肅殺。清氣者，秋氣也。清氣大至，草木凋零，邪乃傷肝矣。歲火太過，爲赫曦之紀，乃戊辰、戊戌、戊子、戊午、戊寅、戊申之歲也。蕃茂，萬物蕃盛而茂，蓋自其氣象而言也。四氣調神論曰：夏三月，此謂蕃秀。與此義同。少陰之氣，從内而化。太陽之氣，從外而榮。炎暑施其化氣，而物得以昌，其化氣即長氣也，其長氣甚高遠也。其政動者，變易不常，其令鳴而有聲，顯而無隱，其動炎灼妄擾，其德暄暑鬱蒸，其變炎烈沸騰，凡五穀、五畜、五果、五蟲，皆火齊水化，故各見其二也。其色赤白元，其味苦辛鹹，火能勝金，而火勝齊水，故三者並見也。其氣象爲夏，萬物熏育也。其經屬手少陰心經，手太陽小腸經，手厥陰心包絡經，手少陽三焦經，皆主火也。其臟心肺，火兼金也。其物脈濡，蓋火主脈，故物有脈以絡之。水主濡，故物有液以濡之也。其民病爲笑，爲瘧，爲瘡瘍，爲血流，爲狂妄，爲目赤，皆火盛也。故戊辰、戊戌上見太陽，則天氣且制，故太過之火，反與平火運生化相同，是謂上羽與正徵同也。若平火運同，則五常之氣，無相凌犯，金之收氣，生化同等，所謂其收齊也。故民病有爲痓證者，火盛金剛也。至於戊子、戊午，上見少陰，戊寅、戊申，上見少陽，是謂上徵而收氣當後也。氣交變大論云：歲火太過，上臨少陰少陽，火燔焫，水泉涸，物焦槁者，正謂此耳。惟火不務其德，而暴烈其政，則藏氣屬水，水迺復之。時見凝慘，甚則雨水霜雹切寒，迺寒邪傷心也。歲土太過，爲敦阜之紀，乃甲子、甲午、甲辰、甲戌、甲寅、甲申之歲也。廣布其化，亦自氣象而言也。土德至厚至清至静，故萬物隨長氣以盈滿也。土之精至陰，故至陰内實，物化充成也。厚土者，土山也。烟埃朦鬱者，土氣也。大雨者，濕氣也。惟濕氣用，故燥政辟，自然之理也。土之化圓，土之氣豐，土之政静，土之令周備，土之動濡漬並穑，土之德柔順重淖，土之變震驚飄驟崩潰。凡五穀、五畜、五果、五蟲，皆土齊木化，故各見其二也。其色黅元蒼，其味甘鹹酸，土能勝水，而土盛齊木，故三者並見也。其氣象爲長夏，六月之氣也。其經屬足太陰脾經，足陽明胃經。其臟脾腎，土勝水也。其物肌核，土主肌而木主核也。至於木來復土，則土必爲病，其病腹滿者，土居中也。四肢不舉者，脾主四肢也。大風屬木，迅然而至，則邪傷脾矣。歲金太過，爲堅成之紀，乃庚子、庚午、庚寅、庚申、庚辰、庚戌之歲也。收引者，陽氣收斂而陰氣引用也。天地之氣明潔，秋氣清也。陽氣隨而陰氣以治化，陰王陽微也。燥氣專行其政，物至此而有成也。收氣屬金，化氣屬土，收代其化，故收氣繁布，而化治不終也。其化主成，其氣主削，其政主肅，其令鋭切，其動而爲病，則爲暴折，爲瘍疰，蓋暴折主金氣有餘，而瘍疰則金主皮膚也。其德主無聲之霧露，有聲之蕭飋，燥之化也。其變主肅殺凋零，金氣盛也。凡五穀、五畜、五果、五蟲，皆金齊火化，故各見其二也。其色白青丹，其味酸辛苦，金能剋木，而金盛齊火，故三者兼見也。其氣象爲秋，金氣盛也。其經手太陰肺經，手陽明大腸經，其臟肺肝，金木兼也。其物穀絡，金主穀而火主絡，以金齊火化也。其病喘喝，胷憑仰息，金氣餘也。故庚子庚午，上見少陰，庚寅庚申，上見少陽，上火制金，故生氣與之齊化，上與平金之歲化相同，是謂上徵與正商同也。火乘肺金，故病爲欬。方其金政暴變，則名木不榮。凡柔脆之木，俱已焦首，至長氣屬火，木之子也，乃來救之，故大火西流，乃七月也。正肺金司令時，則炎爍且至，草蔓將槁，火邪乃傷肺也。歲水太過，爲流衍之紀，乃丙子、丙午、丙寅、丙申、丙辰、丙戌之歲也。封藏者，陰氣已上，陽氣已下，天地之化，至此而藏。四氣調神論曰：冬三月，此謂閉藏。凡物氣之化，寒氣司之，天地間皆嚴凝之氣，藏政屬水，長令屬火。故藏政已布，長令不揚也。其化凛然，其氣至堅，其政静謐，其令流注，其動漂泄沃湧，水性之動也。其德凝慘寒雰，水性之寒也。其變冰雪霜雹，四者皆水，非時而有也。凡五谷、五畜、五果、五蟲之類，皆水齊土化，故物兼見也。其色黑丹黅，其味鹹苦甘，水能剋火，而水盛齊土，故三者兼見也。其氣象爲冬，水之盛也。其經足少陰腎經，足太陽膀胱經。其臟腎心，水火兼也。其物濡滿，濡主水而滿主土也。其病脹，水氣有餘也。故丙辰、丙戌，上見太陽，乃天符水運也。則太陽屬水，長氣屬火，天氣不能布化以長養，是謂上羽而長氣不化也。及其暴政已過，土來復仇，則化氣大舉，而埃昏氣交，大雨時降，土邪乃傷腎也。故曰，凡五氣恃己有餘，淩犯不勝，是謂不恆其德，則所勝來復，如不肆威刑，政有恆德，則所勝同化，如木盛而與金土同化之義也。正此歲氣之謂歟！

按《體仁彙編》、《傷寒備覽》等書，凡平氣太過不及歲諸病，皆有湯方，雖未必盡中病情，姑備此以俟採擇。發生之紀用蒼朮湯，治脾胃感風，飧泄注下，腸鳴腹滿，四肢重滯，忽忽善怒，眩冒眩暈，或左脅偏疼。赫曦之紀，用麥門冬湯，治肺經受熱上氣喘欬，吐血痰壅，嗌乾耳聾，泄瀉，胷脅滿痛，連肩背兩臂膊痛息高。敦阜之紀，用附子山茱萸湯，治腎經受濕，胷痛寒厥，足痿不收，腰腿痛，行步艱難，甚則中滿不下，或腹鳴溏泄。堅成之紀，用牛膝木瓜湯，治肝虛，遇歲氣燥濕，更脅連小腹拘急疼痛，耳聾目赤，欬逆，肩背連尻陰股膝骨腨胻皆痛，悉主之。流衍之紀，用川連茯苓湯，治心虛爲寒冷所中，心熱手足反寒，心腹腫痛，喘欬自汗，甚至於大腸便血。委和之紀，用蓯蓉牛膝湯，治肝虛爲燥熱所傷，胠脅并，小腹痛，腸鳴溏泄，或發熱遍體，瘡瘍欬嗽，肢滿鼻衄。伏明之紀，用黃芪茯苓湯，治心虛挾寒，心胷中痛，兩脅連肩背支滿，噎塞鬱冒昧，髖髀攣痛不能屈伸，或不能利，溏泄，飲食不進，腹痛，手足痿痺不能任身。卑監之紀，用白朮厚樸湯，治脾虛風冷所傷，心腹脹滿疼痛，四肢筋骨重弱，肌肉瞤動酸麻，善怒，霍亂吐瀉，或胷脅暴痛，下引小腹，善太息，食少短氣。從革之紀，用紫苑湯，治肺虛欬嗽，喘滿自汗，衄血，肩背瞀重，血便注下，或腦戶連顖頂痛，發熱，口瘡心痛。涸流之紀，用五味子湯，治腎氣虛，坐臥濕地，腰臍重著疼痛，腹脹滿，濡泄無度，行步艱難，足痿清厥，甚則浮腫，面色不常，或筋骨並臂瞤目視䀮䀮，膈中及咽痛。辰戌之歲，六氣主客加臨，治法用甘溫以平之，酸苦以補火，抑其運氣，扶其不勝。用靜順湯，治身熱頭痛，嘔吐氣鬱，中滿瞀悶，少氣足痿注下，赤白肌腠瘡瘍，發爲癰疽。卯酉之歲，六氣主客加臨，治法宜鹹寒以抑火，辛甘以助金，汗之清之散之安其運氣。用審平湯，治中熱面浮衄，小便赤黃，甚則淋，或厲氣行善暴 ，振慄譫妄，寒瘧，癰腫便血。寅申之歲，六氣主客加臨，治法宜鹹寒平其外，辛溫治其內，宜酸滲之泄之，清之發之。用升明湯，治氣鬱熱血溢，目赤，欬逆，頭痛脅滿，嘔吐，胷臆不利，聾瞑渴，身重心痛，陽氣不藏，瘡瘍煩躁。丑未之歲六氣主客加臨，治法用酸以平其上，甘溫治其下，以苦燥之溫之，甚則發之泄之，贊其陽火，令御其寒。用備化湯，治關節不利，筋脈拘急，身重痿弱，或溫癘盛行，遠近咸若，或胷腹滿悶，甚則浮腫寒瘧，血溢腰脽痛。子午之歲，六氣主客加臨，治法宜鹹以平其上，苦熱以治其內，鹹以軟之，苦以發之，酸以收之。用正陽湯，治關節禁固，腰痛氣鬱熱，小便淋，目赤心痛，寒熱更作，喘欬或鼻衄溢，咽喉痛，發黃癉，喘甚則連小腹而作寒中。巳亥之歲，六氣主客加臨，治法宜用辛凉以平其上，鹹寒以調其下，畏火之氣，無妄犯之。用敷和湯，治中熱而及右脅下寒，耳鳴淚出，掉眩，燥濕相搏，或病黃癉，浮腫，時作温癘。凡六氣數起於上，而終於下。歲半之前，自大寒後，天氣主之；歲半之後，自大暑後，地氣主之；上下交互，氣交主之。司氣以熱，用熱無犯；司氣以寒，用寒無犯；司氣以凉，用凉無犯；司氣以温，用温無犯。司氣同其主亦無犯，異主則少犯之，是謂四畏。若天氣及時，可依時及勝其主則可犯。以平爲期，不可過也。

張志聰曰：歲木太過，是謂發生。布散陽和，發生萬物之象也。土得其制化，故主疏泄。蒼氣，木氣也。厥陰之上，風木治之，是以陽和布化於上，而陰氣乃隨於下也。生氣有餘，故萬物感之而榮茂芳美。發散，木之政也。條舒，陽和之令也。掉眩巔疾，風氣淫於上也。鳴，風木聲也。靡，散也，啓坼，即發陳之義，應春之氣也。振拉摧拔，風之變易也。其穀之麻稻，畜之雞犬，果之李桃，色之青黃白，味之酸甘辛，蟲之毛介，物之中堅外堅，因木氣太盛，彼此交相承制而生化也。其象應春，其經合於足厥陰肝，足少陽膽，其臟應於肝脾，其病怒，肝氣盛也。太角與上商同者，謂氣之太過，自有承制，有承制則有生化，如太角之歲，木運太過，則金氣承之，而所生之穀爲稻麻，所生之果爲李桃，其畜雞犬，其蟲毛介，皆感木金之氣而生化，與上商之歲相同也。蓋諸壬歲無陽明之上臨，故曰太角與上商同，如有陽明司天，則當云上商與正角同。蓋言雖無司天之上臨，而有自然之承制也。上徵者，謂司天上臨，少陰君火，少陽相火，乃壬子、壬午、壬寅、壬申四歲，木運有餘，而上臨火氣，子居母上，則其氣逆，逆於上則吐，逆於下則利也。木淫太過，則金氣來復，秋氣勁切，甚則肅殺，草木凋零，邪乃傷肝。歲火太過，是謂赫曦。長氣盛故草木蕃茂。少陰之上，君火主之，故陰氣內化，陽氣外榮。炎暑施化，司夏令也。物得以昌，受長氣也。夏主長，故其化長。火氣升，故其氣高。火性動，故其政動。火光明，故其令明。炎灼妄擾者，手足躁擾也。暄暑鬱蒸，氣之和祥也。炎烈沸騰，極則變易也。其穀之麥豆，畜之羊彘，果之杏栗，蟲之羽鱗，物之脈濡，色之赤白元，味之苦辛鹹，交相承制而生化也。其象應夏，其經合於手少陰心，手太陽小腸，手厥陰心包絡，手少陽三焦四經。其臟心者，火臟也。合於肺者，即五臟生成篇之所謂：肺之合皮也。其榮毛也，其主心也之義。五臟皆然。《靈樞經》曰：心氣實則笑不休。本經曰：夏傷於暑，秋必痎瘧。瘡瘍血流，狂妄目赤，皆火熱之爲病也。上羽者，上臨太陽，寒水司天，乃戊辰、戊戌二歲，火運太過，得水制之，則火氣已平，故與升明正徵之相同也。火氣平而金不受傷，故其收氣得與生長化氣之相平也。上羽之歲，乃太陽司天。痓者，太陽之爲病也。上徵者，上臨君相二火，乃戊子、戊午、戊寅、戊申四歲，火熱更甚，故收氣乃後。暴烈其政，火淫甚也。水氣復之，故時見凝慘。甚則雨水冰雹，而心乃受傷也。土運太過，是謂敦阜。土氣盛而化氣布於四方，故爲廣化。厚德清静，土之體也。順長以盈，火土合化也。太陰之上，濕土主之，故至陰内實，物化充成，蓋太陰爲陰中之至陰，陰氣内實，而後化成萬物於外。烟埃朦鬱，土之氣也。厚土者，見於山陵之間也。大雨時行，濕氣上蒸，終爲注雨也。辟，避也。夏秋之交，濕土主令，濕氣盛，是以秋之燥氣乃辟。圓，圓遍也。豐，盈充也。静者，土之政，周備，土之令也。稸，聚也。濕則濡滯而成積聚也。柔潤重淖，土之德也。震驚崩潰，氣之變也。其穀之稷麻，畜之牛犬，蟲之倮毛，果之棗李，色之黅元蒼，味之甘鹹酸，皆交相承制而生化也。其經合於足太陰脾，足陽明胃，其臟合於脾腎。其腹滿四肢不舉，水濕之爲病也。土氣太過，風乃復之，則脾反受傷矣。歲金太過，名曰堅成。秋令主收，是謂收引。天氣潔，地氣明，金氣清也。陽明之上，燥氣主之，是以陰金治化於上，而陽明之氣，在下隨之。秋主收成，故燥行其政。物以司成，秋主收而長夏主化，收氣早布，是以化洽不終。成者，秋之化。削者，金之氣也。肅者，金之政。鋭切，金之令也。暴折，筋受其傷。瘍疰，皮膚之疾也。霧露蕭飋，氣之祥也。肅殺凋零，氣之變也。其穀之稻黍，畜之雞馬，果之桃杏，蟲之介羽，物之殼絡，色之白青丹，味之辛酸苦，交相承制而生化也。其象應秋，其經合於手太陰肺，手陽明大腸。其臟合於肺肝，其病喘喝胷憑仰息，金氣太盛而肺氣實也。上徵者，上臨少陰少陽二火，乃庚子、庚午、庚寅、庚申四歲，金氣太過，得火制之，金氣已平，故與審平之正商相同也。金氣平，故木之生氣不屈，得與四氣齊等。其病欬，火傷肺也。肅殺太甚，則草木受傷，長氣來復以救之，是以大火西流，而肺反受傷也。水運太過，是爲流衍。冬主閉藏，故謂封藏。寒氣司化，故天氣嚴凝。水政以布，故火令不揚。凛冽，寒之化也。堅凝，寒之氣也。謐，安静也。流注，水之性也。漂泄沃涌，水注之爲病也。凝慘寒雰，寒氣之和者也。冰雪霜雹，寒極而變易也。其穀之豆稷，畜之彘牛，果之栗棗，蟲之鱗倮，物之濡滿，色之黑丹黅，味之鹹苦甘，皆交相承制而生化也。其象應冬，其經合於足少陰腎，足太陽膀胱。其臟合於腎心。其病脹者，水盛而乘土也。上羽者，謂上臨太陽，寒水司天，乃丙辰、丙戌二歲，水氣太盛，故火氣不能施化也。水政太過，則土來復之。埃昏，濕氣上蒸也。氣交者，濕氣上升而爲雲，天氣下降而爲雨也。大雨時降，腎反受邪也。夫五運之氣，如恃强而不恒其德，則所勝之氣來復，所謂侮反受邪，寡於畏也。如政令和平，各守其理則所勝之氣同化矣。同化者，即春有鳴條律暢之化，則秋有霧露清凉之政是也。

帝曰：天不足西北，左寒而右涼；地不滿東南，右熱而左温。其故何也？岐伯曰：陰陽之氣，高下之理，太少之異也。東南方，陽也，陽者其精降於下，故右熱而左温。西北方，陰也，陰者其精奉於上，故左寒而右涼。是以地有高下，氣有温涼。高者氣寒，下者氣熱。故適寒涼者脹，温熱者瘡。下之則脹已，汗之則瘡已。此腠理開閉之常，太少之異耳。帝曰：其於壽夭何如？岐伯曰：陰精所奉其人壽，陽精所降其人夭。帝曰：善。其病也，治之奈何？岐伯曰：西北之氣，散而寒之；東南之氣，收而温之。所謂同病異治也。故曰，氣寒氣涼，治以寒涼，行水漬之。氣温氣熱，治以温熱，强其内守。必同其氣，可使平也，假者反之。帝曰：善。一州之氣，生化壽夭不同，其故何也？岐伯曰：高下之理，地勢使然也。崇高則陰氣治之，污下則陽氣治之。陽勝者先天，陰勝者後天。此地理之常，生化之道也。帝曰：其有壽夭乎？岐伯曰：高者其氣壽，下者其氣夭，地之小大異也。小者小異，大者大異。故治病者，必明天道地理，陰陽更勝，氣之先後，人之壽夭，生化之期，乃可以知人之形氣矣。

王冰曰：高下，謂地形，太少，謂陰陽之氣，盛衰之異。今中原地形，西北方高，東南方下。西方涼，北方寒，東方温，南方熱，氣化然矣。陽精下降，故地以温而知之於下矣。陽氣生于東而盛於南，故東方温而南方熱，氣之多少明矣。陰精奉上，故地以寒而知之於上矣。陰氣生於西而盛於北，故西方涼而北方寒。君面巽而言，臣面乾而對也。西北東南，言其大概也。夫以氣候驗之，中原地形所居者，悉以居高則寒，處下則熱也。夫陰精所奉，高之地也。陽精所降，下之地也。散謂温浴，使中外條達，收謂温中不解表也。今世俗皆反之，依而療之，則反甚矣。夫寒方以寒，熱方以熱，温方以温，涼方以涼，是正法也，是同氣也。行水漬之，謂湯浸漬也。先天，謂先天時也。後天，謂後天時也。悉言土地生榮枯落之先後也。物既有之，人亦如然。大，謂東南西北相遠萬里許也。小，謂居所高下，相近二十里三十里或百里許也。地形高下懸倍不相計者，以近爲小，則十里二十里；高下平慢氣相接者，以遠爲小，則三百里二百里，地氣不同乃異也。夫不明天地之氣，又昧陰陽之候，則以壽爲夭，以夭爲壽，雖盡上聖救生之道，畢經脈藥石之妙，猶未免世之誣斥也。

馬蒔曰：此論天下之地勢，病體治法壽夭，有自四方而合言之者，有自一方而分言之者。天之不滿者西北，其在正北則爲左，而其氣乃寒；正西則爲右，而其氣乃涼。地之不滿者東南，其在正東則爲左，而其氣常温；正南則爲右，而其氣常熱。伯言天氣爲陽，西北方高，東南方下，而陽精下降，故南熱而東温。地氣爲陰，東南方下，西北方高，而陰精上升，故北寒而西涼。故地之高者，得陰氣以爲涼，而其氣常寒。寒涼之地，腠理開少而閉多，陰氣凝滯，腹必成脹，下之則脹已。地之下者，得陽氣以爲温，而其氣常熱。温熱之地，腠理開多而閉少，邪氣易感，體必生瘡，汗之則邪散，故瘡已。此雖不能盡然，而特有大小之異耳。故地之高者，陰精所奉，則陽不妄泄，寒氣外持，邪不數中，而正氣監守，其人必壽。地之下者，陽精所降，則陽氣耗散，發泄無度，風濕數中，真氣傾竭，其人必夭。故凡有病者，西北二方，皮膚閉，腠理密，人皆食熱，宜散之寒之。東南二方，皮膚疎，腠理開，人皆食冷，宜收之温之。故曰，西北寒涼者，其氣寒涼而人多用熱，當治之以寒涼，及行水以漬之，東南温熱者，其氣温熱而人多用寒，當治之以温熱，皆當内守强固，必同其四氣以治之，則可使病之平復也。若西北二方，有冷病者，借東南温熱之法以治之，東南二方，有熱病者，借西北寒涼之法以治之，是反其正法以治之耳。彼一州之地，有生化壽夭不同者，亦以一州之内，地勢有高下耳。高則陰氣升之，而治陰勝者則陰性遲，而凡土地之人物榮枯，皆後天而至，所以其人多後天而壽也。下則陽氣降之，而治陽勝者，則陽性速，而凡土地之人物榮枯，皆先天而至，所以其人多先天而夭也。且其地有小大異，小則壽夭小異，大則壽夭大異。故治病者，必上明天道，下明地理，西北陰勝而氣厚，東南陽勝而氣先，及壽夭生化之期，則人之形氣可識，而治法可施矣。

張志聰曰：夫天有陰陽，地有陰陽，故論天之五運，而復論地之四方。左寒右涼，左熱右温者，從後天之卦象也。蓋後天之卦，離南坎北，震東兑西，以天地開闢而後有四方也。陰陽之氣者，謂四方有寒熱之氣。高下之形者，謂地土有高下之形。太少者，四象也，因四方之氣象而各有異也。精者，即天一所生之精水也。天氣包乎下，精氣通乎天，故陰陽應象論曰，天有精，地有形，蓋天爲陽而精爲陰，陰陽上下之環轉也。故陽精降於下，則陽氣升於上，是以右熱而左温。陰精奉於上，則陽氣藏於下，故左寒而右涼。西北勢高，東南地陷，故高者氣寒，下者氣熱也。適生於寒涼之方，陰氣上奉則陽氣下藏，故多脹，所謂臟寒生滿病也。往處於温熱之方，陰氣下降則陽氣上升，故多瘡，所謂痛癢瘡瘍皆屬於火也。故下之則陰精降而陽氣自升，故脹者已。汗乃陰液，汗之則陰液升而陽氣自降。故瘡者愈。此精氣出入於肌腠之間，上下升降，一闔一開，乃自然之常理。人生於天地氣交之中，有四方寒熱之異，當從其氣而調之，自然苛疾不起。蓋陰精所奉之處，則元氣固藏，故人多壽。陽精所降之方，則元氣陽外泄，故人多夭。曰陰精曰陽精，當知地有精而天有精，蓋在地爲陰，在天則爲陽也。西北氣寒，寒固於外，則熱鬱於内，故宜散其外寒，涼其内熱。東南氣熱，則陽氣外泄，裏氣虚寒，故宜收其元陽，温其中冷，所謂爲病雖同而治法則異也。西北之氣寒涼，則人之陽熱，遏鬱於内，故當治以寒涼。行水漬之者，用湯液浸漬以取汗，開其腠理，以使陽氣通暢。東南之氣温熱，則人之腠理開，而陽氣外弛，故當治以温熱，强其元陽，固守於内。是閉者開之，開者閉之，氣之升長者收而藏之，氣之收藏者升而散之，必使其氣之和同而始平也。如西北之人，病寒邪而假熱者，又當治以温熱。如東南之人，病熱邪而假寒者，又當治以寒涼。所謂假者反之。乃至一方之氣，而亦有陰陽寒熱之不同也，如山陵高阜之地則多陰寒，污下卑濕之地則多陽熱。陽勝者，四時之氣，先天時而至，陰勝者，四時之氣，後天時而至。蓋寒暑往來，皆從地之出也。此地理高下厚薄之分，陰陽出入之常也。生化之道者，謂生長化收藏之氣，陽氣治之，氣多生長，陰氣治之，氣多收藏。高者，其氣收藏，故多壽。下者，其氣發越，故多夭。一州之氣，有大小之異也。高下之小者小異，大者大異。異，謂壽夭之異。天道者，天之化運也。地理者，地之四方也。陰陽更勝者，五運六氣之有太過不及，有淫勝鬱復也。氣之先後者，太過者先天，不及者後天，污下者先天，高厚者後天也。明人之壽夭，氣之生化，乃可以知人之形氣矣。《靈樞經》曰：形與氣相任則壽，不相任則夭。皮與肉相果則壽，不相果則夭。血氣經絡勝形則壽，不勝形則夭。形充而皮膚緩者則壽，形充而皮膚急者則夭。平人而氣勝形者壽，病而形肉脱，氣勝形者死，形勝氣者危矣。

帝曰：善。其歲有不病，而臟氣不應不用者，何也？岐伯曰：天氣制之，氣有所從也。帝曰：願卒聞之！岐伯曰：少陽司天，火氣下臨，肺氣上從，白起金用，草木眚，火見燔焫，革金且耗，大暑以行。欬嚏鼽衄，鼻窒口瘍，寒熱胕腫。風行於地，塵沙飛揚，心痛胃脘痛，厥逆鬲不通，其主暴速。陽明司天，燥氣下臨，肝氣上從，蒼起，木用而立，土乃眚，淒滄數至。木伐草萎，脅痛目赤，掉振鼓慄，筋痿不能久立，暴熱至，土乃暑，陽氣鬱發，小便變寒熱如瘧，甚則心痛，火行於槁，流水不冰，蟄蟲乃見。太陽司天，寒氣下臨，心氣上從，而火且明，丹起金乃眚，寒清時舉，勝則水冰，火氣高明，心熱煩，嗌乾，善渴，鼽嚏，喜悲數欠，熱氣妄行，寒乃復，霜不時降，善忘，甚則心痛，土乃潤，水豐衍，寒客至，沉陰化濕氣變物，水飲内稸，中滿不食，皮𤸷肉苛，筋脈不利，甚則胕腫，身後癰。厥陰司天，風氣下臨，脾氣上從，而土且隆黄起，水乃眚，土用革，體重，肌肉萎，食減口爽，風行太虛，雲物摇動，目轉耳鳴，火縱其暴，地乃暑，大熱消爍，赤沃下，蟄蟲數見，流水不冰，其發機速。少陰司天，熱氣下臨，肺氣上從，白起金用，草木眚，喘嘔寒熱，嚏鼽衄鼻窒，大暑流行，甚則瘡瘍燔灼，金爍石流，地乃燥，淒滄數至，脅痛善太息，肅殺行，草木變。太陰司天，濕氣下臨，腎氣上從，黑起水變，埃冒雲雨，胷中不利，陰痿氣大衰，而不起不用，當其時，反腰脽痛，動轉不便也。厥逆地乃藏陰，大寒且至，蟄蟲早附，心下否痛，地裂冰堅，少腹痛，時害於食，乘金則止水，增味乃鹹，行水減也。

王冰曰：從謂從事於彼。不及營於私應用之。少陽司天寅申之歲候也。臨，謂御於下；從，謂從事於上；起，謂價高於市；用，謂用行刑罰也。臨從起用同之。火氣燔灼，故曰生瘡。瘡謂身瘡，瘍謂頭瘡。寒熱謂先寒而後熱，則瘧疾也。肺爲熱害，水且救之，水守肺中，故爲胕腫。胕腫謂腫滿，按之不起，此天氣之所生也。厥陰在泉，故風行於地。風淫所勝，故心胃痛，厥鬲之病生焉。少陽厥陰，其化急速，故病氣起發疾速。陽明司天，卯酉之歲候也。木用，謂木功也。脅痛目赤諸病之起，天氣生焉。少陰在泉，熱監於地，而小便變如瘧心痛諸病之起，地氣生焉。太陽司天，辰戌之歲候也。寒清時舉，太陽之令也。火氣高明，謂燔焫於物也。不時，謂太早及偏害。不循時令，不普及於物也。心煩嗌乾諸病之起，天氣生焉。太陰在泉，濕監於地，而水飲中滿諸病之源始，地氣生焉。厥陰司天，巳亥之歲候也。土隆土用。革謂土氣有用，而革易其體，亦謂土功事也。雲物摇動，是謂風高，目轉耳鳴，此病所生，天之氣也。少陽在泉，火盛於地，而爲大熱消爍之病，病之宗兆，皆地氣生焉。少陽厥陰之氣，變化卒急，其爲疾病，速若發機，故曰，其發機速。少陰司天，子午之歲候也。熱司天氣，故喘嘔寒熱之病生，天氣之作也。金爍石流，天之交也。變，謂變易容質也。脅痛太息，地氣生也。太陰司天，丑未之歲候也。水變，謂甘泉變鹹也。雲雨，土化也。脽，謂臀肉所有之病，天氣生焉。止水，井泉也。行水，河渠流注者也。止水雖長，乃變常甘美而爲鹹味也。病少腹痛，時害食者，地氣生焉。

馬蒔曰：此承上文而言地雖相同，然以司天之氣制之，則歲有不病也。帝問西北有成脹而下，及宜散而寒之，東南有成瘡而汗，及宜收而溫之，則地既相同，人宜同病，但一歲之內，而人有不病，其臟氣有不應不用者，何也？伯言司天之氣有以制之，則人氣相從，而歲有不病耳。故凡寅申之歲，少陽相火司天也，火氣下臨，剋彼肺金，而肺氣上從白色，被剋而見，金動則草木受眚，火盛則變金爲耗。革，謂變易也。大暑行而肺多病，爲欬爲嚏，爲衄爲鼽，爲鼻窒，爲口瘍，爲寒熱，爲胕腫。然少陽司天，則厥陰風木在泉也，故風行於地，塵沙飛揚，爲心與胃脘皆痛，爲厥逆，爲鬲塞不通，則是木能剋土之證也。且風之爲象甚迅，宜病之來也，主於暴速耳。凡卯酉之歲，陽明燥金司天也，燥氣下臨，剋彼肝木，而肝氣上從蒼色，被剋而見，然卯酉爲不及之歲，則木反侮之，土乃受眚，金盛則時常淒滄，木伐草萎。脅爲肝之分部，目爲肝之外候，筋爲肝之所合，故爲脅痛，爲目赤，爲振掉鼓慄，爲筋痿不能久立，皆肝病也。然陽明燥金司天，則少陰君火在泉也，故暴熱至，土乃熱，陽氣鬱，人之受病者，爲小便變爲寒熱如瘧，甚則爲心痛，水爲肺子，火盛則水亦槁，時則流水不冰，而蟄蟲乃見也。凡辰戌之歲，太陽寒水司天也，寒氣下臨，剋彼心火，而心氣上從，丹色被剋而明，丹色起，金乃受眚，水盛則火乃受病，爲心熱煩，爲嗌乾，爲善渴，爲鼽，爲嚏，爲喜悲，爲數欠，皆心肺病也。熱氣雖時妄行，而寒氣即復，霜不時降，則又爲善忘，甚則爲心痛，則又心病之至也。然厥陰司天，則太陰濕土在泉，故土乃潤水豐衍者，濕之盛也。寒氣客至者，濕盛則寒生也。沉陰化者，濕之象也。濕氣變物者，物受濕變也。在人則有水飲內稸，爲中滿不食，爲皮𤸷肉苛，爲筋脈不利，甚則爲胕腫，爲身後癰，皆土水之病也。凡巳亥之歲，厥陰風木司天也，風氣下臨，剋彼脾土，而脾氣上從黃色，被剋而起，然巳亥爲不及之歲，則土反侮之，故土用則水乃受眚，木盛則土必受革，爲體重，爲肌肉萎，爲食減口爽，皆脾病也。且風行於太虛，而雲物搖動，風之象也，則民病又有爲目轉，爲耳鳴，皆肝膽之木受病也。然厥陰司天，則少陽相火在泉也，火縱其暴，地乃熱，大熱燥鑠萬物之赤沃下，及蟄蟲數見，流水不冰，皆熱盛故耳。凡子午之歲，少陰君火司天也，熱氣下臨，剋彼肺金，而肺氣上從白色，被剋而起，金動則草木受眚，火盛則肺必多病，爲喘嘔，爲寒熱，爲嚏爲鼽，爲衄，爲鼻窒。且大暑流行甚則爲瘡瘍燔灼，金爍石流之氣也。然少陰司天，則陽明燥金在泉也，故地迺燥。淒滄數至，則民病有爲脅痛，爲善太息，皆肝受金剋之病耳。當是時，肅殺行則草木變矣。凡丑未之歲，太陰濕土司天也，濕氣下臨，剋彼腎水，而腎氣上從黑氣，被剋而起，水受其變，然丑未爲不及之歲，則木反侮之，故埃冒雲雨，民病有爲胷中不利，爲陰痿，其腎氣大衰而不起不用，時則腰脽皆痛，動轉不便，及爲厥逆，皆腎之爲病也。然太陰司天，則太陽寒水在泉也，故地乃藏陰，大寒且至，蟄蟲早附，民病爲心下否痛，水剋火也。地裂冰堅，少腹亦痛，時害於食。且水往乘金則金氣來助，止水乃增其鹹，而行水則不能增耳。由此觀之，則司天主歲，有不病之氣，故西北東南有不病之歲，所以歲有不病，而臟氣不與相應也。

張志聰曰：此論天有五運，地有五方，而又有司天在泉之六氣，交相承制者也。歲有不病者，不因天之五運地之五方而爲病也。臟氣者。五臟之氣，應合五運五行，不應不用者，不應五運之用也，此因司天之氣制之，而人之臟氣從之也。按司天在上，在泉在下，五運之氣，運化於中，此論五運主歲，有司天之氣以制之，而反上從天化，下論司天在泉之氣，主生育蟲類，而五運有相勝制，以致不育不成，後論五運之氣，主生化蓄育，而少陽在泉，則寒毒不生，陽明在泉，則濕毒不生，太陰在泉，則燥毒不生，乃上中下之交相貫通，五六之互爲承制，理數之自然也。其金平之紀，其臟肺，其色白，其類金，皆五運五行之用也。上從者，因司天之氣下臨，畏其勝制而從之也。蓋五運之氣，根於中而運於外，司天之氣，位於上而臨於下，肺氣上從白起金用，皆上從司天之氣，而不爲五運之所用，金用於上，則草木眚於下，金從火化，則變革而且耗。欬嚏鼽衄鼻窒，皆肺病也。口瘍寒熱胕腫，火熱證也。此金之運氣，而反從火化者也。此論運氣上從天化，與天刑歲運少有分別。少陽司天，則厥陰在泉，故風行於地，風勝則動，故塵沙飛揚。《靈樞經》曰：厥陰心包絡所生病者，煩心，心痛，胃脘痛者，木剋土也。土位中央，中鬲不通，則上下厥逆也。風氣迅速，故其主暴速。按此章重在天氣制之，臟氣上從，有司天則有在泉，故兼論其在泉之氣。立者，木之體也。蓋言五行之體在地，而其用上從於天，木從天化，故下爲土眚。金氣下臨，故木伐草萎。脅痛目赤，振掉筋痿，皆肝木之病。陽明司天，則少陰君火在泉，故暴熱至而土乃暑也。鬱，長也。陽熱甚，故小便變而寒熱如瘧，所謂夏傷於暑，秋必痎瘧也。心痛者，火淫於內也。槁，草木枯槁也。謂火行於草木枯槁之時，故流水不冰，而蟄蟲不藏也。火者，火之體，明者，火之用也。寒氣下臨，臟氣上從，火性炎上，水性潤下，是以火性高明於上，而水寒冰凝於下也。夫在地爲水，在天爲寒，火氣妄行於上，故霜寒以復之，心熱煩嗌乾善渴，火炎於上也。肺者，心之蓋。鼽嚏善悲，火熱鑠金也。火爲陽，水爲陰，數欠者，陽引而上，陰引而下也。善忘者，寒復而神氣傷也。太陽司天，則太陰濕土在泉，故土乃潤。水豐衍者，土能制水也。按辰戌之歲，太陽司天，則寒水之客氣，加臨於三之氣，濕土之主氣，主於四之氣，故曰寒客至。沉陰化，謂長夏之交，水濕相合，無火土之長化，是以濕氣變物也。水飲中滿，皮痺肉苛，皆水濕之爲病也。身後癰者，癰發於背也。本經曰：諸癰腫者，寒氣之變也。太陽寒水主氣，而經脈循於背，故爲身後腫。土平之紀，其類土，其臟脾，其色黄土且隆者，土體豐厚於下也。黄起者，土用上從於天也。土從木化，則受其勝制，故土用變革而爲體重食減之脾病也。目轉耳鳴，風淫於上也。厥陰風木司天，則少陽相火在泉，木火相生，故火縱其暴，地乃暴者，太陰濕土，亦暑熱也。赤沃下者，雖沃若之木葉，亦焦赤而下落矣。至冬令嚴藏之時，而蟄蟲不見，流水不冰。火性速而少陽主樞，故其發機速，草木眚，大暑流行，熱甚於春夏也。金鑠石流，熱淫於秋冬也。意言司天之氣，雖主歲半以前，而又統司一歲，在泉之氣，止司歲半以後，故曰風行於地，曰土乃暑，曰濕氣變物，皆從長夏而起運也。少陰司天，則陽明燥金在泉，故地乃燥，淒滄數至，清肅之氣也。脅痛善太息，肝膽之病也。肅殺行則草木變，黑起水變，用行而體變也。埃冒雲雨，濕土之氣化也。胷中不利，水氣上乘也。陰痿者，腎氣衰於下也。夫陽氣生於腎陰，而運用於膚表，腎氣大衰，故陽氣不起不用。陽氣不起，則手足爲之厥逆，當其冬令之時，腎臟主氣，而反腰脽痛，動轉不便，因腎氣上從而大衰於下也。太陰司天，則太陽寒水在泉，故地乃藏陰而蟄蟲早附也。心下否者，上下水火之氣不交也。地裂冰堅者，寒水之變易也。少腹痛者，腎病於下也。時害於食者，水上乘土也。夫腎爲本，肺爲末，皆積水也。乘金則止者，水氣上乘於肺則止耳。夫心氣通於舌，心和則知五味。水增味乃咸者，水盛而上乘於心也。此水氣太過之爲病，故行水則病減也。以上論五運之氣，因天氣制之，而五臟五行之氣，反從之而上同天化也。　張介賓曰：五行各有所制，制氣相加，則受制者不得不應，應則反從其化而爲用矣。如熱甚者，燥必隨之，此金之從火也。燥甚者，風必隨之，此木之從金也。風甚者，塵霾隨之，此土之從木也。濕蒸甚者，霖注隨之，此水之從土也。陰凝甚者，雷電隨之，此火之從水也。故《易》曰：雲從龍，風從虎。夫龍得東方木氣，故雲從之。雲者，土氣也。虎得西方金氣，故風從之。風者，木氣也。此承制相從之理，不可不知。

古今圖書集成醫部全録卷三十六

黃帝素問

五常政大論篇第七十下

帝曰：歲有胎孕不育，治之不全，何氣使然？岐伯曰：六氣五類，有相勝制也。同者盛之，異者衰之，此天地之道，生化之常也。故厥陰司天，毛蟲静，羽蟲育，介蟲不成；在泉，毛蟲育，倮蟲耗，羽蟲不育。少陰司天，羽蟲静，介蟲育，毛蟲不成；在泉，羽蟲育，介蟲耗不育。太陰司天，倮蟲静，鱗蟲育，羽蟲不成；在泉，倮蟲育，鱗蟲不成。少陽司天，羽蟲静，毛蟲育，倮蟲不成；在泉，羽蟲育，介蟲耗，毛蟲不育。陽明司天，介蟲静，羽蟲育，介蟲不成；在泉，介蟲育，毛蟲耗，羽蟲不成。太陽司天，鱗蟲静，倮蟲育；在泉，鱗蟲耗，倮蟲不育。諸乘所不成之運，則甚也。故氣主有所制，歲立有所生。地氣制己勝，天氣制勝己。天制色，地制形。五類衰盛，各隨其氣之所宜也。故有胎孕不育，治之不全，此氣之常也，所謂中根也。根於外者亦五，故生化之别，有五氣、五味、五色、五類、五宜也。帝曰：何謂也？岐伯曰：根於中者命曰神機，神去則機息；根於外者命曰氣立，氣止則化絶。故各有制，各有勝，各有生，各有成。故曰，不知年之所加，氣之同異，不足以言生化，此之謂也。

王冰曰：厥陰司天，謂乙巳、丁巳、己巳、辛巳、癸巳、乙亥、丁亥、己亥、辛亥、癸亥之歲也。静謂静退，不先用事也。羽爲火蟲，氣同地也。火制金化，故介蟲不成，謂白色有甲之蟲少孕育也。在泉則地氣制土，黄倮耗損，歲乘木運，其又甚也，羽蟲不育，少陽自抑之，是則五寅五申歲也。少陰司天，謂五子、五午之歲也。静謂胡越鷰百舌鳥之類，是歲黑色毛蟲，孕育少成，在泉則地氣制金，白介蟲不育，歲乘火運，斯復甚焉，是則五卯、五酉歲也。太陰司天，謂乙丑、丁丑、己丑、辛丑、癸丑、乙未、丁未、己未、辛未、癸未之歲也。倮蟲，謂人及蝦蟆之類也。羽蟲，謂青緑色者，則鸚鵡鶯鳥，凡翠碧青緑色有羽之鳥也。歲乘金運，其復甚焉。在泉則地氣制水，黑鱗不育，歲乘土運，而又甚乎，是則五辰、五戌歲也。少陽司天，謂甲寅、丙寅、戊寅、庚寅、壬寅、甲申、丙申、戊申、庚申、壬申之歲也。倮蟲謂青緑色者也。羽虫謂黑色諸有羽翼者，則越鷰百舌鳥之類是也。在泉則地氣制金，白介耗損，歲乘火運，其又甚也。毛蟲不育，天氣制之，是則五巳五亥歲也，陽明司天，謂乙卯、丁卯、己卯、辛卯、癸卯、乙酉、丁酉、己酉、辛酉、癸酉歲也。羽爲火蟲，故爲育也。介蟲，諸有赤色甲殼者也。赤介不育，天氣制之。在泉則地氣制木，黑毛蟲耗，歲乘金運，損復甚焉。是則五子、五午歲也。羽蟲不就，以上見少陰也。太陽司天，謂甲辰、丙辰、戊辰、庚辰、壬辰、甲戌、丙戌、戊戌、庚戌、壬戌之歲也。倮蟲育，地氣同也。鱗蟲静，謂黄鱗不用也。是歲雷霆少舉，以天氣抑之也。在泉則天氣制勝，黄黑鱗耗，是則五丑、五未歲也。當乘所不能成之運，悉少能孕育也。斯並運與氣同者，運乘其勝，復遇天符及歲會者，十孕不全一二也。天氣隨己不勝者制之，謂制其色也。地氣隨己所勝者制之，謂制其形也。故又曰，天制色，地制形也。是以天地之間，五類生化，互有所勝，互有所化，互有所生，互有所制矣。五類衰盛，各隨其氣之所宜則蕃息也。夫天地間有生之物，凡此五類，五謂毛、羽、倮、鱗、介也。然生氣之根本，發自身形之中，中根也。非是五類，則生氣根系，悉因外物以成立，去之則生氣絶矣。根於外者亦五，謂五味、五色類也。然木火土金水之形類，悉假外物色象，乃能生化，外物既去，則生氣離絶也。五氣、五味、五色、五類、五宜，是二十五者，根中根外悉有之。五氣，謂臊、焦、香、腥、腐。五味，謂酸、苦、甘、辛、鹹。五色，謂青、黄、赤、白、黑。五類有二，其一謂毛、羽、倮、鱗、介，其二謂燥、濕、液、堅、軟。夫如是等於萬物之中，互有所宜也。若諸有形之類根於中者，生源繫天，其所動静，皆神氣爲機發之主，故其所爲也，物莫之知，是以神捨去則機發，動用之道息矣。根於外者，生源繫地，故其所生、長、化、成、收、藏，皆爲造化之氣所成立，故其所出也，物莫之知，是以氣止息則生化結成之道絶滅矣。其木火土金水，燥濕液堅柔，雖常性不易，及乎外物去，生氣離，根化絶止，則其常體性顔色，皆必小變移其舊也。有制有勝，有生有成，謂根中根外，悉如是也。

馬蒔曰：此言歲有胎孕不育不全者，以六氣五類之氣相勝制也。六氣，司天在泉之氣有六也。五類，毛、羽、倮、介、鱗也。帝問一歲之内，凡胎孕有不育者，而歲氣之同有不能全。伯言六氣五類，有相勝相制，氣之同者，則其胎孕盛，氣之異者，則其胎孕衰，此乃天地之道，生化之常耳。故五巳、五亥之歲，乃厥陰風木司天也。毛蟲屬木，羽蟲屬火，介蟲屬金，惟厥陰風木司天，則少陽相火在泉，故毛蟲静者，木用事而毛蟲無恙也。羽蟲育者，木同地化也。介蟲不成者，火制金化也。若五寅、五申之歲，主厥陰風木在泉，則少陽相火司天矣。其毛蟲育者，木王也。倮蟲耗者，木勝土也。羽蟲不育者，少陽之火自抑也。凡稱不育不成者，非悉無也，皆謂少耳。五子、五午之歲，乃少陰君火司天，則陽明燥金在泉矣。故羽蟲静者，火用事而羽蟲無恙也。介蟲育者，地金王也。毛蟲不成者，地金勝木也。若五卯、五酉之歲，主少陰君火在泉，則陽明燥金司天矣。其羽蟲育者，火氣王也。介蟲耗而不育者，火勝金也。五丑、五未之歲，乃太陰濕土司天，則太陽寒水在泉矣。故倮蟲静者，土用事而倮蟲無恙也。鱗蟲育者，地水王也。羽蟲不成者，水勝火也。若五辰、五戌之歲，主太陰濕土在泉，則太陽寒水司天矣。其倮蟲育者，土氣王也。鱗蟲不成者，土勝水也。五寅五申之歲，乃少陽相火司天，則厥陰風木在泉矣。故羽蟲静者，火用事而羽蟲無恙也。毛蟲育者，木同地化也。倮蟲不成者，地木勝土也。若五巳、五亥之歲，主少陽相火在泉，則厥陰風木司天矣。其羽蟲育者，火氣王也。介蟲耗者，火勝金也。毛蟲不育者，木同火化也。五卯、五酉之歲，乃陽明燥金司天，則少陰君火在泉矣。介蟲静者，金用事而介蟲無恙也。羽蟲育者，地火王也。介蟲不成者，火勝金也。若陽明燥金在泉，則少陰君火司天矣。介蟲育者，金氣王也。毛蟲耗者，金勝木也。羽蟲不成者，水爲火復也。五辰、五戌之歲，乃太陽寒水司天，則太陰濕土在泉矣。鱗蟲静者，水用事而鱗蟲無恙也。倮蟲育者，地氣同也。若五丑、五未之歲，主太陽寒水在泉，則太陰濕土司天矣。其鱗蟲耗者，土勝水也。倮蟲不育者，木爲水復也。凡乘木之運，則倮蟲不成；乘火之運，則介蟲不成；乘土之運，則鱗蟲不成；乘金之運，則毛蟲不成；乘水之運，則羽蟲不成。此則乘所不成之運者，則悉少孕育也。故六氣主有所制，歲立主有所生，在泉之地氣，則制己所勝，如厥陰在泉，而木能勝土之類，但其所制者，則在五類之形，如倮蟲不育之類。司天之氣，則制其勝己，如厥陰司天，而金能剋木，但其所制者，則在五類之色，如介蟲不白之類。所以五類盛衰，各隨其氣之所宜，氣盛則盛，氣衰則衰。至有胎孕不育，治之不全者，乃氣之常也。此其生氣之根本，發自身形之中，外無根而根在於內，所謂中根也。至於根生於外者，凡金玉土石草木之類，則假外氣以生。亦以五行而分者有五，故凡生化有别，其氣味色類，宜各有五者，不以動植而殊也。何也？蓋根於中者，以生氣根於身中，而神氣爲静動之主，命曰神機，若神去則機息。六微旨大論云：出入廢則神機化滅，故非出入則無以生、長、壯、老、已者，是也。根於外者，以生氣根於身外，而假氣以成立主持，命曰氣立，若氣止則化絶。六微旨大論云：升降息則氣立孤危，故非升降則無以生、長、化、收、藏者，是也。故凡制勝生成，皆各有之，苟不知年之所加，氣之同異，不足以言生化者，正此之謂也。

張志聰曰：此論司天在泉之六氣，主胎育蟲類，而五運有相勝制，是以所主之不全也。五類者，五運之氣，與五行生物之同類也。如五運六氣之相同者，則所主之生物蕃盛，如五運六氣之相異者，則所主之生物衰微，此天地之道，生化之常也。是以厥陰司天，則少陽在泉，故主毛蟲靜而羽蟲育。靜，謂安靜而能長成也。育，生育也。介蟲不成，謂癸巳、癸亥歲，受火運之勝制，而金類之蟲不成也。按毛蟲三百六十而麟爲之長，羽蟲三百六十而鳳爲之長，倮蟲三百六十而人爲之長，鱗蟲三百六十而龍爲之長，介蟲三百六十而龜爲之長，此五類之蟲，於天地之生物備矣。厥陰在泉，故主毛蟲育。木勝土，故主倮蟲耗。下文曰，地氣制己勝是也。羽蟲不成，謂丙寅、丙申歲，受水運之勝制，故火類之蟲不育。少陰司天，則陽明在泉，故主羽蟲靜，而介蟲育。毛蟲不成，謂庚子、庚午歲受金運之勝制，是以木類之蟲不成。少陰在泉，故主羽蟲育。地氣制己勝，故主介蟲耗。少陰在泉，乃陽明司天之歲，如癸卯、癸酉歲，受火運之勝制，當至介蟲不育，故曰介蟲耗不育。蓋謂耗則所勝微，不育則勝制甚，故下文曰，諸乘所不成之運則甚，謂受五運之所乘制，以致不育不成，乃勝制之甚者也。太陰司天，則太陽在泉，故主倮蟲靜而鱗蟲育，如辛丑、辛未歲，受水運之勝制，則火類之蟲不成。太陰在泉，故主倮蟲育。制己所勝，當主鱗蟲耗，如甲辰、甲戌歲，受土運之勝制，當主鱗蟲不成。按太陰濕土司天，太陽寒水在泉，寒濕相合，而無生長之氣，故不曰耗而曰不成。少陽司天，則厥陰在泉，故主羽蟲靜而毛蟲育。倮蟲不成者，謂壬寅、壬申歲，受木運之勝制，而土類之蟲不成。少陽在泉，故主羽蟲育。制己所勝，故主介蟲耗，如乙巳、乙亥歲，受金運之勝制，則木類之蟲不育。陽明司天，則少陰在泉，故主介蟲靜而羽蟲育，如癸卯、癸酉歲，受火運之勝制，則金類之蟲不成。陽明在泉，故主介蟲育。制己所勝，故主毛蟲耗。如逢丙子、丙午歲，受水運之勝制，則火類之蟲不成。太陽司天，則太陰在泉，故主鱗虫靜而倮蟲育。太陽寒水在泉，乃太陰濕土司天，水濕合化，則土不能制水矣。耗，散也。鱗蟲耗者，土崩潰而鱗見於陸也。如丁丑、丁未歲受木運之勝制，則土類之蟲不成。諸乘所不成之運則甚者，總結上文而言諸乘所不成之運氣則勝制之甚者也。　金西銘曰：經文止曰不成，今又疏出運氣有相勝制，恐與經義不合歟？曰：參究經旨，貴在精微，若云順文訓釋，何異糠粃中塵垢。試觀厥陰司天，則勝己之蟲不成；少陰太陰司天，則生我之蟲不成；少陽司天，則我生之蟲不成；陽明司天，則曰介蟲靜，又曰介蟲不成。奚既靜而又不成耶？太陽司天，不曰某蟲不成，要知太陰少陰司天，亦可以我生之蟲不成；少陽司天，亦可以生我之蟲不成。陽明司天，逢歲運之勝制，故雖育而不成。太陽司天，或値天符之歲，則無不成之蟲。六氣之中，皆可互相推轉，書不盡言，言不盡意，當於錯綜中求之，其義自得。再按六元正紀論曰：五運之化，或從天氣而逆地氣，或從地氣而逆天氣，如戊寅、戊申歲，以火運而値少陽司天，是從天氣而逆地氣矣。如癸巳、癸亥歲，以火運而値少陽在泉，是從地氣而逆天氣矣。從天氣則無有不成之蟲，逆地氣則當介蟲不育，從地氣則當羽蟲育，逆天氣則當介蟲不成。以五運之從逆，合六十年推之，五類之不育不成始備。氣主者，謂五運爲五氣之主。歲立者，謂歲半以前，天氣主之，歲半以後，地氣主之，司天在泉之六氣以立歲，六氣有所生而五運有所制，故有不育不成。地氣制己勝者，如厥陰在泉，倮蟲耗，少陰在泉，介蟲耗，制己所勝之蟲類，故曰地制形。六元正紀論曰：天氣不足，地氣隨之，地氣不足，天氣隨之，運居於中而常先也。是五運之氣，運化於天地之中，而常先勝於司天在泉之氣者也。上文曰少陽司天，火氣下臨，白起金用，陽明司天，燥氣下臨，蒼起白用，是司天之氣，又能制勝己之運氣，而使白起、丹起、蒼起、黄起。故曰，天制色，此皆五運六氣之各有制，各有勝，各有生，各有成，五類衰盛，各隨其氣之所宜，故有胎孕不育，治之不全，此勝制之常也。夫五運之氣根於中，而生化氣味色類之於外也。其蒼黅丹素元之氣，經於五方之分化，生五行以應生長化收藏之五氣，故所謂中根也。猶根本之於枝葉，根於中而生發於外也。根於外者，謂天地陰陽之氣，以生育草木昆蟲，而草木昆蟲，皆有五者之氣味色類，仍本於五行之所生，故曰生化之别，有五氣五味也。五類五宜者，謂五類之蟲，各有五行，氣之所宜也。然五運之氣，運化於天地之中，司天在泉之氣，循行於天地之外，各有制勝，有生成，交相承制者也。神者，陰陽不測之謂。機者，五運之旋機也。神在天爲風，在地爲木，在天爲熱，在地爲火，在天爲濕，在地爲土，在天爲燥，在地爲金，在天爲寒，在地爲水，出入於天地之間，而爲生物之生長壯老已，故曰，根於中者，命曰神機，神去則機息矣。氣立者，謂天地陰陽之氣，上下升降，爲萬物之生長化收藏，故曰，根於外者，名曰氣立，氣止則化絶矣。此天地五行之氣，升降出入，動而不息，各有勝制，各有生成，萬物由之，人氣從之。故不知五運六氣之臨御，太過不及之異同，不足以言生化矣。按上文曰歲立，此節曰氣立，蓋謂司天在泉之氣以立歲也。六氣包乎地之外，而通貫乎地之中，故曰根於外。

帝曰：氣始而生化，氣散而有形，氣布而蕃育，氣終而象變，其致一也。然而五味所資，生化有薄厚，成熟有少多，終始不同，其故何也？岐伯曰：地氣制之也，非天不生、地不長也。帝曰：願聞其道。岐伯曰：寒熱燥濕，不同其化也。故少陽在泉，寒毒不生，其味辛，其治苦酸，其穀蒼丹。陽明在泉，濕毒不生，其味酸，其氣濕，其治辛苦甘，其穀丹素。太陽在泉，熱毒不生，其味苦，其治淡鹹，其穀黅秬。厥陰在泉，清毒不生，其味甘，其治酸苦，其穀蒼赤，其氣專，其味正。少陰在泉，寒毒不生，其味辛，其治辛苦甘，其穀白丹。太陰在泉，燥毒不生，其味鹹，其氣熱，其治甘鹹，其穀黅秬。化淳則鹹守，氣專則辛化而俱治。故曰，補上下者從之，治上下者逆之，以所在寒熱盛衰而調之。故曰，上取下取，內取外取，以求其過。能毒者以厚藥，不勝毒者以薄藥，此之謂也。氣反者，病在上，取之下；病在下，取之上；病在中，旁取之。治熱以寒，温而行之；治寒以熱，涼而行之；治温以清，冷而行之；治清以温，熱而行之。故消之削之，吐之下之，補之瀉之，久新同法。能，音耐。

王冰曰：始，謂始發動。散，謂流散於物中。布，謂布化於結成之形所。終，亟於收藏之用。故始動而生化，流散而有形，布化而成結，終極而萬象皆變也。即事驗之，天地之間，有形之類，其生也柔弱，其死也堅强，凡如此類，皆謂變易生死之時形資，是謂氣之終極也。然天地雖無情於生化，而生化之氣，自有異同爾。何者？以地體之中，有六入故也。氣有同異，故有生有化，有不生有不化，有少生少化，有廣生廣化矣。故天地之間，無必生必化，必不生必不化，必少生少化，必廣生廣化，各隨其氣分所好所惡，所異所同也。今轝寒熱燥濕四氣，不同則温清異化，可知之矣。如少陽在泉，巳亥歲氣化也。夫毒者，皆五行標盛暴烈之氣所爲也。今火在地中，其氣正熱，寒毒之物，氣與地殊，生死不同，故生少也。火制金氣，故味辛者不化。少陽之氣，上奉厥陰，故其歲化苦酸也。六氣主歲，唯此歲通和，木火相承，故無間氣。苦丹地氣所化，酸蒼天氣所生。餘所生化，悉有上下勝剋，故皆有間氣矣。陽明在泉，子午歲氣化也。燥在地中，其氣涼清，故濕温毒藥，少生化也。金木相制，故味酸者少化也。陽明之氣，上奉少陰，故其歲化辛與苦也。辛素地氣，苦丹天氣，甘間氣，所以間金火之勝剋，故兼治甘。太陽在泉，丑未歲氣化也。寒在地中，與熱味化，故其歲物，熱毒不生。水勝火，味故當苦也。太陽之氣，上奉太陰，故其歲化生淡鹹，太陰土氣，上生於天，氣遠而高，故甘之化薄而爲淡，所以淡亦屬甘。淡黅天化，鹹秬地化也。厥陰在泉，寅申歲氣化也。温在地中，與清殊性，故其歲物，清毒不生，木勝其土，故味甘少化也。厥陰之氣，上合少陽，合氣既無乖忤，故其治化酸與苦也。酸蒼地化，苦赤天化，氣無勝剋，故不間氣以甘化也。厥陰少陽在泉之歲，皆氣化專一，其味純正，然餘歲悉上下有勝剋之氣，故皆有間氣間味矣。少陰在泉，卯酉歲氣化也。熱在地中，與寒殊化，故其歲藥寒毒甚微，火氣爍金，故味辛少化也。少陰陽明，主天主地，故其所治苦與辛焉。苦丹爲地氣所育，辛白爲天氣所生，甘間氣，所以間止剋伐也。太陰在泉，辰戌歲氣化也。地中有濕，與燥不同，故乾毒之物不生化也。土制於木，故味鹹少化。太陰之氣，上承太陽，故其歲化甘與鹹。甘黅地化，鹹秬天化，寒濕不爲大忤，故間氣同而氣熱者應之。化淳，謂少陽在泉之歲也。火來居水，而反能化育，是水鹹自守，不與火爭化也。氣專，謂厥陰在泉之氣，木居於水而復下化，金不受害，故辛復生化，與鹹俱王也。上謂司天，下謂在泉。司天地氣太過，則逆其味以治之；司天地氣不及，則順其味以和之。上取，謂以藥制有過之氣，制而不順則吐之。下取，謂以迅疾之藥除下病，攻之不去則下之。內取，謂食及以藥內之審其寒熱而調之。外取，謂藥熨令所病氣調適也。當寒反熱，以冷調之；當熱反寒，以温和之；上盛不已，吐而脫之；下盛不已，下而奪之，謂求得氣過之道也。藥厚薄，謂氣味厚薄者。取之下，謂寒逆於下，而熱攻於上，不利於下，氣盈於上，則温下以調之。取之上，謂寒積於下，温之不去，陽藏不足，則補其陽。旁取謂氣并於左，則藥熨其右，氣并於右，則藥熨其左以和之，必隨寒熱爲適。凡是七者，皆病無所逃，動而必中，斯爲妙用矣。夫氣性有剛柔，形證有輕重，方用有大小，調制有寒温，盛大則順氣性以取之，小耎則逆氣性以伐之，氣殊則主必不容，力倍則攻之必勝，是則謂湯飲調氣之制也。故必量氣盛虛，而行其法，病之新久，無異道也。

馬蒔曰：此言五味所資者，有生化成熟不同，正以地氣制之，而詳推其用藥之法也。帝問萬物之生化者，氣之始發也，既而氣流散於物則爲有形，又既而氣布化於結成之形則爲蕃育，及至於物象之變，如生則柔弱而死則堅強之類者，氣之終也，始終不外乎一氣而已。然而五味所資以養人者，其生化有厚薄，成熟有多少，終始不同，其故何也？伯言此乃在泉之氣有以制之也。非天之不生，而地之不長也。何也？以寒熱燥濕，清温不同其化故耳。故巳亥之歲，少陽相火在泉也。火在地中，故寒毒之物不生。所謂毒者，五行暴烈之氣所成也。火制金氣，故味辛者不化。少陽之氣，上奉厥陰，故其歲化所治者苦之與酸，苦屬火而酸屬木。其穀之所生者蒼之與丹，蒼屬木而丹屬火。苦丹爲地氣所化，酸蒼爲天氣所生。然六氣主歲，惟此歲通和，木火相承，故無間氣，餘所生化，悉有上下勝剋，則皆有間氣矣。卯酉之歲，陽明燥金在泉也，燥在地中，故濕毒之物不生。金制木氣，故味酸者不化。燥氣勝濕，故氣之濕者不行。陽明之氣，上奉少陰，故其歲化所治者辛苦甘，辛屬金而苦屬火。其穀之所生者丹素，丹屬火而素屬金。辛素爲地氣所生，苦丹爲天氣所生，甘爲間氣所生，所以間金火之勝剋，故兼治甘也。丑未之歲，太陽寒水在泉也，寒在地中，故熱毒之物不生。水勝火味，故味苦者不化。太陽之氣，上奉太陰，故其歲化所治者淡鹹，淡屬土而鹹屬水，以淡爲甘之薄味也。其穀之所生者黅秬，黅屬土而秬屬水。淡黅爲天氣所生，鹹秬爲地氣所生也。寅申之歲，厥陰風木在泉也，風氣與火氣相合，則温在地中，故清毒之物不生。木勝其土，故味甘者少化也。厥陰之氣，上合少陽，氣無乖忤，故其歲化所治者酸苦，酸屬木而苦屬火。其穀之所生者蒼赤，蒼屬木而赤屬火。酸蒼爲地氣所生，苦赤爲天氣所生也。氣無勝剋，故不間氣以甘化耳。惟此厥陰在泉之歲，少陽司天，水火相合，氣化專一，味亦純正，故曰其氣專，其味正。餘歲則有上下相剋之氣，皆有間氣與間味矣。卯酉之歲，少陰君火在泉也，熱在地中，故寒毒之物不生。火勝其金，故味之辛者不化。少陰之火，上奉陽明，故其歲化所治者辛苦甘。辛屬金，苦屬火，而甘則間氣所生也。其穀之所生者白丹，白屬金而丹屬火。苦丹爲地氣所育，辛白爲天氣所生也。辰戌之歲，太陰濕土在泉也，濕在地中，故燥毒之物不生。土勝其水，故味之鹹者少化也。寒濕不爲大忤，故間氣同而氣熱者應之。太陰之氣，上奉太陽，故其歲化所治者甘鹹，甘屬土而鹹屬水。其穀黅秬，黅屬土而秬，屬水。甘黅爲地氣所化，鹹秬爲天氣所化也。凡此諸氣在泉，惟少陽在泉之歲，火來居泉，而反能化育是水鹹自守，不與火爭化，乃化之至淳者也。厥陰在泉之歲，木居於水，而復下化，金不受害，故辛復生化，與鹹俱王，是氣之至專者也。上文厥陰在泉，而曰其氣專，其味正，正謂此耳。蓋此兩歲上下之氣，無剋伐之嫌，故辛得與鹹，同應王而生化，餘歲則上下有勝剋之變，故其中間其味兼化以緩其制，抑餘苦鹹酸三味不同其生化也。是以天地之間，藥物辛甘者居多耳。故司天地者，上下也。其司天地之氣，不及而補之，則當順其味以和之，司天地之氣，太過而瀉之，則當逆其味以治之，皆以所在之或寒或熱，或盛或衰，而善調之。故曰，凡治病者，或取之上而吐之，或取之下而下之，或取之内而内消之，或取之外而熨解之，皆求人身之有病者何在。其耐毒藥者，以氣味之厚者治之，不耐毒藥者，則止以氣味之薄者治之耳。上文上下内外，皆正治也。然有反氣而治者，則病在上取之下，蓋氣壅於上而宜降之也。病在下取之上，蓋氣滯於下而宜升之也。病在中者則旁取之，蓋病在於中，而經脈行於左右，則或灸或刺，或熨或按，皆當取之於旁也。不惟是也，病之熱者當以寒藥，然性寒者，則與病逆，必温而行之可也。病之寒者，當以熱藥，然性熱者，則與病逆，必涼而行之可也。病之温者，當以清藥，然性清者，則與病逆，必冷而行之可也。病之清者，當以温藥，然性温者，則與病逆，必熱而行之可也。不惟是也，凡消之削之，吐之下之，補之瀉之，皆量其順逆而行之，不以病之久新而異其法也。

張志聰曰：此論五運之氣，主生化萬物，而受在泉之氣以制之，非天地之不生長也。氣，謂五運之化氣，氣始而生化者，得生氣也。氣散而有形者，得長氣也。氣布而蓄育者，得化氣也。氣終而象變者，感收藏之氣，物極而變成也。此五運之氣，主生長化收藏，自始至終，其致一也。夫化生五味，五味所資者，以五運所化之味，而反資助其地氣也。蓋言五運之氣主生化，而因地氣以制之，是以生化有厚薄，成熟有多少也。寒熱燥濕，乃司天在泉之六氣，與五運不同其化，是以五運所主之生化蓄育，因地氣以制之，致有厚薄多少也。毒，獨也，謂獨寒獨熱之物類，則有偏勝之毒氣矣。少陽相火在泉，故寒毒之類不生，寒熱不同其化矣。如辛巳、辛亥歲，寒水化運，值少陽在泉，地氣制之，以致寒毒不生，乃地氣制勝其化運也。夫五色五味，五運之所主也。如少陽司天，則白起金用，是色從天制，所謂天制色也。少陽在泉，其味辛，是味從地制，所謂地制形也。此化運之色味，因司天在泉之勝制畏而從之。故曰五味所資，謂化運之五味，反資助其地氣也。治，主治也。少陽在泉，則厥陰司天，故所主之苦酸，其穀主蒼丹者成熟。從天地之氣，而不從運化也。按審平之紀，其色白，其味辛，如值少陽司天，則白色反從天化，少陽在泉，則辛味反資地氣，是天地之氣，勝制其運氣也。如厥陰司天，介蟲不成，厥陰在泉，羽蟲不育，是五運之氣，勝制其司天在泉也。故曰，各有制，各有勝，各有生，各有成。謂五運六氣各有生成，如逢勝制則不生不成矣。陽明燥金在泉，是以濕毒之物類不生。酸，木味也。敷和之紀，其色蒼，其味酸，如值壬子、壬午之歲，陽明在泉，地氣制之，而木運之味，反從地化，故其味主酸。夫陽明不從標本，從中見太陰濕土之化，故其氣主濕，所主之味辛苦甘，亦兼從土化也。其穀主丹素者成熟。從司天在泉之氣化，下篇所謂歲穀是也。太陽寒水在泉，故熱毒之類不生，寒熱不同其化也。如癸丑、癸未歲，火主化運，火畏水制，而火味反資從其地氣，故其味苦。淡附於甘，故所主之味淡鹹。其穀主黃元者成熟。厥陰在泉，則清毒不生，土畏木制，故其味甘，其所主之味酸苦。其穀主蒼赤者成熟。厥陰不從標本，從中見少陽之火化，而在泉之氣味，又從中見所主之苦熱，故其氣專，其味正。少陰君火在泉，是以寒毒不生，金畏火制，故其味辛。少陰在下，則陽明在上，陽明在上，燥氣治之，中見太陰，陽明從中見濕土之化，故所主之味辛苦甘。兼從中見之土味也。其穀主白丹者成熟。太陰濕土在泉，是以燥毒之物類不生，水畏土制，故其味鹹。太陰在下，則太陽在上，故其氣熱，謂太陽之從本從標，味從地化而氣從天化也。其所主之味甘鹹，其穀主黅秬者成熟。夫五味所資其化氣者，因勝制而從之也。化淳者，謂陽明從中見濕土之化，燥濕相合，故其化淳一。金從土化，故味之鹹者，守而勿敢泛溢，畏太陰之制也。氣專者，厥陰從中見少陽之主氣，故味之辛者，與甘酸苦味俱主之。蓋辛受火制，制則從火化也。夫寒熱燥濕，在泉之六氣也。酸苦甘辛鹹，五運之五味也。以燥濕之化淳則鹹守，相火之氣專則辛化，蓋因地氣制之，而味歸氣化也。上下，謂司天在泉之氣，補助從順也。如少陽在泉，則厥陰司天，當用苦酸之味以補之，蓋助其上下之氣也。如司天之氣，風淫所勝，平以辛涼，熱淫所勝，平以鹹寒，如諸氣在泉，寒淫於內，治以甘熱，火淫於內，治以鹹冷，謂淫勝之氣，又當反逆以平之，故以所在之寒熱盛衰而調之。謂盛則治之，衰則補之，則上下之氣和調矣。夫司天在泉之氣，升降於上下，五運之氣，出入於外內，各求其有過者取而治之，能勝其毒者治以厚藥，不能勝毒者治以薄藥，此治歲運之法也。氣反者，謂上下外內之病氣相反也。如下勝而上反病者，當取之下，上勝而下反病者，當取之上，外勝而內反病者，當取之外旁。至真要論曰：上勝而下俱病者，以地名之，下勝而上俱病者，以天名之，即此義也。治熱以寒温而行之者，蓋寒性與熱氣不合，故當温而行之。所謂寒因熱用，熱因寒用，其始則同，其終則異，可使破積，可使潰堅，可使氣和，可使必已，此反治之法也。治温以清，冷而行之，治清以温，熱而行之，此正治之法也。蓋竟以清冷治温熱，以温熱治清冷，所謂逆者，正治是也。消之削之，內取外取也，吐之下之，上取下取也。補之瀉之，補上補下，治上治下也。久者謂伏氣之病，新者感而即發也。

帝曰：病在中而不實不堅，且聚且散，奈何？岐伯曰：悉乎哉問也！無積者，求其臟，虚則補之，藥以祛之，食以隨之，行水漬之，和其中外，可使畢已。

王冰曰：藥祛食隨，謂食以無毒之藥，隨湯丸以迫逐之，使其盡也。又行水漬之，使中外通和，氣無流礙，則釋然消散，真氣自平。

馬蒔曰：此言病有在中而聚散不常者，當審虚實，兼藥食，和中外以治之也。帝問病有在中者，而按之不實不堅，且聚且散，是果何法以治之？伯言審其有積無積，如無積者，則求其病之在於何臟，其臟虚者，宜有以補之，故藥以祛其病，食以隨其欲，不專於用藥可也。又必用藥之湯水以漬之，則藥食調其中，而湯水治其外，庶幾中外和，而病可已矣。

張志聰曰：此論五運之氣爲病，而有治之法也。病在中者，根於中也。不實不堅，且聚且散者，神機之出入於外內也。如敷和之紀，其臟肝，其病裏急支滿，備化之紀，其臟脾其病否，蓋五運之氣，內合五臟，故無積者，當求其臟也。臟氣虚則補之，先用藥以祛其邪，隨用食以養其正，行水漬之以取汗，和其中外，使邪從外出，可使畢已矣。張玉師曰：積者，邪積於五臟之間，無積則邪干臟氣，故當求其臟。

帝曰：有毒無毒，服有約乎？岐伯曰：病有久新，方有大小，有毒無毒，固宜常制矣。大毒治病，十去其六，常毒治病，十去其七；小毒治病，十去其八；無毒治病，十去其九。穀肉果菜，食養盡之。無使過之，傷其正也。不盡，行復如法。必先歲氣，無伐天和。無盛盛，無虛虛，而遺人夭殃。無致邪，無失正，絕人長命。

王冰曰：大毒，下品藥毒，毒之大也。常毒，中品藥毒，次於下也。小毒，上品藥毒，毒之小也。上品中品下品無毒藥，悉謂之平。大毒之性烈，其爲傷也多。小毒之性和，其爲傷也少。常毒之性，減大毒之性一等，加小毒之性一等，所傷可知也。故至約必止之，以待來證爾。然無毒之藥，性雖和平，久而多之，則氣有偏勝，則有偏絕，久攻之則臟氣偏弱，既弱且困，不可長也，故十去其九而止。服至約已，則以五穀、五肉、五果、五菜隨五臟宜者食之，已盡其餘病，藥食兼行亦通也。法，謂前四約也。餘病不盡，然再行之，毒之大小，至約而止，必無過也，若不察虛實，但思攻擊，而盛者轉盛，虛者轉虛，萬物之病，從茲而甚，真氣日消，病勢日侵，殃咎之來，苦夭之興，難可逃也。夫補實則致邪，攻虛爲失正，正氣既失，則爲死之由矣，所謂伐天和也。

馬蒔曰：此言約方有法，而藥食皆先之歲氣也。帝問凡藥有毒無毒，服之者有所約乎？伯言病有久者，則方必大，病有新者，則方必小，故藥有大毒、常毒、小毒、無毒之分，則去病以六分、七分、八分、九分而止，當量其病之新故，而制方大小以用之。至于穀肉果菜，以食爲養，但盡其所宜，無使過之以傷其正耳。夫藥食兼行如此，如病有未盡，又行之復如前法也。然歲有六氣，分主有南面北面之政，必先知六氣所在，人脈至尺寸應之。太陰所在，其脈沉；少陰所在，其脈鉤；厥陰所在，其脈弦；太陽所在，其脈大而長；陽明所在，其脈短而濇；少陽所在，其脈大而浮。如是六脈，則爲天和。不知之者，呼爲寒熱，攻寒令熱脈不變，而熱疾已生，制熱令寒脈如故，而寒疾已起。故凡用藥以治病者，必先歲氣，無伐天和可也。又當知病有虛實，如邪氣實者而又補之，是之謂盛盛也。又謂之致邪也。正氣虛者而又瀉之，是之謂虛虛也。又謂之失正也。斯則遺人以夭殃，而絕其長命耳。

張志聰曰：約，規則也。病有久新者，謂病之能毒不能勝毒也。方有大小者，謂有可以厚藥止可以薄藥也。毒者，有大寒大熱及燥濕偏勝之毒氣，故止可攻疾中病即止，過則傷正矣。是以大毒之藥治病，病去其六，即止後服，常毒治病，病去其七即止之。小毒治病，病去其八即止之。即無毒之藥，亦不可太過，所謂久而增氣，物化之常也。氣增而久，夭之由也。臟氣法時論曰：毒藥攻邪，五穀爲養，五果爲助，五畜爲益，五菜爲充，氣味合而服之，以補精益氣。故以藥石治病，穀肉食養，使病盡去之，又無使過之，傷其正也。如病不盡，復以藥石治養如前法。又必先知歲運之盛衰，衰則補之，盛則瀉之，補則從之，瀉則逆之，無伐天運之中和，無盛盛，無虛虛，而遺人夭殃。邪則祛之，正則養之，無絶人長命。

帝曰：其久病者，有氣從不康，病去而瘠，奈何？岐伯曰：昭乎哉，聖人之問也！化不可代，時不可違。夫經絡以通，血氣以從，復其不足，與衆齊同，養之和之，靜以待時，謹守其氣，無使傾移，其形乃彰，生氣以長，命曰聖王。故《大要》曰，無代化，無違時，必養必和，待其來復，此之謂也。帝曰：善。經絡以通，以字同已。

王冰曰：化，造化也。代大匠斲猶傷其手，況造化之氣，人能以力代之乎？夫生長收藏，各應四時之化，雖巧智者，亦無能先時而致之，明非人力所及。由是觀之，則物之生長收藏之化，必待其時也。物之成敗理亂，亦待其時。《大要》，上古經法。引古之要旨，以明時化之不可違，不可以力代也。

馬蒔曰：此言人病而瘠者，當順化奉時以待之也。帝問歲氣有久病者，氣乃不康，及病去而瘠。伯言天地有自然之化，不可以人力代，故無代化也。人物有成敗之時，不可以私智違，故無違時也。今久病而不康，及病去而瘠者，其經絡已通，血氣已順，當復其不足之臟，而與足者同，必養之和之，而靜以待時，則形自彰而不瘠矣。

張志聰曰：此論人之形體，亦由氣運之所資養者也。夫神去則機息，氣止則化絶，神氣之不可不調養也。然而神氣猶主人，形骸若器宇，形與神俱，而後可終其天年，是形之不可不調養也。氣從者，謂神氣已調，不康而瘠，謂身不康而形尚瘦也。化，謂五運之化氣。代，更代也。時，謂六氣之主時，如敷和之紀，其臟肝，其養筋。升明之紀，其臟心，其養血。備化之紀，其臟脾，其養肉。審平之紀，其臟肺，其養皮毛。靜順之紀，其臟腎，其養骨髓。是形之皮肉筋骨，皆由化運之所資養，不可更代者也。又如春氣養筋，夏氣養血脈，長夏氣養肌肉，秋氣養皮毛，冬氣養骨髓，是形之皮肉筋骨，又皆由四時氣之所養而時不可違也。脈絡者，所以行氣血而榮陰陽，血者，神氣也，如經絡以通，血氣以從，復其神氣之不足，而與無病者之相同，是神氣已復，但身不康健，而形尚瘦瘠，故當存養其神，和調其氣，靜以待時，謹守其氣，無使傾移，其形得時化之養，漸乃彰著矣。此氣運養身之大要也。

古今圖書集成醫部全録卷三十七

黄帝素問

六元正紀大論篇第七十一 上之上

馬蒔曰：前天元紀大論第四節，以厥陰之上，風氣主之等，云爲六元，彼乃名篇曰天元紀大論，此末有署曰六元正紀，故遂名篇，其義發彼之所未盡也。

張志聰曰：此篇論六氣主司天於上，在泉於下，五運之氣，運化於中，間氣紀步爲加臨之六氣以主時，五六相合，以三十年爲一紀，再紀而爲一周，故名六元正紀大論。

黄帝問曰：六化六變，勝復淫治，甘苦辛鹹酸淡先後，余知之矣。夫五運之化，或從天氣，或逆天氣，或從天氣而逆地氣，或從地氣而逆天氣，或相得，或不相得，余未能明其事。欲通天之紀，從地之理，和其運，調其化，使上下合德，無相奪倫，天地升降，不失其宜，五運宣行，勿乖其政，調之正味從逆，奈何？岐伯稽首再拜，對曰：昭乎哉問也！此天地之綱紀，變化之淵源，非聖帝孰能窮其至理歟？臣雖不敏，請陳其道。令終不滅，久而不易。帝曰：願夫子推而次之，從其類序，分其部主，别其宗司，昭其氣數，明其正化，可得聞乎？岐伯曰：先立其年，以明其氣。金木水火土，運行之數。寒暑燥濕風火，臨御之化。則天道可見，民氣可調，陰陽卷舒，近而無惑，數之可數者，請遂言之。末數字，上聲。

王冰曰：氣同謂之從，氣異謂之逆，勝制爲不相得，相生爲相得。司天地之氣，更淫勝復，各有主治，法則欲令平調氣性，不違忤天地之氣，以致清静和平也。令終不滅，久而不易，謂氣主循環，同於天地，太過不及，氣序當然，不言永定之制，則久而更易，去聖遼遠，何以明之。部主，謂分六氣所部主者也。宗司，謂配五氣運行之位也。氣數，謂天地五運氣更遠之正數也。正化，謂歲直氣味所宜，酸苦甘辛鹹寒温冷熱也。

馬蒔曰：此帝欲推六元之紀，而伯啓其端也。或從天氣，或逆天氣者，運氣與司天之氣有異同也。或從地氣，逆地氣者，運氣與在泉之氣有異同也。從爲相得，逆爲不相得。通天紀，從地理者，明司天在泉之義也。和其運，調其化者，和調五運及六化之氣也。上下合德，無相奪倫者，司天在泉之德，不相淩奪也。自通天之紀，至勿乖其政，即下文折其鬱氣，資其化源，抑其運氣，扶其不勝，無使暴過而生其疾等義也。調其正味從逆者，即下文食歲穀以全其真，及用寒遠寒等謂也。從其類序者，如自甲子以至乙卯，初氣以至終氣皆是也。分其部主者，凡天地左右，初氣終氣，分爲主客，皆有部主也。先立其年者，如下文某年爲壬辰，某年爲壬戌也。以明其氣者何？爲運氣壬爲太角是也。何爲司天之氣？太陽寒水司天是也。何爲在泉之氣？太陰濕土是也。明金木水火土運行之數，寒暑燥濕風火臨御之化者，明司天在泉五行六氣之化也。

張志聰曰：六化，謂司天在泉，各有六氣之化。六變，謂勝制之變也。勝復者，謂五運之氣亦復其歲有相勝制而治之不全也。甘苦辛鹹酸淡，謂五味所資，生化有厚薄，成熟有多少，先後之各有制各有勝各有生各有成也。此承上章而言司天在泉之氣，制勝其五運，五運之氣，制勝其司天在泉，今欲調之正味，使氣運和平，上下合德，無相奪倫，天地升降，不失其宜，五運宣行，勿乖其政，蓋盡人事以救天地之淫邪，故謂之正紀大論。五運，謂五行之化運，或從五氣者，謂敷和、升明、審平、静順之紀，五運和平與六氣無犯也。或逆天氣者，如丙子、丙午歲，火運司天而行水運，甲辰、甲戌歲，水運司天而行土運也。或從天氣或從地氣者，太過而從天化者三，不及而同天化者亦三，太過而同地化者三，不及而同地化者亦三，凡此二十四歲，與天地相符，與地氣相合也。或逆地氣或逆天氣者，除天符歲會之年，而與司天在泉之氣不相合也。或相得或不相得者，謂四時之氣，如風温春化同，熱曛夏化同，清露秋化同，雲雨長夏化同，冰雪冬化同，此客氣與時氣之相得也。如主氣不足，客反勝之，是客氣與時氣之不相得也。通天之紀，從地之理，使上下合德，無相奪倫者，使司天在泉之氣，上下和平也。天地升降，不失其宜者，升已而降，降已而升，天地之更用，無失其宜也。和其運，調其化，使五運宣行，勿乖其政者，調和五運之氣，宣行德化，勿乖其政令也。夫五運六氣，有德化政令之和祥，必有淫勝鬱復之變易，今欲使氣運和平，須以五味折之資之，益之抑之，故曰調之正味。蓋在天爲氣，在地爲味，以味而調其氣也。從逆者，謂資之益之者，從之折之抑之者，當逆取也。五運陰陽者，天地之道也，萬物之綱紀，變化之父母，生殺之本始，神明之府也。

令，善也。謂能調其氣運，得令終而無殄滅之患，垂永久而無變易之災。類者，甲己類天干，子午類地支，天干始于甲，地支始於子，各有其序，所謂先立其年是也。部主者，厥陰之上，風氣主之，少陰之上，熱氣主之，以六氣爲六部，各主歲而主時也。宗司者，謂五運五行爲運氣之宗主。正化者，熱化、寒化、雨化、風化，所謂以明其氣是也。運行之數者，五運相襲而皆治之，終期之日，周而復始。臨御之化者，六氣有司天之上臨，有在泉之下御，有四時之主氣，有加臨之客氣也。明其氣數，則天道可見，民氣可調，陰陽卷舒，近而無惑矣。

帝曰：太陽之政奈何？岐伯曰：辰戌之紀也。

馬蒔曰：辰戌屬太陽寒水，故以五辰五戌之年，爲屬太陽之政。

太陽司天 太角化運 太陰在泉 壬辰 壬戌 壬爲陽年，歲木太過，故主太角。其運風，其化鳴紊啓坼，其變振拉摧拔，其病眩掉目瞑。

馬蒔曰：太陽寒水司天，司之爲言直也。主行天之令，上之位也。餘仿此。壬爲陽水，爲太角歲。運者，運之爲言動也，主天地之間，人物化生之氣，中之位也。餘仿此。太陰濕土在泉，在泉者，主地之化，行乎地中，下之位也。餘仿此。壬爲木運，故主風，鳴紊啓坼，風之化，振拉摧拔，風之變。凡曰運、曰化、曰變，皆從太角運起。眩掉目瞑，風之病，主於肝。

林億云：詳此病證，以運加司天地爲言。

張志聰曰：此節專論太角之化運，後節始論司天在泉及間氣加臨之六氣。鳴，風木聲。紊，繁盛也。啓坼，木發而開坼也。風木太過，故其變振拉摧拔。眩掉目瞑，皆風木之爲病。　倪仲宣曰：五運內合五臟，病在肝，故證見於目。後五運仿此。

太角初正 少徵 太宮 少商 太羽終

馬蒔曰：太角初正者，從壬爲太角上起也。少徵、太宮、少商、太羽終者，太生少，少生太，此老變爲少，少變爲老之義。後仿此。

張志聰曰：按《靈樞經》云，天地之間，六合之內，不離於五。又曰，五者音也。音者冬夏之分，分於子午，陰與陽別，寒與熱爭，是五音主子午之二，至卯酉之二，分土位中宮，而分王於四季，故五音合五行之化運。按木火土金水，後天之五行也。天地開闢，而五方五時，皆屬後天之氣，故以太角木運爲首爲正，次少徵，次太宫少商太羽，五運相襲，終期之日，週而復始，此五音之主歲也。初者歲之首，終者歲之終，以角下註初字，羽下註終字者，蓋每歲仍以角木主春，徵火主夏，商金主秋，羽水主冬，土居中宫而主長夏，此五音之主時也。故其運風，其化鳴紊啓坼，其運熱，其化暄暑鬱燠，此論主歲之運，統司一歲之氣，而四時又有春之温，夏之熱，秋之凉，冬之寒，故曰風温春化同，熱曛夏化同，燥清秋化同，冰雪冬化同，此主歲之氣與時氣之相得也。如水運之歲，至夏而熱，火運之歲，至冬而寒，又如水運之歲，至夏而寒，火運之歲，至冬而熱，或從歲運，或從四時，此歲氣與時氣之不相得也。甲丙戊庚壬五陽年主太，乙丁己辛癸五陰年主少，以丁壬木運爲初正，故以壬辰壬戌太陽司天之歲爲運首。次丁卯、丁酉之少角，壬寅、壬申之太角，自太而少，少而太，從壬而丁，丁而壬，皆以木運爲首，水運爲末，以主歲木運爲初，水運爲終以主時。張玉師曰：司天在泉之六氣，總歸於陰陽精氣，似屬先天之水火，五運之化，始於丹黅蒼素元之氣，經於五方之分，蓋天地開闢，而後分五方五時，故五運屬後天之五行。

太陽　太徵　太陰　戊辰　戊戌同正徵　其運熱，其化暄暑鬱燠，其變炎烈沸騰，其病熱鬱。

馬蒔曰：太陽寒水司天，戊爲陽火，故爲太徵。太陰濕土在泉，同正徵者。五常政大論云：赫曦之紀，上羽與正徵同。戊爲火運，故主熱。暄暑鬱燠，炎烈沸騰，皆爲火之變。

張志聰曰：戊癸化火，戊爲陽年，主火運太過，故爲太徵。火運太盛，而寒水上臨，火得承制，則炎爍已平，而無亢盛之害，故與正徵之歲相同。正徵之歲，乃火運臨午，所謂歲會，氣之平也。夫歲有十二辰，子午爲經，卯酉爲緯，陰中有陽，陽中有陰，主歲亦然。故木運臨卯，火運臨午，金運臨酉，水運臨子，以運氣上臨於歲辰，非司天上臨於運氣也。午者，盛陽之陰也，陽盛而陰氣加之，故爲平歲。如水運臨子，陰盛而一陽承之，皆得承制之爲平也。卯酉亦然。熱者，火之氣，暄暑鬱燠，火之化也。火運太過，故其變炎烈沸騰。火熱太過，故爲熱鬱之病。

太徵 戊 少宫 己 太商 庚 少羽 辛終 少角 丁初

張志聰曰：戊主火運太過，故爲太徵，以太徵居上者，尊主歲之氣也。四時之氣，始於角木，故從丁之少角生戊火，火生己土，土生庚金，金生辛水，從少而太，太而少，自上而下，下而復上也。餘運倣此。

太陽　太宫　太陰　甲辰歲會　甲戌歲會　其運陰埃，其化柔潤重澤，其變震驚飄驟，其病濕下重。

王冰曰：歲直亦曰歲會。此甲爲太宮，辰戌爲四季，故曰歲會，又曰同天符者。按本論下文云，太過而加同天符，是此歲一爲歲會，又爲同天符也。

馬蒔曰：太陽寒水司天，甲爲陽土，故爲太宮。太陰濕土在泉，甲辰歲會同天符，甲戌歲會同天符者，天元紀大論云：承歲爲歲直。又六微旨大論云：木運臨卯，火運臨午，土運臨四季，金運臨酉，水運臨子，所謂歲會，氣之平也。陰埃柔潤重澤，土之化；震驚飄驟，土之變；濕下重者，土之病也。

張志聰曰：甲屬陽土，故爲太宮。土運臨四季爲歲會。四季者，辰戌丑未歲也。雲雨昏暝埃，乃濕土之氣，故其運陰埃。後節曰，其運陰雨，柔潤重澤，土之化也。土運太過，故其變震驚飄驟。濕重，脾病也。

太宮甲　少商乙　太羽丙終　太角壬初　少徵癸

張志聰曰：從壬之太角起初運以主春，角生癸火，火生甲土，土生乙金，金生丙水，蓋從壬而癸，復從癸而甲也。

太陽　太商　太陰　庚辰　庚戌　其運涼，其化霧露蕭飋，其變肅殺凋零，其病燥背瞀胷滿。

馬蒔曰：太陽寒水司天，庚爲太商，太陰濕土在泉，涼，金之運，霧露蕭飋，金之化，肅殺凋零，金之變，其病燥背瞀胷滿，皆金土爲病。

張志聰曰：庚主金運太過，故爲太商。商主秋金，故其運涼，其化蕭飋。金氣太盛，故其變肅殺凋零。背胷滿，皆肺部之病，肺俞在肩背胷中，乃肺之宮城。瞀，目垂貌。經脈篇曰：肺是動病，甚則交兩手而瞀。皆太盛而自傷也。

太商庚　少羽辛終　少角丁初　太徵戊　少宮己

張志聰曰：丁接上節所終之丙，辛接下節初起之壬，五運之十干，皆連續不斷。

太陽　太羽　太陰　丙辰天符〔一〕　丙戌天符　其運寒，其化凝慘凓冽，其變冰雪霜雹，其病大寒，留於谿谷。

馬蒔曰：太陽寒水司天，丙爲陽水，故爲太羽。五常政大論云，上羽而長氣不化。太陰濕土在泉，丙辰天符丙戌天符者，按天元紀大論云，應天爲天符。又六微旨大論云，土運之歲，上見太陰，火運之歲，上見少陽少陰，金運之歲，上見陽明，木運之歲，上見

註〔一〕天符：原本缺，據《素問・六元正紀大論》補。

厥陰，水運之歲，上見太陽，皆天與之會，故曰天符。又本篇下文云，五運行同天化者，命曰天符。又云，臨者太過不及，皆曰天符。寒，水之運。林億云：詳太羽三運，此爲上羽，少陽少陰司天爲太徵，而少陽司天，運言寒肅，此與少陰司天，運言其運寒者，疑此太陽司天，運合太羽，當言其運寒肅，少陽少陰司天，運當云其運寒。凝慘凓冽，水之化，冰雪霜雹，水之變。肉之大會爲谷，肉之小會爲谿。大寒留於谿谷，皆寒之病。

張志聰曰：辰戌太陽寒水司天，丙乃水運與司天之氣相合，故爲天符。寒者，水之氣，凝慘凓冽，水令之化也。水運太過，故其變冰雪霜雹，變盛極而變易也。腎主骨，大寒留於谿谷者，谿谷屬骨，運氣與臟氣相合而爲病也。

太羽丙終　太角壬初　少徵癸　太宮甲　少商乙

張志聰曰：主歲之氣，太過者，三年皆從壬起，壬癸甲乙丙，不及者，三年皆從丁起丁戊己庚辛，俱横以觀之，六歲一周而後起也。主時之氣，陽年從壬起初，而終於丙，陰年從丁起初，而終於辛，俱竪以觀之，一太一少，而遞相沿襲。因以主歲之氣，提出於上，故止於角下註初，羽下註終。當知每歲皆應角木主春，徵火主夏，商金主秋，羽水主冬，若另立一主時之圖，是皆以角爲首也。學者以意會之，容易了然，不必多贅圖象。　張玉師曰：司天之氣，以間氣主時，乃加臨之客氣也。五運之氣，以餘氣主時，乃四時之主氣也。

凡此太陽司天之政，氣化運行先天，天氣肅，地氣静，寒臨太虛，陽氣不令，水土合德，上應辰星鎮星。其穀玄黅，其政肅，其令徐，寒政大舉，澤無陽燄，則火發待時，少陽中治，時雨乃涯，止極雨散，還於太陰，雲朝北極，濕化乃布，澤流萬物，寒敷於上，雷動於下，寒濕之氣，持於氣交，民病寒濕，發肌肉萎，足痿不收，濡瀉血溢。初之氣，地氣遷，氣乃大温，草乃早榮，民乃厲，温病乃作，身熱頭痛嘔吐，肌腠瘡瘍。二之氣，大涼反至，民迺慘，草乃遇寒，火氣遂抑，民病氣鬱中滿，寒乃始。三之氣，天政布，寒氣行，雨乃降，民病寒反熱中，癰疽注下，心熱瞀悶，不治者死。四之氣，風濕交爭，風化爲雨，乃長乃化乃成，民病大熱少氣，肌肉萎，足痿，注下赤白。五之氣，陽復化，草乃長乃化迺成，民乃舒。終之氣，地氣正，濕令行，陰凝太虛，埃昏郊野，民乃慘悽，寒風以至，反者孕乃死。故歲宜苦以燥之温之，必折其鬱氣，先資其化源，抑其運氣，扶其不勝，無使暴過而生其疾，食歲穀以全其真，避虛邪以安其正，適氣同異，多少制之。同寒濕者，燥熱化，異寒濕者，燥濕化，故同者多之，異者少之。用寒遠寒，用涼遠涼，用温遠温，用熱遠熱，食宜同法，有假者反常，反是者病，所謂時也。黅，音今。

王冰曰：六步之氣，生長化成收藏，皆先天時而應至也。餘歲先天同之。辰星鎮星，明而大也。其穀元黅，天地正氣之所生長化成也。火發待時，謂寒甚則火鬱，待四時乃發暴爲炎熱也。北極雨府，寒濕持於氣交，歲氣之大體也。二之氣，因涼而反之於寒氣，故寒氣始來近人。三之氣，當寒反熱，是反天常，熱起於心則神危亟，不急扶救，神必消亡，故治者則生，不治則死。四之氣，大火臨御，故萬物舒榮。化源，謂九月迎而取之，以補心火。多謂燥熱，少謂燥濕，氣用多少，隨其歲也。時謂春夏秋冬，及間氣所在，同則遠之。若六氣臨御，假寒熱温涼以除疾病者則勿遠之。如太陽司天，寒爲病者，假熱以療，則熱用不遠。夏餘氣例同。故曰，有假反常，食同藥法，若無假反法，則爲病之媒，非方制養生之道。

馬蒔曰：此言太陽司天之政，有主氣，又加以客氣，而天時民病，治法因之也。凡此太陽司天之政，則辰戌之紀，曰壬辰、壬戌、戊辰、戊戌、甲辰、甲戌、庚辰、庚戌、丙辰、丙戌，皆主太過之歲，其氣化運行先天。蓋太過者爲先天，而六步之氣生長化收藏，皆先天時而至耳。後云運有餘其至先，餘歲先天同此。寒水司天，故天氣肅。濕土在泉，故地氣静。寒臨太虛，故陽氣不令。水土合德，故辰星、鎮星應之。其穀元黅者，水土二色也。肅者水之政，徐者土之令。惟寒政大舉，故川澤無有陽燄。寒甚則火鬱，故火發必待其時至。少陽爲三之氣，迺中治也。又太陽寒水加之，時雨乃涯，止極雨散，則雨歸於土，所謂還於太陰也。雲朝北極，濕化乃布，澤流萬物，則北極爲雨府，而雨濕相持也。寒水之氣敷於上，少陽雷火動於下，而寒濕之氣持於天地之交者如此。斯時民病爲寒濕，發爲肌肉萎，爲足痿不收，爲濡瀉，爲血溢，此皆火發之病也。方其初之生氣，本厥陰風木也。自斗建丑正至卯之中，則是大寒至驚蟄之末，六十日有奇，奇者謂八十七刻半也。厥陰木爲風化用事，風氣流行，陽氣發動，萬物發生以應春，此初氣主也。後仿此。而少陽相火客氣加之，則往歲卯酉少陰在泉終之，主氣本太陽寒水，而客氣迺少陰君火，今之客氣又少陽相火，故地氣遷，氣迺大温，草木早榮，民病乃爲厲，爲温病，爲身熱，爲頭痛，爲嘔吐，爲肌腠瘡瘍也。二之主氣，本少陰君火也。自斗建卯正至巳之中，則自春分至立夏之末六十日有奇。少陰君火爲熱化用事，暄淑迺行君德之象，不司炎暑以應夏，此二氣主也。後仿此。而陽明燥金，客氣加之，大涼反至，民迺慘，草迺遇寒，火氣遂抑矣。民病爲氣鬱，爲中滿，寒氣從茲始矣。三之主氣，本少陽相火也。自斗建巳正至未之中，則自小滿至小暑之末，六十日有奇。少陽相火暑化用事，此司天之位，炎暑迺行以應長夏此三氣主也。後仿此。而太陽寒水，客氣加之，故天政布，寒氣行，雨迺降，民病寒，然相火爲主，故民病反爲熱中，爲癰疽，爲注下，爲心熱瞀悶，若不治之則死也。四之主氣，本太陰濕土也。自斗建未正至酉之中，則自大暑至白露之末六十日有奇，太陰土濕化用事，雲雨迺行，此四氣主也。後仿此。而厥陰風木，客氣加之，故風濕交爭，風化爲雨，在氣候爲長爲化爲成，民病爲大熱，爲少氣，爲肌肉萎，爲足痿，爲注下赤白。五之主氣，本陽明燥金也。自斗建酉正至亥之中，則自秋分至立冬之末，六十日有奇。陽明金燥化用事，清涼迺行，此五氣主也。餘仿此。而少陰君火，客氣加之，陽氣復化，草迺長迺化迺成，民氣迺舒，其病爲血熱妄行，爲肺氣逆也。終之主氣，本太陽寒水也，自斗建亥正至丑之中，則自小雪至小寒之末，六十日有奇，太陽水寒化用事，嚴凝迺行，終氣主也。餘仿此。而太陰濕土，客氣加之，故地氣正，濕令行，陰凝太虛，埃昏郊野，民病慘淒，反寒風已至，則脾受濕腎衰，其病反者，孕迺死。然則治法當何如？故辰戌之歲，宜用苦味，以燥其濕土，溫其寒水可也。折其鬱氣者，折其來勝之氣，以散其被勝之鬱也。後本病篇云，辰戌之歲，木氣升之，主逢天柱，勝而不前，又遇庚辰庚戌，金運先天，中運勝之，忽然不前。又云，辰戌之歲，少陽降地，主窒天元，勝之不入。又遇丙辰、丙戌，水運太過，先天降而不下，故刺法論於木氣不能升者，刺足厥陰肝經之井穴大敦，火欲降而不能入地者，刺足少陰腎經之井穴涌泉，足太陽膀胱經之合穴委中，皆以折其鬱氣也。資其化源者，取其化源而瀉之也。太過年則瀉，不及年則補。又按刺法論云：當取其化源。是故太過取之，不及資之。太過取之，次抑其鬱，取其運之化源，令折鬱氣。不及資扶，以扶運氣，以避虛邪也。資取之法，令出密語，由是觀之，則太過之年，當名曰取，不及之年，當名曰資。今按本篇辰戌之紀，當曰取而乃曰資，丑未之紀，當曰資而乃曰取，此皆互言而不拘耳。若陽明厥陰之紀，皆名曰資。少陽少陰之紀，皆名曰取，則正合於刺法篇之義矣。至於本篇本節之義，則林億云：先於九月迎取化源，先瀉腎之源，蓋以水王十月，故先於九月，迎而取之，瀉水所以補火也。抑其運氣，扶其不勝者，蓋太角歲則脾不勝，太徵歲則肺不勝，太宮歲則腎不勝，太商歲則肝不勝，太羽歲則心不勝，今辰戌之年則心不勝，故當抑其運氣之有餘，而補其心之不勝可也。蓋此太陽司天，五歲之氣通，宜先助其心，後扶其腎氣耳。又木過則脾病生，火過則肺病生，土過則腎病生，金過則肝病生，水過則心病生，無使暴過而生其疾。其穀元黃者，歲穀也，宜食之以全其真。虛邪者，八風之虚邪，賊風從後來衝人者也，宜避之以安其正。即如甲辰、甲戌爲太宫，庚辰、庚戌爲太商，丙辰、丙戌爲太羽，迺歲氣之同寒濕也，宜治以燥熱之化。壬辰、壬戌爲太角，戊辰、戊戌爲太徵，迺歲氣之異寒濕也，宜治以燥温之化，以同異而多少其制，且司氣有寒熱温凉，而人之藥食，亦有寒熱温凉，故用藥食者，當遠司氣之寒熱温凉而無犯之，彼有假借而用之者，特以邪勝其主，則可反常以少犯之，如夏寒甚則可以熱犯熱，若寒不甚則不可犯也。若非假反之法，則與時相違，病從生矣。

論五音建運。《運氣全書》云：五音者，五行之音聲也。土曰宫，金曰商，木曰角，火曰徵，水曰羽。在陽年則曰太，在陰年則曰少。《晉書》曰：角，觸也，象諸陽氣觸動而生，其位丁壬歲也。徵，止也，言物盛則止，其位戊癸歲也。商，强也，謂金性之堅强，其位乙庚歲也。羽，舒也，陽氣將復，萬物孳育，而舒生，其位丙辛之歲也。宫，中也，中和之道，無往而不理，又總堂室奥阼而謂之宫，蓋土亦以通貫於金木水火，王於四季，榮於四臟，皆總之之意也，其位甲己歲也。故五運從十干起，甲爲土也。土生金，故乙次之。金生水，故丙次之。如此五行相生而轉，甲爲陽，乙爲陰，亦相間而數，如環之無端，詳其五音五運之由，莫不上下相召，小大相乘，同歸於治而已。是故因刻以成日，因日以成月，因月以成歲，遞相因以制用，雖太古占天望氣定位之始見。黅天之氣，横於甲己爲土運；素天之氣，横於乙庚爲金運；元天之氣，横於丙辛爲水運；蒼天之氣，横於丁壬爲木運；丹天之氣，横於戊癸爲火運，則莫不有從焉。若以月建之法論之，則立運之因又可見也。何哉？丙者，火之陽，建於甲己歲之首，正月建丙寅，丙火生土，故甲己爲土運。戊者，土之陽，建於乙庚歲之首，正月建戊寅，戊土生金，故乙庚爲金運。庚者，金之陽，建於丙辛歲之首，正月建庚寅，庚金生水，故丙辛爲水運。甲者木之陽，建於戊癸歲之首，正月得甲寅，甲木生火，故戊癸爲火運。壬者，水之陽，建於丁壬歲之首，正月得壬寅，壬水生木，故丁壬爲木運。是五運皆生於正月建立，豈非日月歲時相因而制用哉？

論歲中五運。《運氣全書》云：地之六位，則分主于四時；天之五運，亦相生而終歲度，每十歲一司天。本篇云初終王而已，此則一歲主運也。每運各主七十三日零五刻，總五運之數，則三百六十五日二十五刻，共成一歲，蓋將當年年干起，一歲中通以三百六十五日大運爲主，將歲之主運，上下因之，而名太少五音也。若當年是木，合自太角而下生之，故曰初正。太角木生少徵火，少徵火生太宫土，太宫土生少商金，少商金生太羽水，則爲終，亦以太過不及隨之也。若當年少宫爲大運，則上下因之，少宫土上乃見火，故曰太徵，太徵火上乃見木，故曰少角，則主運自少角起故初，而至少羽水爲終矣。木爲初之運，大寒日交，火爲二之運，春分後十三日交，土爲三之運，小滿後二十五日交，金爲四之運，大暑後三十七日交，水爲五之運，秋分後四十九日交，此乃一歲之主運有太少之異也。按《天元玉册》截法中，又有歲之客運，行於主運之上，與六氣主客之法同。故《玉册》曰，歲中客運者，常以應干前二干爲初運，申子辰歲大寒日寅初交，亥卯未歲大寒日亥初交，寅午戌歲大寒日申初交，巳酉丑歲大寒日巳初交，此五運相生而終歲度也。然於經未見其用。以六氣言之，則運亦當有主客以行天令，蓋五行之運，一主其氣，豈閒而無用，不行生化者乎？然當年大運，迺通主一歲，如司天通主上半年之法，《元珠》指此以謂六元還周，言《素問》隱一音也。按《天元玉册》截法，言五運之客，互主一歲，則經所載者，迺逐年之主運也。明當以《玉册》爲法，則其義通，《元珠》之説，補註亦不取之。

論交六氣時日。《運氣全書》云，陰陽相遘，分六位而寒暑弛張，日月推移，運四時而氣令更變。故經曰，顯明之右，君火之位。顯明謂之日，即卯位也。君火之右，退行一步，相火治之復行一步，土氣治之，復行一步，金氣治之，復行一步，水氣治之，復行一步，木氣治之者，迺六氣之主位也。自十二月中氣，大寒日交，木之初氣。次至二月中氣，春分日交，君火之二氣。次至四月中氣，小滿日交，相火之三氣。次至六月中氣，大暑日交，土之四氣。次至八月中氣秋分日交，金之五氣。次至十月中氣，小雪日交，水之六氣。每氣各主六十日八十七刻半，總之迺三百六十五日二十五刻，共周一歲也。若歲外之餘，及小月之日，則不及也。但推之曆日，依節令交氣，此迺地之陰陽，所謂静而守位者也。常爲每歲之主氣，寒暑燥濕風火者，迺六氣之常。紀氣應之不同者，又有天之陰陽，所謂動而不息，自司天在泉，左右四間是也。輪行而居其上，名之曰客氣，客氣迺行歲中之天命，天命所至，則又有寒暑燥濕風火之化，主氣則當祇奉客之天命，客勝則從，主勝則逆，二者有勝而無復矣。

論逐年主氣。《運氣全書》云：地氣静而守位，則春温夏暑，秋涼冬寒，爲歲，歲之常令。四時爲六氣之所主也。厥陰木爲初氣者，方春氣之始也。木生火，故少陰君火，少陽相火次之。火生土，故太陰土次之，土生金，故陽明金次之。金生水，故太陽水次之。皆相生而布其令，莫不咸有緒焉。木爲初氣，主春分前六十日有奇，自斗建丑正至卯之中，天度至此，風氣迺行也。君火爲二氣，主春分後六十日有奇，自斗建卯正至巳之中，天度至此，暄淑乃行也。相火爲三氣，主夏至前後各三十日有奇，自斗建巳正至未之中，天度至此，炎熱迺行也。土爲四氣，主秋分前六十日有奇，自斗建未正至酉之中，天度至此，雲雨迺行，濕蒸迺作也。金爲五氣，主秋分後六十日有奇，自斗建酉正至亥之中，天度至此，清氣乃行，萬物皆燥也。水爲六氣，主冬至前後各三十日有奇，自斗建亥正至丑之中，天度至此，寒氣迺行也。六位旋相主氣以成一歲，則天之六氣，每歲轉居於其上以行天令者也。其交日時，前已具載矣。附逐年主氣歌：初氣逐年木主先，二君三相火排連。四來是土常爲主，五氣金星六水全。

論逐年客氣。《運氣全書》云：六氣分上下左右而行天令，十二支分節令時日，而司地化，上下相召，而寒暑燥濕風火，與四時之氣不同者，蓋相臨不一而使然也。六氣司於十二支者，有正對之化也。然厥陰所以司於巳亥者，何也？謂厥陰木也。木生於亥，故正化於亥，對化於巳也。雖有卯爲正木之分，迺陽明金對化也。所以從生而順於巳也。少陰所以司於子午者，何也？謂少陰爲君火尊位，所以正得南面離位，故正化於午，對化於子也。太陰所以司於丑未者，何也？謂太陰屬土，土屬中宮，寄於坤位，西南居未分也。故正化於未，對化於丑也。少陽所以司於寅申者，何也？謂少陽相火，位卑於君火也。雖明午位，君火居之，火生於寅，故正化於寅，對化於申也。陽明所以司於卯酉者，何也？謂陽明爲金，酉爲西方，西方屬金，故正化於酉，對化於卯也。太陽所以司於辰戌者，何也？謂太陽爲水，雖有子位，以居君火對化，辰戌屬土，水雖土用，迺伏於土中，即六戊天門戌是也，六己地户辰是也。故水雖土用，正化於戌，對化於辰也。此天之陰陽，合地之十二支，動而不息者也。但將年律起，當年司天數至者，爲司天相對一氣爲在泉，餘氣爲左右間用。在泉後一氣爲初之氣，主六十日餘八十七刻半，至司天爲三之氣，主上半年，自大寒日後，通主上半年也。至在泉爲六氣，主下半年，自大暑日後，通主下半年也。少陰子爲首順行，又常爲太過司天，太過不及亦間數，則與十干起運圖上下相合也。故經曰，歲半已前，天氣主之，歲半已後，地氣主之者，此也。天之六氣客也。將此客氣，布於地之六氣步位之上，則有氣化之異矣。經曰：上下有位，左右有紀者，謂司天曰上位，在泉曰下位，在南方則面北立，左右迺左西右東也，在北方則面南立，左右乃左東右西也。故上下異而左右殊。六微旨大論曰，少陽之右，陽明治之者，迺南面而立，以閱氣之至，非論上下左右之位，而與顯明之右，君火治之之意同，謂面南視之，指位而言也。逐年客氣歌：每年退二是客鄉，上臨實數下臨方。初終六氣排輪取，主客興衰定弱強。假如子年司天，後三辰戌是也。太陽寒水，爲初之氣，客也。亥爲二氣，子爲三氣，丑爲四氣，寅爲五氣，卯爲六氣。假如丑年司天，後三位是亥，厥陰風木爲初氣，少陰君火爲二氣，太陰濕土爲三氣，少陽相火爲四氣，陽明燥金爲五氣，太陽寒水爲終氣。

張志聰曰：此統論六氣之主歲而主時也。主歲者，司天在泉，主時者，主氣客氣。六氣雖各有分部，而司天之氣，又爲一歲之主，故曰凡此太陽司天之政，氣化運行先天。夫子午寅申辰戌爲六陽年，氣主太過。丑未卯酉巳亥爲六陰年，氣主不及。凡主歲主時之氣，太過之年，皆先天時而至；不及之年，皆後天時而至。故曰運太過，則其至先；運不及，則其至後。太陽寒水司天，故天氣肅；太陰濕土在泉，故地氣静。寒臨太虚，故陽氣不能章其政令，水土合德，故上應辰星鎮星。其穀主元黅者成熟，感司天在泉之氣，所謂歲穀是也。肅者天之政，徐者地之令也。澤無陽焰者，謂陰中之生陽，爲寒水所抑，蓋二之氣，迺少陰君火主氣，因寒政大舉，故必待時而後發。待時者，至五之氣，少陰間氣司令而後發，此言四時之主氣，而爲司天之所勝也。少陽中治者，少陽相火主三之氣，而又爲寒水加臨，是以時雨迺涯，此言四時之主氣，而爲加臨客氣之所勝也。歲半之前，天氣主之，歲半之後，地氣主之，而加臨之三氣主寒水，四之主氣屬太陰，是以寒水之氣，至三氣止而交於四氣之太陰也。太陰所至爲雲雨，雨朝北極者，在泉之氣，運化於上也。澤流萬物者，濕土之氣，周備於下也。寒敷於上者，太陽寒水之在上也。雷動於下者，少陰之火氣，在太陰之右，至五氣而始發也。寒濕之氣，持於氣交者，上下交互也。民病肉萎濡瀉諸證，皆寒濕之氣，發而爲病也。此總論太陽司天，太陰在泉，有四時之主氣，有加臨之客氣，以五常政論之圖象推之，六氣之次序，了然在目矣。夫間氣者紀步，而初氣始於少陽。地氣遷者，謂上年在泉之終氣，而交於今歲司天之初氣也。歲前之終氣，迺少陰君火，今歲之初氣，迺少陽相火，二火相交，故氣大温，草迺早榮者，長氣盛也。春始交而大温，故民病厲，温病迺作，爲身熱頭痛，嘔吐瘡瘍。二之氣，陽明金氣加臨，故大凉反至，化炎熱爲清凉於歲半之前，故云反至。民迺慘者，寒凉之氣，在於氣交之中。草迺遇寒者，寒氣之在下也。中下寒凉，而上臨之火氣始抑，蓋謂司天間氣，皆從下而上也。氣鬱中滿者，陽氣遏抑於内也。寒乃始者，謂司天之寒氣，自二之氣迺始，此司天之氣，又爲間氣之所勝也。司天寒水之氣，加臨於三氣，故其時天政迺布，而寒氣行，雨迺降也。夏時應熱而反爲寒氣加臨，故民病寒而内反熱也。癰疽脅悶，皆火鬱之病，不治將自焚矣。四氣加臨之氣，迺厥陰風木主氣，迺太陰濕土，是以風濕交爭，風化爲雨者，加臨之氣，從時而化也。夏秋之交，濕土主氣，故乃長迺化迺成。蓋夏主長，秋主成，而長夏主化也。民病大熱少氣者，風熱之病也。肉萎足痿者，濕土之氣也。注下赤白者，濕熱之交感也。按以上論司天之氣，及主時之氣，皆爲加臨客氣之所勝，此論加臨之風木，又從濕土之氣化而爲雨，是主客之氣互相盛衰也。二氣之少陰君火，爲寒凉所加至五氣而復治，故陽氣復化，即所謂澤無陽焰，火發待時，而雷動於下也。火氣復化，故草迺長。濕土之氣，主歲半以下，故迺化。五之主氣，係陽明秋金，故迺成。火鬱發之，故民迺舒。在泉之氣，臨於終氣，故地氣正而濕令行。陰凝太虚者，太陰之氣，運於上也。埃昏郊野者，濕土之化，布於下也。民迺慘淒者，陰濕之氣，行於中也。《易》曰：至哉坤元，萬物資生。土主化育倮蟲，而人爲倮蟲之長，如寒風以至，是土爲風木反勝，故主胎孕不成，此謂非時之邪，而勝主時之氣，與至真要論之濕司於地，熱反勝之，大義相同。苦迺火味，火能温寒，苦能勝濕，凡此太陽司天之歲，迺寒濕主氣，故宜燥以勝濕，温以勝寒，所謂調之正味，而使上下合德也。下文曰，食宜同法是也。化源者，謂五運爲六氣之生源。折其鬱氣者，折其致鬱之氣也。如太徵之歲，太陽司天，則火運受鬱矣。太羽之歲，太陰在泉，則水運受鬱矣。故當燥之以折太陰之土氣，温之以折太陽之寒邪，六氣同義。凡此太陽司天之歲，運氣皆主太過，故當抑其淫勝之氣，而扶其所不勝，如太角之歲，風木淫勝，則土受其制矣。是當抑其風木之勝，扶其土之不勝。如太徵之歲，火運太過，則金氣受其制矣，是當抑其火之太過，扶其金之不勝。所謂和其運，調其化，無致暴過而致生民疾也。後少陽少陰歲相同。歲穀者，元黅之穀，感司天在泉之氣而成熟，食之以全天地之元真。虚邪者，謂反勝其間氣之邪，如太陽司天之歲，初之氣，迺少陽相火而寒反勝之，是寒邪淫勝其初氣矣。二之氣，迺陽明燥金，而熱反勝之，是熱邪淫制其二氣矣。四之氣，迺厥陰風木，而清反勝之，是燥邪制勝其四氣矣。五之氣，迺少陰君火，而寒反勝之，是熱邪制勝其五氣矣。是謂四畏必謹察之。故曰，食閒穀以辟虚邪，邪去則正自安矣。夫五運之氣，與司天在泉各有同異，而氣味之多少亦各有所制也。適，酌也，酌其氣之同異而制之也。同寒濕者，謂太羽太宫主運，是與司天在泉之寒濕相同，故當多用燥熱之氣味以制化。蓋用燥以制濕，用熱以化寒也。如太徵、太角、太商主運，是與寒濕之氣各異，又當少用燥濕之氣以化之。蓋用濕以滋燥熱之氣，用燥以制風木之邪。同者氣盛，故宜多之。異者氣孤，故少制之也。又司天在泉，及間氣加臨之六氣，各有寒熱温凉之宜，而又當無犯者也。如太陽司天，是當用熱以温之，而初之氣，迺少陽相火用事，又當遠此少陽之熱，而後可用熱也。如少陰在泉，是當用寒以清之，而四之氣，值太陽寒水用事，又當遠此太陽之寒，而後可用寒也。温涼同義，藥食同法，所謂時與六位是也。有假者反常，是謂邪氣反勝，又不必遠寒而遠熱矣。如太陽寒水司天，初之氣，迺少陽相火，而天氣反寒，是當用熱而不必遠熱矣。如少陰君火在泉，四之氣，迺太陽寒水，而天氣反熱，是當用寒而不必遠寒矣。所謂天氣反時，則可依時是也。反是者，皆爲民病，所謂加臨之時氣也。此篇論調其正味，以和氣運之不和，如以苦燥之温之，所以治司天在泉之太過也。折其鬱氣者，折司天在泉之勝氣也。折其運氣者，抑運氣之太過也。食歲穀以全其真者，全天地之真氣也。避虚邪以安其正者，安紀步之正氣也。適氣同異者，酌五運六氣之異同也。用寒遠寒用熱遠熱者，調上下左右之六氣也。假者反之，逆治四時不正之氣也。蓋天地陰陽之氣，有德化之祥，有政令之章，有勝復之作，有變易之災，人居天地氣交之中，能和其運，調其化，使上下合德，無相奪倫，五運宣行，勿乖其政，安其屈伏，以平爲期，庶暴過不生，苛疾不起，此聖人隨時養生之大道也。

帝曰：善。陽明之政奈何？岐伯曰：卯酉之紀也。

馬蒔曰：卯酉屬陽明燥金，故以五卯五酉之年，爲屬陽明之政。

陽明　少角　少陰　清熱勝復同　同正商，丁卯歲會　丁酉　其運風清熱。

馬蒔曰：陽明燥金司天，丁爲陰木，故爲少角，少陰君火在泉，清熱勝復同者，清勝少角，熱復清氣，餘少運皆同。同正商者，上見陽明，上商與正商同，言歲木不及也。餘倣此。五常政大論云：委和之紀，上商與正商同。其運風清熱者，不及之運，常兼勝復之氣也。風，運氣也。清，勝氣也。熱，復氣也，餘少運悉同。

張志聰曰：丁主少角，則木運不及，故金之清氣勝之。有勝必有復，火來復之，故爲清熱勝復同者，謂清熱之氣與風氣同其運也。歲木不及，而上臨陽明，所謂上商與正商同，木運臨卯，是爲歲會。

少角初正　太徵　少宮　太商　少羽終

張志聰曰：歲以木爲首，故爲初正，從丁起少角，丁生戊火，火生己土，土生庚金，金生辛水而終。

陽明　少徵　少陰　寒雨勝復同　同正商　癸卯　癸酉　其運熱寒雨。

馬蒔曰：陽明燥金司天，癸爲陰火，故爲少徵，少陰君火在泉。寒雨勝復同者，寒勝雨復也。同正商者，上見陽明同正商。伏明之紀，上商與正商同。癸卯同歲會，癸酉同歲會者，按本論下文云，不及而加，同歲會也。今此運少徵爲不及而加，下會君火，故曰同歲會，所謂下者在泉也。其運熱寒雨者，運氣爲熱，勝氣爲寒，復氣爲雨也。

張志聰曰：寒者，寒水之氣，雨者，濕土之氣，寒勝少徵，土來復之。癸主少徵，卯酉主陽明司天，少陰在泉。

少徵　太宮　少商　太羽終　太角初

張志聰曰：從壬起太角，而生少徵之癸火，火生甲土，土生乙金，金生丙木而終。

陽明　少宮　少陰　風涼勝復同　己卯　己酉　其運雨風涼。

馬蒔曰：陽明燥金司天，己爲少宫，少陰君火在泉。風涼勝復同者，木勝土爲風，金勝木爲涼。其運雨風涼者，雨，運氣也，風，勝氣也，涼，復氣也。

張志聰曰：土運不及，風反勝之，清涼之金氣來復，甲己化土，甲主土運太過，己主土運不及，太陰所至爲雲雨，雨迺土之運氣，風爲勝氣，清爲復氣，因運氣不及，故勝復之氣同其化。

少宫　太商　少羽終　少角初　太徵

張志聰曰：從丁而起少角，丁生戊火，火生己土，土生庚金，金生辛水而終。

陽明　少商　少陰　熱寒勝復同　同正商　乙卯天符　乙酉歲會　太乙天符　其運涼熱寒。

馬蒔曰：陽明燥金司天，乙爲陰金，故爲少商，少陰君火在泉。熱寒勝復同者，熱勝寒復也。同正商者，從革之紀，上商與正商同也。乙卯天符，乙酉歲會，太乙天符者，林億曰：天元紀大論云：三合爲治。又六微旨大論云：天符歲會曰太乙天符。王註云：是爲三合。乙者天會，二者歲會，三者運會。或曰此歲三合曰太乙天符，不當更曰歲會者，甚不然也。乙酉本爲歲會，又爲太乙天符，歲會之名不可去也。或云己丑、己未、戊午，何以不連言歲會，而單言太乙天符？曰，舉一隅，則三者可知，去之則是。太乙天符，不爲歲會也，故不可去也。其運涼熱寒者，司天爲涼，在泉爲熱，復爲寒也。

張志聰曰：熱勝少商，寒氣來復，從革之紀，上商與正商同，乙主金運，卯酉陽明燥金司天，運氣與司天之氣相合，是名天符。金運臨酉，是爲歲會。金運之歲，上見陽明，是爲天符。歲會合天符，名曰太乙天符，又名曰三合。三合者，司天運氣年辰三者之相合。運氣爲涼，勝氣爲熱，復氣爲寒。

少商　太羽終　太角初　少徵　太宫

張志聰曰：從太角起壬木而生徵，徵生太宫，宫生少商，商生太羽而終。

陽明　少羽　少陰　雨風勝復同　辛卯少宫同　辛酉　辛卯〔一〕　其運寒雨風。

馬蒔曰：陽明燥金司天，辛爲陰水，故爲少羽少陰君火在泉。雨風勝復同者，雨勝風復也。辛卯少宫同者，林億云：按五常政大

註〔一〕辛卯　原本缺，據《素問・六元正紀大論》補。

論云，五運不及，除同正角正商正宫外，癸丑癸未，當云少徵與少羽同，己卯己酉少宫與少角同，乙丑乙未少商與少徵同，辛卯、辛酉、辛巳、辛亥少羽與少宫同，合有十年。今此論獨於此言少宫同者，蓋以癸丑、癸未、丑未爲土，故不更同少羽，己卯、己酉爲金，故不更同少角，辛巳、辛亥爲木，故不更同少宫，乙丑、乙未下見太陽爲水，故不更同少徵。又除此八年外，只有辛卯、辛酉二年爲少羽同少宫也。其運寒雨風者，寒，運氣也。雨，勝氣也。風，復氣也。

張志聰曰：辛主水運不及，而土得以乘之，故宫音半同其化。按水運不及，迺陽明之辛卯、辛酉，太陰之辛丑、辛未，厥陰之辛巳、辛亥，太陰司天之歲，迺太陽在泉，水得助而旺，厥陰司天之歲，木氣上臨，土受木之制，辛酉歲迺金水相生之年辰，故止言辛卯歲也。夫五音皆有不及，而獨言宫音者，以土位中宫，而乘於四氣也。故曰，五運之氣，根於中而運於外，根於中者，根於中宫之土，而運化於四方也。

少羽終　少角初　太徵　少宫　太商

張志聰曰：提少角少羽於上者，論主歲之氣也。太少之歲，皆以角爲始而羽爲終，角下註初，羽下註終者，論主時之氣也。一太一少，皆以角爲始而羽爲終，後四氣準此。

凡此陽明司天之政，氣化運行後天。天氣急，地氣明，陽專其令，炎暑大行，物燥以堅，淳風迺治。風燥横逆，流於氣交，多陽少陰，雲趨雨府，濕化迺敷，燥極而澤。其穀白丹，間穀命太者，其耗白甲品羽，金火合德，上應太白熒惑，其政切，其令暴，蟄蟲迺見，流水不冰。民病欬嗌塞，寒熱發暴，振慄癃閉，清先而勁，毛蟲迺死。熱後而暴，介蟲迺殃。其發暴，勝復之作，擾而大亂，清熱之氣，持於氣交。初之氣，地氣遷，陰始凝，氣始肅，水迺冰，寒雨化，其病中熱脹面目浮腫，善眠，鼽衄嚏欠嘔，小便黄赤，甚則淋。二之氣，陽迺布，民迺舒，物迺生，榮厲大至，民善暴死。三之氣，天政布，涼迺行，燥熱交合，燥極而澤，民病寒熱。四之氣，寒雨降，病暴仆，振慄，譫妄，少氣嗌乾，引飲，及爲心痛、癰腫瘡瘍、瘧寒之疾，骨痿血便。五之氣，春令反行，草迺生榮，民氣和。終之氣，陽氣布，候反温，蟄蟲來見，流水不冰，民迺康平，其病温。故食歲穀以安其氣，食間穀以去其邪。歲宜以咸以苦以辛，汗之清之散之，安其運氣，無使受邪，折其鬱氣，資其化源。

以寒熱輕重少多其制，同熱者多天化，同清者多地化。用凉遠凉，用熱遠熱，用寒遠寒，用温遠温，食宜同法，有假者反之，此其道也。反是者，亂天地之經，擾陰陽之紀也。帝曰：善。

王冰曰：六步之氣，生長化成，庶務動静，皆後天時而應，餘少歲同。雨府，太陰之所在。燥極而澤，謂燥氣欲終，則化爲雨澤，是謂三氣之分。其穀白丹，天地正氣所生化也。命太者，謂前文太角商等氣之化者。間氣化生，故云間穀也。其耗白甲品羽，謂白色甲蟲，多品羽類，有羽翼者，耗散粢盛蟲鳥甲，兵歲爲災以耗竭物類。金先勝，木已承害，故毛蟲死。火後勝，金不勝，故介蟲復殃。勝而行殺，羽者已亡，復者後來，强者又死，非大亂氣，其何謂也？病熱脹，面目浮腫諸病，迺初之氣，太陰之化也。二之氣，民善暴死者，臣位君也，三之氣，寒熱瘧也，其病温，君之化也。化源，謂六月迎而取之也。少角少徵歲同熱，用方多以天清之化治之。少宫少商少羽歲同清，用方多以地熱之化治之。火在地，故同清者多地化，金在天，故同熱者多天化。

馬蒔曰：此言陽明司天之政，有主氣又加以客氣，而天時民病治法因之也。凡此陽明司天之政，則卯酉之紀曰乙卯、丁卯、己卯、辛卯、癸卯，乙酉、丁酉、己酉、辛酉、癸酉，皆主不及之歲，其氣化運行後天。蓋六步之氣，生長化收藏，皆後天時而至耳。餘歲後天倣此。天氣急，燥金司天也。地氣明，君火在泉也。金爲不及，故陽專其令，炎暑大行。及金得其時，物燥以堅，淳風迺治。故風燥横逆流于氣交，多陽少陰，雲趨雨府，濕化迺敷，燥極而澤，是爲三氣之分也。其穀白丹，白爲金而丹爲火，金爲天而火爲地，迺正氣所化生也。若間穀則以太者之間氣命之。按太年則言其穀某色，並不言間穀，少年則言其穀某色，即所謂歲穀也。又云，若間穀則以太者命之，蓋司天爲少，則在泉必爲太，宜以在泉間氣之色命之也。即如此篇陽明司天，則少陰在泉，司天爲少，在泉爲太，然在泉左爲太陰，其色黄，右爲厥陰，其色蒼，當是蒼黄之色也。後凡少年仿此。其耗竭物類，則有白甲品羽等蟲爲患也。金火合德，上之所應者，太白與熒惑也。金之政切，火之令暴，蟄蟲迺見，流水不冰，民病爲欬，爲嗌塞，爲寒熱發暴，爲振慄，爲癃閉。先清而勁，則金先勝木，木已承害，故毛蟲迺死。後熱而暴，則金不勝，故介蟲迺殃。其發暴，勝復之作，擾而大亂，清熱之氣，持于氣交，正三四氣相交之際也。方其初之主氣，本厥陰風木也，而太陰濕土，客氣加之，地氣遷，陰始凝，氣始肅，水迺冰，寒雨化，民病爲中熱，爲脹，爲面目浮腫，爲善眠，爲鼽，爲衄，爲嚏，爲欠，爲嘔，爲小便黄赤，甚則爲淋也。二之主氣，本少陰君火也，而少陽相火客氣加之，陽迺布，民迺舒，物迺生榮。民病則厲大至，善暴死也，以其臣位于君故耳。三之主氣，本少陽相火也，而陽明燥金客氣加之，天政布，涼迺行。燥熱交合，以致燥極而澤，民病爲寒熱也。四之主氣，本太陰濕土也，而太陽寒水客氣加之，寒雨降，民病爲暴仆，爲振慄，爲譫妄，爲少氣，爲嗌乾引飲，及爲心痛，爲癰腫，爲瘡瘍，爲寒瘧，爲骨痿，爲便血也。五之主氣，本陽明燥金也，而厥陰風木客氣加之，春令反行，草迺生榮，民氣則和也。終之主氣，本太陽寒水也，而少陰君火客氣加之，陽氣布，其候反温，蟄蟲來見，流水不冰，民迺康平。其有病者，亦爲温病耳，迺君之化也。然則治之者當何如？宜食歲穀以安其正氣，食間穀以去其邪氣，必宜以鹹以苦以辛，汗之清之散之。安其運氣，無使受邪，折其鬱氣者，後本病篇云：卯酉之年，太陽升天，主窒天芮，勝之不前，蓋太陽在地三年，此年升天，作陽明，左間遇天芮，土司窒之，不能升天，又遇己酉己卯，水欲升天，土運抑之，升之不前，則陽明未遷正者，即太陽未升天也。故刺法論於水欲升，而天芮窒抑之者，刺足少陰之合穴涌泉。又本病篇云，卯酉之歲，太陰降地，主窒地蒼，勝之不入，又少陽未退位，即太陰未得降也，又遇丁酉、丁卯，木運承之，降而不下。故刺法篇云，土欲降而地蒼窒，抑之當刺足厥陰之井穴大敦，足少陽之合穴陽陵泉，資其化源，蓋金王七月，故于六月迎而取之，以瀉金氣。凡寒熱以輕重而多少其制，即如丁卯、丁酉爲少角，癸卯、癸酉爲少徵，迺歲氣之同爲熱也，用方多以天清之化治之。己卯、己酉爲少宫，乙卯、乙酉爲少商，辛卯、辛酉爲少羽，迺歲氣之同爲清也，用方多以地熱之化治之。司氣有寒熱温涼，而人之藥食亦有寒熱温涼，故用寒熱温涼者，宜用遠司氣之寒熱温涼而無犯之。彼有假借而用之者，正以主氣不足，客氣勝之而行之耳。若非假借之法，則亂天地之經，擾陰陽之紀者也。

張志聰曰：卯酉主歲運不及，凡司天在泉，主氣客氣，皆後天時而至。陽明司天，則少陰在泉，金令在上，故天氣勁急，君火在下，故地氣光明。陽明在上，君火在下，故陽熱盛而物燥堅。主時之初氣，迺厥陰風木，凡太過之歲，客氣盛而多從客氣，不及之歲，客氣弱而兼從主氣，是以淳風迺治。從初氣風木之化也。陽明燥金司天，厥陰風木主氣，故風燥横運，流於氣交。横者，謂主客之氣，交相縱横。氣交者，終於歲半之前，而交於歲半之後也。二氣之主客，迺君相二火，三氣之主客，迺陽明少陽，故多陽少陰。雲趨雨府者，土之濕氣，蒸而爲雲，天氣降而爲雨，蓋四之氣，迺太陰濕土主氣，太陽寒水加臨，故曰雲趨雨府，濕化迺敷。司天之燥金，終三之氣，而交於四氣之寒水濕土，是以燥極而澤。其穀白丹，迺感司天在泉之氣而成熟者，所謂歲穀是也。間穀者，感左右之間氣而成熟。間氣者，在司天在泉左右之四氣也。如陽明在上，則左太陽，右少陽。陽明主少，而太陽少陽主太，故曰間穀命太者，蓋言在左右之太者爲間穀也。太陽之下，是爲厥陰，少陽之下，是爲太陰，感此四氣而成者，是謂間穀，止言在上之太，而不言在下之二氣者，蓋數之始，起於上而終於下，故舉此在上之太，而在下之二氣可知矣。試以五常政論之圓圖輪轉觀之，則六氣之太少，了然在目矣。然以不及之歲，而曰間穀命太者，則太過之歲，又當云間穀命少者。如太陽在上，則左厥陰，右陽明，太陽主太，而左右之厥陰陽明主少也。至于五類之蟲，感司天在泉之氣，而少有生育也。耗，少也，散也。曰白，曰甲，曰品者，謂感司天之氣，不過文彩品格之蟲，少有生育，非若遠化之蕃息也。如金運之歲，其蟲介，概言三百六十之介蟲，皆感金運而生，今感司天之金氣，止白甲者生，而餘色之介蟲不育也。金火合德，上應太白熒惑，光明清切者，金之政，急暴者，火之令，君火在泉，是以蟄蟲不藏，流水不冰。民病嗌塞振慄諸證，皆感燥熱之氣而爲病也。清先而勁者，言司天之氣，盛於歲半以前，熱後而暴，謂在泉之氣，淫于歲半以後。毛蟲死，介蟲殃者，又受司天在泉之勝制而死也。故曰，各有勝，各有制，各有生，各有成，謂五運六氣，各有生成，各有勝制。五運之勝，能制其六氣，而六氣之勝，又能制其五運，制則不生不育，或不静而死也。故止於陽明節列此四句，蓋欲使後學知運氣之互相勝制類而推之也。其發暴，暴當作躁，蓋陽明少陰之氣，皆主躁，故其發躁。如火勝金於歲半之前，則水復火於歲半之後，是以勝復作而歲時之氣大亂矣。氣交者，司天在泉之氣，上下相交。地氣遷者，謂歲前在泉之終氣，交更於今之初氣，餘運仿此。夫卯酉歲初之客氣，迺太陰濕土，故陰凝而雨化。下文曰，厥陰所至，爲風生終爲肅氣。始肅者，謂主時之初氣，迺厥陰也。陰凝於外，則陽鬱於内，故民病熱脹便赤諸證。面目浮腫善眠者，濕土之爲氣也。鼽衄嚏欠嘔者，風木之氣也。二之主客，迺君相二火，陽氣得以敷布，故民迺舒，物得長氣而生榮。如厲大至，則民善暴死。蓋謂二火相交，臣位君上故也。司天之金氣加臨，故天政布，涼迺行。三之主氣，迺少陽相火，故燥熱交合，三氣終而交於四氣之寒水濕土，故燥極而澤。燥濕水火相交，故民病寒熱。四之加臨客氣，迺太陽寒水，主氣迺太陰濕土，故寒雨降，歲半以後，迺少陰君火主氣，反爲寒濕相加，故民病振慄譫妄，嗌乾便血等證，皆因寒凝於外，火鬱於内故也。經云，諸禁鼓慄，如喪神守，皆屬於火及爲心痛者，迺寒邪内凌君火也。經云，邪在心則病心痛，時眩仆。又曰，諸癰腫筋攣骨痛，此寒氣之腫也。厥陰風木，加臨於五氣，故春令反行，草得生氣，故迺生榮。少陰之鬱，得木氣而舒達，故民氣和。少陰君火之氣，加臨於終氣，故在泉之陽氣，得以舒布，而冬之時候反温。冬氣温煖。故蟄蟲不藏，流水不冰，地氣舒暢，故民迺康平。其有災眚，當主病温，所謂冬温病也。冬温之病，與傷寒大異。歲穀者，白丹之穀，感天地之氣而生。氣者，元真之氣也。間穀者，感間氣而生。如初之氣，宜食白齡；二之氣，宜食白丹；四之氣，宜食丹元；五之氣，宜食丹蒼之穀。邪者，反勝其間氣之邪也。宜鹹以清君火之熱，辛以潤陽明之燥，苦以洩内鬱之火，汗以解在外之寒，清以消内入之邪，散之以解冬温之氣。安其運氣，謂運氣不及，故宜安之，無使邪勝。折其鬱氣，謂折其司天在泉之氣，以資五運之化源。寒以清在地之火熱，熱以制司天之燥金，同者多之，異者少之，故以寒熱之輕重而少多其制。如少徵少角之運同少陰之熱者，多以天化之清涼以制之。如少商少宫少羽之運同陽明之清者，多以地化之火熱以制之。天化者，燥金之清涼；地化者，在泉之火熱。按至真要論曰，風淫所勝，平以清涼〔一〕，是風同熱化，當以清涼平之。若陽明清涼之氣司天，是宜用温熱矣。如二之氣，迺君相二火，又當遠此六十日，而用温熱。少陰君火之氣在泉，是宜用寒涼矣。如四之主客，迺寒水濕土，又當遠此六十日，而後可用寒涼。有假者，謂四時之寒熱温涼，非司天在泉，及間氣之正氣，又當反逆以治之，此調和天地陰陽之道也。反此者，亂司天在泉之經常，擾間氣陰陽之紀步。

註〔一〕清涼：《素問·至真要大論》作「辛涼」。

古今圖書集成醫部全録卷三十八

黄帝素問

六元正紀大論篇第七十一上之下

帝曰：少陽之政奈何？岐伯曰：寅申之紀也。

馬蒔曰：寅申屬少陽相火，故以五寅五申，爲屬少陽之政。

少陽　太角　厥陰　壬寅　壬申　其運風鼓，其化鳴紊啓坼，其變振拉摧拔，其病掉眩支脅驚駭。

馬蒔曰：少陽相火司天，五常政大論云，上徵則其氣逆，即五運行大論之所謂以下臨上，不當其位是也。壬爲陽水，故爲太角。厥陰風木在泉，壬寅同天符。壬申同天符者，即本論後云，壬寅壬申，太角下加厥陰，謂在泉是厥陰迺同天符也。風火合勢，故其運風鼓。少陰司天，太角運亦同其化，則鳴紊啓坼，如五常政大論云，其德鳴紊啓坼是也。其變則振拉摧拔，其病掉眩支脅驚駭，此皆風火合勢而然也。

張志聰曰：壬主木運太過，寅申少陽司天，厥陰在泉，運氣與太陽太角相同，但其病少異。蓋木與水土相合，其病在血分；木與風火相合，其病在氣分。本經曰：諸風眩掉，皆屬於肝。又曰：東方肝木，其病發驚駭。此單論太角之運，註已見前，此不再贅。餘仿此。

太角初正　少徵　太宫　少商　太羽終

少陽　太徵　厥陰　戊寅天符　戊申天符　其運暑，其化暄囂鬱燠，其變炎烈沸騰，其病上熱鬱血溢，血泄心痛。

馬蒔曰：少陽相火司天，戊爲陽火，故爲太徵。五常政大論云，上徵而收氣後，厥陰風木在泉。其運暑者，運與司天皆熱也。其化暄囂鬱燠，五常政大論作暄暑鬱燠，此變暑爲囂者，以上臨少陽故也。

張志聰曰：戊主火運太過，火運之歲，上見少陽，天與之會，故《天元册》曰天符。暄囂鬱燠，炎烈沸騰，盛之極也。火運上臨少陽，故熱鬱爲血溢血泄心痛諸病。

太徵　少宫　太商　少羽終　少角初

少陽　太宫　厥陰　甲寅　甲申　其運陰雨，其化柔潤重澤，其變震驚飄驟，其病體重胕腫痞飲。

馬蒔曰：少陽相火司天，甲爲陽土，故爲太宫。厥陰風木在泉，其運陰雨者，甲爲濕土也。

張志聰曰：柔者，土之德。潤澤，濕之化也。太陰所至，爲雷霆驟注烈風，氣變之常也。體重胕腫痞飲者，感太宫之運而爲脾病也。按太過之運氣有三，三五十五，爲民病少有異同，蓋以司天在泉之氣化少異耳。

太宫　少商　太羽終　太角初　少徵

少陽　太商　厥陰　庚寅　庚申　同正商　其運涼，其化霧露清切，其變肅殺凋零，其病肩背胷中。

馬蒔曰：少陽相火司天，庚爲陽金，故爲太商。厥陰風木在泉，同正商者，五常政大論云，堅成之紀，上徵與正商同。其運涼者，太商之氣涼也。

張志聰曰：歲金太過，而司天之火制之，則金氣已平，故與正商之歲同。金氣和平，故曰清切。其病肩背胷中者，肺脈出胷中，俞在肩背也。

太商　少羽終　少角初　太徵　少宫

少陽　太羽　厥陰　丙寅　丙申　其運寒肅，其化凝慘凜冽，其變冰雪霜雹，其病寒浮腫。

馬蒔曰：少陽相火司天，丙爲陽水，故爲太羽。厥陰風木在泉。其運寒肅者，太羽爲寒水也。

張志聰曰：寒肅慘冽，冰雪霜雹，皆太羽之運化。病寒浮腫者，寒水之病也。

太羽終　太角初　少徵　太宫　少商

凡此少陽司天之政，氣化運行先天，天氣正，地氣擾，風迺暴舉，木偃沙飛，炎火迺流。陰行陽化，雨迺時應。火木同德，上應熒惑歲星。其穀丹蒼，其政嚴，其令擾，故風熱參布，雲物沸騰，太陰橫流，寒迺時至，凉雨並起。民病寒中，外發瘡瘍，内爲泄滿，故聖人遇之，和而不爭。往復之作，民病寒熱瘧泄，聾瞑嘔吐，上怫腫色變。初之氣，地氣遷，風勝迺摇，寒迺去，候迺大温，草木早榮，寒來不殺。温病迺起，其病氣怫於上，血溢目赤，欬逆頭痛，血崩脅滿，膚腠中瘡。二之氣，火反鬱，白埃四起，雲趨雨府，風不勝濕，雨迺零，民迺康。其病熱鬱於上，欬逆嘔吐，瘡發於中，胷嗌不利，頭痛身熱，昏憒膿瘡。三之氣，天政布，炎暑至，少陽臨上，雨迺涯。民病熱中聾瞑，血溢膿瘡，欬嘔鼽衄，渴嚏欠喉痺，目赤，善暴死。四之氣，凉迺至，炎暑間化，白露降，民氣和平。其病滿身重。五之氣，陽迺去，寒迺來，雨迺降，氣門迺閉，剛木早凋。民避寒邪，君子周密。終之氣，地氣正，風迺至，萬物反生，霜霧以行。其病關閉不禁，心痛陽氣不藏而欬。抑其運氣，贊所不勝，必折其鬱氣，先取化源，暴過不生，苛疾不起。故歲宜鹹宜辛宜酸，滲之泄之漬之發之，觀氣寒温以調其過。同風熱者多寒化，異風熱者少寒化。用熱遠熱，用温遠温，用寒遠寒，用凉遠凉，食宜同法，此其道也。有假者反之，反是者病之階也。

王冰曰：化源年之前十二月，迎而取之。太角太徵，歲同風熱，以寒化多之。太宫太商太羽，歲異風熱，以凉調其過也。

馬蒔曰：此言少陽司天之政，有主氣又加以客氣，而天時民病治法因之也。凡此少陽司天之政，歲運太過，其氣化運行先天而至。少陽司天，故天氣正，風木在泉，故地氣擾。惟風木在泉，故風迺舉，木偃沙飛。惟相火司天，故炎火迺流，陰行陽化，雨迺時應。火木同德，上之所應者，熒惑歲星也。林億云，六氣惟少陽厥陰司天司地，爲上下通和，無相勝剋，故言木火同德，餘氣皆有勝剋，故言合德。其穀丹蒼，丹爲火而蒼爲木也。火之政嚴，木之令擾，故風熱參布，雲物沸騰，太陰横流，寒迺時至，凉雨並起，民病爲寒中，爲外發瘡瘍，内則爲泄滿。聖人遇之，和而不爭。往復之作，民病則爲寒熱，爲瘧，爲泄，爲聾，爲瞑，爲嘔吐，爲上怫腫色變也。初之主氣，木厥陰風木也，而少陰君火客氣加之，則地氣遷，風勝迺摇，寒迺去，候迺大温。草木早榮，寒來不殺，温病迺起，其病氣怫於上爲血溢，爲目赤，爲欬逆，爲頭痛，爲血崩，爲脅滿，爲膚腠中瘡也。二之主氣，本少陰君火也，而太陰濕土客氣加之，則火反鬱，白埃四起，雲趨雨府，風不能勝濕，雨乃零落也。民迺康，其有病者，熱鬱於上爲欬逆，爲嘔吐，爲瘡發於中，爲瞀嗌不利，爲頭痛，爲身熱，爲昏憒，爲膿瘡也。三之主氣，本少陽相火也，而又少陽相火客氣加之，則天政布，炎暑至，少陽臨上，雨迺涯，民病有爲熱中，爲聾爲瞑，爲血溢，爲膿瘡，爲欬爲嘔，爲鼽爲衄，爲渴爲嚏，爲欠爲喉痹，爲目赤，爲善暴死也。四之主氣，本太陰濕土也，而陽明燥金客氣加之，則涼迺至，炎暑間化，白露降，民氣和平，其有病者，爲滿，爲身重也。五之主氣，本陽明燥金也，而太陽寒水客氣加之，則陽迺去，寒迺來，雨迺降，氣門迺閉。氣門者，元府也。剛木早凋，民避寒邪，君子則能週密也。終之主氣，本太陽寒水也，而厥陰風木客氣加之，則地氣正，風迺至，萬物反生，霜霧已行，其病爲關閉不禁，爲心痛，爲陽氣不藏而欬。然則治之者當何如？必抑其運氣之太過，贊其所值之不勝，折其鬱氣者。後本病篇云，寅申之歲，陽明升天，主窒天英，勝之不前，蓋言陽明在地，至寅申之年，升天作少陽，左間遇天英，火司窒之，故不能升天，至戊寅、戊申火運先天而至，則金欲升天，火運抑之也。刺法論云，金欲升而天英窒抑之，當刺手太陰之經穴經渠。後本病篇云，寅申之歲，少陰降地，主窒地元，勝而抑之，又或遇丙申丙寅，水運太過，先天而至，君火欲降，水運承之，降而不下，故刺法論云，火欲降而地元窒抑之，降而不入，當刺足少陰之井穴湧泉，足太陽之合穴委中，先取化源。王註以爲年前之十二月迎而取之也。暴病不生，重疾不起，故歲宜鹹宜辛宜酸，以滲之泄之漬之發之，觀其氣有寒温而調其病。司天爲熱，在泉爲風，即如壬寅壬申爲太角，戊寅戊申爲太徵，迺同風熱者，宜多用寒化。甲寅甲申爲太宮，庚寅庚申爲太商，丙寅丙申爲太羽，迺異風熱者，宜少用寒化。天時有寒熱温涼，而人用藥食，亦有寒熱温涼。凡用寒熱温涼者，宜用遠去時之寒熱温涼，而不可輕犯之也。彼有假借而用之，以主氣不足，臨氣勝之，特假寒熱温涼以資四正之氣，則可以偶犯之耳。若非假反之法，則與時相違，病必生矣。

張志聰曰：寅申歲主太過，六氣皆先天時而至。夫天地陰陽之氣，交相感召，所謂上下交互，氣交主之，歲紀畢矣。天蒼黅丹素元之氣，化生地之五行，地之五行，上呈天之六氣，故曰寒暑燥濕風火，天之陰陽也，三陰三陽上奉之，是三陰三陽在下，而六氣之在上也。是以少陽之上，火氣治之，中見厥陰，厥陰之上，風氣治之，中見少陽。正，中也。天氣正者，謂少陽司天，而氣化行於氣交之中，蓋以三陰三陽在下，故雖主司天而氣下行於中也。下節厥陰司天，而曰地氣正者，謂少陽在泉之氣，而亦行於中，蓋少陽爲厥陰之中見也。按厥陰不從標本從中見少陽之化，故凡此厥陰之政，諸同正歲，氣化運行同天，謂厥陰同少陽天氣。正，地氣正之。諸歲而厥陰之氣，運行同少陽天氣之在中，蓋以少陽司天，則厥陰在中，少陽在泉，則地氣在中，少陽爲厥陰之中見也。厥陰在泉，則地氣在中，厥陰司天，則天氣亦在中，謂厥陰從中見少陽之化也。能明乎司天在泉及左右間氣，再於上下氣交中求之，斯得運化之微妙也。厥陰在泉，故地氣擾，下文曰厥陰所至爲撓動，爲迎隨，行令之常也。風乃暴舉，木偃沙飛，炎火乃流，火風之氣也。陰行陽化，雨迺時應，謂厥陰之氣上行，而從少陽之化，故雨迺時應。蓋少陽所至爲火生，終爲蒸溽，此德化之常也。火木同德，上應熒惑，歲星倍明也。其穀丹蒼，感司天在泉之氣而成熟者。嚴者，火之政，擾者，風之令也。風熱參布者，少陽厥陰之氣，交相參合，而布於氣交之中。雲物沸騰者，地氣上升也。太陰横流，涼雨並起者，蒸溽而爲雨也。按厥陰風木，上從司天之化，故太陰濕土從之，即風氣下臨黄起上用之義，畏其勝制而從之也。風熱之氣在外，則寒濕之氣在内，是以外發瘡瘍，内爲寒中泄滿，故聖人遇此之候，和其寒熱，而不使外内交爭，往復出入也。如外内往復交作，則爲寒熱之瘧泄聾嘔吐者，風熱之氣乘於内也。上怫腫色變者，寒濕之氣乘于外也。初之間氣，迺少陰君火，主氣迺厥陰風木，是以風摇候温，草木得生長之氣而早榮也。殺，降也。少陽司天而又值君火主氣，故雖有時氣之寒來，而不能殺二火之温熱也。血溢目赤，欬逆𩕳瘡等證，皆風火之爲病也。二之客氣乃太陰濕土，是以司天之火氣，反鬱而白埃四起，雲趨雨府，皆濕土之氣化也。厥陰風氣，雖上從少陽，而亦不能勝其雨濕風火，氣盛得陰濕以和之，故民迺康，其有災眚，則病熱鬱嘔吐昏憒膿瘡諸證，皆因陰濕凝於外，而火熱鬱於内也。司天之氣，上臨於三氣，故天政布，主時之氣，亦屬少陽，故炎暑至，雨迺涯者，太陰横流也。民病熱中血溢，衄衊嚏欠諸證，感風火之氣也。二火相交，風熱並至，故善暴死。四之加臨間氣，迺陽明清涼之氣，故涼迺至，白露降，少陽之火，與風熱之氣，交於氣交之中，故炎暑間化，風熱主歲，而遇此清涼，故民氣和平，其病滿身重者，感主時濕土之氣也。五之間氣，迺太陽寒水，故陽熱去而寒迺來，以秋冬之交，而行閉藏之冬令，故氣門迺閉，宜周密以避寒邪。曰聖人，曰君子，蓋言聖賢之隨時調養以和其氣，是以暴過不生，苛疾不起。厥陰風木主終氣，故風迺至，地氣正者，厥陰從中見少陽之化也。萬物遇生氣而反生，地氣反上升，而霜霧以行，以閉藏之時，而反行發生之令，故其病關閉不禁心痛者，腎氣上乘於心也。夫肺主氣，而腎爲生氣之原，故腎爲本，肺爲末。陽氣至冬而歸藏於腎臟，今反上乘於肺故欬。運氣太過，故當抑之。所不勝者，如壬年角運太過，則土氣不勝，戊年火運太過，則金氣不勝，故宜抑其太過，贊助其所不勝。折其鬱氣者，如庚寅、庚申歲，少陽司天，則商運受鬱矣。甲寅、甲申歲厥陰在泉，則宫運受鬱矣。是當折其致鬱之氣，先取五運之化源，折抑其太過，贊助其不勝，是以暴過不生，苛疾不起。暴者，謂太宫太商之運氣，主太過而反受其鬱，故其過暴，暴者爲病甚，故曰苛。是故宜鹹以制少陽之火，宜辛以勝風木之邪，厥陰從少陽之火化，是子泄其母氣矣。故又宜用酸以補之。漬者，上古用湯液浸漬以取汗。滲之泄之者，以清火熱之。在中漬之發之者，以散風邪之外襲。寒温者，謂五運之寒温也。如太角太徵之歲，運氣與司天在泉之風熱相同者，多用寒凉以清之。如太宫太商太羽之歲運氣，與司天在泉之氣異者，則少之食藥同法也。遠者如太陽司天，太陰在泉，則先云用寒遠寒，用凉遠凉，少陽司天，厥陰在泉，則先云用熱遠熱，用温遠温，蓋言歲運寒熱之藥食當遠，此司天在泉，遠者勿犯也。

帝曰：善。太陰之政奈何？岐伯曰：丑未之紀也。

馬蒔曰：丑未屬太陰濕土，故以五丑五未，爲太陰之政也。

太陰　少角　太陽　清熱勝復同　同正宫　丁丑　丁未　其運風清熱。

馬蒔曰：太陰濕土司天，丁爲陰木，故爲少角。太陽寒水在泉。清熱勝復同者，清勝熱復也。同正宫者，委和之紀，上宫與正宫同，蓋言上見太陰，與正宫同者也。其運風清熱者，運風勝清復熱也。

張志聰曰：少角主木運不及，故清氣勝之，有勝必有復，故熱以復之，清熱勝復之氣與本運同，其化風，迺運氣清，迺勝氣熱，迺復氣三，氣同其運。愚按太過之運言病，不及之運不言病。蓋太過者暴，不及者徐。

少角初正　太徵　少宫　太商　少羽終

太陰　少徵　太陽　寒雨勝復同　癸丑　癸未　其運熱寒雨。

馬蒔曰：太陰濕土司天，癸爲陰火，故爲少徵。太陽寒水在泉。寒雨勝復，同者寒勝雨復也，其運熱寒雨者，運熱勝寒復雨也。

張志聰曰：火運不及，寒反勝之，土雨來復。

少徵　太宫　少商　太羽終　太角初

太陰　少宫　太陽　風清勝復同註義同前　同正宫　己丑太乙天符　己未太乙天符　其運雨風清。

馬蒔曰：太陰濕土司天，己爲陰土，故爲少宫。太陽寒水在泉。風清勝復同者，風勝清復也。同正宫者，五常政紀大論云：卑監之紀，上宫與正宫同。蓋上見太陰，當與正宫同也。己爲土，丑未亦爲土，司天之氣，與當年十二律五行相同，又是歲會，名曰太乙天符。其運雨風清者，運雨風勝清復也。

張志聰曰：土運臨四季，是爲歲會。土運之歲，上見太陰，是爲天符。天符合歲會，是爲太乙天符。

少宮　太商　少羽終少角初太徵

太陰　少商　太陽　熱寒勝復同　乙丑　乙未　其運涼熱寒。

馬蒔曰：太陰濕土司天，乙爲陰金，故爲少商。太陽寒水在泉。熱寒勝復同者，熱勝寒復也。其運涼熱寒者，運涼熱勝寒復也。

少商　太羽終太角初少徵　太宮

太陰　少羽　太陽　雨風勝復同　同正宮

辛丑　辛未　其運寒雨風。

馬蒔曰：太陰濕土司天，辛爲陰水，故爲少羽。太陽寒水在泉，風雨勝復同者，風勝寒復。此曰雨者，疑誤。同正宮者，五常政紀大論云，涸流之紀，上宮與正宮同。或以此二歲爲同歲會，爲平水運，欲去同正宮三字非也。蓋此歲有二義，而輒去其一，甚不可也。辛丑同歲會，辛未同歲會者，運氣與在泉合，其氣化陰年曰同歲會。其運寒雨風者，運寒風勝涼復也。

少羽終少角初太徵　少宮　太商

凡此太陰司天之政，氣化運行後天，陰專其政，陽氣退避，大風時起，天氣下降，地氣上騰，原野昏霿，白埃四起，雲奔南極，寒雨數至，物成于差夏。民病寒濕腹滿，身䐜憤，胕腫，痞逆，寒厥，拘急。濕寒合德，黃黑埃昏，流行氣交，上應鎮星辰星。其政肅，其令寂，其穀黅元，故陰凝于上，寒積于下，寒水勝火，則爲冰雹，陽光不治，殺氣迺行，故有餘宜高，不及宜下，有餘宜晚，不及宜早，土之利，氣之化也。民氣亦從之。間穀命其太也。初之氣，地氣遷，寒迺去，春氣至，風迺來，生布萬物以榮，民氣條舒，風濕相薄，雨乃後。民病血溢，筋絡拘强，關節不利，身重筋痿。二之氣，大火正，物承化，民迺和，其病溫厲大行，遠近咸若，濕蒸相薄，雨迺時降。三之氣，天政布，濕氣降，地氣騰，雨迺時降，寒迺隨之。感于寒濕，則民病身重，胕腫，胷腹滿。四之氣，畏火臨，溽蒸化，地氣騰，天氣否隔，寒風曉暮，蒸熱相薄，草木凝烟，濕化不流，則白露陰布，以成秋令，民病腠理熱，血暴溢，瘧，心腹滿熱，臚脹，甚則胕腫。五之氣，慘令已行，寒露下，霜迺早降，草木黃落，寒氣及體，君子周密，民病皮腠。終之氣，寒大舉，濕大化，霜迺積，陰迺凝，水堅冰，陽光不治。感于寒，則病人關節禁固，腰脽痛，寒濕持於氣交而爲疾也。必折其鬱氣而取化源，益其歲氣無使邪勝，食歲穀以全其真，食間穀以保其精。故歲宜以苦燥之溫之，甚者發之泄之。不發不泄則濕氣外溢，肉潰皮拆而水血交流。必贊其陽火，令御甚寒，從氣異同，少多其判也。同寒者以熱化，同濕者以燥化。異者少之，同者多之。用涼遠涼，用寒遠寒，用溫遠溫，用熱遠熱，食宜同法，假者反之，此其道也，反是者病也。

霿，音茂。數，入聲。差，音此，平聲。

王冰曰：萬物生長化成，皆後天時而生成也。南極，雨府。差夏，謂立秋之後一十日也。其穀黅元，正氣所生成也。黃黑昏埃，是謂殺氣，自北及西，流行於東及南也。間穀，謂以間氣之大者言其穀也。應順天常，不愆時候，謂之時雨。化源，九月迎而取之以補益也。贊其陽火，令御其寒，謂冬之分，其用五步量氣用之。少宮、少商、少羽歲同寒。少宮歲又同濕。濕過故宜燥，寒過故宜熱。少角少徵歲，平和處之也。

馬蒔曰：此言太陰司天之氣，有主氣又加以客氣，而天時民病治法因之也。氣化運行後天者，以太陰司天之歲皆不及也。司天以濕，在泉以寒，故陰專其政，陽氣退避。土不及則風勝之，故大風時起。濕氣下降，寒氣上騰，故原野昏霿，白埃四起。雲奔南極，寒雨數至。物成於差夏，謂立秋後十日也。民病爲寒濕，爲腹滿，爲身䐜憤，爲胕腫，爲痞逆，爲寒厥，爲拘急也。惟濕寒合德，故黃黑埃昏，流行於氣交之際，上之所應者，鎮星辰星耳。寒之政肅，濕之令寂，其穀元黅。寒爲元而濕爲黅也。故陰凝於上，寒積於下，寒水勝火，則爲冰雹，而陽光不治，殺氣迺行。凡種穀者有餘之歲，其土宜高；不及之歲，其土宜下。高者宜晚，下者宜早。雖土之利，實氣之化也。民氣高下亦從之。至於間穀，則以在泉爲太者之間氣命之。蓋太陰爲少，寒水爲太，左間厥陰之色蒼，右間陽明之色白也。初之主氣，本厥陰風木也。而厥陰風木客氣加之，則地氣遷，寒迺去，春氣至，風迺來，生氣布，萬物以榮，民氣條舒，風濕相薄，雨氣迺後。民病有爲血溢，爲筋絡拘强，爲關節不利，爲身重，爲筋痿也。二之主氣，本少陰君火也。而少陰君火，客氣加之，則大火正，蓋以少陰居君火之位，故大火正也。物承化，民迺和，其病溫厲大行，遠近皆然。時則濕蒸相薄，時雨迺降也。三之主氣，本少陽相火也。而太陰濕土客氣加之，則天政下布，濕氣迺降，地氣上騰，時雨迺降，寒亦隨之。故感於寒濕，則民病爲身重，爲胕腫，爲胷腹滿也。四之主氣，本太陰濕土也。而少陽相火客氣加之，則畏火臨，溽蒸化，地氣上騰，天氣否隔，寒風曉暮，蒸熱相薄，草木凝烟，濕化不流，則白露陰布，以成秋令，民病爲腠理熱，爲血暴溢，爲瘧，爲心腹滿熱，爲臚脹，甚則爲胕腫也。五之主氣，本陽明燥金也，而陽明燥金客氣加之，則慘令已行，霜露下降，草木黄落，寒氣及體，而君子當周密，民病則在皮腠中也。終之主氣，本太陽寒水也。而太陽寒水客氣加之，則寒大舉，濕大化，霜積陰凝，水冰陽隱，民病感寒，爲關節禁固，爲腰脽痛，蓋以寒濕持於氣交而爲病也。然治之者當何如？必折其鬱氣者，後本病篇云，丑未之歲，少陽升天，主窒天蓬，勝之不前，又或遇太陰未遷正者，即少陰未升天，辛丑辛未水運抑之，故刺法論云，火欲升而天蓬窒抑之。凡君火相火，同刺包絡之滎穴勞宫。按本病篇云，丑未之歲，厥陰降地，主窒地晶，勝而不前，又或遇少陰未退位，即厥陰未降，下遇乙丑、乙未金運抑之，降之未下，故刺法論云，木欲降而地晶窒抑之，降而不入，當刺手太陰之井穴少商，手陽明之合穴曲池。取其化源者，即於九月補之，益其歲氣，無使邪勝。食歲穀間穀，以全真保精，宜以苦者燥之温之，甚者發之泄之。若不發不泄，則濕氣外溢，肉潰皮拆，而水血交流也。又必贊其陽火，以令御其盛寒之氣，從其氣之異同，以少多而判治之。如己丑、己未之歲爲少宫，乙丑、乙未之歲爲少商，辛丑、辛未之歲爲少羽，是同爲寒，宜以熱化治之。己丑、己未之歲爲少宫，又同爲濕，宜以燥化治之。丁丑、丁未之歲爲少角，癸丑、癸未之歲爲少徵，皆平和之歲也，宜以平和處之。其異者則少用，其同者則多用。天有寒熱温涼，而人之藥食，亦有寒熱温涼。凡用寒熱温涼者，宜遠寒熱温涼而無犯之。或有假借而用之者，特以主氣不足臨氣勝之，假其寒熱温涼，以資四正之氣，則可以偶犯之耳。若非假反之法，則與時相違，病必生矣。

張志聰曰：太陰司天，寒水在泉，故陰專其政，陽氣退避，土令不及，風反勝之。天地之寒濕氣交，是以原野昏霧，寒雨數至也。差夏，長夏之時，秋之交也。民病腹滿諸證，皆感寒濕之氣而成。寒濕合德，是以黄黑埃昏，流行氣交，上應鎮辰二星明耀。肅者土之政，寂者水之令。黅元之穀，感司天在泉之氣而成。太陰之濕氣凝於上，太陽之寒氣積於下，寒水勝火，則爲冰雹，即所謂火鬱之發，山川冰雪是也。陽氣在上，爲陰凝所勝，則肅殺之氣迺行，此言上下陰陽之氣也。若五方之地土，各有高下厚薄之不同，故歲氣有餘，地土宜高厚，歲氣不及，地土宜卑下。蓋太過之氣宜緩，不及之氣宜先，地土高厚，氣緩於出，地之下者，氣易于升也。

氣有餘宜至之遲，氣不及宜至之早，此地利之有高下，氣至之有早晏，而民氣亦從之。按此論上下陰陽之氣者，謂天包乎地之外也。地土之有高下者，地居乎天之中也。氣至之有早晏者，氣貫乎地之内也。人氣從之者，人由乎氣交之中也。此當與五常政大論合看。夫初之主客皆風氣所司，故歲前之地氣遷，冬令之寒迺去，而春氣正，風迺來，生榮萬物，民氣條舒，主客之氣，與司天之氣相薄，故雨迺後至也。民病血溢筋痿諸證，皆感風濕之氣所致。二之主客，迺君相二火，故大火盛。火土合德，故物承化，民乃和。濕熱氣盛，是以温厲大行，土氣周備於四方，故遠近咸若。司天之氣臨于三氣，寒濕之氣行於氣交，故民病胕腫胷腹滿。四之客氣，乃少陽相火，寒水司地，故畏火之加臨。四之主氣，迺太陰濕土，濕熱相合，則溽蒸化而地氣上騰，陰濕之氣，與火氣不相合，是以天氣否隔，濕化不流於下，則白露陰布以成秋令。寒風，太陽寒水之氣也。民病滿脹等證，迺寒濕熱三氣雜至，合而爲病也。五氣之主客，皆陽明清涼之氣，故其候寒冷。收藏之令早行，故君子周密。陽明之氣主肌，故病在皮腠。終之主客，迺在泉寒水之氣，故寒大舉。寒濕之氣，上下相交，故濕大化。霜積陰凝，濕之化也。冰堅陽伏，寒之令也。腎爲冬藏而主骨，關節禁固，骨節不利也。腰脽者，腎之腑也。寒濕持於氣交，謂天地之氣上下相持，人在氣交之中而爲病也。益其歲氣，無使邪勝者，謂歲運不及，故當益之。邪氣者，即己所不勝之氣也。真精者，迺天乙所生之真元，即精與氣耳，故曰真曰精。苦迺火味，故能燥濕而温寒。判者，分也。

帝曰：善。少陰之政奈何？岐伯曰：子午之紀也。

馬蒔曰：子午屬少陰火，故以五子五午爲少陰之政也。

少陰　太角　陽明　壬子　壬午　其運風鼓，其化鳴紊啓坼，其變振拉摧拔，其病支滿。

馬蒔曰：少陰君火司天，壬爲陽木，故爲太角。五常政大論云，上徵則與其氣逆，陽明燥金在泉。其運風鼓者，壬爲風火以鼓之也。其變振拉摧拔者，風火之變也。

太角初正　少徵　太宮　少商　太羽終

少陰　太徵　陽明　戊子天符　戊午太乙天符　其運炎暑，其化暄曜鬱燠，其變炎烈沸騰，其病上熱血溢。

馬蒔曰：少陰君火司天，戊爲陽火，故爲太徵。五常政大論云，上徵而收氣後，陽明燥金在泉，其運炎暑者，林億云，詳太徵運。太陽司天曰熱，少陽司天曰暑，少陰司天曰炎暑，兼司天之氣而言運也。其化暄曜燠鬱，五常政大論作暄暑鬱燠。此變暑爲曜者，以上臨少陰故也。

張志聰曰：戊子天符者，火運之歲，上見少陰也。戊午太乙天符者，火運臨午，火運之歲，上見少陰也。

太徵　少宮　太商　少羽終　少角初

少陰　太宮　陽明　甲子　甲午　其運陰雨，其化柔順時雨，其變震驚飄驟，其病中滿身重。

馬蒔曰：少陰君火司天，甲爲陽土，故爲太宮。陽明燥金在泉，其運陰雨者，甲土也。

太宮　少商　太羽終　太角初　少徵

少陰　太商　陽明　庚子　庚午　同正商　其運凉勁，其化霧露蕭飋，其變肅殺凋零，其病下清。

馬蒔曰：少陰君火司天，庚爲陽金，故爲太商。陽明燥金在泉，同正商者，五常政大論云，堅成之紀，上徵與正商同。以運合在泉，故云其運凉勁。其病下清者，運與在泉皆金也。

張志聰曰：運氣與諸太商同。其病下清者，感秋金之氣也。

太商　少羽終　少角初　太徵　少宮

少陰　太羽　陽明　丙子歲會　丙午　其運寒，其化凝慘慄冽，其變冰雪霜雹，其病寒下。

馬蒔曰：少陰君火司天，丙爲陽水，故爲太羽。陽明燥金在泉，丙子歲會者，丙子皆水也。其運寒者，丙水也。

張志聰曰：丙子歲會者，水運臨子也。其病寒下者，感寒水之氣也。

太羽終　太角初　少徵　太宮　少商

凡此少陰司天之政，氣化運行先天，地氣肅，天氣明，寒交暑，熱加燥，雲馳雨府，濕化迺行，時雨迺降，金火合德，上應熒惑太白。其政明，其令切，其穀丹白，水火寒熱，持於氣交而爲病始也。熱病生於上，清病生於下，寒熱凌犯而爭於中。民病欬喘血溢，血泄，鼽嚏，目赤，眥瘍，寒厥入胃，心痛腰痛，腹大，嗌乾上腫。初之氣，地氣遷，燥將去，寒迺始，蟄復藏，水迺冰，霜復降，風迺至，陽氣鬱，民反周密，關節禁固，腰脽痛，炎暑將起，中外瘡瘍。二之氣，陽氣布，風迺行，春氣以正，萬物應榮，寒氣時至，民皆和，其病淋，目瞑目赤，氣鬱於上而熱。三之氣，天政布，大火行，庶類蕃鮮，寒氣時至，民病氣厥心痛，寒熱更作，欬喘目赤。四之氣，溽暑至，大雨時行，寒熱互至，民病寒熱，嗌乾，黄癉，鼽衄，飲發。五之氣，畏火臨，暑反至，陽迺化，萬物迺生迺長榮，民迺康，其病温。終之氣，燥令行，餘火内格，腫於上，欬喘，甚則血溢。寒氣數舉，則霿霧翳，病生皮腠，内舍於脅下，連少腹而作寒中，地將易也。必抑其運氣，資其歲勝，折其鬱發，先取化源，無使暴過而生其病也。食歲穀以全真氣，食間穀以避虚邪，歲宜鹹以軟之，而調其上，甚則以苦發之，以酸收之，而安其下，甚則以苦泄之，適氣同異而多少之。同天氣者，以寒清化；同地氣者，以温熱化。用熱遠熱，用凉遠凉，用温遠温，用寒遠寒，食宜同法，有假則反，此其道也，反是者病作矣。

王冰曰：地將易，謂氣終則遷，何可長也。化源，謂先於年前十二月迎而取之。太角太徵，歲同天氣，宜以寒清治之，太宫太商太羽，歲同地氣，宜以温熱治之。

馬蒔曰：此言少陰司天之政，有主氣又加以客氣，而天時民病，治法因之也。少陰司天之政，歲運太過，其氣化運行，皆先天而至。金氣在泉，故地氣肅。火氣司天，故天氣明。往歲巳亥終之客氣少陽，今歲子午初之客氣太陽，太陽寒交往歲少陽之暑，故曰寒交暑。今歲少陰在上而陽明在下，故曰熱加燥。其雲馳雨府，則濕化迺行，時雨迺降，惟金火合德，上之所應者熒惑與太白也。火之政明，金之令切，其穀丹白，火爲丹而金爲白，火在天而金在泉也。及水火寒熱，持於氣交，而病所由始。熱病生於上者，火在上也。清病生於下者，金在下也。寒凌火，熱凌金，故寒熱凌犯而爭於中，民病爲欬喘，爲血溢，爲血泄，爲鼽，爲嚏，爲目赤，爲眥瘍，爲寒厥入胃，爲心痛，爲腰痛，爲腹大，爲嗌乾上腫也。初之主氣，本厥陰風木也。而太陽寒水客氣加之，則地氣遷，燥將去。蓋往年爲巳亥，巳亥之在泉爲少陽，則暑往而陽明在地，故燥將至也。去當作至。初之客氣爲太陽，故寒迺始。惟寒又始，故蟄藏水冰，霜復風至也。其陽氣既鬱，民反周密。民病有爲關節禁固，爲腰脽痛，至炎暑將起，又當爲中外瘡瘍也。二之主氣，本少陰君火也。而厥陰風木客氣加之，則陽布風行，春氣已正，萬物以榮，或寒氣時至，民病迺和，其病當爲淋，爲目瞑，爲目赤，爲氣鬱於上而熱也。三之主氣，本少陽相火也。而少陰君火客氣加之，則天政布，大火行，庶類蕃鮮，寒氣時至，民病當爲氣厥，爲心痛，爲寒熱更作，爲欬喘，爲目赤也。四之主氣，本太陰濕土也。而太陰濕土客氣加之，則溽暑至，大雨時行，寒熱互至，民病爲寒熱，爲嗌乾，爲黃癉，爲鼽，爲衂，爲飲發也。五之主氣，本陽明燥金也。而少陽相火客氣加之，則火迺金之所畏，故謂之畏火臨，暑反至，陽迺化，萬物迺生長榮茂，民迺康，其有病則爲温也。終之主氣，本太陽寒水也。而陽明燥金客氣加之，則燥令行，餘火內格，爲腫於上，爲欬爲喘，甚則爲血溢也。且寒氣數舉，則霿霧成翳，外則病生皮腠，內則病舍脅下，連小腹而作寒中，以其地氣之將易也。然則治之者當何如？必抑其運氣之有餘，資其歲氣之所勝。折其鬱發者，後本病篇云，子午之歲，太陰升天，主窒天衝，勝之不前，蓋言太陰在地三年，此年升天，作少陰左間，遇天衝窒之不前，又或遇壬子木運先天而至，升天不前，故刺法論云，土欲升而天衝窒抑之，當刺足太陰之俞穴太白。又後本病篇云，太陽降地，主窒地阜，勝之不入，又或遇甲子甲午，土運太過，先天而至，土運承之，降而不入，故刺法論云，水欲降而地阜窒抑之，當刺足太陰之井穴隱白，足陽明之合穴三里。又先於年前之十二月，以迎取其化源，無使暴過而生其病也。食歲穀以全其真，間穀以避虛邪，宜鹹以軟之而調其上，甚則以苦發之，以酸收之，而安其下，甚則以苦泄之。又必適其氣之同異，而多少其制，如壬子、壬午之爲太角，戊子、戊午之爲太徵，歲同天氣之熱，當以寒清之化治之。甲子、甲午之爲太宮，庚子、庚午之爲太商，丙子、丙午之爲太羽，歲同地氣之寒，當以温熱之化治之。化者，治也。天有寒熱温涼，而人之藥食，亦有寒熱温涼，故凡用寒熱温涼者，當遠天時之寒熱温涼，而無犯之。或有假借而用之者，特以主氣不足，臨氣勝之，借其寒熱温涼，以資四正之氣，則可以偶犯之耳。若非假借之法，則與時相違，病由是而作矣。

張志聰曰：少陰司天，太過之歲，氣運皆先天時而至。燥金在泉，故地氣肅，君火在天，故天氣明。歲前之終氣，迺少陽相火，今歲之初氣，迺太陽寒水，故爲寒交暑，而水火寒熱，持於氣交而爲病始也。君火在上，燥金在下，故曰熱加燥。雲馳雨府，濕化迺行，時雨迺降，即少陽臨上雨迺涯之義。金火合德，上應熒惑太白光明。明者，火之政，切者，金之令也。其穀丹白，感金火之氣而成熟者。寒熱凌犯者，司天在泉之氣，交相犯而爭於中也。欬喘，血溢，鼽嚏，目赤，眥瘍，嗌乾，上腫，熱病生於上也。血溢寒厥，清病生於下也。入胃心痛，腰痛，腹大，寒熱交爭於中而爲病也。初之客氣，迺太陽寒水，故歲前之燥熱將去，而寒迺始，蟄蟲復藏，冰霜復結也。初之時氣，迺厥陰風木，故風迺至，陽春之氣鬱，而民反周密。太陽主筋而爲腎之府，故關節禁固，而腰脽痛，時交於二氣之君火，故炎暑將至。二之主氣，合司天之君火，客氣迺厥陰風木，故陽氣布而風迺行，春氣始正，萬物應生長之氣以榮。按少陰之上，君火主之，少陰標陰而本熱，二氣三氣皆君火司令，而曰寒氣時至者，少陰從本從標也。寒熱氣交，故民迺和，其病淋目瞑者，寒氣之爲病也。經云：陽盛則瞋目，陰盛則瞑目。目赤者，君火之氣也。氣鬱於上而熱者，寒氣上乘也。三之主氣，迺君相二火，故天政布，大火行，衆類得長氣而蕃鮮，在下之寒氣時至，故民病氣厥心痛。蓋君火在上，陰寒在下，寒氣厥逆淩心，則心痛而寒熱更作，乘於肺則爲欬喘，蓋肺迺心之蓋，而又下交於腎也，迫其君火上炎則目赤。四之主客，迺濕土主氣，濕熱氣交，故溽暑至，大雨時行，寒熱互至也。民病嗌乾黃癉諸證，皆感濕熱之氣。歲半以下，及五之主氣，皆屬陽明，而少陽相火加之。故畏長氣上臨，間氣司令，故暑反至，陽迺化，萬物得長氣而生榮。涼熱之氣合化，故民迺康。其有災眚，感温熱而爲温病。終氣迺陽明燥金司令，故燥令行氣交之餘，熱内格而爲欬喘血溢諸證。寒水主時，故寒氣數舉，舍於皮腠而爲病也。夫地支始於子而對於午，六氣已終，則在泉之氣，將易而交於丑未矣。運氣太過，故當抑之，而資其歲之所不勝。鬱發者，謂五運之氣，鬱極迺發也。虚邪，不正之邪也。能保其精，則邪自辟矣。鹹從水化，故能軟堅，以調和在上之君火，甚則以苦發其火鬱。金氣主收，故宜酸收以安其下。甚則以苦泄其燥。若同司天之熱氣者，宜以寒清，同在泉之清涼者，宜用温熱也。

帝曰：善。厥陰之政奈何？岐伯曰：巳亥之紀也。

馬蒔曰：巳亥屬厥陰風木，故以五巳五亥爲厥陰之政。

厥陰　少角　少陽　清熱勝復同　同正角　丁巳天符　丁亥天符　其運風清熱。

馬蒔曰：厥陰風木司天，丁爲陰木，故爲少角。少陽相火在泉。清熱勝復同者，清勝熱復也。同正角者，委和之紀，上見厥陰，上角與正角同也。丁巳天符，丁亥天符者，運氣司天皆木也。其運風清熱者，運爲風，勝爲清，復爲熱也。

少角初　太徵　少宫　太商　少羽終

厥陰　少徵　少陽　寒雨勝復同　癸巳　癸亥　其運熱寒雨。

馬蒔曰：厥陰風木司天，癸爲陰火，故爲少徵。寒雨勝復同者，寒勝雨復也。癸巳同歲會，癸亥同歲會者，運氣與在泉合，其氣化陰年日同歲會也。其運熱寒雨者，運爲熱，勝爲寒，復爲雨也。

少徵　太宫　少商　太羽終　太角初

厥陰　少宫　少陽　風清勝復同　同正角　己巳　己亥　其運雨風清。

馬蒔曰：厥陰風木司天，己爲陰土，故爲少宮。少陽相火在泉。風清勝復同者，風勝清復也。同正角者，五常政大論云，卑監之紀，上見厥陰。上角與正角同也。其運雨風清者，運爲雨，勝爲風，復爲清也。

少宮　太商　少羽終　少角初　太徵

厥陰　少商　少陽　熱寒勝復同　同正角　乙巳　乙亥　其運涼熱寒。

馬蒔曰：厥陰風木司天，乙爲陰金，故爲少商。少陽相火在泉。熱寒勝復同者，熱勝寒復也。同正角者，五常政大論云，從革之紀，上見厥陰。上角與正角同也。其運涼熱寒者，運爲涼，勝爲熱，復爲寒也。

少商乙　太羽丙終　太角壬初　少徵癸　太宮甲

厥陰　少羽　少陽　雨風勝復同　辛巳　辛亥　其運寒雨風。

馬蒔曰：厥陰風木司天，辛爲陰水，故爲少羽。少陽相火在泉。雨風勝復同者，雨勝風復也。其運寒雨風，運爲寒，勝爲雨，復爲風也。

張志聰曰：雨風勝復之氣，與風運同化，皆非本年正化，所謂邪化日也。不及之運同。

少羽辛終　少角丁初　太徵戊　少宮己　太商庚

張志聰曰：始於丁而終於辛。

凡此厥陰司天之政，氣化運行後天，諸同正歲，氣化運行同天，天氣擾，地氣正，風生高遠，炎熱從之，雲趨雨府，濕化迺行，風火同德，上應歲星熒惑。其政撓，其令速，其穀蒼丹，間穀言太者，其耗文角品羽。風燥火熱，勝復更作，蟄蟲來見，流水不冰，熱病行於下，風病行於上，風燥勝復形於中。初之氣，寒始肅，殺氣方至，民病寒於右之下。二之氣，寒不去，華雪水冰，殺氣施化，霜迺降，名草上焦，寒雨數至，陽復化，民病熱於中。三之氣，天政布，風迺時舉，民病泣出，耳鳴，掉眩。四之氣，溽暑濕熱相薄，爭於左之上，民病黃癉而爲胕腫。五之氣，燥濕更勝，沉陰迺布，寒氣及體，風雨迺行。終之氣，畏火司令，陽迺火化，蟄蟲出見，流水不冰，地氣大發，草迺生，人迺舒，其病温厲。必折其鬱氣，資其化源，贊其運氣，無使邪勝。歲宜以辛調上，以鹹調下，畏火之氣，無妄犯之。用温遠温，用熱遠熱，用涼遠涼，用寒遠寒，食宜同法，有假反常，此之道也。反是者病。帝曰：善。

王冰曰：同正歲化生成，與天二十四氣遲速同，無先後也。化源，四月也，迎而取之。

馬蒔曰：此言厥陰司天之政，有主氣又加以客氣，而天時民病治法因之也。凡此厥陰司天之政，乃不及歲，氣化運行之生化成當後天也。又凡諸同正歲者，則氣化運行生化成者，當與天同，蓋與天之二十四氣同之無先後也。本篇後云，運非有餘，非不足，是謂正歲，其至當其時也。厥陰司天，故天氣擾。相火在泉，故地氣正。惟天氣擾，故風生高遠，惟地氣正，故炎熱從之。至於雲趨雨府，濕化迺行，此風火合德，上之所應者歲星與熒惑也。木之政撓，火之令速。其穀蒼丹，蒼爲木而丹爲火，木司天而火司地，迺天地正氣所化也。若間穀則以在泉爲太者之間色命之。蓋厥陰爲少，寅申爲太，左間陽明之色白，右間太陰之色黄也。其耗竭類物，則有文角品羽蟲爲患耳。燥勝風，熱復燥，勝復更作，蟄蟲來見，流水不冰，相火在泉，故熱病行于下，風木司天，故風病行于上，其風燥勝復形之於中也。初之主氣，本厥陰風木也。而陽明燥金客氣加之，則客氣始肅，殺氣方至，民病寒於右之下。金，主西方也。二之主氣，本少陰君火也。而太陽寒水客氣加之，則寒不去，華雪水冰，殺氣施化，霜降草焦，寒雨數至，至於陽氣復化，則民病當爲熱中也。三之主氣，本少陽相火也。而厥陰風木客氣加之，則天政布，風迺時舉，民病爲泣出，爲耳鳴，爲掉眩，皆風之爲病也。四之主氣，本太陰濕土也。而少陰君火客氣加之，則溽暑濕熱，相薄爭於左之上，蓋厥陰司天之左間，亦少陰熱氣，故爭於左之上，民病當爲黄癉而胕腫也。五之主氣，本陽明燥金也。而太陰濕土客氣加之，則燥濕更勝，沉陰迺布，寒氣及體，風雨乃行。一云民病肺受風，脾受濕，發爲瘧也。終之主氣，本太陽寒水也。而少陽相火客氣加之，則畏火司令，陽乃大行，蟄蟲出見，流水不冰。地氣乃發，草乃生，人迺舒，其病爲温厲也。然則治之者當何如？必折其鬱氣者，後本病篇云，巳亥之歲，君火升天，主窒天蓬，勝之不前，蓋言君火在地三年，至巳亥之歲升天作左間，遇天蓬司水窒之，不能上升。又厥陰未遷正，即少陰未得升天。又辛巳辛亥水運抑之，升之不前。故刺法論云，火欲升而天蓬窒抑之，當刺包絡之滎穴勞宫。又本病篇云，巳亥之歲，陽明降地，主窒地彤，勝而不入，蓋言陽明在天三年，至此年下降入地，作少陽左間，又遇地彤火司，勝之不能入地，又或遇太陰未退位，即少陽未得降，又癸巳癸亥火運抑之不下。故刺法論云，金欲降而地彤窒抑之，當刺心包絡之井穴中衝，手太陽之合穴天井。乃於四月，即迎而取之，以資其化源。厥陰爲不及，宜贊其運氣，無使邪勝。司天爲水，以辛調之，在泉爲火，以鹹調之。蓋畏火之氣，無妄犯之也。天有寒熱温涼，而人之藥食亦有寒熱温涼，故用寒熱温涼者，必遠於天之寒熱温涼而無犯之。有假其法而用之者，特以主氣不足，臨氣勝之，借其寒熱温涼，以資四正之氣，故可以偶犯之耳。若非假借之法，則病從茲生矣。

張志聰曰：凡厥陰司天不及之歲，氣運皆後天時而至。若厥陰少陽，標本之相合也，少陽司天則天氣正，少陽在泉則地氣正，謂厥陰同少陽之諸正歲，如厥陰在泉，則厥陰之氣同少陽司天之運行，厥陰司天，則少陽之氣同厥陰司天之運行，故曰風生高遠，炎熱從之。蓋厥陰少陽標本相合，而厥陰又從少陽之氣化也。風性動摇，故天氣擾，少陽之氣運行於中，故地氣正。風氣在天，故風生高遠。少陽之氣，上與厥陰相合，故炎熱從之。雲趨雨府，濕化迺行者，從風火之勝制也。風火同歸於正，故曰同德。上應歲星熒惑光明。撓者，風之政，速者，火之令也。蒼丹之穀，感司天在泉之氣而成熟者。間穀者，言左之少陰而下，右之太陽而下，感左右之間氣，而成文角品羽，感司天在泉之氣而生育者，不過文品之毛蟲羽蟲，又不能生聚而耗散也。勝復更作者，謂炎熱從之於上，而復相乘於氣交之中也。蟄蟲來見，流水不冰，相火之在泉也。感風氣則病行於上，感熱氣則病行於下。風燥勝復相乘，則形見於氣交之中。愚謂行於上，行於下，又曰形於中，而不曰病，蓋謂風火之氣，行於上下而復交於中也。炎熱從之於上者，子從母也。勝復更作者，厥陰之氣，復下歸於正也。故厥陰在泉則地氣正，今厥陰司天而天氣亦正，斯謂之諸同正歲。初之氣，迺陽明清金司令，故寒始肅而殺氣方至，民病寒於右之下，謂陽明之間氣在在泉少陽之右也。二之間氣，迺太陽寒水，是以寒不去而霜迺降。二之主氣，迺少陰君火，而寒水加臨於上，是以名草上焦，而陽復化於下也。民病熱中者，君火之氣，爲寒氣鬱於内也。三之氣，迺司天之風氣主令，是以天政布，風迺時舉，民病泣出耳鳴掉眩，迺風病行於上也。四之客氣，迺少陰君火，主氣迺太陰濕土，是以溽暑濕熱相薄，爭於左之上者，謂少陰在司天厥陰之左也。按厥陰司天之間氣，始於下之陽明，而交於太陽，少陽在泉之間氣，始於上之少陰，而交於太陰，故民病寒於右之下者，蓋從下而上也。爭於左之上者，謂從上而下也。是以間穀言太者，言在上左右之少陰太陽，而及於太陰陽明，所謂數之始起於上而終於下也。故曰，食間穀以保其精，謂保四氣主時之精氣也。又曰，食間穀以避虚邪，謂避左右間氣之虚邪也。蓋能保其精則能避其邪矣。民病黄癉胕腫，皆濕熱之爲病。五之客氣，迺太陰濕土，主氣迺陽明燥金，是以燥濕更勝，沉陰布而寒及體者，二氣並主清寒也。太陰所至，終爲雨，陽明所至爲悽鳴，故風雨迺行。終之主氣，迺太陽寒水，而相火加臨於上，故畏火司令。客勝其主，是以陽氣大化，流水不冰。少陽在泉之氣大發，草感生長之氣而生，人感温煖之氣而舒。其病温厲者，所謂冬温病也。化源者，五運迺六氣之生源，如少宫之運，厥陰司天，則土氣受鬱矣。少商之運，少陽在泉，則金氣受鬱矣。故當折其致鬱之氣，以資五運之化源。以上六氣相同，歲運不及，故當贊助其運氣，無使所不勝之邪勝之。以上不及之三氣相同，辛從金化，以調風木之勝，鹹從水化，以調火熱之淫，厥陰不從標本，從中見少陽之火化，是一歲之中皆火司令，故當畏火之氣，無妄犯之。厥陰司氣以温，用温無犯。少陽司氣以熱，用熱無犯。食宜同法者，藥食並宜也。

古今圖書集成醫部全録卷三十九

黄帝素問

六元正紀大論篇第七十一下之上

帝曰：夫子之言，可謂悉矣，然何以明其應乎？岐伯曰：昭乎哉問也！夫六氣者，行有次，止有位，故常以正月朔日平旦視之，覩其位而知其所在矣。運有餘，其至先，運不及，其至後，此天之道，氣之常也。運非有餘，非不足，是謂正歲，其至當其時也。

王冰曰：覩其位而知其所在，謂陰之所在，天應以雲，陽之所在，天應以清淨，自然分布，象見不差。先後，皆寅時之先後也。先則丑後，後則卯初，天道昭然，當期必應，見無差失，是氣之常。當時，謂當寅之正也。

馬蒔曰：此言驗六歲之應有其法也。帝問六氣各有所應，何以明之？伯言六氣爲主爲客者，每歲行有其次，止有其位，常以正月朔日平旦視之，覩其分布之位，而知其應之所在。凡運氣有餘之歲，當至於寅時之先。凡運氣不及之歲，當至於寅時之後。若非有餘不足之歲，則正當寅時之正。即此驗之，凡陰之所在，天應以雲，陽之所在，天應以清淨，自然象見不差也。

張志聰曰：此言司天在泉之氣，六期環轉，而各有定位也。行有次者，少陽之右，陽明治之；陽明之右，太陽治之；太陽之右，厥陰治之；厥陰之右，少陰治之；少陰之右，太陰治之；太陰之右，少陽治之，六氣終期而六期環會也。止有位者，上下有位，左右有紀，一氣各主六十日有奇也。以正月朔日平旦視之者，蓋以寅爲歲之首，朔爲月之首，寅爲日之首，而起初氣也。覩其司天在泉之定位，則知六氣之所在矣。運謂六氣之化運，如子午寅申辰戌六歲主有餘，其主歲主時之氣，皆先天時而至，如丑未卯酉巳亥六歲主不及，其主歲主時之氣，皆後天時而至。正歲，謂歲會之紀，非太過，非不及，其氣應時而至也。

帝曰：勝復之氣，其常在也，災眚時至，候也奈何？岐伯曰：非氣化者，是謂災也。

馬蒔曰：此言候災眚之應有其法也。帝問勝復之氣，固有定在，可得而知，至于災眚之至，何以候之？伯言非有關於氣化而至者，如天時星變物類民病，即上文十二變之類，皆謂之災眚也。

張志聰曰：此論五運之勝復而爲災眚者，何以候之？非氣化者，謂非運氣之化也。如丁卯丁酉歲，其運風清熱，風乃少角之氣化，其清熱乃勝復之氣，此邪化也，是謂災眚。

帝曰：天地之數，終始奈何？岐伯曰：悉乎哉問也！是明道也。數之始，起於上而終于下。歲半之前，天氣主之；歲半之後，地氣主之；上下交互，氣交主之，歲紀畢矣。故曰，位明氣月可知乎，所謂氣也。

王冰曰：歲半，謂立秋之日也。交互，體也。上體下體之中，有二互體也。位明氣月者，大凡一氣主六十日而有奇，以立位數之，位同一氣，則月之節氣中氣可知也。故言天地氣者以上下體言，勝復者以氣交言，横運者以上下互言，皆以節氣准之，候之災眚，變復可期矣。

馬蒔曰：此言明天地始終之數有其紀也。帝以天地之數終始爲疑，蓋欲知司天在泉之始終。伯言數之所始，起于司天，而終於在泉。半歲之前，即大寒至小暑，天氣之所主也。半歲之後，即大暑至小寒，地氣之所主也。上文交互，則三四氣之際，即天地之氣交主之，此則一歲之紀畢矣。故曰，凡六氣之位明，則六十日餘八十七刻半，而爲每氣有節氣中氣，而爲每月皆可知矣。此正天氣地氣氣交之謂也。

張志聰曰：天謂司天，地謂在泉，道謂天地陰陽之道。數之始起於上者，謂數之始于一而起於天一也；終於下者，謂天數之始於一而終於地六也。歲半之前，歲半之後者，謂天地之氣上下有位也。氣交者，謂天地之氣上下相交也。位謂司天在泉及左右間氣之六位。氣月，謂一氣之各主兩月也。愚謂司天在泉之六氣，總屬天一所生之真元。真元者，精氣也。氣爲陽，精爲陰，一陰一陽，化生太少之四象，而共爲六氣也。天包乎地之外，故不曰在地，而曰在泉。精通乎天之上，故曰天有精也。六氣循天而環轉，故六期而環會，復通貫乎地之中，故上下交互也。故曰，食歲穀以全其真，食間穀以保其精。真者，元真之氣；精者，天一之精。是以上文曰，此天之道，氣之常也。

帝曰：余司其事，則而行之，不合其數，何也？岐伯曰：氣用有多少，化洽有盛衰。衰盛多少，同其化也。

帝曰：願聞同化何如？岐伯曰：風温春化同，熱曛昏火夏化同，勝與復同，燥清烟露秋化同，雲雨昏暝埃長夏化同，寒氣霜雪冰冬化同。此天地五運六氣之化，更用盛衰之常也。

馬蒔曰：此言五運六氣之化，雖有多少盛衰，而皆同於四時之化也。帝以上文所言氣化，其數有不合爲問，伯言氣化之用有多少，氣化之洽有盛衰，然皆同天地之化也。蓋凡氣化有風温，則與春之化同。氣化有熱曛昏火。則與夏之化同。其所勝所復者，亦不過此。氣化有燥清烟露與秋化同，雲雨昏暝埃與長夏化同，寒氣霜雪冰與冬化同，此迺天地五運六氣之化，更用盛衰之常如此。

張志聰曰：此論五運六氣，有同化之盛衰，是以有不合也。不合其數者，不合六氣之數也。氣用有多少者，謂六氣之用有有餘不足也。化洽有盛衰者，謂五運之化有太過不及也。風熱寒燥者，言陰陽之六氣也。春夏秋冬者，言角徵宫商羽，主歲而主時也。風温春化同者，厥陰與角運同化也。熱曛夏化同者，少陰少陽與徵運同化也。勝與復同者，謂五運之勝與復氣，亦與六氣之相同也。如清金勝角木，其勝氣即與陽明同。炎火復秋金，其復氣即與少陰少陽同也。此天地五運六氣之化，更用盛衰之常，是以有不合也。如風温之多，合春化之盛，是氣運同其化矣。若六氣之少，合五運之盛，五運之衰，合六氣之多，此盛衰更用而不合矣。此節論六氣主歲主時之多少，又當審五運主歲主時之盛衰，合而推之，斯得氣運之微妙。

帝曰：五運行同天化者，命曰天符，余知之矣。願聞同地化者，何謂也？岐伯曰：太過而同天化者三，不及而同天化者亦三；太過而同地化者三，不及而同地化者亦三。此凡二十四歲也。帝曰：願聞其所謂也。岐伯曰：甲辰、甲戌，太宫，下加太陰；壬寅、壬申，太角，下加厥陰；庚子、庚午，太商，下加陽明。如是者三。癸巳、癸亥，少徵，下加少陽；辛丑、辛未，少羽，下加太陽；癸卯、癸酉，少徵，下加少陰。如是者三。戊子、戊午，太徵，上臨少陰；戊寅、戊申，太徵，上臨少陽；丙辰、丙戌，太羽，上臨太陽。如是者三。丁巳、丁亥，少角，上臨厥陰；乙卯、乙酉，少商，上臨陽明；己丑、己未，少宫，上臨太陰。如是者三。除此二十四歲，則不加不臨也。

王冰曰：六十年中，同天地之化者，凡二十四歲，餘悉隨己多少。

馬蒔曰：此明同天符同歲會天符之義，正以其下加上臨，而餘歲則不然也。帝以五運之氣，同乎天化者，命曰天符，余已知之，而五運之行，同乎地化者，尚有未知爲疑。伯迺總括其目而對曰：太過之年而同天化者三，不及之年而同天化者亦三，皆謂之天符。太過而同地化者三，謂之同天符，不及而同地化者亦三，謂之同歲會，凡此有二十四歲也。故甲辰、甲戌之歲，迺土運太過，爲太宮上見太陽司天，而下則加以太陰濕土在泉。壬寅、壬申之歲，迺木運太過，爲太角上見少陽司天，而下則加以厥陰風木在泉。庚子、庚午之歲，迺金運太過，爲太商上見少陰司天，而下則加以陽明燥金在泉。此即上文以太過之年，而地化與運氣相同者三，所以謂之同天符也。癸巳、癸亥之歲，迺火運不及，爲少徵上見厥陰司天，而下則加以少陽相火在泉。辛丑、辛未之歲，迺水運不及，爲少羽上見濕土司天，而下則加以太陽寒水在泉。癸卯、癸酉之歲，迺火運不及，爲少徵上見陽明司天，而下則加以少陰君火在泉。此即上文以不及之年，而地化與運氣相同者三，所以謂之同歲會也。然此同天符同歲會之六者，皆自在泉而論之耳，即所謂同地化也。下文曰，太過而加曰同天符，不及而加曰同歲會者，此也。戊子、戊午之歲，迺火運太過爲太徵，而上則臨以少陰君火，戊寅、戊申之歲，迺火運太過爲太徵，而上則臨以少陽相火，丙辰、丙戌之歲，迺水運太過爲太羽，而上則臨以太陽寒水，此即上文以太過之年，而司天之氣與運氣相同者三，所以謂之天符也。丁巳、丁亥之歲，迺水運不及爲少角，而上則臨以厥陰風木。乙卯、乙酉之歲，迺金運不及爲少商，而上則臨以陽明燥金。己丑、己未之歲，迺土運不及爲少宮，而上則臨以太陰濕土。此即上文以不及之年，而司天之氣與運氣相同者三，亦謂之天符也。此六者，皆自司天而論之耳，即所謂同天化也。下文曰太過不及，皆曰天符者此也。但內有己丑、己未、戊午、乙酉，又爲太乙天符耳，此二十四歲，上臨下加，故有三者之分，除此之外，則不加不臨也。按六十年中，太乙天符四年，天符十二年，歲會八年，同天符六年，同歲會六年，五者分而言之，共三十六年，合而言之，止三十二年，經言二十四歲，除歲會八年也。

張志聰曰：甲辰、甲戌、壬寅、壬申、庚子、庚午，此太過而同地化者三，運合六氣計六歲。癸巳、癸亥、辛丑、辛未、癸卯、癸酉，此不及而同地化者三，運六氣計六年。戊子、戊午、戊寅、戊申、丙辰、丙戌，此太過而同天化者三，運六氣計六年。丁巳、丁亥、乙卯、乙酉、己丑、己未，此不及而同天化者三，運六氣計六年。凡二十四歲，上下加臨，餘三十六歲，則不加不臨。

帝曰：加者何謂？岐伯曰：太過而加同天符，不及而加同歲會也。帝曰：臨者何謂？岐伯曰：太過不及，皆曰天符，而變行有多少，病形有微甚，生死有早晏耳。

馬蒔曰：此承上文而明下加上臨之義也。夫所以謂之加者，正以太過之年，而在泉者與運氣相合，猶運氣與司天相合，故謂之同天符也。不及之年而在泉者，與歲辰相合，猶運氣與歲辰相合，故謂之同歲會也。此亦下加之義也。至于所謂臨者，太過不及之年，而運氣與司天相合，皆謂之天符。其太乙天符，則戊午爲太過，己丑、己未、乙酉爲不及，此四年者皆是也。經文止曰天符，而不曰太乙天符，以其均謂之天符也。但見變行有多少，病形有微甚，生死有早晏。六微旨大論曰，天符爲執法，歲會爲行令，太乙天符爲貴人。邪中執法，其病速而危；中行令者，其病徐而持；中貴人者，其病暴而死者，是也。

張志聰曰：太過而同地化者，與天符相同，不及而同地化者，與歲會相同也。其太過不及之十二歲，皆曰天符，然內有變行多少之分焉。多少者，即太過不及之變也。太過者暴，不及者徐，暴者爲病甚，徐者爲病持，故有微甚死生之分焉。按馬注引執法行令貴人而言，然此節單論天符之有太過不及，前篇分別天符歲會、太乙天符，與此不合。

帝曰：夫子言用寒遠寒，用熱遠熱，余未知其然也，願聞何謂遠？岐伯曰：熱無犯熱，寒無犯寒，從者和，逆者病，不可不敬畏而遠之，所謂時興六位也。帝曰：温涼何如？岐伯曰：司氣以熱，用熱無犯；司氣以寒，用寒無犯；司氣以涼，用涼無犯；司氣以温，用温無犯。間氣同其主無犯，異其主則小犯之，是謂四畏，必謹察之。帝曰：善。其犯者何如？岐伯曰：天氣反時則可依時，及勝其主則可犯，以平爲期而不可過，是謂邪氣反勝者。故曰，無失天信，無逆氣宜，無翼其勝，無贊其復，是謂至治。

王冰曰：四時氣王之月，藥及食衣，寒熱温涼四者，皆宜避之，差四時同犯，則以水濟水，以火助火，病必生也。可犯，謂夏熱甚則可以熱犯熱，寒氣不甚則不可犯。平不可過，謂氣平則止，過則病生，與犯同也。邪氣反勝者，氣動有勝，是謂邪客勝於主，不可不御也。六步之氣於六位中，應寒反熱，應熱反寒，應温反涼，應涼反温，是謂六步之邪勝也。差冬反温，差夏反冷，差秋反熱，差春反涼，是謂四時之邪勝也。勝則反其氣以平之。天信，謂至時必定。翼贊，皆佐之也。謹守天信，是謂至真妙理。

馬蒔曰：此言寒熱温涼，有不可犯者，以司氣爲本，有小可犯者，以間氣所加之客氣，與主氣異也。司氣，司天司地之氣也。司氣之寒熱温涼，如辰戌太陽寒水司天，太陰濕土在泉之類，則不可輕犯之。間氣者，天地左右二間之氣也。至真要大論謂司天地者主歲，主歲者紀歲，司左右者爲間氣，間氣者紀步，故天地左右二間之氣，客氣與主氣同，則無犯之，若客氣與主氣異，則小犯之，此四畏所在，不可不察。且小犯者，正以天氣雖反，僅可佐不及。客勝其主，如夏寒甚，則可以熱犯熱，若寒不甚，則不可犯之，但以平爲期，過則病生，故不可過也。何也？邪客勝主，不可不御故耳。此迺無失天信，無逆氣宜，無翼勝贊復，而爲治法之至也。

張志聰曰：興，起也。此總言一歲之中，有應時而起之六位，各主六十日零八十七刻半，各有寒熱温凉之四氣，皆宜遠而無犯之。如初之氣，天氣尚寒，是宜用熱，時值少陽相火司令，又當遠此一位而無犯也。如二之氣，天氣已温，是宜用凉，時值太陽寒水司令，又當遠此一位而用凉也。每歲之六氣皆然。從則和，逆則病，不可不敬畏而遠之。又分論司天在泉及間氣之無犯也。如少陰在上，司氣以熱而用熱者，又當遠此少陰之熱而無犯也。如陽明在泉，司氣以凉而用凉者，又當遠此陽明之凉而無犯也。餘氣皆然。如間氣與司天在泉之主氣相同者，不可犯，與主氣異者，則小犯之。假如少陽司天，初氣迺少陰君火，是與司天之氣相同，無犯其熱。如少陰在泉，四之氣迺太陽寒水，是與主氣相異，可少用熱而小犯之。是謂寒熱温凉之四畏，不可不謹察也。天氣反時者，如司氣以熱，而天氣反凉，是當依時而用温矣。如司氣以熱，而寒反勝之，又可用熱而犯主氣之熱矣。然止以氣平爲期，不可過用，以傷司氣之元真，是謂邪氣反勝者，則可犯也。天信，謂氣之應時而至者，無差失而妄犯之。六氣各有所宜而不可逆，有勝氣又宜折之而無翼其勝，有復氣又當抑之而無贊其復。調之正味，使上下合德，無相奪倫，五運和平，勿乖其政，是謂至治。

帝曰：善。五運氣行，主歲之紀，其有常數乎？岐伯曰：臣請次之。

張志聰曰：此章與上章大意相同。前以太陽爲始，序三陽三陰之六氣，以角運爲初，序角徵宮商羽之五音，而年歲有所不齊也。故今以天干始於甲，地支始於子，從甲子而至癸巳，三十歲而爲一紀，復從甲午而至癸亥，六十歲而爲一周，斯歲運始順，故復次之。

甲子　甲午歲

上少陰火　中太宫土運　下陽明金　熱化二，雨化五，燥化四，所謂正化日也。其化上鹹寒，中苦熱，下酸熱，所謂藥食宜也。

馬蒔曰：上少陰火者，子午少陰君火司天也。中太宫土運者，甲爲土運爲太宫也。下陽明金者，陽明燥金在泉也。熱化二，言司天少陰主熱，正化從本生數，對化從標成數，則甲子之年，屬對化成數。主熱化七，其在泉亦主成數。主燥化九，甲午之年，屬正化生數。主熱化二，其在泉亦主燥化四，雨化五，言主運土爲雨，故雨化五。按本論後文云，太過者其數成，不及者其數生。土常以生，今甲年土運太過，故言雨化五，五土數也。燥化四，言在泉也，義見上。正化日者　詳後文有邪氣化日，則凡正化日者，皆正氣所化也。按太過之年，止有正化日者，即如火主熱，土主雨，金主燥。無勝無復，謂之正氣所化之日。後凡不及之年，有邪化日又有正化日者，以有勝有復，謂之邪化之日。其正化日即如下節之乙丑年，丑爲濕，乙爲清，迺正化之日也。此句結上熱雨燥化三句，後倣此。上鹹寒，言司天宜用之藥食也。蓋太過之土勝水，故用鹹寒以扶水，即所謂熱淫所勝，平以鹹寒也。中苦熱，言土運宜用之藥食也。下酸熱，言在泉宜用之藥食也，即所謂燥淫于內，治以苦温。此誤言酸熱。所謂藥食宜也，迺結上三句，後倣此。

張志聰曰：熱化二者，天一生水，地六成之；地二生火，天七成之；天三生木，地八成之；地四生金，天九成之；天五生土，地十成之。天干始於甲，地支始於子，故其數從生始也。雨化五者，運居其中，太過者其數成，不及者其數生。雨爲土化，土以生也。燥化乃己卯、己酉，己主不及，故其數生。無勝復之邪化，故爲正化。所謂日者，以一運統主一歲。而五運又以角木爲初，羽水爲終，各分主七十二日有奇也。上謂司天，下謂在泉，中謂化運。君火司天，故宜鹹寒以制化。太陰濕土運化於中，故宜苦以燥濕熱，以温陰陽。明清凉在泉，故宜酸以助收，熱以温凉，藥食並相宜也。此即上章宜苦燥之温之，食宜同法之義，餘歲俱倣此。

乙丑　乙未歲

上太陰土　中少商金運　下太陽水　熱化寒化勝復同，所謂邪氣化日也。　災七宮，濕化五，清化四，寒化六，所謂正化日也。其化上苦熱，中酸和，下甘熱，所謂藥食宜也。

馬蒔曰：上太陰土者，丑未太陰濕土司天也。中少商金運者，乙爲金運爲少商也。下太陽水者，太陽寒水在泉也。熱化寒化勝復同者，熱勝寒復也。所謂邪氣化日者，因勝而復，迺邪氣所化之日也。七宮，西室兑位天柱司也。災之方以運之當方言。濕化五，言司天太陰，正化於未，對化於丑，其化者五以生數也。後文云，土常以生也，不必分太過不及，而皆曰五也。清化四，言運也。金之氣清，故言清化。不及者其數生，乙爲不及，故言生數四也。寒化六，言在泉乙丑爲對化，從標成數，當爲寒化，六乙未爲正化，從本生數，當爲寒化，一也。正化日者，皆正氣所化之日也。上苦熱，此言司天宜用之藥食。至真要大論云：濕淫所勝，平以苦熱。中酸和，言金運宜用之藥食也。下甘熱，言在泉宜用之藥食也。至真要大論云：寒淫于內，治以甘熱。

張志聰曰：不及之運有勝復，金運不及，火熱勝之，金之子寒水來復。有勝復之邪氣，故爲邪化。所謂日者，謂勝氣在勝，彼所主之七十二日，復氣在復，我所司之七十二日，此即上章清熱勝復同，其運風清熱之義。餘不及歲俱準此。七酉兑宫，金運不及，爲熱寒勝復，故主災眚，在于兑之西方。上章以太過之歲，而主民病，此以不及之歲，而言災眚，蓋太過之氣暴，不及之氣徐，病甚而災微也。濕化五者，乙主不及，故其數生。按乙運不及，則丑未之司天在泉，亦主不及，氣運之同也。清化四，謂運不及故其數生，餘不及歲準此。寒化者，酉庚辰、庚戌也，庚主太過，故其數成。所謂正化日者，謂濕化五，清化四，寒化六，皆主正化無勝復之邪氣也。五運之氣，分主七十二日，司天在泉之氣，各主六十日有奇也。金氣主收，故宜酸以收之。和者，謂五運之氣，雖各主一歲，而一歲之中，又有生長化收藏之五運，故又宜五味以和之。甘爲土味，能制化寒水。

林億云：詳丙申之歲，申金生水，水化之令轉盛，司天相火，爲病減半。

丙寅　丙申歲

上少陽相火　中太羽水運　下厥陰木　火化二，寒化六，風化三，所謂正化日也。其化上鹹寒，中鹹温，下辛温，所謂藥食宜也。

馬蒔曰：上少陽相火者，寅申少陽相火司天也。中太羽水運者，丙爲水運爲太羽也。下厥陰者，厥陰風木在泉也。火化二，言司天丙寅爲正化，從本生數，當爲火化二。丙申爲對化，從標成數，當爲火化七也。寒化六，言水運太過，主成數，故寒化六也。風化三，言在泉丙寅爲正化，從本生數，當云風化三。丙申爲對化，從標成數，當云風化八，舊誤矣。正化日，謂非勝非復，正氣所化之日也。上鹹寒，言司天宜用之藥食。至真要大論云：火淫於内，治以鹹冷。中鹹温，言水運宜用之藥食。下辛温，言在泉宜用之藥食。至真要大論云：風淫於内，治以辛凉。

張志聰曰：火化二者，火臨於上，水承制之，故主不及。寒化六者，運太過，故其數成。餘太過運準此。風化乃辛巳辛亥也，巳亥主不及，故其數生，水運主咸，而以鹹助之，後之化運，多用和助之味，所謂折其鬱氣，資其化源也。

丁卯　丁酉歲

馬蒔曰：丁卯歲會，丁爲木運，卯之年辰，亦爲木運臨加，故曰歲會。林億云：詳丁年正月壬寅爲干德符，便爲平氣，勝復不至，運同正角，金不勝木，木亦不災土。又丁卯年得卯佐之，即上陽明不能災之。

上陽明金　中少角木運　下少陰火　清化熱化勝復同，所謂邪氣化日也。災三宮，燥化九，風化三，熱化七，所謂正化日也。其化上苦小温，中辛和，下鹹寒，所謂藥食宜也。

馬蒔曰：上陽明金者，卯酉陽明燥金司天也。中少角木運者，丁爲木運爲少角也。下少陰火者，少陰君火在泉也。清化熱化勝復同者，清勝熱復也。所謂邪化日，謂因勝而復，迺邪氣所化之日也。災三宮，林億云：詳三宮東室震位，天衝司災之方，以運之當方言。燥化九者，言司天卯酉主燥，正化從本生數，對化從標成數，則丁卯之年，屬對化成數，主燥化九，丁酉之年，屬正化生數，主燥化四也。風化三，言木運不及，主生數，故風化三也。熱化七，言在泉丁卯對化，當云熱化七，丁酉正化，當云熱化七也。正化日者，迺正氣所化之日也。上苦小温，言司天宜用之藥食。至真要大論云：燥淫所勝，平以苦温。中辛和，言水運宜用之藥食。下鹹寒，言在泉宜用之藥食。至真要大論云：熱淫於內，治以鹹寒。

張志聰曰：清化熱化勝復同者，清勝氣熱復氣也。三宮，主震分野之東方。燥化九者，委和之紀，上商與正商同。故主成。蓋木不及，金勝之，今燥化臨上則金盛矣。熱化乃壬子、壬午，壬主太過，故主成。

戊辰　戊戌歲

上太陽水　中太徵火運　下太陰土　寒化六，熱化七，濕化五，所謂正化日也。其化上苦温，中甘和，下甘温，所謂藥食宜也。

馬蒔曰：上太陽水者，辰戌太陽寒水司天也。中太徵火運者，戊爲火運爲太徵也。下太陰濕土者，太陰濕土在泉也。寒化六者，司天戌辰對化，從標成數，當云寒化六。戊戌正化，從本生數，當云寒化七也。熱化七，言火運戊辰，對化七，戊戌正化二也。濕化五，言在泉之化，所謂土常以生也。正化日，謂正氣所化也。上苦温，言司天宜用之藥食。至真要大論云：寒淫所勝，平以辛熱。中甘和，言火運宜用之藥食。下甘温，言在泉宜用之藥食。至真要大論云：濕淫于內，治以苦熱。

張志聰曰：寒化六者，辰戌主太過，故其數成。濕化者，癸丑癸未也。丑未主不及，故其數生。

己巳　己亥歲

上厥陰木　中少宮土運　下少陽相火　風化清化勝復同，所謂邪氣化日也。災五宮，風化三，濕化五，火化七，所謂正化日也。其化上辛凉，中甘和，下鹹寒，所謂藥食宜也。

馬蒔曰：上厥陰木者，巳亥爲厥陰風木司天也。中少宮土運者，己爲陰，土爲少宮。林億云：詳至九月甲戌月，巳得甲戌方還正宮。下少陽相火者，少陽相火在泉也。風化清化勝復同者，風勝清復也。所謂邪氣化日者，因勝而復，邪氣所化之日也。災五宮，林億云：按五常政大論云：其眚四維。按《天元玉册》云，中室天禽司非維宮，同正宮寄位二宮坤位。風化三，言司天己巳對化，從標成數，當云風化八，己亥正化，從本生數，當云風化三也。濕化五，言土運也。火化七，言在泉己巳屬對化，從標成數，主熱化七，己亥屬正化，從本生數，主熱化二也。所謂正化日者，正氣所化也。上辛凉，言司天宜用之藥食。至真要大論云：風淫所勝，平以辛凉。中甘和，言土運宜用之藥食。下鹹寒，言在泉宜用之藥食。至真要大論云：火淫于内，治以鹹寒。

張志聰曰：五宮，迺中央土宮也。風化三者，巳亥主不及，故其數生，火化乃戊寅戊申也。寅申主太過，故其數成。

庚午同天符　庚子歲同天符

上少陰火　中太商金運　下陽明金　熱化七，清化九，燥化九，所謂正化日也。其化上鹹寒，中辛温，下酸温，所謂藥食宜也。

馬蒔曰：上少陰火者，子午爲少陰君火司天也。中太商金運者，庚爲陽金爲太商。林億云：詳庚午年，金令減半，以上見少陰君火年干亦爲火故也。庚子年，子是水，金氣相得，與庚午年又異。下陽明金者，陽明燥金在泉也。熱化七，言司天庚午年，屬正化，從本生數，主熱化二，庚子年，屬對化，從標成數，主熱化七也。清化九，言金運庚午年，亦從正化生數，主清化四，庚子年亦從對化成數，主清化九也。燥化九，言在泉庚午年燥化四，庚子年燥化九，義同上。所謂正化日者，正氣所化也。上鹹寒，言司天宜用之藥食。至真要大論云：熱淫所勝，平以鹹寒。中辛温，言金運宜用之藥食，下酸温，言在泉宜用之藥食。至真要大論云：燥淫於内，治以苦温。

張志聰曰：熱化七者，子午主太過，故其數成。清化九者，金運太過也。燥化，迺乙卯、乙酉也。從革之紀，上商與正商同，故主成。蓋金氣不足，而得運化之助，故與正商相同而盛也。

辛未同歲會　辛丑歲同歲會

上太陰土　中少羽水運　下太陽水　雨化風化勝復同，所謂邪氣化日也。災一宮，雨化五，寒化一，所謂正化日也。其化上苦熱，中苦和，下苦熱，所謂藥食宜也。

馬蒔曰：上太陰土者，丑未太陰濕土司天也。中少羽水運者，辛爲水運爲少羽也。林億云：詳此至七月丙申月水還正羽。下太陽水者，太陽寒水在泉也。雨化風化勝復同者，雨勝風復也。所謂邪氣化日者，因勝而復，迺邪氣所化之日也。災一宮，林億云：詳一宮北室坎位天元司。雨化五，言司天之化，土常以生，故辛未、辛丑年皆土，雨化五也。寒化一，言在泉也。林億云：詳此以運與在泉俱水，故只言寒化一。寒化一者，少羽之化氣也。若太陽在泉之化，則辛未寒化一，辛丑寒化六也。正化日，謂正氣所化也。上苦熱，言司天宜用之藥食。至真要大論云：濕淫所勝，平以苦熱。中苦和，言運氣宜用之藥食。下苦熱，言在泉宜用之藥食。至真要大論云：寒淫於內，治以甘熱。

張志聰曰：一宮，北方坎位也。雨化者，丑未主不及，故其數生。寒化在化運主不及，故其數生。在在泉，迺丙辰、丙戌也。辰戌迺太陽之水，合丙之化運而始生，故其數一。

壬申 同天符　壬寅歲 同天符

馬蒔曰：蓋木運太過，下加厥陰，即厥陰爲在泉也。故曰同天符。

上少陽相火　中太角木運　下厥陰木　火化二，風化八，所謂正化日也。其化上鹹寒，中酸和，下辛涼，所謂藥食宜也。

馬蒔曰：上少陽相火者，寅申爲相火司天也。中太角木運者，壬爲陽木爲太角也。下厥陰木者，厥陰風木在泉也。火化二者，壬申爲對化，從標成數，當云火七化，壬寅爲正化。從本生數，當云火化二也。風化八，林億云：詳此以運與在泉俱木，故只有風化八，迺太角之運化也。若厥陰在泉之化，則壬申風化三，壬寅風化八也。正化日，謂正氣所化也，上鹹寒，言司天宜用之藥食。中酸和，言木運宜用之藥食。下辛涼，言在泉宜用之藥食。

張志聰曰：火化二者，壬申、壬寅爲同天符，故其數生，天主生也。風化在中運，主角木太過，故其數成。在在泉，迺丁巳、丁亥也。委和之紀，上角與正角同，故主成。蓋木氣不及，而得運化之助，則木氣盛矣。故其數八。

癸酉 同歲會 癸卯歲 同歲會

馬蒔曰：火運不及，下加少陰，以在泉爲火，故曰同歲會。

上陽明金　中少徵火運　下少陰火　寒化雨化勝復同，所謂邪氣化日也。災九宮，燥化九，熱化二，所謂正化日也。其化上苦小温，中鹹温，下鹹寒，所謂藥食宜也。

馬蒔曰：上陽明金者，陽明燥金司天也。中少徵火運者，癸爲陰火爲少徵也。下少陰火者，少陰君火在泉也。寒化雨化勝復同者，寒勝雨復也。災九宮，林億云：詳九宮離位南室天英司也。燥化九，癸酉燥化四，癸卯燥化九也。熱化二，以運與在泉俱火，故只言熱化二。熱化二者，少徵之運化也。若少陰在泉之化，則癸酉熱化七，癸卯熱化二也。正化日，謂正氣所化也。上苦小温，言司天宜用之藥食。中鹹温，言火運宜用之藥食，下鹹寒，言在泉宜用之藥食。

張志聰曰：九宮，酉南方離位。燥化九者，伏明之紀，上商與正商同，故主成。蓋火運不及，收氣自政，而又上臨于司天，則其氣盛矣。熱化在中運，主不及，故其數二。在在泉酉戊子、戊午，屬天符之歲，故其數成。蓋天生而地成也。

甲戌 歲會同天符 甲辰歲 歲會同天符

馬蒔曰：運與年辰皆土曰歲會，又土運太過下加太陰在泉曰同天符。

上太陽水　中太宮土運　下太陰土　寒化六，濕化五，所謂正化日也。其化上苦熱，中苦温。下苦温，所謂藥食宜也。

馬蒔曰：上太陽水者，辰戌爲太陽寒水司天也。中太宮土運者，甲爲陽土爲太宮也。下太陰土者，濕土在泉也。寒化六，詳甲戌正化，從本生數，當云寒化一，甲辰對化，從標成數，當云寒化六。濕化五，林億云：詳此以運與在泉俱土，故只言濕化五也。上苦熱，言司天宜用之藥食。至真要大論云：寒淫所勝，平以苦熱。中苦温，言土運宜用之藥食。下苦温，言在泉宜用之藥食。至真要大論云：濕淫於内，治以苦熱。

張志聰曰：寒化六者，辰戌主太過，故其數成。按土盛而不勝水者，乃歲會之年，氣之平也，故無勝復。濕化中運土常以生。在在泉酉己丑、己未、丑未，主不及，故其數生。

乙亥　乙巳歲

上厥陰木　中少商金運　下少陽相火　熱化寒化勝復同，邪氣化日也。災七宮，風化八，清化四，火化二，正化度也。其化上辛涼，中酸和，下鹹寒，所謂藥食宜也。

馬蒔曰：上厥陰木者，巳亥爲厥陰，風木司天也。中少商金運者，乙爲陰金爲少商也。林億云：詳乙亥年三月得庚辰，月建見於德符，即氣還正商，火未得王而先平，火不勝則水不復。又亥是水得力年，故火不勝也。乙巳歲火來小勝，巳爲火佐於勝也。即於二月中氣，君火時化日，火來行勝，不得水復，遇三月庚辰月乙見庚而氣自全，金還正商，下少陽相火者，相火在泉也。熱化寒化勝復同者，熱勝寒復也。災七宮者，七爲金方也。風化八，言司天也。詳乙亥正化，從本生數，當云風化三，乙巳對化，從標成數，當云風化八也。清化四，言金運乙亥清化四，乙巳清化九也。火化二，言在泉乙亥熱化二，乙巳熱化七也。度，謂時度也。上辛涼，言司天宜用之藥食。中酸和，言金運宜用之藥食。下鹹寒，言在泉宜用之藥食。

張志聰曰：風化八者，從革之紀，上角與正角同，故主成。蓋金運不及，生氣迺揚，而又上臨于司天，則木氣盛矣。火化迺庚寅庚申也，當主成數，疑誤。度者，謂所主之時度也。

丙子歲會　丙午歲

馬蒔曰：丙爲水運，子爲年辰，又爲水，故曰歲會。

上少陰火　中太羽水運　下陽明金　熱化二，寒化六，清化四，正化度也。其化上鹹寒，中鹹熱，下酸温，所謂藥食宜也。

馬蒔曰：上少陰火者，子午爲少陰君火司天也。中太羽水運者，丙爲陽水爲太羽也。下陽明金者，燥金在泉也。熱化二，言司天也。林億云：詳丙子歲熱化七，金之災得其半，以運水太過，勝於天令，天令減半，丙午熱化二，午爲火，少陰君火同天運雖水，一水不能勝二火，故異於丙子歲。寒化六，言水運太過者，其數成，故寒化六也。清化四，言在泉丙子燥化九，丙子燥化四也。上鹹寒，言司天宜用之藥食。中咸熱，言水運宜用之藥食。下酸温，言在泉宜用之藥食。至真要大論云：燥淫於內，治以酸温。

張志聰曰：熱化二者，火司於上，水承制之，故主不及。清化迺辛卯、辛酉也，卯酉主不及，故其數生。

丁丑　丁未歲

上太陰土　中少角木運　下太陽水　清化熱化勝復同，邪氣化度也。災三宫，雨化五，風化三，寒化一，正化度也。其化上苦温，中辛温，下甘熱，所謂藥食宜也。

馬蒔曰：上太陰土者，丑未爲太陰濕土司天，林億云：詳此木運平氣上刑天令減半也。中少角木運者，丁爲陰木爲正角也。林億云：詳丁年正月壬寅爲干德符爲正角。下太陽水者，太陽寒水在泉也。清化熱化勝復同者，清勝熱復也。災三宫者，三爲木方也。雨化五，言司天雨爲濕土，五爲土數也。風化三，言木運不及，其數生，故風化三。寒化一，言在泉丁丑寒化六，丁未寒化一也。上苦温，言司天宜用之藥食。至真要大論云：濕淫所勝，平以苦熱。中辛温，言木運宜用之藥食。下甘熱，言在泉宜用之藥食。至真要大論云：寒淫於内，治以甘熱。

張志聰曰：雨化五者，丑未主不及，故其數生。寒化酉壬辰、壬戌也。辰戌之水，合於水而始生，故其數一。按天一始生之水曰天癸，然太陽之水，止合丙之化氣，壬之生氣，而不與辛癸相合，蓋辛與丙合，壬與癸合也。　倪仲宣曰：寒水在泉，土制於上，故主不及。

戊寅天符　戊申歲天符

馬蒔曰：火運上見少陽火，與司天相合，故曰天符。又詳戊申年與戊寅年小異，申爲金，佐於肺，肺受火刑，其氣稍實，民病得半。

上少陽相火　中太徵火運　下厥陰木　火化七，風化三，正化度也。其化上鹹寒，中甘和，下辛凉，所謂藥食宜也。

馬蒔曰：上少陽火者，寅申爲相火司天也。中太徵火運者，戊爲陽火爲太徵也。下厥陰木者，厥陰風木在泉也。火化七，言司天也。詳天符司天與運合，故只言火化七。火化七者，太徵之運氣也。若少陽司天之氣，則戊寅火化二，戊申火化七也。風化三，言在泉戊寅風化八，戊申風化三也。上鹹寒，言司天宜用之藥食。中甘和，言火運宜用之藥食。下辛凉，言在泉宜用之藥食。

張志聰曰：火化七者，寅申太徵皆主火運太過，故其數成，風化酉癸巳癸亥，主不及，故其數生。

己卯　己酉歲

馬蒔曰：詳己卯金與運土相得，子逆父位爲逆。

上陽明金　中少宮土運　下少陰火　風化清化勝復同，邪氣化度也。災五宮，清化九，雨化五，熱化七，正化度也。其化上苦小温，中甘和，下鹹寒，所謂藥食宜也。

馬蒔曰：上陽明金者，陽明燥金司天也。中少宮土運者，己爲陰土爲少宮也。林億云：詳復罷土氣未正後九月甲戌月，土還正宮，己酉之年木勝火微也。下少陰火者，少陰君火在泉也。風化清化勝復同者，木勝金復也。災五宮者，五爲中土也。清化九，言司天己卯燥化九，己酉燥化四也。雨化五，言土運也。熱化七，言在泉也。詳己卯熱化二，己酉熱化七也。上苦小温，言司天宜用之藥食。中甘和，言土運宜用之藥食。下鹹寒，言在泉宜用之藥食。

張志聰曰：清化九者，金不及而土運生之，故其氣盛。熱化乃甲子、甲午也，子午主太過，故其數成。

庚辰　庚戌歲

上太陽水　中太商金運　下太陰土　寒化一，清化九，雨化五，正化度也。其化上苦熱，中辛温，下甘熱，所謂藥食宜也。

馬蒔曰：上太陽水者，辰戌爲太陽寒水司天也。中太商金運者，庚爲陽金爲太商也。下太陰土者，濕土在泉也。寒化一，言司天也。詳庚辰寒化六，庚戌寒化一也。清化九，言金運太過者，其數成。雨化五，言在泉也，五爲土數。上苦熱，言司天宜用之藥食。中辛温，言金運宜用之藥食。下甘熱，言在泉宜用之藥食。

張志聰曰：寒化一者，土制其水，故主不及。雨化乃乙丑乙未也。丑未主不及，故其數生。

辛巳　辛亥歲

上厥陰木　中少羽水運　下少陽相火　雨化風化勝復同，邪氣化度也。災一宮，風化三，寒化一，火化七，正化度也。其化上辛凉，中苦和，下鹹寒，所謂藥食宜也。

馬蒔曰：上厥陰木者，巳亥爲厥陰風木司天也。中少羽水運者，辛爲陰水爲少羽也。詳辛巳年未復土罷，至七月丙申月，水還正羽，辛亥年爲水平氣，以亥爲水相佐爲正羽，與辛巳年小異。下少陽相火者，相火在泉也。雨化風化勝復同者，雨勝風復也。災一宮者，一爲水之方也。風化三，言司天也。詳辛巳風化八，辛亥風化三也。寒化一，言水運不及，其數生也。火化七，言在泉辛巳熱化七，辛亥熱化二也。上辛涼，言司天宜用之藥食。中苦和，言水運宜用之藥食。下鹹寒，言在泉宜用之藥食。

張志聰曰：風化三者，巳亥主不及，故其數生。火化酉丙寅丙申也，寅申主太過，故其數成。

壬午　壬子歲

上少陰火　中太角木運　下陽明金　熱化二，風化八，清化四，正化度也。其化上鹹寒，中酸涼，下酸温，所謂藥食宜也。

馬蒔曰：上少陰火者，子午爲少陰君火司天也。中太角木運者，壬爲陽木爲太角也。下陽明金者，燥金在泉也。熱化二，言司天壬午熱化二，壬子熱化七也。風化八，言木運太過者，其數成。清化四，言在泉壬午燥化四，壬子燥化九也。上鹹寒，言司天宜用之藥食。中酸涼，言木運宜用之藥食。下酸温，言在泉宜用之藥食。

張志聰曰：熱化二者，受壬水之制，故主不及。清化酉丁卯丁酉也，卯酉主不及，故其數生。

癸未　癸丑歲

上太陰土　中少徵火運　下太陽水　寒化雨化勝復同，邪氣化度也。災九宮，雨化五，火化二，寒化一，正化度也。其化上苦温，中鹹温，下甘熱，所謂藥食宜也。

馬蒔曰：上太陰土者，丑未爲太陰濕土司天也。中少徵火運者，癸爲陰火爲少徵也。詳癸未、癸丑左右二火爲間相佐，又五月戊午干德符，癸見戊而氣全，水來行勝爲正徵也。下太陽水者，寒水在泉也。寒化雨化勝復同者，寒勝雨復也。災九宮者，九爲火之方也。雨化五，言司天土數五也。火化二，言火運不及者，其數生。寒化一，癸未寒化一，癸丑寒化六也。上苦温，言司天宜用之藥食。至真要大論云：濕熱所勝，平以苦熱。中鹹温，言火運宜用之藥食。下甘熱，言在泉宜用之藥食。至真要大論云：寒淫於内，治以甘熱。

張志聰曰：雨化五者，丑未主不及，故其數生。寒化酉戊辰戊戌也，水受土制，故主不及。

甲申　甲寅歲

上少陽相火　中太宮土運　下厥陰木　火化二，雨化五，風化八，正化度也。其化上鹹寒，中鹹和，下辛涼，所謂藥食宜也。

馬蒔曰：上少陽相火者，寅申爲少陽相火司天也。中太宮土運者，甲爲陽土爲太宮也。林億云：詳甲寅之歲小異于甲申，以寅木可刑土，氣之平也。下厥陰木者，風木在泉也。火化二，言司天也。詳甲申火化七，甲寅火化二。雨化五，言土運土常以生也。風化八，言在泉詳甲申歲風化三，甲寅風化八也。上鹹寒，言司天宜用之藥食。中鹹和，言土運宜用之藥食。下辛涼，言在泉宜用之藥食。

張志聰曰：火化二者，寅申主太過，其數成，疑誤。風化迺己巳、己亥也，上角與正角同，故主成。蓋卑監之紀，化氣不令，生政獨彰，而又與寅亥相合，則木氣盛矣。故其數八。

乙酉 太乙天符　乙卯歲 天符

上陽明金　中少商金運　下少陰火　熱化寒化勝復同，邪氣化度也。災七宮，燥化四，清化四，熱化二，正化度也。其化上苦小温，中苦和，下鹹寒，所謂藥食宜也。

馬蒔曰：上陽明金者，卯酉爲陽明燥金司天也。中少商金運者，乙爲陰金爲少商。林億云：按乙酉爲正商，以酉金相佐，故得平氣。乙卯之年，二之氣，君火分中，火來行勝，水來行復，其氣以平，以三月庚辰，乙得庚合，金運正商，其氣迺平。下少陰者，少陰君火在泉也。熱化寒化勝復同者，熱勝寒復也。災七宮者，金之方也。燥化四，言司天詳乙酉燥化四，乙卯燥化九也。清化四，言金運不及，其數生也。熱化二，言在泉詳乙酉熱化七，乙卯熱化二也。上苦小温，言司天宜用之藥食。中苦和，言金運宜用之藥食。下鹹寒，言在泉宜用之藥食。

張志聰曰：燥化四者，卯酉主不及，故其數生。熱化迺庚子庚午也，同天符歲，故其數生。

丙戌 天符　丙辰歲 天符

上太陽水　中太羽水運　下太陰土　寒化六，雨化五，正化度也。其化上苦熱，中鹹温，下甘熱，所謂藥食宜也。

馬蒔曰：上太陽水者，辰戌爲太陽寒水司天也。中太羽 水運者，丙爲陽水爲太羽也。下太陰土者，濕土在泉也。寒化六，言司天與運也。林億云：詳此以運與司天俱水運，故只言寒化六。寒化六者，太羽之運化，若太陽司天之化，則丙戌寒化一，丙辰寒化六也。雨化五，言在泉土生數也。上苦熱，言司天宜用之藥食。至真要大論云：寒淫所勝，平以辛熱。中鹹温，言水運宜用之藥食。下甘熱，言在泉宜用之藥食。至真要大論云：濕淫於内，治以苦熱。

張志聰曰：寒化六者，辰戌太羽皆主太過，故其數成。雨化迺辛丑、辛未也，丑未主不及，故其數生。

丁亥天符　丁巳歲天符

上厥陰木　中少角木運　下少陽相火　清化熱化勝復同，邪氣化度也。災三宫，風化三，火化七，正化度也。其化上辛凉，中辛和，下鹹寒，所謂藥食宜也。

馬蒔曰：上厥陰木者，巳亥爲厥陰風木司天也。中少角木運者，丁爲陰木爲少角也。林億云：詳丁年正月壬寅，丁得壬合爲干德符，爲正角，平氣也。下少陽相火者，相火在泉也。清化熱化勝復同者，清勝熱復也。災三宫者，木之方三也。風化三，言司天與運也。林億云：詳此運與司天俱木，故只言風化三。風化三者，少角之運化，若厥陰司天之化，則丁亥風化三，丁巳風化八也。火化七，言在泉也。詳丁亥熱化二，丁巳熱化七。上辛凉，言司天宜用之藥食。中辛和，言木運宜用之藥食。下鹹寒，言在泉宜用之藥食。

張志聰曰：風化三者，巳亥少角皆主木運不及，故其數生。火化迺壬寅壬申也，寅申主太過，故其數成。

戊子天符　戊午歲太乙天符

上少陰火　中太徵火運　下陽明金　熱化七，清化九，正化度也。其化上鹹寒，中甘寒，下酸温，所謂藥食宜也。

馬蒔曰：上少陰火者，子午爲少陰君火司天也。中太徵火運者，戊爲陽火爲太徵也。下陽明金者，燥金在泉也。熱化七，言司天與運也。林億云：詳此運與司天俱火，故只言熱化七。熱化七者，太徵之運化，若少陰司天之化，則戊子熱化七，戊午熱化二也。清化九，言在泉也。詳戊子清化九，戊午清化四。上鹹寒，言司天宜用之藥食。中甘寒，言火運宜用之藥食。下酸温，言在泉宜用之藥食。至真要大論云：燥淫於内，治以苦温。

張志聰曰：熱化七者，子午太徵皆主太過，故其數成。清化迺癸卯、癸酉也，伏明之紀，上商與正商同，故主成。蓋長氣不宣，收氣自政，而又與卯酉相合，則金氣盛矣，故其數九。

己丑 太乙天符　己未歲 太乙天符

上太陰土　中少宮土運　下太陽水　風化清化勝復同，邪氣化度也。災五宮，雨化五，寒化一，正化度也。其化上苦熱，中甘和，下甘熱，所謂藥食宜也。

馬蒔曰：上太陰土者，丑未爲太歲濕土司天也。中少宮土運者，己爲陰土爲少宮也。林億云：詳是歲木得初氣而來勝，脾迺病久，土至危，金迺來復，至九月甲戌月，己得甲合，土還正宮也。下太陽水者，寒水在泉也。風化清化勝復同者，風勝清復也。災五宮者，土之方生數也。雨化五，言司天與運，林億云：詳此運與司天俱土，故只言雨化五也。寒化一，言在泉詳己丑寒化六，己未寒化一也。上苦熱，言司天宜用之藥食。至真要大論云：濕淫所勝，平以苦熱。中甘和，言土運宜用之藥食。下甘熱，言在泉宜用之藥食。

張志聰曰：雨化五者，丑未少宮皆主不及，故其數生。寒化迺甲辰、甲戌也，土盛則水衰，故主不及。

庚寅　庚申歲

下上少陽相火　中太商金運　下厥陰木　火化七，清化九，風化三，正化度也。其化上鹹寒，中辛温，下辛凉，所謂藥食宜也。

馬蒔曰：上少陽相火者，庚申爲少陽相火司天也。中太商金運者，庚爲陽金爲太商也。林億云：詳庚寅歲爲正商，得平氣以上見少陽相火，下剋于金運，不能太過，庚申之歲，申酉佐之，迺爲太商也。下厥陰木者，風木在泉也。火化七，言司天，林億云：詳庚寅熱化二，庚申熱化七也。清化九，言金運太過以成數。風化三，言在泉詳庚辰風化八，庚申風化三也。上鹹寒，言司天宜用之藥食。中辛温，言金運宜用之藥食。下辛凉，言在泉宜用之藥食。

張志聰曰：火化七者，寅申主太過，故其數成。風化迺乙巳、乙亥也，巳亥主不及，故其數生。

辛卯　辛酉歲

上陽明金　中少羽水運　下少陰火　雨化風化勝復同，邪氣化度也。災一宮，清化九，寒化一，熱化七，正化度也。其化上苦小温，中苦和，下鹹寒，所謂藥食宜也。

馬蒔曰：上陽明金者，卯酉爲陽明燥金司天也，中少羽水運者，辛爲陰水爲少羽也。林億云：詳此歲七月丙申，水還正羽。下少陰火者，君火在泉也。雨化風化勝復同者，雨勝風復也。災一宫者，水之方也。清化九，言司天也。詳辛卯燥化九，辛酉燥化四也。寒化一，言水運不及之生數。熱化七，言在泉詳辛卯熱化二，辛酉熱化七也。上苦小温，言司天宜用之藥食。中苦和，言水運宜用之藥食。下鹹寒，言在泉宜用之藥食。

張志聰曰：清化九者，涸流之紀，少羽與少宫同，故其數成。蓋藏令不舉，化氣迺昌，土盛生金，則金氣盛矣。熱化迺丙子丙午也，子午主太過，故其數成。

壬辰　壬戌歲

上太陽水　中太角木運　下太陰土　寒化六，風化八，雨化五，正化度也。其化上苦温，中酸温，下甘温，所謂藥食宜也。

馬蒔曰：上太陽水者，辰戌爲太陽寒水司天也。中太角木運者，壬爲陽木爲太角也。下太陰土者，濕土在泉也。寒化六，言司天，林億云，壬辰寒化六，壬戌寒化一也。風化八，言木運太過之成數。雨化五，言在泉濕土常以生數。上苦温，言司天宜用之藥食。至真要大論云：寒淫所勝，平以辛熱。中酸和，言木運宜用之藥食。下甘温，言在泉宜用之藥食。至真要大論云：濕淫於内，治以苦熱。

張志聰曰：寒化六者，辰戌主太過，故其數成。雨化迺丁丑丁未也，丑未主不及，故其數生。

癸巳同歲會　癸亥同歲會

上厥陰木　中少徵火運　下少陽相火　寒化雨化勝復同，邪氣化度也。災九宫，風化八，火化二，正化度也。其化上辛凉，中鹹和，下鹹寒，所謂藥食宜也。

馬蒔曰：上厥陰木者，巳亥爲厥陰風木司天也。中少徵火運者，癸爲陰火爲少徵也。林億云：詳癸巳正徵火氣平，一謂巳爲火，亦名歲會，二謂水未得化，三謂五月戊午，癸得戊合，故得平氣。癸亥之歲，亥爲水，水得年力，便來行勝，至五月戊午月還正徵，其氣始平也。下少陽火者，相火在泉也。寒化雨化勝復同者，寒勝雨復也。災九宫者，火之方。風化八，言司天。詳癸巳風化八，癸亥風化三也。火化二，言運與在泉。林億云：詳此運與在泉俱火，故只言火化二。火化二者，少徵火運之化，若少陽在泉歲之化，則癸巳熱化七，癸亥熱化二也。上辛涼，言司天宜用之藥食。中鹹和，言火運宜用之藥食。下鹹寒，言在泉宜用之藥食。

張志聰曰：風化八者，天干終於癸，地支終於亥，故其數成。火化在化運，主少徵，故其數二。在在泉，迺戊寅、戊申也，歲主天符，故其數生。以上司天在泉之生數成數，諸家以子丑申卯辰巳爲對化，從標主成，午未寅酉戌亥爲正化，從本主生。惟張介賓疑爲不然，言《內經》諸篇，並無正對之說，止本篇後文云，太過者其數成，不及者其數生，此但欲因生成之數，以明氣化之微盛耳。故其言生者不言成，言成者不言生，皆各有深義存焉，似不可以强分也。然欲明各年生成之義者，以上中下三氣合而觀之，以察其盛衰之象，庶得本經之義。愚按本經之所分太過不及，在天干以甲丙戊庚壬主太過，乙丁己辛癸主不及，在地支以子午寅申辰戌主太過，卯酉巳亥丑未主不及。今復以子午卯酉之中，又分出太過不及，是與經旨相違，而不無蛇足矣。且甲子爲六十歲之首，子既屬對化主成，不當云熱化二矣；次庚午爲正化主生，又不當爲熱化七矣。如卯酉之對化五年迺九，九九四九，奚以卯之對化主四年，而酉之正化止一年耶？如巳亥之風化五年，迺三八三三八，再查寅申歲厥陰在泉之風化五年迺三八三八三十年，合而論之，當主生數五，成數五，又奚三居六而八居四耶？此皆不明經義，强爲臆説，貽誤後人。愚仍以子午卯酉之太過不及，兼以上中下之生剋，五運六氣之相資，參疏于右，其間或有未盡，以待後賢參補可也。

凡此定期之紀，勝復正化，皆有常數，不可不察。故知其要者，一言而終，不知其要，流散無窮，此之謂也。帝曰：善。

王冰曰：復，報也，先有勝制，則後必復也。

馬蒔曰：此總結上文定期之紀，迺要之當知者。

張志聰曰：定期之紀，謂天干始於甲，地支始於子，子甲相合，三十歲而爲一紀，六十歲而成一周。勝復者不及之年，正化者太過之紀，皆有經常不易之數。要者，總屬陰陽之盛衰耳。

古今圖書集成醫部全録卷四十

黄帝素問

六元正紀大論篇第七十一下之下

帝曰：五運之氣亦復歲乎？岐伯曰：鬱極迺發，待時而作也。帝曰：請問其所謂也。岐伯曰：五常之氣，太過不及，其發異也。帝曰：願卒聞之。岐伯曰：太過者暴，不及者徐。暴者爲病甚，徐者爲病持。

王冰曰：待，謂五及差分位也。持，謂相執持也。

馬蒔曰：此言五氣之鬱，其發異，其病殊者，以太過不及爲準也。帝承上文而問五運之氣，有勝則有復，其復每歲然乎？伯言五運鬱極乃發，如下文土鬱發于四氣，金鬱發于五氣，水鬱發于二火前後，木鬱發無常時，火鬱發于四氣，蓋太過者其至先，不及者其至後，而發有異耳。然太過之歲，發之必暴，暴則病甚而危；不及之歲，發之必徐，徐則病緩而相持耳。按後刺法本病二篇，亦有欲升不升，欲降不降，鬱極乃發，待時而作等語。但彼以升降成鬱，而此以勝復成鬱，其義不同。

張志聰曰：此論五運之化，受司天在泉之勝制，鬱極乃發，以報復其歲氣，故曰折其鬱氣，資其化源，蓋謂歲氣勝制其化運當以所勝之味折之，而勿使其鬱復也。如丁卯、丁酉歲少商木運，而上臨陽明，則木氣鬱矣。戊辰、戊戌歲太徵火運，而上臨太陽，則火氣鬱矣。己巳、己亥歲少宮土運，而上臨厥陰，則土氣鬱矣。庚子、庚午歲太商金運，而上臨少陰，則金氣鬱矣。辛丑、辛未歲少羽水運，而上臨太陰，則水氣鬱矣。庚寅、庚申歲太商金運，而相火司天，則金氣鬱矣。又如乙巳、乙亥歲少商金運，而相火在泉，則金氣鬱矣。壬子、壬午歲太角木運，而陽明在泉，則木氣鬱矣。癸丑、癸未歲少徵火運，而太陽在泉，則火氣鬱矣。甲寅、甲申歲太宮土運，而厥陰在泉，則土氣鬱矣。乙卯、乙酉歲少商金運，而君火在泉，則金氣鬱矣。丙辰、丙戌歲太羽水運，而太陰在泉，則水氣鬱矣。凡此十二運中，有太有少，並受司天在泉之鬱而後復。故曰太過者暴，不及者徐。待時而作者，土鬱發於四之氣，金鬱發於五之氣，水鬱發於二火前後，火鬱發於四之氣，惟木發無時也。太過之運受鬱，其發暴，不及之運受鬱，其發徐。持者，能主持而不甚也，即所謂持於春持於秋之意。

帝曰：太過不及，其數何如？岐伯曰：太過者其數成，不及者其數生，土常以生也。

王冰曰：數，謂五常化行之數也。生數，謂水數一，火數二，木數三，金數四，土數五。成數，謂水數六，火數七，木數八，金數九，土數十。故曰，土常以生也。數生者，各取其生數多少，以占其政令德化，勝復之休作日，及尺寸分毫，並以準之，此蓋明諸用者也。

馬蒔曰：此言太過不及之歲，各以生成爲數也。帝承上文而問六十年定期之紀，凡熱化二，雨化五，燥化四之類，其數何以爲準也？伯言太過之歲，以成數數之，不及之歲，以生數數之，其土年則以生數之五爲數也。

張志聰曰：初生之氣微，故主不及，已成之數盛，故主太過。天一生水，地六成之；地二生火，天七成之；天三生木，地八成之；地四生金，天九成之；天五生土，地十成之。五行之氣，皆感天生地成，地成天生，此河圖數也。土常以生者，土位中央，感天干而始化，天地之氣，皆本于五而終于九，此洛書數也。故曰，天地之間，不離于五，人亦應之。

王龍谿曰：五行有氣有質，皆借於土，如天一生水，水之氣也，一得五而爲六，水之質始成。《洛書》所陳九疇，皆帝王治天下之大經大法，每疇之首，不過以數起之。

倪仲宣曰：土位中央，其數五，合天之生數五，得五而成十。天地之數，在五之中。

帝曰：其發也何如？岐伯曰：土鬱之發，巖谷震驚，雷殷氣交，埃昏黃黑，化爲白氣，飄驟高深，擊石飛空，洪水迺從，川流漫衍，田牧土駒。化氣迺敷，善爲時雨，始生始長，始化始成。故民病心腹脹腸鳴，而爲數後，甚則心痛脇䐜，嘔吐霍亂，飲發注下，胕腫身重。雲奔雨府，霞擁朝陽，山澤埃昏，其迺發也，以其四氣，雲橫天山，浮游生滅，怫之先兆。

王冰曰：鬱謂鬱抑。天氣之甚，故雖天氣亦有涯也。分終則衰，故雖鬱抑必怒發也。土化不行，炎亢無雨，木盛過極，故鬱怒發焉。土性靜，定至動也。雷雨大作，而土木相持之氣，乃休解也。土雖獨怒，木尚制之，故但震驚於氣交之中，而聲尚不能高遠，故曰雷殷氣交。氣交，謂土之上盡山之高也。土既鬱抑，天木制之，平川土薄，氣常乾燥，故不能先發；山原土厚，濕化豐深，土厚氣深，故先怒發也。疾風驟雨，岸落山川，大水横流，石迸勢急，高山空谷，擊石先飛，而洪水隨至也。巨川衍溢，流漫平陸，漂蕩瘞没於粢盛，大水已去，石土危然，若羣駒散牧於田野。凡言土者，沙石同化土化也。土被制，化氣不敷，否極則泰，屈極則伸，處怫之時，化氣因之，迺能敷布於庶類，以時而雨，滋草木而成也。善，謂應時也。化氣既少，長氣已過，故萬物始生始長，始化始成。言是四始者，明萬物化成之晚也。雨府，太陰之所在。埃，白氣，似雲而薄也。埃固有微甚，微者如紗縠之騰，甚者如薄雲霧，甚者發近，微者發遠。四氣，謂夏至後三十一日起，盡至秋分日也。天際雲横，山猶冠帶，巖谷叢薄，乍滅乍生，有土之見，怫兆已彰，皆平明占之浮游，以午前候望也。

馬蒔曰：此言土鬱之發，有氣象，有氣化，有民病，有時候，有先兆也。試言甲己土歲，或太過而不務其德，或不及之歲，皆木勝金復則鬱，鬱極迺發，其發何如？巖谷震驚，雷殷氣交，天地有聲也。埃昏黄黑，天地易色也。化爲白氣，飄驟高深，擊石飛空，土生金色，天地易氣也。洪水迺從，川流漫衍，田牧土駒，言洪水爲災而崑土如駒之牧於田野也。化氣迺敷，善爲時雨，始生始長，始化始成，言土鬱既發，而氣化始行也。故民病有爲心腹脹，爲腸鳴，而數去其後，甚則爲心痛，爲脅䐜脹，爲嘔吐，爲霍亂。從上而出，則爲飲發，從下而泄，則爲注下，爲胕腫，爲身重也。其發鬱之候，雲奔於雨府，霞擁於朝陽，而山澤埃昏。正六月中氣大暑，日交土之四氣，迺土鬱之所發。方其始時，雲浮天山，或浮或游，或生或滅，其氣靡常，斯土氣怫鬱之先兆，後迺因之而鬱極耳。

張志聰曰：此言五鬱之發，有天地山川之變象，有草木蟲獸之兆徵，有民病之災眚，有寒熱之變更，觀其發而知其復也。雷者火之氣，三之氣主火，四之氣主土，故殷殷然之雷，在土之下，火土相合，而發於三氣四氣之交。白迺金之氣，土舒而金化也。高深，高山深谷之間。田牧土駒者，蓋因洪水泛衍，如駒之土塊，散牧於田野之間。始者，謂土受天干之始化，土氣復而生長化收成之氣，咸從土化也。民病腹脹腸鳴諸證，皆感土氣而發。其四氣者，發於夏秋之交四之氣也。浮游當作蜉蝣。夫蜉蝣朝生暮死，感濕氣而化生。濕土之氣，上蒸而爲雲，横天山，下化而爲蜉蝣生滅，此怫鬱欲發之先兆也。按此五鬱之發，與氣交變論之鬱復不同。氣交篇之復，即上章之所謂清熱勝復同。其運風清熱，蓋因主歲之運不及，所勝之氣勝之，而子氣爲母復讎，迺運氣之自相勝復也。此章之所謂復歲者，即上文之所謂折其鬱氣，資其化源。蓋五運之氣居其中，上受司天之勝，下受在泉之制，無分太過不及，咸受其鬱而復發也。故其所發者，即所鬱之本氣，非子爲母復也。是以復氣與民病各有不同，學者俱宜體析。

金鬱之發，天潔地明，風清氣切，大涼迺舉，草樹浮煙。燥氣以行，霿霧數起，殺氣來至，草木蒼乾，金迺有聲。故民病欬逆，心脅滿，引少腹善暴痛，不可反側，嗌乾，面陳色惡。山澤焦枯，土凝霜鹵，怫迺發也。其氣五。夜零白露，林莽聲悽，怫之兆也。陳，塵同。

王冰曰：大涼，次寒也。舉，用事也。浮煙，燥氣也。殺氣，霜氛正殺氣者，以丑時至長者亦卯時辰時也。其氣之來，色黃赤黑，雜而至也。物不勝殺，故草木乾蒼，薄青色也。欬逆心脅痛諸病，皆金勝而木病也。夏火炎亢，時雨既愆，故山澤焦枯，土上凝白鹹鹵，狀如霜也。五氣，謂秋分後至立冬後十五日內。夜濡白露，曉聽風悽，是迺金發徵也。

馬蒔曰：此言金鬱之發，有氣象，有氣化，有民病，有時候，有先兆也。乙庚之歲，或太過而不務其德，或不及之歲，皆火勝水復則鬱，鬱極迺發，其發何如？天潔地明，風清氣切，大涼迺舉，草樹浮煙，此氣象也。及燥氣已行，霿霧數起，殺氣迺至，草木蒼乾，凡物屬金者，皆有其聲，此氣化也。故民病爲欬逆，爲心脅滿而下引少腹，爲善暴痛不可反側，爲嗌乾，爲面塵色惡也。然其發鬱之際，山澤焦枯，土凝其霜如鹹鹵。然正當八月中氣，秋分日交，金之五氣，則怫鬱之所發也。方其始時，夜零白露，林莽聲悽，皆金氣怫鬱之先兆，後迺隨之而鬱極耳。

張志聰曰：明潔清切，金之令也。涼燥殺氣，金之氣也。此所鬱之金氣復發，而政令復行也。欬逆嗌乾，肺之病也。《靈樞經》曰：足少陽是動病，心脅痛，不能轉側，甚則面有微塵，體無膏澤。又曰：肝是動，則病腰痛嗌乾，面塵脱色。蓋金氣復而肝木病也。土凝霜鹵者，言土凝如霜之鹽，即芒硝、火硝是也。其氣五者，發於五之氣也。夜零白露，言露濃之如雪。林莽聲悽，聲在樹間，此秋聲也。金之鬱氣，欲發之先兆也。

水鬱之發，陽氣乃辟，陰氣暴舉，大寒迺至，川澤嚴凝。寒雰結爲霜雪，甚則黄黑昏翳，流行氣交，迺爲霜殺，水迺見祥。故民病寒客心痛，腰脽痛，大關節不利，屈伸不便，善厥逆，痞堅腹滿。陽光不治，空積沉陰，白埃昏暝而迺發也。其氣二火前後。太虛深元，氣猶麻散，微見而隱，色黑微黃，怫之先兆也。辟，同避。

王冰曰：寒雰，白氣也，其狀如霧而不流行，墜地如霜雪，得日乃晞也。黄黑，濁惡氣，水氣也。祥，妖祥，謂泉出平地也。寒客心痛諸病，陰勝陽也。陰精與水，皆上承火，故其發也，在君相火之前後，亦猶辰星迎隨日也。深元，言高遠而黯黑也。氣似散麻，薄微而可見，寅後卯時候之，夏月兼辰前之時，亦可候也。

馬蒔曰：此言水鬱之發，有氣象，有氣變，有民病，有時候，有先兆也。丙辛水歲，或太過而不務其德，或不及之歲，皆土勝木復則鬱，鬱極迺發，其發何如？陽氣反避，而陰氣猝舉，大寒迺至，川澤嚴凝，其寒雰之氣，結爲霜雪，甚則黄黑昏翳，流衍於氣交之時。水鬱既發，迺爲霜殺，水祥亦見，此氣變也。故民病爲寒所客，當爲心痛、腰脽痛，爲關節不利，屈伸不便，爲厥逆痞堅腹滿也。然其發鬱之際，陽光不治，而沉陰積於空中，白埃之氣，爲之昏暝。二月中氣春分日交君火之二氣，四月中氣小滿日交相火之三氣，君火之後，相火之前，大約六十日之内，迺水鬱之所發也。方其始時，太虚深元黯黑，氣似散麻，色黑微黄，每於寅後卯時候之。此水氣怫鬱之先兆，後迺因之而鬱極耳。

張志聰曰：氣交，迺夏秋之交，相火之後也。霜殺，寒結爲霜而殺物也。腰脽，腎之腑，關節屈伸，迺筋骨之病，腎主骨而筋屬於節也。厥逆痞堅腹滿者，陽氣下藏，中氣塞也。君火主二之氣，相火主三之氣，其氣發於二火之前後。氣猶麻散者，寒凝之氣感火氣而欲散也。

木鬱之發，太虚埃昏，雲物以擾，大風迺至，屋發折木，木有變。故民病胃脘當心而痛，上支兩脅，鬲咽不通，食飲不下，甚則耳鳴眩轉，目不識人，善暴僵仆。太虚蒼埃，天山一色，或氣濁色，黄黑鬱若，横雲不起雨，而迺發也。其氣無常，長川草偃，柔葉呈陰，松吟高山，虎嘯巖岫，怫之先兆也。

王冰曰：屋發，謂發鴟吻。折木，謂大樹摧拔摺落，懸竿中折也。變，謂土生異木奇狀也。善暴僵仆，謂筋骨强直而不用，卒倒而無所知也。氣無常，謂氣如塵如雲，或黄黑鬱然，猶在太虚之間，而特異于常，迺其候也。草偃，謂無風而自眠。柔葉，謂白楊葉也。無風而葉背皆見，是謂呈陰。如是皆通微甚，甚者發速，微者發徐也。山行則以松虎候，原行亦以麻黄爲候，秋冬則以梧桐蟬葉候之。

馬蒔曰：此言木鬱之發，有氣象，有氣變，有民病，無定候，有先兆也。丁壬木歲，或太過而不務其德，或不及之歲，皆金勝火復則鬱，鬱極則發，其發何如？太虚埃昏，雲物已擾，大風迺至，以木屬厥陰而爲風也。屋必發，木必折，致木生怪狀而爲變，故民各病有爲胃脘當心而痛，爲上支兩脅鬲咽不通，食飲不下，甚則耳鳴眩轉，目不識人，善暴死也。然其發鬱之候，太虛蒼埃，天山一色，或爲濁色黃黑，鬱若橫雲，雖不起雨而迺發也。土鬱發於四之氣，金鬱發於五之氣，水鬱發於二火前後，火鬱發於四之氣，發有時，惟風氣無常，不可以時定也。方其始時，長川草偃，柔葉呈陰，松吟高山，虎嘯巖岫，此風氣怫鬱之先兆，後迺因之而鬱極耳。

張志聰曰：太虛埃昏，木氣發而埃土飛揚，雲物以擾，風之動也。屋發折木，鬱怒之大發也。民病胃脘，咽鬲食飲不下，木勝而土傷也。上支兩脅，耳鳴眩轉，仆不識人，風氣之爲病也。天山一色，皆蒼色也。濁色，埃土昏翳也。按土鬱曰黃黑埃鬱，水鬱曰黃黑昏翳，木鬱曰黃黑鬱若，蓋言天元地黃，天地之氣色，交相怫鬱也。橫雲不起雨者，風行天上，密雲不雨也。風迺天地四方之氣，故所發無常。松吟高山，風之聲也。虎嘯巖岫，虎嘯則風生，風從虎也。此木鬱將發之先兆也。

火鬱之發，太虛曛翳，大明不彰，炎火行，大暑至，山澤燔燎，材木流津，廣廈騰烟，土浮霜鹵，止水迺減，蔓草焦黃，風行惑言，濕化迺後。故民病少氣瘡瘍癰腫，脅腹胷背，面目四肢䐜憤臚脹，瘍痱嘔逆，瘈瘲骨痛，節迺有動，注下温瘧，腹中暴痛，血溢流注，精液迺少，目赤心熱，甚則瞀悶懊憹善暴死。刻終大温，汗濡元府，其迺發也。其氣四。動復則靜，陽極反陰，濕令迺化迺成。華發水凝，山川冰雪，焰陽午澤，怫之先兆也。有怫之應而後報也，皆觀其極而迺發也。木發無時，水隨火也。謹候其時，病可與期，失時反歲，五氣不行，生化收藏，政無恒也。

王冰曰：曛翳，謂赤氣也。大明，日也。太陰太陽在上，寒濕流於太虛，心火應夫鬱抑，而莫能彰顯。寒濕盛已，火迺與行，陽氣火光，故山澤燔燎，井水減少，妄作訛言，雨已愆期也。濕化迺後，爲陽亢主時，氣不爭長，故先旱而後雨也。火鬱而怒，爲土水相持，客主皆然，悉無深犯則無咎也。但熱已勝寒，則爲摧敵而熱從心起，是神氣孤危，不速救之，天真將竭，故死。火之用速，故善暴死。刻終，謂晝夜水刻之終盡時。大温，次熱也。元府，汗空也。汗濡元府，謂早行而身蒸熱也。刻盡之時，陰盛於此，反無涼氣，是陰不勝陽，熱既已萌，故當怒發。動復則靜，陽極反陰，謂火怒爍金，陽極過亢，畏火求救，土中土救，熱金發爲飄驟，繼爲時雨，氣迺和平，故萬物由是迺生長化成。壯極則反盛，亦何長也？焰陽午澤，怫之先兆，謂君火王時有寒至也。故歲君火發，亦待時應爲先兆，發必後至，故先有應而後發也。物不可以終壯，觀其壯極則怫氣作焉。有鬱則發，氣之常，故必謹候其時，失其時則候無期準也。

馬蒔曰：此言火鬱之發，有氣象，有氣化，有民病，有時候，有先兆也。戊癸火歲，或太過而不務其德，或不及之歲，皆水勝土復則鬱，鬱極則發，其發何如？太虛迷漫，似曛而翳，大明不彰，炎火行，大暑至，山澤燔燎，材木流津，廣厦騰烟，土浮鹹鹵如霜，止水減少，蔓草焦黄。風行惑言，謂火氣熏蒸，風亦行之，人有所言，難以清聽，不免有惑也。濕氣未布，故民病有爲少氣，爲瘡瘍癰腫，爲脅腹胷背面首四肢䐜憤臚脹，爲瘍，爲嘔逆，爲瘈瘲骨痛，節迺有動，注下温瘧，腹中暴痛，爲血溢流注，爲少精液目赤心熱，甚則爲瞀悶懊憹，善暴死也。然其發鬱之際，百刻方終，而天氣大温，汗濡元府，正當六月中氣，大暑日交土之四氣，則其鬱迺發也。上文言濕化迺後，而至此則動極復静，陽極陰生，濕令爲化爲成矣。方其始時，華發水凝，言草木之葉如凝脂也。山川冰雪，山川之雪爲冰也。焰陽當午，而潤迺怫鬱之先兆，後迺鬱久而極耳。故必有怫之應，而後有所報，皆觀其極而迺發也。彼木發無時，不與四運同者，以水爲陰，火爲陽，而水火者爲陰陽之徵兆，自五行而言，則水生木，木生火，自相勝而言，則水勝火，水火相隨，所以木不主時而風行不常也。謹候五鬱之時，而各病可以與合，否則不候其時，是謂先時反歲，五氣不行，而凡生化收藏，皆不恒其政矣。

張志聰曰：大明，日月之光明也。火鬱發而曛翳于上，則日月之明不彰。土浮霜鹵者，水濕之氣，受鬱熱上蒸而成如霜之鹵也。惑言者，嘻嘻嗃嗃，形容其風自火出也。風火相合，是以陰濕之氣，在後乃化。民病癰腫諸證，皆火熱盛而精血傷也。少氣者，火爲氣之賊也。瞀悶，肺氣病也。火甚精傷，故善暴死。刻終者，謂一氣分主六十日零八十七刻半，如三氣之終，而大温將發于四之氣也。元府，汗空也。動復則静，陽極反陰者，少陰所至爲熱，生終爲寒，少陰之從本從標也。濕令乃化乃成者，少陽所至爲火，生終爲蒸溽也。水凝冰雪，寒之勝也。光華之氣，發於水凝，焰陽之熱，生於午澤，山澤通氣也。此二火之氣，受寒氣之鬱極而將復發也。按五行之中有二火，陽火以明而在天，陰火以位而在地。華發水凝者，陽火之將發也，焰陽午澤者，陰火之欲復也。陽火由水中而生，陰火從地澤而發。報，復也。如華發水凝，焰陽午澤，怫之應也。陽極反陰，山川冰雪，鬱之極也。風氣行於四時，是以木發無時，水發於二火前後，故水隨火也。再按戊癸化火，火生於水澤之中，水火之相合也。是以華發水凝，水隨火發，謹候其時，則病可期而知，亦可以先期而調之。失時，謂失五音六氣所主之時。反歲，謂逆司天在泉之歲氣不能使之上下合德，無相奪倫。五氣不行者，不能使五運宣行，致乖其生化收藏之常政矣。

帝曰：水發而雹雪，土發而飄驟，木發而毀折，金發而清明，火發而曛昧，何氣使然？岐伯曰：氣有多少，發有微甚。微者當其氣，甚者兼其下，徵其下氣而見可知也。

王冰曰：六氣之下，各有承氣，如火位之下，水氣承之；水位之下，土氣承之；土位之下，木氣承之；木位之下，金氣承之；金位之下，火氣承之；君位之下，陰精承之。各徵其下，則象可見矣。故發兼其下，則與本氣殊異。

馬蒔曰：此言五鬱之發，有多少微甚之異也。六微旨大論曰：水位之下，土氣承之。蓋冬水極，土生承之，從微漸化，至長夏著也。今水發而雹雪，以寒水之零半兼土承之，故雹雪。土位之下，木氣承之，蓋長夏土極，木生承之，從微漸化，至春著也。今土發而飄驟，以土濕之雨半兼風承之，故飄驟。金位之下，火氣承之，蓋秋金極，火生承之，從微漸化，至夏著也。今金發而清明，以金燥之清半兼火承之，故清明。火位之下，陰精承之，夏君火極，陰精承之，從微漸化，至冬著也。今火發而曛昧。以火熱之明半兼木承之，故曛昧。是其五行之氣有多少，故所發之鬱有微甚。微者即其所發，各當五行之位也。甚者兼其承下之氣，而驗其下氣而見者也。

張志聰曰：此申明五運之鬱，受六氣之勝制也。按六微旨論曰：願聞地理之應六節氣位何如？岐伯曰：顯明之右，君火之位也。君火之右，退行一步，相火治之；復行一步，土氣治之；復行一步，金氣治之；復行一步，水氣治之；復行一步，木氣治之；復行一步，君火治之。相火之下，水氣治之；水位之下，土氣承之；土位之下，風氣承之；風位之下，金氣承之；金位之下，火氣承之；君火之下，陰精承之。此言六氣之有定位，各有承制之在下。故曰，徵其下氣而先可知，言徵其六氣在下之承制，則所見水發之雹雪，土發之飄驟可知矣。氣有多少者，五運之氣，有太過不及也。發有微甚者，有徐有暴也。當其氣者，當其本氣而自發也。兼其下者，水發而兼土之雹雪，土發而兼木之飄驟，木發而兼金之毀折，金發而兼火之清明，火發而兼水之曛昧，蓋分别此章之復，乃受六氣之鬱，非五運之自相勝復也。

帝曰：善。五氣之發，不當位者，何也？岐伯曰：命其差。帝曰：差有數乎？岐伯曰：後皆三十度而有奇也。

王冰曰：不當位者，言不當其正月。差，謂差四時之正月位。數，言日數。後，謂四時之後，差三十日餘八十七刻半，氣猶來去而甚盛也。度，日也。四時之後令當爾。

馬蒔曰：此言五氣之發，不合于本位者，以其數之不同也。夫五氣之發，有不當其位者，正以數之不同，大約有三十度而有奇，故不得當其位耳。

張志聰曰：位，謂五運所主之時。命，令也。差，參差也。言五運之發，不當其本位而發者，迺所行之政令有差也。如水位於冬，而所發在於二火前之正月二月；土位於長夏，而所發在於四氣之七月八月；金位於秋，而所發在於五氣之九月十月；火位於夏，而所發在於四氣之七月八月，皆後發三十日而有奇。蓋鬱極而後迺發，是以去本位之少遲。

帝曰：氣至而先後者何？岐伯曰：運太過則其至先，運不及則其至後，此候之常也。帝曰：當時而至者，何也？岐伯曰：非太過，非不及，則至當時。非是者眚也。帝曰：善。氣有非時而化者，何也？岐伯曰：太過者當其時，不及者歸其己勝也。

王冰曰：先後，謂未應至而至，反太早，應至而不至，反太遲之類也。正謂氣至在期前後。當時，謂應日刻之期，非應先後至而有先後至，皆爲災眚也。冬雨春涼，秋熱夏寒之類，皆爲歸其己勝。

馬蒔曰：此言氣至時化，有當時及不當時之義也。氣至而有先後者，正以五運太過，則其至先，五運不及，則其至後，彼當時而至，亦以非太過不及之年也。若非太過不及之年，而至有先後，是迺災眚之至耳。氣有非時而化者，正以運之太過者，當其時而化，運之不及者，歸其己之被勝者而爲化，如冬暖、春涼、秋熱、夏寒之類是也。

張志聰曰：此論五運六氣主時，有太過不及也。氣謂四時之氣，運謂五運之化。五運各主七十二日有奇，運太過則其氣至先，運不及則其氣至後，此時候之常也。非太過不及，則氣至當時，非是者，則生長化收藏之氣不應，而爲四時之災眚矣。六氣各主六十日有奇，如清肅之氣行於春，炎熱之氣行於秋，凝寒之氣行於夏，溽蒸之氣行於冬，是謂非時而化。蓋太過者當其時，而各司寒熱溫涼之氣，不及者歸其己勝，己勝者謂歸於勝己之氣，即非時之化也。前章論五運六氣之主歲，而有盛衰，此復論五運六氣之主時，而亦有太過不及。

帝曰：四時之氣至，有早晏高下左右，其候何如？岐伯曰：行有逆順，至有遲速，故太過者化先天，不及者化後天。帝曰：願聞其行何謂也？岐伯曰：春氣西行，夏氣北行，秋氣東行，冬氣南行。故春氣始於下，秋氣始於上，夏氣始於中，冬氣始於標；春氣始於左，秋氣始於右，冬氣始於後，夏氣始於前。此四時正化之常，故至高之地，冬氣常在，至下之地，春氣常在，必謹察之。帝曰：善。

王冰曰：氣有餘故化先，氣不足故化後。高山之巔，盛夏冰雪，污下川澤，嚴冬草生，常在之義足明矣。必謹察之，謂天地陰陽，視而可見，何必思諸冥昧，演法推求，智極心勞而無所得耳。

馬蒔曰：此言四時之氣，所至有早晏高下左右之義也。四時之氣有早晏者，以太過之運，則先天而至，不及之運，則後天而至也。其有高下者，有天地陰陽四時，有升降之妙也。春夏之氣，本主東南，而其氣則降於西北；秋冬之氣，本主西北，而其氣則升於東南。故春氣始於往年在下之氣所升，秋氣者由於今年在上之氣所降，夏氣者始於今年中氣所升，冬氣者始於今年標氣所降。假如少陽之上，火氣治之，其火氣爲本，少陽爲標。厥陰之上，風氣治之，中見少陽，其風氣爲本，厥陰爲標。陽明之上，燥氣治之，中見太陽，其燥氣爲本，陽明爲標。太陰之上，濕氣治之，其濕氣爲本，太陰爲標。太陽之上，寒氣治之，其寒氣爲本，太陽爲標。少陰之上，熱氣治之，中見太陽，其熱氣爲本，少陰爲標。其有左右者，以春爲左，秋爲右，冬爲後，夏爲前，各皆隨其方而始耳。故至高之地，冬氣常在，陰之升也，所謂冬氣南行者是也。至下之地，春氣常在，陽之降也，所謂春氣西行者是也。

張志聰曰：此論四時之氣，而有太過不及也。早晏者，先天而至，後天而至也。順者，春氣西行，夏氣北行，秋氣東行，冬氣南行。逆者，反順爲逆也。春氣生於東，故從東而西行。夏氣發於南，故從南而北行。秋氣始於西，故從西而東行。冬氣本於北，故從北而南行。此四時之應四方也。故春氣自下而升，秋氣從上而降，夏火之氣由中而布於四旁，冬藏之氣，從表而歸於內府，左東右西，前離後坎，此四時之有高下左右，迺正化之常也。故至高之地，冬氣常在，謂收藏之氣，從高而下，自外而內也。至下之地，春氣常在，謂生長之氣，自下而升，從內而外也。上節論五運六氣之太過不及，以應四時之早晏；此論四時氣之遲速，以應五運六氣之盛衰。

黄帝問曰：五運六氣之應見六化之正，六變之紀，何如？岐伯對曰：夫六氣正紀，有化有變，有勝有復，有用有病，不同其候，帝欲何乎？帝曰：願盡聞之。岐伯曰：請遂言之。夫氣之所至也，厥陰所至爲和平，少陰所至爲暄，太陰所至爲埃溽，少陽所至爲炎暑，陽明所至爲清勁，太陽所至爲寒雰，時化之常也。厥陰所至爲風府，爲璺啓；少陰所至爲火府，爲舒榮；太陰所至爲雨府，爲員盈；少陽所至爲熱府，爲行出；陽明所至爲司殺府，爲庚蒼；太陽所至爲寒府，爲歸藏，司化之常也。厥陰所至爲生，爲風搖；少陰所至爲榮，爲形見；太陰所至爲化，爲雲雨；少陽所至爲長，爲蕃鮮；陽明所至爲收，爲霧露；太陽所至爲藏，爲周密，氣化之常也。厥陰所至爲風生，終爲肅；少陰所至爲熱生，中爲寒；太陰所至爲濕生，終爲注雨；少陽所至爲火生，終爲蒸溽；陽明所至爲燥生，終爲凉；太陽所至爲寒生，中爲溫，德化之常也。厥陰所至爲毛化，少陰所至爲羽化，太陰所至爲倮化，少陽所至爲羽化，陽明所至爲介化，太陽所至爲鱗化，德化之常也。厥陰所至爲生化，少陰所至爲榮化，太陰所至爲濡化，少陽所至爲茂化，陽明所至爲堅化，太陽所至爲藏化，布政之常也。厥陰所至爲飄怒大凉，少陰所至爲大暄寒，太陰所至爲雷霆驟注烈風，少陽所至爲飄風燔燎霜凝，陽明所至爲散落溫，太陽所至爲寒雪冰雹白埃，氣變之常也。厥陰所至爲撓動，爲迎隨；少陰所至爲高明焰，爲曛；太陰所至爲沉陰，爲白埃，爲晦暝；少陽所至爲光顯，爲彤雲，爲曛；陽明所至爲烟埃，爲霜，爲勁切，爲悽鳴；太陽所至爲剛固，爲堅芒，爲立，令行之常也。厥陰所至爲裏急，少陰所至爲瘍胗身熱，太陰所至爲積飲否隔，少陽所至爲嚔嘔爲瘡瘍陽明所至爲浮虛，太陽所至爲屈伸不利，病之常也。厥陰所至爲支痛，少陰所至爲驚惑惡寒、戰慄譫妄，太陰所至爲稸滿，少陽所至爲驚躁瞀昧暴病，陽明所至爲鼽尻陰股膝髀腨䯒足病，太陽所至爲腰痛，病之常也。厥陰所至爲緛戾，少陰所至爲悲妄衄衊，太陰所至爲中滿霍亂吐下，少陽所至爲喉痹耳鳴嘔涌，陽明所至爲脅痛皴揭，太陽所至爲寢汗痙，病之常也。厥陰所至爲脅痛嘔泄，少陰所至爲語笑，太陰所至爲重胕腫，少陽所至爲暴注瞤瘛暴死，陽明所至爲鼽嚔，太陽所至爲流泄禁止，病之常也。凡此十二變者，報德以德，報化以化，報政以政，報令以令。氣高則高，氣下則下，氣後則後，氣前則前，氣中則中，氣外則外，位之常也。故風勝則動，熱勝則腫，燥勝則乾，寒勝則浮，濕勝則濡泄、甚則水閉胕腫，隨氣所在，以言其變耳。帝曰：願聞其用也。岐伯曰：夫六氣之用，各歸不勝而爲化。故太陰雨化，施於太陽；太陽寒化，施於少陰；少陰熱化，施於陽明；陽明燥化，施於厥陰；厥陰風化，施於太陰。各命其所在以徵之也。帝曰：自得其位何如？岐伯曰：自得其位常化也。帝曰：願聞所在也。岐伯曰：命其位而方月可知也。霿，音問。蠛，音蔑。皴，音親。

王冰曰：和平，初之應，木之化。爲暄，二之氣君火也。埃溽，四之氣，土之化。炎暑，三之氣相火也。清勁，五之氣，金之化。寒雰，終之氣，水之化。夫四時氣，正化之常候也。物承土化，質員盈滿，又雨界地緑，文見如環，爲員化明矣。物寒故歸藏。風搖，木之化；形見，火之化；雲雨，土之化；蕃鮮，火之化；霧露，金之化；周密，水之化也。厥陰風化以生則風生，少陰熱化以生則熱生，陰精承上，故中爲寒。太陰濕化以生則濕生，太陰在上，故終爲注雨。少陽火化以生則火化，陽在上，故終蒸溽。陽明燥化以生則燥生，陰在上，故終爲凉。太陽寒化以生則寒生，陽在內，故中爲温。德化之常，謂風生毛形，熱生翮形，濕生倮形，火生羽形，燥生介形，寒生鱗形。六化，皆爲主歲及間氣所在而各化生，常無替也。非德化，則無能化生也。厥陰毛化，謂形之有毛者。少陰羽化，謂有羽翼飛行之類。太陰倮化，謂毛羽鱗甲之類。少陽羽化，謂薄明羽翼蜂蟬之類，非翎羽之羽。陽明介化，謂有甲之類。太陽鱗化，謂身有鱗者。厥陰生化謂温化，少陰榮化謂暄化，太陰濡化謂濕化，少陽茂化謂熱化，陽明堅化謂凉化，太陽藏化謂寒化。飄怒，木也。大凉，下承之金氣也。大暄，君火也。寒，下承之陰精也。雷霆驟注，土也。烈風，下承之水氣也。飄風，旋轉之風，霜凝，下承之水氣也。散落，金也。温，下承之火氣也。霜雪冰雹，水也。白埃，下承之土氣也。變謂變常平之氣，而爲甚用不已，則下承之氣兼行，故皆非本氣也。令行則庶物無違，筋緩縮，故裏急瘍胗身熱，火氣生也。積飲否隔，上凝也。嚏嘔瘡瘍，亦火氣生也。浮虛薄腫，按之復起也。肢痛，肢拄妨礙也。蠛，污血，又脂也。涌，謂溢食不下。皴揭，謂身皮麩象。寢汗，謂睡中汗發於胷嗌頸腋之間，俗呼盗汗。泄，謂利也。胕腫，謂肉泥按之不起。報德報化，謂天地氣也。高下前後中外，謂生病之所。手之陰陽其氣高，足之陰陽其氣下。足太陽氣在身後，足陽明氣在身前，足太陰少陰厥陰氣在身中，足少陽氣在身側，各隨所在言之。氣變，迺生病象也。動，不寧也。熱勝氣則爲丹熛，勝血則爲癰膿，勝骨肉則爲胕腫，按之不起也。乾於外，則皮膚皴坼，乾於內，則精血枯涸，乾於氣及津液，則肉乾而皮著於骨。浮，謂浮起按之處見也。濡泄，水利也。水閉則逸於皮中，故胕腫。用，謂施其化氣。命其位而方月可知者，隨氣所在，以定其方，六分占之，則日及地分無差矣。

馬蒔曰：此詳論五運六氣應見之候也。六氣之正者，常氣也。六變之紀者，變氣也。有化有變，有勝有復，有用有病之六候者，其化之一候，六化之正應見也。變勝復用病五候，六變之紀應見也。厥陰所至爲和平，至流泄禁止十二節，論化變病三候也。其曰時化司化氣化德化之常，及布政令行之常者，論化之候也。其曰，氣變之常者，論變之候也。其曰病之常者，論病之候也。凡此十二變至以言其變一節，論勝復之二候也。六氣之用，至方月可知也一節，論用之一候也。時化之常者，六部生氣之常也。司化之常者，司天在泉六位之常化也。氣化之常者，五運之常化也。厥陰所至爲和平，初之氣，木之氣也。少陰所至爲暄，二之氣，君火也。太陰所至爲埃溽，四之氣，土之化也。少陽所至爲炎暑，三之氣，相火也。陽明所至爲清勁，五之氣，金之化也。太陽所至爲寒雰，終之氣，水之化也。時化之常者，四時正化之常候也。風府大火府雨府熱府司殺府寒府，言六氣各有所司也。璺者，物被風裂而未破也。少陰爲君，故曰大火府。少陽爲相，故曰熱府。行出者，熱氣出行也。庚蒼者，物更爲蒼也。司化之常者，生榮化長收藏，亦正化之常也。風摇，木之化；形見，火之化；雲雨，土之化；蕃鮮，火之化；霧露，金之化；周密，水之化。迺氣化之常也。按六微旨大論云：風位之下，金氣承之。故厥陰爲風生而終爲肅。少陰之上，熱氣治之，中見太陽，故爲熱生而中爲寒。又曰：君火之下，陰精承之。亦爲寒之義也。土位之下，風氣承之。王註云：疾風之後，雨迺零，濕爲風吹，化而雨，故太陰爲濕生而終爲注雨。相火之下，水氣承之，故少陽爲火生而終爲蒸溽。金位之下，火氣承之，故陽明爲燥生而終爲凉。太陽之上，寒氣治之，中見少陰，故爲寒生而中爲温也。其風生，熱生，濕生，火生，燥生，寒生，六者，本氣也。終爲肅，終爲注雨，終爲蒸溽，終爲凉，四者，標氣也。中爲寒，中爲温，二者，中氣也。夫本之下，中之見也。見之下，氣之標也。故其生物之德，皆始於本氣，終於標氣，而中氣常居標本之中，故言標本，則中氣在其中矣。惟少陰太陽，言中而不言終者，蓋少陰太陽中氣與標同，故言中則標氣亦在其中矣。德化之常者，德生植物之常化也。其次德化之常者，德生動物之常化也。風生毛形，熱生翮形，濕生倮形，火生羽形，燥生介形，寒生鱗形，六化皆爲主氣及間氣所在，而各化生，常無替也。非德化，則無能化化生生也。生化者，温化也。榮化者，暄化也。濡化者，濕化也。茂化者，熱化也。堅化者，凉化也。藏化者，寒化也。布政之常者，亦正化之常也。厥陰所至爲飄怒大凉者，風位之下，金氣承之，木氣爲飄怒，金氣爲大凉也。少陰所至爲大暄寒者，君火之下，陰精承之，君火爲大暄，陰精爲寒也。太陰所至爲雷霆驟注烈風者，土位之下，風氣承之，土氣爲雷霆驟注，風氣爲烈風也。少陽所至爲飄風燔燎霜凝者，相火之下，水氣承之，火氣爲飄風燔燎，水氣爲霜凝也。陽明所至爲散落温者，金位之下，火氣承之，金氣爲散落，火氣爲温也。太陽所至爲寒雪冰雹白埃者，水位之下，土氣承之，水氣爲霜雪冰雹，土氣爲白埃也。氣變之常者，變常平之氣而爲甚用也。唯用甚不已，則下承之氣兼行，故皆非本氣耳。厥陰所至爲撓動，爲迎隨者，風之性也。少陰所至爲高明，爲焰爲曛，少陽所至爲光顯爲彤雲爲曛者，皆火之性也。太陰所至爲沉陰，爲白埃，爲晦瞑者，土之性也。陽明所至爲煙埃，爲霜爲勁切，爲悽鳴者，金之性也。太陽所至爲剛固，爲堅芒，爲立者，寒之性也。令行之常者，謂風寒暑濕燥火而爲令，庶物莫能違也。病之常者有四，厥陰所至爲肝膽病，少陰所至爲心與小腸病，太陰所至爲脾胃病，少陽所至爲三焦病，陽明所至爲肺與大腸病，太陽所至爲腎與膀胱病者，一而已矣。積陰否隔者，土氣也。屈伸不利者，腰脊不能屈伸也。肢痛，肢肋痛也。驚惑及惡寒戰慄譫言妄語，皆心氣不足也。稸滿者，脾氣不足也。驚躁瞀昧暴病，亦火病也。鼽者，手陽明大腸病也。陰股膝髀腨䯒足病，足陽明胃病也。腰痛，膀胱與腎病也。緛戾，筋病也。悲妄衄衊，心病也。中滿霍亂吐下，脾病也。喉痹耳鳴嘔涌，火病也。脅痛主胃，皴揭主大腸，皮病也。寢汗，盜汗也。痓者，腎氣不足也。脅痛嘔泄，肝膽病也。語笑者，心病也。體重胕腫者，脾病也。暴注者，下迫也。目眺爲瞤，身厥爲瘛及暴死者，火病也。鼽嚏者，手陽明病也。注泄禁止者，足太陽病也。凡正文厥陰少陰太陰等語，俱主歲言，而人病則合於歲也。凡此十二變者，言前德化政令病變十二節之候，若不當歲步主客正位而至者，則屬變氣而爲勝復也。凡勝復之候，至其勝氣變德則報復以德，變化則報復以化，變政令則報復以政令，而其氣之往復不能相移也。所變之氣居高，則報復亦高，居下則報復亦下，居後則報復亦後，居前則報復亦前，居中則報復亦中，居外則報復亦外，而其位之高下，亦不能相移也。由是言之，則天之風寒暑濕燥火之變，常不能同也。故南方清燥而旱，北方雨濕而潦者有之。中原冰雪而寒，左右鬱蒸而熱者有之。況地理有高下，形勢有大小，高者氣寒多清燥，下者氣熱多雨濕，小者小異，大者大異，而錯雜于天道不一之變。王氏釋高下前後中外，俱作人身生病之所，而不及地理之分野，非運歲主氣之説也。風勝則動，熱勝則腫，燥勝則乾，寒勝則浮，濕勝則濡泄，甚則水閉胕腫，隨氣所在，以言其變者，勝復爲病之位也。假若風於高處勝，則人身亦於高處病頭重而掉眩。風於下處勝，則人身亦於下處病足動而戰慄。又如熱於高處勝，則人身亦於腰上分野病腫熱。熱於下處勝，則人身亦於腰下分野病腫熱。皆隨六氣勝復之所在有高下前後中外，以言其變病之所也。六氣之用，各歸不勝而爲化者，謂各歸不勝之方月施化也。方月者，按方坐月也。假如厥陰司天之歲，則陽明之位，即在泉之左間，其方月東北，初之氣也。太陽之位，即司天之右間，其方月東南，二之氣也。厥陰正司天之位，其方月正南，三之氣也。少陰之位，即司天之左間，其方月西南，四之氣也。太陰之位，即在泉之右間，其方月西北，五之氣也。少陽正在泉之位，其方月正北，終之氣也。故其歲施用。太陰雨化，施於東南，太陽之位，迺二之氣也。太陽寒化，施於西南，少陰之位，迺四之氣也。少陰熱化，施於東北，陽明之位，迺初之氣也。陽明燥化，施於正南，厥陰之位，迺三之氣也。厥陰風化，施於西北，太陰之位，迺五之氣也。皆各命其所在之化，以徵驗其所施之化，即於歲同法推之耳。自得其位者，在本位之方月施化也。如厥陰之歲，則太陰自得於西北，當五之氣，而本位施其雨化也。太陽自得於東南，當二之氣，而本位施其寒化也。少陰自得於西南，當四之氣，而本位施其熱化也。少陽自得於正北，當終之氣，而本位施其火化也。陽明自得於東北，當初之氣，而本位施其燥化也。厥陰自得於正南，當三之氣，而本位施其風化也。即於歲同法推之耳。

張志聰曰：此論五運六氣之主時，而各有德化政令勝復變病之常。夫前章之所謂初之氣，二之氣者，論加臨之客氣，迺六期環轉，各有不同，此復論四時之主氣，有春之木，夏之火，秋之金，冬之水，各主七十二日有奇。又有初氣之厥陰，二氣之少陰，三氣之少陽，四氣之太陰，五氣之陽明，六氣之太陽，各主六十日零八十七刻半。此四時不易之氣，有寒熱温凉生長收藏之政令，故曰常也。氣之所至謂四時有五運六氣之所至。春氣舒遲，故爲和平，少陰雖主君火而本寒，故主於寒熱之交，以司暄和之氣。蓋以厥陰風木主春，少陽炎暑主夏，陽明清凉主秋，太陽寒水主冬，此四時氣化之常也。故以太陰轉列於太陽之前者，謂土氣分旺於四季，先從春夏始也。此首論六氣之中有五運，五運之中有四時。舒榮，舒展而榮華也。員盈，周備也。夏氣始於中行出者，從中而出於外也。庚，更也，草木至秋而更變也。歸藏者，萬物至冬而歸藏也。此三陰三陽，各有風寒濕熱之所司，而爲璺啓舒榮之化，故爲司化之常也。生長化收藏，五時之氣也。風摇形見，氣之化也。故爲氣化之常也。肅，肅殺也。風能生萬物，而終爲肅殺之氣。蓋四時皆有風氣，故能生長萬物，而亦能收殺也。少陰太陽，爲水火陰陽之主，太陽標陽而本寒，少陰標陰而本熱，少陰之上，熱氣治之，中見太陽，太陽之上，寒氣治之，中見少陰，陰陽標本，互换於中，故寒生而中温。太陰濕土之氣，上蒸而爲雲雨，故終爲注雨。少陽相火，生於地澤，故終爲溽蒸。陽明燥金，終爲清凉。生，謂六氣所生之德，而爲凉爲肅，若五類之蟲，感五運六氣而生育，故皆爲德化之常也。生榮濡茂堅藏，迺六氣之政，而宣布於四時，故爲布政之常也。飄怒，風之變，凉迺金氣承之。大暄，火之甚，寒迺陰精承之。雷霆驟注，濕土之變，極則風氣承之。飄風者，風自火出也。燔燎，炎之甚，極則水氣承之。散落，肅殺之甚，温迺火氣承之。寒雪冰雹寒之甚，極則土氣承之。蓋氣極則變，變則害，承迺制，故爲氣變之常也。彤雲，澤氣上蒸也。悽鳴，金有聲也。剛固堅芒，迺寒凝冰堅之象。

此六氣之令行於四時，故爲令行之常也。裏急，逆氣上升也。厥陰主春，春氣始於下而上，故爲裏急。陽明主秋，秋氣始於上，故爲浮虛。火生於木，風火相煽，故爲身熱瘡瘍。土位中央，分旺於四季，故四時爲痞稸中滿之病。太陽主筋，爲風氣所傷，故迺短而屈伸不利，此春病之常也。肢痛驚惑諸病，此夏病之常也。緛，縮也。戾，了戾也，即轉出小便之關戾。厥陰主利前陰，而脈絡陰器，爲燥金所傷，故迺戾不利。皴，皺也，以燥而遇燥，故皮爲皴揭，此秋病之常也。心主言，而喜爲心志，君火爲冬令之寒水所迫，則心氣實而笑語不休，此冬病之常也。以上四時諸病，有因於六氣者，有因於四時者，此論四時之五運六氣，有德有化，有政有令，有變有病也。報德以德，報化以化者，即所謂春有鳴條律暢之化，則秋有霧露清凉之政，蓋無勝則無復也。氣高則高，氣下則下者，謂春氣始於下，則五運六氣皆主厥陰之風木；秋氣始於上，則五運六氣皆屬陽明之燥金；夏氣始於前，則五運六氣皆主少陽之炎暑；冬氣始於後，則五運六氣皆屬太陽之凝寒。此四時六氣，皆有定位之常，非若客氣之環轉也。風熱燥寒，四時之氣也。以濕土而列於四時之後者，謂土旺四季，先春夏而後秋冬也。隨氣所在者，隨四時之氣而言五運之勝耳。在者，言風氣在春，熱氣在夏，燥氣在秋，寒氣在冬，濕氣在于四季，各主七十二日有奇。命其所在而徵之者，太陰之氣在於長夏，太陽之氣在於冬，少陰之氣在於夏，陽明之氣在於秋，厥陰之氣在於春。如冬有雨化，以徵太陰之勝，夏有寒化，以徵太陽之勝，此與春勝長夏，長夏勝冬之義同。自得其位者，四時之六氣，各自司其本位，此時化之常也。厥陰位於正月二月，少陰位於三月四月，各命其位，而方之月，則可知六氣之所在矣。

帝曰：六位之氣，盈虛何如？岐伯曰：太少異也。太者之至徐而常，少者暴而亡。

王冰曰：力强而作不能久長，故暴而亡也。

馬蒔曰：此承上文而言六氣之盈虛，以太過不及而分其病之遲速，生死之殊也。太少者，即太角少角之謂。陽年爲太過爲太，陰年爲不及爲少，六氣盈虛，於此異也。六氣之盈者爲病，其勢反徐而微，治法當逆之也。六氣之虛者爲病，其勢反暴而甚，其法當從之也。人見虛者爲病，其氣暴烈，驟用峻劑攻之，則熱病未已，寒病復始。殊不知太者之氣反微，少者之氣反甚耳。

張志聰曰：此言主時之六氣，亦有盛有虛，迺隨歲運之太少也。歲運太過，則六位之氣盈，歲運不及，則六位之氣虛。蓋太過之氣，來徐而長，不及之氣，來疾而短，故曰少者暴而亡。

金西銘曰：太過之氣，先天時而至，故徐而長。不及之氣，後天時而至，故暴而短。譬如人之後至，則疾行而趨走矣。

帝曰：天地之氣，盈虚如何？岐伯曰：天氣不足，地氣隨之；地氣不足，天氣從之，運居其中而常先也。惡所不勝，歸所同和，隨運歸從而生其病也。故上勝則天氣降而下，下勝則地氣遷而上，多少而差其分，微者小差，甚者大差，甚則位易氣交，易則大變生而病作矣。《大要》曰：甚紀五分，微紀七分，其差可見，此之謂也。惡，去聲。差，音雌。

王冰曰：運謂木火土金水，各主其歲。地氣勝則歲運上升，天氣勝則歲運下降，運氣常先遷降也。隨運歸從，謂非其位則變生，變生則病作。勝，謂多也。上多則自降，下多則自遷，多少相移，氣之常也。多少而差其分者。多則遷降多，少則遷降少。多少之應有微有甚之異。甚紀五分，微紀七分者，以其五分七分之所以知天地陰陽過差矣。

馬蒔曰：此承上文而言司天在泉之氣，亦有盈虚之分也。司天之氣不足，則在泉之氣隨之而升，蓋下勝則地氣遷而上，在泉之氣不足，則司天之氣從之而降，蓋上勝則天氣降而下，其間五運之氣，則居於其中，而天降則先天而降，地升則先地而升，所不勝者則惡之，所同和者則歸之。假如丁壬木運司天，在泉爲金則不勝，司天在泉爲木爲火則同和。隨其運之所从，而民病是生。凡司天在泉，勝有多少，則差有多寡，其微者之差少，甚者之差大，大差則位易而變大，當氣交之際，而位斯易焉，迺大變生而民病作矣。大要，差之甚者，計有其半，差之微者，止十分之三耳。所謂差者，乃相去不同之義，非過差之差。天道以太少而有盈虚，何過差之有哉？

張志聰曰：此論主時之六氣，亦有天地盈虚之分而上下相勝也。歲半以上，天氣主之，歲半以下，地氣主之，運居於天地之中，常先天地之氣而爲之勝，故曰隨運歸從而生其病。謂天地之氣歸從運氣，而彼此相勝也。氣交，謂三氣四氣之交。如天氣不足，地氣隨之，則四之土氣，先交于三氣之火，如地氣不足，天氣隨之，則三之火氣，先交於四氣之土，此火土子母相合，謂之歸所同和，迺勝之微者也。微者小差，小差者在天之紀，仍居七分，而三分交於地，在地之紀，仍居七分，而三分交於天，此上下氣交不爲民病者也。惡所不勝者，惡己所不勝之氣也。太陽寒化，施於少陰，陽明燥化，施於厥陰，此下勝則地氣遷而上，厥陰風化，施於太陰，少陰火化，施於陽明，此上勝則天氣降而下，迺勝之甚者也。甚者大差，大差者，在天之紀居五分，而五分直降於下，在地之紀居五分，而五分反遷於上，故甚則位易氣交，易則大變生而病作矣。位易者，謂越三氣四氣之位，而初氣二氣，行於五位六位，五氣六氣，行於初位二位，此所不勝之氣勝之，故曰惡所不勝。越其位而加之，故曰大變。如歸所同和，則不越位矣。

帝曰：善。論言熱無犯熱，寒無犯寒，余欲不遠寒，不遠熱，奈何？岐伯曰：悉乎哉問也！發表不遠熱，攻裏不遠寒。帝曰：不發不攻，而犯寒犯熱何如？岐伯曰：寒熱内賊，其病益甚。帝曰：願聞無病者何如？岐伯曰：無者生之，有者甚之。帝曰：生者何如？岐伯曰：不遠熱則熱至，不遠寒則寒至。寒至則堅否、腹滿、痛急、下利之病生矣。熱至則身熱、吐下、霍亂、癰疽、瘡瘍、瞀鬱、注下、瞤瘛、腫脹、嘔、鼽衄、頭痛、骨節變、肉痛、血溢、血泄、淋閉之病生矣。帝曰：治之奈何？岐伯曰：時必順之，犯者治以勝也。

王冰曰：汗泄，故用熱不遠熱。下利，故用寒不遠寒。皆以其不住於中，如是則夏可用熱，冬可用寒，不發不泄而無畏忌，是謂妄遠，注所禁也，皆謂不獲已而用之。秋冬亦同。寒熱内賊，謂以水濟水，以火濟火，適足以更生病，豈唯本病之益甚乎？無者生之，有者甚之，謂無病者犯禁猶能生病，況有病者而求輕減，不亦難乎？食已不饑，吐利腥穢，亦寒之疾，暴瘖冒昧，目不識人諸病，亦熱之病也。時必順之，犯者治以勝，謂春宜涼，夏宜寒，秋宜温，冬宜熱，此時之宜，不可不順。然犯熱治以寒，犯寒治以熱，犯春宜用涼，犯秋宜用温，是以勝也。犯熱治以鹹寒，犯寒治以甘熱，犯涼治以苦温，犯温治以辛涼，亦勝之道也。

馬蒔曰：此言汗下其邪者，可以偶犯寒熱，而無故犯之者非也。邪鬱於表，則用熱藥以發之，熱積於裏，則用寒藥以攻之，若非發表而犯熱則熱賊内而熱反甚，非攻里而犯寒，則寒賊内而寒反甚矣。彼無病而誤服者，僅足以生病耳，奚止於有病而甚者哉？故犯寒則寒至，凡爲堅否，爲腹滿，爲痛急，爲下利之病生矣。犯熱則熱至，凡爲心熱，爲吐下，爲霍亂，爲癰疽，爲瘡瘍，爲瞀鬱，爲注下，爲瞤瘛，爲腫脹，爲嘔，爲鼽，爲頭痛，爲骨節變，爲肉痛，爲血溢，爲血泄，爲淋閉之病生矣。治之以所勝而病可解矣。

張志聰曰：此言主時之六氣，亦當遠寒而遠熱者也。按前章之所謂熱無犯熱，寒無犯寒者，論司天在泉及加臨之六氣，此章論主時之六氣，亦有寒熱温涼之分。故帝復有此問。辛甘發散爲陽，故有病而應發散者，即當遠熱而不遠熱矣。酸苦涌泄爲陰，故有病而應攻裏者，即當遠寒而不遠寒矣。如雖病而不宜發表攻裏，若妄犯之，則寒熱内賊，其病益甚。若無病而不遠熱，不遠寒者，則堅否腹滿，身熱吐下之病生矣。時謂四時。治以勝者，如犯熱則以所勝之寒治之，如犯寒則以所勝之熱治之。

黄帝問曰：婦人重身，毒之何如？岐伯曰：有故無殞，亦無殞也。帝曰：願聞其故，何謂也？岐伯曰：大積大聚，其可犯也，衰其大半而止，過者死。重，平聲。

王冰曰：故，謂有大堅癥瘕，痛甚不堪，則治以破積愈癥之藥，是謂不救，必迺盡死，救之蓋存其大也，雖服毒不死也。上無殞，言母必全；亦無殞，言子亦不死也。使衰其大半，不足以害生，故衰大半則止其藥。若過禁使盡，毒氣內餘，無病可攻，以當毒藥，毒攻不已，則敗損中和，故過則死。

馬蒔曰：此言姙婦之用毒藥者，可用而不可過也。婦人懷姙，謂之重身。然用毒藥以治其病者，正以內有其故，則有病以當毒藥，其子必無殞也。不惟子全，而母亦無殞也。但有大積大聚，或病甚者，不得不用此以犯之，秖宜衰其大半而止藥，彼病自漸去。若過用其藥，則敗損真氣，而母子未必不殞矣。

張志聰曰：此言胎孕積聚，亦有陰陽寒熱之分，所當遠寒而遠熱者也。毒者，大寒大熱之藥也。娠婦始結胎之一月二月，迺木氣司養，三月四月主火，五月六月主土，七月八月主金，九月十月主水，至太陽而五行已周，陰陽水火分而成後天之形身矣。然未生之前，五行之氣，各有盛有虛，有勝有鬱，宜以寒熱温凉順逆而調之。設或有病而欲不遠寒，不遠熱，亦無傷於胎氣。所謂有故無殞，然亦無過之而致殞也。即如大積大聚，迺屬臟腑之五行，尚其可犯寒而犯熱者也。若過犯之，則死。寒熱温凉，是謂四畏，可不慎諸！此節大有關於治道也。附論七月所生小兒，能育而亦多長壽者，蓋七月迺肺臟司養，肺屬天而主氣主血，天一生水，感天地之氣而生，故育。九月十月，迺少陰太陽所主，皆感陰陽水火而生。若夫八月，迺陽明大腸主氣，感陽明之腑氣而生，故雖生而不育。

帝曰：善。鬱之甚者，治之奈何？岐伯曰：木鬱達之，火鬱發之，土鬱奪之，金鬱泄之，水鬱折之。然調其氣過者，折之以其畏也，所謂瀉之。

王冰曰：鬱之甚者，天地五行應運，有鬱抑不伸之甚者也。達謂吐之，令其條達。發謂汗之，令其疎散。奪謂下之，令無壅礙。泄謂滲泄之，解表利小便也。折謂折之，制其衝逆。通是五法，迺氣之和調，後迺觀其虛盛，而調理之。太過者，以其味瀉之，如鹹瀉腎酸瀉肝之類。過者畏瀉，故謂瀉爲畏也。

馬蒔曰：此言治五鬱之法也。上言五鬱，五運之鬱也。此言五鬱，人身之鬱也。或有天時之鬱而成之者，或以五臟之鬱而自成者。木鬱者，肝病也，宜吐而達之。火鬱者，心病也，宜汗而發之。土鬱者，脾病也，宜下而奪之。金鬱者，肺病也，宜解其表，利其小便而滲泄之。水鬱者，腎病也，宜制其衝逆，而折抑之。既治其病，復觀其虛實，而調其氣。若病之太過者，迺以其所畏者而折之，以鹹瀉腎，以酸瀉肝，以辛瀉肺，以甘瀉脾，以苦瀉心，則過者可制矣。

張志聰曰：此言四時之鬱，而有調治之法也。鬱之甚者，太陰施於太陽，則水鬱矣。太陽施於少陰，則火鬱矣。少陰施於陽明，則金鬱矣。陽明施於厥陰，則木鬱矣。厥陰施於太陰，則土鬱矣。調治之法，木鬱則舒達之，火鬱則發散之，土鬱則疎奪之，金鬱則泄利之，水鬱則折流之。然調其所勝之氣，太過者折之，以其畏而無復也。所謂瀉之，謂瀉其勝氣也。

帝曰：假者何如？岐伯曰：有假其氣則無禁也。所謂主氣不足，客氣勝也。

王冰曰：正氣不足，臨氣勝之。假寒熱温凉，以資四正之氣，則可以熱犯熱，以寒犯寒，以温犯温，以凉犯凉也。客氣，謂六氣更臨之氣，主氣，謂五臟應四時，正主春夏秋冬也。

馬蒔曰：此言治病有假借之法者，以主氣不足而客氣勝之也。前言治各司天之政，有用温遠温，用凉遠凉，用熱遠熱，用寒遠寒，此治病之正法也。內有假者反常之法，則用寒熱温凉而犯之者有矣。蓋上文不遠熱，不遠寒者，以其發表攻裹而有邪存也。若假者反常之法，則雖內傷亦有反常者，故帝復問之耳。伯言每歲六氣自有主氣，而又有客氣之所加，惟主氣不足，而客氣勝之，則假借其寒熱温凉之氣，以扶主氣而應客氣，故雖犯之而無所禁耳。

張志聰曰：假者，非長夏勝冬，冬勝夏，夏勝秋，秋勝春，春勝長夏，迺主氣不足，客氣勝也。如厥陰風木主春，而值陽明金氣加臨，君相二火主夏，而值太陽寒水加臨，長夏濕土主氣，而值厥陰風木加臨，陽明金氣主秋，而值二火之氣加臨，太陽寒水主冬，而值太陰土氣加臨，有假其氣，竟以寒熱治客氣之勝，而主氣之寒熱則無禁也。按此篇所謂六元正紀論者，六氣謂之六元，五運亦感天元而化，首數章論六氣之主歲，而五運化於其中，各有盛有虚，有勝有復；末章論六氣之主時，隨運歸從上下勝制，有勝有鬱而無復。善養生者，皆當隨時調養，以參天地之和，施於天下，流於無窮，迺調燮之大關目也。

帝曰：至哉聖人之道！天地大化運行之節，臨御之紀，陰陽之政，寒暑之令，非夫子孰能通之！請藏之靈蘭之室，署曰六元正紀，非齋戒不敢示，慎傳也。

馬蒔曰：此帝贊此論之妙而藏之也。

古今圖書集成醫部全録卷四十一

黄帝素問

刺法論篇第七十二

舊本云，此與本病論俱亡。今《素問》遺篇，存此二篇。

本病論篇第七十三俱補附後。

至真要大論篇第七十四上

馬蒔曰：此篇總括前八篇未盡之義，至真至要，故名篇。

張志聰曰：此篇論六氣司天，六氣在泉，有正化，有勝復，有主客，有邪勝。至真者，謂司天在泉之精氣，迺天一之真元。要者，謂司歲備物以平治其民病，無傷天地之至真，迺養生之至要也。

黄帝問曰：五氣交合，盈虚更作，余知之矣。六氣分治，司天地者，其至何如？岐伯再拜對曰：明乎哉問也！天地之大紀，人神之通應也。帝曰：願聞上合昭昭，下合冥冥，奈何？岐伯曰：此道之所生，工之所疑也。帝曰：願聞其道也。岐伯曰：厥陰司天，其化以風；少陰司天，其化以熱；太陰司天，其化以濕；少陽司天，其化以火；陽明司天，其化以燥；太陽司天，其化以寒，以所臨臟位命其病者也。帝曰：地化奈何？岐伯曰：司天同候，間氣皆然。帝曰：間氣何謂？岐伯曰：司左右者，是謂間氣也。帝曰：何以異之？岐伯曰：主歲者紀歲，間氣者紀步也。更，平聲。

王冰曰：五行主歲，歲有少多，故曰盈虛更作也。天分六氣，散生大虛，三之氣司天，終之氣監地，天地生化，是爲大紀。故言司天地者，餘四可知矣。夫天地變化，人神運爲，中外雖殊，然其通應則一也。工之所疑，謂不知其要，流散無窮也。其化以風，謂飛揚鼓坼，和氣發生，萬物榮枯，皆因而化變成敗也。其化以熱，謂炎蒸鬱燠，故庶類蕃茂也。其化以濕，謂雲雨潤澤，津液生成也。其化以火，謂炎熾赫烈，以爍寒災也。其化以燥，謂乾化以行，物無濕敗也。其化以寒者，對陽之化也。司天同候，間氣皆然，謂六氣之本，自有常性，故雖位易而化治皆同間氣者。六氣分化，常以二氣司天地爲上下吉凶勝復客主之事，歲中悔吝從而明之，餘四氣散居左右也。主歲紀歲，間氣紀步者，歲三百六十五日四分日之一步六十日餘八十七刻半，若積步之日而成歲也。

馬蒔曰：此明司天在泉間氣之化，隨六氣所在而移之也。五運分爲五氣，以太過不及而有盈有虛也。天元紀大論曰：其始也，有餘而往，不足隨之，不足而往，有餘從之，正盈虛更作之義也。六氣者，風熱濕火燥寒也。即其分治以司天地，餘四氣可知矣。化有不同，帝之所以問也。上合昭昭者，司天之化也。下合冥冥者，在泉之化也。然厥陰司天，其化以風，而爲在泉之地化猶是也，爲左右之間氣亦猶是也。少陰司天，其化以熱，而爲在泉之地化猶是也，爲左右之間氣亦猶是也。太陰司天，其化以濕，而爲在泉之地化猶是也，爲左右之間氣亦猶是也。少陽司天，其化以火，而爲在泉之地化猶是也，爲左右之間氣亦猶是也。陽明司天，其化以燥，而爲在泉之地化猶是也，爲左右之間氣亦猶是也。太陽司天，其化以寒，而爲在泉之地化猶是也，爲左右之間氣亦猶是也。但司天之氣，以所臨之臟位而命其病，如肝木位東方，心火位南方，脾土位中央及四維，肺金位西方，腎水位北方，是乃五臟定位。惟六氣御五運，所至氣不相得則病，相得則和，故先以六氣所臨，後言五臟之病也。至於在泉與左右間，亦不過如是而已。故以各氣而在左右者，謂之間氣，間氣者，正所以紀步，步者六十日餘八十七刻半也。積步而成歲，則六六三百六十五日有奇矣。其每歲司天主歲，正所以紀歲氣，而左右間氣又與六步而相紀也。

張志聰曰：昭昭合天道之明顯，冥冥，合在泉之幽深，道之所生，其生惟一，工不知其要，則流散無窮，故多疑也。夫風寒暑濕燥火，天之六氣也，三陰三陽上奉之，故六氣爲司天之化。臨臟位者，天氣上臨而下，合人之臟位，隨六氣之所傷而命其病也。然六氣司天而環遶於地下，故與司天同候，從左右而環轉，是以間氣皆然，但司天在泉之氣紀歲，間氣紀步之不同也。

帝曰：善。歲主奈何？岐伯曰：厥陰司天爲風化，在泉爲酸化，司氣爲蒼化，間氣爲動化。少陰司天爲熱化，在泉爲苦化，不司氣化，居氣爲灼化。太陰司天爲濕化，在泉爲甘化，司氣爲黅化，間氣爲柔化。少陽司天爲火化，在泉爲苦化，司氣爲丹化，間氣爲明化。陽明司天爲燥化，在泉爲辛化，司氣爲素化，間氣爲清化。太陽司天爲寒化，在泉爲鹹化，司氣爲元化，間氣爲藏化。故治病者，必明六化，分治五味，五色所生，五臟所宜，迺可以言盈虚病生之緒也。

馬蒔曰：此承上文而言六化，正明六氣分治，及主歲者，紀歲之大義也。巳亥之歲，厥陰司天而爲風化，風高氣遠，雲物飛揚也。若寅申之歲，則在泉而爲酸化，蓋木司地氣，物化迺從酸也。丁壬之歲，則司木運之氣而爲蒼化，至於丑未之歲，則爲在泉之左間，主初之氣，子午之歲，則爲司天之右間，主二之氣，辰戌之歲，則爲司天之左間，主四之氣，卯酉之歲，則爲在泉之右間，主五之氣，而皆爲動化，偏生左右處爲動摇也。此皆各主六十日餘八十七刻半耳。後倣此。子午之歲，少陰司天而爲熱化，陽火熠燿，炎暑流行也。若卯酉之歲，則在泉而爲苦化，火司地氣，物以苦生也。然各氣主運，惟君火不主運，故不司氣化。天元紀大論云：君火以名，相火以位。正以明君火不主運也。至子居左右之氣，則君火無所不居，不得以間氣名之。寅申之歲，則居在泉之左，主初之氣；丑未之歲則居司天之右，主二之氣；巳亥之歲，則居司天之左，主四之氣；辰戌之歲，則居在泉之右，主五之氣，而爲灼化也。故左間、右間、間氣之間，皆宜讀曰平聲，明有旁居之義也。君爲至尊，不敢曰間而曰居耳。丑未之歲，太陰司天而爲濕化，埃鬱曚昧，雲雨潤濕也。若辰戌之歲，則在泉而爲甘化，土司地氣，甘化先焉。甲己之歲，則司土運之氣而爲黅化。至於卯酉之歲，則爲在泉之左間，主初之氣；寅申之歲，則爲司天之右間，主二之氣；子午之歲，則爲司天之左間，主四之氣；巳亥之歲，則爲在泉之右間，主五之氣，而爲柔化，濕化流行，則庶物柔軟也。寅申之歲，少陽司天而爲火化，炎光赫烈，燔灼焦然也。若巳亥之歲，則在泉而爲苦化，火司地氣，苦化先焉。戊癸之歲，則司火運之氣而爲丹化。至於辰戌之歲，則爲在泉之左間，主初之氣；卯酉之歲，則爲司天之右間，主二之氣；丑未之歲，則爲司天之左間，主四之氣；子午之歲，則爲在泉之右間，主五之氣，而皆爲明化，炳明霞燒，草木榮美也。卯酉之歲，陽明司天而爲燥化，清凉勁切，霧露蕭飋也。若子午之歲，則在泉而爲辛化，金司地氣，辛化先焉。乙庚之歲，則司金運之氣，而爲素化。至於巳亥之歲，則爲在泉之左間，主初之氣；辰戌之歲，則爲司天之右間，主二之氣；寅申之歲，則爲司天之左間，主四之氣；丑未之歲，則爲在泉之右間，主五之氣，而皆爲清化，風生高勁，草木清冷也。辰戌之歲，太陽司天而爲寒化，嚴肅峻整，慘慄凝堅也。若丑未之歲，則在泉而爲鹹化，水司地氣，物化從鹹也。丙辛之歲，則司水運之氣而爲元化。至於子午之歲，則爲在泉之左間，主初之氣；巳亥之歲，則爲司天之右間，主二之氣；卯酉之歲，則爲司天之左間，主四之氣；寅申之歲，則爲在泉之右間，主五之氣，而皆爲藏化，陰凝寒冷，庶物歸藏也。故凡治病者，必明司天之六化，在泉之五味，司運之五色，間氣之動灼柔明藏，迺五臟所宜，則可以言每歲盈虛病生之緒。而上文盈虛更作之間，主歲者紀歲之義明矣。

張志聰曰：主歲者，謂六氣之各主一歲，風寒暑濕燥火，迺在天之六氣，故爲司天之化。天元紀論曰：在地爲化，化生五味。故在地爲味化。司氣者，司五運之氣化，五運者，五行之氣也，感天之蒼黅丹素元之五色，而化生地之五行，是以司氣爲蒼爲丹爲黅爲素。君火以明而在天，故不司在地之火化。所謂居氣者，言少陰不司氣化，在六氣之中，自有所居之上下，即下章之南政居南，北政居北也。間氣之爲動、爲灼、爲柔、爲明、爲清、爲藏者，六氣之用也。此論六氣之司天在泉，及化運間氣之分治，皆有盛有虛而爲民病。治病者，或從歲氣，或隨運氣，以備物以所生之五味五色，合五臟之所宜，迺可以言五運六化之盈虛，病生之端緒也。

帝曰：厥陰在泉而酸化，先余知之矣，風化之行也何如？岐伯曰：風行於地，所謂本也。餘氣同法。本乎天者，天之氣也；本乎地者，地之氣也。天地合氣，六節分而萬物化生矣。故曰，謹候氣宜，無失病機，此之謂也。

王冰曰：厥陰在泉，風行於地；少陰在泉，熱行於地；太陰在泉，濕行於地；少陽在泉，火行於地；陽明在泉，燥行於地；太陽在泉，寒行於地。故曰，餘氣同法也。本，謂六氣之上元氣也，化於天者爲天氣，化於地者爲地氣。萬物居天地之間，悉爲六氣所生化。陰陽之用，未嘗有逃生化出陰陽者。

馬蒔曰：此帝問厥陰在泉之爲風化，而伯以其本於地氣者告之也。首節言厥陰司天，其化以風，而又論地化曰司天同候，則地化亦以風也。兹言在泉爲酸化者，可得而知。而在泉爲風化，其義似有所悖，殊不知司天則風行於天，在泉則風行於地，迺本於地之氣而爲風之化也。若時乎司天，則本乎天之氣而亦爲風化矣。至各氣司天，則亦本乎天氣而爲天化矣。故曰，餘氣同法也。惟此天地合氣，六節各分，而萬物所由以化生。故本乎天而化者，由於司天之氣本乎地而化者，由於司地之氣，此在天地爲氣宜，而在人身爲病機，必謹候之而可以治病矣。

張志聰曰：此言司天在泉，俱以六氣爲本。六氣遶地環轉，而上下周行，又非氣司天化，而味主地化也。六氣之本於上者，即爲天之氣，本乎下者，即爲地之氣。天地合氣，六節分而萬物化生，故謹候六氣之所宜，無失五行之病機，斯得至真之要道。

帝曰：其主病何如？岐伯曰：司歲備物，則無遺主矣。帝曰：先歲物何也？岐伯曰：天地之專精也。帝曰：司氣者何如？岐伯曰：司氣者主歲同，然有餘不足也。帝曰：非司歲物，何謂也？岐伯曰：散也。故質同而異等也。氣味有薄厚，性用有躁靜，治保有多少，力化有淺深，此之謂也。

王冰曰：主病，言採藥之歲也。謹候司天地所生化者，則其味正當其歲也。故彼藥工專司歲氣，所收藥物，則一歲二歲，其所主用無遺略也。專精之氣，藥物肥濃，又於使用當其正氣味也。五運主歲者，有餘不足，比之歲物，恐有薄有餘之歲藥專精也。非司歲物，言非專精則散氣，散氣則物不純也。形質雖同，力用則異。故不尚之。氣味薄厚，性用躁靜，治保多少，力化淺深，此物與歲不同耳。

馬蒔曰：此言藥備歲物者，爲天地之專精，而司歲者其氣偏，非歲物者其氣散也。上文言候氣宜而無失病機，則用藥以治病，不可無所主也。伯言每歲各有所司，必因其司歲者以備藥物，則病無遺主矣。正以每歲之司天在泉，物從其化，而天地之專精儲焉，故不可不先之也。彼司氣者，即司運也，如甲己爲土運，乙庚爲金運，然太過則有餘，不及則不足，其氣偏耳。若非歲物而用之，則其氣又散。故一物之質同，而有專精完全偏散之異，所以氣味有厚薄，性用有躁靜，治保有多少，力化有淺深，此歲物之不可以不備也。

張志聰曰：主病，謂主治病之藥物。司歲備物，謂從六氣五運以備之。如少陰少陽二火司歲，則收附子薑桂之熱物；如陽明燥金司歲，則收桑皮蒼朮之燥物；如厥陰風氣主歲，則收防風羌活之風物；如太陽寒水司歲，則收芩連大黃之寒物；如太陰土氣司歲，則收山藥黃精之類甘平甘温之品，以及蒼丹黅素元之穀，所謂藥食宜也。此皆得天地之專精，故先取歲物，謂先備司歲之物，即上章之所謂食歲穀以全其真。蓋食天地之精，以養吾身之真也。司氣，謂五運之氣，五運雖與主歲相同，然又有太過不及之分。太過之歲則物力厚，不及之歲則物力淺薄矣。若非氣運司歲之物，則氣散而力薄。故形質雖同，而氣味有淺深厚薄之異。治保有多少者，謂治病保真之藥食，或宜多用，或宜少用也。按中古之世，不能司歲備物，用炮制以代天地之助，如制附子曰炮，制蒼朮、桑皮曰炒，蓋以火助火而以燥助燥也。近有制附子以水煮曰陰制，制桑皮以蜜拌曰潤燥，是猶用鷹犬而去其爪牙，則驅之搏蹇兎而不能，又安望韓盧之技哉？

帝曰：歲主臟害何謂？岐伯曰：以所不勝命之，則其要也。帝曰：治之奈何？岐伯曰：上淫於下，所勝平之。外淫於内，所勝治之。

王冰曰：不勝，謂木不勝金，金不勝火之類。淫，謂行所不勝己者。上淫於下，天之氣也。外淫於内，地之氣也。隨所制勝，而以平治之也。制勝，謂五味寒熱温凉，隨勝用之。

馬蒔曰：此言歲之五臟被害者，以其有所不勝而治之有法也。歲氣在天，五臟在人，而歲主五臟有害者，正以木氣淫則脾不勝，火氣淫則肺不勝，土氣淫則腎不勝，金氣淫則肝不勝，水氣淫則心不勝，以所不勝命之，則知害臟之要也。故司天之氣，淫於下而臟病生，則以所勝者平之，如木氣淫則以金制之者是也。至在泉之氣，淫於内而臟病生，則亦以所勝者治之，即木氣淫而以金制之者是也。所謂制勝者，謂五味寒熱温凉，隨勝而用之耳。但上淫於下者，淫於三氣已前，有勝無復也。外淫於内者，淫於四氣以後，有勝無復也。

張志聰曰：此論五運之氣，受司天在泉之勝制。歲主者，謂六氣之主歲。臟，五臟也。蓋言五臟内屬五行，而外合五運，五運之氣，受勝制之所傷，則病人五臟而爲害矣。如少商金運而值二火司天，少宫土運而值厥陰在泉，此皆運氣之所不勝，而受勝氣之所勝制，故以所不勝命之，則歲主臟害之要可知矣。上淫於下者，謂司天之氣，淫勝其在下之運氣，當以所勝平之。如少商金運，而火熱上臨，宜平以鹹寒，佐以苦甘。外淫於内者，在泉之氣，淫勝其在内之五運，當以所勝治之。如少宫土運，而風木下淫，宜治以辛凉，佐以苦甘。按司天在泉之氣根於外，五運之化根於中，故曰外淫於内。下章平天氣曰平，治在泉曰治，又諸氣在泉曰淫於内。

帝曰：善。平氣何如？岐伯曰：謹察陰陽所在而調之，以平爲期。正者正治，反者反治。

王冰曰：平謂診平和之氣，知陰陽所在，則知尺寸應與不應，不知陰陽所在，則以得爲失，以逆爲從，故謹察之也。諸方之制，咸悉不然，故曰，反者反治也。

馬蒔曰：此言歲氣之平，而有所病者，亦視其正反而善治之也。上文言上淫於下，外淫於内，而爲病，皆以歲氣不平也。故有平氣而民病者，何也？伯言陰陽者尺寸之位，與夫陰脈陽脈，陰經陽經，皆曰陰陽也，當謹察而調之，以平爲期。如陰經病而陽經不病，陽經病而陰經不病，是爲正病也，正則以寒藥治熱，以熱藥治寒，從而正治之耳。若陰位而見陽脈，陽位而見陰脈，是爲反病也，反則以寒藥治寒，以熱藥治熱，從而反治之耳。

張志聰曰：平氣，謂無上下之勝制，運氣之和平也。甲丙戊庚壬爲陽運，乙丁己辛癸爲陰運，陰陽二運，有太過不及之分，故謹察陰陽所在而調之，以平爲期。正者正治，謂太過之歲，當抑其勝氣，扶其不勝。反者反治，謂不及之運，爲所不勝之氣反勝，當反佐以取之。

帝曰：夫子言察陰陽所在而調之，論言人迎與寸口相應，若引繩小大齊等，命曰平。陰之所在，寸口何如？岐伯曰：視歲南北，可知之矣。帝曰：願卒聞之。岐伯曰：北政之歲，少陰在泉，則寸口不應；厥陰在泉，則右不應；太陰在泉，則左不應。南政之歲，少陰司天，則寸口不應；厥陰司天，則右不應；太陰司天，則左不應。諸不應者，反其診則見矣。帝曰：尺候何如？岐伯曰：北政之歲，三陰在下，則寸不應；三陰在上，則尺不應。南政之歲，三陰在天，則寸不應；三陰在泉則尺不應。左右同。故曰，知其要者，一言而終，不知其要，流散無窮，此之謂也。

王冰曰：陰之所在，脈沉不應，引繩齊等，其候頗乖，故問之北政，木火金水運面北受氣，凡氣在泉者，脈悉不見，唯左右之氣脈可見之。在泉之氣，善則不見，惡者可見，病以氣及客主淫勝名之。在天之氣亦然。厥陰在泉，則少陰在右，故右不應；太陰在泉，則少陰在左，故左不應。南政土運之歲，面南行令，故少陰司天，則兩手寸口不應。不應皆爲脈沉，仰手而沉，覆其手則沉爲浮，細爲大也。司天曰上，在泉曰下。天不應寸，左右悉與寸不應義同。要，謂知陰陽所在，知則用之不惑，不知則尺寸之氣，沉浮小大，常三歲一差也。

馬蒔曰：此言南北二政之司天在泉，其尺寸之脈，各有所不應也。《靈樞》禁服篇云：寸口主中，人迎主外，兩者相應，俱往俱來。若引繩大小齊等，春夏人迎微大，秋冬寸口微大，如是者名曰平人。夫曰微大，則脈之和者也，今寸口之脈而有陰脈來現，沉而不應，則與大小齊等微大之義拂矣。伯言自左右手而言之，則左寸爲人迎，而右寸爲寸口。自兩手而言，則兩手之寸皆爲寸，而兩手之尺皆爲尺。故寸口之脈，有時不宜應者，視歲有南北之政可知之矣。蓋五運以甲己土運爲尊，六氣以少陰君火爲尊，故以甲己土運爲南政，乃面南而行令，與君主同；其餘四運爲北政，則面北而受令，與臣子同。惟以少陰爲君主，凡脈之司天在泉不應者，皆以少陰而論之，故北政之歲，人氣面北而寸北尺南。地左間之氣在右寸，右間之氣在左寸，天左間之氣在右尺，右間之氣在左尺，故乙卯、乙酉、丁卯、丁酉、辛卯、辛酉、癸卯、癸酉，乃少陰在泉也，則兩寸之脈俱不應。夫南政爲少陰司天，則兩寸不應，今北政少陰在泉，而亦兩寸不應者，從君而不從臣也。故不以尺爲主，而以寸爲主耳。訣云：子午南少北卯酉，兩手沉寸口者是也。北政之歲，丙寅、丙申、戊寅、戊申、庚寅、庚申、壬寅、壬申，乃厥陰在泉，其左間則少陰，而右間則太陽也，宜右寸之脈不應。夫南政厥陰司天，則左間少陰，故右寸之脈不應，今北政厥陰在泉，而亦右寸之脈不應者，亦從君而不從臣也。故不以尺爲主，而以寸爲主耳。訣云：巳亥南厥北寅申，右寸脈潛形者是也。北政之歲，丙辰、丙戌、戊辰、戊戌、庚辰、庚戌、壬辰、壬戌，乃太陰在泉，其左間則少陽，而右間則少陰也，宜右寸之脈不應。夫南政太陰司天，則左寸不應，今北政太陰在泉，而亦左寸不應者，從君而不從臣也。訣云：丑未南太北辰戌，左手寸不出者是也。若使北政三陰司天而不在泉，則其不應者，不在寸而在尺矣。故下文曰，北政之歲，三陰在下則寸不應，若三陰在上則尺不應者，此也。南政之歲，如甲子、甲午，乃少陰司天，則兩寸之脈俱不應，如前所云者是也。南政之歲，如己巳、己亥，乃厥陰司天，其左間則少陰，而右間則太陽，宜右寸之脈不應，如前所云者是也。南政之歲，如己丑、己未，乃太陰司天，其左間則少陽，而右間則少陰，宜左寸之脈不應，如前所云者是也。若使南政三陰在泉而不司天，則其不應者不在寸而在尺矣。故下文曰，南政之歲，三陰在天則寸不應，若三陰在泉則尺不應者，此也。所謂諸不應者，即南北二政，而相反以診之，則南政主在寸者，北政主在尺，而南政主在尺者，北政主在寸，則其脈自明矣。且不惟尺寸爲然，凡南北之左右二間，其相反與尺寸同耳。此乃要之所在，而不可不知者也。

張志聰曰：此承上文以申明少陰之所在也。五運之中，少陰不司氣化，隨六氣之陰陽而上下左右，故曰，陰之所在何如？聖人南面而立，前曰廣明，後曰太衝，太衝之地，名曰少陰，少陰之上，名曰太陽。蓋太衝，坎位也，廣明，離位也，少陰主天一之坎水，而上爲太陽之離火，是以北政之歲，隨三陰而在坎，南政之歲，從三陽而在離，故有應不應之分焉。所謂南北者，陰陽也。五運之中，戊癸化火，以戊癸年爲南政，甲乙丙丁己庚辛壬爲北政。五運之政，有南有北，少陰之氣，有陰有陽，是以隨之而上下也。寸尺，血脈也。血乃中焦之汁，流溢於下而爲精，奉心神化赤而爲血，故脈始於足少陰腎，而主於手少陰心，是以診寸尺之陰陽，以徵少陰之上下。若風寒暑濕燥火，天之陰陽也。三陰三陽上奉之，以司主歲之六氣。木火土金水火，地之陰陽也，以司五行之化運。化運五歲而右遷，而五行之中有二火，故君火不司氣化，然雖不主運，而有所居之位焉。少陰之上，君火主之，是少陰本於陰而主於陽，是以南政之歲，居於陽，北政之歲，居於陰也。司天在南，在泉在北，此天地之定位，人面南而診之，寸爲陽而在南，尺爲陰而在北。北政之歲，少陰在泉，則隨陰而居北，是以寸口不應。南政之歲，少陰司天，則對陰而居陽，是以寸口不應。不應者，脈微而不應於診，此論寸尺之陰陽南北也。北政之歲，厥陰在泉，則少陰在左，故右不應，太陰在泉，則少陰在右，故左不應。南政之歲，厥陰司天，則少陰在左，故右不應。太陰司天，則少陰在右，故左不應。此論人迎寸口之左右也。諸不應者，謂左右之不應也。反其診者，以人面南面北而診之也。蓋以圖象平置於幾上，以司天在南，在泉在北，北政之歲，人面北以診之，南政之歲，人面南以診之，則左右之不應可見矣。夫天上地下，天南地北，此天地之定位也。人面南而面北者，人居天地氣交之中，隨天地之氣而環轉也。所謂三陰者，以少陰居二陰之中。上下者，以天在上而泉在下也。左右同者，謂尺之左右不應，與寸之左右不應同也。故知其要者，知少陰之不司氣化，隨陰陽而居上居下也。不知其要，流散無窮者。如疏註之議論紛紜，而茫無歸著也。　朱衛公問曰：假如甲子、甲午歲，君火司天，而寸口不應，是司天之少陰不應於脈耶？曰：五運六歲之道，五運外合五行，内合五臟，五臟之氣見於六脈，而後合於六氣，是感五運之氣而見於寸尺也。故曰，天地之氣，無以脈診，蓋謂司天在泉之六氣，不形於診也。是以首提曰臟害，當知臟害二字，爲照應寸尺而言。

帝曰：善。天地之氣，内淫而病，何如？岐伯曰：歲厥陰在泉，風淫所勝，則地氣不明，平野昧，草迺早秀。民病洒洒振寒，善伸數欠，心痛支滿，兩脅裏急，飲食不下，鬲咽不通，食則嘔，腹脹善噫，得後與氣，則快然如衰，身體皆重。歲少陰在泉，熱淫所勝，皆焰浮川澤，陰處反明。民病腹中常鳴，氣上衝胷，喘不能久立，寒熱，皮膚痛，目瞑，齒痛，䪼腫，惡寒發熱如瘧，少腹中痛，腹大，蟄蟲不藏。歲太陰在泉，草乃早榮，濕淫所勝，皆埃昏巖穀，黄反見黑，至陰之交。民病飲積心痛，耳聾渾渾焞焞，嗌腫喉痹，陰病見血，少腹痛腫，不得小便，病衝頭痛，目似脱，項似拔，腰似折，髀不可以屈，膕如結，腨如别。歲少陽在泉，火淫所勝，則焰明郊野，寒熱更至。民病注泄赤白，少腹痛，溺赤，甚則血便，少陰同候。歲陽明在泉，燥淫所勝，則霿霧清瞑。民病喜嘔，嘔有苦，善太息，心脅痛，不能反側，甚則嗌乾面塵，身無膏澤，足外反熱。歲太陽在泉，寒淫所勝，則凝肅慘慄。民病少腹控睾，引腰脊上衝心痛，血見，嗌痛，頷腫。帝曰：善。治之奈何？岐伯曰：諸氣在泉，風淫於內，治以辛凉，佐以苦甘，以甘緩之，以辛散之。熱淫於內，治以鹹寒，佐以甘苦，以酸收之，以苦發之。濕淫於內，治以苦熱，佐以酸淡，以苦燥之，以淡泄之。火淫於內，治以鹹冷，佐以苦辛，以酸收之，以苦發之。燥淫於內，治以苦温，佐以甘辛，以苦下之。寒淫於內，治以甘熱，佐以苦辛，以鹹瀉之，以辛潤之，以苦堅之。數，音朔。膕，音國。腨，音善。霿，音茂。睾，音亦。

王冰曰：厥陰在泉，氣不明，謂天圍之際，氣色昏暗。風行地上，故平野皆然。脅，謂兩乳之下及胠外也。伸，謂以欲伸努筋骨也。少陰在泉，病不能久立，足無力也。腹大，謂心氣不足，以金火相薄而然。太陰在泉，太陰爲土，色應見黄於天中，而反見於北方黑處，水土同見，故曰至陰之交，合其氣色也。衝頭痛，謂腦後眉間痛也。膕，謂膝後曲脚之中。腨，胻後軟肉處也。少陽在泉，迺處寒之時，熱更其氣，熱氣既往，寒氣後來，故云更至也。餘候與少陰在泉正同。霿霧，謂霧暗不分似霧，霧起霿暗，不辨物形而爲薄寒也。心脅痛，謂心之旁脅中痛也。面塵，謂面上如有觸冒塵土之色也。凝肅，謂寒氣靄空，凝而不動，萬物靜肅其儀形也。慘慄，寒甚也。控，引也。睾，陰丸也。頷，頰車前牙之下也。風性喜温而惡清，故治之凉，是以勝氣治之也。佐以苦，隨其所利也。木苦急則以甘緩之，苦抑則以辛散之。大法正味如此，諸爲方者不必盡用之。但一佐二佐，病已則止，餘氣皆然。熱性惡寒，故治以寒也。熱之大盛甚於表者，以苦發之，不盡復寒制之，寒制不盡，復苦發之，以酸收之。甚者再方，微者一方，可使必已。時發時止，亦以酸收之，濕與燥反，故治以苦熱，佐以酸淡也。燥除濕，故以苦燥其濕也。淡利竅，故以淡滲泄也。火氣大行於腹心，怒之所生也。鹹性柔軟，故以治之，以酸收之。大法候其須汗者，以辛佐之，不必要資苦味令其汗也。欲柔軟者，以鹹治之，温利凉性，故以苦治之。下謂利之，使不得燥結也。以熱治寒，是爲摧勝，折其氣用，令不滋繁也。苦辛之佐，通事行之。

馬蒔曰：此言六氣之在泉，淫勝爲病者，各有治之之法也。上文言外淫於內，所勝治之，帝遂以內淫而病者爲問。伯言甲寅、丙寅、戊寅、庚寅、壬寅、甲申、丙申、戊申、庚申、壬申之歲，迺厥陰在泉也。厥陰爲風木，故風淫所勝，則木勝土而風勝濕，地氣不明，平野亦昧，氣色皆昏暗也。草迺早秀，木齊土化也。其民病爲洒洒振寒，爲善伸，爲數欠，爲心痛，爲支滿，爲兩脅裏急，爲飲食不下，爲鬲咽不通，爲食則嘔，木邪乘胃也。爲腹脹，爲善噫，爲得後與氣則快然如衰，爲身體皆重，木邪乘脾也。乙卯、丁卯、己卯、辛卯、癸卯、乙酉、丁酉、己酉、辛酉、癸酉之歲，迺少陰在泉也。少陰爲君火暑熱，故熱淫所勝，則火勝金而熱勝燥，焰浮於川澤之中，而陰處反明，其民病爲腹中常鳴，爲上衝胷，爲喘不能久立，爲寒熱，爲皮膚痛，火邪乘肺也。爲目瞑，爲齒痛，爲頔腫，爲惡寒發熱如瘧，爲少腹中痛，爲大腹大火，邪乘大腸也。時則蟄蟲亦不藏，火邪盛也。甲辰、丙辰、戊辰、庚辰、壬辰、甲戌、丙戌、戊戌、庚戌、壬戌之歲，迺太陰在泉也。太陰爲濕土，故濕淫所勝，則土勝水而濕勝寒，巖谷埃昏，黄色見於北方黑處，而水土同見，是至陰之交合其氣色也。其民病爲飲積，爲心痛，爲耳聾渾渾焞焞，爲嗌腫，爲喉痹，爲陰病血見，爲少腹痛腫，爲不得小便，土邪乘腎也。爲病衝頭痛，至腨如别，土邪勝膀胱也。乙巳、丁巳、己巳、辛巳、癸巳、乙亥、丁亥、己亥、辛亥、癸亥之歲，迺少陽在泉也。少陽爲火，故火淫所勝，則火勝金而熱勝燥，焰明於郊野，當寒之時而熱更其氣，熱氣既往，而寒氣又來，其民病爲注泄赤白，爲小腹痛，爲溺赤，甚則爲血便，皆與少陰之在泉者同候耳。甲子、丙子、戊子、庚子、壬子、甲午、丙午、戊午、庚午、壬午之歲，迺陽明在泉也。陽明爲燥金，故燥淫所勝，則金勝木而燥勝風。霧則霿暗而清冷晦暝，其民病爲善嘔，嘔有苦味，爲善太息，爲心脅痛，不能反側，甚則爲嗌乾，爲面如有塵，爲身無膏澤，爲足之外廉反熱，皆肝膽之爲病也。乙丑、丁丑、己丑、辛丑、癸丑、乙未、丁未、己未、辛未、癸未，迺太陽在泉也。太陽爲寒水，故寒淫所勝，則水勝火而寒勝熱，凝肅慘慄，寒之象也，其民病爲少腹控睾以引腰脊上衝心痛，爲血見，爲嗌痛，爲頷腫，皆心與小腸之病也。故治之者，風淫於内，則風性喜温而惡清，治之以辛，所謂肝欲散，急食辛以散之，治之以凉，是以金氣治木也，佐之以苦，隨其所利也。又以甘緩之，所謂肝苦急，急食甘以緩之也。熱淫於内，則熱性惡寒，治之以鹹，水勝火也。治之以寒，寒勝熱也。佐以苦甘，甘以調之而苦以降之也。以酸收之，正以心苦緩，惟酸爲能收之也。以苦發之，邪猶未已，而復以苦性發之也。濕淫於内，則濕與燥反治以苦熱，佐以酸淡也。蓋燥除濕，故以苦燥其濕，淡利竅，故以淡滲泄，所謂脾苦濕，急食苦以燥之也。火淫於内，則與前熱淫於内相同。蓋相火猶君火也，故治以鹹冷，佐以苦辛，以酸收之，以苦發之者，與前無大異也。燥淫於内，則燥畏火。故治以苦温。又肺苦氣上逆，急食苦以泄之，用辛瀉之，酸補之，所以佐以苦辛而以苦下之也。寒淫於内，則寒性畏熱，故治以甘熱。又腎苦燥，急食辛以潤之，腎欲堅，急食苦以堅之，故佐以苦辛，以鹹瀉之，以辛潤之，以苦堅之也。

張志聰曰：此章論六氣在泉而爲民病，當以所勝之氣味治之。厥陰在泉，寅申歲也。風淫於下，則塵土飛揚，故地氣不明。平野昏昧，草得生氣，故早秀也。按經脈篇云：脾是動則病洒洒振寒，善伸數欠，脾氣病則飲食不下，食則嘔，腹脹，善噫，得後與氣則快然如衰，身體俱重，蓋木淫而土病也。又厥陰肝脈，上貫鬲，布脅肋，故爲心痛支滿等證。少陰在泉，卯酉歲也。少陰君火，生於水中，是以焰浮川澤，少陰標陰而本火，故陰處反明。腹中常鳴者，火氣奔動也。氣上衝胸者，火氣炎上也。喘不能久立，寒熱皮膚痛者，火淫肺金也。目瞑者，熱甚陰虛，畏陽光也。齒痛䪼腫，熱乘陽明也。發熱如瘧者，少陰標本之氣病也。熱在下焦則少腹中痛，熱在中焦則腹大也。太陰在泉，辰戌歲也。土爲草木之所資生，故草迺早榮。黄迺土色，黑迺水色。土勝濕淫，故黄反見黑。五常政論曰：太陰司天，濕氣下臨，腎氣上從，黑起水變。皆土勝水應之義。至陰之交，迺三氣四氣之交，土司令也。飲積心痛，寒濕上乘也。按經脈篇自耳聾至喉痺，迺三焦經病；自陰病至，不得小便，以邪濕下流，爲腎臟受病；自衝頭痛至腨如別，迺膀胱經病。蓋三焦爲決瀆之官，膀胱迺水津之腑，土氣淫勝，而水臟水腑皆爲病也。少陽在泉，巳亥歲也。少陽之火，地二所生，故焰明郊野，寒熱更至，熱傷血分則注赤，熱傷氣分則注白，熱在下焦，故少腹痛而溺赤血便者，甚則血出於小便也。少陰之火出自水，少陽之火生於地，皆有陰陽寒熱之分，故與少陰同候。陽明在泉，子午歲也。金氣淫於下，則霿霧清暝於上矣。按經脈篇嘔苦善太息，心脅痛，不能轉側，甚則面有微塵，體無膏澤，足外反熱，迺足少陽病；嗌乾面塵，迺足厥陰病，蓋金勝而肝膽病也。太陽在泉，丑未歲也。水寒淫勝，故凝肅慘慄。寒淫於下，則膀胱與腎受之膀胱居於少腹，故少腹痛。腎主陰器，故控引睾丸。太陽之脈，挾脊抵腰中，故引腰脊。腎脈絡心，故上衝心痛。心主血而寒氣逼之，故血見。按經脈篇嗌痛頷腫，迺小腸經病。小腸者，心之腑也，亦水邪上侮火臟火腑而然。風迺木氣，金能勝之，故治以辛。涼過於辛，恐反傷其氣，故佐以苦。甘苦勝辛而甘益氣，木性急，故以甘緩之。風邪勝，故以辛散之也。熱迺火氣，水能勝之，故宜治以鹹寒，佐以苦甘。甘勝鹹，所以防鹹之過；苦能泄，所以去熱之實也。酸迺木味，火生於木，以酸收之者，收火歸原也。熱鬱於內而不解者，以苦發之也。濕迺陰土之氣，故宜治以苦熱。苦能勝濕，熱以和陰，酸從木化，故佐以酸淡。以苦燥之者，苦從火化也。以淡泄之者，淡味滲泄爲陽也。火淫於內，故宜治以鹹冷。苦能泄辛能散，故當佐以苦辛。以酸收之，以苦發之，與上文同義。燥迺清涼金氣，故當治以苦溫。燥則氣結於內，故當佐以辛甘，發散以苦下之也。寒迺水氣，土能勝水，熱能勝寒，故宜治以甘熱。

帝曰：善。天氣之變何如？岐伯曰：厥陰司天，風淫所勝，則太虚埃昏，雲物以擾，寒生春氣，流水不冰。民病胃脘當心而痛，上支兩脅，鬲咽不通，飲食不下，舌本强，食則嘔，冷泄，腹脹，溏泄，瘕，水閉，蟄蟲不出。病本於脾，衝陽絶，死不治。少陰司天，熱淫所勝，怫熱至，火行其政。民病胷中煩熱，嗌乾，右胠滿，皮膚痛，寒熱，欬喘，大雨且至，唾血，血泄，鼽衄，嚏嘔，溺色變，甚則瘡瘍，胕腫，肩背臂臑，及缺盆中痛，心痛，肺䐜，腹大滿膨膨而喘欬。病本於肺，尺澤絶，死不治。太陰司天，濕淫所勝，則沉陰且布，雨變枯槁。胕腫骨痛，陰痹，陰痹者，按之不得，腰脊頭項痛，時眩，大便難，陰氣不用，饑不欲食，欬唾則有血，心如懸。病本於腎，太谿絶，死不治。少陽司天，火淫所勝，則温氣流行，金政不平。民病頭痛，發熱惡寒而瘧，熱上皮膚痛，色變黄赤，傳而爲水，身面胕腫，腹滿，仰息，泄注赤白，瘡瘍，欬吐血，煩心，胷中熱，甚則鼽衄。病本於肺，天府絶，死不治。陽明司天，燥淫所勝，則木迺晚榮，草迺晚生。筋骨内變，民病左胠脅痛，寒清於中，感而瘧，大凉革候，欬，腹中鳴，注泄，鶩溏，名木斂生菀於下，草焦上首，心脅暴痛，不可反側，嗌乾，面塵，腰痛，丈夫㿗疝，婦人少腹痛，目眛，眥瘍瘡，痤癰，蟄蟲來見。病本於肝，太衝絶，死不治。太陽司天，寒淫所勝，則寒氣反至，水且冰。血變於中，發爲癰瘍，民病厥心痛，嘔血，血泄，鼽衄，善悲，時眩仆運，火炎烈，雨暴迺雹，胷腹滿，手熱，肘攣，腋腫，心澹澹大動，胷脅胃脘不安，面赤目黄，善噫，嗌乾，甚則色炲，渴而欲飲。病本於心，神門絶，死不治。所謂動氣知其臟也。帝曰：善。治之奈何？岐伯曰：司天之氣，風淫所勝，平以辛凉，佐以苦甘，以甘緩之，以酸瀉之。熱淫所勝，平以鹹寒，佐以苦甘，以酸收之。濕淫所勝，平以苦熱，佐以酸辛，以苦燥之，以淡泄之。濕上甚而熱，治以苦温，佐以甘辛，以汗爲故而止。火淫所勝，平以酸冷，佐以苦甘，以酸收之，以苦發之，以酸復之。熱淫同。燥淫所勝，平以苦温，佐以鹹辛，以苦下之。寒淫所勝，平以辛熱，佐以甘苦，以鹹瀉之。

王冰曰：厥陰司天，風自天行，故太虚埃起。風動飄蕩，故雲物擾，不分遠物，是爲埃昏。土之爲病，善泄利。若病水，則小便閉而不下。若大泄利，則經水亦多閉絶。衝陽在足跗上五寸，去陷骨三寸，動脈應手，胃之氣也。微則食飲減少，絶則藥食不入，下嗌還出也。攻之不入，養之不生，邪氣日强，真氣内絶，故必死。少陰司天，怫熱至，火行其政也。是歲民病集於右，蓋以小腸通心，病自肺生，故曰病本於肺。尺澤在肘内廉大文中，動脈應手，肺之氣也。火爍於金，承天之命，金氣内竭，故危。尺澤不至，肺氣已絶，榮衛之氣，宣行無主，真氣内竭，生之何有哉？太陰司天，腎氣受邪，水無能治，下焦枯涸，故大便難。太谿在足内踝後跟骨上陷中，動脈應手，腎之氣也。土邪勝水，而腎氣内絶，邪甚正微，故方無所用矣。少陽司天，火來用事，則金氣受邪，故曰金政不平，火炎於上，金肺受邪，客熱内燔，水無能救，故化生諸病，制火之客則已矣。天府在肘後外側上腋下同身寸之三寸，動脈應手，肺之氣也。火勝則金脈絶，故死。陽明司天，金勝故草木晚生榮也。配於人身，則筋骨内應而不用。夫大凉之氣，變易時候，則寒清發於中，内感寒氣則爲痎瘧也。大腸居右，肺氣通之，今肺氣内淫，肝居於左，故左胠脅痛而如刺割。其歲民病自注泄，則無淫勝之疾，大凉且甚，陽氣不行，故不容收斂，草榮悉晚，生氣已升，陽不布令，故閉積生氣而稸於下也。在婦人之應，則少腹之内，痛氣居之，發疾於仲夏。皆瘍之疾，猶及秋中。瘡痤之類生於上，癰腫之患生於下，瘡色雖赤，中心正白，物氣之常也。太衝在足大指本節後二寸，動脈應手，肝之氣也。金來伐木，肝氣内絶，真不勝邪，死其宜也。太陽司天，寒氣布化，故水且冷而血凝皮膚之間，衛氣結聚，故爲癰也。若乘火運而火熱炎烈，與水交戰，故暴雨半珠形爲雹也。心氣爲噫，故善噫。是歲民病集於心脅之中也。陽氣内鬱，濕氣下蒸，故心厥痛而嘔血，血泄，鼽衄面赤目黄，善噫，手熱肘攣，腋腫嗌乾；甚則寒氣勝陽，水行凌火，火氣内鬱，故渴而欲飲也。病始心生，爲陰凌犯。故云病本於心也。神門在手之掌後鋭骨之端，動脈應手，真心氣也。水行乘火，而心氣内結，神氣已亡，不死何待？善知其診，故不治也。所以診視而知死者，以臟之經脈動氣，知神臟之存亡爾。治，謂可攻治者。風淫所勝，謂厥陰之氣未爲盛熱，故以凉藥平之。夫氣之用也，積凉爲寒，積温爲熱。以熱少之，其則温也；以寒少之，其則凉也；以温多之，其則熱也；以凉多之，其則寒也。各當其分，則寒寒也，温温也，熱熱也，凉凉也。方書之用，可不務乎？故寒熱温凉，升降多少，善爲方者，意必精通，餘氣皆然，從其制也。熱淫所勝，謂熱氣已退時發動者，是爲心虚。氣散不斂，以酸收之，雖以酸收，亦兼寒助，迺能殄除其源本矣。熱見太甚，則以苦發之，汗已便凉，是邪氣盡，勿寒水之。汗已猶熱，是邪氣未盡，則以酸收之。已又熱，則復汗之。已汗復熱，是臟虚也，則補其心可矣。濕氣所淫，皆爲腫滿，但除其濕，腫滿自衰。因濕生病，不腫不滿者，亦爾治之。濕氣在上，以苦吐之，濕氣在下，以苦泄之，以淡滲之，則皆燥也。泄，謂滲泄，以利水道下小便爲法，然酸雖熱，亦用利小便，去伏水也。治濕之病，不下小便，非其法也。濕上甚而熱，謂身半以上，濕氣有餘，火氣復鬱，鬱濕相搏，則以苦温甘辛之藥，解表疏汗而祛之。故云，以汗爲除病之故也。火淫所勝，同熱淫法，以酸復其本氣，若不復其氣，則淫氣空虚，招其損也。若制燥之勝，必以苦温，是以火之氣味也。宜下必以苦，宜佐必以酸，宜瀉必以辛。清甚生寒，留而不去，則以苦温下之，氣有餘則以辛瀉之，諸氣同法。若寒淫散，止之則不可過也。

馬蒔曰：此言六氣之司天淫勝爲病者，各有治之之法也。上文言上淫於下，所勝平之，而此遂以司天之氣之變爲問。伯言乙巳、丁巳、己巳、辛巳、癸巳、乙亥、丁亥、己亥、辛亥、癸亥之歲，迺厥陰司天也。厥陰爲風木，風淫所勝，則風自天行，太虚埃昏，風動飄蕩，故雲物以擾也。春氣宜温而寒尚生，風勝温也。流水不冰，風撓之也。其民病爲胃脘當心而痛，爲上肢兩脅，及鬲咽不通，飲食不下，爲舌本强，爲食則嘔，爲冷泄，爲腹脹，爲溏，爲泄瘕，爲水閉，時則蟄蟲不出。凡病皆本於脾，以木來勝土也。故衝陽者，足陽明胃經之穴，若此脈氣絶，則死不治矣。甲子、丙子、戊子、庚子、壬子、甲午、丙午、戊午、庚午、壬午之歲，迺少陰司天也。少陰爲暑熱，熱淫所勝，則怫然已至，火行其政，其民病爲胷中煩熱，爲嗌乾，爲右胠滿，爲皮膚痛，爲寒熱，爲欬爲喘，及大雨且至之候，則爲唾血，爲血泄，爲鼽，爲衄，爲嚏，爲嘔，爲溺色變；甚則爲瘡瘍，爲胕腫，爲肩背臂臑及缺盆中痛，爲心痛，爲肺䐜脹，爲腹大滿膨膨而欬喘，皆火來勝金，而病本於肺也。尺澤者，手太陰肺經之穴，若此脈氣絶，則死不治矣。乙丑、丁丑、己丑、辛丑、癸丑、乙未、丁未、己未、辛未、癸未之歲，迺太陰司天也。太陰爲濕土，故濕淫所勝，則沉陰且布，雨變枯槁，其民病爲胕腫，爲骨痛陰痺，蓋陰痺者，按之不可得而知其處也。又爲腰脊頭項痛，及時爲眩暈，爲大便難，爲陰氣不舉，爲饑不欲食，爲欬唾則有血，爲心如懸，皆土來勝水而病本於腎也。太谿者，足少陰腎經之穴，若此脈氣絶，則死不治矣。甲寅、丙寅、戊寅、庚寅、壬寅、甲申、丙申、戊申、庚申、壬申之歲，迺少陽司天也。少陽爲相火，火淫所勝，則温氣流行，金政不平，其民病有爲頭痛，爲發熱惡寒而瘧，爲熱上皮膚痛及色變黄赤，又傳而爲水身面胕腫，爲腹滿，爲仰息，爲泄注赤白，爲瘡瘍，爲欬唾血，爲煩心，爲胷中熱，甚則有爲鼽爲衄，皆火來勝金而病本於肺也。天府者，手太陰肺經之穴，若此脈氣絶，則死不治矣。乙卯、丁卯、己卯、辛卯、癸卯、乙酉、丁酉、己酉、辛酉、癸酉之歲，迺陽明司天。陽明爲燥金，故燥淫所勝，則木乃晚榮，草乃晚生，以木受剋於金也。人之筋骨變於内，其民病爲左胠脅痛，肝居於左也。爲寒冷於中，爲感而成瘧；及大涼革候，民病又爲欬，爲腹中鳴，爲注泄，爲鶩溏。至於名木斂其生意而菀於下，草焦其上首，民病又爲心脅暴痛，不可以反側，爲嗌乾，爲面塵，爲腰痛，爲丈夫癩疝，爲婦人少腹痛，爲目昧，爲眥生瘡瘍，爲痤爲癰。其蟄蟲則有時來見，皆金來勝木而病本於肝也。太衝者，足厥陰肝經之穴，若此脈氣絶，則死不治矣。甲辰、丙辰、戊辰、庚辰、壬辰、甲戌、丙戌、戊戌、庚戌、壬戌之歲，迺太陽司天也。太陽爲寒水，故寒淫所勝，則寒氣反至，水且冰，寒凝血變於中，當發爲癰瘍，其民病爲厥心痛，爲嘔血，爲血泄，爲鼽衄，爲善悲，爲時眩仆運，及火炎烈而雨暴乃雹，爲胷腹滿，爲手熱，爲肘攣，爲腋腫，爲心澹澹大動，爲胷脅胃脘不安，爲面赤目黃，爲善噫，爲嗌乾，甚則爲色炲，爲渴欲飲，皆水來勝火而病本於心也。神門者，手少陰心經之穴，若此脈氣絶，則死不治矣。凡此皆以衝陽、尺澤、太谿、天府、太衝等脈爲驗者，即以各穴動氣，而知其五臟之絶耳。故治之者，風淫所勝，則平以辛凉，佐以苦甘，以甘緩之，以酸瀉之。彼厥陰在泉者，其法與此大同，而復有以辛散之之一語耳，無以酸瀉之也。熱淫所勝，則平以鹹寒，佐以苦甘，以酸收之。彼少陰在泉者，其法與此大同，而復有以苦發之之一語耳。濕淫所勝，則平以苦熱，佐以酸辛，以苦燥之，以淡泄之。彼太陰在泉者，其法與此大同，而止有佐以酸淡，與此佐以酸辛者少異。但身半以上，濕氣尚餘，火氣復鬱，鬱濕相薄，則以苦温甘辛之藥，解表發汗，候其體之如舊而止藥也。火淫所勝，則平以鹹冷，佐以苦甘，以酸收之，以苦發之，以酸復之，與上熱淫所勝者同法。蓋上爲君火，而此爲相火也。又與彼少陽在泉者同法，但無以酸復之之一語耳。燥淫所勝，則平以苦温，佐以酸辛，以苦下之。彼陽明在泉者，其法與此大同，但彼則佐以甘辛，而此則佐以酸辛耳。寒淫所勝，則平以辛熱，佐以苦甘，以鹹瀉之。彼太陽在泉者，則復有以辛潤之，以苦堅之之二語耳。

張志聰曰：厥陰司天，巳亥歲也。風淫於上，故太虛埃昏，雲物擾亂，寒生於春氣，是以流水不冰。按經脈篇舌本强，食則嘔，胃脘痛，腹脹，飲食不下，溏瘕泄，水閉，皆脾經之病。蓋風木淫勝，故病本於脾。蟄蟲藏於土中，因風氣外淫，故不出也。少陰司天，子午歲也。怫，鬱也。蓋少陰之火，發於陰中，故爲怫熱。少陰太陽，陰中有陽，陽中有陰，陰陽相從，標本互換，是以火熱甚而大雨至，水寒極而運火炎。民病胷中煩熱，嗌乾，右胠滿，皮膚痛，肺受火熱，而津液不生也。唾血血泄，熱淫而迫血妄行也。按經脈篇溺色變，肩背臂臑痛，煩心，胷滿，肺脹膨膨而喘欬，皆肺經之病。蓋火淫則金氣受傷，故病本於肺。太陰司天，丑未歲也。濕淫於上，是以沉陰且布，草木枯槁，得化氣之雨，而變生胕腫陰痺，皆感寒濕之氣，病在陰者，名曰痺，故按之不得也。腎主骨而膀胱爲之腑，故腰脊頭項骨痛。腎開竅於二陰，故大便難也。陰氣不用者，不能上交於心也。上下不交，則上焦之火，熱留於胃，胃熱則消穀，故善饑。胃氣上逆，故不欲食也。欬唾有血者，心火在上，而不得上下之相濟也。經脈篇曰：腎是動，病目䀮䀮無所見，心如懸，若饑。蓋心腎不交，故虚懸於上而若饑也。此土淫勝水，故病本於腎。少陽司天，寅申歲也。火淫所勝，故金政不平。少陽之火，在天爲暑，故民病頭痛，寒熱而瘧，熱上皮膚，色變黄赤，火上淫於肺也。肺者太陰，皆積水也。傳爲水者逼其金水外溢，故爲腫滿之水病也。仰息，肺氣逆而不得偃息也。泄注赤白瘡瘍唾血煩心，火熱盛也。鼽衄甚而及於肺也。此火淫勝金，故病本於肺。陽明司天，卯酉歲也。燥金淫勝於上，則木受其制，故草木生榮俱晚。肝血傷而不能榮養筋骨，故生内變。左胠脅痛，肝經病也。感寒清而成瘧者，秋成痎瘧也。大凉革候者，夏秋之交，變炎暑而爲清凉也。腹中鳴注泄騖溏，寒清於中也。菀，茂也。名木斂於上，而生菀於下，草焦上首，肅殺之氣淫於上也。心脅暴痛，不可反側，嗌乾面塵，癲疝皆瘍，皆肝經之病。蓋金淫於上，故病本於肝。曰寒氣反至者，謂太陽爲諸陽之首，即君火之陽也。然本於在下之寒水，今寒氣反從上而至，是上下皆寒，而太陽運居於中，故曰運火炎烈。夫寒臨於上，如陽能勝之，即所謂凡傷於寒則爲病熱，迺病反其本，得標之病矣。故治反其本，得標之方，此太陽從本從標，寒熱更勝之氣也。是以癰瘍嘔血，鼽衄腹滿，迺陽熱中盛之證。如心痛眩仆，面赤目黄，色炲善噫，迺寒凌心火，逼其火熱上炎，水火寒熱交争，而神門脈絶，心氣滅矣。按在泉之氣，曰淫於内而曰治，司天之氣，曰所勝而曰平，蓋天氣在外，而地氣在内也。故曰，治者，治其内而使之外也。曰平者，平其上而使之下也。是以在泉曰，以辛散之，在司天曰，以酸瀉之。若熱淫則自下而上，淫於内者宜從之而發散於外也。濕迺土之濕氣，故上甚而熱者，亦宜用辛温發散以汗爲故而止。《金匱要略》曰：腰以下腫，當利小便，腰以上腫，當發汗迺愈。此皆治水濕之要法，至少陽之火，迺地火也，如平之而未平者，淫於内也，故當以苦發之。此即三焦之元氣，宜復以酸收之，勿使其過於發散也。夫少陰之熱，君主之火也，淫甚則外内相合，亦當以苦發之。苦温能勝清，金辛能潤燥，燥必内結，故以酸苦泄之。夫寒淫於也，則乾涉於臟氣，故上文曰，以辛潤之，以苦堅之，此勝於外，止宜平之瀉之而已。

帝曰：善。邪氣反勝，治之奈何？岐伯曰：風司於地，清反勝之，治以酸温，佐以苦甘，以辛平之。熱司於地，寒反勝之，治以甘熱，佐以苦辛，以鹹平之。濕司於地，熱反勝之，治以苦冷，佐以鹹甘，以苦平之。火司於地，寒反勝之，治以甘熱，佐以苦辛，以鹹平之。燥司於地，熱反勝之，治以平寒，佐以苦甘，以酸平之，以和爲利。寒司於地，熱反勝之，治以鹹冷，佐以甘辛，以苦平之。

王冰曰：厥陰在泉，則風司於地。邪氣勝盛，故先以酸瀉，佐以苦甘，邪氣退則正氣虛，故以辛補養而平之。少陰在泉，則熱司於地，先瀉其邪而後平其正氣也。補瀉之義，餘氣皆同。太陰在泉則濕司於地，少陽在泉則火司於地，陽明在泉則燥司於地。燥之性，惡熱亦畏寒，故以冷熱和平爲方制也。太陽在泉則寒司於地，此六氣方治與前淫勝法殊貫。云治者，瀉客邪之勝氣也。云佐者，皆以所利所宜也。云平者，補己弱之正氣也。

馬蒔曰：此言六氣在泉，反爲邪氣所勝者，而有治之之法耳。帝疑六氣在泉，不能淫勝於他氣，而反爲邪氣所勝，治之必有其法。伯言五寅五申之歲，則厥陰在泉，風司於地，不能勝土，而反爲金氣之清者勝之，故治以酸溫，佐以苦甘，候邪氣既退，正氣尚虛，則以辛補養而平之。五卯五酉之歲，則少陰在泉，熱司於地，不能勝金，而反爲水氣之寒者勝之，故治以甘熱，佐以苦辛，候邪氣既退，而正氣尚虛，則以鹹而平之。五辰五戌之歲，則太陰在泉，濕司於地，不能勝水，而反爲風熱勝之，則必治以苦冷，佐以鹹甘，候邪氣既退，而正氣尚虛，則以苦而平之，五巳五亥之歲，則相火司於地，不能勝金，而反爲水氣之寒者勝之，則治法與熱司於地盡同也。五子五午之歲，則陽明在泉，燥司於地，不能勝木，而反爲火氣之熱者勝之，則治以平寒，佐以苦甘，候邪氣既退，而正氣尚虛，則以酸而平之。蓋燥之性，惡熱而畏寒，故其治法如此，而以和平爲順利耳。五丑五未之歲，則太陽在泉，寒司於地，不能勝火，而反爲濕熱勝之，則治以鹹冷，佐以甘辛，候邪氣既退，而正氣尚虛，則以苦而平之。

張志聰曰：邪氣反勝者，不正之氣反勝，在泉主歲之氣，又當用勝邪之氣味以平治之。

帝曰：其司天邪勝何如？岐伯曰：風化於天，清反勝之，治以酸溫，佐以甘苦。熱化於天，寒反勝之，治以甘溫，佐以苦酸辛。濕化於天，熱反勝之，治以苦寒，佐以苦酸。火化於天，寒反勝之，治以甘熱，佐以苦辛。燥化於天，熱反勝之，治以辛寒，佐以苦甘。寒化於天，熱反勝之，治以鹹冷，佐以苦辛。

馬蒔曰：大凡巳亥之歲，風化司天，反爲金之清氣所勝，則治以酸溫，佐以甘苦者，與風司於地者同。而彼則又以辛平之也。凡子午之歲，熱化於天，反爲水之寒氣所勝，則治以甘溫，佐以苦酸辛，與熱司於地者，彼治以甘熱，而此以甘溫，彼佐以苦辛，而此以苦酸辛，彼以鹹平之，而此則不用也。凡丑未之歲，則濕化於天，反爲火之熱氣所勝，當治以苦寒，佐以苦酸，彼濕司於地者，當治以苦冷，佐以鹹甘，以苦平之，與此大異也。凡寅申之歲，則火化於天，反爲水之寒氣所勝，當治以甘熱，佐以苦辛，與火司於地，治以甘熱，佐以苦辛者同，而彼則有以鹹平之也。凡卯酉之歲，則燥化於天，反爲火之熱氣所勝，當治以辛寒，佐以苦甘，與燥司於地，治以平寒，佐以苦甘者小異，而彼則有以酸平之，以和爲利也。凡辰戌之歲，則寒化於天，反爲火之熱氣所勝，當治以鹹冷，佐以苦辛，與寒司於地，治以鹹冷，佐以甘辛者小異，而彼則又以苦平之也。

帝曰：六氣相勝奈何？岐伯曰：厥陰之勝，耳鳴頭眩，憒憒欲吐，胃鬲如寒，大風數舉，倮蟲不滋，胠脅氣并，化而爲熱，小便黃赤，胃脘當心而痛，上支兩脅，腸鳴飧泄，少腹痛，注下赤白，甚則嘔吐，鬲咽不通。少陰之勝，心下熱善饑，齊下反動，氣遊三焦，炎暑至，木乃津，草乃萎，嘔逆躁煩，腹滿痛，溏泄，傳爲赤沃。太陰之勝，火氣內鬱，瘡瘍於中，流散於外，病在胠脅，甚則心痛，熱格頭痛，喉痹，項强，獨勝則濕氣內鬱，寒迫下焦，痛留頂互引眉間，胃滿，雨數至，燥化乃見，少腹滿，腰脽重强，內不便，善注泄，足下溫，頭重足脛胕腫，飲發於中，胕腫於上。少陽之勝，熱客於胃，煩心心痛，目赤欲嘔，嘔酸善饑，耳痛溺赤，善驚譫妄，暴熱消爍，草萎水涸，介蟲乃屈，少腹痛，下沃赤白。陽明之勝，清發於中，左胠脅痛溏泄，內爲嗌塞，外爲癩疝，大凉肅殺，華英改容，毛蟲乃殃，胷中不便，嗌塞而欬。太陽之勝，凝凓且至，非時水冰，羽乃後化，痔瘧發，寒厥入胃，則內生心痛，陰中迺瘍，隱曲不利，互引陰股，筋肉拘苛，血脈凝泣，絡滿色變，或爲血泄，皮膚否腫，腹滿食減，熱反上行，頭項顖頂，腦户中痛，目如脱，寒入下焦，傳爲濡瀉。帝曰：治之奈何？岐伯曰：厥陰之勝，治以甘清，佐以苦辛，以酸瀉之。少陰之勝，治以辛寒，佐以苦鹹，以甘瀉之。太陰之勝，治以鹹熱，佐以辛甘，以苦瀉之。少陽之勝，治以辛寒，佐以甘鹹，以甘瀉之。陽明之勝，治以酸溫，佐以辛甘，以苦瀉之。太陽之勝，治以甘熱，佐以辛酸，以鹹瀉之。

王冰曰：先舉其用爲勝。心下齊上胃之分。胃鬲，謂胃脘之上及大鬲之下，風寒氣生也。氣并，謂偏著一邊。鬲咽，謂食飲入而復出，此厥陰之勝也。濕勝於上，則火氣內鬱，勝於中則寒迫下焦，水溢河渠，則鱗蟲離水也。脽，謂臀肉也。不便，謂腰重內强直，屈伸不利也。獨勝，謂不兼鬱火也。胕腫於上，謂首面也。足脛腫，是火鬱所生，此太陰之勝也。熱暴甚，故草萎水涸，陰氣消爍，介蟲金化也。火氣大勝，故介蟲屈伏，此少陽之勝也。大凉肅殺，金氣勝木，故草木華英，爲殺氣損削，改易形容，而焦其上首也。

毛蟲木化，氣不宜金，故金政大行，而毛蟲死耗也。肝木之氣，下主於陰，故大凉行而癩疝發也。胷中不便，謂呼吸回轉，或痛或緩，急而不利便也。氣太盛，故嗌塞而欬。嗌，謂喉之下，接連胷中肺兩葉之間，此陽明之勝也。寒氣凌逼，陽不勝之，故非寒時而水先冰結也。水氣大勝，陽火不行，故諸羽蟲生化而後也。絡，絡脈也。太陽之氣，標在於巔，故熱反上行於頭也。以其脈起於目內眥，上額交巔上，入絡腦，還出別下項，故顖頂及腦户中痛，目如欲脫也。濡，謂水利，此太陽之勝也。夫六勝之至，皆先歸於不勝已者，故不勝者當先瀉之以通其道，次瀉所勝之氣，令其退釋也。治諸勝而不瀉遣之，則勝氣浸盛，而內生諸病也。林億曰：詳此爲治，皆先瀉其不勝，而後瀉其來勝，獨太陽之勝，治以甘熱爲異，疑甘字迺苦字之誤也。若云治以苦熱，則六勝之制，皆一貫也。太陰之勝，注云水溢河渠，則鱗蟲離水，於經文無所解。雨數至下，脫鱗見於陸四字。

馬蒔曰：此言六氣相勝，各有天時民病，而有治之法也。凡巳亥之歲，則厥陰司天，而其所勝之民病，爲耳鳴，爲頭眩，爲憒憒欲吐，爲胃鬲間如有寒氣，及大風數舉，則倮蟲不滋，以木勝土也。又爲胠脅氣并，化而爲熱，爲小便黃赤，爲胃脘當心而痛，爲上支兩脅亦痛。爲腸鳴，爲飧泄，爲少腹痛，爲注下赤白，甚則爲嘔吐，爲鬲咽不通也。凡子午之歲，則少陰司天，而所勝之民病，爲心下熱，爲善饑，爲齊下反動，爲氣遊於前三焦。及炎暑已至，則乃木流津，火迫汗出也。草迺衰萎。民病爲嘔逆，爲躁煩，爲腹滿，爲痛，爲溏泄，及傳爲赤沃也。凡丑未之歲，則太陰司天，而其所勝之民病，爲火氣內鬱，其瘡瘍自中而流散於外，爲病在胠脅，甚則爲心痛，爲熱格，爲頭痛，爲喉痹，爲項强。惟土邪獨勝，則濕氣內鬱，爲寒迫下焦，爲痛留於頂，而互引於眉間，爲胃滿。及雨數至之後，則燥化乃見，民病又爲少腹滿，爲腰脽重而强，爲內不便，爲善注泄，爲足下溫，爲頭重，爲足脛胕腫，爲飲發於中，爲胕腫連及於上也。凡寅申之歲，則少陽司天，而其所勝之民病，爲熱，客於胃爲煩心，爲心痛，爲目赤，爲欲嘔嘔酸，爲善饑，爲耳痛，爲溺赤，爲善驚，爲譫妄，爲暴熱消爍，及草萎水涸，介蟲乃屈，火勝金也。民病又爲少腹痛，爲下沃赤白耳。凡卯酉之歲，則陽明司天，而其所勝之民病，爲清冷發於中，爲左胠脅痛，爲溏泄，內則爲嗌塞，外則發癩疝，及大凉肅殺，華英改容，則毛蟲乃殃，金勝木也。民病又爲胷中不便，爲嗌塞而欬耳。凡辰戌之歲，則太陽司天，而其所勝之天時，氣候凝凓，且至水冰不以其時，羽物乃後時而化，水勝火也。民病爲痔，爲瘧，爲發寒厥而入之於胃，則內生心痛，爲陰中乃瘍，而隱曲不利，爲互引陰股，爲筋肉拘苛，爲血脈凝濇，爲絡脈色變，爲血泄，爲皮膚否腫，爲腹滿食減，爲熱反上行頭項顖頂腦户中痛，爲目如脫，爲寒入下焦，傳爲濡瀉也。然所以治之者，亦惟以六勝之至，皆先以不勝者瀉之，而後瀉其來勝。故厥陰之勝，治以甘清，佐以苦辛；少陰之勝，治以辛寒，佐以苦鹹；太陰之勝，治以鹹熱，佐以辛甘；少陽之勝，治以辛寒，佐以甘鹹；陽明之勝，治以酸温，佐以辛甘；太陽之勝，治以甘熱，佐以辛酸。凡此皆以己所不勝者瀉之，如厥陰治以甘清，則金能勝木之類，庶勝氣不盛故耳。又厥陰以酸瀉之，少陰以甘瀉之，太陰以苦瀉之，少陽以甘瀉之，陽明以苦瀉之，太陽以鹹瀉之，凡此皆所以後瀉其往勝之本氣也。

張志聰曰：此論三陰三陽主歲之氣，淫勝而爲病，宜以所勝之氣味平之。厥陰之勝，耳鳴頭眩，木淫於上也。大風數擧，淫於下而上也。憒憒欲吐，胃鬲如寒，胃土病也。倮蟲不滋，木制之也。胠脅氣幷，肝氣聚也。化而爲熱，小便黄赤，木淫而生火也。風木氣勝，則脾胃受傷，故風氣淫於上，則胃脘當心而痛，上支兩脅，甚則嘔吐，鬲咽不通，淫於下則腸鳴飧泄，少腹痛，注下赤白，所謂風之傷人也，善行而數變。少陰之勝，心下熱，善饑，外淫之火交於内也。齊下反動，少陰之標，陰發於下也。氣遊三焦，謂本標之氣，遊於上下而交於中也。炎暑至者，與少陽氣交之時。木迺津者，得少陰陰水之資養也。草迺萎者，受君相二火之暑熱也。嘔逆，陰氣上逆也。煩躁，陰陽寒熱之徵也。腹滿溏泄，陰寒在下也。傳爲赤沃，君火下淫也。太陰之勝，陰濕之氣淫於外，則火氣内鬱，而瘡瘍於中，濕熱之氣，流散於外，則及於風木，而病在胠脅，甚則心痛者，木甚而傳於火也。熱格頭痛，喉痹項强者，風火之氣，與濕氣相雜，從頸項而上於巔頂也。此太陰之氣，火土相合，而淫於歲半以前，獨勝者陰濕之氣，復勝於歲半以後也。濕氣在中，故内鬱而迫於下焦，痛留頂而互引眉間者，風火之氣，留於巔頂，傳於陽明之經，而下及於胃滿也。雨數至，燥化迺見者，至四氣五氣之交而後見也。少腹滿腰脽重者，濕氣下淫而及於腎也。足下温頭重者，風火之氣復流於下也。足脛胕腫者，土淫而水泛也。飲發於中，胕腫於上者，水邪之從下而中，中而上，此論土勝於四時，從中而外，外而上，上而中，中而下，同四時之氣，外内出入環轉也。其少陽之發，少陽之氣，合於三焦，故熱客於胃，蓋三焦之原，皆出於胃間也。三焦與心主包絡相合，故煩心心痛。三焦之脈，上入耳中，絡目鋭眥，故淫上則爲耳痛目赤，淫於中則爲嘔饑，淫於下則爲溺赤，少腹痛，下沃赤白也。善驚譫妄暴熱者，陽明胃經熱也。三焦之氣，蒸津液，化營血。消爍者，熱盛而血液傷也。草萎者，暑熱在上也。水涸者，火氣在下也。介蟲迺屈者，暑熱在於氣交之中，人與天地參也。金氣寒肅，故清發於中，金勝則木氣受虧，故爲脅痛癩疝。清氣在下則爲溏泄，在上則爲嗌塞。大凉肅殺，淫勝極也，是以華英改容，毛蟲迺殃。胷中不便，嗌塞而欬者，陽明燥金，上及於肺，同氣相感也。太陽之勝，則寒水氣勝，故凝凓且至，非時水冰者，勝氣在於歲半以前，是以羽蟲後化也。《靈樞經》曰：足太陽是主筋所生病者爲痔瘧者，太陽寒熱之邪也。厥逆而入於胃者，水侮土也。胃絡上通於心，故心痛也。陰中乃瘍，是以隱曲不利，而互引陰股足太陽主筋，故筋肉拘苛也。血脈凝泣，絡滿色變，或爲血泄，邪入於經也。皮膚否腫者，太陽之氣主表也。腹滿食減者，水氣乘脾也。熱反上行者，太陽之氣，隨經上行也。太陽之脈，起於目內眥，故目如脱也。寒入下焦者，太陽標陽而本寒，是以陽熱上行而陰寒下行也。治諸勝氣，寒者熱之，熱者寒之，溫者清之，清者溫之，散者收之，抑者散之，燥者潤之，急者緩之，堅者耎之，脆者堅之，衰者補之，强者瀉之，各安其氣，則病氣衰去也。

帝曰：六氣之復何如？岐伯曰：悉乎哉問也！厥陰之復，少腹堅滿，裏急暴痛，偃木飛沙，倮蟲不榮，厥心痛，汗發，嘔吐，飲食不入，入而復出，筋骨掉眩，清厥，甚則入脾，食痹而吐。衝陽絶，死不治。少陰之復，燠熱內作，煩躁，鼽嚏，少腹絞痛，火見燔焫，嗌燥，分注時止，氣動於左，上行於右，欬，皮膚痛，暴瘖，心痛，鬱冒不知人，乃洒淅惡寒，振慄譫妄，寒已而熱，渴而欲飲，少氣骨痿，隔腸不便，外爲浮腫噦噫，赤氣後化，流水不冰，熱氣大行，介蟲不復，病疿胗瘡瘍癰疽痤痔，甚則入肺，欬而鼻淵。天府絶，死不治。太陰之復，濕變乃舉，體重中滿，食飲不化，陰氣上厥，胷中不便，飲發於中，欬喘有聲，大雨時行，鱗見於陸，頭頂痛重，而掉瘛尤甚，嘔而密默，唾吐清液，甚則入腎，竅瀉無度。太谿絶，死不治。少陽之復，大熱將至，枯燥燔爇，介蟲乃耗，驚瘛欬衄，心熱煩躁，便數憎風，厥氣上行，面如浮埃，目乃瞤瘛，火氣內發，上爲口糜，嘔逆，血溢血泄，發而爲瘧，惡寒鼓慄，寒極反熱，嗌絡焦槁，渴引水漿，色變黄赤，少氣脈萎，化而爲水，傳爲胕腫，甚則入肺，欬而血泄。尺澤絶，死不治。陽明之復，清氣大舉，森木蒼乾，毛蟲乃厲，病生胠脅，氣歸於左，善太息，甚則心痛否滿，腹脹而泄，嘔苦欬噦，煩心，病在鬲中，頭痛，甚則入肝，驚駭筋攣。太衝絶，死不治。太陽之復，厥氣上行，水凝雨冰，羽蟲乃死，心胃生寒，胷鬲不利，心痛否滿，頭痛善悲。時眩仆食減，腰脽反痛，屈伸不便，地裂冰堅，陽光不治，少腹控睾，引腰脊上衝心，唾出清水，及爲噦噫，甚則入心，善忘善悲。神門絶，死不治。帝曰：善。治之奈何？岐伯曰：厥陰之復，治以酸寒，佐以甘辛，以酸瀉之，以甘緩之。少陰之復，治以鹹寒，佐以苦辛，以甘瀉之，以酸收之，辛苦發之，以鹹軟之。太陰之復，治以苦熱，佐以酸辛，以苦瀉之，燥之，泄之。少陽之復，治以鹹冷，佐以苦辛，以鹹軟之，以酸收之，辛苦發之，發不遠熱，無犯温凉，少陰同法。陽明之復，治以辛温，佐以苦甘，以苦泄之，以苦下之，以酸補之。太陽之復，治以鹹熱，佐以甘辛，以苦堅之。

王冰曰：復，謂執其勝，凡先不勝，後必有復也。裏，腹脅之内。木偃沙飛，風之大。風爲木勝，故土不榮。氣厥，謂氣衝胷脅，而淩及心也。胃受逆氣而上攻心痛，痛甚則汗發泄。掉，謂肉動也。清厥，手足冷也。食痹，謂食已心下痛，陰陰然不可名，不可忍也。吐出乃止，此爲胃氣逆而不下流也。食飲不入，入而復出，肝乘脾胃，故令如此。衝陽，胃之脈氣，此厥陰之復也。火熱之氣，自小腸從齊下之左，入大腸上行至左脅，甚則上行於右而入肺，故動於左，上行於右，皮膚痛也。分注，謂大小俱下也。骨痿，言骨弱而無力也。隔腸，謂腸如隔絶而不便瀉也。寒熱甚則然。陽明先勝，故赤氣後化，流水不冰，少陰之本司於地也。在人之應，則冬脈不凝，若高山窮谷至高之處，水亦當冰，平下川流則如經矣。火氣内蒸，金氣外拒，陽熱内鬱，故爲疿胗瘡瘍。熱少則外止生疿胗，熱多則内結癰痤。小腸有熱，則中外爲痔。其復熱之變，皆病於身後及外側也。瘡瘍疿胗生於上，癰疽痤痔生於下，反其處者，皆爲逆。天府，肺之脈氣，此少陰之復也。濕氣内逆，寒氣不行，太陽上流，故爲是病，頭頂痛重，則腦中掉瘛尤甚，腸胃寒濕，熱無所行，重灼胸府，故胸中不便，食飲不化。嘔而密默，欲静定也。喉中惡冷，故唾冷水。寒氣易位，上入肺喉，則息道不利，故欬喘而喉中有聲。水居平澤，則魚遊於市，頭頂顖痛，久之亦兼痛於眉間也。太谿，腎之脈氣，此太陰之復也。火氣專暴，枯燥草木，燔焰自生，故燔爇也。火内熾，故驚瘛欬衄，心熱煩躁，數憎風也，火炎於上，則庶物失色，故如塵埃浮於面而目瞤動也。火爍於内，則口舌糜爛嘔逆，及爲血溢血泄，風火相薄，則爲温瘧，氣蒸熱化則爲水病，傳爲皮肉俱腫，按之陷下，泥而不起也。皆火氣所生也。尺澤，肺之脈氣，此少陽之復也。殺氣大舉，木不勝之，故蒼葉未黄而乾也。疵癘疾疫皆清甚於内，熱鬱於外故也。太衝，肝之脈氣，此陽明之復也。雨冰雹也，寒而遇雹，死亦其宜。寒化於地，其上復土，故地體分裂，水積冰堅，久而不釋，是陽光之氣，不治寒凝之物也。太陽之復，與土相持，上濕下寒，火無所往，心氣内鬱，熱由是生，火熱内燔，故生斯病。神門，真心之脈氣，此太陽之復也。治，謂復氣倍勝厥陰之復，不大緩之，夏猶不已，復重於勝，故治以辛寒。少陰之復，不大發汗，以寒攻之，持至仲秋，熱内伏結，而爲心熱少氣力而不能起，熱伏不散歸於骨矣。太陰之復，不燥泄之，久而爲身腫腹滿，關節不利，腨及伏兎，怫滿内作，膝腰脛内側胕腫病。少陽之復，不發汗以奪盛陽，則熱内淫於四肢，而爲解㑊，久久不已，則骨熱髓涸齒乾，爲骨熱病也，發汗奪陽，故無留熱。故發汗者，雖熱生病夏月，及差亦用熱藥以發之，當春秋時，縱火熱勝，亦不得以熱藥發汗，汗不發而藥熱内甚，助病爲瘧，逆伐神靈，故曰無犯温凉。少陰氣熱爲療則同，故云與少陰同法。數奪其汗，則津竭涸，故以酸收，以鹹潤也。泄，謂滲泄，汗及小便湯浴皆是。治陽明之復，秋分前後，則亦發之。春有勝，則依勝法，或不已，亦湯漬，和其中外也。怒復之後，其氣皆虚，故補之以安全其氣，餘復治同。太陽之復，治不以堅，則寒氣内變，止而復發，發而復止，綿歷年歲，生大寒疾。

馬蒔曰：此言六氣相復，各有天時民病，而有治之之法也。凡有所勝，必有所復，厥陰之復，民病爲少腹堅痛，爲裏急暴痛，時則偃木飛沙，倮蟲不榮，以風氣盛而木侮土也。民病又爲厥心痛，爲汗，爲發嘔吐，飲食不入，入而復出，爲筋骨掉眩，爲清厥，甚則邪氣入脾食痹而吐。衝陽者，足陽明胃經之穴，在足跗上五寸，若此脈氣絶，則死不治矣。少陰之復，火盛而燠熱内作，爲煩躁，爲鼽爲嚏，爲少腹絞痛，迺火盛極而成燔焫，爲嗌燥，爲大小分注而時止，爲火熱之氣，自小腹從齊下之左，入大腹上行，至左脅上行於右而入肺，以成欬及皮膚痛也。爲暴瘖，爲心痛，爲鬱冒不知人，遂乃洒淅惡寒振慄，爲譫妄，爲寒已而熱，爲渴而欲飲，爲少氣，爲骨痿，爲隔腸不便，爲外成浮腫，爲噦爲噫，及赤氣後化，流水不冰，而熱氣大行，則介蟲不復，火乘金也。民病爲痱疹，爲瘡瘍，爲癰疽，爲痤爲痔，甚則入肺爲欬爲鼻淵也。天府者，手太陰肺經之穴，若此脈氣絶，則死不治矣。太陰之復，濕變乃舉，民病爲體重，爲中滿，爲食飲不化，爲陰氣上厥，爲胷中不便，爲飲發於中，爲欬喘有聲，及大雨時行，則鱗見於陸，爲頭頂痛重，而掉瘛尤甚，爲嘔而密默，静不敢言，爲唾吐清液，甚則邪氣入於腎竅，其瀉無度也。太谿者，足少陰腎經之穴，若此脈氣絶，則死不治矣。少陽之復，大熱將至，枯燥燔爇，介蟲乃耗，火乘金也。民病爲驚瘛，爲欬爲衄，爲心熱，爲煩躁，爲便數，爲憎風，爲厥氣上行，爲面如浮埃，爲目瞤瘛，爲火氣内發，則上爲口糜，爲嘔逆，爲血溢，爲血泄，爲發而爲瘧，惡寒鼓慄，寒極反熱，爲嗌絡焦槁，渴引水漿，爲色變黄赤，爲少氣，爲脈痿，爲氣蒸，熱化則爲水病，傳爲胕腫，甚則邪氣入肺，爲欬而血泄也。尺澤者，手太陽肺經之穴，若此脈氣絶，則死不治矣。陽明之復，清氣大舉，森木蒼乾，毛蟲迺厲，金勝木也。其民之爲病，生胠脅氣歸於左，爲善太息，甚則爲心痛，爲否滿腹脹而泄，爲嘔苦，爲欬爲噦，爲煩心，爲病在鬲中，爲頭痛，甚則入肝，爲驚駭，爲筋攣也。太衝者，足厥陰肝經之穴，若此脈氣絶，則死不治矣。太陽之復，則寒氣上行，水凝雨冰，羽蟲乃死，水勝火也。民病爲心胃生寒，爲胷中不利，爲心痛，爲否滿，爲頭痛，爲善悲，爲不時眩仆，爲食減，爲腰脽反痛，屈伸不便，及地裂冰堅，則陽光不治，民病爲少腹控其睾丸，引腰脊以上衝心，爲唾出清水，及爲噦噫，甚則入心爲善忘，爲善悲。神門者，手少陰心經之穴，若此脈氣絶，則死不治矣。然所以治之者，厥陰之復，治以酸寒，佐以甘辛，内用酸者，所以瀉之也。用甘者，所以緩之也。少陰之復，治以鹹寒，佐以苦辛，以甘瀉之，以酸收之，内用辛苦者，所以發之也。用鹹者，所以軟之也。太陰之復，治以苦熱，佐以酸辛，内用苦者，所以瀉之燥之泄之也。少陽之復，治以鹹冷，佐以苦辛，以鹹軟之，以酸收之，其用辛苦者，所以發其汗也。然其發表者，必其體熱，若已温凉，則無所犯，蓋温凉不必汗也。且數奪其汗，則津液竭涸，故以酸收鹹軟也。彼少陰爲君火，而此少陽爲相火，其治法大略同耳。陽明之復，治以辛温，佐以苦甘，以苦泄之，内用苦者，所以下之也。又用酸者，所以補之也。太陽之復，治以鹹熱，佐以甘辛，又用苦者，所以堅之也。

張志聰曰：復者謂三陰三陽之氣，受所勝之氣勝制，鬱極而復發也。厥陰之復，少腹堅滿，裏急暴痛，厥陰之氣，鬱而欲發也。偃木飛沙，鬱怒之氣大復也。倮蟲不榮，風氣發而土氣衰也。厥心痛者，色蒼蒼如死狀，終日不得太息，此厥陰之氣乾於心也。汗發者，風熱之陽加於陰也。嘔吐飲食不入，木淫而土敗也。筋骨掉眩，風氣盛也，清厥者，風淫於上，陰氣下逆也。衝陽，胃之動脈，此風氣盛而土氣絶也，按六氣之勝復，與五運不同。五運不及之歲，有勝氣而子氣爲母復讎，六氣之勝復，無分太過不及，有勝則有復，無勝則無復，勝甚則復甚，勝微則復微，而所復之氣。即是所鬱之本氣復發，非子復母讎也。故曰，厥陰之復，少陰之復，與氣交變章之論復不同也。六微旨論曰：寒暑燥濕風火，氣有勝復，勝復之作，有德有化，有用有變。蓋謂六氣主歲，無論司天在泉，如上下和平，無有勝復，此氣之德化也。用者勝之始，變者復之機，此勝復而爲民病也。少陰之復，則燠熱内作。煩躁，火煩而陰躁也。鼽嚏，燠熱上乘於肺也。少腹絞痛，少陰之氣發於下也。火見燔焫，君火之氣發於上也。嗌燥，火熱爍金也。陰寒在腹，則注泄，得火熱之氣，則注止。少陰標本並發，是以注泄分而時注時止也。氣動於左者，君火之氣，發於左腎之水中。上行於右者，肺腎上下相交，腎爲本而肺爲末也。火淫肺金，則欬而皮痛，金主聲，故暴瘖也。心痛者，火氣自傷也。鬱冒不知人者，寒熱之氣亂於上也。洒淅振慄者，陰陽相搏也。寒已而熱者，少陰之陰寒，從火化而爲熱也。是以渴而欲飲，少氣骨痿，蓋火盛則少氣，熱盛則骨痿也。隔腸，小腸也。噦者，小腸之氣不通，逆氣上走心而爲噫也。赤氣後化者，復在五氣終氣，是以流水不冰，痱疹瘡瘍，迺熱傷氣血，火熱爍金，故天府絶也。太陰之復，氣極則變發，陰濕之氣盛，是以體重中滿，飲食不化也。胷中宗氣之所居，陰氣上逆，故胷中不便。欬喘有聲者，飲乘於肺也。太陰所至爲濕生，終爲注雨，鱗見於陸者，土崩潰也。頭頂痛重，而掉瘛尤甚者，所謂因於濕，首如裹，濕熱不攘，大筋緛短，小筋弛長，緛短爲拘，弛長爲痿也。嘔者，濕乘陽明也。密默者，欲閉户牖獨居，此陰陽相薄也。陽盡而陰盛，故欲獨閉户牖而居。蓋陽明者，表陽也，太陰者，三陰也，陰變而乘於陽，則陽欲盡而陰盛，是以唾吐清液也。甚則入腎，下乘冬令之寒水也。腎開竅於二陰，故曰竅瀉。夫太陰居中土而旺於四季，是以勝氣勝於四時，復氣在於歲半以後，故止乘肺胃之秋金，冬令之腎水也。少陽之火，復發於秋冬之時，是以枯燥燔爇，介蟲迺耗，謂木枯草焦而甲蟲耗散也。驚瘛欬衄，熱乘心肺也。便數憎風，表裏皆熱也。面如浮埃，面微有塵也。手足少陽之脈，皆上繫於目，故目乃瞤瘛。火氣内發者，陰火發於内也。上爲口糜，發於上焦也。發於中焦則嘔逆，發於下焦則血溢血泄也。發而爲瘧者，少陽主樞，是以寒熱陰陽，外内出入，寒極反熱，從火化也。嗌絡焦槁，肺金傷也。渴飲水漿，陽明胃金燥也。太陰濕土，主四之氣，色變黄赤者，火土相合也。少氣脈痿者，氣血皆傷也。化而爲水，傳爲胕腫者，從四氣五氣，而直至於終之氣也。陽明之復，發於本位主令之時，是以清氣大舉，森木蒼乾，毛蟲迺厲，病生胠脅，氣歸於左者，金乘木也。心痛否滿，腹脹而泄，乘火土也。膽病者，善太息嘔苦，木受金刑，腑亦病也。欬噦，肺氣逆也。欬噦煩心者，病在鬲中，陽明之氣上逆也。頭痛，厥陰病也。夫病生胠脅頭痛，病在肝之經氣，如入肝則干臟矣。干臟者，半死半生，蓋邪雖薄臟，而臟真不傷者生，如太衝脈絶，真元傷矣。夫厥陰少陰少陽太陰之復，發於五氣六氣之時，陽明太陽之發，報復歲半以前之氣，是以木火土之皆病也。太陽之復，厥氣上行者，鬱逆之氣上行，而欲復歲半以前之氣也。水凝，水寒在下也。雨冰，寒氣在上也。上下皆寒，故羽蟲死，蓋寒淫而火滅也。心胃生寒，胷鬲不利，心痛否滿，頭痛善悲，時眩仆者，厥氣上行，從下而中，中而上也。食減，水乘土也。腰脽反痛，屈伸不利，水淫而反自傷也。陽光不治，木火之氣衰也。少腹控睾，引腰脊上衝心者，厥陰病也。唾出清水，及爲噦噫，從胃而上及於心也。蓋亦報復歲半以前之木火土也。上章曰，發表不遠熱，攻裏不遠寒，如少陽少陰之火鬱而不解，是宜不遠熱而發散之，然無犯其温凉。蓋四之氣宜凉，五之氣宜温，至終之氣而後可用熱，時氣之不可不從也。陽明之復，以苦泄之，以苦下之者，謂滲泄其小便，下其大便也。

治諸勝復：寒者熱之，熱者寒之，温要清之，清者温之，散者收之，抑者散之，燥者潤之，急者緩之，堅者軟之，脆者堅之，衰者補之，强者瀉之。各安其氣，必清必静，則病氣衰去，歸其所宗，此治之大體也。帝曰：善。

王冰曰：太陽氣寒，少陰少陽氣熱，厥陰氣温，陽明氣清，太陰氣濕，有勝復則各倍其氣以調之，故可使平也。宗，屬也。調不失理，則餘之氣自歸其所屬，少之氣自安其所居，勝復衰已，則各補養而平定之。必清必静，無妄撓之，則六氣循環，五神安泰。若運氣之寒熱，治之平之，亦各歸司天地氣也。

馬蒔曰：此總結言治勝復之大體也。凡治諸勝復，太陽氣寒，則寒者熱之；少陰少陽氣熱，則熱者寒之；厥陰氣温，則温者清之；陽明氣清，則清者温之；太陰氣濕，則濕者燥之。其正氣散者收之，其邪氣抑者散之，燥者潤之，急者緩之，堅者軟之，脆者堅之，衰者補之，强者瀉之，凡此皆所以各安其氣也。又必清静善養，則病氣衰去，而各歸其宗矣。此乃治勝復之大體也。

張志聰曰：五味六氣之中，辛甘發散爲陽，酸苦涌泄爲陰，鹹味涌泄爲陰，淡味滲泄爲陽，其收散緩急燥潤軟堅補瀉，有逆有從，各隨五行六氣之所宜，安其勝復之氣，使之必清必静，則病氣衰而各歸其所主之本位，此治之大體也。

黃帝素問

至真要大論篇第七十四 中

帝曰：氣之上下何謂也？岐伯曰：身半以上，其氣三矣，天之分也，天氣主之。身半以下，其氣三矣，地之分也，地氣主之。以名命氣，以氣命處，而言其病。半，所謂天樞也。故上勝而下俱病者，以地名之；下勝而上俱病者，以天名之。所謂勝至，報氣屈伏而未發也。復至則不以天地異名，皆如復氣爲法也。分，去聲。

王冰曰：身之半，正謂齊中也，當伸臂指天，舒足指地，以繩量之。中，正當齊也。故曰，半所謂天樞也。天樞正當齊兩旁同身寸之二寸。其氣三者，假如少陰司天，則上有熱中有太陽兼之三也。六氣皆然。司天者其氣三，司地者其氣三，故身半以上三氣，身半以下三氣也。以名言其氣，以氣言其處，以氣處寒熱而言其病之形證也。如足厥陰氣居足及股脛之內側，上行於少腹循脅；足陽明氣在足之上胻之外股之前，上行腹齊之旁，循膺乳上面；足太陽氣起於目，上額絡頭，下項背，過腰橫過髀樞股後，上行入膕貫腨，出外踝之後，足小指外側；足太陰氣循足及股脛之內側，上行腹脅之前，足少陰同之；足少陽氣循脛外側，上行腹脅之側，循頰耳至目鋭眥在首之側，此足六氣之部主也。手厥陰少陰太陰氣，從心膂橫出，循臂內側至中指小指大指之端；手陽明少陽太陽氣，並起手表，循臂外側上肩及胛上頭，此手六氣之部主也。欲知病診，當隨氣所在以言之。當陰之分，冷病歸之；當陽之分，熱病歸之。故勝復之作，先言病生寒熱者，必依此理也。彼氣既勝，以未能復，抑鬱不暢而無所行，進則困於讎嫌，退則窮於怫塞，故上勝至則下與俱病，下勝至則上與俱病。上勝下病，地氣鬱也，故從地鬱以名地病。下勝上病，天氣塞也，故從天塞以名天病。夫以天名者，方順天氣爲制，逆地氣而攻之；以地名者，方從天氣爲制則可。假如陽明司天，少陰在泉，上勝而下俱病者，是怫於下而生也。天氣正勝，天可逆之，故順天之氣方同清也。少陰等司天，上下勝同法。六元正紀大論云：上勝則天氣降而下，下勝則地氣遷而上。此之謂也。勝至未復而病生，以天地異名爲式，復氣以發，則所生無問上勝下勝，悉皆依復氣爲病，寒熱之主也。

馬蒔曰：此言人氣之上下，合於司天在泉之分，而上下爲病者，其治法復與勝同也。帝疑六氣之在人身分爲上下，伯言身半以上爲天，其氣有三，少陰君火，應心與小腸，陽明燥金，應肺與大腸，少陽相火，應三焦與心包絡，迺天之分也，而天之氣主之。身半以下爲地，其氣亦有三，太陰濕土，應脾與胃，厥陰風木，應肝與膽，太陽寒水，應腎與膀胱，迺地之分也，而地之氣主之。以少陰陽明等名而命其氣，以氣而命其心與小腸肺與大腸等處，凡各經之病，可以指而言之。夫所謂半者，即天樞穴以爲界也。故上部勝而齊之下有病者，即以地分名之。下部勝而齊之上有病者，即以天分名之。此上勝則下復，下勝則上復，亦猶之天地也。治法何如？所謂勝至之時，特報氣屈伏而未發耳。至於報復一至，則不分在天在地之異名，而其治勝之法，一如治復之法。故上文曰，凡治諸勝復者，寒者熱之，冷者温之，温者清之，清者温之，一十二句，迺治法之大要也。

張志聰曰：此論人身之上下，以應天地之上下也。夫歲半以上，天氣主之，迺厥陰風木、少陰君火、少陽相火。歲半以下，地氣主之，迺太陰濕土、陽明燥金、太陽寒水。在人身厥陰風木之氣，與督脈會於巔頂，是木氣在於火氣之上矣。君火之下，包絡相火主氣，是木火火之三氣，在身半以上也。脾土居陽明胃金之上，陽明居太陽膀胱之上，是土金水之三氣，在身半以上也。以木火土金水之名，以命其上之三氣，下之三氣，以上下之三氣而命其在天在地之處，以天地之處而言其三陰三陽之病，則勝復之氣可知矣。半者，所謂天樞之分，在齊旁二寸，迺陽明之穴名，蓋以此而分形身之上下也。夫所謂樞者，上下交互而旋轉也。故在天地，迺上下氣交之中名天樞，在人身，以身半之中名天樞也。如身半以上之木火氣勝，而身半以下之土金水三氣俱病者，以地名之，謂病之在地也。如身半以下之土金水勝，而身半以上之木火氣病者，以天名之，謂病之在天也。蓋以人身之上下，以應天地之上下，故以天地名之。如勝至則報復之氣，屈伏於本位而未發也。復至則如復氣而爲法，不必以天地而名之，如厥陰少陰少陽之復，其氣發於四氣五氣之時，陽明太陽之復，其氣歸於初氣二氣之木火，故不必以木火居歲半以上，而以天名之，金水主歲半以下，而以地名之，皆如復氣之所在而爲成法也。

帝曰：勝復之動，時有常乎？氣有必乎？岐伯曰：時有常位，而氣無必也。帝曰：願聞其道也。岐伯曰：初氣終三氣，天氣主之，勝之常也。四氣盡終氣，地氣主之，復之常也。有勝則復，無勝則否。

王冰曰：時有常位而氣無必，謂雖位有常而發動有無，不必定之也。

馬蒔曰：此言勝復之時有常位，而其氣之有無不可必也。蓋自初氣以至三氣，司天之氣主之，太過則勝其所勝，不及則不勝來勝，此勝之常也。自四氣以至終氣，在泉之氣主之，則子爲母復之，復之常也。此其時之有常位也。但有勝則復，無勝則不復，此又氣不可必者如此。

張志聰曰：帝問勝復之氣，隨四時之有常位乎？其氣之動，隨四時之可必乎？伯言木火土金水四時有定位，而勝復之氣，不隨所主之本位而發，故氣不可必也。蓋謂六氣各主一歲，主歲之氣勝，則春將至而即發，是太陰、陽明、太陽之氣，皆發於春夏矣。如六氣之復，迺鬱極而後發，故發於歲半之後，是厥陰、少陰、少陽之復，皆發於秋冬矣。故曰，初氣終三氣，天氣主之，勝之常也。四氣盡終氣，地氣主之，復之常也。有勝則復，無勝則否，是以勝復之氣，不隨四時之常位而不可必也。

帝曰：善。復已而勝何如？岐伯曰：勝至則復，無常數也，衰迺止耳。復已而勝，不復則害，此傷生也。

王冰曰：勝微則復微，故復已而又勝，勝甚則復甚，故復已則少有再勝者也。假有勝者，亦隨微甚而復之爾。然勝復之道雖無常數，至其衰謝，則勝復皆自止也。有勝無復，是復氣已衰，衰不能復，是天真之氣已傷，敗甚而生意盡。

馬蒔曰：此言勝之不可以無復，復之不可以無勝，皆自其氣衰而止也。帝承上文而言有勝則復，無勝則不復，但復之既已，而彼之勝氣又當何如也。伯言始而勝至則復，其勝甚則復甚，勝微則復微，無常數也，至於其勝氣之衰迺止耳。然復已而勝者，則勝氣又必復之，若不復之，則天時循環之氣，雖有必然，而人身臟腑之氣，不能相繼，此其傷生必矣。

張志聰曰：此申明有勝則復，展轉不已，必待其勝氣衰而後迺止耳。復已而勝者，如火氣復而乘其金，已則金氣又復勝之，金氣復而侮其火，已則火氣又復勝之，所謂勝至則復，無常數也。如勝氣衰而後迺止耳。故復氣已而受復之氣又復勝之，如火氣復而勝其金，則金氣又當復勝，如不復勝，此金爲火氣所害，而金之生氣傷矣。故必待其勝衰而後平，如有勝則有復也。

帝曰：復而反病，何也？岐伯曰：居非其位，不相得也。大復其勝，則主勝之，故反病也。所謂火燥熱也。

帝曰：治之奈何？岐伯曰：夫氣之勝也，微者隨之，甚者制之；氣之復也，和者平之，暴者奪之。皆隨勝氣，安其屈伏，無問其數，以平爲期，此其道也。

王冰曰：少陽，火也。陽明，燥也。少陰，熱也。少陰少陽在泉爲火，居水位。陽明司天爲金，居火位。金復其勝，則火主勝之。火復其勝，則水主勝之。餘氣勝復，則無主勝之病氣也。故又曰，所謂火燥熱也。隨謂隨之安，謂順勝氣以和之也。制謂制止，平謂平調，奪謂奪其盛氣也。治此者不以數之多少，但以氣平和爲準度爾。

馬蒔曰：此言復之所以反病而有治之之法也。帝問勝者復之，則必能勝之矣，然復之而反有所病者，何也？伯言復氣之所居者，已非其位，則彼此之氣不相得，而又大復其勝，則主氣反來勝之，所以復氣之反病也。即如少陰爲君火，陽明爲燥金，少陽爲暑熱，今少陰少陽在泉，則火居水位，陽明司天，則金居火位，故火復其勝，則水主勝之，金復其勝，則火主勝之，此正居非其位，氣不相得，而大復其勝則主反勝之之謂。惟火燥熱之三氣迺爾也。故治之者，方其氣之勝也，勝微則隨其氣而調之，勝甚則即所畏以制之。及其氣之復也，復氣之和者則平調之，復氣之暴者則即其盛而奪之，皆隨勝復之勝氣，以使之屈伏，不必問其數之多寡，而惟至於病氣之平焉斯已矣。

張志聰曰：復而反病者，復氣之反病也。如火氣復而乘於金位，金氣復而乘於火位，皆居非其位不相得也。是以大復其勝，則主勝之，故反病也。如火氣大復，而乘於陽明，則五位之主氣勝之，如金氣大復，而乘於少陰，則二位之主氣勝之，故復氣之反病也。所謂火熱燥也。餘氣皆然。此即勝至則復，勝衰則止之意。蓋言勝復之氣，宜於漸衰，而不宜於復大也。微者隨之，順其氣以調之也。甚者制之，制以所畏也。和者平之，平調其微邪。暴者奪之，瀉其强盛也。但隨勝氣以治，則屈伏之氣自安矣。然不必問其勝復之展轉，惟以氣平爲期，此其治勝復之道也。

帝曰：善。客主之勝復奈何？岐伯曰：客主之氣，勝而無復也。帝曰：其逆從何如？岐伯曰：主勝逆，客勝從，天之道也。帝曰：其生病何如？岐伯曰：厥陰司天，客勝則耳鳴掉眩，甚則欬；主勝則胷脅痛，舌難以言。少陰司天，客勝則鼽嚏頸項强，肩背瞀熱，頭痛少氣，發熱，耳聾目瞑，甚則胕腫，血溢，瘡瘍，欬喘；主勝則心熱煩躁，甚則脅痛支滿。太陰司天，客勝則首面胕腫，呼吸氣喘；主勝則胷腹滿，食已而瞀。少陽司天，客勝則丹胗外發，及爲丹熛瘡瘍，嘔逆喉痹，頭痛嗌腫，耳聾血溢，内爲瘛瘲；主勝則胷滿欬，仰息，甚而有血，手熱。陽明司天，清復内餘，則欬衄嗌塞，心鬲中熱，欬不止而白血出者死。太陽司天，客勝則胷中不利，出清涕，感寒則欬；主勝則喉嗌中鳴。厥陰在泉，客勝則大關節不利，內爲痓强拘瘛，外爲不便；主勝則筋骨繇併，腰腹時痛。少陰在泉，客勝則腰痛，尻股膝髀腨䯒足病，瞀熱以酸，胕腫不能久立，溲便變；主勝則厥氣上行，心痛發熱，鬲中衆痺皆作，發於胠脅，魄汗不藏，四逆而起。太陰在泉，客勝則足痿下重，便溲不時，濕客下焦，發而濡瀉，及爲腫隱曲之疾；主勝則寒氣逆滿，食飲不下，甚則爲疝。少陽在泉，客勝則腰腹痛而反惡寒，甚則下白溺白；主勝則熱反上行而客於心，心痛發熱，格中而嘔，少陰同候。陽明在泉，客勝則清氣動下，少腹堅滿，而數便瀉；主勝則腰重腹痛，少腹生寒，下爲鶩溏，則寒厥於腸，上衝胸中，甚則喘不能久立。太陽在泉，寒復內餘，則腰尻痛，屈伸不利，股脛足膝中痛。帝曰：善。治之奈何？岐伯曰：高者抑之，下者舉之，有餘折之，不足補之。佐以所利，和以所宜，必安其主客，適其寒温。同者逆之，異者從之。帝曰：治寒以熱，治熱以寒，氣相得者逆之，不相得者從之，余已知之矣，其於正味何如？岐伯曰：木位之主，其瀉以酸，其補以辛；火位之主，其瀉以甘，其補以鹹；土位之主，其瀉以苦，其補以甘；金位之主，其瀉以辛，其補以酸；水位之主，其瀉以咸，其補以苦。厥陰之客，以辛補之，以酸瀉之，以甘緩之；少陰之客，以鹹補之，以甘瀉之，以鹹收之；太陰之客，以甘補之，以苦瀉之，以甘緩之；少陽之客，以鹹補之，以甘瀉之，以鹹軟之；陽明之客，以酸補之，以辛瀉之，以苦泄之；太陽之客，以苦補之，以鹹瀉之，以苦堅之，以辛潤之。開發腠理，致津液通氣也。

王冰曰：客，謂天之六氣；主，謂五行之位。氣有宜否，故各有勝復之者。勝而無復，謂客自有多少，以其勝與常勝殊。客承天命，部統其方，主爲之下，固宜祗奉天命，若不順而勝，則天命不行，故爲逆。客勝於主，承天之道，故爲順也。陽明司天，清氣內復，謂復舊居也。白血，謂欬出淺紅色血，似肉似肺者。大關節，腰膝也。隱曲之疾，謂隱蔽委曲之處病也。鶩溏，言如鴨之後也。高者抑之，制其勝也。下者舉之，濟其弱也。有餘折之，屈其鋭也。不足補之，全其氣也。雖制勝扶弱，而客主須安一氣，失所則矛楯更作，榛棘互興，各伺其便，不相得志，內淫外併，而危敗之由作矣。同，謂寒熱温清氣相比和者。異，謂水火金木土不比和者。氣相得，則逆所勝之氣以治之；不相得，則順所不勝氣以治之。治火勝負，欲益及欲瀉者，皆以其味勝與不勝皆折其氣也。何者？以其性躁動也。治熱亦然。至於君相二火之氣，其治雖殊，其氣用則一矣。客之部主各六十一日，居無常所，隨歲遷移。客勝則瀉，客而補主，主勝則瀉，主而補客，應隨當緩當急以治之。

馬蒔曰：此言客主之氣，有勝無復，其民病則異，其治法則統，其正味則各有所主也。蓋司天在泉，有勝則有復，至于客主之氣，則有勝而無復。但客承天命，而主爲之下，如主不能奉天之命，而反勝客氣則爲逆，祇奉天命，而客氣勝主則爲從，此迺天之道也。試言巳亥之歲，厥陰司天，初氣本厥陰風木爲主，而陽明燥金客氣加之；二氣本少陰君火爲主，而太陽寒水客氣加之；三氣本少陽相火爲主，而厥陰風木客氣加之。如客氣各勝主氣，則爲耳鳴，爲掉眩，甚則爲欬；如主氣各勝客氣，則爲胷脅痛，爲舌難以言者，迺病之大略也。子午之歲，少陰司天，初氣本厥陰風木爲主，而太陽寒水客氣加之；二氣本少陰君火爲主，而厥陰風木客氣加之；三氣本少陽相火爲主，而少陰君火客氣加之。如客氣各勝主氣，則爲鼽，爲嚏，爲頸項强，爲肩背瞀熱，爲頭痛，爲少氣，爲發熱，爲耳聾，爲目瞑，甚則爲胕腫，爲血溢，爲瘡瘍，爲欬爲喘；如主氣各勝客氣，則爲心熱，爲煩躁，甚則爲胷痛，爲支滿也。丑未之歲，太陰司天，初氣本厥陰風木爲主，而厥陰風木客氣加之；二氣本少陰君火爲主，而少陰君火客氣加之；三氣本少陽相火爲主，而太陰濕土客氣加之。如客氣各勝主氣，則爲首面胕腫，爲呼吸氣喘；如主氣各勝客氣，則爲胷腹滿，食已而瞀也。寅申之歲，少陽司天，初氣本厥陰風木爲主，而少陰君火客氣加之；二氣本少陰君火爲主，而太陰濕土客氣加之；三氣本少陽相火爲主，而少陽相火客氣加之。如客氣各勝主氣，則爲丹胗外發，及爲丹熛，爲瘡瘍，爲嘔逆，爲喉痹，爲頭痛，爲嗌腫，爲耳聾，爲血溢，內爲瘛瘲；如主氣各勝客氣，則爲胷滿，爲欬而仰息，甚而爲有血，爲手熱也。卯酉之歲，陽明司天，金居火位，無客勝之理，而陽明爲不及之歲，火來勝之，至在泉之時，金之子爲母復讎，則水復即金復也。故謂之曰清復，其清復內餘，肺尚受傷，民病爲欬爲衄，爲嗌塞，爲心鬲中熱，爲欬不止而白血出者當死。蓋血出似唾，其色雖白，實謂之血。《靈樞》營衛生會篇謂營氣化血。夫營氣者，陰氣也，陰氣既衰，不能化血，而僅有白血，此世人之所不知者也。但病至於此，深可慨也。辰戌之歲，太陽司天，初氣本厥陰風木爲主，而少陽相火客氣加之；二氣本少陰君火爲主，而陽明燥金客氣加之；三氣本少陽相火爲主，而太陽寒水客氣加之。如客氣各勝主氣，則爲胷中不利，爲出清涕，感寒則欬；如主氣各勝客氣，則爲喉嗌中鳴也。寅申之歲，厥陰在泉，四氣本太陰濕土爲主，而陽明燥金客氣加之；五氣本陽明燥金爲主，而太陽寒水客氣加之；終氣本太陽寒水爲主，而厥陰風木客氣加之。如客氣各勝主氣，則爲大關節不利，內則爲痙强拘瘛，外爲大小不便；如主氣各勝客氣，則爲筋骨繇併，腰腹時痛。卯酉之歲，少陰在泉，四氣本太陰濕土爲主，而太陽寒水客氣加之；五氣本陽明燥金爲主，而厥陰風木客氣加之；終氣本太陽寒水爲主，而少陰君火客氣加之。如客氣各勝主氣，則爲腰痛及尻股膝髀腨䯒足病瞀熱以酸，且胕腫不能久立，爲溲便變；如主氣各勝客氣，則爲厥氣上行，爲心痛，爲發熱，爲鬲中，爲衆痹皆作，發於胠脅，爲魄汗不藏，爲四肢厥逆而起也。辰戌之歲，太陰在泉，四氣本太陰濕土爲主，而厥陰風木客氣加之；五氣本陽明燥金爲主，而少陰君火客氣加之；終氣本太陽寒水爲主，而太陰濕土客氣加之。如客氣各勝主氣，則爲足痿，爲下重，爲便溲不時，爲濕客下焦，發爲泄瀉，及爲腫於隱曲之處也；如主氣各勝客氣，則爲寒氣逆滿，爲飲食不下，甚則爲疝也。巳亥之歲，少陽在泉，四氣本太陰濕土爲主，而少陰君火客氣加之；五氣本陽明燥金爲主，而太陰濕土客氣加之；終氣本太陽寒水爲主，而少陽相火客氣加之。如客氣各勝主氣，則爲腰腹痛而反惡寒，甚則爲大便下白，而溺亦下白；如主氣各勝客氣，則爲熱反上行而客於心，爲心痛，爲發熱，爲格中而嘔。蓋此廼爲相火，而少陰則爲君火，故與少陰之在泉者同候也。子午之歲，陽明在泉，四氣本太陰濕土爲主，而太陰濕土客氣加之；五氣本陽明燥金爲主，而少陽相火客氣加之；終氣本太陽寒水爲主，而陽明燥金客氣加之。如客氣各勝主氣，則爲清氣動下，少腹堅滿而數便瀉；如主氣各勝客氣，則爲腰重，爲腹滿，爲少腹生寒，爲下爲鶩溏，爲寒氣厥逆於腸，上衝胸中，甚則爲喘不能久立也。丑未之歲，太陽在泉，然太陽以水居水位，不必言客主之勝，其寒氣復勝之餘，則爲腰尻痛，屈伸不利，爲股脛足膝中痛也。然所以治之者，大約病在高者，則抑而下之，病在下者，則舉而升之。如李東垣云，高者抑之，非高者固當抑也，以其本下而失之太高，故抑之而使下，若本高何抑之有？下者舉之，非下者固當舉之也，以其本高而失之太下，故舉而使之高，若本下何舉之有是也。病爲邪氣有餘則瀉之，病爲正氣不足則補之，佐以所利，和以所宜，必使主客各安，而寒温相適，寒熱温清，與民病之氣相同者，則逆而正治之，不相得而異者，則異者從治之，此其治主客之大體也。帝言此義，固已知之，然主客之位，其正味各有所主，伯言木位之主氣，春分前六十一日爲初之氣，其瀉以酸，其補以辛。火位之主氣，則君火之位，春分後六十一日爲二之氣，相火之位，夏至前後各三十日爲三之氣，其瀉以甘，其補以鹹。土位之主氣，秋分前六十一日爲四之氣，其瀉以苦，其補以甘。金位之主氣，秋分後六十一日爲五之氣，其瀉以辛，其補以酸。水位之主氣，冬至前後各三十日爲終之氣，其瀉以鹹，其補以苦。厥陰之客氣，以辛補之，以酸瀉之，以甘緩之。蓋其辛補酸瀉者，與主氣同，而又必以甘緩之也。少陰之客氣，以鹹補之，以甘瀉之，以鹹收之，蓋其甘瀉鹹補與主氣同，而補之者，正所以收之也。太陰之客氣，以甘補之，以苦瀉之，以甘緩之，蓋其補甘瀉苦者，與主氣同，而補之者，正所以緩之也。少陽之客氣，以鹹補之，以甘瀉之，與主氣同，而補之者，正所以軟之也。陽明之客氣，以酸補之，以辛瀉之，以苦泄之，蓋其酸補辛瀉者，與主氣同，而又必以苦泄之也，太陽之客氣，以苦補之，以鹹瀉之，蓋其苦補鹹瀉者，與主氣同，而又必以苦堅之，以辛潤之也。此皆所以開發腠理，致其津液，以通各經之氣耳。

張志聰曰：此論四時主氣客氣之勝復也。按前篇論初之氣二之氣者，迺加臨之客氣而爲民病也。後論厥陰所至爲和平，太陰所至爲埃溽，論主氣之有德化變病也。此章復論主氣客氣有彼此相勝之順逆也。客氣者，迺司天在泉及左右之間氣，在天之六氣也。天包乎地之外，從泉下而六氣環轉，天之道也。主氣者，五方四時之定位，地之道也。坤順承天，故主勝爲逆，客勝爲從，順天之道也。厥陰司天，風木之客氣勝於上，故耳鳴掉眩。厥陰經脈貫鬲上注肺，甚則欬者，上淫之氣內入於經也。主勝則胷脅痛，肝脈布胷脅也。厥陰少陽主筋。二經之筋病則舌卷，故難以言。蓋客氣之從上而下，主氣之從內而上也。蓋主歲之三氣，迺厥陰風木，君相二火，胷脅痛者，厥陰之初氣甚舌難以言者，二火之氣勝也。少陰司天之初氣，迺太陽寒水，二之氣迺厥陰風木，三之氣迺少陰君火，鼽嚏耳聾目瞑，厥陰之氣勝也。頭項强，肩背瞀熱，頭痛，甚則胕腫，太陽寒水之氣勝也。少氣發熱，血溢瘡瘍欬喘，君火之氣勝也。初之主氣，迺厥陰風木，二之氣君火，三之氣相火，主勝則心熱煩躁者，君相二火之氣勝也。甚則脅痛支滿者，厥陰之初氣勝也。蓋君火司歲，故先火勝而甚則及於厥陰也。夫司天之氣，客氣有三，主氣有三，在泉之氣，客氣有三，主氣有三，主客之勝而爲民病，有以三氣分而論之者，有合而論之者，蓋書不盡言，言不盡意，神而明之，存乎其人。太陰司天，客勝則首面胕腫，濕淫於上也。呼吸氣喘，淫及於內也。主勝則胷腹滿者，初氣之木勝傷土也。經云：肺是動，病甚則交兩手而瞀。迺二氣三氣之火，上炎而爲肺病也。胕，腫也。非足跗也。少陽司天，初氣三氣迺君相二火，二之氣迺太陰濕土。丹胗即斑疹，因火熱而發於外者也。丹熛即赤遊，發於外而欲遊於內者也。嘔逆瘛瘲，濕土之氣合於內也。瘡瘍嗌腫諸證，亦皆感濕熱而生，蓋亦自上而下，從外而內也。肺迺心之蓋，主勝則胷滿欬仰息者，主氣之二火，欲上炎而外出也。仰息者，肺病而不得偃息也。甚而有血手熱者，火發於外也。君相二經之脈，皆循於手，故爲手熱。陽明司天，清復內餘者，清肅之客氣入於內，而復有餘於內也。欬衄嗌塞，心鬲中熱，皆肺病也。肺屬金而主天，是以陽明司天之氣餘於內，而病在肺也。白血出者，血出於肺也。陽明司天，天之氣也。臟屬陰而血爲陰，血出於肺則陽甚而陰絶矣。此蓋言天爲陽，地爲陰。人居天地氣交之中，腑爲陽，臟爲陰，氣爲陽，血爲陰，外爲陽，內爲陰，是以陽明之不言主客者，謂陽明金氣司天，則乾剛在上，勝於內則與肺金相合，故不言主客者，論天之道也。太陽司天，其氣在表，肺主皮毛，故受司大之客氣，即爲胷中不利，出清涕而欬。曰感寒則欬者，謂太陽與寒水之有別也。按水熱穴論曰：腎者至陰也，至陰者盛水也。肺者太陰也，少陰者冬脈也。故其本在腎，其脈在肺，皆積水也。蓋水在地之下，故曰至陰，大地之下皆水，故爲盛水也。與肺金之上下交通，而皆積水者，水上連乎天，而天包乎下也。是以主勝則喉嗌中鳴，迺在下寒水之氣，而上出於肺也。大關節者，手足之十二節也，厥陰在泉，始之客氣，迺陽明燥金，厥陰主筋，筋燥是以關節不利。次之客氣，乃太陽寒水，太陽爲諸陽主氣，陽氣者柔則養筋，寒氣淫於內，則太陽受之，故內爲痙强拘瘛，即痓證也。終之客氣，迺在泉之風木，故外爲不便，不便者，亦筋骨之不利也。骨繇者，節緩而不收也。所謂骨繇者摇故也。在泉之主氣，迺太陰濕土，陽明燥金，太陽寒水。筋骨繇併，腰腹時痛者，三氣之爲病也。少陰在泉，四之客氣，迺太陽寒水，故爲腰尻股胻足病，皆太陽之經證，同氣相感也。次之氣，迺厥陰風木，瞀熱以酸，胕腫不能久立，迺脾土之證，蓋木淫而土病也。終之客氣，迺少陰君火，主氣迺太陽寒水。溲便變者，水火相交，火淫於下也。主勝則厥氣上行，心痛發熱者，迺寒水之主氣，上乘於在泉之君火也。五之主氣，迺陽明燥金，客氣迺厥陰風木。衆痹者，各在其處，更發更止，更居更起，以右應左，以左應右。鬲中衆痹皆作，發於胠脅，迺陽明之氣，乘於厥陰之經也。四之主氣，迺太陰濕土，客氣乃太陽寒水。魄汗，表汗也。汗迺陰液。膀胱者，津液之所藏。四逆而起者，土氣上逆也。以土勝水，是以津液不藏，而汗出於表也。夫以衆痺似屬陽明十二經中，惟手足陽明之脈，左之右，右之左，而交於承漿，故曰以右應左，以左應右。太陰在泉，足痿下重，便溲不時者，在泉之濕氣，客於太陰之經而下及於內也。濕客下焦，發而濡瀉及爲腫者，因客淫於下，而太陰之主氣自病也。隱曲者，迺男女之前陰處，故曰隱曲，謂隱藏委曲之處也。終之主氣，迺太陽寒水，客氣迺司天之濕土，是以主勝則寒氣逆滿，蓋水淫而上乘於土，故逆滿也。四之主氣，迺太陰濕土，客氣迺厥陰風木。食飲不下，甚則爲疝者，濕氣上逆，而病及於厥陰之經也。五之主氣，迺陽明燥金，客氣乃少陰君火，火能制金，故不上勝也。少陽在泉，始之客氣迺少陰君火，主氣迺太陰濕土，次之客氣迺太陰濕土，主氣乃陽明燥金，終之客氣，迺少陽相火，主氣迺太陽寒水。腰腹痛而反惡寒者，客勝而太陽之主氣病也。太陽之氣傷，故惡寒也。甚則溺白下白者，病及於陽明太陰之主氣也。蓋金主氣，氣化則溺出，溺白者，氣不化而溺不清也。下白者，土氣傷而大便色白也。因客勝而主氣反病，故曰反。主勝則熱上客心，心痛發熱者，君相二火之客氣，反上行而自病也。格中而嘔者，太陰之客氣自病也。因主勝而客反自病，故曰反。曰客，曰少陰同候，謂火性炎上，故二火皆有反逆之自病也。陽明在泉，清氣動下者，清肅之天氣而動於下也。少腹堅滿而數便瀉者，太陽寒水之病也。主勝則腰重腹痛，少腹生寒者，太陽寒水之氣發於下也。下爲鶩溏者，水下泄也。寒厥於腸，上衝胷中，甚則喘者，寒氣逆乘陽明之大腸，而上及於胷中之肺臟也。《靈樞經》曰：氣上衝胷，喘不能久立。邪在大腸，大腸與肺胃相合，而並主金氣。此與陽明司天之大義相合。太陽在泉，寒復内餘者，太陽寒水之客氣入於内而復内有餘也。腰尻股脛足痛者，太陽之經證也。屈伸不利者，太陽之主筋也。夫太陽者，水中之陽，天之氣也。寒水者，天一所生之水也。水上通乎天，天行於地下，故曰司天，曰在泉。六氣隨天氣而遶地環轉，故在陽明司天，而曰清復内餘，在太陽在泉，而曰寒復内餘。謂司天在泉之氣，上下相通，人居於天地氣交之中，而上下之氣，復有餘於人之内也。故俱不言主氣客氣，蓋司天在泉，一氣貫通，皆論天之道也。高者抑之，謂主氣之逆於上也。下者舉之，謂客氣之乘於下也。有餘者，勝氣也。不足者，所不勝之氣而爲病也。佐以所利者，利其所欲也。如肝欲散，急食辛以散之，是以厥陰之勝，佐以苦辛。心欲軟，急食鹹以軟之，是以少陰之勝，佐以苦鹹。脾欲緩，急食甘以緩之，是以太陰之勝，佐以辛甘。肺欲收，急食酸以收之，是以燥淫所勝，佐以辛酸。腎欲堅，急食苦以堅之，是以寒淫所勝，佐以甘苦。和以所宜者，和其五味之所宜也。如厥陰色青，宜食甘，少陰少陽色赤，宜食酸，太陰色黄，宜食鹹，陽明色白，宜食苦，太陽色黑，宜食辛。安其主客者，使各守其本位也。適其寒温者，治寒以熱，治熱以寒，治温以凉，治凉以温也。同者逆之，謂氣之相得者，宜逆治之。如主客之同司火熱，則當治以鹹寒，如同司寒水，則當治以辛熱，温凉亦然，此逆治之法也。異者從之，謂不相得者當從治之，如寒水司天，加臨於二火主氣之上，客勝當從二火之熱以治寒，主勝當從司天之寒以治熱，餘氣皆然，此平治異者之法也。木位之主，厥陰所主之位也，此迺四時不易之定位，故曰位。如未至所主之時，而陽春之氣先至，此氣之盛也，宜瀉之以酸。如至而未至，此氣之衰也，宜補之以辛。蓋木性升，酸則反其性而收之，故爲瀉，辛則助其發生之氣，故爲補。火位之主，謂二之氣，乃君火所主之位，三之氣，乃相火所主之位，如未至三月而暄熱之氣先至，未至五月而炎暑之氣先至，此來氣有餘，宜瀉之以甘，蓋從子而泄其母氣也。如至而不至，此氣之不及也，宜補之以鹹，蓋以水濟火也。土位之主，四之氣也。如主氣之時，埃蒸注雨，氣之盛也，宜苦以泄之，瀉其敦阜之氣。如化氣不令，風寒並興，主氣之不足也，宜補之以甘，蓋氣不足者，補之以味也。金位之主，五之氣也。如未及時而清肅之氣早至，此氣之盛也，其瀉宜辛以散之。如至秋深而暑熱尚在，氣之不及也，其補宜酸以收之。水位之主，終之氣也。如未及時而天氣嚴寒，冰雪霜雹，氣之盛也，宜瀉之以鹹，蓋鹹能泄下，從其類而瀉之也。如已至而天氣尚温此，氣之不及也，宜補之以苦，蓋苦味陰寒，而炎上作苦，助太陽標本之位也。所謂調之正味，以平爲期，勿使四時不平之氣而爲民病也。客迺加臨之六氣，而有太過不及之正味，六氣運行，無有定位，如客之外至，故曰客。常以正月朔日平旦視之，如厥陰之客，氣來不及，宜補之以辛，氣來有餘，宜瀉之以酸，以甘緩之，蓋主氣有餘，則氣行於外，客氣太過，則氣乘於内，故當兼用五臟所欲之味以調之。少陰之客，以鹹補之，鹹當作酸。臟氣法時論曰：心苦緩，急食酸以收之。按論主氣先言瀉而後言補，論客氣先曰補而後曰瀉。蓋補瀉之道，有宜補而不宜瀉者，有宜瀉而不宜補者，有宜先補而後瀉者，有宜先瀉而後補者，有補瀉之兼用者，神而明之，在乎其人。腠者，三焦通會元真之處；理者，皮膚臟腑之文理也。夫水穀入於口，津液各走其道，故三焦出氣以温肌肉，充皮膚爲其津。蓋氣充肌腠，津隨氣行，辛味入胃，能開腠理，致津液而通氣，故主潤。

帝曰：善。願聞陰陽之三也何謂？岐伯曰：氣有多少異用也。帝曰：陽明何謂也？岐伯曰：兩陽合明也。帝曰：厥陰何也？岐伯曰：兩陰交盡也。

馬蒔曰：此明三陰三陽及陽明厥陰之義也。帝承上文而問陰陽止二，今曰少陽、太陽、陽明、少陰、太陰、厥陰，而皆列之爲三者，何也？伯言太陰爲正陰，而次少爲少陰，又次爲厥陰；太陽爲正陽，而次少爲少陽，又次爲陽明。以其氣有多少異用，故各有三者之分耳。然太少之義易知，而陽明厥陰之疑未釋。伯言足之十二經，合於十二月，故寅者五月之生陽也，主左足之少陽，六月建未，則爲右足之少陽，皆兩足第四指脈氣所行也。二月建卯，主左足之太陽，五月建午，則爲右足之太陽，皆足小指外側已上脈氣所行也。三月建辰，主左足之陽明，四月建巳，則爲右足之陽明，皆兩足次指已上脈氣所行也。然正二五六月爲少陽太陽，而三四爲辰巳月居於其中，則彼兩陽合明於其前，故曰陽明也。七月建申，主陰之生，主右足之少陰，而十二月建丑，則爲左足之少陰，皆兩足心以上脈氣所行也。八月建酉，主右足之太陰，而十一月建子，則爲左足之太陰，皆兩足大指内側已上脈氣所行也。九月建戌，主右足之厥陰，而十月建亥，則爲左足之厥陰，皆兩足大指外側已上脈氣所行也。然七八十一十二月爲少陰太陰，而九十爲戌亥月，則爲兩足之陰已盡，故曰厥陰也。厥者盡也。

張志聰曰：此言陰陽之有太少，則氣有盛衰，而治有輕重矣。陰陽之中，有太陽少陽，有太陰少陰，則氣有多少異用也。三陰三陽，有多氣少血者，有多血少氣者，有氣血皆多者，是以用藥之有異也。夫陽明主陽盛之氣，故多氣而多血。厥陰主於陰盡，而一陽始蒙，氣之微者也。故爲陰中之少陽而少氣。

帝曰：氣有多少，病有盛衰，治有緩急，方有大小，願聞其約奈何？岐伯曰：氣有高下，病有遠近，證有中外，治有輕重，適其至所爲故也。《大要》曰，君一臣二，奇之制也。君二臣四，偶之制也。君二臣三，奇之制也。君三臣六，偶之制也。故曰，近者奇之，遠者偶之。汗者不以奇，下者不以偶。補上治上，制以緩；補下治下，制以急。急則氣味厚，緩則氣味薄，適其至所，此之謂也。病所遠而中道氣味之者，食而過之，無越其制度也。是故平氣之道，近而奇偶，制小其服也；遠而奇偶，制大其服也。大則數少，小則數多。多則九之，少則二之。奇之不去則偶之，是謂重方。偶之不去則反佐以取之，所謂寒熱温涼，反從其病也。

王冰曰：臟位有高下，腑氣有遠近，病證有表裏，藥用有輕重，調其多少，和其緊慢，令藥氣至病所，故勿太過與不及也。奇，謂古之單方。偶，謂古之復方也。單復一制，皆有小大。故奇方云，君一臣二，君二臣三；偶方云，君二臣四，君三臣六也。病有小大，氣有遠近，治有輕重所宜，故云制也。汗藥不以偶方，氣不足以外發泄，下藥不以奇制，藥毒攻而致過，治上補上，方迅急則止不住而迫下，治下補下，方緩慢則滋道路而力又微。制急方而氣味薄，則力與緩等。制緩方而氣味厚，則勢與急同。如是爲緩不能緩，急不能急，厚而不厚，薄而不薄，則大小非制，輕重無度，則虛實寒熱，臟腑紛撓，無由致理，此豈神靈之可望哉？無越其制度者，假如病在腎，而心之氣味飼而冷，足仍急過之，不飼以氣味，腎藥凌心，心復益衰。餘上下遠近例同。近遠，謂腑臟之位也。心肺爲近，腎肝爲遠，脾胃居中，三陽胞脏膽亦有遠近，身三分之，上爲近，下爲遠也。或識見高遠，權以合宜，方奇而分兩偶，方偶而分兩奇，如是者近而偶制，多數服之，遠而奇制，少數服之，則肺服九，心服七，脾服五，肝服三，腎服二，爲常制矣。故曰，小則數多，大則數少也。夫方與其重也寧輕，與其毒也寧善，與其大也寧小。是以奇方不去，偶方主之，偶方病在，則反其佐以同病之氣而取之也。夫熱與寒背，寒與熱違，微小之熱爲寒所折，微小之冷爲熱所消，甚大寒熱則心能與違性者爭雄，能與異氣者相格，聲不同不相應，氣不同不相合，如是則且憚而不敢攻之，攻之則病氣與勝氣抗衡，而自爲寒熱，以開閉固守矣。是以聖人反其佐以同其氣，令聲氣應合，復令寒熱參合，使其終異始同，燥潤而敗，堅剛必折，柔脆自消爾。

馬蒔曰：此言約方之法，不越奇偶，而必當曲盡其制也。帝承上文而問陰陽之氣，有多有少，故民病有盛有衰，而治之者有緩有急，其方宜有大有小也。約方之法奈何？伯言陰陽之氣歲，有司天在泉，則有高有下也。民病有臟腑在上爲近，臟腑在下爲遠，其證候有中有外，治法有輕有重，但使藥力適其所至之所，以復其舊耳。故制方之大要，不過奇偶二法而已。蓋主病之爲君，佐君之爲臣，君用其一而臣佐以二，君用其二而臣佐以三，是數在三五，皆奇之制。君用其二而臣佐以四，君用其三當作二。而臣佐以六，是數在六八，皆偶之制。故病在上者謂之近，近則不必數之多，宜以奇方用之。然欲以取汗則不以奇而以偶，蓋非偶不足以發散也。觀此則近者奇之，爲不足而補，而汗者不以奇，爲有邪而治之也。病在下者謂之遠，遠則不可數之少，宜以偶方用之。然欲以下利則不以偶而以奇，蓋非奇不足以專達也。觀此則遠者偶之，爲不足而補，而下者不以偶，爲有邪而治之也。但補上治上，其制用緩，非緩則及於下矣，故緩則用其氣味之薄者，使適其所至之所，以復其故耳。補下治下，其制用急，非急則滯於上矣，故急則用其氣味之厚者，使適其所至之所，以復其舊耳。彼病所遠而藥食氣味止於中道，則累及其中，即如腎之藥食入心，則心反爲腎藥所凌也，當食之而過此中道，無越制度，自然能至遠所矣。是故平氣之道，凡在上而近者，或奇以補之，或偶以汗之，惟其近則制宜小，小則數宜多，多則可以味至於九也。凡在下而遠者，或偶以補之，或奇以下之，惟其遠則制宜大，大則數宜少，少則可以味止於二也。此則病有遠近，故不分奇偶而大約小以治上大以治下如此。若奇偶之制，則奇之數少而大，偶之數多而小者，又其大體然也。然與其大也寧小，與其重也寧輕，與其毒也寧善，其始也用奇，奇之不去則偶之，是謂之重方也，即後之所謂逆者正治也。其既也用偶，偶之不去則反其佐以取之，所謂反其佐以取之者，即藥之寒熱溫涼，反有同於病之寒熱溫涼，乃因其性而利導之，即後之所謂從者反治也。此又奇偶先後之用，曲盡其妙者如此。

張志聰曰：氣有高下者，有天地人之九候也。遠近者，淺深上下也。中外者，表裏也。輕重者，大小其服也。蓋適其至病之所在爲故也。大要者，數之大要也。夫數之始於一而成於三，圓之象也。以二偶而成六，方之象也。地數二，本數三，甲己合而土氣化也。君二臣六，乾坤位而八卦成也。少則二之，陰數之始也。多則九之，陽數之終也。奇偶者，天地之數也。近者謂病之在上而近，故宜用奇方以治之，天氣之在上也。遠者謂病之在下而遠，故宜用偶數以治之，地氣之在下也。汗乃陰液，故宜用偶而不以奇，蓋直從下而使之上，猶地氣升而後能爲雲爲雨也。下者宜用奇而不以偶，蓋從上而使之下，從天氣之下降也。補者，補正氣之不足，治者，治邪氣之有餘。在上者宜緩方，在下者宜急方。急則用氣味之厚者，緩則用氣味之薄者。蓋厚則沉重而易下，薄則輕清而上浮，奇偶緩急，各適其上下遠近，至其病之所在而已矣。病所遠者，謂病之在上在下，而遠於中胃者也。中道氣味之者，謂氣味之從中道而行於上下也，故當以藥食竝用而制度之。如病之在上而近於中者，當先食而後藥。病在下而遠於中者，當先藥而後食。以食之先後，而使藥味之過於上下也。是故上下之病，近於中道，而用奇方偶方者，制小其服，病遠於中而用奇方偶方者，宜制大其服，大服小服者，謂分兩之輕重也。大則宜於數少而分兩多，蓋氣味專而能遠也。小則宜於數多而分兩少，蓋氣分則力薄而不能遠達矣。此平上中下三氣之道也。所謂重方者，謂奇偶之竝用也。反佐以取之，謂春病用溫，夏病用熱，秋病用涼，冬病用寒，順四時寒熱溫涼之氣，而反從治其病也。

帝曰：善。病生於本，余知之矣，生於標者治之奈何？岐伯曰：病反其本，得標之病。治反其本，得標之方。

王冰曰：此言少陰太陽之二氣，餘四氣標本同。

馬蒔曰：此言治標之病，其方即治本者而推之也。按標本之義，至廣至詳，有天地運氣之標本，有人身臟腑之標本，有病體之標本，有治法之標本。天元紀大論曰：子午之歲，上見少陰；丑未之歲，上見太陰；寅申之歲，上見少陽；卯酉之歲，上見陽明；辰戌之歲，上見太陽；巳亥之歲，上見厥陰少陰，所謂標也。厥陰所謂終也。蓋言子丑卯辰巳申之歲爲對化，對司化令之虚，謂之曰標。午未酉戌亥寅之歲爲正化，正司化令之實，謂之曰終。又曰，厥陰之上，風氣主之；少陰之上，熱氣主之；太陰之上，濕氣主之；少陽之上，相火主之；陽明之上，燥氣主之；太陽之上，寒氣主之，所謂本也。是謂六元。蓋言三陰三陽爲標，寒暑燥濕風火爲本也。又六微旨大論曰：少陽之右，陽明治之；陽明之右，太陽治之；太陽之右，厥陰治之；厥陰之右，少陰治之；少陰之右，太陰治之；太陰之右，少陽治之。此所謂氣之標，蓋南面而待之也。少陽之上，火氣治之，中見厥陰；陽明之上，燥氣治之，中見太陰；太陽之上，寒氣治之，中見少陰；厥陰之上，風氣治之，中見少陽；少陰之上，熱氣治之，中見太陽；太陰之上，濕氣治之，中見陽明，所謂本也。本之下，中之見也。見之下，氣之標也。本標不同，氣應異象，蓋言三陰三陽爲治之氣，皆所謂六氣之標也。少陽之上十八句，其火燥風寒熱濕爲治之氣，皆所謂六氣之本也。其中見之氣，乃六氣之中氣也。通前六氣之標言之，則本居上，標居下，中氣居本標之中，故曰本之下，中之見也。見之下，氣之標也。然中氣者，三陰三陽，各有夫婦之配合相守，而人之臟腑經脈皆應之。故少陽本標之中見厥陰，厥陰本標之中見少陽，而互爲中氣相守，而人之膽與三焦爲少陽經，亦絡肝與心包之厥陰經，而肝與心包又絡膽與三焦而互交也。陽明本標之中見太陰，太陰本標之中見陽明，而互爲中氣相守，則人之胃與大腸爲陽明經，亦絡脾肺之太陰經，而脾肺又絡胃與大腸經而互交也。太陽本標之中見少陰，少陰本標之中見太陽，而互爲中氣相守，則人之膀胱小腸爲太陽經，亦絡腎與心之少陰經，而腎與心又絡小腸膀胱而互交也。本標不同，氣應異象者，謂太陽少陰二氣也。太陽之上，寒氣治之，是標陽本寒，不同其氣，應則太陽所至爲寒，生中爲温，而寒温異象也。少陰之上，熱氣治之，是標陰本熱，不同其氣，應則少陰所至爲熱，生中爲寒，而熱寒異象也。此迺天地運氣之標本也。又標本病傳論及《靈樞》病本篇皆以先病爲本，後病爲標，惟中滿小大便不利二病，或爲本，或爲標，皆不分標本而先治其標，其餘百病皆先治其本也。此迺病體先後分標本也。又湯液醪醴論曰：病爲本，工爲標。此以病人醫人分標本也。此節所謂本者，蓋以風寒暑濕燥火爲本也。所謂標者，以三陰三陽爲標也。如天之本在風，標在厥陰，則人之病在肝，而厥陰之中見少陽，則又在於膽。天之本在火，標在少陽，則人之病在膽，而少陽之中見厥陰，則又在於肝，故病生於本似易知，而治標之方則難必，殊不知病自本始，則知標病之所由來也。治之者，亦即其本而推之，則得標之所以立其方矣。假如本在於風，則標之方亦在於風耳。大義又見下文之下節。

張志聰曰：此論三陰三陽之有本有標也。病生於本者，生於風寒熱濕燥火也。生於標者，生於三陰三陽之氣也。如太陽爲諸陽之首而本於寒水，少陰爲陰中之太陰而本於君火，陽明迺陽盛之氣而本於清肅，厥陰主陰極而本於風木之陽，此陰陽中又有標本之不同也。病反其本者，如病寒而反得太陽之熱化，病熱而反見少陰之陰寒，病在陽而反見清肅之虚寒，病在陰而反得中見之火熱，所謂病反其本，得標之病也。治反其本者，如病本寒而化熱，則反用涼藥以治熱，如病本熱而化寒，則反用熱藥以治寒，如病在陽明而化虚冷，則當温補其中氣，如病在厥陰而見火熱，又當逆治其少陽，所謂治反其本，得標之方。少陽少陰，標本相同，皆從陽熱陰濕而治。

帝曰：善。六氣之勝，何以候之？岐伯曰：乘其至也。清氣大來，燥之勝也，風木受邪，肝病生焉。熱氣大來，火之勝也，金燥受邪，肺病生焉。寒氣大來，水之勝也，火熱受邪，心病生焉。濕氣大來，土之勝也，寒水受邪，腎病生焉。風氣大來，木之勝也，土濕受邪，脾病生焉。所謂感邪而生病也。乘年之虚，則邪甚也。

失時之和，亦邪甚也。遇月之空，亦邪甚也。重感於邪，則病危矣。有勝之氣，其必來復也。帝曰：其脈至何如？岐伯曰：厥陰之至，其脈弦；少陰之至，其脈鉤；太陰之至，其脈沉；少陽之至，大而浮；陽明之至，短而濇；太陽之至，大而長。至而和則平，至而甚則病，至而反者病，至而不至者病，未至而至者病，陰陽易者危。

王冰曰：肝病生謂流於膽，肺病生謂流於迴腸大腸，心病生謂流於三焦小腸，腎病生謂流於膀胱，脾病生謂流於胃也。外有其氣而内惡之，中外不喜，因而遂病，是謂感也。甚，謂歲氣不足，外邪湊之也。失時之和，謂六氣臨統，與位氣相剋，感之而病，亦隨所不勝，而與内臟相應，邪復甚也。遇月之空，謂上弦前下弦後，月輪中空也。重感於邪，謂年已不足，邪氣大至，是一感也。年已不足，天氣剋之，此時感邪，是重感也。内氣召邪，天氣不祐，病不危可乎？然天地之氣，不能相無，故有勝之氣，其必來復也。脈若軟虚而滑，端直以長，是謂弦。實而强則病，不實而微亦病，不端直長亦病，不當其位亦病，位不能弦亦病。來勝去衰，如偃帶鉤，是謂鉤。來不勝，去反盛則病，來盛去盛亦病，來不盛去不盛亦病，不偃帶鉤亦病，不當其位亦病，位不能鉤亦病。沉，下也，按之乃得，下諸位脈也。沉甚則病，不沉亦病，不當其位亦病，位不能沉亦病。浮，高也。大，謂稍大諸位脈也。大浮甚則病，浮而不大亦病，不大不浮亦病，不當其位亦病，位不能大浮亦病。往來不利，是謂濇也。往來不遠，是謂短也。短甚則病，濇甚則病，不短不濇亦病，不當其位亦病，位不能短濇亦病。往來遠，是謂長。大甚病，長甚亦病，長而不大亦病，大而不長亦病，不當其位亦病，位不能長大亦病。去其太甚則爲平調，不弱不强，是謂和也。弦似張弓弦，滑如連珠，沉而附骨，浮高於皮，濇而止住，短如麻黍，大如帽簪，長如引繩，皆謂至而太甚。應弦反濇，應大反細，應沉反浮，應浮反沉，應短濇反長滑，應軟虚反强實，應細反大，是皆爲氣反常平之候，有病迺如此也。至而不至者，氣位已至而脈氣不應也。未至而至者，謂按曆占之，凡得節氣當年六位之分，當如南北之歲，脈象改易而應之。氣序未移而脈先變易，是先天而至，故病陰陽易者，謂不應天常，氣見交錯，失其恒位。更易見之，陰位見陽脈，陽位見陰脈，是易位而見也。二氣之亂，故氣危。

馬蒔曰：此言六氣之勝，氣有可候而脈有可診也。清氣大來，可以候燥之勝，迺陽明燥金所司也，故金來勝木，則風木受邪，肝病迺生。熱氣大來，可以候火之勝，迺少陰少陽所司也，故火來勝金，則金燥受邪，肺病迺生。寒氣大來，可以候水之勝，迺太陽寒水所司也，故寒來勝火，則心病乃生。濕氣大來可以候土之勝，迺太陰濕土所司也，故土來勝水，腎病迺生。風氣大來，可以候木之勝，廼厥陰風木所司也，故木來勝土，脾病廼生。正以歲木不足，則外有清邪，歲火不足，則外有寒邪，歲土不足，則外有風邪，歲水不足，則外有熱邪，歲金不足，則外有濕邪，乃乘年之虚，斯邪之所以甚耳。且六氣有主氣，有客氣，主氣主乎四時，春温夏熱，秋涼冬寒者，其宜也。而客氣加之，或主勝，或客勝，則失時之和，亦邪之所以甚耳。八正神明論曰：月始生則血氣始精，衛氣始行。月郭滿則血氣實，肌肉堅。月郭空則肌肉減，經絡虚，衛氣去形獨居。故遇月之空，亦邪之所以甚耳。此則重感於邪，病之所以危也。但有勝之氣，必有復之氣，其機又相因者耳。六氣之至，必有其脈，厥陰之至，其脈弦，軟虚而滑，端直以長也。少陰之至，其脈鉤，來盛去衰，如偃帶鉤也。太陰之至，其脈沉，沉者不浮也。少陽之至，大而浮，大則不小，浮則不沉也。陽明之至，短而濇，短則不長，濇則不利也。太陽之至，大而長，大則不小，長則不短也。如六脈之至而和平則爲平脈，如六脈之至而甚如太弦太鉤之類，六脈之至而反，如應弦反濇、應大反細、應沉反浮、應浮反沉、應濇反滑、應滑反濇應長反短、應短反長之類，如氣候已至而脈氣不至，如氣候未至而脈氣先至，此皆不免於病也。上文感邪而生病，諸脈見矣，如脈宜見於寸爲陽位，而反見於尺，脈宜見於尺爲陰位，而反見於寸，此皆必至於危也。上文重感於邪則病危，其陰陽必反矣。

張志聰曰：風寒熱濕燥，在天四時之五氣，木火土金水，在地四時之五行。五氣之勝五行，五行而病五臟，是五臟之外合五行，而五行之上呈五氣也。乘年之虚者，主歲之氣不及也。如木運不及則清氣勝之，火運不及則寒氣勝之，土運不及則風氣勝之，金運不及則熱氣勝之，水運不及則濕氣勝之，此歲運之不及，而四時之勝氣又乘而侮之。失時之和者，四時之氣衰也，如春氣不足則秋氣勝之，夏氣不足則冬氣勝之，長夏之氣不足則春氣勝之，秋氣不足則夏氣勝之，冬氣不足則長夏之氣勝之。遇月之空者，月廓空之時也。重感於邪者，乘年之虚，失時之和，遇月之空，是謂三虚而感於邪，則病危矣。有勝之氣，其必來復者，春有慘悽殘賊之勝，則夏有炎暑燔爍之復；夏有慘悽凝洌之勝，則四維有埃昏大雨之復；四維發振拉飄騰之變，則秋有肅殺霖霪之復；秋有炎爍燔燎之變，則冬有冰雹霜雪之復；冬有埃昏驟注之變，則春有飄蕩振拉之復。此四時之勝而必有復也。夫六氣之應六脈也，厥陰主木，故其脈弦；少陰主火，故其脈鉤；太陰主土，故其脈沉；少陽主火，故大而浮；陽明主金，故短而濇；太陽主水而爲諸陽主氣，故大而長。如脈至而和則爲平人，脈至而甚則爲病脈，所至之脈與時相反者病，及時而脈不至者病，未及時而脈先至者病，如三陰主時而得陽脈，三陽主時而得陰脈者危。

古今圖書集成醫部全録卷四十三

黄帝素問

至真要大論篇第七十四下

帝曰：六氣標本所從不同，奈何？岐伯曰：氣有從本者，有從標本者，有不從標本者也。帝曰：願卒聞之。岐伯曰：少陽太陰從本，少陰太陽從本從標，陽明厥陰不從標本，從乎中也。故從本者化生於本，從標本者有標本之化，從中者以中氣爲化也。帝曰：脈從而病反者，其診何如？岐伯曰：脈至而從，按之不鼓，諸陽皆然。帝曰：諸陰之反，其脈何如？岐伯曰：脈至而從，按之鼓甚而盛也。是故百病之起，有生於本者，有生於標者，有生於中氣者，有取本而得者，有取標而得者，有取中氣而得者，有取標本而得者，有逆取而得者，有從取而得者，逆正順也。若順逆也。故曰，知標與本，用之不殆，明知逆順，正行無間，此之謂也。不知是者，不足以言診，足以亂經。故《大要》曰，粗工嘻嘻，以爲可知，言熱未已，寒病復始，同氣異形，迷診亂經，此之謂也。夫標本之道，要而博，小而大，可以言一而知百病之害。言標與本，易而勿損，察本與標，氣可令調。明知勝復，爲萬民式，天之道畢矣。

王冰曰：從本從標從中，皆以其爲化主之用也。化，謂氣化之元主也。有病以元主氣，用寒熱治之。脈從而病反，言病熱而脈數，按之不動，迺寒盛格陽而致之，非熱也。諸陰之反，言形證是寒，按之而脈氣鼓擊於手下盛者，此爲熱盛拒陰而生病，非寒也。反佐取之，是爲逆取。奇偶取之，是爲從取。寒病治以寒，熱病治以熱，是爲逆取。若寒盛格陽，治熱以熱，熱盛拒陰，治寒以寒之類，皆謂之逆。外雖用逆，中迺順也。故曰，此逆迺正順也。若寒格熱而治以寒，熱拒寒而治以熱，外則雖順，中氣迺逆，故方若順是逆也。嘻嘻，言心意怡悦，以爲知道終盡也。六氣之用，粗之與工，得其半也。厥陰之化，粗以爲寒，其迺是温；太陽之化，粗以爲熱，其迺是寒。由此差互，用失其道，故其學問識用，不達工之道半矣。太陽少陰，各有寒化熱，量其標本，應用則正反矣。何以言之？太陽本寒而標熱，少陰本熱而標寒，方之用亦如是。厥陰陽明中氣亦爾。厥陰之中氣爲熱，陽明之中氣爲濕，此二氣亦反其類太陽少陰也。然太陽與少陰有標本，用與諸氣不同，故曰同氣異形也。夫一經之標本，寒熱既殊，言本當究其標，論標合尋其本，言氣不窮其標本，論病未辨其陰陽，雖同一氣而生且阻寒溫之候，故心迷正理，治益亂經，呼曰粗工，允膺其稱爾。夫天地變化，尚可盡知，況一人之診，而云冥昧，得經之要，持法之宗，爲天下師，尚卑其道，萬民之式，豈曰大哉！

馬蒔曰：此言六氣各有所從之標本，而百病皆當知標本。從者取也。六氣有從本而取之者，正以少陽之本火，太陰之本濕，本末同，故從本也。何也？以氣化從本而生也。有從本從標而取之者，正以少陰之本熱，其標陰，蓋君火生於午，午者一陰生之位，火本熱而其氣當陰生之初，故標本異，而君火屬少陰也。太陽之本寒，其標陽，蓋水居北方子，而子者一陽生之位，水本寒而其氣當陽生之初。故標本異而寒水屬太陽，故從本從標也。何也？以氣化從本標而生也。有不從本標而從中氣以取之者，陽明之中太陰，厥陰之中少陽，本末與中不同，故不從標本從乎中者。何也？以氣化從中氣而生也。其有病熱而脈鼓，是脈從也，若按之不鼓，迺寒盛格陽所致，非熱也。凡諸陽脈之不鼓者，可以類推其非陽病矣。病寒而脈沉，是脈從也，若按之鼓甚而盛，迺熱盛拒陰所致，非寒也。凡諸陰脈之太鼓者，可以類推其非陰病矣。此脈之從而病之所以反也。是故百病之生，有生於本者，有生於標者，有生於中氣者，氣化與是身相須也。人之治病者，有取本而得者，有取標而得者，有取中氣而得者，有兼取標本而得者，有逆取而得之者，即寒病治以熱，熱病治以寒，如上文反其佐以取之者是也。有從取而得者，即寒病治以熱，熱病治以寒，如上文奇之不去，則偶之者是也。但逆取而得之者，人皆以爲逆，而不知寒盛格陽，治宜以熱，熱盛格陰，治宜以寒，外雖若逆，而中則甚順，正其所以爲順也，若寒格陽而治以寒，熱格寒而治以熱，則外雖若順，中氣迺逆，此其所以爲逆也。

張志聰曰：風寒暑濕燥火六氣爲本，三陰三陽爲標，陰濕之土，而標見太陰之陰。初陽之火，而標見少陽之陽。是標之陰陽，從本化生。故太陰少陽從本，少陰之本熱，而標見少陰之陰，太陽之本寒，而標見太陽之陽。陰中有陽，陽中有陰，有水火寒熱之化，故少陰太陽，從本從標。陽明之上，燥氣治之，中見太陰，厥陰之上，風氣治之，中見少陽。蓋陽明司四時之秋令，而太陰主四氣之清秋，厥陰爲兩陰交盡，陰盡而一陽始生，是以陽明厥陰，從中見之化也。脈從者，陽病而得陽脈，陰病而得陰脈也。如太陽陽明之病，其脈至而浮，是脈之從也。其病反陰寒者，太陽之病從本化，陽明之病，從中見之陰化也。故脈雖浮而按之不鼓也。如少陰厥陰之病，其脈至而沉，是脈之從也。其病反陽熱者，少陰之病從標化，厥陰之病，從中見之火化也。故脈雖沉而按之鼓甚也。是脈有陰陽之化，而病有標本之從也。且如太陽病，頭痛發熱，煩渴不解，此太陽之病本也。如手足攣急，或汗漏脈沉，此太陽之病標也。如少陰病，脈沉者急温之，宜四逆湯，此少陰之病標也。如少陰病，得之二三日，口燥咽乾者，急下之，宜大承氣湯，此少陰之病本也。如陽明病，發熱而渴，大便燥結，此陽明之病陽也。如胃中虚冷，水穀不別，食穀欲嘔，脈遲惡寒，此陽明感中見陰濕之化也。如厥陰病，脈微手足厥冷，此厥陰之病陰也。如消渴氣上衝心，心中疼熱，此厥陰感中見少陽之火化也。如太陰標陰而本濕，故當治之以四逆輩。少陽標陽而本火，則宜散之以清涼。治傷寒六經之病，能於標本中求之，思過半矣。夫百病之生，總不出於六氣之化，如感風寒暑濕燥火而爲病者，病天之六氣也。天之六氣，病在吾身，而吾身中又有六氣之化，如中風天之陽邪也，病吾身之肌表，則爲發熱欬嚏，在筋骨則爲痛痺拘攣，在腸胃則爲下利飧泄，或爲燥結閉癃，或直中於内，則爲霍亂嘔逆，或爲厥冷陰寒，此表裏陰陽之氣化也。如感吾身之陽熱則爲病熱，感吾身之陰寒則爲病寒，感吾身之水濕則爲痰喘，感吾身之燥氣則爲便難，如中於腑則暴仆而卒不知人，中於臟舌即難言而口唾涎沫。又如傷寒天之陰邪也，或中於陰，或中於陽，有中於陽而反病寒者，有中於陰而反病熱者，是吾身之陰中有陽，陽中有陰，標本陰陽之氣化也。如感吾身中之水濕，則爲青龍五苓之證；如感吾身中之燥熱，又宜於白虎承氣諸湯。此止受天之一邪，而吾身中有表裏陰陽變化之不同也。又如夏月之病，有手足厥冷而成薑桂參附之證者，蓋夏月之陽氣，盡發越於外，而裏氣本虚，受天之風暑，而反變爲陰寒，皆吾身之氣化，非暑月之有傷寒也。是以神巧之士，知標本之病生，則知有標本之氣化，知標本之氣化，則能用標本之治法矣。故知標與本，用之不殆，明知順逆，正行無間。此之謂也。逆者以寒治熱，以熱治寒，故曰逆正順也。從者以熱治熱，以寒治寒，故曰若順逆也。如陰陽寒熱之中，又有病熱而反寒者，如厥深熱亦深之類是也。又有病寒而反熱者，如揭去衣被，欲入水中，此孤陽外脱，急救以參附之證。粗工嘻嘻以爲可知，言熱未已，寒病復始，同氣異形，迷診亂經，此之謂也。標本之道，雖爲要約，而其用則廣博，雖爲微小，而其用則宏大，可以言一而知百病之害者，惟知標本故也。言標與本，則施治平易而無傷損，察本與標，則六氣雖變，可使均調。明知標本勝復，則足以爲民式。六氣在天之道畢矣。按經云：夏傷於暑，冬傷於寒。即受淒滄寒水之氣，亦不過病瘧，即過食生冷水冰，亦止病下利，若曰，夏月傷寒，則當冬時病暑，此皆不知氣化之故耳。

帝曰：勝復之變，早晏何如？岐伯曰：夫所勝者，勝至已病，病已慍，慍而復已萌也。夫所復者，勝盡而起，得位而甚。勝有微甚，復有少多，勝和而和，勝虚而虚，天之常也。帝曰：勝復之作，動不當位，或後時而至，其故何也？岐伯曰：夫氣之生，與其化衰盛異也。寒暑温凉，盛衰之用，其在四維。故陽之動，始於温，盛於暑；陰之動，始於清，盛於寒。春夏秋冬，各差其分。故《大要》曰，彼春之暖，爲夏之暑；彼秋之忿，爲冬之怒。謹按四維，斥候皆歸。其終可見，其始可知，此之謂也。帝曰：差有數乎？岐伯曰：又凡三十度也。帝曰：其脈應皆何如？岐伯曰：差同正法，待時而去也。《脈要》曰，春不沉，夏不弦，冬不濇，秋不數，是謂四塞。沉甚曰病，弦甚曰病，濇甚曰病，數甚曰病，參見曰病，復見曰病，未去而去曰病，去而不去曰病。反者死。故曰氣之相守司也，如權衡之不得相失也。夫陰陽之氣清，静則生化治，動則苛疾起，此之謂也。

王冰曰：此言陽盛於夏，陰盛於冬，清盛於秋，温盛於春，天之常候，然其勝復氣用，四序不同，其何由哉？寒暑温凉，盛衰之用，其在四維者，言春夏秋冬四正之氣，在於四維之分也。即事驗之，春之温，正在辰巳之月；夏之暑，正在午未之月；秋之凉，正在戌亥之月；冬之寒，正在丑寅之月。春始於仲春，夏始於仲夏，秋始於仲秋，冬始於仲冬。故丑之月，陰結層冰於厚地；未之月，陽焰電掣於天垂；戌之月，霜清肅殺而庶物堅；辰之月，風扇和舒而陳柯榮秀。此則氣差其分，昭然而不可蔽也。然陰陽之氣，生發收藏，與常法相會，徵其氣化，及在人之應，則四時每差，其日數與常法相違，從差法乃正當之也。彼春之暖，爲夏之暑；彼秋之忿，爲冬之怒，言氣之少壯也。陽之少爲暖，其壯也爲暑；陰之少爲忿，其壯也爲怒。此悉謂少壯之異氣，證用之盛衰，但立盛衰於四維之位，則陰陽終始應用，皆可知矣。度者，日也。差同正法，待時而去，謂脈亦差以隨氣應也。待差日足應王氣至而乃去也。四塞者，天地四時之氣，閉塞而無所運行也。但能應天和氣，是則爲平。若形見太甚，則皆病脈。參謂參和諸氣。來見，復見，謂再見已衰已死之氣也。去，謂王已而去者也。日行之度，未出於差，是爲天氣未出，日度過差，是謂天氣已去，而脈尚在，既非得應，故曰病也。若夏見沉，秋見數，冬見緩，春見濇，是謂反也。犯違天命，生其能久乎？權，衡秤也。天地之氣，寒暑相對，温清相望如持秤也。高者否，下者否，兩者齊等，無相奪倫，則清静而生化，各得其分也。動，謂變動常平之候，而爲災眚也。苛，重也。林億云：按六元正紀大論曰，差有數乎？曰，後皆三十度而有奇也。此云三十度者，此文爲略也。又按上文秋不數，是謂四塞。此反者死之。注云，秋見數，是謂反，蓋以脈差只在仲月，差之度盡，而數不去，謂秋之季月，而脈尚數，則爲反也。

馬蒔曰：此言勝復之變，其報以稱，其動以漸，其應以脈也。夫所勝者勝至已病，正慍慍然而復氣已萌，正以所復者，勝盡而起，得復之位而甚，視其勝之微甚，而爲復之多少，彼勝和則復和，設勝甚而虚則復亦甚而虚，此乃天道之常，正勝復之不早不晏者也。然有動不當位，後時而至者，亦六氣之所生，隨其化有盛衰之異耳。故寒暑温涼者，乃盛衰之用也。何也？春夏秋冬，爲四正之氣，而必四維爲之始，故陽之動，必始於温而盛於暑，所謂彼春之暖，爲夏之暑者，是也。陰之動，必始於涼而盛於寒，所謂彼秋之忿，爲冬之怒者，是也。此春夏秋冬，各差其分，然必始於四維，而後盛於四正。故所謂謹按四維，斥候皆歸，則始終可知可見者是也。彼其數之差者，大凡計三十度四十三刻有奇耳。然脈氣之應，亦與差同法，待後時之至，則前脈去。故《脈要》有曰，春脈宜弦，然由冬脈之沉者以馴至之，故尚有沉意，夏脈宜數，然由春脈之弦者以馴至之，故尚有弦意；秋脈宜濇，然由夏脈之數者以馴至之，故尚有數意；冬脈宜沉，然由秋脈之濇者以馴至之，故尚有濇意。若春不沉，夏不弦，冬不濇，秋不數，是謂天地之氣四塞不通也。但春可帶沉，而沉甚則爲病；夏可帶弦，而弦甚則爲病；冬可帶濇，而濇甚則爲病；秋可帶數，而數甚則爲病。或諸脈參見，或重復來見，或時未去而脈先去，或時已去而脈不去，皆不免於病。若夏見沉脈，秋見數脈，冬見緩脈，春見濇脈，則爲反者死矣。故曰，氣之相守司也，自温而暑，自涼而寒，如權衡然。人能順此陰陽之氣，養以清静則生化治，若躁動則苛疾起，以不能順時也。

張志聰曰：此章言日月運行，一寒一暑，四時之氣。由微而盛，由盛而微，從維而正，從正而維，寒温互換，涼暑氣交，勝復之氣，有盛有衰，隨時先後，是以有早有晏也。陽之動，始於温，盛於暑，陰之動，始於清，盛於寒，是由微而甚也。如春之沉，夏之弦，秋之數，冬之濇，是冬之餘氣，尚交於春，春之餘氣，尚交於夏，夏之餘氣，尚交於秋，秋之餘氣，尚交於冬，是由盛而微也。所謂正者，春夏秋冬之正方也。維者，春夏之交，夏秋之交，秋冬之交，冬春之交，四隅之四維也。四時之氣，從維而正，復從正而維，寒温氣交，涼暑更互，環轉之不息也。是以勝至已病，病已慍，慍而復已萌者，謂復氣已發萌於勝氣之時也。如春有慘悽殘賊之勝，是金氣之勝木也。夏有炎暑燔爍之復，是火氣之復金也。而火氣已萌於勝病慍慍之時，是復氣之早發於本位之三十度也。所復之氣，俟勝盡而起，至炎夏所主之本位而甚，是勝氣早而復氣將來亦早也。是以勝氣甚則復氣多，勝氣微則復氣少，勝氣和平而復亦和平，勝氣虛衰而復亦虛衰，此天道之常也。如勝復之作，動不當位，後時而至者，此勝復之晏也。夫氣之生，生於前之氣交，如夏氣之生於季春也。氣之化，化於後之氣交，如春氣之流於孟夏也。勝復之氣有盛衰，是以有早晏之異也。蓋氣之盛者，勝於本位以前所生之三十度，氣之衰者，流於本位以後所化之三十度，故不當其位也。如金氣衰而勝於春夏之交，則復氣亦衰，而復於夏秋之交矣。是勝虛而虛，後時而至也。此四時之氣，前後互交，是以勝復之盛衰，隨四時之氣交，而或前或後也。故曰，盛衰之用，其在四維。又曰，謹按四維，斥候皆歸，其終可見，其始可知，謂勝復之早晏，皆歸於四維之斥候，或早而在於始之前三十度，或晏而在於終之後三十度也。復以脈候而證明氣化之交通，故曰，是謂四塞，謂春夏秋冬之氣，不相交通，則天地四時之氣皆閉塞矣。正者，四時之正位也，言脈同四時之正法，而前後相交，待時而去者，待終三十度而去也。如春之沉，尚屬冬之氣交，終正月之三十日，而春氣始獨司其令也。春不沉則冬氣不交於春，夏不弦則春氣不交於夏，秋不數則夏氣不交於秋，冬不濇則秋氣不交於冬，是四時之氣不相交通而閉塞矣。夫四時之氣，盛於主位之時，而微於始生，衰於交化，是以甚則病也。參見者，謂春初之沉弦竝見，夏初之弦數並見也。復見者，已去而復見也。未去而去者，未及三十度而去也。去而不去者，已至三十日應去而不去也。反者，謂四時反見賊害之脈也。故曰，氣之相守司也，如權衡之不得相失也。言四時之氣，守於本位，司於氣交，猶權衡之不相離也。四時陰陽之氣，清靜則生化治。生化者，生於前而化於後也。動者，氣之亂也。按生者，生於主時之前三十度；化者，化於主時之後三十度。故曰，其終可見，其始可知，見化之終，則知生之始，生化之無窮也。

帝曰：幽明何如？岐伯曰：兩陰交盡，故曰幽。兩陽合明，故曰明。幽明之配，寒暑之異也。

王冰曰：兩陰交盡於戌亥，兩陽合明於辰巳，《靈樞》繫日月論云：亥十月，左足之厥陰。戌九月，右足之厥陰。此兩陰交盡，故曰厥陰。辰三月，左足之陽明。巳四月，右足之陽明。此兩陽合於前，故曰陽明。然陰交則幽，陽合則明，幽明之象，當由是也。寒暑位西南東北，幽明位西北東南，幽明之配，寒暑之位，誠斯異也。

馬蒔曰：承上節有四維二字，遂問陰乃稱幽，陽乃稱明，其義何居？伯言西北爲幽，是在左爲北，而在右爲西，兩陰之交，盡於此矣。東南稱明，是在左爲東，而在右爲南，是兩陽於此合明也。正幽明之所以相配，而寒暑因之以異耳。

張志聰曰：幽明者，陰陽也。兩陰交盡，陰之極也，故曰幽。兩陽合明，陽之極也，故曰明。陰極則陽生，陽極則陰生，寒往則暑來，暑往則寒來，故幽明之配，寒暑之異也。此復申明陽之動，始於温，盛於暑，陰之動，始於清，盛於寒，四時之往來，總屬陰陽寒暑之二氣耳。

帝曰：分至何如？岐伯曰：氣至之謂至，氣分之謂分，至則氣同，分則氣異，所謂天地之正紀也。

王冰曰：言冬夏二至，是天地氣主歲至其所在也。春秋二分，是間氣，初二四五四氣，各分其政於主歲左右也。故曰至則氣同，分則氣異也。所言二至二分之氣配者，此所謂是天地氣之正紀也。

馬蒔曰：此言時有分至之義，迺天地之正紀也。立春、春分、立夏、夏至、立秋、秋分、立冬、冬至，此八節也。然冬夏言至者，以六氣言之，則五月半司天之氣，至其所在，十一月半在泉之氣，至其所在。以四時之令言之，則陰陽至此爲極至，故謂之曰至也。然二至之前，爲芒種、小滿、立夏，爲大雪、小雪、立冬，二至之後，爲小暑、大暑，爲小寒、大寒，其寒熱之氣無甚異也，故曰至則氣同。春秋二分者，以六氣言之，則二月半初氣終而交二之氣，八月半四氣盡而交五之氣，若以四時之氣言之，則陰陽寒暄之氣，至此而分，其晝夜分爲五十刻，則迺陰陽之中正也，故曰分則氣異。此迺天地之正紀也。

張志聰曰：氣至，謂冬夏之二至。氣分，謂春秋之二分。此承上文以申明彼春之暖，爲夏之暑，彼秋之忿，爲冬之怒，言二至之時，總屬寒暑陰陽之二氣，氣分之時，則有温涼之不同也。

帝曰：夫子言春秋氣始於前，冬夏氣始於後，余已知之矣。然六氣往復，主歲不常也，其補瀉奈何？岐伯曰：上下所主，隨其攸利，正其味則其要也，左右同法。《大要》曰，少陽之主，先甘後鹹；陽明之主，先辛後酸；太陽之主，先鹹後苦；厥陰之主，先酸後辛；少陰之主，先甘後鹹；太陰之主，先苦後甘。佐以所利，資以所生，是謂得氣。

王冰曰：以分至明六氣分位，則初氣四氣，始於立春立秋前各一十五日爲紀法，三氣六氣，始於立夏立冬後各一十五日爲紀法，由是四氣前後之紀，則三氣六氣之中，正當二至日也。故曰，春秋氣始於前，冬夏氣始於後也。然以三百六十五日易一氣，一歲已往，氣則改新，新氣既來，舊氣復去，所宜之味，天地不同，補瀉之方，應知先後，故復以問之也。主，謂主歲。得，謂得其性用也。得其性用，則舒卷由人，不得性用，則動生乖忤，豈祛邪之可望乎？適足以伐天真之妙氣爾。如是先後之味，皆謂有病，先瀉之而後補之也。

馬蒔曰：此言六氣主歲，各有宜用之正味也。司天主上半歲，在泉主下半歲，隨所宜用，其要以正味爲主。司天之左右間與司天同，在泉之左右間與在泉同，大要半歲所主，其六味各有先後也。故曰，少陽之主，先甘後鹹等云云也。

張志聰曰：春秋之氣始於前者，言春在歲半以上之前，秋在歲半以下之前，夏冬之氣，在二氣之後，謂四時之主氣也。六氣往復，主歲不常者，謂加臨之客氣，六期環轉無有常位也。此章論四時之主氣，前後交通，得氣之清静者也。若受客勝以動之，又不能循序而苛疾起矣。是以上下所主及左右之間氣，當隨其攸利，正其味以調之，迺其要也。大要宜先瀉而後補之，蓋以佐主氣之所利，資主氣之所生，是謂得四時之氣，生化而交通也。按前章論客氣之補瀉，先補而後瀉者，在客之本氣而論也。此復以先瀉而後補者，爲四時之主氣而言也。按春之暖爲夏之暑，秋之忿爲冬之怒，故春秋之氣始於前。再按客勝爲順，然客勝則主氣不能清静生化也。故大要以先瀉後補。

帝曰：善。夫百病之生也，皆生於風寒暑濕燥火，以之化之變也。經言盛者瀉之，虚者補之。余錫以方士，而方士用之，尚未能十全，余欲令要道必行，桴鼓相應，猶拔刺雪汙，工巧神聖，可得聞乎？岐伯曰：審察病機，無失氣宜，此之謂也。帝曰：願聞病機何如？岐伯曰：諸風掉眩，皆屬於肝；諸寒收引，皆屬於腎；諸氣膹鬱，皆屬於肺；諸濕腫滿，皆屬於脾；諸熱瞀瘛，皆屬於火；諸痛癢瘡，皆屬於心。諸厥固泄，皆屬於下；諸痿喘嘔，皆屬於上。諸禁鼓慄，如喪神守，皆屬於火；諸痙項强，皆屬於濕；諸逆衝上，皆屬於火；諸脹腹大，皆屬於熱；諸躁狂越，皆屬於火；諸暴强直，皆屬於風；諸病有聲，鼓之如鼓，皆屬於熱；諸病胕腫，疼酸驚駭，皆屬於火；諸轉反戾，水液渾濁，皆屬於熱；諸病水液，澄澈清冷，皆屬於寒；諸嘔吐酸，暴注下迫，皆屬於熱。故《大要》曰，謹守病機，各司其屬，有者求之，無者求之，盛者責之，虚者責之，必先五勝，疎其血氣，令其調達，而致和平，此之謂也。喪，去聲。

王冰曰：風寒暑濕燥火，天之六氣也。静而順者爲化，動而變者爲變，故曰之化之變。針曰工巧，藥曰神聖。病機，病之機要也。得其機要，則動小而功大，用淺而功深也。諸風掉眩者，以風性動，故木氣同之。收斂引急也。寒物收縮，故水氣同。諸氣膹郁，皆屬於肺者，如高秋氣凉，霧氣煙集，凉至則氣熱，復甚則氣殫，象肺可知也。臆，謂臆滿；鬱，謂奔迫也。氣之爲用，故金氣同之。諸濕腫病，皆屬於脾者，蓋土薄則水淺，土厚則水深，土平則乾，土高則濕，故濕氣與土氣同之。諸痛癢瘡，皆屬於心者，蓋心寂則痛微，心躁則痛甚，百端之起，皆自心生，痛癢瘡瘍，故生於心下，謂下焦，肝腎氣也。夫守司於下，腎之氣也。門户束要，肝之氣也。故諸厥固泄，皆屬下也。厥，謂氣逆。固，謂禁固。諸有氣逆上行及固不禁，出入無度，燥濕不恒，皆由下焦之主守也。上，謂上焦，心肺氣也。炎熱薄爍，心之氣也。承熱分化，肺之氣也。熱鬱化上，故病屬上焦。諸禁鼓慄，如喪神守者，熱之内作也。諸痙項强，太陽傷濕也。諸逆衝上，亦如火炎上之性用，故屬火。諸脹腹大，皆熱鬱於内，肺脹所生，故屬熱。諸躁狂越，皆熱盛於胃及四末，故亦屬熱。諸暴强直，皆陽内鬱而陰行於外，故屬風。反戾，筋轉也。水液，小便也。諸病水液，澄澈清冷，皆屬於寒，謂上下吐出溺出也。有無求之，虚盛責之，言悉由也。如大寒而甚，熱之不熱，是無火也，熱來復去，晝見夜伏，夜發晝止，時節而動，是無火也，當助其心。又如大熱而甚，寒之不寒，是無水也；熱動復止，倏忽往來，時動時止，是無水也，當助其腎。内格嘔逆，食不得入，是有火也。病嘔而吐，食久反出，是無火也。暴速注下，食不及化，是無水也。溏泄而久，止發無恒，是無水也。故心盛則生熱，腎盛則生寒，腎虚則寒動於中，心虚則熱收於内。又熱不得寒，是無火也。寒不得熱，是無水也。夫寒之不寒，責其無水，熱之不熱，責其無火，熱之不久，責心之虚，寒之不久，責腎之少。有者瀉之，無者補之，虚者補之，盛者瀉之。居其中間，疎其壅塞，令上下無礙，氣血通調，則寒熱自和，陰陽調達矣。是以方有治熱以寒，寒之而水食不入，攻寒以熱，熱之而昏躁以生，此則氣不疎通，壅而爲是也。紀於水火，餘氣可知。故曰，有者求之，無者求之，盛者責之，虚者責之，令氣通調妙之道也。五勝，謂五行更勝也。先以五行寒暑温凉濕酸鹹甘辛苦相勝爲法也。

馬蒔曰：此言病機有十九條而有善治之法也。拔刺雪汙者，《靈樞》九針十二原篇曰：五臟有疾，譬猶刺也，猶汙也。刺雖久，猶可拔也。汙雖久，猶可雪也。夫善針者，取其疾也，猶拔刺也，猶雪汙也。工巧神聖之去疾，其分量高下皆有四者之分也。諸風掉眩，皆屬於肝者，言在天爲風，在地爲木，而在體爲肝，故諸風證見而爲掉爲眩，皆屬於肝也。蓋肝主風木，故病如木之動，肝脈隨督脈會於巔，故頭旋眩而運也。《醫學綱目》云：風木盛則肝太過而病化風，如木太過，發生之紀病掉眩之類，俗謂之陽痓急驚等病，治以凉劑是也。燥金盛則肝爲邪攻，而病亦化風，如陽明司天，燥金下臨，病掉眩之類，俗謂之陰痓慢驚等病，治以温劑是也。劉河問曰：掉，摇也。眩，昏亂旋運也。風，主動也。蓋風氣甚而頭目眩運，由風木旺必是金衰不能制木，而木復生火，風火皆屬陽，多爲兼化，陽主乎動，兩動相搏，則爲之旋轉。故火本動也，焰得風則自然旋轉。如春分至小滿爲二之氣，迺君火之位，自大寒至春分七十三日爲初之氣，迺風木之位，故春分之後，風火相搏，則多起飄風，即旋風也，四時皆有之，由五運六氣，千變萬化，衝盪擊搏，推之無窮，安得失時而謂之無也？但有微甚而已，眩運而嘔吐者，風熱甚也。諸寒收引，皆屬於腎者，言腎屬水，水生寒，故諸寒證見而收斂引急，皆屬於腎，蓋以寒水甚則腎太過而病化寒，如太陽所至爲屈伸不利之類，仲景用烏頭湯等劑是也。濕土勝則腎爲邪攻而病亦化寒，如濕氣變病，筋脈不利之類，東垣用復煎健步等劑是也。諸氣膹鬱，皆屬於肺者，《醫學綱目》云：燥金甚則肺太過而病化膹鬱，如歲金太過，甚則欬喘之類，東垣謂之寒喘治以熱劑是也。火熱甚則肺爲邪攻而病亦化膹鬱，如歲火太過病欬喘之類，東垣謂之熱喘治以寒劑是也。劉河間曰：膹，謂膹滿也。鬱，謂奔迫也。痿，謂手足痿弱無力以運動也。大抵肺主氣，氣爲陽，陽主輕清而升，故肺居上部，病則真氣膹滿，奔迫不能上升，至於手足痿弱，不能收持，由肺金本燥，燥之爲病，血液衰少，不能榮養百骸故也。經曰：指得血而能攝，掌得血而能握，足得血而能步。故秋金旺則露氣朦鬱而草木萎落，病之象也。諸濕腫滿，皆屬於脾者，蓋脾屬土，土能制水，今脾氣虚弱不能制水，水漬妄行而周身浮腫。故凡諸濕腫滿，皆屬脾土。故《醫學綱目》云：濕土盛則脾太過而病化濕，如濕勝則濡泄之類，仲景用五苓等去濕是也。風木勝則脾爲邪攻而病亦化濕，如歲木太過病飧泄之類，如錢氏用宣風等劑是也。至於諸熱瞀瘛，皆屬於火者，蓋瞀謂神昏也，瘛謂肉動也，少陰少陽之火，熱甚則爲斯疾也。諸痛癢瘡，皆屬於心者，蓋心屬火，故火甚則瘡痛，火微則瘡癢，皆屬之於心。故《醫學綱目》云：火熱甚則心太過而病化火熱。如歲火太過，諸譫妄狂越之類，俗謂之陽躁譫語等病，治以攻劑是也。寒水勝則心爲邪攻而病亦化火熱，如歲水太過，病躁悸煩心譫妄之類，俗謂之陰躁鄭聲等病，治以補劑是也。至於諸厥固泄，皆屬於下者，蓋腎肝司其下焦，或氣逆而爲厥，或不泄而爲固，或不固而爲泄，皆屬之於下焦也。諸痿喘嘔，皆屬於上者，蓋心肺司其上焦，痿論謂：五臟使人痿者，因肺熱葉焦，發爲痿躄，又發之爲喘爲嘔，皆屬之於上焦也。諸禁鼓慄，如喪神守，皆屬於火者，蓋心藏神，又主火，凡諸有所禁，不能運持，而鼓動戰慄，如喪失守神，皆屬於火，以火極則寒也。諸痙項强，皆屬於濕者，蓋感風而體强曰痙，今諸痙項强而不和者，迺濕極則反兼風化也。諸逆衝上，皆屬於火者，蓋火之爲性炎於上也。諸脹腹大，皆屬於熱者，劉河間曰：熱勝於內，則氣逆而爲腫，陽熱氣甚則爲腹脹，火主長而高茂，形貌彰顯，升明舒榮，皆腫脹之象也。諸躁狂越，皆屬於火者，劉河間曰：躁動煩熱而不寧，火之體也。熱甚於外，則肢體躁擾，熱甚於內，則神志躁動。狂者，狂亂而無止定也。越者，乖越禮法而失常也。腎主志故耳。心火旺則腎水衰，迺失志而狂越也。諸暴强直，皆屬於風者，蓋風性急卒，暴强勁直而不和柔，故皆屬於風也。諸病有聲，鼓之如鼓，皆屬於熱者。凡病鼓擊之如有聲然，此其內有火熱也。諸病胕腫，疼酸驚駭，皆屬於火者，凡病胕腫，以熱勝於內而陽氣鬱滯也。火實制金，不能平木，則木旺而爲火化，故酸疼也。驚駭亦火勝，故皆屬於火也。諸轉反戾，水液渾濁，皆屬於熱者，蓋諸轉反戾，凡轉仄反戾之狀，如卮匜之類，非水火濕熱無以變其質，其小便之水液渾濁，皆水得熱而渾濁，故皆屬於熱也。諸病水液澄澈清冷，皆屬於寒者，蓋凡小便之水液澄澈清冷，以內主寒而不濁，故皆屬於寒也。諸嘔吐酸暴注下迫，皆屬於熱者，凡人之爲病，在上則諸嘔吐酸，在下則暴注下迫，此其上易越而下易迫者，皆屬於熱也。此病機者，計十有九。大要謹守病機，各司其屬，其在太過所化之病爲盛，盛者真氣也。其在受邪所化之病爲虛，虛者假氣也。故有其病化者，恐其氣之假，故有者亦必求之。無其病化者，恐其邪隱於中，凡寒勝化火，燥勝化風，及寒伏反躁，熱伏反厥之類，故無者亦必求之。其病之化似盛者，恐其盛之未真，故盛者亦必責之。其病之化似虛者，恐其虛之未真，故虛者亦必責之。皆用此一十六字爲法，庶幾補瀉不差也。

張志聰曰：夫百病之始生也，皆生於風雨寒暑，陰陽喜怒，飲食居處，大驚卒恐，則血氣分離，陰陽破散。以上七篇，統論五運六氣之邪，皆外感天地之氣而爲病。然人身之中，亦有五行六氣，或喜怒暴發，或居處失宜，或食飲不節，或卒恐暴驚，皆能傷五臟之氣而爲病。是以此經言錫之方士，而方士用之，尚未能十全也。要道者，天地人三才之道也。桴鼓相應者，謂天地人之五行六氣，如聲氣之感應也。拔刺者，謂天地陰陽之邪，猶刺之從外入，宜拔而去之。雪汙，當是雪汗，謂在內所生之病機，使之如汗而發雪也。天地人三才之道並用，外內陰陽之法並施，斯成工巧神聖之妙。蓋天地之道，勝復之作，不形於診，重在望聞，內因之病，偏於問切也。病機者，根於中而發於外也。氣宜者，五臟五行之氣各有所宜也。五臟內合五行，五行內生六氣，是以五臟之氣病於內，而六氣之證見於外也。諸厥固泄，皆屬於下者，從上而下也。諸痿喘嘔，皆屬於上者，從下而上也。夫在上之陽氣，下逆則爲厥冷；在下之陰氣，上乘則爲痿痹；在上之水液，下行則爲固泄；在下之水液，上行則爲喘嘔。亦猶天地陰陽之氣，上下相乘，而水隨氣之上下也。其病機十九，皆五臟之氣而發見於形氣也。火者，少陽包絡之相火。熱者，君火之氣也。諸禁鼓慄，熱極生寒也。如喪神守，相火甚而心神不安也。風者木火之氣，皆能生風。反戾，了戾也。夫所發之病機，各有五臟五行之所屬。有者，謂五臟之病氣有餘。無者，謂五臟之精氣不足。盛者，責其太甚。虛者，責其虛微。如火熱之太過，當責其無水也。故必先使五臟之精氣皆勝，而後疏其氣血，令其調達，致使五臟之氣平和，此之謂神工也。

帝曰：善。五味陰陽之用何如？岐伯曰：辛甘發散爲陽，酸苦涌泄爲陰；鹹味涌泄爲陰，淡味滲泄爲陽。六者或收或散，或緩或急，或燥或潤，或軟或堅，以所利而行之，調其氣使其平也。

王冰曰：涌，吐也。泄，利也。滲泄，小便也。言水液自迴腸泌別汁，滲入膀胱之中，自胞氣化之，而爲溺以泄出也。

馬蒔曰：此言五味有陰陽之用，皆所以平病之氣也。味有辛甘，皆主於發散其汗而爲陽；味有酸苦，皆所以上主於涌，下主於泄而爲陰。其鹹味亦所以上主於涌，下主於泄而爲陰；其淡味則下注滲泄而爲陽。此滲泄者，主利小便，而上文涌泄之泄，則利大便也。凡此六者，則酸以收之，辛以散之，甘以緩之，酸以急之，苦以燥之，辛以潤之，鹹以軟之，苦以堅之，皆以所利而調其病氣，使之平耳。

張志聰曰：五味陰陽之用，調五臟者，有發有散，有涌有泄。六者之中，或收或散，或緩或急，或燥或潤，或軟或堅。如肝苦急而欲散，心苦緩而欲軟，脾苦濕而欲緩，肺苦逆而欲收，腎苦燥而欲堅，各隨其所利而行之，調其五臟之氣而使之平也。

帝曰：非調氣而得者，治之奈何？有毒無毒，何先何後？願聞其道。岐伯曰：有毒無毒，所治爲主，適大小爲制也。帝曰：請言其制。岐伯曰：君一臣二，制之小也；君一臣三佐五，制之中也；君一臣三佐九，制之大也。寒者熱之，熱者寒之，微者逆之，甚者從之，堅者削之，客者除之，勞者溫之，結者散之，留者攻之，燥者濡之，急者緩之，散者收之，損者益之，逸者行之，驚者平之。上之下之，摩之浴之，薄之劫之，開之發之，適事爲故。帝曰：何謂逆從？岐伯曰：逆者正治，從者反治。從少從多，觀其事也。帝曰：反治何謂？岐伯曰：熱因寒用，寒因熱用，塞因塞用，通因通用。必伏其所主，而先其所因，其始則同，其終則異。可使破積，可使潰堅，可使氣和，可使必已。帝曰：善。氣調而得者何如？岐伯曰：逆之從之，逆而從之，從而逆之，疎氣令調，則其道也。

王冰曰：夫病生之類有四：一者，始因氣動而内有所成；二者，不因氣動而外有所成；三者，始因氣動而病生於内；四者，不因氣動而病生於外。内成者，謂積聚、癥瘕、瘤氣、癭起、結核、癲癇之類也。外成者，謂癰腫、瘡瘍、痂疥、疽痔、掉瘛、浮腫、目赤、瘭胗、胕腫、痛癢之類也。生於内者，謂留飲、澼食、飢飽、勞損、宿食、霍亂、悲恐、喜怒、想慕、憂結之類也。生於外者，謂瘴氣、賊魅、蟲蛇、蠱毒、蜚屍鬼擊、衝薄墜墮、風寒暑濕、斫射刺割捶撲之類也。如是四類，有獨治内而愈者，有兼治内而愈者，有獨治外而愈者，有兼治外而愈者，有先治内後治外而愈者，有先治外後治内而愈者，有須齊毒而攻擊者，有須無毒而調引者，凡此之類，方法所施，或重或輕，或緩或急，或收或散，或潤或燥，或軟或堅，但能破積愈疾，解急脱死，則爲良方，非必以先毒爲是，後毒爲非，無毒爲非，有毒爲是，必量病輕重大小制之者也。夫病之微小者，猶夫火也，遇草而焫，得木〔一〕而燔，可以濕伏，可以水滅，故逆其性氣以折之攻之。病之大甚者，猶龍火也，得濕而焰，遇水而燔，不知其性以水濕折之，適足以光焰詣天，物窮方止矣。識其性者，反常之理，以火逐之，則燔灼自消，焰光撲滅。逆之謂以寒攻熱，以熱攻寒，從之謂攻以寒熱，雖從其性用，不必皆同，故下文曰逆者正治，從者反治，從少從多，觀其事也。此之謂乎？適事爲故者，量病證候適事用也。逆者正治，從者反治者，逆病氣而正治，則以寒攻熱，以熱攻寒，雖從順病氣，乃反治法也。從少，謂一同而二異；從多，謂二同而三異也。言盡同者，是奇制也。夫大寒内結，穑聚疝瘕，以熱攻除寒，格熱反縱，反縱之則痛發尤甚，攻之則熱不得前，方以蜜煎烏頭，佐之以熱，蜜多其藥服已便消，是則張公從此而以熱因寒用也。有火氣動服，冷已過熱爲寒格，而身冷嘔噦，嗌乾口苦，惡熱好寒，衆議俠同，咸呼爲熱，冷治則甚，其如之何？逆其好則拒治，順其心則加病，若調寒熱逆冷熱必行則熱物冷服，下嗌之後，冷體旣消，熱性便發，由是病氣隨愈，嘔噦皆除，情且不違，而致大益，醇酒冷飲，則其類矣，是則以熱因寒用也。所謂惡熱者，凡諸食餘氣主於生者，林億云：病熱者寒攻不入，惡其寒勝，熱乃消除，從其氣則熱增，寒攻之則不入，以豉豆諸冷藥酒漬或温服之，酒熱氣同，固無違忤，酒熱旣盡，寒藥已行，從其服食，熱便隨散，此寒因熱用也。或以諸冷物熱齊和之，服之、食之，熱復圍解，是亦寒因熱用也。又熱食猪肉及粉葵乳，以椒薑橘熱齊和之，亦其類也。又熱在下焦，治亦然。假如下氣虚乏，中焦氣壅，胠脅滿甚，食已轉增，粗工之見，無能斷也。欲散滿則恐虚其下，補下則滿甚於中，散氣則下焦轉虚，補虚則中滿滋甚，醫病參議言意皆同。不救其虚，且攻其滿，藥入則

註〔一〕木：原本作水，據《素問·至真要大論》王冰註文改。

減，藥過依然。故中滿下虛，其病常在，迺不知疏啓其中，峻補於下，少服則資壅，多服則宣通，由是而療，中滿自除，下虛斯實。此則塞因塞用也。又大熱內結，注泄不止，熱宜寒療，結復須除，以寒下之，結散利止，此則通因通用也。又大寒凝內，久利溏泄，愈而復發，綿歷歲年，以熱下之，寒去利止，亦其類也。投寒以熱，凉而行之，投熱以寒，温而行之，始同終異，斯之謂也。諸如此等，其徒實繁，略舉宗兆，猶是反治之道，斯其類也。逆，謂逆病氣以正治；從，謂從病氣而反療。逆其氣以正治，使其從順，從其病以反取，令彼和調，故曰逆從也。不疎其氣，令道路開通，則氣感寒熱而爲變，始生化多端也。

馬蒔曰：此言病有氣不調而得者，亦有氣調而得者，皆不外正治反治二法而已。承上文而言五味有陰陽之用，必調其氣而使之平矣。然有氣不調而病氣不平者，惟藥分有毒無毒，而以所治爲主，適其方之大小爲制耳。故君用其一，而臣輔以二，或輔之以三，佐則有五，或臣輔以三，佐則有九，此其制有大小之分也。但寒則治之以熱，熱則治之以寒，此逆治也。必病微而後逆治，若甚則從治之。及堅者削之一十九法，治法始備，皆適其事以爲其故也。蓋病熱而治之以寒，病寒而治之以熱，此迺以逆治之也。逆者，迺正治之法也。以熱治寒，而佐之以寒，以寒治熱，而佐之以熱，此迺以順治之也。順者，迺反治之法也。特觀其病之輕重，以爲藥之多少耳。是以反治之法，其妙何如。熱以治寒，而佐以寒藥，迺熱因寒用也。寒以治熱，而佐以熱藥，迺寒因熱用也。又下氣虛乏，中焦氣壅，欲散滿則恐虛其下，欲補下則滿甚於中，況少服則資壅，多服則宣通，遂迺峻補其下，以疏啓其中，則中滿自除，下虛自實，迺塞因塞用也。又大熱內結，或大寒凝內，久利不止，遂以熱下之，及以寒下之，迺通因通用也。此則病體何主，必欲伏之，如以熱治寒，以寒治熱之謂。藥宜何用，必當先之，如因寒因熱，因塞因通之謂。其所用之藥，始與人同，而內行四法，終與人異，凡可以破積潰堅，和氣已病者，皆自此而得之矣。然帝之所問，雖曰非調氣而得，而用藥若此，則正所以調氣而平也。《醫學綱目》云：非調氣而得者已下，言內氣不調得病者之治法也。蓋內氣不調而得病，故所病寒熱之邪，但可於其氣之微者逆治之，如氣甚而逆治，則正邪格拒，不勝邪，命將難全，故但當從其寒熱之邪於外，伏其所主之劑於中，然後正邪相入，而邪就擒矣。東垣所謂薑附寒飲，承氣熱服，及仲景於白通湯加尿膽治少陰。丹溪於芩柏湯皆熟炒，治色目婦人惡寒之類是也。帝又以氣調而得病者爲問，豈知法不外乎逆從二端，而各法分用之外，又或相因而用，則調氣之道盡矣，奚必以他求哉？《醫學綱目》云：氣調而得者以下，言內氣本調，因外邪得病者之治法也。蓋內氣調而得病，故不分寒熱之甚微，或逆治之，或從治之皆可，更不須懼其邪正格拒，正固則邪自退矣。

張志聰曰：帝言上文論調五臟之氣而使之平，然五臟之病，又當以有毒無毒之藥治之。或調或治，何先何後？願聞其道。岐伯曰：以有毒無毒所治之病爲主，然適其方之大小爲制也。主病之謂君，佐君之謂臣，應臣之謂使。蓋病之甚者制大其服，病之微者制小其服；能毒者制大其服，不能毒者制小其服。温者，補也。蓋補藥多屬甘温，瀉藥多屬苦寒。摩者，上古多用膏摩而取汗。浴者，用湯液浸漬也。薄，迫也。此皆治病之要法，各適其事而用之。逆者以寒治熱，以熱治寒，故爲正治。從者熱病從熱，寒病從寒，故爲反治。微者逆之，甚者從之，如病之過甚者從多，不太甚者從少，觀其從事之何如耳。熱因寒用，寒因熱用者，治熱以寒，温而行之；治寒以熱，凉而行之。其始則同，其終則異也。塞因塞用，通因通用者，如諸嘔吐酸，乃熱邪堅積於中，而壅塞於上，即從之而使之上涌，所謂塞因塞用，而可使破積也。如暴注下迫，乃熱邪堅積於中，而通洩於下，即從之而使之下泄，所謂通因通用，而可使潰堅也。必伏其所主之病，而先其所因，則可使氣和而病可必已矣。氣調而得者，謂得其逆從之道，而使其氣之調也。如氣之從於上下者，宜逆之；逆於上下者，宜從之。蓋陽氣在上，陰氣在下，氣之從也；陽氣下行，陰氣上行，氣之逆也。是氣之不可不從，而又不可不逆者也。是以氣之從者，逆而從之；氣之逆者，從而逆之。令其陰陽之氣，上下和調，此逆從調氣之道也。上論治病之逆從，此論調氣之逆從。

帝曰：善。病之中外何如？岐伯曰：從内之外者調其内，從外之内者治其外。從内之外而盛於外者，先調其内而後治其外；從外之内而盛於内者，先治其外而後調其内。中外不相及，則治主病。

王冰曰：從内調内，從外調外，言各絶其源也。先調其内而後治其外，先治其外而後調其内，謂先除其根屬，後削其枝條也。中外不相及，自各一病也，故治主病。

馬蒔曰：此言治表裏之病有三法，有本標，有先後，有分主也。病有從内而之外，則内爲本而外爲標，有從外而之内，則外爲本而内爲標，皆止調其本而不必求之標也。病有從内之外而外病盛，有從外之内而内病盛，皆當先治其病之爲本，而後調其標之病盛也。然有病在内而不及之外，病在外而不及之内，則各自爲病，中外不相及，或以治内，或以治外，皆治其主病耳。

張志聰曰：夫病之有因於外邪者，有因於内傷者；有感於外邪而兼之内有病者，有内有病機而又重感於外邪者。歲運七篇，統論外因之邪病，此章復論內因之病機，然又有外內之兼病者，故帝復有此問焉。從內之外者，內因之病，發於外也，故當調其內。從外之內者，外因之病，而及於內也，故當治其外。從內之外而盛於外者，此內因之病發於外，而與外邪相合，故盛於外也，是當先調其內病，而後治其外邪。從外之內而盛於內者，此外因之邪及於內，而與內病相合，故盛於內也，又當先治其外邪而後調其內病。此調治內外之要法也。如止內有病而不感外邪，或止感外邪而無內病，中外不相及者，則當治其主病焉。　王子律曰：內因之病，臟腑之氣病也，故曰調之。外因之病，六淫之邪也，故曰治之。

帝曰：善。火熱復惡寒發熱，有如瘧狀，或一日發，或間數日發，其故何也？岐伯曰：勝復之氣，會遇之時有多少也。陰氣多而陽氣少，則其發日遠；陽氣多而陰氣少，則其發日近。此勝復相薄，盛衰之節。瘧亦同法。

王冰曰：陰陽齊等，則一日之中，寒熱相半，陽多陰少，則一日一發，而但熱不寒，陽少陰多，則隔日發而先寒後熱，雖復勝之氣，若氣微則一發後六七日迺發，時謂之愈而復發。或頻三日發而六七日止，或隔十日發而四五日止者，皆由氣之多少，會遇與不會遇也。俗見不遠，迺謂鬼神暴疾，而又祈禱避匿，病勢已過，旋至其斃，悲哉悲哉！

馬蒔曰：此言病有似瘧，而治法亦同也。病有始而火熱，繼有惡寒，又復發熱，狀同於瘧，其發或一日或間數日者，正以人身有陽氣者衛氣也，陰氣者營氣也。陽氣入於陰，則陰不勝其陽而爲熱；陰氣出於陽，則陽不勝其陰而爲寒。二者互有勝復，而會遇之時有多少，故其病之如瘧也。然其日有遠近者，亦以陰陽之氣有多少，陰氣多而陽氣少，則陰性精專，所以發日之遠也。陽氣多而陰氣少則陽性慓悍，所以發日之近也。此迺陰陽勝復相薄，有盛有衰之節，治之者亦與瘧同法耳。

張志聰曰：此復論人身中之陰陽外內也。火熱者，因火熱而爲病。夫火熱傷氣，此言病在氣而不在經也。復惡寒發熱有如瘧狀者，此陰陽外內之相乘也。夫陽在外，陰往乘之，則惡寒；陰在內，陽往乘之，則發熱也。或一日發，或間數日發者，此陰陽勝復之氣，會遇之時有多少也。如陰氣多而陽氣少，則火熱留於陰久，故其發日遠。如陽氣多而陰氣少，則熱隨陽氣而常盛於外，故其發日近。此陰陽勝復之作，盛衰之有節耳。夫瘧者，感外淫之邪病也。此章論人身中之陰陽，外內相乘，與外因不相干涉，蓋以證明上節之外內，迺外因之外，內因之內，與此章之不同也。故曰，瘧亦同法，言病邪之瘧，亦如陰陽勝復之相薄，陰乘陽而陽乘陰也。

帝曰：論言治寒以熱，治熱以寒，而方士不能廢繩墨而更其道也。有病熱者寒之而熱，有病寒者熱之而寒，二者皆在，新病復起，奈何治？岐伯曰：諸寒之而熱者取之陰，熱之而寒者取之陽，所謂求其屬也。帝曰：善。服寒而反熱，服熱而反寒，其故何也？岐伯曰：治其王氣，是以反也。帝曰：不治王而然者，何也？岐伯曰：悉乎哉問也！不治五味屬也。夫五味入胃，各歸所喜攻。酸先入肝，苦先入心，甘先入脾，辛先入肺，鹹先入腎。久而增氣，物化之常。氣增而久，夭之由也。

王冰曰：二者皆在，新病復起，謂治之而病不衰退，反因藥寒熱而隨生寒熱病之新者也。亦有止而復發者，亦有藥在而除，藥去而發者，亦有全不息者，方士若廢繩墨，則無更新之法，欲依標格，則病勢不除，因藥病生，新舊相對，欲求其愈，將奈之何？諸寒之而熱者取之陰，熱之而寒者取之陽，言益火之源以消陰翳，壯水之主以制陽光，故曰，求其屬也。夫粗工褊淺，學未精深，以熱攻寒，以寒療熱，治熱未已，而冷疾已生，攻寒日深，而熱病更起，熱起而中寒尚在，寒生而外熱不除，欲攻寒則懼熱不前，欲療熱則思寒又止，豈知臟腑之源，有寒熱温涼之主哉？取心者不必齊以熱，取腎者不必齊以寒，但益心之陽，寒亦通行，强腎之陰，熱之猶可。或治熱以熱，治寒以寒，自萬舉萬全也。故物體有寒熱，氣性有陰陽，觸王之氣，則强其用也。夫肝氣温和，心氣暑熱，肺氣清涼，腎氣寒冽，脾氣兼幷之故也。春以清治肝而反温，夏以冷治心而反熱，秋以温治肺而反清，冬以熱治腎而反寒，蓋由補益王氣太甚也。補王太甚，則臟之寒熱氣自多矣。夫入肝爲温，入心爲熱，入肺爲清，入腎爲寒，入脾爲至陰，而四氣兼之，皆爲增其味而益其氣，故各從其本臟之氣用爾。故久服黄連苦參而反熱者，此其類也。餘味皆然。故曰，久而增氣，物化之常也。氣增不已，益以歲年，則臟氣偏勝則有偏絶，臟有偏絶，則有暴夭者，故曰氣增而久，夭之由也。

馬蒔曰：此言正治而病不愈者，以其不求之所屬，或專治王氣，或偏用五味也。帝問治寒以熱，治熱以寒，迺方士不能廢之道也。然以寒治熱，而熱病仍在，以熱治寒，而寒病不去，甚至新病復起者，何也？伯言人有五臟，腎經屬水爲陰，今寒之而仍熱者，當取之陰經，所謂壯水之主，以制陽光者是也。心經屬火爲陽，今熱之而仍寒者，當取之陽經，所謂益火之源，以消陰翳者是也。此皆求之以本經之所屬也。然有治其所屬病不愈者，心王於夏而復補其王氣，則熱太過而水不生，故雖用寒藥而熱不去也。腎王于冬而復補其王氣，則寒太過而火不生，故雖用熱藥而寒不去也。然有不治王氣而病不愈者，伯言不治五味之所屬也。五味入胃，各歸於所喜攻之臟。故酸先入肝，苦先入心，甘先入脾，辛先入肺，鹹先入腎，惟五味偏用則五臟互傷。生氣通天論曰：味過於酸，肝氣以津，脾氣迺絶。味過於鹹，大骨氣勞，短肌，心氣抑。味過於甘，心氣喘滿，色黑，腎氣不衡。味過於苦，脾氣不濡，胃氣迺厚。味過於辛，筋脈沮弛，精神迺央。故凡日久而增其氣者，物化之常也。今服藥氣增，而又久服之，則藥氣偏勝者，必致臟氣偏絶而夭者，有由然矣。

張志聰曰：此言用寒熱之不應者，更有治之法也。夫寒之而不寒者，真陰之不足也。熱之而不熱者，真陽之不足也。是以病不解而久用寒熱，偏勝之病反生，故當求其屬以衰之。屬，謂五臟同類之水火寒熱也。取之陰取之陽者，謂當補其陰而補其陽也。夫以寒治熱，以熱治寒，此平治之法也。補陰以勝熱，補陽以勝寒，迺反佐之道也。夫四時有寒熱温凉之氣，五臟有酸苦辛鹹之味，五味四氣，皆當和調而用之。若偏用則有偏勝之患矣。故偏用其寒，則冬令之寒氣王矣，是以服熱而反寒。如偏用其熱，則夏令之熱氣王矣，是以服寒而反熱。此用氣之偏而不和者也。如偏用其苦，則苦走心而火氣盛矣。如偏用其鹹，則鹹走腎而水氣盛矣，此用味之偏而不調者也。凡物之五味，以化生五氣，味久則增氣，氣增則陰陽有偏絶之患矣。蓋甚言其氣味之不可偏用者也。

帝曰：善。方制君臣，何謂也？岐伯曰：主病之謂君，佐君之謂臣，應臣之謂使，非上下三品之謂也。帝曰：三品何謂？岐伯曰：所以明善惡之殊貫也。

王冰曰：上藥爲君，中藥爲臣，下藥爲佐使，所以異善惡之名位，服餌之道，當從此爲法。治病之道，不必皆然，以主病者爲君，佐君者爲臣，應臣之用者爲使，皆所以贊成方用也。三品上中下品，此明藥善惡不同性用也。

馬蒔曰：此明君臣佐使之義，所以制方，而非如善惡三品之謂也，帝以方制君臣爲疑，伯言用藥以治病，其主病而最多者爲君，佐君而數少者爲臣，應臣而又少者爲使，此君臣佐使，非如上中下三品之謂也。神農分爲三品者，所以明善惡之殊貫也。殊貫者，異等也。今曰，君臣佐使，特爲制方云耳，豈同於神農之説哉？

張志聰曰：善惡殊貫，謂藥有有毒無毒之分。按《神農本草》計三百六十種，以上品一百二十種爲君，主養命以應天，無毒，多服久服不傷，人欲益氣延年，輕身神仙者，本上品。以中品一百二十種爲臣，主養性以應人，有毒無毒，斟酌其宜，欲治病補虛羸者，主中品。以下品一百二十種爲佐使，以應地，多毒，不可久服，欲除寒熱邪氣，破積聚除固疾者，本下品。本經所用氣味，或用補以和調其血氣，或用瀉以平治其淫邪，是以主病之爲君，佐君之爲臣，應臣之爲使，非神農上中下三品之謂也。二帝各有其妙用焉。

帝曰：善。病之中外何如？岐伯曰：調氣之方，必別陰陽，定其中外，各守其鄉。內者內治，外者外治。微者調之，其次平之；盛者奪之，汗之下之。寒熱温涼，衰之以屬，隨其攸利，謹道如法，萬舉萬全，氣血正平，長有天命。帝曰：善。

王冰曰：病之中外，謂調氣之發，今此答未盡，故復問之。夫病有中外，治有表裏。在內者，以內治法和之；在外者，以外治法和之；氣微不和，以調氣法調之。其次大者，以平氣法平之。盛甚不已，則奪其氣，令其衰也。假如小寒之氣，温以和之，大寒則熱以取之，甚寒則下奪之，奪之不已則逆折之，折之不盡則求其屬以衰之。小熱之氣，　以和之；大熱之氣，寒以取之；甚熱之氣，則汗發之。發之不盡則逆制之，制之不盡則求其屬以衰之。故曰汗之下之。寒熱温涼，衰之以屬，隨其攸利，守道以行，舉無不中，故能驅役草石，召遣神靈，調御陰陽，蠲除衆疾，血氣保平和之候，天真無耗竭之由。夫如是者，蓋以舒卷在心，去留從意，故精神內守，壽命靈長。

馬蒔曰：此言病分中外而治之有法也。前第三十二節問病之中外何如，伯以本標之義答之。此復問者，欲明表裏用藥之義也。伯言調病氣之方，必別陰經陽經，陽經爲表，陰經爲裏，定其中外以各守其鄉。病之微者，則止調之而已；其不止於微者，則平治之；其馴至於盛，則奪其病氣。在外則汗之，在內則下之。凡以寒治熱，以熱治寒，以温治涼，以涼治温，隨其所屬以衰其病，則法全而壽永矣。

張志聰曰：此總結外內之義。按本篇前數章，統論外淫之邪，末章復論內因之病，其間又有外內之交感者，各有調治之法焉。至於氣之寒熱温　，味之鹹酸辛苦，皆調以和平，隨其攸利，謹道如法，萬舉萬全，故能使血氣正平，而長有天命也。

古今圖書集成醫部全録卷四十四

黄帝素問

著至教論篇第七十五

張志聰曰：道出於天，聖人以天道教人，故名篇。

黄帝坐明堂，召雷公而問之曰：子知醫之道乎？雷公對曰：誦而頗能解，解而未能别，别而未能明，明而未能彰，足以治羣僚，不足至侯王。願得受樹天之度，四時陰陽合之，别星辰與日月光，以彰經術，後世益明，上通神農，著至教，疑於二皇。帝曰：善。無失之。此皆陰陽表裏，上下雌雄相輸應也。而道上知天文，下知地理，中知人事，可以長久，以教衆庶，亦不疑殆，醫道論篇，可傳後世，可以爲寶。

王冰曰：足以治羣僚，不足至侯王，至當是治，蓋布衣與血食主療殊也。樹天之度，言高遠之可及也。四時陰陽合之，言順氣序也。

馬蒔曰：此雷公求教之殷，而帝以醫道通於三才者教之也。解，粗解也。解有當否，别有分緒，明則不惑，彰則通顯。羣僚之情易通，侯王之心難必，故治有難易也。樹天之度，猶今云量天尺也。非真欲受，此言備示天人合一之理，如受樹天之度。以人身合四時陰陽别列星辰日月之度，則經術以彰，後世益明矣。疑於二皇，疑當是擬，二皇者伏羲、神農也。帝言醫道合於三才，必盡知之，斯可以繼先而傳後矣。

張志聰曰：明堂，布政之宫也。八窻四達，上圓下方，在國之南，故稱明堂。夫求民之瘼，恤民之隱，大聖之用心，故召引雷公，問拯濟生靈之道。由誦而解，解而别，别而明，明而彰，皆漸積日進之功，蓋天縱之聖，自能先知先覺以明此道，在羣僚之胥者，非講習討論，不能貫通於心，故止可主於臣僚之位，而不能至聖人之聰明睿知也。樹天之度者，立端表以測天之四時陰陽星辰日月之度，以著於經書，乃傳於後世也。疑於二皇者，謂上合於伏羲神農，取天地之道以垂教後世。上下，謂天運之環轉於上下，人亦應之，腰以上爲天，腰以下爲地。表裏，中外也，即所謂根於中而運於外也。雌雄，陰陽之相合也。言明乎陰陽之道，則上知天文，下知地理，中知人事，可以垂永久以教衆庶，合於醫道論篇，可傳於後世，以爲保命養生之大寶。

雷公曰：請受道。諷誦用解。帝曰：子不聞《陰陽傳》乎？曰：不知。曰：夫三陽天爲業，上下無常，合而病至，偏害陰陽。雷公曰：三陽莫當，請問其解。帝曰：三陽獨至者，是三陽並至，並至如風雨，上爲巔疾，下爲漏病，外無期，内無正，不中經紀，診無上下，以書别。雷公曰：臣治踈愈，説意而已。帝曰：三陽者，至陽也，積並則爲驚，病起疾風，至如礔礰，九竅皆塞，陽氣滂溢，乾嗌喉塞，并於陰則上下無常，薄爲腸澼，此謂三陽直心，坐不得起，臥者便身全，三陽之病。中，去聲。

王冰曰：天爲業，言三陽之氣，在人身形所行居上也。《陰陽傳》，上古書名。上下無常，言氣乖通不定在上下也。合而病至，謂手足三陽氣相合而爲病至也。陽并至則精氣微，故偏損害陰陽之用也。莫當，言氣并至而不可當也。并至，謂手三陽足三陽氣并合而至也。上爲巔疾，下爲漏病，三陽經脈所行也。所謂并至如風雨者，言無常準也。夫三陽并至，上下無常，外無色氣可期，内無正經之常，所至之時，皆不中經脈紀綱，所病之證，又復上下無常，以書記銓量，乃應分别爾。雷公言臣之所治，稀得人愈，請言深意而已。疑心至陽者，至盛之陽也，六陽并合，故曰至盛之陽。積，謂重也，言六陽重并，洪盛莫當，陽氣憤鬱，惟盛是爲，滂溢無涯，故嗌乾竅塞也。陰，謂臟也，然陽薄於臟，爲病亦上下無常定之診，若在下爲病，便數赤白，足太陽脈循肩下至腰，故坐不得起，臥便身全也。所以然者，起則陽盛鼓，故常欲得臥，臥則經氣均，故身安全。

馬蒔曰：此言三陽并合者，并於上下而諸證生也。三陽，太陽也。業，事也。上下，手足也。正，亦期也。三陽在人爲表之表，其尊爲父，事與天同，故手足太陽經不循常脈，合而爲病，則陽氣太盛，諸部陰陽各經，皆被偏害，正以三陽獨至，即三陽并至也。其勢疾如風雨。并於上則爲巔頂之疾，并於下則爲泄漏之病。蓋足太陽之脈，起目内眥，上額交巔，其直行者，從巔入絡腦，還出别下項，從肩髆内俠脊抵腰中，脂入循脂，絡腎屬膀胱。手太陽脈，起於手，循臂上行，交肩上，入缺盆，絡心，循咽下膈，抵胃屬小腸。故上爲巔疾，下爲漏病者，二經之脈也。并於内似專於外，然外無可以爲期而診之。并於下似專於内，然内亦無可以爲期而診之。不中經脈之紀，難以手足爲分，此皆勢如風雨故也。吾言若此，亦惟於書而知之耳。書者，即前《陰陽傳》也。然公以僅能説意自歉。帝言三陽者，至盛之陽也，二經積并，即手太陽之裏爲心，足太陽之裏爲腎，心失神，腎失志，則皆爲驚，大勢如疾風，如礔礰，九竅閉塞，陽氣滂溢，其嗌乾，其喉塞，正以心腎之脈，皆上通於嗌喉也。此則上并於陽，故病在上，至於下并陰分，則不常在於上，而又在於下，所以陽氣依薄，傳爲腸澼也。且如欲知此等疾者，不必前證盡形而後可知，凡三陽并合，則必直當其心，坐不得起，起不得臥者，便是身患三陽之病之人也。

張志聰曰：言非生知之聖，必諷誦講解而後能明此道。三陽者，至陽也。至陽者，天之陽也。富有之謂業，言天之大而無外也。上下無常，天行健也。合而病至者，以天之陰陽不和，合於人之病至，則有陰陽偏害之大患矣。此言天爲陽，地爲陰，在上爲陽，在下爲陰，日爲陽，夜爲陰，一晝一夜，天道遶地一周，陰陽相貫，上下氣交，晝夜環轉之不息，而人亦應之。氣爲陽，血爲陰，火爲陽，水爲陰，亦晝夜環轉之不息也。一陰一陽，雌雄相應，少陰與太陽相合，太陰與陽明相合，厥陰與少陽相合，故氣從太陰出注陽明，陽明行於太陽，太陽合於少陰，少陰行於少陽，少陽合於厥陰，厥陰復出於太陰，陰陽相貫，如環無端。若三陽并至，則爲偏害之患。莫當者，言人之陰氣，不能當三陽之并至。獨至者，三陽合并而爲一陽也。天之風氣爲陽，雨水爲陰，三陽并至，則陽氣上行而爲巔疾，下行而爲漏泄，猶天之陽氣獨盛，而在下之泉水竭也。若三陽并至，外無陰陽出入之可期，内無生陽之陰，正不中經脈之紀綱，故不能以《脈經》上下篇之書別。蓋言此在氣并，而不形於血脈之診也。治，理數也，言於天地陰陽之理甚疎，止可聞其大意而已。至陽者，謂陽之至盛而無極，有如天之疾風，若礔礰之雷火驟至，陽盛則爲驚也。九竅，爲水注之氣，使九竅之水氣皆竭，而陽氣溢於竅中。夫肺屬天而主氣，與腎水上下交通，陽獨盛而水液竭，故使嗌乾喉塞也。并於陰則使陰氣之上下無常，薄於陰液則爲腸澼下痢，蓋陽甚而血液將絶，即所謂下爲漏泄也。三陽者，太陽也。太陽者，巨陽也，爲諸陽主氣，而與少陰標本相合，故心爲陽中之太陽，是太陽之氣，在表而合於天之氣，在上而合於君火之陽。直，當也，謂三陽并至，正當於心，是三陽之合并於太陽也。夫三陽之離合也，合則爲一，離則有三，太陽爲開，陽明爲闔，少陽爲樞。起者，太陽之主開也。臥者，陽明之主闔也。坐者，不起不臥，少陽中樞之象也。蓋言三陽之氣，合則正當於心，分出於形身則爲坐不得起，臥之象便身全，三陽之病矣。此申明三陽者，乃二陽合并於太陽，有離而有合也。上節論三陽之氣，滂溢於外竅而内薄於陰，此言太陽之氣，正當於心而分出於形身之外。

且以知天下，何以別陰陽、應四時、合之五行？雷公曰：陽言不別，陰言不理，請起受解以爲至道。帝曰：子若受傳，不知合至道，以惑師教，語子至道之要。病傷五臟，筋骨以消。子言不明不別，是世主學盡矣。腎且絶，惋惋，日暮從容不出，人事不殷。

王冰曰：病傷五臟，筋骨以消。不明不別，言病之深重。尚不明別，若輕微者，亦何開諭令得遍知耶？世主學教之道，從斯盡矣。腎脈且絶，則心神内爍，筋骨脈肉，日晚酸空也。諸臟氣俱少不出者，當人事萎弱不復。所以然者，是腎不足，非傷損也。

馬蒔曰：此言至道之要，在於五臟受傷，而曷即腎之一經以觀之也。帝復曉之曰：子知天下之人，何以別陰陽諸經，而應之四時，合之五行乎？公以不別不明爲歉，帝遂以至道之要告之。凡病傷五臟者，筋骨已消。於今不明不別，是世主之學廢盡矣。故觀腎經將絶，必惋惋然自旦至暮，精志不爽也。痿弱不能出，人事不能殷，是其證如此。推之他物受傷，亦猶是也。

張志聰曰：天下者，謂人居天下，何以別陰陽，以應天之四時，合地之五行乎？合至道，謂人合天地之道也。人之陰陽，合天之四時水火。人之五臟，合地之五方五行。五臟之氣，外合於皮肉筋骨。如病傷五臟，則在外之筋骨以消，是以不明別陰陽之氣。五臟所合之皮肉筋骨，則傳世之主學盡矣。蓋言陰陽五行，各有分別，此論陰陽水火之氣，而不病五臟之有形，如所謂腎且絶，是腎之水液陰氣并絶，非臟傷之骨消也。夫天一生水，在上爲天，在下爲泉，天包乎地，水通乎天，陰陽相貫，上下循環，在人則太陽在上，精水在下，如三陽并至，并於陰而上下無常，薄爲腸澼，則腎之精氣且絶矣。惋惋，驚嘆貌。殷，盛也。古者日中爲市，人事正殷，至日暮陽盡而陰受氣，則萬民皆臥。蓋言在天之道，陽氣爲陽，精水爲陰；晝爲陽，夜爲陰。在人之道，三陽爲陽，精液爲陰，晝出爲陽，夜入爲陰。蓋以比天之陰陽，晝出夜臥，陰陽和平，可長保其天年。若能和於陰陽，調於四時，亦可壽敝天地。如有陽無陰，有陰無陽，且斃在旦夕，又焉能如天之長地之久乎？是以天下萬民，應天之道，至陽盡而陰受氣之時，驚嘆其日暮，則從容不出，人事不殷。蓋以天之陰陽，比類人之陰陽，絶者絶而生者生，在天之道，不過陰陽亢極，豈至於有陽無陰有晝無夜哉？

示從容論篇第七十六　從，音怱，下并同。

張志聰曰：得天之道，出於自然，不待勉强。即孔氏之所謂從容中道，聖人也。故示以從容之道，因以名篇。

黄帝燕坐，召雷公而問之曰：汝受術誦書者，若能覽觀雜學，及於比類，通合道理，爲余言子所長。五臓六腑，膽胃大小腸，脾胞膀胱腦髓，涕唾哭泣悲哀，水所從行，此皆人之所生，治之過失，子務明之，可以十全，即不能知，爲世所怨。雷公曰：臣請誦《脈經》上下篇甚衆多矣。别異比類，猶未能以十全，又安足以明之？

王冰曰：腦髓骨脈膽女子胞，此六者，地氣之所生也，皆藏於陰而象於地，故藏而不瀉，名曰奇恒之腑。夫胃大腸小腸三焦膀胱，此五者天氣之所生也，其氣象天，故瀉而不藏，此受五臓濁氣，故名曰傳化之腑。是以古之治病者，以爲過失也。

馬蒔曰：此帝言雷公未能知比類之理，而公果以不明自對也。

張志聰曰：此篇論精水并至而陽氣傷也。上章論陽氣盛而精水絶，此篇論精水盛而陽氣傷，陰陽水火之不可偏者也。夫五臓主藏精者也，腎爲水臓，受五臓之精而藏之，故曰腎且絶。腎雖藏精而爲水臓，然津液之生，原出於胃腑水穀之精微，脾主爲胃行其津液，大腸主津，小腸主液。膀胱者，津液之所藏，與腎臓雌雄相合，通於腦髓，出於上竅，而爲涕唾哭泣。此人之津水所從行，亦如天之精水在泉而上通於天也。膽主藏津汁，通於廉泉玉英者，津液之道也。胞者，水之所由洩也。悲哀者，謂心悲志悲，故泣出也。此言腎液之上通於心，而出於上竅也。雷公止知經脈之道，而不知天之陰陽，故帝即於有形之臓腑形骸而問之，殊不知有形之中，有無形之氣也。

帝曰：子别試通五臓之過，六腑之所不和，鍼石之敗，毒藥所宜，湯液滋味，具言其狀，悉言以對，請問不知。雷公曰：肝虚、腎虚、脾虚，皆令人體重煩冤，當投毒藥、刺灸、砭石、湯液，或已或不已，願聞其解。帝曰：公何年之長而問之少？余真問以自謬也。吾問子窈冥，子言上下篇以對，何也？夫脾虚浮似肺，腎小浮似脾，肝急沉散似腎，此皆工之所時亂也，然從容得之。若夫三臓，土木水參居，此童子之所知，問之何也！

長，上聲。少，去聲。夫，並平聲。

王冰曰：過謂過失，所謂不率常候而生病者也。毒藥攻邪，滋味充養，試公之問，知與不知爾。窈冥，謂不可見者，則形氣榮衛也。肝虚、腎虚、脾虚，則上下篇之旨也。脾虚脈浮，候則似肺，腎小浮上，候則似脾，肝急沉散，候則似腎者，何也？以臓相近，故脈象參差而相類也。是以工惑亂之，爲治之過失矣。猶宜從容安緩審比類之而得三臓之形候。蓋浮而緩曰脾，浮而短曰肺，小浮而滑曰心，急緊而散曰肝，搏沉而滑曰腎，不能比類，則疑亂彌甚。三臟參居，言脾合土，肝合木，腎合水，三臟皆在鬲下，居止相近也。

馬蒔曰：此公以三臟之虚者爲問，而帝舉脈之相似者曉之，欲其知比類之義也。請問不知，言有不知者，則當請問也。煩冤者，煩悶也。余真問以自謬，言我發問，而子對不相應，是我之自招其謬也。吾所問者，迺窈冥之理，今子言上下篇，則非我發問之心也。八正神明論曰：觀其冥冥者，言形氣榮衛之不形於外，而工獨知之。然而不形於外，故曰觀於冥冥焉。彼三臟之虚，不過上下篇之言耳，非吾之所問也。子今欲知比類之義，試觀三臟相似之脈，遂可以比類而觀之矣。浮而緩者，脾也。浮而短者，肺也。小浮而滑者，心也。急緊而散者，肝也。搏沉而滑者，腎也。迺五臟之正脈也。今脾脈虚浮似肺，腎脈小浮似脾，肝脈急沉而散似腎，此皆工之有時亂診，而不能比類者也。子若明從容篇以比類之，則窈冥之妙得矣。若夫三臟者，脾合土，肝合木，腎合水，土木水相參而居，其本虚者雖童子猶能知之，必於其相參者，而求相似之脈，則子之當問者也。

張志聰曰：此帝即有形之臟腑形骸而問之。蓋以有形之中，有無形之氣者也。夫三臟之經脈，外絡於形身，上貫於心膈，故皆令人體重煩冤，然雷公止知經脈臟腑形骸，而不知人合於天之道，故責其年長而尚未知。子以余真問臟腑腸胃之有形，因以自謬耶？然吾問子者，窈冥也。窈冥者，天之道也。子何以經脈之上下篇以對耶？夫肝腎脾者，太陰少陰厥陰之三陰也。脾虚浮似肺者，太陰之爲開也。腎小浮似脾者，少陰之爲樞也。肝急沉散似腎，厥陰之爲闔也。蓋因氣而見於脈，此皆工之所時亂而不能知其因也。然須從容得之。從容者，天之道也。天道者，陰陽之道也。五臟者，應地之五行也。此言天道而不論地之五行。若夫以五臟之五行，而土木水參居於下，此童子之所知，又何問之有？

雷公曰：於此有人頭痛，筋攣，骨重，怯然少氣，噦噫腹滿，時驚不嗜臥，此何臟之發也？脈浮而弦，切之石堅，不知其解，復問所以三臟者，以知其比類也。帝曰：夫從容之謂也。夫年長則求之於腑，年少則求之於經，年壯則求之於臟，今子所言皆失，八風菀熱，五臟消爍，傳邪相受。夫浮而弦者，是腎不足也。沉而石者，是腎氣内著也。怯然少氣者，是水道不行，形氣消索也。欬嗽煩冤者，是腎氣之逆也。一人之氣，病在一臟也。若言三臟俱行，不在法也。

王冰曰：脈有浮弦石堅，故云問所以三臟者，以知其比類也。夫年之長者甚於味，年之少者勞於使，年之壯者過於内，過於内則耗傷精氣，勞於使則經中風邪，恣於味則傷腑，故求腑求經求臟之異也。脈浮爲虚，弦爲肝氣，以腎氣不足，故脈浮弦也。沉石，言其堅著，謂腎氣内衰，薄著而不行，腎氣不足，故水道不行。肺臟相衝，故形氣消散。欬嗽煩冤者，腎氣内著，上歸於母也。不在法，言經不然也。

馬蒔曰：此公承帝意而遂舉病脈難明者，以比類三臟。帝言病在腎臟而無關於三臟也。頭痛似三陽，筋攣似肝，骨重似脾，怯然少氣似肺，噦噫腹滿不嗜臥似胃與脾，時驚似心與肝，其脈浮而弦似肝，切之石堅似腎，此證脈之難解者也。故公欲以三臟而比類之。帝言從容篇中有之，大凡年之長者過於味，六腑所以受物者也，故當求之於腑，以知其病。年之少者難於役，經脈所以任勞者也，故當求之於經，以察其傷。年之壯者縱於慾，五臟所以藏精者也，故當求之於臟，以驗其衰。即前諸證與脈，正當求之於腎臟也。而子以三臟比類則失之矣。何也？八風菀熱爲外感，五臟消爍爲内傷，内外之邪，轉相傳受，今浮而弦者，是腎不足也。蓋浮脈爲虚，弦則肝風入之，非腎氣不足而何？沉而石者，是腎氣内著也。蓋腎本宜沉，而堅著如石，非腎氣不行而何？其怯然少氣者，是水道不行，形氣消索致然也。欬嗽煩冤者，是腎氣之逆，正以腎脈上通於肺，子虚上竊母氣，故氣逆則然也。至於頭痛者，水虧火炎也。筋攣者，腎水不能滋筋也。骨重者，腎主骨也。噦噫者，腎脈上貫肝鬲也。腹滿者，腎脈入腹也。時驚者，腎神爲志，志失則驚也。不嗜臥者，經脈篇云，腎病痿厥則不嗜臥。而今非痿厥，則精衰不嗜臥也。此乃一人之氣，病在一臟。若言三臟俱行，非診病之法也。吾告子以比類之法，而子欲以無關三臟者，比類一臟，真失之矣。

張志聰曰：厥陰根起於大敦，其經氣與督脈上會於巔頂而主筋。頭痛筋攣，厥陰經氣之爲病也。少陰根起於涌泉，爲生氣之原而主骨，骨重少氣，少陰經氣之爲病也。太陰根起於隱白，與胃以膜相運，噦噫腹滿，時驚不嗜臥，太陰經氣之爲病也。是以脈浮，開脈也。弦者，樞脈也。石堅，闔脈也。雷公不解其因，故復問以三臟之脈證，以知其比類於窈冥焉。從容者，氣之謂也。三陰者，長女、中女、少女也。太陰爲長女，故當求之於腑，腑陽而主開也。少陰爲少女，故當求之於經，經氣内連臟腑，外絡形身，主外内出入之樞也。厥陰處於兩陰中之交盡，故爲中女，是以求之於臟，臟陰而主闔也。此因三陰之氣而見證之頭痛筋攣，脈之浮弦而石，故當求之於三陰氣之開闔樞，若止論其脈證，非從容之謂也。夫三陰之氣，離則爲三，合則爲一，一者精水之少陰也。夫三陽之氣，合幷於太陽者，天之陽也。是以三陰之氣，合幷於少陰，少陰者，在下之精水也。蓋合而爲一陰一陽者，天之道也。離則爲三陰三陽者，人之道也。人道通於天道，皆可分而可合者也。八風菀熱，人之陽氣行於上下四旁也。五臟消爍，傳邪相受，謂五行之氣，運於天地之中，有相生而有勝剋也。夫浮而弦者，此腎氣之出於肝脾而腎不足也。沉而石者，是肝脾之氣下歸於腎，主腎氣内著也。夫在泉之水，隨氣而運行於天表，是以怯然少氣者，乃水道不行，故使形氣之消索也。欬嗽煩冤者，是腎氣之上逆於心肺也。此五臟之三陰，總歸於一氣，一氣而復貫通於五臟者也。知天道之氣交，陰陽之離合，而後能從容中道。若言肝脾腎三臟俱行，不在陰陽離合之法也。

雷公曰：於此有人四肢懈墮，喘嗽血泄，而愚診之以爲傷肺，切脈浮大而緊，愚不敢治。粗工下砭石，病愈多出血，血止身輕，此何物也？帝曰：子所能治，知亦衆多，與此病失矣。譬以鴻飛，亦衝於天。夫聖人之治病，循法守度，援物比類，化之冥冥，循上及下，何必守經？今夫脈浮大虚者，是脾氣之外絶，去胃外歸陽明也。夫二火不勝三水，是以脈亂而無常也。四肢懈墮，此脾精之不行也。喘欬者，是水氣並陽明也。血泄者，脈急血無所行也。若夫以爲傷肺者，由失以狂也，不引比類，是知不明也。夫傷肺者，脾氣不守，胃氣不清，經氣不爲使，真臟壞決，經脈旁絶，五臟漏泄，不衄則嘔，此二者不相類也。譬如天之無形，地之無理，白與黑相去遠矣。是失吾過矣。以子知之，故不告子。明引比類從容，是以名曰診輕，是謂至道也。解、懈同。墮、惰同。化之冥冥之化，當作托。

王冰曰：以爲傷肺而不敢治，是乃狂見法所失也。鴻飛衝天，偶然而得，豈其羽翮之能哉？粗工下砭石，亦猶是矣。經，謂經脈。足太陰絡支別者，入絡腸胃，是以脾氣外絶，不至胃外歸陽明也。二火，謂二陽臟，三水，謂三陰臟，二陽臟者，心肺也，以在高上，則三陰臟者，肝脾腎也，以在高下故然。三陰之氣，上勝二陽，陽不勝陰，故脈亂而無常也。土主四肢，故四肢解墮，脾精不化，故使之然。腎氣逆入於胃，故水氣并於陽明。泄，謂泄出也。然脈氣數急，血溢於中，血不入經，故爲血泄，以脈奔急而血溢，故曰血無所行也。知不明，言所識不明，不能比類以爲傷肺，猶失狂言耳。夫肺氣傷則脾外救，故云脾氣不守，肺臟損則氣不行，不行則胃滿，故云胃氣不清。肺者，主行榮衛陰陽，故肺傷則經脈不能爲之行使也。真臟，謂肺臟也，若肺臟損壞，皮膜決破，經脈旁絶而不流行，五臟之氣，上溢而漏泄者，不衄血則嘔血也。何者？肺主鼻胃應口也。然口鼻者氣之門户，今肺臟已損，胃氣不清，血不上衄，則下流於胃中。故不衄出則嘔出也。然傷肺傷脾，衄血泄血，標出且異，本歸亦殊，故此二者不相類也。是以傷肺傷脾，形證懸别，譬天地之相遠，如黑白之異象也。是，猶此也。言雷公於此見病疎者，是吾不告子比類之道，故自謂過也。若明引形證，比量類例，合從容之旨，輕微者亦不失矣。何哉？以從容之道，至妙者也。從容，上古經篇名。

馬蒔曰：此有證脈相似者，公以爲傷肺，而帝則爲傷脾，此真未得比類之義也。上文言病在一臟，難以三臟比類，公遂即一臟之病以言之。有人四肢懈惰，欬喘則血泄，是病之似肺者也。脈浮大而緊，是脈之似肺者也。公雖以爲傷肺，猶未敢治，彼粗工治以砭石，多出其血，血止身輕，此所以疑而問也。帝言子所能治，人亦皆知，然以此等病而屬之於肺則失之矣。彼粗工以砭石愈之，譬如鴻飛衝天，亦偶然耳。夫古昔聖人治病，雖循守法度，援物比類，然必托之冥冥，不滯形迹，正所謂觀其冥冥也。循手經以及足經，何必固守經法。今子所言，乃傷脾也，非傷肺也。夫脈浮大而虛者，是脾氣内傷，外溢内絶，去内胃腑，而歸外胃經，故脈之浮大而虛者如此。且言人之脈亂無常者，何也？正以二陽臟者，心肺也，在鬲上爲陽曰二火。三陰臟者，脾肝腎也，在鬲下爲陰曰三水。惟二火不能勝三水，是以水火相擊，脈亂無常也。子以脾病爲肺病，豈以脈亂之故而誤言歟？若夫所謂四肢懈惰者，正以脾主四肢，而脾之精氣不行於四肢也。喘欬者，正以腎不能主水，水氣并歸於胃也。喘欬則血泄者，正以欬則氣急，則血不行於經而泄於外也。此本傷脾，而子以爲傷肺，由其失於狂見，而不引比類，知之不明故耳。試以傷肺言之，肺經受傷，土氣被竊，故脾不能守，而胃不能清。肺經經脈之氣，不爲所使，其真臟已壞，經脈旁絶，肺爲臟長，五臟氣泄，不爲衄而出於鼻，則爲嘔而出於口，比之傷脾，大不同也。子今所言，譬如天地不分其形理，白黑不辨其真僞，是失也，吾之過也。吾以爲子曾知此，故不告子，今子不知，非吾不告之故乎？子當明引比類從容等篇大義觀之，則診病必易輕，名曰診輕，吾向所謂至道之要，正謂此哉！

張志聰曰：此承上文，復申明腎之精水，貫乎地中而上通於天也。夫地居人之下，大氣舉之，無所馮依，而水天運轉於地之外，然復通貫於地之中，上與天氣相交，而爲雲爲雨，是以風勝則地動，濕勝則地泥。於此有人者，言即於此腎臟，而有人病四肢懈墮諸證也。此何物者，言如此之病，當以何物比類也。夫四肢懈墮，脾土病也。喘欬者，水氣并於陽明也。血泄者，脈急血無所行也。粗工之所用砭石而病愈者，治在經脈也。故子之所能亦多知治經脈之法。若夫一臟之精氣，貫通於中土，上乘於肺金，則子與此病之大義失之矣，是以聖人之治病，循陰陽之法度，引物比類，譬以鴻飛亦衝於天，蓋鴻乃水鳥或漸於乾，或漸於陸而衝於天，是鴻之有序而漸進於上，猶在下之精水，通貫於地中，而上交於天，猶人之腎精，中貫於脾胃，而上合於肺也。故聖人察造化之冥冥，循水天之上下，又何必僅守其經乎？夫肌肉腠理主氣分，經脈之中主血分，脾土之氣，通會乎肌腠，陽明之氣，循行於脈中。脾氣外絶者，不行於肌腠也。脾與胃以膜相連，雌雄相合，去胃外歸陽明者，去中胃而外歸陽明之經也。二火者，心之君火，心主包絡之相火，三水者，太陰所至爲濕生，終爲注雨，是地之水濕也。太陽之上，寒水主之，通天之寒水也，腎爲水臟，天一之癸水也。夫三水太盛，則火不能勝之，是以脈亂無常。蓋心主血，心主包絡主脈，水幷於脈中，而君主之陽不能勝，故脈亂而血妄行也。四肢懈墮者，脾土之精氣，不行於肌腠也。喘欬者，下焦之水氣，幷於陽明之經也。血泄者，水氣幷於脈中，則脈急而無所循行，故血妄行而下泄也。若夫以爲傷肺者，由失其比類之義而以狂論也。不援物比類，是以知之不明也。蓋言腎精之上交於肺者，必由中土而上也。今反乘於脈中，故君相之火傷也。上章論三陽幷至而精水絶，此言三水盛而火不能勝，天地水火陰陽之氣，宜和平而不宜偏勝者也。水邪之直傷於肺者，由土崩而水泛也。脾氣不守土壞，而不能制其水矣。胃氣不清，水邪之入於胃矣。胃氣傷，故經氣不爲使。真臟者，脾腎之臟真也。壞決者，土壞而水決也。胃主經脈，水入於胃，是以經脈旁絶。五臟，主藏精者也。土分王於四臟，土氣不守，是以五臟之津液，皆爲之漏泄，與《傷寒論》之所謂脾氣孤弱，五液注下之義相同。水在胃則嘔，在肺則衄，此水邪直傷於胃肺，與鴻漸之循序而衝天者，不相類也。按下焦之精水，上通於肺者，先滲入於脾土，土之濕氣上蒸而爲雲，肺之天氣下降而爲雨，迺地天之交泰也。上論脾氣歸於陽明，以致水隨氣而亦走於經脈，此言脾氣不守，真臟壞決，致水邪直上，二者皆失天地自然之道也。無形者，氣也。理者，皮膚臟腑之文理，迺無形之氣，通會於中，有形之水，滲灌於內，猶地之有理路，水氣通灌於中，故掘地而得泉也。是以人之形身，譬如天有無形之氣，地有無形之理，水隨氣而滲灌於中，復上交於天也。乾爲金，白者，金之色，黑者，水之色也。吾以子知之，故不告子，子止以經脈之上下篇而論，是與黑白之理相去遠矣。與吾所論窈冥之道，失之過矣。今明引比類從容，是謂至道，其於經脈之論宜輕，而重在天之大道，是以名曰診輕。按以上二篇，論天地之道，合人之水火陰陽，以人之陰陽不和，復證天地之道。

疏五過論篇第七十七

馬蒔曰：疏，陳也。内有五過，故名篇。

張志聰曰：五者在内五中之情，而外見於色脈。

黃帝曰：嗚呼遠哉！閔閔乎若視深淵，若迎浮雲。視深淵尚可測，迎浮雲莫知其際。聖人之術，爲萬民式。論裁志意，必有法則，循經守數，按循醫事，爲萬民副。故事有五過四德，汝知之乎？雷公避席再拜曰：臣年幼小，蒙愚以惑，不聞五過與四德，比類形名，虛引其經，心無所對。

王冰曰：嗚呼遠哉！嘆至道之無極也。閔閔乎，言妙用之不窮也。深淵清澄，見之必定，故可測。浮雲縹寓，際不守常，故莫知。慎五過則敬順四時之德氣矣。然德者道之用，生之主，故不可不敬順之也。蓋天降德氣，人賴而生，主氣抱神，上通於天，未經師授，心匪生知，功業微薄，故卑辭也。

馬蒔曰：此帝以五過四德告公，而公以未聞爲對也。

張志聰曰：此論診道，亦當合於天道也。夫人之氣爲陽，精水爲陰；衛爲陽，營血爲陰。陰陽和平，而後血氣迺行，經脈迺勻，故當先度其志意之得失，飲食居處，陰陽喜怒，然後察其色脈，斯得萬舉萬全，而無過失之咎。視深淵尚可測，迎浮雲莫知其極，言天道之難明也。惟聖人從容得之，施於仁術，垂於後世，爲萬民式。副，功也。四德，謂天之四時，有生長收藏之德化。如不知四時陰陽逆從之理，是謂四失矣。

帝曰：凡未診病者，必問嘗貴後賤，雖不中邪，病從內生，名曰脱營。嘗富後貧，名曰失精。五氣留連，病有所并，醫工診之，不在臟腑，不變軀形，診之而疑，不知病名。身體日減，氣虛無精，病深無氣，洒洒然時驚。病深者，以其外耗於衛，內奪於榮。良工所失，不知病情，此亦治之一過也。凡欲診病者，必問飲食居處。暴樂暴苦，始樂後苦，皆傷精氣，精氣竭絶，形體毀沮；暴怒傷陰，暴喜傷陽，厥氣上行，滿脈去形。愚醫治之，不知補瀉，不知病情，精華日脱，邪氣迺并，此治之二過也。善爲脈者，必以比類奇恒從容知之，爲工而不知道，此診之不足貴，此治之三過也。診有三常，必問貴賤，封君敗傷，及欲侯王，故貴脱勢，雖不中邪，精神內傷，身必敗亡。始富後貧，雖不傷邪，皮焦筋屈，痿躄爲攣，醫不能嚴，不能動神，外爲柔弱，亂至失常，病不能移，則醫事不行，此治之四過也。凡診者必知終始，有知餘緒，切脈問名，當合男女，離絶菀結，憂恐喜怒，五臟空虛，血氣離守，工不能知，何術之語。常富大傷，斬筋絶脈，身體復行，令澤不息，故傷敗結留，薄歸陽，膿積寒炅，粗工治之，亟刺陰陽，身體解散，四肢轉筋，死日有期。醫不能明，不問所發，唯言死日，亦爲粗工，此治之五過也。凡此五者，皆受術不通，人事不明也。故曰，聖人之治病也，必知天地陰陽，四時經紀，五臟六腑，雌雄表裏，刺灸砭石，毒藥所主。從容人事，以明經道，貴賤貧富，各異品理，問年少長勇怯之理，審於分部，知病本始，八正九候，診必副矣。中，去聲，下同。樂，並音洛。菀、鬱同。解、懈同。少，長，並去聲。

王冰曰：脱營者，神屈故也。貴之尊榮，賤之屈辱，心懷眷慕，志結憂惶，故雖不中邪，而病從内生，血脈虚減，故名曰脱營。富而從欲，貪奪豐財，内結憂煎，外悲過物，然則心從想慕，神隨往計，榮衛之道，閉以遲留，氣血不行，積幷爲病，故名曰失精。此病初由想戀所爲，故未居臟腑，事因情念所起，故不變軀形，醫不悉之，故診而疑也。次則氣血相逼，形肉消爍，故身體日減。陰陽應象大論曰：氣歸精，精食氣。今氣虚不化，精無所滋故也。及病氣深，穀氣盡，陽氣内薄，故惡寒而驚。洒洒，寒貌。病深者，由血爲憂煎，氣隨悲減，故外耗於衛，内奪於營也。失，謂失問其所始也。蓋以飲食居處有不同，故必問之也。喜則氣緩，悲則氣消，然悲哀動中者，竭絶而失生，故精氣竭絶，形體殘毁，心神沮喪矣。怒則氣逆，故傷陰，喜則氣緩，故傷陽。厥，氣逆也，逆氣上行，滿於經絡，則神氣殫散，去離形骸矣。愚醫不知喜怒哀樂之殊情，概爲補瀉而同貫，則五臟精華之氣日脱，邪氣渾濁而迺幷於正真之氣矣。奇恒，謂氣候奇異於恒常之候也。從容謂分別臟氣虚實，脈見高下，幾相似也。如示從容論曰：脾虚浮似肺，腎小浮似脾，肝急沉散似腎。此皆工之所宜，從容分別而得者。至於貴則形樂志樂，賤則形苦志苦，苦樂殊貫，故先問也。封君敗傷，降君之位封公卿也。及欲侯王，謂情慕尊貴而妄爲不已也。精神内傷，身必敗亡，迺憂惶煎迫，怫結所爲也。皮焦筋屈，痿躄爲攣，以五臟氣留連病有所幷而爲是也。嚴，謂戒所以禁非也。動，所以令從命也。外爲柔弱，言委隨而順從也。然戒不足以禁非，動不足以從令，委隨任物，亂失天常，病且不移，何醫之有？終始，謂氣色也。脈要精微論曰：知外者終而始之，明知五氣色象，終而復始也。餘緒，謂病發端之餘緒也。切，謂以指按脈也。問名，謂問病證之名也。男子陽氣多而左脈大爲順，女子陰氣多而右脈大爲順，故宜以候，常先合之。離，謂離間親愛。絶，謂絶念所懷。菀，謂菀積思慮。結，謂結固餘怨。夫間親愛者魂遊，絶所懷者意喪，積所慮者神勞，結餘怨者志苦。憂愁者閉塞而不行，恐懼者蕩殫而失守，盛忿者迷惑而不治，喜樂者殫散而不藏。由是八者，故五臟空虚，血氣離守，工不思曉，又何言哉？斬筋絶脈，言非分之過損也。身體雖以復舊而行，且令津液不爲滋息也。何者？精氣減耗也。澤者，液也。陽，謂諸陽脈之六腑，今非分傷敗筋脈之氣，血氣内結，留而不去，薄於陽脈，則化爲膿，久積腹中，則外爲寒熱，粗工不知寒熱爲膿積所生，以爲常熱之疾，概施其法，數刺陰陽經脈，氣奪病甚，故身體解散而不用，四肢廢運而轉筋。如是故知死日有期也。夫診不備三常，療不慎五過，不求餘緒，不問持身，亦爲粗略之醫。有是五者，但可名受術之徒，烏足以通悟精微之理？以人間之事，尚懵然也。觀聖人之治病，備識如此，工宜勉之！

馬蒔曰：此帝示以五過，而末即聖人之治病者勉之也。人有嘗貴後賤，眷念故位，雖不中邪，病從内生。營氣者，陰氣也，陰氣已脱，名曰脱營。亦有嘗富後貧，悲傷故物，名曰脱精。五氣者，五臟之精氣也。留連幷病，二者得病之初，臟腑難據，軀形不變，醫診而疑，不知病名，不敢妄擬。既而身體日減，氣虚無精，漸至病深無氣，陽衰畏寒，覺洒洒然有時而驚，病深如此，以其外衛内營，俱已耗奪故也。此治病者之一過也。凡欲診病者，必問昔今，飲食居處，苦樂素暴，先後皆能致傷精氣，精氣竭絶則形體毁沮，且怒則氣逆，故暴怒傷陰，喜則氣緩，故暴喜傷陽，陰陽受傷，厥逆氣上，故脈滿形脱。愚醫不諳補瀉之法，罔知得病之情，使彼精華日脱，邪氣日幷，此治病者之二過也。古經有比類奇恒從容諸篇，皆至道之要，如前示從容論者，其大略也。善爲脈者，知之爲工，而不善脈者，不知爲失，此治病者之三過也。世有貴者，有賤者，有封君敗傷及希至王侯者，診脈當用此三常之法。彼故貴脱勢與始富後貧之士，本皆不中邪也，内必傷其精神，外必敗其身體，皮焦筋屈，痿躄爲攣，醫須力禁其非，嚴以制之，今既不能嚴，以動其神氣，又從而順之，以亂其常性，所以病不能移，而此工醫事，亦未能行也。此治病者之四過也。凡診者五色生剋，必分終始，病勢相因，必知餘緒，又必切其脈體，問其病名，合其男女，凡離絶菀結，憂恐喜怒，致使五臟空虚，血氣離守，此皆内傷之證候也。工不能知，奚取其術？況病人者，嘗富大傷，筋若斬而脈若絶，身體雖行，而津液無絶息，故敗結歸陽，積成膿血，發爲寒熱，彼粗工亟刺陰陽，適使身體四肢解散轉筋，去此不遠。當此之時，唯言死日，真陋工也。此治病者之五過也。若此者，正以受業不通，不明人事故耳。思昔聖人之治病也則不然。上知天道，下知藥石，中知人事，所以診病之下，能副萬民之望也。

張志聰曰：此病生於志意而不因於外邪也。夫嘗貴後賤，嘗富後貧，則傷其志意，故雖不中邪，而病從内生。夫脾藏營，營舍意，腎藏精，精舍志，是以志意失而精營脱也。五氣留連，謂五臟之神氣留鬱於内，而不得疎達。幷者，謂幷病於五臟也。五臟之氣，外合於皮肉筋骨，是以身體日減，氣虚無精，病深無氣，言氣生於精，精生於氣，精氣之幷傷也。洒洒，消索貌。蓋以爲久嘗之富貴，不意失之，故時驚也。此病不在臟腑，不在軀形，精氣日虛，營衛日耗，即有良工，不知因名，此治之一過也。夫味歸形，氣歸精，味傷形，氣傷精，熱傷氣，寒傷形。樂者必過於温飽，苦者必失於飢寒，是以飲食失節，寒温失宜，皆傷精氣。精氣竭絶則形體毀沮矣。喜怒不中，則陰陽不和，而厥氣上行，脈滿去形。蓋身半以上爲陽，身半以下爲陰，肌腠氣分爲陽，經脈血分爲陰，陰陽和平，則營衛血氣，上下循環，外内出入，如暴喜傷陽，則氣幷於陽而爲厥逆，暴怒傷陰，則血幷於陰而爲脈滿。蓋肌形之血氣，幷於脈中，故謂滿脈去形也。盛者瀉之，不足者補之。愚醫治之不知補瀉，不知病情，致使精華日脱，陰陽寒熱之邪氣相幷，此治之二過也。夫行奇恒之法，以太陰始，五臟相通，移皆有次，神轉而不回者也。病則各逆傳其所勝，回則不轉，乃失其相生之機。故善爲脈者，必以比類奇恒從容得之，爲工不知，治之三過也。夫比類者，言候五臟脈氣之順逆，以比類奇恒之脈，或順或逆也。工以診脈之順逆，不必比類奇恒，故曰，此診之不足貴。故善診者，當先察其精氣神，而後切其血脈也。封君敗傷，故貴脱勢，及欲侯王而不可得，此憂患緣於内，是以精神内傷。《靈樞經》曰：憂恐忿怒傷氣。是三者皆不能守而失其常矣。始富後貧則傷其志意，志意者，所以御精神，收魂魄，適寒温，和喜怒者也。是故營衛調，志意和則筋骨健强，腠理緻密。故傷其志意，則精神不能内守，外爲筋骨攣躄之病，營衛不調，腠理不密，故外爲柔弱，而三者亦失其常矣。嚴，窮究也。動神，謂運動其神。移者，移精變氣也。《靈樞》終始篇曰：謹奉天道，請言終始。終始者，經脈爲紀，持其脈口人迎，以知陰陽有餘不足，平與不平，天道畢矣。所謂平人者不病，不病者，脈口人迎應四時也。上下相應而俱往來也，六經之脈，不結動也，本末之寒温之相守司也，形肉血氣必相稱也，是謂平人。少氣者，脈口人迎俱小而不稱尺寸也。如是者則陰陽俱不足，補陽則陰竭，瀉陰則陽脱，如是者可將以甘藥，不可飲以至劑，如此者弗灸，不已者因而瀉之，則五臟氣壞矣。人迎一盛病在足少陽，一盛而躁病在手少陽，人迎二盛病在足太陽，二盛而躁病在手太陽，人迎三盛病在足陽明，三盛而躁病在手陽明，人迎四盛且大且數，名曰溢陽，溢陽爲外格。脈口一盛病在足厥陰，一盛而躁在手心主。脈口二盛病在足少陰，二盛而躁在手少陰，脈口三盛病在足太陰，三盛而躁在手太陰，脈口四盛且大且數者，名曰溢陰，溢陰爲内關。人迎與脈口俱盛四倍以上，命曰關格，關格者與之短期。故凡診者，必知終始。餘緒，謂更知灸刺補瀉之緒端。當合男女，謂鍼刺之要，男内女外。堅拒勿出，謹守勿内，是謂得氣也。左爲人迎而主血，右爲氣口而主氣。離絶者，言陰陽血氣，各有左右之分别也。是以血氣皆病，則氣鬱於右而血結於左。蓋因憂恐傷右部之肺腎，喜怒傷左部之心肝，以致五臟空虛，血氣各離其所守之本位，工不知人迎氣口有陰陽氣血之分，又何術之語哉？夫病在左而及於右，陰陽血氣之相乘也。天一生水，腎水生肝木，肝木生心火，腎主藏精，肝主藏血，心主生血，故左三部皆主血而爲陰。地二生火，命門相火生脾土，脾土生肺金，火迺先天元氣，脾胃主生氣，肺主周身之氣，故右三部主氣而爲陽。如病在陰者久，則陰病極而歸於陽，病在陽者久，則陽病極而歸於陰。故終始篇曰：病先起於陰者，先治其陰而後治其陽。病先起於陽者，先治其陽而後治其陰。此左右陰陽之相乘，而醫之又不可不知也。如嘗富而一旦喪其資斧，則大傷其神魂，是以心主之脈，肝主之筋，有若斬絶，此傷左之血脈也。然右關之脾臟未傷，故身體尚復能行令命也。澤，液也。謂肺腎所主之精氣未傷，而尚生長之不息也。然病雖先起於陰，久則將及於陽，故傷敗心肝之血而結於左，則留薄於氣分，而復歸於陽，左右血氣皆傷，而膿積寒炅也。《靈樞經》曰：夫癰疽之生，膿血之成也，不從天下，不從地出，結微之所生也。又曰：寒氣化爲熱，熱勝則腐肉而爲膿。此因傷陰而留薄歸陽，是以膿積於陰陽寒熱之間。夫陰陽血氣俱傷，補陽則陰竭，瀉陰則陽脱，如是者止可飲以甘藥，而不宜灸刺，粗工不知亟刺陰陽，以致身體解散，則脾氣傷矣。四肢轉筋，則胃氣絶矣。夫脾胃者，五臟之生原，生氣已絶，喪無日矣。即有良醫，不明陰陽相乘之道，不問受病所發之因，止知陰陽壞而與之死期，此亦爲粗工，蓋不能審其因而施救治之法也。凡此五者，皆發於五中而不因於外感。醫者，當知天地陰陽之氣，日用事物之常，莫不各有當然之理，順之則志意和調，逆之則苛疾暴起，此皆受術不通，人事不明，致有五者之責。故診脈之道，當外合天地陰陽四時經紀，内通五臟六腑雌雄表裏，或宜於灸刺砭石，或當用藥石所主，從容人事以明經道，審貴賤貧富之情，察少長勇怯之理，脈各有分部，病發有原始，候四時八正之氣，明三部九候之理，診道始備而必副矣。

治病之道，氣内爲寶。循求其理，求之不得，過在表裏。守數據治，無失俞理。能行此術，終身不殆。不知俞理，五臟菀熟，癰發六腑。診病不審，是謂失常。謹守此治，與經相明，上經下經，揆度陰陽，奇恒五中，決以明堂，審於終始，可以横行。

王冰曰：凡治病之道，必在於形氣之内求有過者，是爲聖人之寶也。求之不得，則以臟腑之氣陰陽表裏而察之。守數，謂血氣多少及刺深淺之數也。據治，謂據穴俞所治之旨而用之也。但守數據治而用之，則不失穴俞之理矣。熟，熱也。五臟積熱，六腑受之，陽熱相薄，熱之所過，則爲癰矣。失常，謂失經常正用之道也。與經相明，謂前氣内循求俞會之理也。上經言氣之通天，下經言病之變化。此二經揆度陰陽之氣，奇恒五中，皆決於明堂之部分也。揆度者，度病之深淺也。奇恒者，言奇病也。五中者，謂五臟之氣色也。夫明堂者，所以視萬物，别白黑，審長短，故曰決以明堂也。審於終始者，謂審察五色囚王終而復始也。夫道循如是，應用不窮，萬舉萬當，故可以横行於世矣。

馬蒔曰：此言治病之道，以氣爲寶，又求之表裏俞理經旨氣色，可以横行天下矣。人身之中，唯氣而已。宗氣者，大氣也。猶天地之有太極也，衛氣者，陽氣也，猶太極之動而生陽也。營氣者，陰氣也，猶太極之静而生陰也。天地間惟氣以爲升降，而水則從氣者也。故天包水，水承地，而一元之氣，升降於太虚之中，水不得而與也。故潮之往來，特隨氣耳，非潮自能然也。人身亦惟以氣爲主，而血則猶水，不可以血即爲氣也。彼謂血即爲營者，非經旨也。《靈樞》營衛生會篇謂：營氣化血，以奉生身，則營氣始能化血，焉可以血爲營耶？帝知此義，迺總指而示之曰，治病之道，氣内爲寶，真萬世醫旨之格言也。循求其理，即所論之義是也。或求之不得，則求之諸經表裏之病脈，求之諸經表裏之俞穴肉理，斯爲上術也。然上經下經，中有揆度陰陽奇恒五中諸篇，無不悉知大義，又即明堂部位五色生尅休旺明之，則此醫者可以横行天下矣。

張志聰曰：此論鍼刺之道，當以内氣爲寶，循求其脈理，求之不得，其病在表裏之氣分矣。《鍼經》曰：在外者皮膚爲陽，筋骨爲陰。蓋鍼刺之道，取皮脈肉筋骨之病而刺之，故求之俞理不得，其過在表裏之皮肉筋骨矣。守數，謂血氣之多少及刺淺深之數也。《鍼經》曰：刺之害中而不去則泄精，不中而去則致氣。泄精則病益甚而恇，致氣則生癰瘍。又曰：疾淺鍼深，内傷良肉，皮膚爲癰。病深鍼淺，病氣不瀉，支大爲膿。夫在内者，五臟爲陰，六腑爲陽，謂菀熱在内，而癰發於在外之皮肉間也。診病不審，謂不審病者之情，故爲失常。上經言氣之通於天，下經言病之變化。揆者，方切求之，言切求其脈理也。度者，得其病處以四時度之也。奇恒之病，發於五中，五臟之色，見於明堂，審其臟腑經脈之始，三陰三陽已絶之終，謹守此法，則無往而非道矣。

古今圖書集成醫部全録卷四十五

黄帝素問

徵四失論篇第七十八

馬蒔曰：内有四失，故名篇。

黄帝在明堂，雷公侍坐。黄帝曰：夫子所通書受事衆多矣，試言得失之意，所以得之，所以失之。雷公對曰：循經受業，皆言十全，其時有過失者，願聞其事解也。帝曰：子年少智未及耶？將言以雜合耶？夫經脈十二，絡脈三百六十五，此皆人之所明知，工之所循用也。所以不十全者，精神不專，志意不理，外内相失，故時疑殆。少，去聲。

王冰曰：外，謂色。内，謂脈也。精神不專於循用，志意不從於條理，所謂粗略，揆度失常，故色脈相失而時自疑殆也。

馬蒔曰：此公以醫事不能十全者，由於精神志意之未及也。十全者，即上文全十之義也。

張志聰曰：謂持診之道，謹守神志，始得其情，無有過失，方爲十全。雜合，言不專一也。持診者，當守其精神，調其志意，内得於心而外應於手。如失此精神志意，故時殆而不能十全。

診不知陰陽逆從之理，此治之一失也。受師不卒，妄作雜術，謬言爲道，更名自功，妄用砭石，後遺身咎，此治之二失也。不識貧富貴賤之居、生之薄厚、形之寒温，不適飲食之宜，不別人之勇怯，不知比類，足以自亂，不足以自明，此治之三失也。診病不問其始憂患，飲食之失節，起居之過度，或傷於毒，不先言此，卒持寸口，何病能中？妄言作名，爲粗所窮，此治之四失也。是以世人之語者，馳千裏之外，不明尺寸之論，診無人事治數之道，從容之葆，坐持寸口，診不中五脈，百病所起，始以自怨，遺師其咎。是故治不能循理，棄術於市，妄治時愈，愚心自得。嗚呼！窈窈冥冥，孰知其道？道之大者，擬於天地，配於四海，汝不知道之諭受，以明爲晦。中，並去聲。葆，同保。

王冰曰：脈要精微論曰：冬至四十五日，陽氣微上，陰氣微下，夏至四十五日，陰氣微上，陽氣微下，陰陽有時，與脈爲期。又曰：微妙在脈，不可不察，察之有紀，從陰陽始。由此故診不知陰陽逆從之理，爲一失矣。不終師術，惟妄是爲，易古變常，自功循己，遺身之咎，爲二失也。貧賤者勞，富貴者佚，佚則邪不能傷，易傷以勞，勞則易傷以邪，其於勞也，則富者處貴者之半，其於邪也，則貧者居賤者之半，例率如此。又勇者難感，怯者易傷，二者不同，蓋以其神氣有壯弱也。觀其貧賤富貴之義，則生之薄厚，形之寒温，飲食之宜，理可知矣。不知比類，用必乖違，適足以汩亂心緒，豈通明之可望乎？故爲三失也。憂謂憂懼，患謂患難。飲食失節，言甚飽也。起居過度，言潰耗也。或傷於毒，謂病不可拘於臟腑相乘之法而爲療也。卒持寸口，謂不先持寸口之脈和平與不和平也。然工巧不備四術，故診不能中病之形名，是合經而妄作粗略，故爲四失也。夫工之得失，即爲世人之毁譽，雖千裏之外可至也。然其不明尺寸之論診，當以何事而見知於人耶？治，王也。葆，平也。言診數當王之氣高下，而爲比類之原本，使不能深學道術，而致診差違，不中五脈，百病之所始，徒申怨謗之詞，遺過咎於師氏也。夫不能修學至理，乃衒賣於市廛，是謂棄術於市。或百慮而一得，何自功之有耶？窈窈冥冥，言元遠也。至道元遠，誰得知之？擬於天地，言高下之不可量也。配於四海，言深廣之不可測也。然不能曉諭於道，則受明道而成暗昧也。

馬蒔曰：此正以四失示公，而戒其不可以明爲晦也。第一失者，不知陰陽逆順之理也。凡陰陽逆順之理，非止一端，左手人迎爲陽，春夏洪大爲順，沉細爲逆，右手氣口爲陰，秋冬沉細爲順，洪大爲逆，男子左手脈大爲順，女子右手脈大爲順，外感陽病，見陽脈爲順，陰脈爲逆，陰病見陽脈爲順，陰脈爲逆，內傷陽病，見陽脈爲順，陰脈爲逆，陰病見陰脈爲順，陽脈爲逆。又色見上下左右，各在其要，上爲逆，下爲從。女子右爲逆，左爲從，男子左爲逆，右爲從也。第二失者，不受師術之正，妄效雜術之邪，以非爲是，苟用砭石也。第三失者，不適病人之情，不明比類之義也。第四失者，不究始時致病之由，妄持寸口之脈，不中病情，僞指病名也。是以世人之言，遠馳千裏之外，至於尺寸之切，人事治數之道，從容和保之術，全未知之。雖輕持寸口而診不中，百病隨起，始以自怨，並咎於師，晚矣。此所謂治不循理，術棄於市，偶有所愈，愚心方且自得，是數者皆本明之道，而使之自晦也，見亦左矣。

張志聰曰：陰陽之理，有順有逆，診者不知，治之失也。針砭之道，必得師傳，忌務雜術，若自詡功能，必遺身咎。夫用針之道，當適人貧富貴賤之所居，則知形志之苦樂矣。薄厚，謂肌肉之厚薄。《針經》曰：肌肉瘦者易於脱氣，易損於血，刺此者淺而疾之。年質壯大，血氣充盈，皮革堅固，因加以邪，刺此者深而留之。膏者其肉淖，而粗理者身寒，細理者身熱，脂者其肉堅，細理者熱，粗理者寒，此形之寒温也。又曰：已飽勿刺，已刺勿飽，已飢勿刺，已刺勿飢，已渴勿刺，已刺勿渴，已醉勿刺，已刺勿醉，故當適飲食之所宜。勇者謂壯士，真骨堅肉，緩節監監然，刺此者深而留之，多益其數。怯者謂嬰兒，其肉脆血少氣弱。刺此者以毫針淺刺而疾發，日再可也。比類者，比類天地陰陽日月星辰之道，不明此道，足以自亂，此治之三失也。若持診之道，不得人之志意苦樂，飲食起居，或偏傷於五氣五味之毒，不審問而失言此數者，卒持寸口，何病能中？妄言作名醫，反爲粗工所窮，此治之四失也。然世人多誇大其語，而不明寸尺之微，失寸尺之毫釐，而有千裏之謬，蓋人之日用事物，飲食起居，莫不有理，如失其和平，皆能爲病，診無人事之審，是忽近而圖遠也。葆，寶同。言治診之道，惟天理人事之爲葆也。夫不明五脈百病之診，此皆受師不卒，更自爲功，精神不專，志意不理，如棄術於市，招衆人之所怨惡也。設妄治之而或有時愈，庸愚之心以爲自得，此亦行險以徼倖耳，豈真學問之功哉？窈窈冥冥，天之道也。復嘆其診治之道，若視深淵，若迎浮雲，視深淵尚可測，迎浮雲莫知其極，言道大之難明也。四海，謂地居水之中，天運於地之外。夫天有日月星辰之晦明，人有晝夜出入之血氣，如不受師之傳諭，不明道之體原，是以天道之明而爲晦矣。

陰陽類論篇第七十九

馬蒔曰：首節有陰陽之類，故名篇。

張志聰曰：謂三陰三陽之各有類聚，因以名篇。

孟春始至，黄帝燕坐，臨觀八極，正八風之氣，而問雷公曰：陰陽之類，經脈之道，五中所主，何臟最貴？雷公對曰：春，甲乙，青，中主肝，治七十二日，是脈之主時，臣以其臟最貴。帝曰：却念上下經，陰陽從容，子所言貴，最其下也。

王冰曰：孟春始至，謂立春之日也。觀八極，謂視八方遠際之色。正八風，謂候八方所至之風，朝會於太乙者也。五中，謂五臟。

東方甲乙，春氣主之，青色内通於肝，故曰青中主肝也。然五行之氣，各王七十二日，五積而乘之，則終一歲之數三百六十日，故云治七十二日也。夫四時之氣，以春爲始，五臟之應，肝臟合之，公故以其臟爲最貴。從容，謂安緩比類也。帝念《脈經》上下篇陰陽比類形氣不以肝臟爲貴，最其下也。

馬蒔曰：此雷公以陰陽諸經，惟肝爲貴，而帝則非之也。陰陽者，陰經陽經也。五中者，古經篇名。公言春主甲乙，其色青，内主於肝，肝治七十二日，是肝脈主時爲一歲之首，其臟宜爲最貴。帝言即念上下經有陰陽從容諸篇，則爲最下者也。

張志聰曰：此論經脈之道，五中所主，五臟之氣，合於三陰三陽，三陰三陽之氣，上通於天道也。夫天道者，昭昭爲陽，冥冥爲陰，春夏爲開，秋冬爲闔，寒暑往來爲樞，其合於人也，三陽爲陽，三陰爲陰，太陰太陽爲開，陽明厥陰爲闔，少陰少陽爲樞。肺主氣而上合昭昭，腎主水而下合冥冥，蓋在天四時之氣，通於人之陰陽，陰陽之氣，内合五臟，五臟之氣，外見於經脈，非經脈之主時也。故帝責其最下。何臟最貴者，意謂肺主氣，腎主水，以二臟合天道之最貴也。

雷公致齋七日，旦復侍坐。帝曰：三陽爲經，二陽爲維，一陽爲游部，此知五臟終始。三陽爲表，二陰爲裏，一陰至絶作朔晦，却具合以正其理。

王冰曰：經謂經綸，所以濟成務，維謂維持，所以繫天真，游謂游行，部謂身形部分也。故主氣者濟成務。化穀者繫天真，主色者散布精微，游行諸部也。觀其經綸維繫游部之義，則五臟之終始可知矣。三陽太陽，二陰少陰也，少陰與太陽爲表裏，故曰三陽爲表，二陰爲裏。一陰厥陰，厥猶盡也，以陰盡爲義也。徵其氣王則朔，適言其氣盡則晦，既見其朔，又當其晦，故曰一陰至絶作朔晦也。然徵彼俱盡之陰，合此發生之木，以正應五行之理，而無替循環，故云却具合以正其理也。

馬蒔曰：此言六經爲人身之表裏，而其意似以太陽太陰爲貴也。三陽者，足太陽膀胱經也，從目内眥上頭分爲四道，下項并正别脈上下六道，以行於背，爲人身之大經。二陽者，足陽明胃經也，從鼻起下咽分爲四道，并正别脈六道，上下行腹，爲人身之維繫。一陽者，足少陽膽經也，起自外眥絡頭分爲四道，下缺盆并正别脈六道，上下爲人身之遊行諸部者也。曰經，曰維，曰游部，此可以知五臟終始，賴此三經以爲之表也。故三陽爲之表，則二陰爲之裏，二陰者，足少陰腎經也。二陽爲之表，則三陰爲之裏，三陰者足太陰脾經也。一陽爲之表，則一陰爲之裏，一陰者，足厥陰肝經也。《靈樞》陰陽繫日月篇云：亥爲左足之厥陰，戌爲右足之厥陰，兩陰俱盡，故曰厥陰。厥者，盡也，而應之者戌亥，則一陰幾於絶矣。豈知一陰至絶而有復作之理？朔晦相生之妙具於其中。蓋陰盡爲晦，陰生爲朔，氣盡爲晦，氣生爲朔，既見其晦，又見其朔，厥陰之絶而復作，合當以彼晦朔之妙，而正厥陰之理也。

張志聰曰：七日取七日來復，天道運轉之義。三陽者，天之道也，在天爲至陽，應於四時，有春夏之開，秋冬之闔，寒暑往來之樞，合之於人，太陽主開而爲經，陽明主闔而爲維，少陽主樞而爲游部，以此而知五臟之終始，蓋因天之四時，以應肝木之主歲首，腎水之主歲終也。夫經者徑也，維者絡也，周天二十八宿而一面七星，四七二十八星，房昴爲緯，虚張爲經，是故房至畢爲陽，昴至星爲陰，是天之陽而又分陰陽也。太陽主開而爲陽，故三陽爲經，陽明主闔而爲陰，故二陽爲維，是人之陽而又分陰陽也。游部者，游行於外内陰陽之間，外内皆有所居之部署。三陽者，太陽也，迺至陽之氣而主表。二陰者，少陰也，迺至陰之氣而主裏。一陰者，厥陰也，厥陰爲陰中之少陽，迺陰盡而陽生，是以一陰至絶作晦朔，觀之却具合陽生於陰，陰陽消長之理。夫月始生，則人之血氣始精，衛氣始行，月廓滿，則血氣實，肌肉堅，月廓空，則肌肉減，經絡虚，衛氣去，形獨居。是人之肌肉衛氣，隨月之消長，從陰而復生長於外也。是以一陰絶而復生，猶月之晦而始朔。上節論陰陽之經緯，以知五臟之始終，此以月之晦朔，以應人之表裏陰陽生長虚實，蓋月行一月而一周天也。

雷公曰：受業未能明。帝曰：所謂三陽者，太陽爲經。三陽脈至手太陰，弦浮而不沉，決以度，察以心，合之陰陽之論。所謂二陽者陽明也，至手太陰弦而沉急不鼓，炅至以病，皆死。一陽者少陽也，至手太陰上連人迎，弦急懸不絶，此少陽之病也，專陰則死。三陰者，六經之所主也，交於太陰，伏鼓不浮，上空志心。二陰至肺，其氣歸膀胱，外連脾胃。一陰獨至，經絶氣浮不鼓，鉤而滑。此六脈者，乍陰乍陽，交屬相并，繆通五臟，合於陰陽，先至爲主，後至爲客。

王冰曰：未能明言，未明氣候之應見也。太陽者，陽氣盛大也。太陰，謂寸口脈氣所行。太陽之脈，洪大以長，今弦浮不沉，則當約以四時高下之度而斷決之，察以五臟異同之候而參合之，以應陰陽之論，知其臧否。兩陽合明，故曰，二陽者陽明也。鼓，謂鼓動。陽明之脈，浮大而短，今弦而沉急不鼓者，是陰氣勝陽，木來乘土也。然陰氣勝陽，木來乘土，而反熱病至者，是陽氣之衰敗也，猶燈之焰，欲滅反明，故皆死。一陽者，少陽也，陽氣未大，故曰少陽。人迎，謂結喉兩旁同身寸之一寸五分，脈動應手者也。弦謂陽之脈，今急懸不絶，是經氣不足，故曰，少陽之病也。懸，謂如懸物之動揺。專，獨也，言其獨有陰氣而無陽氣則死。三陰者，太陰也，諸脈皆至手太陰者何耶？以是六經之主故也。六經，謂三陰三陽之經脈，所以至手太陰者何，以肺朝百脈之氣，皆交會於氣口也。脈伏鼓擊而不上浮者，是心氣不足，故上控引於心而爲病也。楊上善云：肺脈浮濇，此謂平也，今見伏鼓，是腎脈也。足少陰脈，貫脊屬腎，上入肺中，從肺出絡心，肺氣下入腎志，上入心神也。二陰，謂足少陰腎之脈別行者，入跟中以上至股内後廉，貫脊屬腎絡膀胱，其直行者，從腎上貫肝鬲，入肺中，故上至於肺，其氣歸於膀胱，外連於脾胃。若一陰獨至，肺經氣内絶，則氣浮不鼓於手，若經不内絶，則鈎而滑也。陰見陽脈，陽見陰脈，故云乍陰乍陽也。所以然者，以氣交會故爾。當審比類以知陰陽也。夫脈氣乍陰見陽，乍陽見陰，何以别之？當以先至爲主，後至爲客也。至，謂至寸口也。

馬蒔曰：此言六經之脈，皆會於寸口，而可以決死生也。所謂三陽者，即前太陽也，其脈會於手太陰肺經之寸口太淵穴。夫太陽之脈，洪大以長，今弦浮而不沉，當決以四時高下之度，察以心神推悟之機，合以陰陽篇中之論而吉凶之可也。所謂二陽者，即前陽明也，其脈亦至於手太陰肺經之寸口。夫陽明之脈，浮大而短，今弦而沉，不復振鼓，是陰氣勝也，候熱來已病，陰氣來乘陽土也，此皆死脈死證也。所謂一陽者，即前少陽也，其脈亦至於手太陰肺經之寸口，而又上連於人迎之動脈，即胃經穴名也，在結喉兩旁一寸半動脈應手。據六節臟象論《靈樞》禁服五味四時氣等篇，其脈見於左手寸部。夫弦爲少陽之脈，今急懸太甚而不絶，是經氣不足，迺少陽之爲病也。懸者，如懸物之揺動也，然此迺陽部見陽脈而猶有可生，若專有陰脈來現則死矣。所謂三陰者在手，則爲手太陰肺經也，爲手足六經之所王，正以百脈朝會，皆交於手太陰經也。夫太陰之脈，浮濇爲本，今見伏脈，又似鼓不浮，是腎脈乾肺也。腎之神爲志，肺虚則腎虚，其志亦空虚無依耳。曰上空者，蓋腎神上薄也。曰志心者，志雖腎之神，而實心之所之之謂也。所謂二陰者，即前足少陰腎經也，其脈亦至於肺之寸口。所謂一陰者，即前足厥陰肝經也，一陰亦至於肺經之寸口。夫厥陰之脈，弦弱而長，今獨至肺經，其經氣若絶，則脈氣浮而不鼓，或未絶，則鈎而兼滑，尚有陽氣在也。此六脈者，或陰脈見陽，或陽脈見陰，正乍陰乍陽也。蓋由陰陽之氣，交相連屬，互爲合幷，紕繆通貫於五臟之間，其氣相合故也。然以何脈爲主？何脈爲客？須知先至者爲主，後至者爲客。陽脈先至，陰脈後至，則陽爲主而陰爲客，陰脈先至，陽脈後至，則陰爲主而陽爲客，此迺診法之要耳。

張志聰曰：此言太陽之氣，在表而合於天，在上而應於日，與手太陰少陰之相合也。手太陰者，肺也，肺主表而主天，心迺君火之陽以應日。太陽之氣生於水中，肺主氣而發原於腎，是以三陽脈至於手太陰，則陰陽相合，皆從陰而樞出於陽也。弦者，樞脈也。浮而不沉者，太陽太陰之主開也。決，判斷也，以此而察度之，以心合之，正合於陰陽之類論。蓋太陽主表，肺主皮毛，應天氣之包乎地之外，是太陽與手太陰之同類也。太陽之氣，坎中之滿也，少陰與太陽標本相合，故心爲陽中之太陽，猶日之隨天氣而遶地環轉，是太陽與手少陰之同類也。故以此察其陰陽，斷其行度，正合於陰陽之論。陰陽類論，論天之道也。若二陽與手太陰少陰之不相類也，二陽者，陽明也，陽明主闔，至手太陰弦而沉急不鼓者，太陰之開，反從陽明之闔，不能鼓動而外出也。是以炅至而爲陽明太陰之病者皆死。蓋太陰之氣，主開而反沉，是天氣之不運行矣。陽明主清凉之金氣，反爲炅熱所傷，是以二氣皆死，迺陰陽類而不相合者也。炅者，日中之火氣也。此言陽明之氣，不與天氣相合，而亦不與太陽之相合也。夫一陽與手太陰之不相類也，一陽者，少陽也，少陽主樞，樞者從陰而出於陽，從陽而入於陰，外内出入之無息者也。如至手太陰，上連人迎，弦急不絶者，少陽惟從太陰之開，而不能樞轉復入，此少陽爲太陰之所病也。如專於陰而不能樞出於陽，是少陽之氣絶於内矣。三陰者，五臟六經之所主也，五臟内合五行，五行者，木火土金水火地之陰陽也。太陰者，脾土也。三陰之氣，交於太陰，猶六氣之歸於地中，燥勝則地乾，暑勝則地熱，風勝則地動，濕勝則地泥，寒勝則地裂，火勝則地固，故脈伏鼓而不浮，迺六氣伏鼓於地中而不浮於外，是以上空志心，謂不及於心腎也。二陰者，少陰也，少陰主水，二陰至肺者，肺腎之相合也。其氣歸膀胱者，陰陽雌雄之相應也。外連脾胃者，水津通貫於地中也。上節言太陰之土氣，不及於心腎，此言二陰之氣，上通於天，下歸於泉，中復通貫於地中。蓋言少陰之氣，與手足太陰足太陽陽明之相類也。一陰者，厥陰也，厥陰爲陰中之生陽，是以經絶者，陰脈之伏於内也。氣浮者，生陽之氣浮於外也。不鼓者，厥陰之主闔也。不鉤者，厥陰主相火而非心火也。滑者，陰陽經氣外内出入之相搏也。此承上文而言二陰之氣，與肺臟脾胃膀胱相通，是少陰之有類聚也。厥陰，迺陰中之少陽，爲一陰之獨使。故曰一陰獨至，謂一陰之無類聚也。六脈，手足三陰之六脈也。乍陰乍陽者，謂陰中有陽，或陰或陽之交至也。交屬相弁，繆通五臟，合於陰陽者，謂六經之氣屬陰屬陽，交相合弁，互通五臟，五臟之氣，合於五行之陰陽也。然心腎二臟，並主少陰，脾肺二臟，並主太陰，肝與包絡，並主厥陰，原無手經足經之别，不過以先至爲主，後至爲客。如心之陽脈先至，即以心爲主而腎爲客，腎之陰脈先至，即以腎爲主而心爲客。乍陰乍陽，或先或後，各有主客之類合也。前三陽爲經節論陽中有陰，此論陰中有陽。

雷公曰：臣悉盡意受傳經脈，頌得從容之道，以合從容，不知陰陽，不知雌雄。帝曰：三陽爲父，二陽爲衛，一陽爲紀。三陰爲母，二陰爲雌，一陰爲獨使。

王冰曰：公言臣所頌今從容之妙道，以合上古從容而比類形名，猶不知陰陽尊卑之次，不知雌雄殊目之義，請言其旨，以明著至教，陰陽雌雄相輸應也。父，所以督濟羣小，言高尊也。衛，所以却禦諸邪，言扶生也。紀，所以綱紀形氣，言其平也。母，所以育養諸子，言滋生也。雌者陰之目，一陰之臟，外合三焦，三焦主謁導諸氣，名爲使者，故云獨使也。

馬蒔曰：此即六經而示以陰陽雌雄之義也。三陽者，即太陽也，太陽爲表之經，覆庇羣生，尊猶父也。二陽者，即陽明也。陽明爲表之維，捍衛諸部，所以爲衛也。一陽者，即少陽也，少陽爲表之游部，布絡諸經，所以爲紀也。三陰者，即太陰也，太陰爲裏之經，長養諸經，尊猶母也。二陰者，即少陰也，少陰爲裏之維，生由此始，所以爲雌也。一陰者，即厥陰也，厥陰爲裏之游部，將軍謀慮，所以爲獨使也。

張志聰曰：公言得從容之道，以合於天道，不復知有陰陽雌雄之類論也。帝言三陰三陽之外內，而各有雌雄之相類也。三陽爲父，太陽之爲乾也。三陰爲母，太陰之爲坤也。二陽爲衛，陽明之氣，主衛於外也。二陰爲雌，少陰之爲裏也。一陽爲紀，少陽爲出入游部之紀綱，一陰爲獨使，謂厥陰爲外内陰陽之獨使，此蓋言三與三類，二與二類，一與一類，各有内外雌雄之相合也。

二陽一陰，陽明主病，不勝一陰，脈軟而動，九竅皆沉。

王冰曰：一陰，厥陰，肝木氣也。二陽，陽明，胃土氣也。木土相薄，故陽明主病也。木伐其土，土不勝木，故云不勝一陰。脈軟而動者，耎爲胃氣，動謂木形，土木相持，則胃氣不轉，故九竅沉滯而不通利也。

馬蒔曰：此言胃肝爲病者，肝勝而胃負也。二陽者，足陽明胃經也。一陰者，足厥陰肝經也。胃經主病而肝來侮之，則木能剋土，胃不能勝肝也。據其脈當耎而動，軟者，病在胃而胃氣未絶也。動者，木氣王而正來侮土也。故胃氣不轉，則九竅皆沉滯而不通矣。此迺主負客勝者也。

張志聰曰：此承上文而言二陽爲衛而主外又不同厥陰之主闔也。二陽一陰者，陽明與厥陰之類聚也。二陽爲衛，是陽明主病當在外，不勝一陰者，不能勝厥陰之闔也，脈軟而動者，陽欲外出而無力也。陽明主生津液，九竅爲水注之氣，陽明不能外出，是以九竅之氣皆沉。　閔士先曰：陰陽之有開闔樞者，迺陰中有陽，陽中有陰，開者類開，闔者類闔也。三陽爲父，三陰爲母者，謂陽主外而陰主内，各有外内雌雄之相類也。

三陽一陰，太陽脈勝，一陰不能止，内亂五臟，外爲驚駭。

王冰曰：三陽足太陽之氣，故曰太陽勝也。木生火，金盛陽燔木，木復受之，陽氣洪盛，内爲狂熱，故内亂五臟也。肝主驚駭，故外形驚駭之狀也。

馬蒔曰：此言膀胱與肝爲病者，膀胱勝而肝負也。三陽者，足太陽膀胱經也。一陰者，足厥陰肝經也。膀胱主病，而肝來侮之，則木來乘水，當是時膀胱爲表，肝爲裏，膀胱邪盛，有自表之裏之勢，肝經不得而止之，致使内亂五臟之神，外有驚駭之狀。

張志聰曰：此陰陽類而開闔之不合也。三陽主開，一陰主闔，二氣類聚而太陽脈勝，是一陰不能止其開，則内亂五臟，外爲驚駭。蓋三陰之氣，繆通五臟，陰不能内守而從陽外出，是以五臟内亂。經云：東方肝木，其病發驚駭。上節論陰陽類而陽不勝其陰，此論陰陽類而陰不勝其陽。

二陰二陽，病在肺，少陽脈沉，勝肺傷脾，外傷四肢。二陰二陽皆交至，病在腎，罵詈妄行，巔疾爲狂。

王冰曰：二陰，謂手少陰心之脈也。二陽，亦胃脈也。心胃合病，邪上下并，故内傷脾，外傷肺也。所以然者，胃爲脾腑，心火勝金故爾。脾主四肢，故脾傷則外傷於四肢矣。少陰脈謂手掌後同身寸之五分，當小指神門之脈也。二陰，謂腎水之臟也。二陽，謂胃土之腑也。土氣刑水，故交至而病在腎也。以腎水不勝，故胃盛而巔疾爲狂。

馬蒔曰：此言手經心與大腸與病者，心勝而大腸負，足經腎與胃爲病者，胃勝而腎負也。二陰者，在手則爲少陰心經，在足則爲少陰腎經也。二陽者，在手則爲陽明大腸經，在足則爲陽明胃經也。試以心與大腸爲病者言之：心有病而大腸乘之，則金來侮火，火當剋金，故病在肺，肺與大腸爲表裏也。其手少陰心經之脈本宜洪也，而今有病，則虛而爲沉矣。既以勝肺，又且傷脾，蓋脾迺火之子，母虛則子傷也。脾主四肢，脾傷則四肢亦傷矣。此迺主勝客負者也。又以腎與胃經爲病者言之：腎經有病而胃臟乘之，其病交甚，然土能剋水，病終歸腎，故水衰則火盛，罵詈妄行，巔疾與狂之病作矣。巔疾者，火上升也。狂者，陰不勝陽也。

張志聰曰：此二陰二陽相類而爲病也。夫腎精之上通於肺者，從脾土而上升，若鴻漸之衝於天也。二陰二陽相類，而病在肺者，腎水從陽明而直乘於肺，是以肺反病也。少陰脈沉，是心腎不交矣。水不濟火，則火熱炎上而勝肺，水不灌於土中，則土燥而脾氣損傷，外傷四肢，蓋土受水津之濕，而後能灌溉於四旁。皆交至者，言二陰二陽之經氣，交屬相并，而上至於陽明也。病在腎者，謂腎氣病而精液少，其虛氣反上奔也。病氣傳於陽明，是以罵詈妄行，巔疾爲狂。上節論精水行於脈外，此論腎氣上逆於脈中。

二陰一陽，病出於腎，陰氣客遊於心脘，下空竅堤，閉塞不通，四肢別離。

王冰曰：一陽謂手少陽三焦心主火之腑也。水上干火，故火病出於腎，陰氣客游於心也。何者？腎之脈，從腎上貫肝膈，入肺中，其支別者，從肺中出絡心，注胷中，故如是也。然空竅陰客上游，胃不能制，是土氣衰，故脘下空竅皆不通也。堤者，謂如堤堰不容泄漏，胃脈循足心脈絡手，故四肢如別離而不用也。

馬蒔曰：此言腎與三焦爲病者，腎勝而三焦負也。二陰者，足少陰腎經也。一陽者，手少陽三焦也。腎與三焦爲病，則腎屬水，三焦屬火，三焦與心包絡爲表裏，其病出於腎脈，而少陰之氣，客游於心脘之下，水來侮火也。蓋腎脈之所行也。然陰氣上遊，胃不能制，腸胃空竅，陰氣爲堤，閉塞不通。腎脈循足三焦之脈在手，故四肢別離不用也。

張志聰曰：夫水從中土而上交於肺，復隨天氣而運行於上下四旁。二陰謂少陰所主之兩腎，一陽迺腎臟所生之少陽，空竅謂汗空，迺肺主之毛竅，如水不隨氣，而運行於膚表，則空竅閉塞不通矣。堤，所以防水者也。水不滲入於土中之理路，則堤閉塞不通，而四肢不能受氣於中土矣。此緣腎臟病而津液少，不能滲灌於脾肺，其虛氣反從少陽而客遊於心下也。愚按隨太陽之氣而運行於膚表者，膀胱之水也，故表汗出於太陽膀胱者，州都之官，津液藏焉。氣化則出，是水液之運行於上，受天氣而復降於下也。又曰：津液當還入胃中，是津液生於胃腑水穀之精，復還入胃中，而上交於肺，是汗液皆由氣化而出，非止溲也。其滲於中土而上交於肺者，腎臟之精水也。故曰，腎者，至陰也。至陰者，盛水也。肺者，太陰也。少陰者，冬脈也。故其本在腎，其末在肺，皆積水也。此少陰之水，上交於手足之太陰，而外通於皮腠也。至於腎臟膀胱，上與心交者，迺標本相合，上下之互交者也。能明乎天地陰陽之道，斯爲神智上工，若止求之脈證，帝所謂粗工耳。

一陰一陽代絶，此陰氣至心，上下無常，出入不知，喉咽乾燥，病在土脾。

王冰曰：一陰厥陰脈，一陽少陽脈，並木之氣也。代絶者，動而中止也。以其代絶，故爲病也。木氣生火，故病生而陰氣至心也。

若受納不知其味，竅瀉不知其度，而喉咽乾燥者，喉嚨之後屬咽爲膽之使，故病則喉咽乾燥，雖病在脾土之中，蓋由肝膽之所爲爾。

馬蒔曰：此言肝膽爲病者，其氣必至心，而其病必及脾也。一陰者，足厥陰肝經也。一陽者，足少陽膽經也。代絶者，脈之動而中止也。肝膽爲病，脈當代絶，其厥陰之氣，必至於心，正以心爲木之子耳。然肝膽之氣，上至頭首，下至腰足，中至腹脅，故病發上下無常處也。至於物有所出，不知其度，口有所入，不知其味，喉咽乾燥，此皆病之在脾者也。何也？木來剋土也。

張志聰曰：此復申明腎水之上通脾肺者，隨陰中之生陽而出也。一陰，厥陰也，一陽，少陽也，迺陰中之生陽也。若一陰一陽之氣代絶，則水不能隨之上升，止陰氣自至於心下。上下無常者，或上或下也。古者以腹中和小便利爲知，出入不知，謂脾肺燥而不能出灌於四肢，不利於小便也。是以水液不能上交於肺，則喉咽乾燥矣。不能滲灌於中土，則土燥而脾病矣。上節論陰氣隨少陽而客遊於心下，此言少陽絶而陰氣自上至心，皆主腎液，不能通貫於脾肺。

二陽三陰，至陰皆在，陰不過陽，陽氣不能止陰。陰陽並絶，浮爲血瘕，沉爲膿胕。陰陽皆壯，下至陰陽，上合昭昭，下合冥冥。診決死生之期，遂合歲首。

王冰曰：二陽陽明，三陰手太陰至陰脾也。故曰，至陰皆在也。然陰氣不能過越於陽，陽氣不能制心，今陰陽相薄，故脈並絶斷而不相連續也。脈浮爲陽氣薄陰，故爲血瘕。脈沉爲陰氣薄陽，故爲膿聚而胕爛也。若陰陽皆壯而相薄不已者，漸下至於陰陽之内爲大病矣。陰陽者，謂男子之陽道，女子之陰器，以其能盛受也。昭昭，謂陽明之上，冥冥，謂至陰之内，幽暗之所也。

馬蒔曰：此言胃肺脾經爲病者，陰陽離絶而諸病生死期至也。二陽者，足陽明胃經也。三陰者，手太陰肺經也。然脾亦屬足太陰，故曰至陰皆在也。至陰者，脾也，胃脾肺經爲病，則在陰經者，不能出過於陽以爲和，在陽經者，不能入止於陰以爲和，陰陽之氣，並至阻絶，是以陽不入陰者，其脈爲浮，浮則内有血瘕之證。陰不出陽者，其脈爲沉，沉則外有膿胕之證也。積至陰陽各盛，則男子之病下至陽道，女子之病下至陰分，專爲大病，此迺上合昭昭至明可見之所，下合冥冥至暗難見之地，皆陰陽離絶所致也。如欲診死生之期，宜以歲首合之，如甲寅爲正月，則乙卯爲二月之類，其死在何月，可以其經而合之也。

張志聰曰：此復結陰陽類而各司開闔也。二陽者，陽明之主闔也。三陰者，太陰之主開也。脾爲陰中之至陰，至陰皆在者，言脾胃之氣，皆在於中而爲開爲闔者，迺二陽三陰之氣也。陰欲開而不能過於陽之闔，陽欲闔而不能止其陰之開，陰陽之氣不相和合，而陽與陰絶，陰與陽絶矣。如脈浮則病在脾而爲血瘕，沉則病在胃而爲膿胕，蓋陰陽之氣不從，而血爲之病也。陰陽皆壯者，謂太陰之肺，少陰之心，太陽之陽，皆壯盛於上，而可上合昭昭之天，下至陰陽者，下至少陰之精，太陽之水皆壯盛於下，而可下合冥冥之泉。以天之道，診決死生之期，遂合四時之歲首，蓋言此遂可以肝脈應春，此總結人氣之通於天道也。

雷公曰：請問短期。黄帝不應，雷公復問。黄帝曰：在經論中。雷公曰：請聞短期。黄帝曰：冬三月之病，病合於陽者，至春正月脈有死徵，皆歸出春。冬三月之病，在理已盡，草與柳葉皆殺，春陰陽皆絶，期在孟春。

王冰曰：經論，上古經也。病合於陽，謂前陰合陽而爲病者也。雖正月脈有死徵，陽已發生，至王不死，故出春三月而至夏初也。《太素》末句無春字。裏謂二陰腎之氣也。腎病而正月脈有死徵者，以枯草盡，青柳葉生出而皆死也。理，裏也。春陰陽皆絶，期在孟春者，謂立春之後，而脈陰陽皆懸絶，期死不出正月也。

馬蒔曰：此言冬病陽脈者，其人當死於春也。冬三月之病，病合於陽脈者，未必死於冬時，可至春正月問以延之。雖脈有死徵，亦皆歸於出春，徵者，證也，外之證候未佳也。若冬三月之病，死證悉見，在理已盡，亦可延至地有草柳有葉之時，其人始殺者，何也？有死徵而無死脈也。以物生而人死，故亦以殺名之。安使交春之初，陽脈亦絶，有同陰脈，止期在孟春而已，安能至此草柳俱見之日乎？

張志聰曰：不應者，謂在經論中有之，責其却念上下經，而不博覽於羣書也。經論迺上古所傳之經，聞謂願聞經中所論之短期，以下論上合昭昭，下合冥冥，遂合四時以決死生之期。冬三月之病，水之爲病也。病合於陽者，合病太陽之氣也。至春正月有死徵之脈見，皆歸於所出之春氣。蓋春氣之本於冬，而陽氣之生於水，陽氣已病，復從春氣外出，故死。理，謂土中之理路。上文言水病之合於陽者，隨太陽之氣而外轉者也。此言在理已盡者，謂水之從地理而上通於天也。冬三月之病，水之病也。在理已盡者，水竭而不能通於地理也。故至草與柳葉所生之時，而天地陰陽之氣皆殺。夫春取楡柳之火，柳得先春之氣者也。草木得春氣而生，人病感春氣而死。陰陽之氣，始於歲首，故交春而陰陽皆絶，期在孟春而死。

春三月之病曰陽殺，陰陽皆絶，期在草乾。

王冰曰：陽病不謂傷寒温熱之病，謂非時病熱，脈洪盛數也。春三月陽氣尚少，未當全盛而反病熱脈應夏氣者，經云：脈不再見，夏脈當洪數，無陽外應，故必死於夏至也。以死於夏至陽氣殺物之時，故云陽殺也。若不陽病，但陰陽之脈皆懸絶者死，在於霜降草乾之時也。

馬蒔曰：此言春月爲病，陰不勝陽者死，陰陽皆絶者即死也。春三月爲病者，正以其人秋冬奪於所用，陰氣耗散，不能勝陽，故春雖非盛陽，交春即病爲陽而死，名曰陽殺。若使其脈陰陽俱絶，則不能滿此三月而始死也。期在舊草尚乾之時，即應無望其草生柳葉之日也。

張志聰曰：春三月，陽氣正盛，病傷其氣，故曰陽殺。陰陽者，謂木火之陽，厥陰少陰之所主，皆絶者，無生長之氣也，故期在肅殺之時而死。

夏三月之病至陰，不過十日，陰陽交，期在濂水。

王冰曰：夏三月之病至陰，謂熱病也。評熱病論曰：温病而汗出輒復熱，而脈躁疾，不爲汗衰，狂言不能食者，病名曰陰陽交。六月病暑，陰陽復交，二氣相持，故迺死立秋之候也。

馬蒔曰：此言夏月病脾者易死，而陽脈有陰者期於秋也。夏三月陽氣甚盛，脾衰病熱，是至陰有病也。至陰者，脾也，脾熱病則五臟危，土成數十，故不過十日而死耳。若其脈陽中有陰，是謂陰陽交也，則脾未全絶，期在七月水生之候，其水濂静之日而死矣。

張志聰曰：陰謂歲半以下，陽氣病傷，故交陰即死。在夏之陰陽交病，病少陰之火也。濂水，水之清也，在三秋之時。

秋三月之病，三陽俱起，不治自已。陰陽交合者，立不能坐，坐不能起。三陽獨至，期在石水。二陰獨至，期在盛水。

王冰曰：秋陽氣衰，陰氣漸出，陽不勝陰，故自已也。立不能坐，坐不能起者，以氣不由其正用故爾。有陽無陰，故云獨至。著至教論曰：三陽獨至者，是三陽並至，由此則但有陽而無陰也。冬月水冰如石之時，故云石水。火墓於戌冬，陽氣微，故石水而死也。二陰獨至，亦謂幷至而無陽也。盛水，謂雨雪皆解爲水之時則止，謂正月中氣也。

馬蒔曰：此言秋時膀胱與腎爲病者，有證候脈體死期也。三陽者，足太陽膀胱經也。膀胱病脈俱起，則膀胱屬水，秋氣屬金，金能生水，當不治自已也。若膀胱有陽病而見陰脈，有陰病而見陽脈，是陰陽相合，其證當行立坐臥俱不寧也。以金爲主，當善調之而愈。診其脈，唯有陽而無陰，是三陽之脈獨至也。當不死於秋而死於冬，期在石水而已。石水者，水凝如石之候也。若有腎脈來見，有陰而無陽，是二陰之脈獨至也，當不死於冬而死於春，期在盛水而已。盛水者，正月雨水之候也。

張志聰曰：秋三月，酉陽明主令，陽明者，兩陽合明，間於二陽之中，三陽俱起，是謂乾剛中正，勿藥有喜。七月八月，乃太陰主氣。九月十月，酉陽明主氣。至秋令而陰陽交合者，太陰陽明之合病也。太陰欲開，而不能勝陽明之闔，陽明欲闔，而不能止太陰之開，是以立不能坐，坐不能起。復總結太陽少陰爲水火陰陽之主，標本互合，陰陽氣交，如三陽獨至，是有陽而無陰矣。二陰獨至，是有陰而無陽矣。石水，堅冰之時，孤陽而無陰氣之和，又值水性堅凝，故死。盛水立春雨水之時，獨陰而無陽氣之和，又值春陽外泄，故死也。

方盛衰論篇第八十

馬蒔曰：內有不足有餘虛實等義，皆所以較其盛衰也，故名篇。

張志聰曰：春時之陽氣方盛，陰氣方衰，秋時之陰氣方盛，陽氣方衰，此天氣之盛衰也。少者之氣方盛，老者之氣方衰，此人氣之盛衰也。

雷公請問：氣之多少，何者爲逆？何者爲從？黄帝答曰：陽從左，陰從右，老從上，少從下，是以春夏歸陽爲生，歸秋冬爲死。反之則歸秋冬爲生。是以氣多少逆皆爲厥。

王冰曰：陽氣之多少皆從左，陰氣之多少皆從右，從者爲順，反者爲逆。陰陽應象大論曰：左右者，陰陽之道路也。歸秋冬，謂反歸陰也。歸陰則順殺伐之氣，故死，反之謂秋冬則歸陰爲生。若陽氣之多少反從右，陰氣之多少反從左，是爲不順，故曰氣少多逆也。如是從左從右之不順者，皆爲厥。厥謂氣逆，故曰，皆爲厥也。

馬蒔曰：此言氣在左右老少四時皆有順逆，而逆之則爲厥也。氣之屬陽者，在左爲順，氣之屬陰者，在右爲順。老者穀衰，故在上爲順。少者慾甚，故在下爲順。是以春夏或病，或脈歸陽爲生，若陰病陰脈如秋冬者爲死，反之則秋冬歸陰爲生。若陽病陽脈如春夏者爲死。是以人之氣有多少，逆之則皆能爲厥也。

張志聰曰：氣之多少，問陰陽之氣有多有少。逆者，謂四時老少之氣，逆行從順也。夫四時之氣，春夏爲陽，秋冬爲陰。陽從左者，謂春夏之氣從左而行於右。陰從右者，謂秋冬之氣從右而行於左。老者之氣，從上而下，猶秋氣之從上而方衰於下。少者之氣，從下而上，猶春氣之從下而方盛於上。是以春夏之氣，歸於陽之從左而右，氣之順也，故爲生氣。歸於秋冬之從右而左，氣之逆也，故爲死氣。反之謂秋冬之氣，歸於陰之從右而左爲生，歸於春夏之從左而右爲逆。是以氣之無論多少，逆者皆爲厥也。此節總提四時老少之氣，而先論其天氣之順逆焉。

問曰：有餘者厥邪？答曰：一上不下，寒厥到膝，少者秋冬死，老者秋冬生。氣上不下，頭痛巔疾，求陽不得，求陰不審，五部隔無徵，若居曠野，若伏空室，綿綿乎屬不滿日。

王冰曰：有餘者厥，言少之不順者爲逆，有餘者則成厥逆之病矣。夫一經之氣，厥逆上而陽氣不下者，何以別之？寒厥到膝是也。四肢者諸陽之本，當温而反寒，上故曰寒厥也。秋冬謂歸陰則從右發生其病也。少者以陽氣用事，故秋冬死。老者以陰氣用事，故秋冬生。巔疾，頭首之疾也，謂之陽脈，又似陰盛，謂之陰脈，又似陽盛，故曰，求陽不得，求陰不審也。五部，謂五臟之部。隔，謂隔遠。無徵，猶言無可驗也。然求陽不得其熱，求陰不審是寒，五臟部分又隔遠而無可驗，故曰求陽不得，求陰不審，五部隔無徵也。夫知是者，迺從氣久逆所作，非由陰陽寒熱之氣所爲也。若居曠野，言心神散越，若伏空室，謂志意沉潛散越，以氣逆而痛甚未止，沉潛以痛定而復恐再來也。綿綿乎，謂動息微也。身雖綿綿乎且存，然其心所屬望，將不得終其盡日也。故曰，屬不滿日也。

馬蒔曰：此言陰氣有餘爲寒厥，老少之生死，係於時病證之難據，瀕於危也。按厥論言足經三陰之氣，起於五指之裏，集於足下，而聚於膝上，故陰氣勝，則從五指至膝上寒，但其寒不在外廉而在內廉耳。此曰，一上不下，寒厥到膝者有以也。然少者以陽氣用事，而秋冬發爲寒厥，則陽衰之甚也，故曰死。老者以陰氣用事，而秋冬發爲寒厥，則陰氣未衰也，故曰生。且其爲病也，氣上不下，故爲頭巔之病，而其證尤有可畏，謂之陽證，又似夫陰，謂之陰證，又似夫陽，真求陽不得，求陰不審也。五臟部分，似隔遠而無可信驗，若是者，迺氣逆日久所致也。病者，心神散越，若居曠野，以氣逆而痛猶未止，志意沉潛，若伏空室，以痛定而復恐再來，其動息雖微，而此心屬望，若不能滿此一日也。其證如此，不亦有可畏哉！

張志聰曰：此問人氣之逆，迺有餘者厥耶？一者，一陰之氣也，一上不下，寒厥到膝，陰氣自下而上，從井而至合也。陰氣上行，秋冬之令也。故老者爲順，少者爲逆，此蓋以人之陰陽，而應天地之四時也。氣者，一陽之氣也，氣上不下，頭痛巔疾，陽氣自下而直上於巔頂也。愚謂此下當有少者春夏生，老者春夏死句，或簡脱耶？按此二節，論人之陰陽二氣，自下而上，以應天之四時，年之老少，重在不下二字。蓋一日之中，一時之間，陰陽出入，上下循環，有四時老少之氣，如上而不下，則爲厥逆，豈果寒厥到膝，而老者秋冬可生？蓋陰陽二氣，上下相同，猶天之寒暑往來，四時之收藏生長。夫肌腠氣分爲陽，經脈血分爲陰，陰氣生於陽，陽氣生於陰，故曰所出爲井者，陽氣從陰而出於脈外之處爲井，所入爲合者，陰氣從陽分而入於經脈之中，亦從井至合而與營血相會，故曰所入爲合。蓋自井至合，則五行之氣已周，復散行而上也。試觀寒厥之病，始於肘膝，而不能回陽，則漸至額顱皆冷，此陰陽血氣，生始出入之要道，學者不可不細加參求。夫老從上，少從下，此老幼百年之四時也。陽從左，陰從右，此天地一歲之四時也。朝則爲春，日中爲夏，日入爲秋，夜半爲冬，此一日之有四時也。是老者一歲之中有春夏，一日之中有春夏，少者一歲之中有秋冬，一日之中有秋冬。能順一歲一日之四時，則百歲之氣皆順矣，豈老者止行秋冬之令，而少者單行春夏乎？此蓋以天之四時，合人之陰陽，以人之順逆，應天之四時，是以不明天地人參合之道，求陽而不得其氣，求陰而不能審其微，以五部而候五時之氣，若隔絶而無徵驗矣。夫四時之氣，生於五方，人之形身，迺神氣之屋宇，若居曠野，不知四時之氣也，若伏空室，不知人之陰陽也，綿綿乎天道之細微也。屬，合也，不知天道之微，而欲合人之陰陽，尚不能滿一日之四時，而況能知百歲之陰陽乎？是以少氣之厥，形之於夢，而合於四時，更見其微渺之極也。

是以少氣之厥，令人妄夢，其極至迷。三陽絶，三陰微，是爲少氣，是以肺氣虚，則使人夢見白物，見人斬血籍籍，得其時則夢見兵戰。腎氣虚，則使人夢見舟船溺人，得其時則夢伏水中，若有畏恐。肝氣虚，則夢見菌香生草，得其時則夢伏樹下，不敢起。心氣虚，則夢救火陽物，得其時則夢燔灼。脾氣虚，則夢飲食不足，得其時則夢築垣蓋屋。此皆五臓氣虚，陽氣有餘，陰氣不足，合之五診，調之陰陽，以在經脈。

王冰曰：氣之少有厥逆，則令人妄爲夢寐，其厥之盛極，則令人夢至迷亂。三陽之脈懸絶，三陰之診細微，是爲少氣之候也。白，象金之色。斬者，金之用也。籍籍，夢死狀也。得時，謂秋三月也。金，爲兵革，故夢見兵戰。舟船溺人，皆水之用。腎象水，故夢形之。夢伏水中，冬三月也。菌香生草，草木之類也。肝合草木，故夢見之。夢伏樹下，春三月也。心合火，故夢救火。陽物，亦火之類也。燔灼，夏三月也。脾納水穀，虚故夢飲食不足。得其時，謂辰戌丑未之月，各王十八日，築垣蓋屋，皆土之用也。腑者陽氣，臟者陰氣，《靈樞經》備有調陰陽，合五診，故引之曰，以在經脈也。經脈，則《靈樞》之篇目也。

馬蒔曰：此言陰氣不足者爲熱厥，而五臟之妄夢爲徵也。少氣之厥，氣字當是陰字，上文言有餘者爲厥，迺陰氣有餘，當爲寒厥，此言少陰之厥，迺陰氣不足，當爲熱厥。惟其陰氣之虚，令人妄夢昏迷，蓋以三陽之氣阻絶，三陰之氣甚微故也。是故五臟者，陰也，陰氣虚則妄夢形。肺屬金，如肺氣虚則夢見白物者，金之色也，見人斬血籍籍者，金之用也。籍籍，衆多也。若得秋之時，而金旺助肺，則衰猶未甚。夢見以兵相戰，其臟氣實不安也。腎屬水，腎氣虚則夢見舟船溺人，弱之甚也。如得冬之時，而水來助，腎衰猶未甚，則夢伏水中，若有畏恐，其臟氣實不安也。肝主木，肝氣虚則夢見菌香生草，木之類也。若得春之時，而木來助，肝衰猶未甚，則夢見伏於樹下，不敢起，其臟器實不安也。心屬火，心氣虚則夢見救火屬陽等物，火之象也。若得夏之時，而火來助，心衰猶未甚，則夢見燔灼，其臟氣實不安也。脾屬土，脾氣虚則夢見飲食不足，内虚之象也。如得四季之時而土來助，脾衰猶未甚，則夢築垣蓋屋，其臟氣實不安也。此皆五臟氣虚，陽氣有餘，陰氣不足，所以有是夢而成是厥也。當合之五診之法，調之陰陽之分，以察經脈之度，斯可以治此證耳。

張志聰曰：少氣之厥，氣虚而上逆也。夢者，魂魄神氣之所遊蕩，是以上行其極而至迷。迷者，遠而迷也。夫有餘之厥，自下而上，少氣之厥，令人妄夢而合四時，是四時之氣，合五臟之神，五臟之陰陽，下行至足，陽氣起於足五指之表，陰氣起於足五指之裏，循足上行，見於經脈，應於四時。絶者，陽不與陰合也。五臟之陰氣，不得陽氣以和之，則三陰微而五臟之氣少矣。斬血，刑傷也。籍籍，狼籍也。得其時，謂得其秋令之時，則夢見兵戰，蓋得時氣之助而金氣盛也。夢見舟船溺人，腎水之虚弱也，得冬令之水氣，故夢伏水中，若有畏恐，腎志虚也。菌香，香蕈之小者，蓋雖有生氣而無根。夢伏於樹下，得春令之木氣也。不敢起者，雖得時氣之助，而亦不能勝。救火，心氣虚也。陽物，龍也，乃龍雷之火游行也。得其時氣之助，則君相二火並炎，故夢燔灼。脾氣虚則夢取，故爲飲食不足，夢築垣蓋屋，得時令之土氣也。凡此五臟氣虚，乃陽氣有餘，陰氣不足，當合之五診，調之陰陽，以在經脈而合於四時。

診有十度：度人脈，度臟，度肉，度筋，度俞度。陰陽氣盡，人病自具。脈動無常，散陰頗陽。脈脱不具，

診無常行。診必上下，度民君卿。受師不卒，使術不明。不察逆從，是爲妄行。持雌失雄，棄陰附陽。不知幷合，診故不明。傳之後世，反論自章。

王冰曰：度各有其二，故二五爲十度也。夫診備陰陽虚盛之理，則人病自具之。脈動無常數者，是陰散而陽頗調理也。若脈診脱略而不具備者，無以常行之診也。察候之，則當度量民及君卿三者，調養之殊異爾。何者？憂樂等分不同其秩故也。不明而授與人，反古之迹，自然章露。

馬蒔曰：此言診有十度之法，而失其法者，後遺身咎也。診本五度，而此曰十度，蓋脈臟肉筋俞左右相同，則謂之十度亦可也。有脈度，故《靈樞》有經脈、脈度等篇。有臟度，故《靈樞》有本臟、腸胃、平人絶穀等篇。有肉度，故《靈樞》有衛氣失常等篇。有筋度，故《靈樞》有經筋篇。有俞度，故《素問》有氣府、氣穴，《靈樞》有本輸等篇。是皆各經陰陽之氣，人身諸病無所不具，况人之脈動無常，陰頗似陽，故診亦無常。脈有貴賤，當診有上下，度民君卿，今醫工受師，不終其業，傳術不明其理，不察逆從，不守雌雄，不辨陰陽，不知幷合，診之所以不明也。

張志聰曰：此言持診之道，四時五診之外，而更有十度也。度，度量也。十度者，度人脈、度臟、度肉、度筋、度俞、度陰陽氣、度上下、度民、度君、度卿也。度人脈者，度人合天地而成三部九候也。度臟者，度五臟之奇恒逆從也。度肉者，度人之形與氣相任則壽，不相任則夭，皮與肉相果則壽，不相果則夭，如病而形肉脱者死。度筋者，手足三陰三陽之筋，各有所起，經於形身，病則宜用燔鍼刦刺也。度俞者，五臟五俞，五五二十五俞，六腑六俞，六六三十六俞，經脈十二，絡脈十五，凡二十七氣，以上下所出爲井，所溜爲滎，所注爲俞，所行爲經，所入爲合。二十七氣所行，皆在五俞。度陰陽氣者，度臟腑表裏陰陽之氣。盡者，謂盡此法而人病自具也。脈動無常，散在陰而又頗在陽，此病在情志，是以陰陽莫測，脈脱不具，必問而後得之。度上下者，度氣之通於天病之變化也。度民者，度其嘗富後貧，暴樂暴苦也。度君者，度王公大人驕恣縱欲，禁之則逆其志，順之則加其病，當告之以其敗，語之以其善，導之以其所便，開之以其所苦。人之情，莫不惡死而樂生，惡有不聽者乎？度卿者，度其嘗貴後賤，封君敗傷，故貴脱勢，及欲侯王。是以受師不卒，使術不明，不察逆從，是爲妄行。持雌失雄，棄陽附陰，不知幷合，診故不明，傳之後世，反論自章。雌雄，謂陰陽之配合。幷合，血氣之合併也。

至陰虛，天氣絶。至陽盛，地氣不足。陰陽並交，至人之所行。陰陽並交者，陽氣先至，陰氣後至。是以聖人持診之道，先後陰陽而持之。奇恒之勢，迺六十首。診合微之事，追陰陽之變，章五中之情，其中之論取虛實之要，定五度之事。知此，迺足以診。是以切陰不得陽，診消亡；得陽不得陰，守學不湛。知左不知右，知右不知左，知上不知下，知先不知後，故治不久。知醜知善，知病知不病，知高知下，知坐知起，知行知止。用之有紀，診道迺具，萬世不殆。起所有餘，知所不足，度事上下，脈事因格。

王冰曰：至陰虛，天氣絶而不降，至陽盛，地氣微而不升，是所謂不交通也。至，謂至盛。交，謂交通。唯至人迺能調理使行也。陰陽之氣並行，而交通於一處者，則當陽氣先至，陰氣後至。何者？陽速而陰遲。《靈樞經》曰：所謂交通者，並行一數也。由此則二氣亦交會於一處也。起所有餘，知所不足，言起己身之有餘，則當知病人之不足。度事上下之宜，脈事因而至於微妙矣。

馬蒔曰：此設言陰陽偏虛者，天地不交，惟至人則陰陽並交，惟聖人則持診有道也。地位乎下，爲至陰，若至陰虛則天氣絶而不降，何也？以其無所升也。天位乎上，爲至陽，若至陽盛則地氣無自而足，何也？以其無所降也。此設言也。故人有陽氣，陽氣者，衛氣也。人有陰氣，陰氣者，營氣也。能使陰陽二氣，交會於一處者，惟至人迺能行之。所謂並交者，陽氣先至，則陰氣後至，正以陽速而陰遲也。《靈樞》五十營篇所謂交通者，並行一數也。是以聖人於此，有持診之道，先陽後陰而持之耳。奇恒者，古經篇名，六十首，古人診法。合微陰陽五中者，皆古經篇名。五度，即前十度也。診消亡，診法滅亡也。守學不湛者，守學不明也。凡左右上下，前後醜善，病否高下，坐起行止，皆不能知者，是後人不明診法也。故必診道迺具，萬世不殆。大凡醫人因己有餘，不能量人之不足，兹能起己有餘，知人不足，則必無妄治之患。又能度其事之上下，脈之因革，則診法無不備矣。

張志聰曰：至陰者，腎之精也。蓋在天爲氣，在下爲水，在氣爲陽，在腎爲精，氣生於水，陽生於精，是以至陰虛，天氣絶。至陽者，天之陽也，天地之氣，日月運行，寒暑往來，交相和平者也。如天氣盛則地氣不足矣。故太陰陽明篇曰：陽者，天氣也，主外；陰者，地氣也，主內。故陽道實，陰道虛。故喉主天氣，咽主地氣，陽受風氣，陰受濕氣。是人之陰陽上下，表裏氣血，以配天地之陰陽者也。陰陽並交者，謂陰陽寒暑之交相出入也。陽氣先至者，謂四時之氣始於一，陽初動也。至人者，和於陰陽，調於四時，呼吸精氣，獨立守神，而復歸於無極，故曰陰陽並交。至人之所行，先後陰陽而持之者，按尺寸以候脈之來去也。奇恆之勢，各以六十爲首。即診要經終、脈解諸篇所論是也。合微之事者，聲合五音，色合五行，脈合陰陽也。陰陽之變者，天地陰陽之氣，有德化政令，變易災眚。五中之情，五内之情志也，取虚實之要，定五度之事者，取虚實而定五度也。五度者，度神之有餘有不足，氣有餘有不足，血有餘有不足，形有餘有不足，志有餘有不足也。又有五實死，五虚死。其時有生者，如漿粥入胃，泄注止，則虚者活。身汗得後利，則實者活。此皆聖人持診之要道，不可不知。然持診之道，有陰陽逆從，有左右前後上下之診論，在脈要精微篇中。湛，甚也。醜善，脈證之有善惡也。有餘之病則起而行，不足之病，多坐而臥，知起之所爲有餘，則知所以不足，蓋知此即可以知彼，知一可以知十也。事者，謂其通變也。上下者，氣之通於天，病之變化也。格，窮究也。言當先度其上下之通變，因而窮究其脈之通變。

是以形弱氣虚，死；形氣有餘脈氣不足，死；脈氣有餘形氣不足，生。是以診有大方，坐起有常，出入有行，以轉神明，必清必静，上觀下觀，司八正邪，别五中部，按脈動静，循尺滑濇寒温之意，視其大小，合之病能，逆從以得，復知病名，診可十全，不失人情，故診之或視息視意，故不失條理，道甚明察，故能長久。不知此道，失經絶理，亡言妄期，此謂失道。

王冰曰：形弱氣虚，中外俱不足也。臟衰故脈不足，臟盛故脈氣有餘。坐起有常則息力調適，故診之方法，必先用之。所以貴坐起有常者何？以出入行運，皆神明隨轉也。上觀，謂氣色。下觀，謂形氣。八正，謂八節之正候。五中，謂五臟之部分。然後按寸尺之動静而定死生矣。視息，謂數息之短長，候脈之至數，故診之法，或視喘息也。知息合脈，病處必知，聖人察候條理，斯皆合也。失道，謂失精微至妙之道也。

馬蒔曰：此言形氣宜相得，不宜相失，而備此法者，爲十全也。玉機真臟論曰：形氣相得，謂之可治，形氣相失，謂之難治。然形，有形者也，氣，無形者也，其氣必於脈乎驗之，是以形弱氣虚者死，蓋二者俱不足也。形氣有餘而脈氣不足者亦死，蓋形以脈爲主也。若脈氣有餘而形氣不足，則血氣足而神氣充，即可以有生矣。是以診有大法，凡爲醫工者，其自己坐起有常，出入有道，神明轉舒，清静内守，上下皆觀，八正有邪則司之，五中有部則别之，然後按病人之脈，動静滑濇，其寒温大小，或逆或從，隨定病名，斯可以爲十全矣。

張志聰曰：形弱氣虚者死，此又無論其脈之平與不平，度其形氣而知其死矣。形氣有餘脈氣不足者死，脈氣有餘形氣不足者生，是當以形證脈氣通變審之，而後可必其死生也。轉神明者，運己之神，以候彼之氣也。上觀下觀者，若視深淵，若迎浮雲也。八正者，日月星辰四時之氣也。別五中部，先別五臟之脈也。按脈動静，候其浮沉遲數也。循尺滑濇寒温之意，謂脈滑者，尺之皮膚亦滑，脈濇者，尺之皮膚亦濇。尺膚滑其淖澤者風也，尺膚濇者風痺也。尺膚熱甚，脈甚躁者，病温也。尺膚寒，其脈小者泄少氣。尺膚炬然先熱後寒者，寒熱也。尺膚先寒久大之而熱者，亦寒熱也。故善調尺者，不待於寸，善調脈者，不待於色，能參合而行之者，可以爲上工也。視其脈之大小，合之病能，病能者，奇恒之病也。逆從者，神轉不回，回則不轉也。能正其病名，而後診可十全，不失其人情矣。視息者，候呼吸之往來，脈之去至也。視意者，閉户塞牖，繫之病者，數問其情，以從其意。得神者昌，失神者亡，亡言者，亡妄之言，不知診道，妄與生死之期，此失經絶理，是謂失道矣。

解精微論篇第八十一

馬蒔曰：内言工之所知，自有至道。然涕泣等義，其理精微，故名篇。

張志聰曰：精者天一所生之精，微者天道之幽遠也。此九九數終，復歸於真元之論。

黄帝在明堂，雷公請曰：臣授業，傳之行，教以經論、從容、形法、陰陽、刺灸、湯藥所滋，行治有賢不肖，未必能十全。若先言悲哀喜怒，濕燥寒暑，陰陽婦女，請問其所以然者。卑賤富貴，人之形體所從，羣下通使，臨事以適道術，謹聞命矣。請問有毚愚仆漏之問不在經者，欲聞其狀。帝曰：大矣！

王冰曰：言所自授，用可十全，然傳所教習，未能必爾也。賢，謂心明智遠。不肖，謂擁造不法。　，狡也。仆，頓也，猶不漸也。漏，脱漏也，謂經有所未解者。

馬蒔曰：此公言經之所傳者，未必能行，而經之未備者，欲聞其狀也。經論中有從容、形法、陰陽等篇，刺灸、湯藥等法，但今人有能有不能，此賢否之所由判也。然七情内傷，天時外感，有所以然，分異情殊，狡愚仆脱，經所未載，尤不可不審也。

張志聰曰：悲哀喜怒，人之情。燥濕寒暑，天之氣。陰陽者天之道，婦女者天癸之所生。此通天之道，故極讚其大焉。

公請問：哭泣而淚不出者，若出而少涕，其故何也？帝曰：在經有也。復問：不知水所從生，涕所從出也。

帝曰：若問此者，無益於治也。工之所知，道之所生也。

王冰曰：道之所生，言涕水皆道氣之所生也。

馬蒔曰：此因公所問而兩抑之，非經之所未備，亦非大道之所生也。哭者，哀聲自口出也。泣者，稍有聲而涕淚所由出也。淚者，水出於目，而涕者，液出於鼻也。人有哭泣而淚不出，或有淚出而涕則少，故公舉而問之，殊不知經之所已具也，又問目中之水，鼻中之涕，何所從生？殊不知此乃無益於醫治，而工之所知，自有大道之所生者在也。

張志聰曰：在經有者，謂《靈樞經》有悲哀涕泣之論，精液下通於上，應水之上通於天，此通天之大道，非止有裨於治也。工止知涕泣之所由出，而不知道之所由生。

夫心者五臟之專精也，目者其竅也，華色者其榮也。是以人有德也，則氣和於目。有亡，憂知於色。是以悲哀則泣下，泣下水所由生。水宗者，積水也。積水者，至陰也。至陰者，腎之精也。宗精之水所以不出者，是精持之也。輔之裹之，故水不行也。夫水之精爲志，火之精爲神，水火相感，神志俱悲，是以目之水生也。故諺有曰，心悲名曰志悲，志與心精共湊於目也。是以俱悲則神氣傳於心精，上不傳於志而志獨悲，故泣出也。涕泣者，腦也。腦者，陰也。髓者，骨之充也。故腦滲爲涕。志者，骨之主也。是以水流而涕從之者，其行類也。夫涕之與泣者，譬如人之兄弟，急則俱死，生則俱生，其志以早悲，是以涕泣俱出而横行也。夫人涕泣俱出而相從者，所屬之類也。

王冰曰：專，任也，言五臟精氣，任心之所使，以爲神明之府，是故能焉。神内守，明外鑒，故目其竅也。華色，其神明之外飾。德者，道之用，人之生也。天布德，地化氣，故人因之以生。氣和則神安，神安則外鑒明矣。氣不和則神不守，神不守則外榮減矣。故曰，人有德也氣和於目，有亡也憂知於色也。目爲上液之道，故水火相感，神志俱悲，水液上行，方生於目，水火相感，故曰，心悲名曰志悲，神志俱升，故志與心神，共奔湊於目也。腦爲地氣所生，皆藏於陰而象於地。故言腦者，陰陽上爍也，爍則消矣。充，滿也。言髓填於骨，充而滿也。鼻竅通腦，故腦滲爲涕，流於鼻中，涕泣同源，故死生俱。所屬，謂腦也。何者，上文云涕泣者腦也。

馬蒔曰：此言悲則泣下，而泣則淚生，涕出者，皆由於心腎之精所使也。吾雖謂子無益於治，試以哭泣而涕淚交出之義言之。蓋心者主悲，而心悲則水生，況腎志亦曰悲也。腎者主水，而志悲則水下，況腦涕亦水類也。心神腎志，哭泣涕淚相應而至者也。何也？

心者，五臟之專精也。目者，專精之外竅也。色者，專精之外榮也。是以人有道德則心和，心和則氣和，氣和則目和，人有失忘則心憂，心憂則氣憂，氣憂則色憂，由內達外者如此。故心悲則泣下，泣下則水生，正以腎者主五臟之液，是水之宗也。水之宗者，水之積也。腎爲陰中之至陰，陰之至者，腎之精也。宗精之水，先此未下者，是精持之也。持之者，輔之裹之也，所以水不下也。夫腎屬水，其所藏之精曰志；心屬火，其所藏之精曰神。今者水火相感，神志俱悲，是以目中之水所由生也。彼諺謂心悲，又謂志悲，可見腎之志與心之精爲神者，共湊於目，是以心志俱悲，則精皆上傳於心之神，不下傳於腎之志，而志亦專悲，與心相同，所以水從泣下也。其有涕者，何也？涕所生者，屬於腦也。腦者，屬於陰也。腦爲髓之海，髓爲骨之充，涕爲水之液，故腦滲液爲涕也。況腎之合爲骨，則志亦爲骨之主，由是水流而涕從者，其類同耳。夫涕之從泣，譬如人之兄弟，有急難則俱死，不必赴難則俱生，今曰心志俱悲，是以涕泣俱出而橫行。何也？以其所屬之類同也。

張志聰曰：五臟，主藏精者也。心者，五臟六腑之主，故爲五臟之專精。心開竅於目，故目者心之竅。五臟生成篇曰：心之合脈也，其榮色也，其主腎也。故華於色者，心之榮也。有德者，見於色而知心氣之和也。悲哀則動其心志，故泣下而水所由生。水宗者，宗脈之所聚，上液之道也。腎臟之精水，由宗脈而上通於心，外注於目，故曰目者，宗脈之所聚也。如志不悲則精持於下，輔之裹之，水精不出於宗脈，故水不行於上也。此言精水之在下，必動其腎志而後上行。夫心腎相通，神志交感，心悲而未有不動其志者。故諺有之曰，心悲名曰志悲，蓋心之所之謂之志，心志之合一也。心者，五臟之專精故水精，與心精，共湊於目而爲泣。若神生於精，志生於心，離中有虛，坎中有滿，水火上下之互交也。《靈樞經》曰：所生之來謂之精，兩精相搏謂之神。是神氣之生於精也，故曰俱悲則神氣傳於心，謂心臟所藏之神氣，本於腎精之所生。又曰：心有所憶謂之意，意之所存謂之志。是志之生於心也。故曰，精上不傳於志，謂精不上傳於志，而志獨悲於上，故泣出也。上節言心悲，名曰志悲，此言志悲，即是心悲，心志之合一也。夫涕之所從來者，由腎精之上通於腦，腦滲下而爲涕也。腦者，陰髓也。骨之精髓充於骨，髓從骨空而上通於腦，故腦滲之爲涕也。夫志者骨之主也，是以水流而涕從之者，其行與志悲，而腎精出於目之爲泣者相同類也，然涕泣皆出於腎水而分兩岐，猶兄弟之生於一母而分伯仲也。故腎死脈來闢闢如彈石之急，則兄弟死則俱死，生則俱生，而出爲涕淚也。是以其志早悲，則涕泣俱出而橫行也。夫人涕泣俱出而相從者，緣腎臟所屬之同類也。

雷公曰：大矣！請問人哭泣而淚不出者，若出而少，涕不從之，何也？帝曰：夫泣不出者，哭不悲也。不泣者，神不慈也。神不慈則志不悲，陰陽相持，泣安能獨來？夫志悲者，惋惋則衝陰，衝陰則志去目，志去則神不守精，精神去目，涕泣出也。且子獨不誦不念夫經言乎？厥則目無所見。夫人厥則陽氣幷於上，陰氣幷於下。陽幷於上，則火獨光也。陰幷於上，則足寒，足寒則脹也。夫一水不勝五火，故目眥盲，是以衝風泣下而不止。夫風之中目也，陽氣内守於精，是火氣燔目，故見風則泣下也，有以比之。夫火疾風生迺能雨，此之類也。

王冰曰：泣不出者，謂淚也。不泣者，謂哭也。水之精爲志，火之精爲神。水爲陰，火爲陽，故曰陰陽相持，安能獨來？惋，謂内爍。衝，猶升也。神志相感，泣由是生，故内爍則陽氣升於陰。陰，腦也。去目，謂陰陽不守目也。志去於目，故神亦浮游。夫志去目則光無内照，神失守則精不外明，故曰精神去目，涕泣出也。幷，謂合幷於本位。眥，視也。一水，目也。五火，謂五臟之厥陽。火氣燔目，謂風迫陽伏不發，故内燔也。陽幷則火獨光盛於上，不明於下。是故目者陽之所生，系于臟，故陰陽和則精明也。陽厥則光不上，陰厥則足冷而脹也。言一水不可勝五火者，是手足之陽爲五火。下一陰者，肝之氣也。衝風泣下而不止者，言風之中於目也。是陽氣内守於精，故陽氣盛而火氣燔於目。風與熱交，故泣下。是故火疾而風生迺能雨，以陽火之熱，而風生於泣，以此譬之類也。

馬蒔曰：此言淚不出者，由於心志之不悲，驗之人身之病，又譬之天之生雨而自明也。

張志聰曰：雷公始悟人道之通於天道，故復讚其大焉。夫泣出於神而志，涕出於志而神，故神不慈則志不悲，而精不出，志動則神不守而涕泣俱來，是神守則志守，志動則神動也。慈，悲也。陰陽相持，謂水火之神志，主持於内則精不出也。惋惋，驚動貌。衝陰，謂志上衝於腦也。夫目系上屬于腦，故志上衝陰，則志去走於目，志去則神不獨守其精，精神並去，出於目而涕泣皆出也。然神志相守，水火相交者也。經，謂《靈樞》口問諸篇。厥，謂水火不相交而相逆也。骨之精爲瞳子，腎之精氣，不上貫於目，故目無見也。幷者，謂諸陽之氣合幷於上，諸陰之氣合幷於下也。心迺陽中之太陽，而爲五臟之專精，故陽幷於上，不得陰氣以和之，則火獨光於上也。腎爲水臟，受藏五臟之精，陰脈集於足下而聚於足心，故陰幷於下，不得陽氣以和之則足寒，足寒則臟寒生滿病也。一水，謂太陽之水，五火，五臟之陽氣也。夫太陽之水，隨氣而運行於膚表，猶水之隨天氣而環轉於上下少陰之水火，以應天之日月交相會合而不相離者也。是以陰陽厥逆則目眥盲。眥者，謂太陽之兩睛明以應天之日月也。夫人氣之與天氣相通也，風者天之氣也，陽氣者神氣也，火氣者陽氣也，謂神氣内守於精，陽氣外通於目，見風則氣隨，風動而神不守精，致精神共去於目而泣下也。比者，以天之精氣神，而比類人之精氣神也。風迺天之陽氣，火之精爲神，雨迺水精之上通於天而復下降者也。火疾風生迺能雨者，謂氣生於神，神生於精，精隨神氣而運者也。夫天之日月精水，隨天氣而運行無息；人之精神，亦隨氣而環轉無端；人之兩目，應天之日月晝夜而開闔者也。按本經八十一篇，所論之道天地人，所用之數三六九，蓋人生於天地氣交之中，通天之道，應地之理，地居人之下，大氣舉之，無所馮依，是天包乎地之外，而運行無息者。數之始於一而成於三，三而兩之成六，三而三之成九，迺自從無極而生天地陰陽之數也。聖人提挈天地，把握陰陽，呼吸精氣，獨立守神，能養精氣神以配天，吸天之精氣神以自養，至於不生不化，與道合同，出乎天地之外，復歸於無極而無有終時，是以立數萬餘言。後七篇單論天道以應人九九數，終解明精氣神以復於天真，蓋欲使天下後世子孫黎民，不罹苛疾之患，同歸生長之門，聖人之敎化大矣。求道之士，若能研窮此經，存養真性，皆可壽敝無窮，超凡入聖。

古今圖書集成醫部全録卷四十六

黄帝素問補遺

刺法論篇第七十二

馬蒔曰：按此與本病二篇，皆正本所遺，其本病論迺所以發明此篇内有折其鬱氣，資其化源語，大義見六元正紀大論中，但彼引而不發。至此二篇，始有下手處，惟升之不前，降之不入，故成五鬱。惟不退位，故不遷正。司天不得遷正，則剛失守而後三年成五疫。司地不得遷正，則柔失守而後三年成五癘。後世不知司天在泉，天之右旋，地之左旋，及夫五鬱者，以其不知此二篇升降之意也。不能治疫癘者，以其不知二篇退位遷正，剛柔失守之義也。

黄帝問曰：升降不前，氣交有變，即成暴鬱，余已知之。何如預救生靈，可得却乎？岐伯稽首再拜，對曰：昭乎哉問！臣聞夫子言，既明天元，須窮刺法，可以折鬱扶運，補弱全真，瀉盛蠲餘，令除斯苦。帝曰：願卒聞之。岐伯曰：升之不前，即有甚凶也。木欲升而天柱窒抑之，木欲發鬱，亦須待時，當刺足厥陰之井。火欲升而天蓬窒抑之，火欲發鬱，亦須待時，君火相火同刺包絡之榮。土欲升而天衝窒抑之，土欲發鬱，亦須待時，當刺足太陰之俞。金欲升而天英窒抑之，金欲發鬱，亦須待時，當刺手太陰之經。水欲升而天芮窒抑之，水欲發鬱，亦須待時，當刺足少陰之合。

馬蒔曰：此言六元欲升天以作左間，而逢天星中運抑之，必致發鬱，其法各有所刺也。天元，並前六元正紀大論中所謂六元，皆是天元紀大論也。刺法，即本篇名。升者，自在泉右間，而升爲天之左間也。天柱，金正之宫。天蓬，水正之宫。天衝，木正之宫。天英，火正之宫。天芮，土神之應宫。本病篇云：辰戌歲木氣升天，主逢天柱，勝而不前。蓋言辰戌歲太陽遷正作司天，則往年陽明司天之歲，厥陰在地作右間者，至此歲欲升天作天左間，遇天柱金司，勝之不前。又庚辰庚戌金運先天中運勝之不前，故云木欲發鬱，待時可散。在人肝經爲病，當刺足厥陰肝經之井穴大敦。又云：巳亥歲君火升天，主窒天蓬，勝之不前。又厥陰未遷正，少陰未得升天，水運以至，其中君火欲升而中水運抑之。言巳亥歲厥陰遷正已作司天，去年辰戌歲少陰在地作地之右間，今歲升天欲作天之左間，遇天蓬水司，勝之不前；或遇厥陰未遷正，則少陰未得升天，又辛巳辛亥水運抑之，故云火欲發鬱，待時可散。在人心經爲病，其君火不升，當刺手厥陰心包絡宮之榮穴勞宮。又云：丑未歲少陽升天，主窒天蓬，勝之不前，或遇太陰未遷正，即少陽未升天，水運以至者，升天不前。蓋言丑未之歲，太陰遷正已作司天，去年子午之歲少陽在地已作地之右間，今歲升天欲作天之左間，遇天蓬水司窒之不前；又遇太陰未遷正，即少陽未得升天，故云相火不升，亦刺手厥陰心包絡之榮穴勞宮也。又云：子午之歲，太陰升天，主窒天衝，勝之不前。又或遇壬子木運先天而至者，中木運抑之，升天不前。蓋言子午之歲，少陰遷正已作司天，去年巳亥之歲太陰在地已作地之右間，今歲升天欲作天之左間，遇天衝木司，勝之不前；又或遇少陰未遷正，則少陽未得升天，又遇壬子壬午木運先天而至，中運抑之，故云，土欲發鬱，待時而散。在人脾經爲病，當刺足太陰之俞穴太白。又云：寅申之歲，陽明升天，主窒天英，勝之不前。又或遇戊寅戊申火運先天而至，金欲升天，火運抑之。蓋言寅申之歲，少陽相火遷正司天，去年丑未之歲陽明在地已作地之右間，今歲升天欲作天之左間，遇天英火司抑之，勝之不前。又或少陽未得遷正，則陽明未得升天，又遇戊寅戊申火運先天而至，則金欲升天，火運抑之，故云，金欲發鬱，待時而散。當刺手太陰肺經之經穴經渠。又云：卯酉之歲，太陽升天，主窒天芮，勝之不前。又遇陽明未遷正，即太陽未升天，又遇己卯己酉土運，以至水欲升天，土運抑之。故此篇云，水欲發鬱，待時而散。在人腎經爲病，當刺足少陰腎經之合穴陰谷也。

帝曰：升之不前，可以預備。願聞其降，可以先防。岐伯曰：既明其升，必達其降也。升降之道，皆可先治也。木欲降而地晶窒抑之，降而不入，抑之鬱發散而可得位。降而鬱發，暴如天間之待時也。降而不下，鬱可速矣。降可折其所勝也，當刺手太陰之所出，刺手陽明之所入。火欲降而地元窒抑之，降而不入，抑之鬱發散而可入。當折其所勝，可散其鬱，當刺足少陰之所出，刺足太陽之所入。土欲降而地蒼窒抑之，降而不下，抑之鬱發散而可入，當折其勝，可散其鬱，當刺足厥陰之所出，刺足少陽之所入。金欲降而地彤窒抑之，降而不下散，抑之鬱發散而可入，當折其勝，可散其鬱，當刺心包絡所出，刺手少陽所入也。水欲降而地阜窒抑之，降而不下，抑之鬱發散而可入，當折其土，可散其鬱，當刺足太陰之所出，刺足陽明之所入。

馬蒔曰：此言六元欲入地以作左間，而逢地晶中運抑之，必致發鬱，其法各有所刺也。地晶，西方金司，地元，北方水司，地蒼，東方木司，地彤，南方火司，地阜，中央土司。後本病篇云：丑未之歲，厥陰降地，主窒地晶，勝而不前。又或遇少陰未退位，即厥陰未降下，金運已至中運抑之，降之未下，抑之變鬱。蓋言丑未之歲，太陰遷正已作司天，去年子午之歲，厥陰退位已作天之右間，今歲欲入地以作地之左間，遇地晶金司，降之不下，又遇少陰仍復布政，未得退位，故厥陰亦未降下，又遇乙丑乙未金運抑之，降之未下，抑之變鬱，故此篇云，降而鬱發，其急亦如升天左間之待時也。在人肝膽受病，須折其所勝，刺太陰肺經之井穴少商、陽明，大腸經之合穴，曲池也。後本病篇云：寅申之歲，少陰降地，主窒地元，勝之不入。又或遇丙寅、丙申水運太過，先天而至，君火欲降，水運承之，降而不下。蓋言寅申之歲，少陽遷正已作司天，去年丑未之歲少陰退位已作天之右間，今歲入地欲作地之左間，遇地元水司降之不下，又遇太陰未退位，則少陰未得降下，又遇丙寅、丙申水運太過，先天而至，中運抑之，降之不下，致抑之變鬱。故此篇云，當折其所勝，可散其鬱。在人心經爲病，須刺足少陰腎經之井穴湧泉，足太陽膀胱經之合穴委中也。後本病篇云：辰戌之歲，少陽降地，主窒地元，勝之不入。又或遇水運太過，先天而至，水運承之，降而不下。蓋言辰戌之歲，太陽遷正已作司天，去年卯酉之歲，少陽退位已作天之右間，今歲入地欲作地之左間，遇地元水司，降之不入，又遇陽明未退位，則少陽未得降下，又遇丙辰、丙戌水運太過，先天而至，降而不下，其刺法一如前少陰之所刺耳。後本病篇云：卯酉之歲，太陰降地，主窒地蒼，勝之不入，又或少陽未退位，即太陰未得降，或木運以至丁酉丁卯，木運承之，降而不下。蓋言卯酉之歲，陽明遷正已作司天，去年寅申之歲太陰退位已作天右間，今歲入地欲作地左間，遇地蒼木司，降之不下，又遇少陽未退位，則太陰未得降，又遇丁卯、丁酉木運抑之，降而不下，致抑之變鬱。故此篇云，當折其所勝，可散其鬱。在人脾胃受病，當刺足厥陰肝經之井穴大敦，足少陽膽經之合穴陽陵泉。後本病篇云：巳亥之歲，陽明降地，主窒地彤，勝而不入。又或遇太陽未退位，即陽明未得降，火運以至癸巳癸亥，承之不下。蓋言巳亥之歲，今年厥陰遷正已作司天，去年辰戌之歲陽明退位已作天之右間，今歲入地欲作地之左間，遇地彤窒之，降之不下，又遇太陽未退位，則陽明未得降，又遇癸巳癸亥火運抑之，降而不下。故此篇云，當折其所勝，可散其鬱。在人肺與大腸受病，當刺手厥陰心包絡經之井穴中衝，手少陽三焦經之合穴天井。後本病篇云：子午之歲，太陽降地，主窒地阜，勝而不入。又或遇甲子甲午，土運太過，先天而至，土運承之，降而不入。蓋言子午之年，少陰遷正已作司天，去年巳亥之歲太陽退位已作天之右間，今年入地欲作地之左間，遇地阜土司，勝之不入，又或遇甲子甲午土運抑之，勝而不入。故此篇云，當折其所勝，可散其鬱。在人腎與膀胱經受病，當刺足太陰脾經之井穴隱白，足陽明胃經之合穴三里。

辰戌歲少陰不升少陽不降之圖

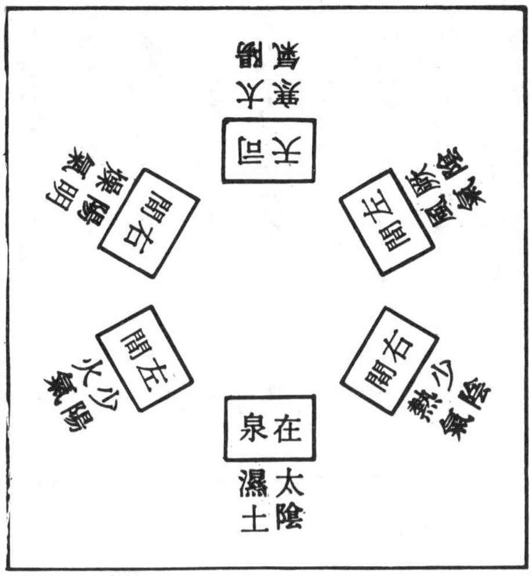

辰戌之歲，木氣升之，主逢天柱，勝而不前。又遇太陽未遷正，則厥陰未得升天，又遇庚辰庚戌金運勝之，升而不前。

辰戌之歲，少陽降地，主窒地元，勝之不入。又遇陽明未退位，則少陽未得降，又遇丙辰丙戌太過，水運承之，降而不下。

凡未得升天，以本年司天未得遷正爲主，故未得升。凡未得降下，以去年司天未得退位爲主，故未得降。故至真要大論曰：司歲者記歲。可見升降皆以司天爲主也。後倣此。

巳亥歲君火不升陽明不降之圖

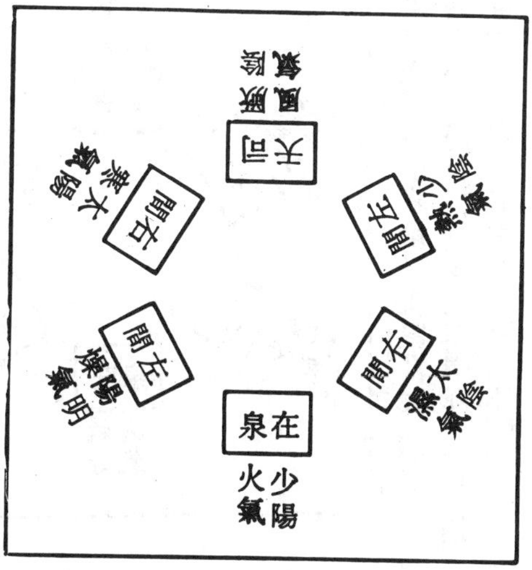

巳亥之歲，君火欲升，主窒天蓬，升之不前。又厥陰未遷正，則少陰未得升天，又遇辛巳辛亥水運抑之，升之不前。

巳亥之歲，陽明降地，主窒地彤，勝而不入。又遇太陽未退位，即陽明未得降，又或遇癸巳癸亥火運承之，降之不下。

帝曰：五運之至，有前後與升降，往來有所承抑之，可得聞刺法乎？岐伯曰：當取其化源也。是故太過取之，不及資之。太過取之，次抑其鬱，取其運之化源，令折鬱氣。不及扶資，以扶運氣，以避虛邪也。資取之法，令出密語。

馬蒔曰：此承上文而言折其鬱氣，資取化源之法也。按六元正紀大論凡辰戌之紀陽明之紀等下，有曰折其鬱氣取其化源者，正此之謂也。令出密語者，乃《元珠密語》也。上文言木氣不升者，刺肝本經，而木氣不降者，刺肺與大腸，火氣不升者，刺心包絡經，而火氣不降者，刺腎與膀胱，土氣不升者，刺脾本經，而土氣不降者，刺肝與膽，金氣不升者，刺肺本經，而金氣不降者，刺三焦與心包絡，水氣不升者，刺腎本經，而水氣不降者，刺脾與胃者，何也？假如木氣不升則成鬱，故瀉肝經之鬱，而木氣不降，則瀉勝我者之經，故瀉肺與大腸也。皆折其鬱氣，資其化源耳。其所刺者，則太過取之，其不刺者，乃不及則資之也。

丑未歲少陽不升厥陰不降之圖

丑未之歲，少陽升天，主窒天蓬，勝之不前。又遇太陰未遷正，即少陽未升天，又遇辛丑辛未水運抑之，升之不前。

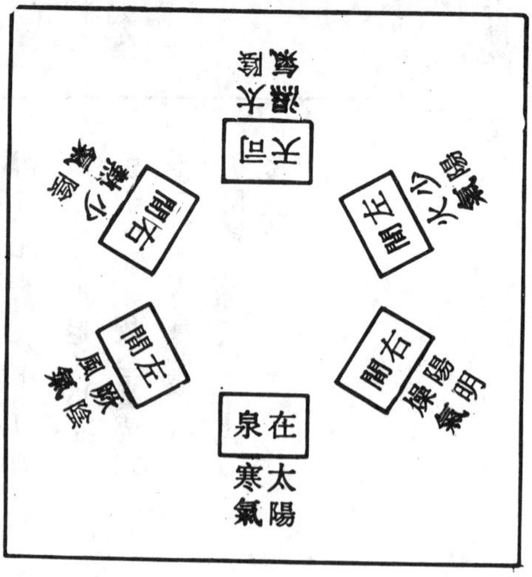

丑未之歲，厥陰降地，主窒地晶，勝而不前。又遇少陰未退位，即厥陰未得降下，又遇乙丑乙未金運承之，降而不下。

寅申歲陽明不升少陰不降之圖

寅申之歲，陽明升天，主窒天英，勝之不前。又遇少陽未遷正，則陽明未得升天，又遇戊寅戊申火運抑之，升之不前。

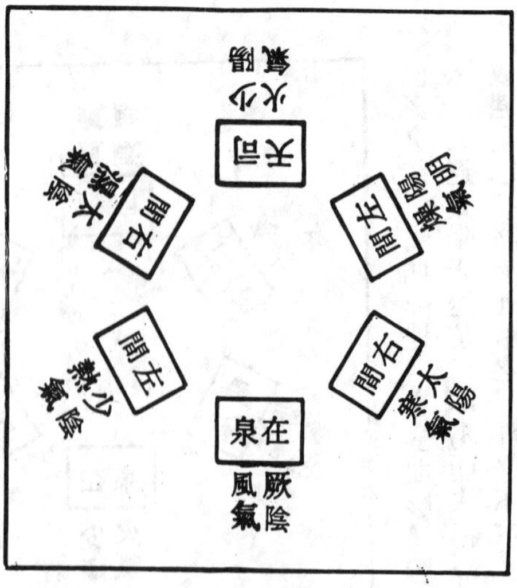

寅申之歲，少陰降地，主窒地元，勝之不入。又遇太陰未退位，則少陰未得降下，又遇丙寅丙申水運太過承之，降之不下。

黃帝問曰：升降之刺以知其要，願聞司天未得遷正，使司化之失其常政，即萬化之或其皆妄，然與民爲病，可得先除，欲濟羣生，願聞其說。岐伯稽首再拜曰：悉乎哉問！言其至理。聖念慈憫，欲濟羣生。臣乃盡陳斯道，可申洞微。太陽復布，即厥陰不遷正，不遷正，氣塞於上，當瀉足厥陰之所流。厥陰復布，少陰不遷正，不遷正即氣留於上，當刺心包絡脈之所流。少陰復布，太陰不遷正，不遷正即氣留於上，當刺足太陰之所流。太陰復布，少陽不遷正，不遷正則氣塞未通，當刺手少陽之所流。少陽復布，則陽明不遷正，不遷正則氣未通上，當刺手太陰之所流。陽明復布，太陽不遷正，不遷正則復塞其氣，當刺足少陰之所流。

子午歲太陰不升太陽不降之圖

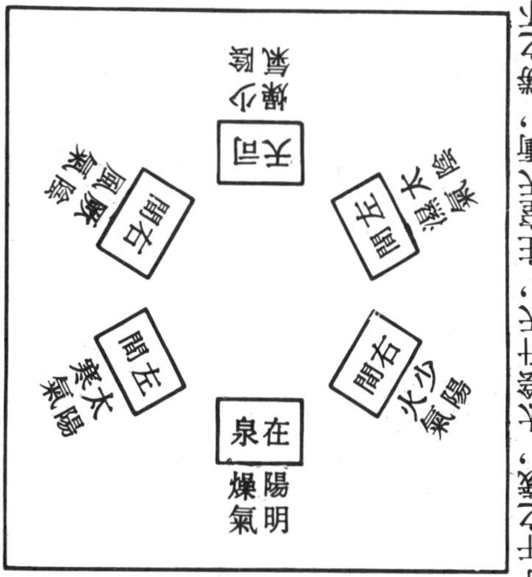

子午之歲，太陰升天，主窒天衝，勝之不前。又遇少陰未遷正，則太陰未得升天，又遇壬子壬午水運太過，抑之不前。

子午之歲，太陽降地，主窒地阜，勝之降而不入。又遇厥陰未退位，則太陽未得降下，又遇甲子甲午土運太過承之，降而不入。

卯酉歲太陽不升太陰不降之圖

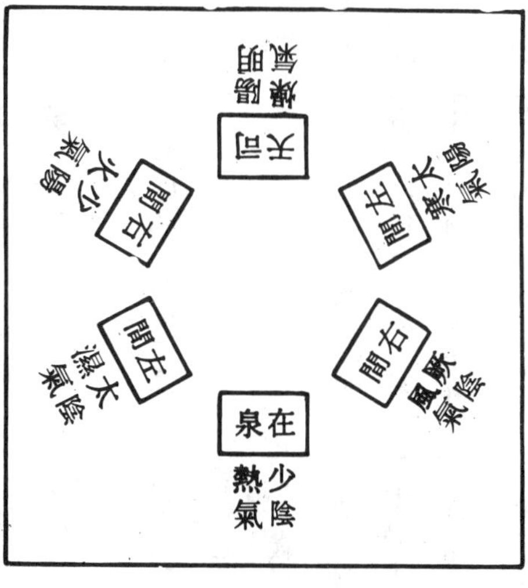

卯酉之歲，太陽升天，主窒天芮，勝之不前。又遇陽明未遷正，即太陽未得升天，又遇己卯己酉土運抑之，升之不前。

卯酉之歲，太陰降地，主窒地蒼，勝之不入。又遇少陽未退位，即太陰未得降，又遇丁酉丁卯木運承之，降而不下。

馬蒔曰：此言司天未得遷正之義，而有刺民病之法也。後本病篇云：正司中位，是謂遷正位。司天不得其遷正者，即前司天已遇交司之日，即遇司天太過有餘日也。即仍舊治天數，新司天未得遷正也。辰戌之後，巳亥繼之，今太陽復布其政，則厥陰不得遷正以司天，在人肝經爲病，氣塞於上，當瀉足厥陰肝經之滎穴行間。巳亥之後，子午繼之，今厥陰復布其政，則少陰不得遷正以司天，在人心經爲病，氣塞於上，當刺心包絡經之滎穴勞宮。子午之後，丑未繼之，今少陰復布其政，則太陰不得遷正以司天，在人脾經爲病，氣塞於上，當瀉足太陰脾經之榮穴大都。丑未之後，寅申繼之，今太陰復布其政，則少陽不得遷正以司天，在人三焦爲病，氣塞於上，當刺手少陽三焦經之榮穴液門。寅申之後，卯酉繼之，今少陽復布其政，則陽明不得遷正以司天，在人肺經爲病，氣未通於上，當瀉手太陰肺經之榮穴魚際。卯酉之後，辰戌繼之，今陽明復布其政，則太陽不得遷正以司天，在人腎經爲病，復塞其氣，當刺足少陰腎經之榮穴然谷。

帝曰：遷正不前，已通其要。願聞不退，欲折其餘，無令過失，可得明乎？岐伯曰：氣過有餘，復作布正，是名不退位也。使地氣不得後化，新司天未可遷正，故復布化令如故也。巳亥之歲，天數有餘，故厥陰不退位也。風行於上，木化布天，當刺足厥陰之所入。子午之歲，天數有餘，故少陰不退位也。熱行於上，火化布天，當刺手厥陰之所入。丑未之歲，天數有餘，故太陰不退位也。濕行於上，雨化布天，當刺足太陰之所入。寅申之歲，天數有餘，故少陽不退位也。熱行於上，火化布天，當刺手少陽之所入。卯酉之歲，天數有餘，故陽明不退位也。當刺手太陰之所入。辰戌之歲，天數有餘，故太陽不退位也。寒行於上，凛水化布天，當刺足少陰之所入。故天地氣逆，化成民病，以法刺之，預可平痾。

馬蒔曰：此言不退位之義，而民病有當刺之法也。伯言氣過有餘，復作布政，是名不退位也，惟當退位而不退位，故當遷正而不遷正，其義本相因也。地氣不得後化者，惟司天不得遷正，則降地者不得降而施其化也。巳亥之歲，天數有餘，故厥陰不退位，至子午之歲，猶尚治天，在人肝氣有餘，當刺足厥陰肝經之合穴曲泉。子午之歲，天數有餘，故少陰不退位，至丑未之歲，猶尚治天，在人心氣有餘，當刺手厥陰心包絡經之合穴曲澤。丑未之歲，天數有餘，故太陰不退位，至寅申之歲，猶尚治天，在人脾氣有餘，當刺足太陰脾經之合穴陰陵泉。寅申之歲，天數有餘，故少陽不退位，至卯酉之歲，猶尚治天，在人三焦之氣有餘，當刺手少陽三焦經之合穴天井。卯酉之歲，天數有餘，故陽明不退位，至辰戌之歲，猶尚治天，在人肺氣有餘，當刺手太陰肺經之合穴尺澤。辰戌之歲，天數有餘，故太陽不退位也，至巳亥之歲，猶尚治天，在人腎氣有餘，當刺足少陰之合穴陰谷。

黄帝問曰：剛柔二干，失守其位，使天運之氣皆虚乎？與民爲病，可得平乎？岐伯曰：深乎哉問！明其奥旨。天地迭移，三年化疫，是謂根之可見，必有逃門。假令甲子剛柔失守，剛未正柔，孤而有虧，時序不令，即音律非從，如此三年變大疫也。詳其微甚，察其淺深，欲至而可刺刺之，當先補腎俞，次三日可刺足太陰之所注。又有下位己卯不至，而甲子孤立者，次三年作土癘，其法補瀉，一如甲子同法也。其刺已畢，又不須夜行及遠行，令七日潔清淨齋戒，所有自來。腎有久病者，可以寅時面向南，淨神不亂思，閉氣不息七遍，以引頸嚥氣順之，如嚥甚硬物，如此七遍後，餌舌下津，令無數。假令丙寅剛柔失守，上剛干失守，下柔不可獨主之，中水運非太過，不可執法而定之。布天有餘而失守，上正天地不合，即律呂音異，如此即天運失序，後三年變疫。詳其微甚，差有大小，徐至即後三年至，甚即首三年，當先補心俞，次五日可刺腎之所入。又有下位地甲子、辛巳，柔不附剛，亦名失守，即地運皆虛，後三年變水癘，即刺法皆如此矣。其刺如畢，慎其大喜，欲情於中，如不忌，即其氣復散也。令靜七日，心欲實令少思。假令庚辰剛柔失守，上位失守，下位無合，乙庚金運，故非相招，布天未退，中運勝來，上下相錯，謂之失守，姑洗林鍾，商音不應也。如此即天運化易，三年變大疫。詳其天數，差有微甚，微即微三年至，甚即甚三年至，當先補肝俞，次三日可刺肺之所行。刺畢，可靜神七日。慎勿大怒，怒必真氣却散之。又或在下，地甲子、乙未失守者，即乙柔干，即上庚獨治之，亦名失守者，即缺二字。孤主之，三年變癘，名曰金癘，其至待時也。詳其地數之等差，亦推其微甚可知遲速耳。諸位乙庚失守，刺法同肝，欲平即勿怒。假令壬午剛柔失守，上壬未遷正，下丁獨然，即雖陽年虧及不同，上下失守相招，其有期差之微甚，各有其數也。律呂二角，失而不和，同音有日，微甚如見。三年大疫，當刺脾之俞。次三日，可刺肝之所出也。刺畢，靜神七日，勿大醉歌樂，其氣復散；又勿飽食，勿食生物，欲令脾實氣無滯，飽無久坐，食無大酸，無食一切生物，宜甘宜淡。又或地下甲子、丁酉失守其位，未得中司，即氣不當位，下不與壬奉合者，亦名失守，非名合德，故柔不附剛，即地運不合，三年變癘，其刺法一如木疫之法。假令戊申剛柔失守，戊癸雖火運陽年，不太過也。上失其剛，柔地獨主，其氣不正，故有邪干，迭移其位，差有淺深，欲至將合，音律先同，如此天運失時，三年之中火疫至矣。當刺肺之俞。刺畢，靜神七日，勿大悲傷也。悲傷，即肺動而其氣復散也。人欲實肺者，要在息氣也。又或地下甲子、癸亥失守者，即柔失守位也，即上失其剛也，即亦名戊癸不相合德者也。即運與地虚，後三年變癘，即名火癘。是故立地五年以明失守，以窮法刺。於是疫之與癘，即是上下剛柔之名也，窮歸一體也。即刺疫法只有五法，是總其諸位失守，故只歸五行而統之也。

馬蒔曰：此詳言剛柔失守之義也。後本病篇云：假令甲子陽年土運太窒，如癸亥天數有餘者，年雖交得甲子，厥陰猶尚治天，地已遷正，陽明在泉，去歲少陽已作地之右間，即厥陰之地，陽明故不相和奉者也。癸巳相會，土運太過虚，反受木勝，故非太過也。何以言土運太過？况黄鍾不應太窒，木既勝而金還復，金既復而少陰如至，即木勝如火而金復微，如此則甲己失守，後三年化成土疫，晚至丁卯，早至丙寅，土疫至也。大小善惡，推其天地，詳乎太乙，又只如甲子年，如甲至子而合應交司而治天，即下己卯未遷正，而戊寅少陽未退位者，亦甲己下有合也。即土運非太過，而木迺乘虚而勝土地。金次又行復勝之，即反邪化也，陰陽天地殊異爾。故其大小善惡，一如天地之法旨也。蓋言甲子本陽年，土運太過，而氣亦太窒，去年癸亥天數有餘，今年雖交甲子，去年厥陰猶尚治天，然司地既已遷正，陽明在泉，去年少陽司地，今已退位而作地之右間，但厥陰猶在天，則地之陽明，迺金上刑木，不相和奉。癸亥在天，己卯在泉，天地不合德，故癸巳相會，土運太過者爲虚，反受木勝，其音黄鍾，不應太窒，今氣太過而窒，反受木勝，則土之子金必還復之，金既復之，如少陰一來司天，即木雖勝之，其如火至則金又必微，若此者，迺甲己失守，剛失其守，後三年化成土疫，遲則至己卯年，早則至丙寅年而發，斯時土疫當至。凡土疫或大或小，或善或惡，推其本年得當司天之數，詳其病時，太乙遊於何宫，則大小善惡之異辨矣。此迺司天之失守。至於在泉之失守者何如？又只如甲子年，合應交司治天矣。即己卯者陽明也，未得遷正在泉，而去年少陽未得退位，猶尚在泉，亦甲己下有所合，今甲與戊相對，子與寅配位，雖土運非太過，而木亦乘虚勝土，土之子金，又行復以勝之，後三年化爲土癘，其狀一如土疫。蓋疫自天來，癘從地至，即反生邪化也。要之陰陽之分，特有天地之異，然癘之大小善惡，其法與天疫無異，故此篇云，假令甲子剛柔失守，剛未正柔，孤而有虧云云。所謂剛未正者，即甲子未得遷正司天也。柔孤而虧者，即己卯未得遷正司地也。然土疫至者，其腎必虚，當先補腎俞。又次三日，刺足太陰脾經之俞穴太白，所以瀉其土氣也。又在泉下位己卯未遷正，而戊寅少陽未退位，則在運雖非太過，而木迺乘虚勝土，次三年亦作土癘，其法補瀉一如甲子同法也。但其所刺已畢。又必有法，如不須夜行云云也。如後本病篇云：假令丙寅陽年太過，如乙丑天數有餘者，雖交得丙寅，太陰尚治天也，地已遷正厥陰司地，去歲太陽已作右間，即天太陰而地厥陰，故地不奉天化也。乙辛相會，水運太虛，反受土勝，故非太過，即太簇之管太羽，不應土勝而雨化，水復即風，此者丙辛失守其會，後三年化成水疫，晚至己巳，早至戊辰，甚即速，微即徐，水疫至也。大小善惡，推其天地數，迺太乙遊宮，又只如丙寅年，丙至寅且合，應交司而治天，即辛巳未得遷正，而庚辰太陽未退位者，亦丙辛不合德也。即水運亦小虛而小勝，或有復，後三年化癘，名曰水癘，其狀如水疫，治法如前。蓋言丙寅陽年太過，去歲乙丑天數有餘，雖交得丙寅，太陰猶尚治天，然地已遷正，厥陰已在泉，去年太陽退位，已作地之右間，即司天太陰，而司地厥陰，則木刑於上，不奉天化，迺乙丑與辛巳辛亥相會，水運太虛，反受土勝，故雖土非太過，其太簇之管太羽，不應土勝而爲雨化，水之子，木來復之，則爲風也，若此者，丙辛失守其會，後三年化成水疫，遲則自丙寅至己巳四年而發，早則自丙寅至戊辰三年而發，其甚微在徐速間。凡水疫之大小善惡，當推其本年司天司地之數，及太乙出遊之宮可也。至於在泉之失守者何如？又只如丙寅年少陽至作司天，即辛巳厥陰未得遷正，在泉，而庚辰太陽未得退位，亦丙辛不相合也。即水運亦小虛小勝，及有所復，後三年化爲水癘，治法一如司天之法耳。故此篇云，假如丙寅剛柔失守，丙未遷正治天，下辛巳獨治其泉，上位丙失其剛干，故中水運不得爲太過，反受土勝之。下文曰：上剛干失守，下柔不可獨主之。中水運非太過，不可以諸丙年作爲水之太過，當推之司天之數而知有虧，不可執法而定之。太陰尚治天，布天有餘，而丙寅失守，上正迺天地不合，即律呂之音亦異，所謂柔干至而呂有音，應剛干未遷而律管無聲，即少羽鳴响而太羽無聲也。如此即天運失守，後三年變成水疫。甚則三年至戊辰，微則至己巳。但水疫必來剋火，當先補心俞，次五日，可刺腎之合穴陰谷。又有下位地甲子辛巳，柔不附剛，亦名失守，即地運皆虛，後三年變水癘，即刺法皆如此矣。即前木病所謂辛巳未得遷正，而庚辰太陽未得退位者，亦丙辛不合德云云也。但其刺已畢，又必慎其大喜云云也。後本病篇云：假如庚辰陽年太過，如己卯天數有餘者，雖交得庚辰年，陽明猶尚治天，地已遷正，太陰司地，去年少陰已作右間，即司天陽明，而司地太陰土上生金，地下奉天，至於上爲乙而下爲巳，乙巳相會則金運太虛，反受火勝，故非太過也。即姑洗之宮太商不應火勝宮化，金之子水復之則爲寒刑，若此者，乙庚失守，其後三年當化成金疫，速則自庚辰至壬午年而發，徐則自庚辰至癸未年而發，又當推其本年司天在泉之數，及太乙出遊之宮可也。其在泉之失守者何如？又只如庚辰司天，應時遷正而治天，即下乙未未得遷正，迺地下甲午少陰未得退位，是乙庚未合德也，即下乙未干失其剛，亦金運小虛也，有小勝，或無復，後三年化癘，名曰金癘，其狀如金疫也。故此篇云，假如庚辰剛柔失守，蓋言乙得其位，上失其庚，即所謂柔失其剛也。雖得其歲，即庚未得中位也，乙得下位以治其地，上位庚失其剛干，故中金運不得太過，反受火勝之也。且乙未在下主地孤立，上無剛干正之，天運已虚，所謂上位失守，下位無合也。姑洗上管庚辰，太商不如，林鍾下管乙未，少商獨應，如此者即天運化易，三年變爲金疫，詳其天數，差有微甚，大差七分，即氣過一百五日爲甚，甚則三年而至，小差五分，即氣過七十五日爲微，微亦三年而至，但金疫必剋肝木，當先補肝俞。次三日，可刺肺之經穴經渠。針畢，可静神七日云云也。又或在下地甲子乙未失守者，即乙柔干失守，即上庚獨治之，三年變爲金癘，速則一二年，遲則三年而至，推其遲速，詳其本年之地數與太乙出遊之宫，凡諸位乙庚失守，其刺法同，但肝欲平勿怒可也。又後本病篇云：假令壬午陽年太過，如辛巳天數有餘，雖交壬午，厥陰猶尚治天，地已遷正，丁酉陽明在泉，去歲丙申少陽已作地之右間，即天爲厥陰，地爲陽明，金上刑木，地不奉天，須知丁酉與辛巳不相合德，今丁辛雖相會，木運太虚，反受金勝，故非太過，即蕤賓之管太角不應，金來侮木，則金行燥勝，木之子火化熱復，即三年化成風疫，甚則速，微則徐，其疫之大小善惡，當推本年之天數與太乙出遊之宫可也。在泉之失守者何如？又只如至壬午應時遷正治天，其下丁酉未得遷正，即地下丙申少陽未得退位，即壬丙相對，午申相配，迺丁壬不得合德，此謂失守，即丁柔干失剛，亦木運小虚，有小勝小復，後三年化爲木癘，其狀如風疫，治法如前。故此篇云，假令壬午剛柔失守，下得其位，上失其主，即司天布正，木運反虚，雖交歲而天未遷正，中運勝之，即地見丁酉，獨主其運，故行燥勝，天未熱化，是名二虚，上壬未遷正，下丁獨然，即雖陽年，虧及不同，此謂上下失守，必得天數復位，始爲相招，其有期差之微甚，各有其數，上律蕤賓下吕南吕，上太角不應，下少角應，故二角失而不和也。候壬午遷正之日，即上下角同聲相應，微甚如見。三年大疫，微即至乙酉年而至，甚則至甲申年而至，甚速微徐也。脾虚必受其殃，當補脾俞。次三日，可刺肝之井穴大敦。刺畢，静神七日云云也。在泉之失守者何如？又或地下甲子丁酉失守其位，未得遷正以爲正司，即氣不當位，下爲丁酉，上不與壬午奉合，亦名失守，迺柔不附剛，即地運不合，三年變爲木癘，又名風癘，其刺法一如木疫之法耳。又後本病篇云：假令戊申陽年太過，去年丁未天數有餘者，未得退位，今年雖交戊申，太陰猶尚治天，地已遷正，厥陰在泉，即癸亥已治地，去年壬戌太陽已退位作地右間，即天丁未地，癸亥木上刑土，不奉天化，丁癸相會，火運太虚，反受水勝也。非戊癸相合，故火運不應。夷則之管上太徵不應下管，癸亥少徵應之即下見癸亥主司地，同聲不相應，即上下天地不相合德，故不相應，此戊癸失守其會，後三年化爲火疫，速至三年庚戌而發，其疫之大小善惡，當推疫至之年，內合司天在泉之數，及太乙出遊之宮可也。在泉之失守者何如？又只如戊申少陽已應時遷正司天，其下癸亥未得遷正，即地下壬戌太陽未退位，故癸亥未得遷正也。即戊壬相對，申戌相配，此非戊癸合德，迺下柔干失守，見火運小虛，有小勝或無復，後三年化爲火癘，治法一如前治火疫之法耳，可寒之泄之也。故此篇云，假令戊癸剛柔失守，蓋言戊與癸合天地二甲子，即戊申合癸亥，今下位癸亥主地，正司上位，戊申過丁未，天數未退而復布天，故戊癸不合，剛柔失守，戊未正司癸下獨治，故雖陽年不爲太過，反受水勝，正曰，上失其剛柔，地獨主其氣不正，故有水邪干之，天數過差，亦有多少，欲至將合，必得音律相同，如此天運失時，三年之中，火疫至矣，當補肺俞，防火之剋，刺畢，静神七日云云也。又或地下甲子癸亥失守者，即柔失守位，即上失其剛，亦名戊癸不相合德，即運與地虛，後三年變爲火癘，其刺法一如治大疫之法耳。

黄帝曰：余聞五疫之至，皆相染易，無問大小，病狀相似，不施救療，如何可得不相移易者？岐伯曰：不相染者，正氣存内，邪不可干，避其毒氣。天牝從來，復得其往。氣出於腦，即不邪干。氣出於腦，即室先想心如日。欲將入於疫室，先想青氣自肝而出，左行於東，化作林木；次想白氣自肺而出，右行於西，化作戈甲；次想赤氣自心而出，南行於上，化作焰明；次想黑氣自腎而出，北行於下，化作水；次想黄氣自脾而出，存于中央，化作土。五氣護身之畢以想頭上，如北斗之煌煌，然後可入於疫室。又一法於春分之日，日未出而吐之。又一法於雨水日後三浴，以藥泄汗。又一法小金丹方：辰砂二兩水磨，雄黄一兩，葉子雌黄一兩，紫金半兩，同入合中，外固，了地一尺，築地實，不用爐，不須藥制，用火二十斤煅之也，七日終。候冷七日取，次日出合子埋藥地中。七日取出，順日研之。三日，煉白沙蜜爲丸，如梧桐子大。每日望東吸日華氣，一口冰水下一丸，和氣嚥之，服十粒，無疫干也。

馬蒔曰：天牝者，鼻也，毒氣從鼻而來，可嚏之從鼻而出。想五氣畢後，另各可行一法。其一法於春分日用遠志去心，以水煎之，日未出飲二盞而吐，吐之不疫。其一法雨水後三浴，以藥泄汗，可以免疫。其一法用辰砂、紫金、雌雄二黄，俱爲末制，用如後法。

黄帝問曰：人虛即神遊失守位，使鬼神外干，是致夭亡，何以全真？願聞刺法。岐伯稽首再拜曰：昭乎哉問！謂神移失守，雖在其體，然不致死，或有邪干，故令夭壽。只如厥陰失守，天以虛，人氣肝虛，感天重虛，即魂遊於上，邪干厥大氣，身温猶可刺之，刺其足少陽之所過，復刺肝之俞。人病心虚，又遇君相二火司天失守，感而三虚，遇火不及，黑尸鬼犯之，令人暴亡。可刺手少陽之所過，復刺心俞。人脾病，又遇太陰司天失守，感而三虚，又遇土不及，青尸鬼邪犯之於人，令人暴亡，可刺足陽明之所過，復刺脾之俞。人肺病，遇陽明司天失守，感而三虚，又遇金不及，有赤尸鬼干人，令人暴亡，可刺手陽明之所過，復刺肺俞。人腎病，又遇太陽司天失守，感而三虚，又遇水運不及之年，有黄尸鬼干犯人正氣，吸人神魂，致暴亡，可刺足太陽之所過，復刺腎俞。以、已同。

馬蒔曰：後本病篇云：人或恚怒，氣逆上而不下，即傷肝也。又遇厥陰司天，天數不及，即少陰作接間至，是謂天虚也。此謂天虚人虚也。又遇疾走恐懼，汗出於肝，肝爲將軍之官，謀慮出焉。神位失守，神光不聚，又遇木不及年，或丁年不符，或壬年失守，或厥陰司天虚也，有白尸鬼，見之令人暴亡也。蓋言恚怒傷肝則人虚矣。又厥陰司天，少陰接至，又木不及壬，丁年不符，或壬年失守，是天虚也。又汗出於肝，是謂三虚。白尸鬼見之，金剋木也。故此篇云，只如厥陰失守云云也。魂遊於上，刺足少陽膽經之原穴坵墟，次刺肝俞。又後本病篇云：人憂愁思慮即傷心，又或遇少陰司天，天數不及，太陰作接間至，即謂天虚，此人氣天氣同虚也。又遇驚而奪精，汗出於心，因而三虚，神明失守。心爲君主之官，神明出焉。神失守位，即神遊上丹田，在太乙帝君泥丸宫下。神既失守，神光不聚，却遇火不及之歲，有黑尸鬼，見之令人暴亡。故此篇云，人病心虚，又遇君相二火云云也。刺手少陽三焦經之原穴者陽池也，復刺心俞。又後本病篇云：人飲食勞倦即傷脾，又或遇太陰司天，天數不及，即少陽作接間至，即謂之虚也。此即人氣虚而天氣虚也。又遇飲食飽甚，汗出於胃，醉飽行房，汗出於脾，因而三虚，脾神失守。脾爲諫議之官，知周出焉。神既失守。神光失位而不聚也，却遇土不及之年，或巳年或申年失守，或太陰天虚，青尸鬼見之，令人卒亡。故此篇云，人脾病云云也。刺足陽明胃經之原穴者衝陽也，復刺脾俞。又後本病篇缺肺經脈別論，無汗出於肺，此篇云，人肺病云云，刺手陽明大腸之原穴合谷，復刺肺俞。又後本病篇云：人久坐濕地，強力入水，即傷腎。腎爲作強之官，伎巧出焉。因而三虚，腎神失守。神志失位，神光不聚，却遇木不及之年，或辛不會符，或丙年失守，或太陽司天，天虚有黄尸鬼至，見之令人暴亡。故此篇云，人腎病云云也。刺足太陽膀胱經之原穴者京骨也，又刺腎俞。

黄帝問曰：十二臟之相使，神失位使神彩之不圓，恐邪於犯，治之可刺，願聞其要。岐伯稽首再拜曰：悉乎哉問！至理道真宗，此非聖帝，焉究斯源？是謂氣神合道，契符上天。心者，君主之官，神明出焉，可刺手少陰之原。肺者，相傅之官，治節出焉，可刺手太陰之原。肝者，將軍之官，謀慮出焉，可刺足厥陰之原。膽者，中正之官，決斷出焉，可刺足少陽之原。膻中者，臣使之官，喜樂出焉，可刺心包絡所流。脾爲諫議之官，知周出焉，可刺脾之原。胃爲倉廩之官，五味出焉，可刺胃之原。大腸者傳道之官，變化出焉，可刺大腸之原。小腸者受盛之官，化物出焉，可刺小腸之原。腎者作强之官，伎巧出焉，刺其腎之原。三焦者，決瀆之官，水道出焉，刺三焦之原。膀胱者，州都之官，精液藏焉，氣化則能出矣，刺膀胱之原。凡此十二官者，不得相失也。

神彩者，凡五臟六腑，神全則有光彩員滿，形現於外也。自心者君主之官至末，見《素問》靈蘭秘典論，惟脾爲諫議之官，知周出焉，胃爲倉廪之官，五味出焉，而靈蘭秘典論止曰，脾胃者，倉廪之官，五味出焉，與此異耳。凡刺各經之原者，皆所以補之也。六腑以原穴爲原，五穴以俞穴爲原。刺手少陰之原穴者，神門也。刺手太陰肺經之原穴者，太淵也。刺足厥陰肝經原穴者，太衝也。刺足少陽膽經之原穴者，坵墟也。刺心包絡之滎穴者，勞宫也。脾爲諫議之官，知周出焉。按《靈樞》本神篇云：心有所憶謂之意。故知周萬物，皆從意生也。刺脾之原穴者，太白也。刺胃之原穴者，衝陽也。刺大腸之原穴者，合穴也。刺小腸之原穴者，腕骨也。刺腎之原穴者，太谿也。三焦者，非《靈樞》營衛生會篇之三焦，迺《靈樞》本臟篇之三焦也。本臟篇云：腎合三焦膀胱，言右腎合三焦以爲腑，左腎合膀胱以爲腑。故三焦爲決瀆之官，水道所出；膀胱爲州都之官，津液所藏。刺手少陽之原穴者，陽池也。刺膀胱之原穴者，京骨也。

是故刺法有全神養真之旨，亦法有修真之道，非治疾也，故要修養和神也。道貴常存，補神固根，精氣不散，神無不分。然即神守而雖不去，亦全真人，神不守，非達至真。至真之要，在乎天元，神守天息，復入本元，命曰歸宗。

馬蒔曰：此言人貴守神，守神則爲全真，末示人以守神全真之訣也。言此刺法論中有全神養真之旨，非俟有疾而始治之也。其要在修養和神而已。天元，元牝也，兒在母腹，息通天元，人能絶想念亦如此。命曰返天息，則神自守，復入本元，命曰歸宗。

本病論篇第七十三

馬蒔曰：此篇推本鬱疫癘病之所由生，與前篇相須，故名篇。

黃帝問曰：天元九窒，余已知之。願聞氣交何名失守？岐伯曰：謂其上下升降，遷正退位，各有經論，上下各有不前，故名失守也。是故氣交失，易位，氣交乃變，變易非常，即四時失序，萬化不安，變民病也。帝曰：升降不前，願聞其故。氣交有變，何以明知？岐伯曰：昭乎問哉！明乎道矣。氣交有變，是謂天地機。但欲降而不得降者，地窒刑之。又有五運太過，而先天而至者，即交不前。但欲升而不得其升，中運抑之。但欲降而不得其降，中運抑之。於是有升之不前，降之不下者；有降之不下，升而至天者；有升降俱不前。作如此之分別，即氣交之變，變之有異，常各各不同，災有微甚者也。

此明氣交有變之義，即升降不前之謂也。釋義見前篇第一二節。

帝曰：願聞氣交遇會勝抑之由，變成民病輕重何如？岐伯曰：勝相會，抑伏使然。是故辰戌之歲，木氣升之，主逢天柱，勝而不前，又遇庚戌，金運先天，中運勝之，忽然不前，木運升天，金迺抑之，升而不前，即清生風少，肅殺於春，露霜復降，草木迺萎。民病瘟疫早發，咽嗌迺乾，四肢滿，肢節皆痛。久而化鬱，即大風摧拉，折隕鳴紊。民病卒中偏痹，手足不仁。是故巳亥之歲，君火升天，主窒天蓬，勝之不前，又厥陰未遷正，則少陰未得升天，水運以至其中者，君火欲升，而中水運抑之，升之不前，即清寒復作，冷生旦暮。民病伏陽而内生煩熱，心神驚悸，寒熱間作，日久成鬱，即暴熱迺至，赤風腫翳，化疫温癘，暖作赤氣瘴而化火疫。皆煩而躁渴，渴甚治之，以泄之可止。是故子午之歲，太陰升天，主窒天衝，勝之不前，又或遇壬子木運，先天而至者，中木運抑之也，升天不前，即風埃四起，時舉埃昏，雨濕不化。民病風厥涎潮，偏痹不隨，脹滿久而伏鬱，即黃埃化疫也。民病夭亡，臉支府黃疸滿閉，濕令弗布，雨化迺微。是故丑未之年，少陽升天，主窒天蓬，勝之不前，又或遇太陰未遷正者，即少陰未升天也。水運以至者，升天不前，即寒雰反布，凜冽如冬，水復涸，冰再結，暄暖乍作。冷復布之，寒暄不時。民病伏陽在內，煩熱生中，心神驚駭，寒熱間爭，以久成鬱，即暴熱迺生，赤風氣腫，翳化成鬱，癘迺化作，伏熱內煩，痹而生厥，甚則血溢。是故寅申之年，陽明升天，主窒天英。勝之不前，又或遇戊申戊寅，火運先天而至，金欲升天，火運抑之，升之不前，即時雨不降，西風數舉，鹹鹵燥生。民病上熱喘嗽，血溢。久而化鬱，即白埃翳霧，清生殺氣，民病脅滿悲傷寒，鼽嚏嗌乾，手坼皮膚燥。是故卯酉之年，太陽升天，主窒天芮。勝之不前，又遇陽明未遷正者，即太陽未升天也。土運以至，水欲升天，土運抑之，升之不前，即濕而熱蒸，寒生兩間，民病注下，食不及化，久而成鬱，冷來客熱，冰雹卒至。民病厥逆而噦，熱生於內，氣痹於外，足脛痠疼，反生心悸，燠熱暴煩而復厥。

馬蒔曰：此承上文而論升之所以不前，則成五鬱，當有天時民病之異也。釋義見前篇第一節。

黃帝曰：升之不前，余已盡知其旨。願聞降之不下，可得明乎？岐伯曰：悉乎哉問也！是謂天地微旨，可以盡陳斯道，所謂升已必降也。至天三年，次歲必降，降而入地，始爲左間也。如此升降往來，命之六紀也。是故丑未之歲，厥陰降地，主窒地晶，勝而不前，又或遇少陰未退位，即厥陰未降下，金運以至，中金運承之，降之下，抑之變鬱，木欲降下，金承之，降而不下，蒼埃遠見，白氣承之，風舉埃昏，清燥行殺，霜露復下，肅殺布令。久而不降，抑之化鬱，即作風燥相伏，暄而反清，草木萌動，殺霜迺蟄未見，懼清傷藏。是故寅申之歲，少陰降地，主窒地元，勝之不入，又或遇丙申丙寅水運太過，先天而至，君火欲降，水運承之，降而不下，即彤雲才見，黑氣反生，暄暖如舒，寒常布雪，凜冽復作，天雲慘悽，久而不降，伏之化鬱，寒甚復熱，赤風化疫，民病面赤心煩，頭痛目眩也。赤氣彰而溫病欲作也。是故卯酉之歲，太陰降地，主窒地蒼，勝之不入，又或少陽未退位者，即太陰未得降也，或木運以至，木運承之，降而不下，即黃雲見而青霞彰，鬱蒸作而大風霧翳埃勝，折損乃作，久而不降也。伏之化鬱，天埃黃氣，地布濕蒸，民病四肢不舉，昏眩，支節痛，腹滿䐜臆。是故辰戌之歲，少陽降地，主窒地元，勝之不入，又或遇水運太過，先天而至也，水運承之，降而不下，即彤雲才見，黑氣反生，暄暖欲生，冷氣卒至，甚即冰雹也。久而不降，伏之化鬱，冷氣復熱，赤風化疫，民病面赤心煩頭痛目眩也，赤氣彰而熱病欲作也。是故巳亥之歲，陽明降地，主窒地彤，勝而不入，又或遇太陰未退位，即陽明未得降，即火運以至之，火運承之不下，即天清而肅，赤氣迺彰，暄熱反作，民皆昏倦，夜臥不安，咽乾引飲，懊熱内煩，大清朝暮暄還復作，久而不降，伏之化鬱，天清薄寒，遠生白氣，民病掉眩，手足直而不仁，兩脅作痛，滿目䀮䀮。是故子午之年，太陽降地，主窒地阜，勝之降而不入，又或遇土運太過，先天而至，土運承之，降而不入，即天彰黑氣，暝暗悽慘，才施黄埃，而布濕寒化，令氣蒸濕，復令久而不降，伏之化鬱，民病大厥，四肢重怠，陰痿少力，天布沉陰，蒸濕間作。

馬蒔曰：詳降之不入則成五鬱，有天時民病也。

帝曰：升降不前，晰知其宗。願聞遷正可得明乎？岐伯曰：正司中位，是金遷正位。司天不得其遷正者，即前司天以遇交司之日，即遇司天太過有餘日也。即仍舊治天數，新司天未得遷正也。厥陰不遷正，即風暄不時，花卉萎瘁，民病淋溲，目系轉，轉筋，喜怒，小便赤。風欲令，而寒由不去，温暄不正，春正失時。少陰不遷正，即冷氣不退，春冷後寒，暄暖不時。民病寒熱，四肢煩痛，腰脊强直，木氣雖有餘，而位不過於君火也。太陰不遷正，即雲雨失令，萬物枯焦，當生不發，民病手足肢節腫滿，大腹水腫，䐜臆不食，飧泄，脅滿，四肢不舉，雨化欲令，熱猶治之，温煦於氣，亢而不澤。少陽不遷正，即炎灼弗令，苗莠不榮，酷暑於秋，肅殺晚至，霜露不時，民病痎瘧骨熱，心悸驚駭，甚時血溢。陽明不遷正，則暑化於前，肅於後，草木反榮，民病寒熱鼽嚏，皮毛折，爪甲枯焦，甚則喘嗽息高，悲傷不樂，熱化迺布，燥化未令，即清勁未行，肺金復病。太陽不遷正，即冬清反寒，易令於春，殺霜在前，寒冰於後，陽光復治，凛冽不作，雰雲待時，民病温癘至，喉閉嗌乾，煩躁而渴，喘息而有音也。寒化待燥，猶治天，氣過失序，與民作災。

馬蒔曰：此詳言新司天未得遷正，以舊司天未得退位，而有天時民病之異也。釋義見前篇第四節。

帝曰：遷正早晚，以命其旨，願聞退位，可得明哉？岐伯曰：所謂不退者，即天數未終，即天數有餘，名曰復布政，故名曰再治天也。即天令如故而不退位也。厥陰不退位，即大風早舉，時雨不降，濕令不化，民病温疫疵發風生，民病皆肢節痛，頭目痛，伏熱内煩，咽喉乾引飲。少陰不退位，即温勝春冬，蟄蟲早至，草木發生，民病膈熱咽乾，血溢驚駭，小便赤澁，丹瘤瘮瘡瘍留毒。太陰不退位而取，寒暑不時，埃昏布作，温令不去，民病四肢少力，食飲不下，泄注淋滿，足脛寒，陰痿閉塞，失溺，小便數。少陽不退位，即熱生於春，暑迺後化，冬温不凍，流水不冰，蟄蟲出見，民病少氣，寒熱更作，便血上熱，小腹堅滿，小便赤沃，甚則血溢。陽明不退位，即春生清冷，草木晚榮，寒熱間作，民病嘔吐暴注，食飲不下，大便乾燥，四肢不舉，目瞑掉眩。

馬蒔曰：此詳言舊司天未得退位，則新司天未得遷正，而有天時民病之異也。釋義見前篇第五節。

帝曰：天歲早晚，余以知之，願聞地數，可得聞乎？岐伯曰：地下遷正，升及退位不前之法，即地上産化，萬物失時之化也。

馬蒔曰：此言司地之未得退位遷正，由於司天之未得退位遷正，而天時民病當與司天同也。

帝曰：余聞天地二，甲子十干十二支，上下經緯天地，數有迭移，失守其位，可得昭乎？岐伯曰：失之迭位者，謂雖得歲正未得正位之司，即四時不節，即生大疫注。《元珠密語》云：陽年三十年，除六年天刑，計有太過二十四年。除此六年，皆作太過之用令不然之旨。今言迭支迭位，皆可作其不及也。假令甲子陽年，土運太窒，如癸亥天數有餘者，年雖交得甲子，厥陰猶尚治天，地已遷正，陽明在泉，去歲少陽以作右間，即厥陰之地陽明，故不相和奉者也。癸巳相會，土運太過，虚反受木勝，故非太過也。何以言土運太過？况黄鍾不應太窒，木既勝而金還復，金既復而少陰如至，即木勝如火而金復微，如此則甲己失守，後三年化成土疫。晚至丁卯，早至丙寅，土疫至也。大小善惡，推其天地，詳乎太乙，又只如甲子年，如甲至子而合應交司而治天，即下己卯未遷正，而戊寅少陽未退位者，亦甲己下有合也。即土運非太過，而木迺乘正而勝土也。金次又行復勝之，即反邪化也，陰陽天地殊異爾。故其大小善惡，一如天地之法旨也。故令丙寅陽年太過，如乙丑天數有餘者，雖然得丙寅，太陰尚治天也，地已遷正，厥陰司地，去歲太陽以作右間，即天太陰而地厥陰，故地不奉天化也。乙辛相會，水運太虛，反受土勝，故非太過，即太簇之管太羽，不應土勝而雨化，水復即風，此者丙辛失守其會，後三年化成水疫。晚至己巳，早至戊辰，甚即速，微即徐，水疫至也。大小善惡，推其天地數，迺太乙遊宮，又只如丙寅年，丙至寅且合，應交司而治天，即辛巳未得遷正，而庚辰太陽未退位者。且丙辛不合德也，即水運亦小虛而小勝，或有復，後三年化癘，名曰水癘，其狀如水疫，治法如前。假令庚辰陽年太過，如己卯天數有餘者，雖交得庚辰年也，陽明猶尚治天，地以遷正，太陰司地，去歲少陰以作右間，即天陽明而地太陰也，故地下奉天也。乙巳相會，金運太虛，反受火勝，故非太過也。即姑洗之管太商，不應火勝熱化，水復寒刑，此乙庚失守，其後三年，化成金疫也。速至壬午，徐至癸未，金疫至也。大小善惡，推本年天數及太乙也。又只如庚辰，如庚至辰且應，交司而治天，即下乙未未得遷正者，即地甲午少陰未退位者。且乙庚不合德也，即下乙未干失剛，亦金運小虛也，有小勝，或無復，後三年化癘，名曰金癘，其狀如金疫也。治法如前。假令壬午陽年太過，如辛也。丁辛相合會，木運太虛，反受金勝，故非太過也。即蕤賓之管太巳天數有餘者，雖交後壬午年也，厥陰猶尚治天，地已遷正，陽明在泉，去歲丙申少陽以作右間，即天厥陰而地陽明，故地不奉天者角，不應金行燥勝，火化熱復，甚即速，微即徐，疫至大小善惡，推疫至之年，天數及太乙，又只如壬至午，且應交司而治之，即下丁酉未得遷正者，即地下丙申少陽未得退位者，且丁壬不合德也。即丁柔干失剛，亦木運小虛也。有小勝小復，後三年化癘，名曰木癘，其狀如風疫也，治如前。假令戊申陽年太過，如丁未天數太過者，雖交後戊申年也，太陰猶尚治天，地已遷正，厥陰在泉，去歲壬戌太陽以退位作右間，即天丁未地，癸亥故地不奉天化也。丁癸相會，火運太虛，反受水勝，故非太過也。即夷則之管上太徵不應，此戊癸失守其會，後三年化疫也。速至庚戌，大小善惡，推疫至之年，天數及太乙，又只如戊申。如戊至申且遷交司而治天，即下癸亥未得遷正者，即地下壬戌太陽未退位者，見戊癸未合德也。即下癸柔干失剛，見火運小虛也。有小勝，或無復也，後三年化癘，名曰火癘也。治法如前。治之法，可寒之泄之。

馬蒔曰：此言剛柔失守之義，釋義見前篇第六節。按凡言治法如前者，皆如前篇刺肝俞等六之謂。

黄帝曰：人氣不足，天氣如虚，人神失守，神光不聚，邪鬼干人，致有夭亡，可得聞乎？岐伯曰：人之五臟，一臟不足，又會天虚，感邪之至也。人憂愁思慮即傷心，又或遇少陰司天，天數不及，太陰作接間至，即謂天虚也，此即人氣天氣同虚也。又遇驚而奪精，汗出於心，因而三虚，神明失守，心爲君主之官，神明出焉。神失守位，即神遊上丹田，在帝太乙帝君泥丸宫下，神既失守，神光不聚，却遇火不及之歲，有黑尸鬼，見之令人暴亡。人飲食勞倦，即傷脾。又或遇太陰司天，天數不及，即少陽作接間至，即謂之虚也，此即人氣虚而天氣虚也。又遇飲食飽甚，汗出於胃，醉飽行房，汗出於脾，因而三虚，脾神失守，脾爲諫議之官，智周出焉。神既失守，神光失位而不聚也。却遇土不及之年，或己年或甲年失守，或太陰天虚；青尸鬼見之令人卒亡。人久坐濕地，强力入水即傷腎，腎爲作强之官，伎巧出焉，因而三虚，腎神失守，神志失位，神光不聚，却遇水不及之年，或辛不會符，或丙年失守，或太陽司天虚，有黄尸鬼至，見之令人暴亡。人或恚怒，氣逆上而不下，即傷肝也。又遇厥陰司天，天數不及，即少陰作接間至，是謂天虚也，此謂天虚人虚也。又遇疾走恐懼，汗出於肝，肝爲將軍之官，謀慮出焉。神位失守，神光不聚，又遇木不及年，或丁年不符，或壬年失守，或厥陰司天虚也，有白尸鬼，見之令人暴亡也。已上五失守者，天虚而人虚也。神遊失守其位，即有五尸鬼，見之令人暴亡也，謂之曰尸厥。人犯五神易位，即神光不圓也，非但尸鬼，即一切邪犯者，皆是神失守位故也。此謂得守者生，失守者死，得神者昌，失神者亡。

馬蒔曰：此詳言人有二虚，及感天虚則爲三虚，迺五神失守，即神光不圓，而尸鬼衆邪犯之，皆致暴亡也。大義見前篇第八節。